E. Volger; B. Brinkhaus (Hrsg.)

Kursbuch Naturheilverfahren

Prof. Dr. med. Eberhard Volger,
Prof. Dr. med. Benno Brinkhaus (Hrsg.)

Kursbuch Naturheilverfahren

für die ärztliche Weiterbildung

2. Auflage

Mit Beiträgen von:

Dr. phil. Nils Altner, Essen; Dr. med. Robert M. Bachmann, Bad Wörishofen; Manfred Bocksch, Wolfratshausen; Peter Bouchette, Münster; Priv.-Doz. Dr. med. Rainer Brenke, Berlin; Prof. Dr. med. Benno Brinkhaus, Berlin; Prof. Dr. med. Joachim Buchmann, Rostock; Prof. Dr. med. Gustav Dobos, Essen; Dr. med. Hartmut Dorstewitz, Kirchseeon; Dr. med. Axel Eustachi, München; Dr. med. Alexander Fischer, Weimar; Dr. med. Gunter Frank, Heidelberg; Dr. med. Walter Gollmitzer, Kaufbeuren; Dr. med. Cornelia von Hagens, Heidelberg; Dr. med. Marina Heidrich, Stollberg; Prof. Dr. med. Johanna Hübscher, Jena; Priv.-Doz. Dr. med. Dominik Irnich, München; Prof. Dr. med. Karin Kraft, Rostock; Prof. Dr. med. Uwe Lange, Bad Nauheim; Prof. Dr. med. Jost Langhorst, Essen; Dr. med. Rainer Matejka, Kassel; Dr. med. Hans-Jörg Ohlert, Bad Wörishofen; Dr. med. Benno Ostermayr, München; Dr. rer. medic. Anna Paul, Essen; Priv.-Doz. Dr. med. Florian Pfab, München; Dr. Johannes Pichler, München; Dr. biol. hom. Dipl. oec. troph. Sabine Poschwatta-Rupp, Gießen; Dr. med. Anett Reißhauer, Berlin; Prof. Dr. med. Karl-Ludwig Resch, Bad Elster; Prof. Dr. Dr. Johannes Ring, München; Dr. Andreas Rüffer, Bad Bocklet; Dr. Andrea Schäfer, Essen; Univ.-Prof. Dr. med. Hans-Georg Schaible, Jena; German Matthias Schleinkofer, Bad Wörishofen; Prof. Dr. Dr. Angela Schuh, München; Prof. Dr. med. Egbert Johannes Seidel, MSc, Weimar; Dr. med. Daniel Seng, Gaißach; Dr. med. Angelika Sökeland, Dortmund; Dr. med. Ines Taufmann, Berlin; Prof. Dr. med. Eberhard Volger, Bad Wörishofen; Dr. med. Anne Wessel, Berlin; Dr. Françoise Wilhelmi de Toledo, Überlingen; Dr. Joachim Zeeh, Meiningen

Mit einem Geleitwort von: Prof. Dr. med. Andreas Michalsen, Berlin, und Prof. Dr. med. Stefan N. Willich, Berlin

ELSEVIER

ELSEVIER
Hackerbrücke 6, 80335 München, Deutschland
Wir freuen uns über Ihr Feedback und Ihre Anregungen an books.cs.muc@elsevier.com

ISBN 978-3-437-58621-7
eISBN 978-3-437-18279-2

Wichtiger Hinweis für den Benutzer
Die Erkenntnisse in der Medizin unterliegen laufendem Wandel durch Forschung und klinische Erfahrungen. Herausgeber und Autoren dieses Werkes haben große Sorgfalt darauf verwendet, dass die in diesem Werk gemachten therapeutischen Angaben (insbesondere hinsichtlich Indikation, Dosierung und unerwünschter Wirkungen) dem derzeitigen Wissensstand entsprechen. Das entbindet den Nutzer dieses Werkes aber nicht von der Verpflichtung, anhand weiterer schriftlicher Informationsquellen zu überprüfen, ob die dort gemachten Angaben von denen in diesem Werk abweichen und seine Verordnung in eigener Verantwortung zu treffen.

Für die Vollständigkeit und Auswahl der aufgeführten Medikamente übernimmt der Verlag keine Gewähr.
Geschützte Warennamen (Warenzeichen) werden in der Regel besonders kenntlich gemacht (®). Aus dem Fehlen eines solchen Hinweises kann jedoch nicht automatisch geschlossen werden, dass es sich um einen freien Warennamen handelt.

Bibliografische Information der Deutschen Nationalbibliothek
Die Deutsche Nationalbibliothek verzeichnet diese Publikation in der Deutschen Nationalbibliografie; detaillierte bibliografische Daten sind im Internet über http://www.d-nb.de/ abrufbar.

17 18 19 20 21 5 4 3 2 1

Um den Textfluss nicht zu stören, wurde bei Patienten und Berufsbezeichnungen die grammatikalisch maskuline Form gewählt. Selbstverständlich sind in diesen Fällen immer Frauen und Männer gemeint.

Planung: Ingrid Puchner, München
Lektorat und Redaktion: Christel Hämmerle u. Willi Haas, München
Projektmanagement: Elisabeth Märtz, München
Satz: abavo GmbH, Buchloe/Deutschland; TnQ, Chennai/Indien
Druck und Bindung: Dimograf, Bielsko-Biała, Polen
Umschlaggestaltung: SpieszDesign, Neu-Ulm
Titelbild: Eberhard Volger, Dießen; Werner Spieß, Neu-Ulm

Aktuelle Informationen finden Sie im Internet unter **www.elsevier.de** und **www.elsevier.com**

Geleitwort

Seit inzwischen mehr als drei Jahrzehnten belegen Umfragen, dass die Mehrzahl der deutschen Bürger im Erkrankungsfalle auch mit den Verfahren der Naturheilkunde, den Naturheilverfahren, behandelt werden möchte. Parallel hierzu steigt kontinuierlich die Anzahl der Ärzte, die in ihrer ambulanten oder klinischen Tätigkeit die modernen konventionellen Therapiemöglichkeiten durch Naturheilverfahren und seriöse Komplementärmedizin ergänzen möchten. Dies ist nicht zuletzt dem Umstand geschuldet, dass inzwischen die Mehrzahl aller Behandlungsanlässe in der ärztlichen Tätigkeit die chronischen Erkrankungen bilden. Chronische Erkrankungen wiederum sind zu einem maßgeblichen Anteil lebensstil- und verhaltensabhängig. Die Naturheilkunde hat von Beginn an auf die Bedeutung eines gesundheitsfördernden, salutogenetischen und naturgemäßen Lebensstiles hingewiesen. Entsprechend sind die frühen Empfehlungen und Forderungen naturheilkundlicher Ärzte und der naturheilkundlichen Reformbewegung angesichts der Epidemiologie chronischer lebensstilabhängiger Erkrankungen so aktuell wie nie zuvor.

Naturheilkunde und Naturheilverfahren sind Teil der modernen Medizin und letztlich „Schulmedizin". Diesem Anspruch muss dahingehend Rechnung getragen werden, in dem die Vermittlung und die Lehre von Naturheilkunde und Naturheilverfahren klar strukturiert und wissenschaftlich geleitet erfolgt. Das vorliegende Kursbuch „Naturheilkunde" erfüllt diesen Anspruch in hervorragender Weise. Neben den bewährten und evidenzbasierten klassischen Naturheilverfahren werden erweiterte Verfahren wie Ausleitende Verfahren, Elektro- und Ultraschalltherapie, mikrobiologische Therapie, manuelle Medizin, Neuraltherapie und Akupunktur entsprechend ihrer wachsenden Verbreitung angemessen berücksichtigt. Die wissenschaftliche Grundlage der modernen Naturheilkunde wird zudem deutlich in den Abhandlungen über die Reiz-Reaktions Physiologie sowie die reflektorischen und chronobiologischen Zusammenhänge in der Therapieantwort. Schließlich werden die therapeutischen Möglichkeiten in indikationsspezifischen Kapiteln zusammengeführt und erlauben dem praktisch tätigen Arzt damit eine schlüssige Auswahl bei den Naturheilverfahren in der Praxis vorzunehmen.

Die Themenauswahl und wissenschaftliche Fundierung dieses Buches zeigt, dass die Naturheilverfahren, wie sie auch im Curriculum der Ausbildungsordnung definiert werden, in idealer Weise Ausgangspunkt einer wirkungsvollen Integrativen Medizin bilden. Weite Bereiche der Naturheilverfahren können vom Patienten auch nachhaltig selbstwirksam durchgeführt werden und sind hervorragend für die Primär- und Sekundärprävention geeignet. In einem solchen Ansatz kann die Verbindung aus wissenschaftlicher Naturheilkunde und konventioneller Medizin i. S. der integrativen Medizin als beste Medizin für unsere Patienten angesehen werden.

Ich wünsche diesem Buch eine angemessene und weite Verbreitung. Es sollte die sicherlich weiter wachsende Anzahl von Ärztinnen und Ärzten, die Naturheilkunde und Naturheilverfahren für eine wirkungsvolle, integrative Behandlung ihrer Patienten erlernen, fundiert begleiten.

Berlin, 5.11.2012
Prof. Dr. med. A. Michalsen

Geleitwort

Viele Patienten wünschen naturheilkundliche und komplementärmedizinische Therapieverfahren, folgerichtig bieten Ärzte diese Verfahren immer häufiger an. In der medizinischen Praxis ist die Variabilität beim Ansprechen auf solche Verfahren hoch – manchen Patienten helfen sie, anderen nicht –, daher ist im Sinne einer bestmöglichen Versorgung die Klärung wichtig, welche dieser Therapieverfahren als wirksam gelten können bzw. bei welchen Patienten mit welchen Erkrankungen ein Nutzen durch entsprechende Therapie zu erwarten ist. Darüber hinaus geht es um die Frage, wie Schulmedizin am besten mit wirksamen naturheilkundlichen und komplementärmedizinischen Richtungen kombiniert werden sollte, um dem einzelnen Patienten bestmöglich zu helfen. Das Zusammenwirken von Schulmedizin und Komplementärmedizin wird als „Integrative Medizin" bezeichnet, in den USA definiert als medizinische Praxis, die die Bedeutung der Beziehung zwischen Therapeuten und Patient hervorhebt, den Patienten als ganze Person sieht, die informiert wird durch die bestmögliche Evidenz und die angemessenen therapeutischen Ansätze von gut ausgebildeten Spezialisten einsetzt, um die optimale Gesundheit und Heilung zu erreichen (The Consortium of Academic Health Center for Integrative Medicine).

Die komplementärmedizinischen Verfahren einschließlich der in Deutschland am meisten verbreiteten Therapiemethoden, den klassischen Naturheilverfahren, scheinen nun auch in der universitären Medizin angekommen zu sein: Aktuell gibt es bereits 7 Stiftungsprofessuren für Komplementärmedizin an Medizinischen Hochschulen in Deutschland. Mehr als 10 Professoren und Professorinnen arbeiten in diesem Bereich sowohl in der Patientenversorgung als auch in der Lehre und Forschung. Im Jahr 2007 wurde beispielsweise vom Institut für Sozialmedizin, Epidemiologie und Gesundheitsökonomie der Charité – Universitätsmedizin Berlin eine Ambulanz für Prävention und Integrative Medizin gegründet, die heute den Namen „Hochschulambulanz für Naturheilkunde (CHAMP)" trägt. Basis für die klinische Arbeit dieser Ambulanz sind die aktuellen Forschungsergebnisse in den Bereichen Prävention und Komplementärmedizin. So werden moderne Ansätze zur Optimierung präventiver naturheilkundlicher Maßnahmen beim Gesundheitscoaching angewendet.

Seit der letzten Reform der Approbationsordnung ist Naturheilkunde ein Pflichtfach in der medizinischen Ausbildung und wird im Querschnittsbereich 12 „Rehabilitation, Physikalische Medizin und Naturheilverfahren" unterrichtet. Darüber hinaus gibt es an mehreren Universitäten Wahlpflichtfächer und freiwillige Kurse, um den Studenten Naturheilverfahren und weitere komplementärmedizinische Therapieverfahren zu vermitteln.

Naturheilverfahren und weitere komplementärmedizinische Therapieverfahren standen in den letzten Jahren zunehmend auch im Fokus der Wissenschaft. Allein in den USA werden über 120 Millionen Euro pro Jahr für Forschung in diesem Bereich ausgegeben, wissenschaftliche Untersuchungen liegen vor allem für Naturheilverfahren (z.B. Phytotherapie, Ordnungstherapie oder „Mind-Body-Medicine", Massage) als auch für angrenzende Verfahren wie Akupunktur und Homöopathie vor, die insbesondere bei chronischen Erkrankungen eingesetzt werden. In Deutschland wurde Akupunktur im Rahmen der Modellvorhaben von Krankenkassen evaluiert, an denen wir maßgeblich beteiligt waren, und erwiesen sich als wirksam bei chronischen Schmerzerkrankungen. Folglich wurde die Akupunktur bei chronischen Gonarthrose- und LWS-Schmerzen in den Katalog der gesetzlichen Krankenkassen aufgenommen. Solche Modellvorhaben wären zur Untersuchung weiterer komplementärmedizinischer Therapieverfahren sehr wünschenswert, um Fragen der Wirksamkeit und möglichen Wirkmechanismen zu erforschen.

Das vorliegende Buch der international renommierten Herausgeber Prof. Volger und Prof. Brinkhaus beschreibt wichtige Entwicklungen der Naturheilkunde. Dieses Kursbuch hat zum Ziel, interessierten Ärzten die Naturheilverfahren in übersichtlicher Darstellung mit aktuellen Forschungsergebnissen zu vermitteln, von den Grundlagen über die Geschichte bis hin zu den im einzelnen vorgestellten Verfahren. Ein besonderer Vorteil ist die Praxisnähe der einzelnen Kapitel. Besonders wichtig scheint mir zudem der Blick auf grundlegende Aspekte der Präventionsmedizin im Rahmen von Naturheilverfahren bereits in den ersten Kapiteln: Naturheilkunde ist und bleibt die Grundlage von vielen präventionsmedizinischen Maßnahmen.

Ich wünsche diesem umfassenden Buch eine breite und interessierte Leserschaft und ich wünsche vor allem den Patienten, dass Sie Therapeuten finden, die naturheilkundliche und komplementärmedizinische Therapieverfahren sinnvoll anwenden. Dieses Buch leistet dafür einen hervorragenden Beitrag.

Berlin, 31.10.2012
Prof. Dr. med. Stefan N. Willich

Vorwort zur 1. Auflage

Durch die höhere Lebenserwartung und den damit verbundenen Anstieg chronischer Erkrankungen nimmt die Notwendigkeit präventiver und rehabilitativer Maßnahmen zur Erhaltung einer funktionellen Gesundheit stetig zu. In dem hierfür zur Verfügung stehenden therapeutischen Repertoire spielen im Praxisalltag die klassischen Naturheilverfahren der traditionellen europäischen Medizin eine immer wichtigere Rolle. Dies zeigt sich auch in deren häufigen Inanspruchnahme bzw. Anwendung.

Die Ärztegesellschaft für Präventionsmedizin und klassische Naturheilverfahren, vor nun bald 120 Jahren als Internationaler Verein Kneippscher Ärzte gegründet, hat sich satzungsgemäß in ihren Fort- und Weiterbildungsveranstaltungen immer dafür engagiert die wissenschaftlich anerkannten Naturheilverfahren wieder in die konventionelle Medizin, die so genannte Schulmedizin, zu reintegrieren. Vieles konnte seither in Zusammenarbeit mit Universitäten, Forschungszentren und den Ärztekammern erreicht werden.

Denjenigen der ca. 15.000 Ärztinnen und Ärzte, die in den letzten 20 Jahren die Zusatzbezeichnung Naturheilverfahren durch unsere Kurse und Fallseminare erwerben konnten, haben wir versucht das Konzept einer sich weiter entwickelnden integrativen Medizin, die nicht im Widerspruch zur etablierten Medizin steht, sondern diese optimal ergänzt, mit auf den Weg zu geben. Im Medizinstudium wurde zur gleichen Zeit mit der Einführung des Querschnittsbereiches 12 „Rehabilitation, Physikalische Medizin und Naturheilverfahren“ in die Promotionsordnung ein ähnlicher Schritt vollzogen.

Teilnehmern unserer Kurse, die diese Sichtweise teilten, haben uns dazu angeregt dieses Konzept in einem, an der Praxis orientierten, kompakten Lehrbuch dar zu stellen. Ein solches Buch sollte nicht nur der Kursbegleitung, sondern auch als Nachschlagewerk für ihre spätere Tätigkeit dienen, um eine höhere Behandlungszufriedenheit und bessere Behandlungserfolge erzielen zu können. Den letzten konkreten Anstoß zu diesem Buch gab schließlich dankenswerterweise der Elsevier Verlag.

An der Konzeption des Buches war von Anfang an Frau Prof. Dr. Christine Uhlemann, die Leiterin des Kompetenzzentrums Naturheilverfahren am Universitätsklinikum Jena, als Mitherausgeberin maßgeblich beteiligt. Leider konnte sie den weiteren Verlauf dieses Buchprojektes wegen ihres viel zu frühen Todes im Dezember 2010 nicht mehr erleben. Nicht nur für dieses Projekt war dies ein schmerzlicher Verlust, sondern auch für die wissenschaftlich orientierte Naturheilkunde in Deutschland insgesamt. Sie war noch voller Ideen als sie viel zu früh starb. Mit ihr zusammen waren wir der Meinung, dass sich dieses Kursbuch der Naturheilverfahren ausschließlich an die Vorgaben des aktuellen Curriculums der Bundeärztekammer halten sollte.

Neben der Darstellung der Grundlagen und der Methoden der klassischen und erweiterten Naturheilverfahren haben wir noch einen besonderen Schwerpunkt auf deren Einsatz bei ausgewählten Beschwerde- und Krankheitsbildern im zweiten Teil des Buches gelegt.

Es ist uns gelungen, für dieses Buch viele in der Lehre, Praxis und Forschung herausragende Autoren zur Mitarbeit zu gewinnen, für deren engagierte Mitarbeit wir uns hiermit bedanken. Ihre Kompetenz und Erfahrung stellen den Wert dieses Buches dar.

Besonders danken möchten wir den Mitarbeiterinnen des Elsevier Verlages, Frau Ingrid Puchner für ihre professionelle und verständnisvolle Unterstützung in der Konzeption, Frau Karin Kühnel für das Projektmanagement und nicht zuletzt Frau Christel Hämmerle, die die schwierige Aufgabe zu meistern hatte, dem Ganzen redaktionell eine Form zu geben. Auch unseren Familien und Freunden möchten wir herzlich danken, die wegen unserer Arbeit an diesem Buch häufig auf unsere Anwesenheit verzichten mussten.

Dießen und Berlin im Dezember 2012
Prof. Dr. med. Eberhard Volger
Prof. Dr. med. Benno Brinkhaus

Vorwort zur 2. Auflage

Seit Ende des letzten Jahrhunderts sind die wissenschaftlich begründeten Naturheilverfahren ein anerkannter Teil der modernen Medizin und Bestandteil des Lehrplans an medizinischen Hochschulen in Deutschland. Die Akzeptanz und Inanspruchnahme insbesondere der klassischen Naturheilverfahren in der Bevölkerung in Deutschland ist hoch. Das zeigt sich auch daran, dass der Kneipp Bund e.V. die größte medizinische Laienorganisation zur Förderung des Einsatzes von Naturheilverfahren in ganz Europa ist.

Viele Ärzte wünschen sich für die Fortentwicklung der Medizin neben dem notwendigen medizinischen Fortschritt mehr Individualisierung und Nachhaltigkeit in der Zukunft auch, um finanzierbar zu bleiben. Während die konventionelle Medizin weiterhin unverzichtbar bei der Bekämpfung der Ursachen von Krankheiten ist, sind Naturheilverfahren prädestiniert, die Gesundheit der Bevölkerung zu stärken und die Wiedererlangung der Gesundheit bei Krankheiten zu fördern. Die Einsicht wächst daher, dass konventionelle Medizin und Naturheilverfahren nicht in Konkurrenz stehen, sondern sich ideal ergänzen können.

Der Begriff der "Integrativen Medizin" trägt diesem innovativen Ansatz in der Medizin Rechnung, den das US Academic Consortium for Integrative Medicine & Health wie folgt definiert: "Integrative medicine and health reaffirms the importance of the relationship between practitioner and patient, focuses on the whole person, is informed by evidence, and makes use of all appropriate therapeutic and lifestyle approaches, healthcare professionals and disciplines to achieve optimal health and healing". Naturheilverfahren, sofern ihre Wirksamkeit und Therapiesicherheit erwiesen ist oder solide Hinweise für die Wirksamkeit vorliegen, sind somit ein wesentlicher Beitrag zur Weiterentwicklung der modernen Medizin.

Zunehmend erwarten Patienten heute von Ärzten nicht nur Aufgeschlossenheit gegenüber der Naturheilkunde, sondern auch solide theoretische und praktische Kenntnisse sowie diese in der Prävention und in der Behandlung verschiedenster Erkrankungen zu berücksichtigen. Dies setzt fundiertes Wissen voraus, das nur in einer qualifizierten Weiterbildung erworben werden kann. Groß ist daher seit Jahren das Interesse von Ärzten aller Fachrichtungen, die Zusatzbezeichnung „Naturheilverfahren" zu erlangen.

Seit 1990 bietet die Ärztegesellschaft für Präventionsmedizin und klassische Naturheilverfahren, Kneippärztebund e.V., die neben dem Zentralverband der Ärzte für Naturheilverfahren führende Vereinigung, regelmäßig mehrfach im Jahr Weiterbildungskurse und Praxisseminare zur Erlangung dieser Zusatzbezeichnung an.

Diese langjährige Erfahrung veranlasste uns, im Jahr 2013 ein praxisnahes, prüfungsorientiertes Kursbuch zu publizieren, das auch Forschungsergebnisse berücksichtigt. Dieses zukunftsweisende Konzept hat sich erfreulicherweise bewährt, sodass der Verlag eine 2. Auflage angeregt hat.

Trotz intensiver Forschungsaktivitäten auf dem Gebiet der Komplementärmedizin, vor allem in den USA, aber auch in Deutschland, sind seit Erscheinen des Kursbuches kaum praxisrelevante neue Erkenntnisse veröffentlicht worden. Die Herausgeber und der Verlag haben sich daher dazu entschlossen, die 2. Auflage nur als vollständig korrigierte und aktualisierte Auflage herauszugeben, zumal das Kursbuch nach wie vor den derzeit gültigen Lehr- und Lerninhalten der Bundesärztekammer entspricht.

Wir danken allen Beitragsautoren dieses Werkes für die Durchsicht ihrer Beiträge und dem Verlag für die Unterstützung, die 2. Auflage auf den Weg zu bringen. Wir wünschen dem Buch, das zur Kursbegleitung und Prüfungsvorbereitung konzipiert wurde, das sich aber auch an alle Ärzte und interessierte Laien wendet, weiterhin Erfolg, damit sich naturheilkundliches Wissen in der modernen Medizin zunehmend verbreitet und möglichst vielen Patienten zu Gute kommt.

Dießen und Berlin,
im November 2016
Prof. Dr. med. Eberhard Volger
Prof. Dr. med. Benno Brinkhaus

Adressen

Dr. phil. Nils Altner
Universität Duisburg-Essen
Kliniken Essen Mitte, Knappschafts-Krankenhaus
Naturheilkunde und Integrative Medizin
Am Deimelsberg 34a
45276 Essen

Dr. med. Robert M. Bachmann
Klinik-Naturheilverfahren.de
Postfach 1143
86814 Bad Wörishofen

Manfred Bocksch
Barbezieuxstr. 1
82515 Wolfratshausen

Peter Bouchette
Paul-Engelhard-Weg 16
48167 Münster

Priv.-Doz. Dr. med. Rainer Brenke
Berlin-Reinickendorf
drbrenke@aol.com

Prof. Dr. med. Benno Brinkhaus
Institut für Sozialmedizin, Epidemiologie und Gesundheitsökonomie
Charité-Universtätsmedizin Berlin
Luisenstr. 57
10117 Berlin

Prof. Dr. med. Joachim Buchmann
Lange Str. 9
18055 Rostock

Prof. Dr. med. Gustav Dobos
Kliniken Essen-Mitte, Knappschafts-Krankenhaus
Naturheilkunde und Integrative Medizin
Am Deimelsberg 34a
45276 Essen

Dr. med. Hartmut Dorstewitz
Alpenstr. 5
85614 Kirchseeon

Dr. med. Axel Eustachi
Kompetenzzentrum für Komplementärmedizin und Naturheilkunde (KoKoNat)
II. Med. Klinik und Poliklinik
Technische Universität München
Kaiserstr. 9
80801 München

Dr. med. Alexander Fischer
Bereichsleiter Phys. und Rehab. Medizin und der Abt. für Interdisziplinäre Schmerztherapie O2 am Klinikum Burgenlandkreis GmbH
Humboldstr. 31
06618 Naumburg

Dr. med. Gunter Frank
Uferstr. 60
69120 Heidelberg

Dr. med. Walter Gollmitzer
Facharzt für Hals-Nasen-Ohrenheilkunde
Naturheilverfahren, Homöopathie, Allergologie
Alte Weberei 2
87600 Kaufbeuren

Dr. med. Cornelia von Hagens
Ambulanz für Naturheilkunde
Abt. Gynäkologische Endokrinologie
Universitätsfrauenklinik Heidelberg
Voßstr. 9
69115 Heidelberg

Dr. med. Marina Heidrich
Schneeberger Str. 3
09366 Stollberg

Prof. Dr. med. Johanna Hübscher
Friedrich-Schiller-Universität Jena
Institut für Sportwissenschaft
Wöllnitzer Str. 42
07749 Jena

Priv.-Doz. Dr. med. Dominik Irnich
Ludwig-Maximilians-Universität
Interdisziplinäre Schmerzambulanz
Klinik für Anästhesiologie
Pettenkoferstr. 8a
80336 München

Prof. Dr. med. Karin Kraft
Universitätsmedizin Rostock
Zentrum für Innere Medizin
Ernst-Heydemann-Str. 6
18057 Rostock

Prof. Dr. med. Uwe Lange
Justus-Liebig-Universität Gießen
Kerckhoff Klinik GmbH
Benekestr. 2–8
61231 Bad Nauheim

Dr. Andrea Langhorst
Naturheilkunde und Integrative Medizin
Kliniken Essen Mitte
Universität Duisburg-Essen
Am Deimelsberg 34a
45276 Essen

Prof. Dr. med. Jost Langhorst
Integrative Gastroenterologie
Naturheilkunde und Integrative Medizin
Kliniken Essen Mitte
Universität Duisburg-Essen
Am Deimelsberg 34a
45276 Essen

Dr. med. Rainer Matejka
Matejka-Tagesklinik
Wilhelmshöher Allee 273a
34131 Kassel

Prof. Dr. med. Andreas Michalsen
Stiftungsprofessur für klinische Naturheilkunde
Institut für Sozialmedizin, Epidemiologie und Gesundheitsökonomie
Charité – Universitätsmedizin Berlin
Chefarzt Abteilung Naturheilkunde
Immanuel Krankenhaus Berlin
Königstr. 63
14109 Berlin

Dr. med. Hans-Jörg Ohlert
Ärztegesellschaft für Präventionsmedizin & klassische Naturheilverfahren
Kneippärztebund e. V.
Hahnenfeldstr. 21a
86825 Bad Wörishofen

Dr. med. Benno Ostermayr
Krankenhaus für Naturheilweisen
Seybothstr. 65
81545 München

Dr. rer. medic. Anna Paul
Kliniken Essen-Mitte, Knappschafts-Krankenhaus
Naturheilkunde und Integrative Medizin
Am Deimelsberg 34a
45276 Essen

Priv.-Doz. Dr. med. Florian Pfab
Technische Universität München
Klinik und Poliklinik für Dermatologie und Allergologie
Biedersteiner Str. 29
80802 München

Dr. Johannes Pichler
NeuroRehaTeam Pasing
Gottfried-Keller-Str. 37
81245 München

Dr. biol. hom. Dipl. oec. troph.
Sabine Poschwatta-Rupp
Gothaer Str. 17
35396 Gießen

Dr. med. Anett Reißhauer
Charité-Universitätsmedizin Berlin
Arbeitsbereich Physikalische Medizin und Rehabilitation
Chariteplatz 1
10117 Berlin

Prof. Dr. med. Karl-Ludwig Resch
Deutsches Institut für Gesundheitsforschung GmbH
Kirchstr. 8
08645 Bad Elster

Prof. Dr. Dr. Johannes Ring
Technische Universität München
Klinik und Poliklinik für Dermatologie
und Allergologie
Biedersteiner Str. 29
80802 München

Dr. Andreas Rüffer
Labor L+S AG/Enterosan
Mangelsfeld 4
97708 Bad Bocklet

Univ.-Prof. Dr. med. Hans-Georg Schaible
Friedrich-Schiller-Universität Jena
Universitätsklinikum Jena
Institut für Physiologie I/Neurophysiologie
Teichgraben 8
07743 Jena

German Matthias Schleinkofer
Am Anwander 21
86825 Bad Wörishofen

Prof. Dr. Dr. Angela Schuh
Ludwig-Maximilians-Universität München
Lehrstuhl für Public Health und Versorgungsforschung (IBE)
Marchioninistr. 17
81377 München

Prof. Dr. med. Egbert Johannes Seidel, MSc
Zentrum für Physikalische und Rehabilitative
Medizin
Sophien- und Hufeland Klinikum gGmbH
Henry-van-de-Velde-Str 2
99425 Weimar

Dr. med. Daniel Seng
Kinderarztpraxis am Valentinspark
Von-Eichendorff-Str. 2
85716 Unterschleißheim

Dr. med. Angelika Sökeland
Am Flinsbach 5
44229 Dortmund

Dr. med. Ines Taufmann
Charité-Universitätsmedizin Berlin
Arbeitsbereich Physikalische Medizin und Rehabilitation
Chariteplatz 1
10117 Berlin

Prof. Dr. med. Eberhard Volger
Ärztegesellschaft für Präventionsmedizin & klassische Naturheilverfahren
Kneippärztebund e. V.
Hahnenfeldstr. 21a
86825 Bad Wörishofen

Dr. med. Anne Wessel
Helmstedter Str. 30
10717 Berlin

Dr. Françoise Wilhelmi de Toledo
Klinik Buchinger am Bodensee
Wilhelm-Beck-Str. 27
88662 Überlingen

Prof. Dr. med. Stefan Willich, MPH, MBA
Institut für Sozialmedizin, Epidemiologie und
Gesundheitsökonomie
Charité – Universitätsmedizin Berlin
10098 Berlin

Dr. Joachim Zeeh
Facharzt für Innere Medizin
Klin. Geriatrie – Palliativmedizin
Chefarzt
Geriatrische Fachklinik „Georgenhaus“
98617 Meiningen

Inhaltsverzeichnis

I Naturheilverfahren: Grundlagen, Stellenwert, Möglichkeiten und Grenzen

KAPITEL

1 Standortbestimmung: Naturheilverfahren und Naturheilkunde

1.1 Definitionen

Eberhard Volger, Benno Brinkhaus

Im alltäglichen Sprachgebrauch und in der Fachliteratur werden viele Begriffe als Synonyme für die Bezeichnungen Naturheilkunde und Naturheilverfahren gebraucht. Tatsächlich sind diese Synonyme inhaltlich nur teilweise deckungsgleich. Da Unklarheiten in der Begrifflichkeit gerade in diesem medizinischen Bereich immer wieder zu Missverständnissen und Vorurteilen im Dialog mit anderen medizinischen Disziplinen führen, ist es notwendig, Klarheit in diese Begriffswelt zu bringen.

1.1.1 Naturheilverfahren und Naturheilkunde

Für Naturheilverfahren und die Naturheilkunde liegen unterschiedliche Definitionen vor. Gebräuchlich und häufig verwendet werden die folgenden Erklärungen.

MERKE

- **Naturheilkunde** lässt sich definieren als die Lehre von Naturheilmitteln und den Naturheilverfahren sowie deren besonderen **Wirkungen und Wirkprinzipien** (Pschyrembel – Wörterbuch Naturheilkunde). Die Naturheilkunde beschäftigt sich auch mit der „Natur" des Patienten und dessen Erkrankungen, entwickelt eine eigene Anthropologie und eigene Krankheitskonzepte.
- **Naturheilverfahren** können definiert werden als therapeutische Maßnahmen, die mit direkt aus der Natur entnommenen, nebenwirkungsarmen Mitteln körperliche und seelische Ordnungs- und Heilkräfte aktivieren und im Rahmen der Gesamtmedizin der Gesundheitsförderung, der Linderung von Beschwerden sowie der Heilung von Krankheiten dienen.

1.1.2 Sanfte Medizin und Ganzheitsmedizin

Umgangssprachlich wird im Zusammenhang mit Naturheilverfahren oft von „**sanfter Medizin**" gesprochen, wenn sich Laien als **Alternative** zur sog. **Schulmedizin** eine fürsorgliche und möglichst natürliche und nebenwirkungsarme Behandlung ohne beängstigende apparative Diagnostik und gefährliche Arzneimittelchemie wünschen. Obwohl Naturheilverfahren nur bei wenigen Indikationen eine wirkliche Alternative zu den Therapievorgaben der konventionellen Medizin sein können, sind sie in der Prävention und in der Behandlung von v. a. chronischen Erkrankungen fest etabliert und bieten außerhalb der Akutmedizin bei vielen Alltagsbeschwerden wertvolle Hilfe.

Alternativmedizin

Der häufig von Patienten oder in der Laienpresse verwendete Begriff „alternative Medizin" ist auf dem Hintergrund der „Alternativbewegung" der 1970er- und 1980er-Jahre zu sehen, die ihre sozialen und geistigen Wurzeln in Jugendprotest-, Studenten- und Anti-Atomkraft-Bewegung hat. Der Begriff ist daher nicht ganz frei von ideologischen Untertönen und impliziert in seiner Bedeutung meist den Gegenentwurf zur etablierten (konventionellen) Medizin, der sog. Schulmedizin.

Im „Sammeltopf" der alternativen Medizin befinden sich anerkannte aber auch umstrittene diagnostische und therapeutische Verfahren bis hin zu Außenseitermethoden. Die klassischen Naturheilverfahren gehören nicht in diese Gruppe, da sie in der Regel nicht als „Alternative" eingesetzt werden und häufig bereits Bestandteil der konventionellen Medizin sind.

Viele alternativmedizinische Methoden halten einer wissenschaftlichen Überprüfung nicht Stand. Es besteht daher die Gefahr, dass bei ernsthaften Erkrankungen eine adäquate Diagnostik und Therapie entweder zu spät oder gar nicht erfolgt. Die Alternativmedizin wird von Ärzten und v. a. von Heilpraktikern und selbst ernannten Therapeuten angewendet.

Ganzheitliche Medizin (Ganzheitsmedizin, holistische Medizin)

Der inzwischen oft strapazierte Begriff der „Ganzheitsmedizin" ist ebenfalls ein Versuch, eine Antwort auf die Defizite des modernen Medizinbetriebs und das ausschließlich mechanistische und positivistische Denken zu finden. Auch dieser Begriff wird häufig von Patienten oder in der Laienpresse verwendet. Die ganzheitliche Medizin postuliert den humanitären Anspruch, den Menschen als eine Einheit von Körper, Geist und Seele zu verstehen, der in Wechselbeziehung zu seinem sozialen Umfeld und seiner Umwelt steht, sowie von kulturellen und religiösen Erfahrungen geformt wird. Als Bezeichnung einer inneren Haltung sind mit diesem Begriff genau definierten diagnostischen und therapeutischen assoziiert.

Erfahrungsheilkunde

Die Erfahrungsheilkunde basiert ihrem Selbstverständnis zufolge primär auf dem durch die Praxis erlernten und tradierten Wissen der Volksmedizin und den komplementärmedizinischen Methoden als integralen Bestandteilen der ärztlichen Heilkunst.

Erfahrungsheilkundliche Aspekte sind auch in der konventionellen Medizin auszumachen, ist die Medizin doch ihrer eigentlichen Bestimmung nach eine anwendungsorientierte Wissenschaft, in der ärztlich Erfahrung und Praxis eine wichtige Rolle spielen, auch wenn sich dies in der Lehre nicht so niederschlägt. Selbst in der Evidence-based Medicine (EbM) ist neben den wissenschaftlichen Studien immer auch noch die Expertenmeinung von Bedeutung.

Komplementärmedizin und CAM

Die Komplementärmedizin versteht sich nicht als Ersatz zur konventionellen Medizin – wie die Alternativmedizin –, sondern als **Ergänzung zur konventionellen Medizin.**

Die zahlreichen unter dem Begriff Komplementärmedizin zusammengefassten Verfahren und Methoden können in drei Bereiche unterteilt werden (> Abb. 1.1).

Im englischsprachigen Raum ist die Alternativmit der Komplementärmedizin im Begriff **Complementary and Alternative Medicine** (CAM) zusammengefasst. Der Begriff CAM hat sich auch unter anderem mangels Alternativen mittlerweile auch in Westeuropa durchgesetzt.

Integrative Medizin

Der bereits seit mehr als 10 Jahren in den USA und in Großbritannien verwendete Begriff der „integrativen Medizin" wird zunehmend in Westeuropa aktueller. Die integrative Medizin (› Abb. 1.1) ist wie folgt definiert: „Integrative Medicine is the practice of medicine that reaffirms the importance of the relationship between practitioner and patient, focuses on the whole person, is informed by evidence, and makes use of all appropriate therapeutic approaches, healthcare professionals and disciplines to achieve optimal health and healing." The Consortium of Academic Health Center for Integrative Medicine, May 2004 (http://www.ahc.umn.edu/cahcim/about/home.html)

Da die klassischen Naturheilverfahren gut in die etablierte Medizin integriert sind, zielt die integrative Medizin v. a. darauf ab, auch die bisher noch umstrittenen Methoden der Komplementärmedizin in die konventionelle Medizin einzuführen und zum Wohl der Patienten gemeinsam anzubieten. Dies setzt allerdings voraus, dass die Verfahren, die integriert werden sollen, streng wissenschaftlich begleitet werden oder bereits positiv evaluiert wurden. In Deutschland steht man noch am Anfang der „integrativen Medizin", während in den USA jährlich Summen in Höhe von ca. 120 Millionen US-Dollar vom *National Center for Complementary and Alternative Medicine (NCCAM)* für Forschung in diesem Bereich bereitgestellt werden.

1.2 Einteilung der Naturheilverfahren

Eberhard Volger, Benno Brinkhaus

Mit dem Begriff Naturheilverfahren werden umgangssprachlich die unterschiedlichsten Therapieverfahren bezeichnet: Nicht nur diejenigen, die definitionsgemäß (➤ 1.1) genuine Naturfaktoren einsetzen und als sog. klassische Naturheilverfahren bezeichnet werden, sondern auch fälschlicherweise beispielsweise die Homöopathie und die Verfahren der Chinesischen Medizin (CM).

Die Systematik der Naturheilkunde geht auf den bayrischen Militärarzt Lorenz Gleich (1798–1865) zurück, der als Naturheilmittel Teile der natürlichen Umwelt bezeichnete, die zur Pflege, Förderung und Wiederherstellung der Gesundheit eingesetzt werden. Sebastian Kneipp (1821–1897) entwickelte hieraus die fünf Säulen seines Behandlungssystems.

Klassische Naturheilverfahren

Als klassische Naturheilverfahren (➤ Abb. 1.1) werden diejenigen therapeutischen Maßnahmen bezeichnet, die genuine Naturfaktoren, d. h. der Natur entstammende Wirkfaktoren einsetzen, u. a. Wärme und Kälte, Licht und Luft, Wasser und Erden (Peloide), Bewegung und Ruhe, Ernährung und Fasten, Heilpflanzen und heilsame seelische Einflüsse. In Anlehnung an Sebastian Kneipp gehören zu den klassischen Naturheilverfahren die folgenden Therapieverfahren, die zur Prävention und Therapie eingesetzt werden.

- **Ordnungstherapie:** als Fundament und Verbindung zu den nachfolgenden Verfahren ist die Ordnungstherapie die Summe der Maßnahmen zur geordneten Lebensführung und einem gesunderhaltenden Lebensstil
- **Hydrotherapie:** Anwendung von Wasser in unterschiedlichen Temperaturen und Formen; z. B. als Güsse, Bäder, Wickel, Kompressen
- **Bewegungstherapie:** aktive und passive Bewegungsübungen einschließlich Massage und Manueller Medizin
- **Ernährungstherapie:** gesunde, naturbelassene und dem jeweiligen Gesundheitszustand angepasste Ernährung einschließlich therapeutischem Fasten
- **Phytotherapie:** Zubereitungen aus Arzneipflanzen als Mehr- und Vielstoffgemische zur inneren und äußeren Anwendung

Diese klassischen Naturheilverfahren, die den fünf Therapieelementen der **komplexen Gesundheitslehre nach Kneipp** entsprechen und unbestreitbar den Kernbereich des kaum überschaubaren Gebiets der Naturheilkunde darstellen, können in ihren wesentlichen Bereichen auf die hippokratische Medizin des Altertums, die sog. **traditionelle europäische Medizin (TEM** ➤ 1.5), zurückgeführt werden.

Wegen der inhaltlichen Überschneidung zur physikalischen Medizin, Ernährungsmedizin, Sportmedizin und psychosomatischen Medizin sind Vertreter der konventionellen Medizin einerseits und der Naturheilkunde andererseits schon lange der Ansicht, dass es mehr Verbindendes als Trennendes zwischen den Naturheilverfahren und der konventionellen Medizin gibt. So sind die wissenschaftlich begründ- und belegbaren klassischen Naturheilverfahren schon jetzt fester Bestandteil einer modernen sich weiterentwickelnden Medizin. Demzufolge sind die Naturheilverfahren auch nach der aktuellen Approbationsordnung fester Bestandteil der medizinischen Ausbildung (➤ 1.4).

Erweiterte Naturheilverfahren

Als „erweiterte Naturheilverfahren“ gelten (➤ Abb. 1.1) diejenigen Methoden, die in Nachahmung natürlicher Prozesse Heilungsprozesse in Gang setzen, wie z. B. die ausleitenden Verfahren, die Akupunktur, Neuraltherapie, Mikrobiologie und die umstimmenden Verfahren.

Komplementärmedizinische Therapieverfahren

In Anlehnung an den Begriff der Komplementärmedizin (➤ 1.1.2) werden als komplementärmedizinische Therapieverfahren (➤ Abb. 1.1) diejenigen Methoden der gesundheitlichen Versorgung bezeichnet, die nicht Bestandteil der konventionellen Medizin sind.

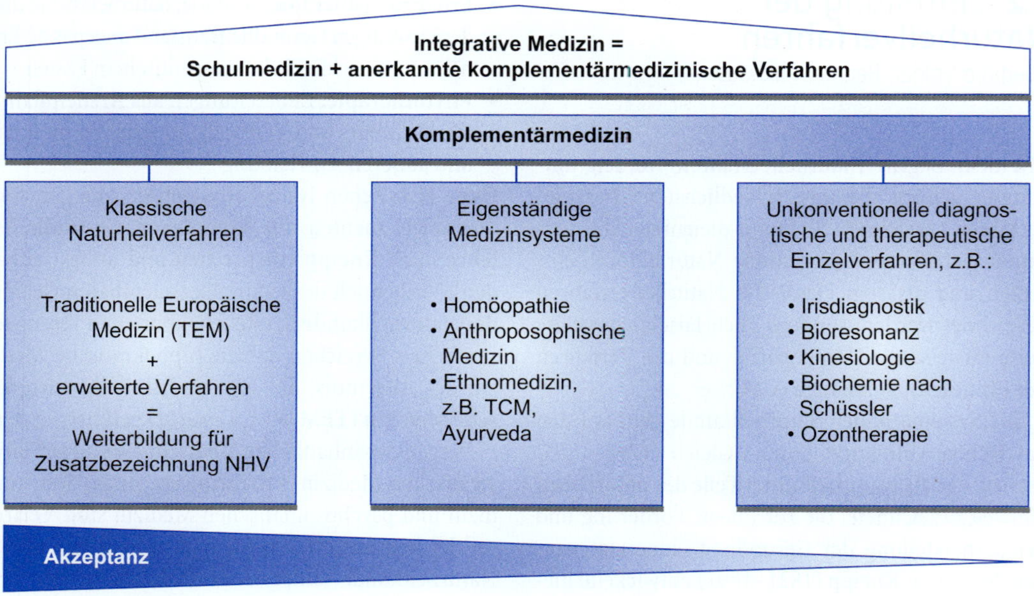

Abb. 1.1 Einteilung der Medizinkonzepte und Naturheilverfahren [M568, L157]

Komplementärmedizinische Therapieverfahren umfassen also z. B. Verfahren, die anderen Kulturkreisen entstammen – z. B. die Ethnomedizinen der Chinesischen Medizin, Tibetischen Medizin oder des Ayurveda – sowie Verfahren, die sich als eigenständiges Medizinsystem definieren, z. B. die anthroposophische Medizin und Homöopathie. Ferner sind die sog. unkonventionellen Verfahren als komplementärmedizinische Therapieverfahren definiert. Hierzu zählen z. B. die Aromatherapie, Bachblütentherapie, Biochemie nach Schüssler, Homotoxikologie, Mikronährstoffmedizin, Osteopathie, Ozontherapie und viele andere Therapiekonzepte.

1.3 Charakteristika der Naturheilverfahren

Eberhard Volger, Benno Brinkhaus

Zum Verständnis der Naturheilverfahren ist es nötig, Gesundheit und Krankheit als Teil eines offenen dynamischen Geschehens zu sehen, das von salutogenetischen und pathogenetischen Faktoren beeinflusst wird. Inhärente Mechanismen, die metaphorisch mit „Physis“ oder „inwendigen Arzt“ beschrieben werden, sorgen für die Homöostase oder Erhaltung der Gesundheit durch selbstregulierende und ordnende Kräfte. Im Krankheitsfall – aber auch bei Einsatz als Präventionsmaßnahme – bieten die Naturheilverfahren Heilreize, die diese Dynamik in Gang setzen können.

MERKE

Lebende Systeme sind sich selbst erhaltende autopoetische Komplexe, die aus Informationsnetzen aufgebaut mit der Umwelt durch zahlreiche, höchst unterschiedliche kommunikative Prozesse verbunden sind. Alle Lebewesen sind zur Aufrechterhaltung ihrer Homöostase auf den inneren und äußeren Informationsaustausch angewiesen. Das bedeutet, dass Gesundheit eine Lebensqualität ist, die sich ständig neu erschaffen muss.

1.3.1 Modell der Pathogenese und Hygiogenese

Nach Hildebrand und Melchart [1, 3] liegen allen Therapieverfahren der Medizin das Denkmodell der Pathogenese und der Hygiogenese bzw. Salutogenese zugrunde.

- Im Modell der **Pathogenese** sind Krankheitssymptome Resultat normabweichender Kausalketten und Funktionsdefizite. Orientierungsrahmen ist die Pathophysiologie und das Defizitmodell.
- Das Konzept der **Hygiogenese** begreift Krankheitssymptome als aktive Funktionsäußerungen des Organismus und als misslungene oder erfolgreiche Selbstheilungsvorgänge. Orientierungsrahmen sind die therapeutische Psycho-Physiologie und das Ressourcen-und Kompetenzmodell.

Die **konventionelle Medizin** ist vorwiegend pathogenetisch orientiert und setzt im Rahmen einer sog. primären Therapie direkte Maßnahmen ein, um die Krankheitsursachen auszuschalten oder zu bekämpfen. Die **Naturheilverfahren** folgen vorrangig dem Modell der Hygiogenese und sekundären Therapie. Die indirekten Therapiemaßnahmen zielen auf die Unterstützung der Selbstheilungskräfte des Organismus.

MERKE

Naturheilverfahren nutzen als individualisierte und multimodale Behandlungskonzepte physiologische und psychologische Regulationsmechanismen und haben folgende Therapieziele:
- Anregung der Selbstheilungskräfte durch naturgegebene Einwirkungen einschließlich gezielter unspezifischer und spezifischer systemischer und lokaler Reize
- Anleitung und Förderung zur Übernahme von Eigenverantwortung und aktiver Gesundheitsförderung sowie aktiver Krankheitsbewältigung durch den Patienten

1.3.2 Hygiogenetische Prinzipien der Naturheilverfahren

Die wichtigste Grundüberlegung zur Hygiogenese ist, dass fast alle chronischen Erkrankungen als Regulationsstörungen beginnen oder in ihrer Symptomatik durch die Regulationsstörungen verschiedenster Körperfunktionen charakterisiert sind. Auch die vermehrte Krankheitsanfälligkeit im Sinne chronisch rezidivierender Störungen kann als Regulationsdefizit in den entsprechenden Funktionssystemen interpretiert werden. Der wichtigste Mechanismus hierbei ist die **Auslösung** bzw. das Unterhalten **funktioneller Adaptationsprozesse.** Aber auch das Training bestimmter Körperfunktionen im Sinne einer trophisch-plastischen Adaptation fällt darunter. Die gezielte Nutzung von solchen adaptiven Mechanismen zur Krankheitsvorbeugung oder -behandlung wird als „natürliche Therapie" bezeichnet. Bei allen diesen Maßnahmen handelt es sich um physiologische Reaktionen, die durch therapeutisch induzierte, d. h. definierte Reize, angestoßen werden können.

1.3.3 Gesundheit und Krankheit aus Sicht der Naturheilkunde

Während die Medizin noch an dem newtoncartesianischen Paradigma festhält, hat sich in der Physik durch Max Planck (1858–1947) schon vor 100 Jahren ein **Paradigmenwechsel** vollzogen, von dem die medizinische Wissenschaft bisher kaum Notiz genommen hat. Denn die mechanistisch reduktionistischen Denkmuster sind immer noch die Grundlage einer andauernden Erfolgsgeschichte der Medizin und gleichzeitig auch fester Bestandteil der westlichen Industriekultur. Dabei sind die **Erkenntnisse der Quantenphysik** längst unumstritten – und diese lehren uns, dass es unmöglich ist, die absolute Realität eines bestimmten Objekts oder Phänomens zu erfassen, da der Beobachtungsvorgang oder das Experiment selbst das Untersuchungsergebnis beeinflusst. Da wir also mit der konventionellen medizinischen Forschung trotz unüberschaubar vieler angesammelter Fakten darüber, was das Leben eigentlich ausmacht, nicht erfassen können, ist es notwendig, wenigstens die individuelle Wirklichkeit eines Menschen möglichst umfassend zu erschließen. Denn linear-kausale Bezüge sind immer konstruierte Sonderfälle und spiegeln nur unzureichend die Komplexität des Lebens wider. Das Ganze ist mehr als die Summe seiner Teile.

Kennzeichen lebender Systeme

Lebende Systeme sind sich selbst erhaltende autopoetische Komplexe, die aus Informationsnetzen aufgebaut mit der Umwelt durch zahlreiche, höchst unterschiedliche kommunikative Prozesse verbunden sind.

MERKE

Alle Lebewesen sind zur Aufrechterhaltung ihrer Homöostase auf den inneren und äußeren Informationsaustausch angewiesen. Das bedeutet, dass Gesundheit eine Lebensqualität ist, die sich ständig neu erschaffen muss. Demzufolge ist Krankheit nicht etwa die bloße Abwesenheit von Gesundheit oder eine Art betriebsbedingter Defekt, sondern auch eine Störung im gesundheitsschaffenden Prozess – der **Salutogenese** (Aaron Antonovsky 1923–1994).

Um dies besser verstehen zu können, kommt uns der neue Wissenschaftszweig, die **Psychoneuroendokrinoimmunologie** zu Hilfe. Sie liefert inzwischen eine hinreichende Evidenz dafür, dass emotionale und kognitive Prozesse, aber auch unbewusste Wahrnehmungen parallel Veränderungen auf molekularer Ebene auslösen, mit Konsequenzen für die Neurotransmitter- und Rezeptorfunktionen im ZNS und weiteren Folgen für die hormonelle Steuerung. Neuronale und hormonelle Einflüsse bewirken schließlich auch Veränderungen im komplex-interaktiv agierenden Immunsystem. Die Erkenntnis von vielfältigen selbstregulierenden und -ordnenden Prozessen im Organismus entspricht dem alten Bild vom „inwendigen Arzt" oder der „wisdom of the body" der Naturheilkunde.

Kennzeichen regulativer Prozesse

Die überkommene humoralpathologische Vorstellung hat Alfred Pischinger (1899–1983) versucht an das heutige medizinische Verständnis anzupassen. Sein Konzept der **Grundregulation** greift die Erkenntnis von komplex vernetzten, kybernetischen Lebensprozessen auf. Im Bindegewebe, das die Grundsubstanz durchzieht, sieht er die funktionelle Mittlerfunktion zwischen Kreislauf, Nervensystem und Immunsystem. Kapillaren, Nervenendigungen und Immunozyten sind eng benachbart in die Grundsubstanz eingebettet. Veränderungen der Grundregulation können je nach genetischer Disposition und dem bio-psycho-sozialen Umfeld zu Befindlichkeitsstörungen oder Krankheiten führen.

Um die **Homöostase** des Systems aufrechterhalten zu können, sind ständig regulative und adaptive Prozesse notwendig. Gesundheit und Krankheit sind nach dem Paradigma der Naturheilkunde komplementäre Erscheinungsformen eines größeren Ganzen. Krankheit entspricht einer gestörten Homöostase mit der Möglichkeit, dass diese Störung durch Selbstorganisation beseitigt wird und sich erneut wieder ein gesundes Gleichgewicht einstellt. Oft bedarf es dazu jedoch der Unterstützung, welche die Naturheilverfahren bieten können. Voraussetzung für das Funktionieren der Selbstorganisation ist allerdings ein Organismus, der nicht zu schwer geschädigt wurde, sodass die Homöostase durch Selbstorganisation wieder erreicht werden kann.

Wirkfaktoren und Wirkweisen

Die Anregung und Unterstützung der selbst heilenden „Natur" (Physis) des Menschen wird als Physiotherapie, **Reiz-Reaktionstherapie** oder Regulationstherapie bezeichnet. Der Begriff der Reiz-Reaktionstherapie verdeutlicht das Wirkprinzip, wonach durch äußere Reize verschiedenster Art innere regulative Prozesse zur Gesundung angestoßen werden können.

Die Naturheilverfahren bieten hierfür jene Reize, die Bedingungen entsprechen, mit denen sich der Menschen entwickelt hat. Mit Recht darf vermutet werden, dass gerade solche natürlichen Reize besonders gut geeignet sind, die Homöostase wieder herzustellen.

Wirkfaktoren

Wirkfaktoren nennt man therapeutische Reize, die v. a. auf die Haut und Schleimhäute als Wärme oder Kälte einwirken und durch Wasser, Licht, Luft oder Erde (Peloide) oder auch Berührung (Massage) vermittelt werden. Auch aktive und passive Bewegungen zählen zu solchen Reizen ebenso wie Ernährung, Fasten und die Einnahme von Heilpflanzen. Wesentliche Lebensreize, die im weiteren Sinne auch zu Heilzwecken eingesetzt werden können, sind die visuellen, akustischen und olfaktorischen Sinneseindrücke. Im weiteren Sinn und ganz entscheidend zählen auch positive emotionale, psychische und seelische Einflüsse dazu.

Die, durch die natürlichen Wirkfaktoren in Gang gesetzten physiologischen Reize lösen Reizantworten aus, die zur Stabilisierung somatischer und psychischer Vorgänge führen, mit dem Ziel der Selbsterhaltung des Individuums zu dienen. Daraus können unterschiedliche Prozesse resultieren von einer raschen Abwehr oder schnellen Gewöhnung bis hin zu längerfristigen Anpassungs- oder Kompensationsvorgängen.

Wirkweisen

Nach Hildebrand lassen sich im Wesentlichen drei Wirkweisen bei klassischen Naturheilverfahren unterscheiden.

- **Schonung** soll vor den individuell belastenden und krankmachenden Faktoren schützen, um den Organismus die Chance zu geben, Selbstheilungsprozesse in Gang zu setzen.
- **Regulierung** bedeutet mit wiederholten Reizen z. B. hydrotherapeutischen Anwendungen und/oder Bewegungsübungen die Wiederherstellung eines vegetativen Gleichgewichts zu erreichen, um so beispielsweise die Blutdruckregulation zu verbessern.
- **Kräftigung** hat zum Ziel, die Leistungsfähigkeit des Organismus und seine Funktionskapazitäten zu steigern (Trainingseffekt). Dies wird auch als Adaptationstherapie bezeichnet.

Naturheilverfahren als Reiztherapien

Die verschiedenen Elemente der klassischen Naturheilverfahren haben unterschiedliche Reizqualitäten und verursachen als primäre Wirkung eine spezifische Reaktion im Organismus, ihre sekundäre Wirkung manifestiert sich als allgemeine Wirkung. So ist die primäre Reaktion auf einen kalten Guss zunächst eine durch Axonreflexe vermittelte lokale Vasokonstriktion. Sie ist Teil der Thermoregulation, in die das Neurovegetativum, das hormonell und kardiovaskuläre System sowie der Stoffwechsel und beim Muskelzittern auch die Motorik involviert sind. Schließlich bewirkt ein kalter Guss die Stimulation der Formatio reticularis und verbessert die kognitiven Fähigkeiten. Auch immunologische Reaktionen sind nachgewiesen worden. Die Bewegungstherapie wirkt zunächst spezifisch auf die Muskulatur, die Sehnen, Bänder und Gelenke. Sekundär führt sie zur Aktivierung des kardiopulmonalen, hormonellen und metabolischen Systems. Auch an diesen physiologischen Prozessen sind das Immunsystem und die Psyche mit beteiligt.

Diese Kongruenz der sekundären unspezifischen Wirkungen bei allen fünf Elementen der klassischen Naturheilverfahren erklärt sich dadurch, dass autonome Funktionen die Selbstorganisation und Selbstregulation nicht nur im rein somatischen Bereich koordinieren, sondern auch die übergeordneten vegetativen, emotionalen Bereiche bis hin zur bewussten Wahrnehmung und der Steuerung aktiven Handelns. Zwischen all diesen Bereichen findet ein ständiger Informationsaustausch statt im Sinne einer Stabilisierung des Systems „Mensch".

MERKE

Zu wenig oder zu viele Umgebungsreize können entweder wichtige Anpassungsvorgänge schwächen oder überfordern und so zu Regulations-, Funktionsstörungen und Krankheit führen. Therapeutisch angestrebt wird jedoch die „Abhärtung" im Sinne einer verbesserten Gesundheit (Hygiogenese).

Naturheilverfahren als Maßnahmen zur Verbesserung der Adaptationsleistung

Nur wiederholte Reize bringen das Funktionssystem kurzfristig immer wieder aus dem Gleichgewicht und können so als Adaptation gegenüber den auslösenden Reizen eine verbesserte Reaktionsökonomie und Kompensationsfähigkeit hervorrufen.

Der Prozess der Adaptation wird entscheidend von der Qualität und Modalität der auslösenden Reize bestimmt. Eine maßgebliche Rolle spielen neben der Reizintensität auch die Lokalisation des Reizes, seine Dauer und auch der Zeitpunkt der Reizsetzung.

- **Schwache Reize,** an die der Körper bereits adaptiert ist, sind therapeutisch beim Gesunden ineffektiv, können im ungünstigen Fall bei langem Fortbestehen dennoch im Sinne einer chronischen Irritation negative Auswirkungen haben.

- **Mittlere bis stärkere Reize** wirken adaptogen bei Gesunden und werden daher im Rahmen der Naturheilverfahren eingesetzt.
- **Stärkste Reize** können nicht nur schädigen, sondern auch die angestrebte Adaptation unterdrücken und sollten somit nicht in den Naturheilverfahren eingesetzt werden.

MERKE

Wegen des Reiz-Reaktions-Prinzips wirken die Naturheilverfahren meist indirekt und sekundär, somit verzögert, dafür aber nachhaltig. Sie sind hygiogenetisch orientiert. Im Vergleich dazu sind die Therapieeffekte der konventionellen Medizin eher direkt, rasch einsetzend und pathogenetisch orientiert.

Konstitutionsspezifische Aspekte der Naturheilverfahren

Reaktionen auf Reize gleicher Reizstärke können interindividuell in Abhängigkeit von Alter, Geschlecht, Trainingsgrad und **Konstitution** (➤ 3.2) sehr unterschiedlich ausfallen. In der konventionellen Medizin finden konstitutionelle Betrachtungen kaum noch statt. In traditionellen Medizinformen sind konstitutionelle Betrachtungen hingegen weit verbreitet und grundlegend für den therapeutischen Ansatz. In der Praxis fällt eher noch auf, dass auf die gleiche Behandlung Patienten durchaus verschieden reagieren können. Nach der Konstitutionslehre von **Ernst Kretschmer** (1888–1964) wird der schmale leptosome Typus vom athletischen und vom breiten pyknischen Typus unterschieden (➤ 3.2). **Bernhard Aschner** (1883–1960) differenziert zwischen der lymphatischen Konstitution mit heller Haut und empfindlichen Schleimhäuten, der hämatogenen Konstitution mit braunen Augen und der cholerischen sowie einer Mischform.

Chronobiologische Aspekte

Regulative und adaptive Prozesse werden nach Hildebrand [3] von chronobiologischen Rhythmen (➤ 5.4) überlagert: Auch Reizantworten können intraindividuell in Abhängigkeit von den **zirkadianen Rhythmen** durchaus unterschiedlich sein.

1.4 Naturheilverfahren in der medizinischen Grundversorgung

Eberhard Volger, Benno Brinkhaus, Anne Wessel

1.4.1 Klassische Naturheilverfahren in der Gesamtmedizin

Während die konventionelle Medizin derzeit in Fachgebiete und Subspezialitäten gegliedert ist, lassen sich Naturheilverfahren wegen ihrer breiten Einsatzmöglichkeit und großen Interdisziplinarität nicht einzelnen medizinischen Fächern zuordnen. Klassische Naturheilverfahren, die ebenfalls fester Bestandteil der Prävention und Rehabilitation sind, werden ähnlich wie präventive und rehabilitative Maßnahmen interdisziplinär eingesetzt.

Anwendungsbereiche und Grenzen

Seit den 1980er-Jahren wird die Naturheilkunde wieder an den deutschen Universitäten gelehrt. „Naturheilverfahren“ ist eine der Zusatzbezeichnungen, die zu einzelnen Facharztbezeichnungen getragen werden kann. Naturheilkunde versteht sich im Rahmen der universitären Medizin als ein interdisziplinäres Fach, als ein „Brückenfach“.

Naturheilverfahren können in allen Fachdisziplinen und in den verschiedenen Versorgungsebenen ambulant-präventiv, ambulant-kurativ, akut-klinisch und rehabilitativ-medizinisch angewandt werden. Hauptsächlich finden sie in der ambulant-kurativen und präventiv-medizinischen Ebene sowie in der Rehabilitationsmedizin ihre Anwendung. Leider gibt es bisher nach wie vor nur wenige akut-medizinische Einrichtungen, die Naturheilverfahren in den klinischen Alltag integrieren. Im Jahre 2007 boten von insgesamt rund 2.200 Akut-Krankenhäusern in Deutschland nur ca. 12 Akut-Abteilungen schwerpunktmäßig naturheilkundliche Behandlungen an.

Zielsetzung klassischer Naturheilverfahren ist die Förderung von individuellen psychischen und physischen „gesundheitsstärkenden Faktoren“, also die Förderung von Selbstheilungsprozessen. Als primäre oder adjuvante Therapieform können Naturheilverfahren bei zahlreichen Krankheiten angewandt werden.

Besonders häufig kommen sie bei folgenden Beschwerde- und Krankheitsbildern zum Einsatz: funktionelle Störungen, psychosomatische Dysregulation, Infektlabilität, akute und chronische Gelenkbeschwerden und andere muskuloskelettale Schmerzerkrankungen, stoffwechsel- und ernährungsabhängige Erkrankungen, Erkrankungen des Herz-Kreislauf-Systems, pulmonale Erkrankungen, akute und chronische Magen-Darm-Erkrankungen und Hauterkrankungen. Einen wichtigen und gefragten Einsatz finden Naturheilverfahren in der Pädiatrie, zunehmend auch in der Geriatrie und als adjuvante Therapie in der Onkologie. Ein Schwerpunkt besteht außerdem in der Vorbeugung von Krankheit, also in der Präventionsmedizin.

Grenzen der Anwendung von Naturheilverfahren sind u. a. akute lebensbedrohliche Situationen, akute Stoffwechsel- oder hormonelle Entgleisungen, akut notwendige operative Eingriffe sowie schwere genetische Defekte. Akute Psychosen und andere schwere psychiatrische Erkrankungen sind ebenso kontraindiziert. Der Patient sollte kognitiv in der Lage sein, naturheilkundliche Anwendungen zu verstehen und diesen zuzustimmen. Grenzen der sinnvollen Integration von Naturheilverfahren entstehen auch immer wieder durch unzureichende Kenntnisse der Ärzte und des medizinischen Personals.

Eine naturheilkundliche und damit mehr salutogenetisch orientierte Haltung der Akteure unserer Medizin und damit verbunden ein profunderes Wissen über das Fachgebiet Naturheilkunde wären wünschenswerte Ausblicke für die Lehre und den klinischen Alltag.

Wirksamkeitsnachweise und Qualitätsstandards

Im Gesundheitswesen wird mit Recht Wert darauf gelegt, dass Wirkung, Wirksamkeit und Sicherheit einer definierten Behandlung durch eine wissenschaftliche Objektivierung belegt werden. Dies gilt insbesondere für neu eingeführte Methoden und Arzneimittel, die nach den Grundsätzen der **evidenzbasierten Medizin (EBM)** zu prüfen sind. Doch Naturheilverfahren und andere traditionelle Heilsysteme mussten nicht neu eingeführt werden, da sie über eine lange Tradition verfügen. In diesem Fall galt bis vor Kurzem die Annahme, dass etwas, was sich nicht bewährt hat, über kurz oder lang von alleine verschwindet und somit eine Überprüfung für die Naturheilverfahren entbehrlich sei.

Heute erwarten aber nicht nur Vertreter der konventionellen Medizin und Krankenversicherungen, sondern auch kritische Patienten und Anhänger von Naturheilverfahren, dass Qualitätsstandards für alle medizinischen Bereiche gleichermaßen Gültigkeit haben sollten. Deshalb sollten positive Behandlungsergebnisse mit Naturheilverfahren auch mit aussagekräftigen Studien belegt werden. Schließlich können nur so Vertreter der konventionellen Medizin bei der Wahlentscheidung über die bestmöglichste (und eventuell auch kostengünstigste) Therapie die Naturheilverfahren in Betracht ziehen, wenn ihr Nutzen und ihr Kosten-Nutzen-Verhältnis gleichermaßen gut belegt ist. Dies ist bisher aber nur in wenigen Fällen möglich.

Sowohl im Hinblick auf die Forschungskapazitäten als auch auf die Finanzierungsmöglichkeiten stößt das Postulat, alle noch nicht nach neuesten wissenschaftlich Standards überprüften Naturheilverfahren baldmöglichst nach wissenschaftlich akzeptierten Regeln zu untersuchen, auf praktische Grenzen. In den letzten Jahren wurden dennoch große Anstrengungen unternommen, Lücken der Evidenz im Bereich der Naturheilverfahren baldmöglichst zu schließen. Für viele Naturheilverfahren gilt bis heute: „Absence of evidence is not evidence of absence!"

Studienlage

Die Studienlage im Bereich der klassischen Naturheilverfahren ist wesentlich besser als von manchen Experten angenommen. Diese kritisieren zumeist mehr die Datenlage anderer traditioneller Therapieverfahren und der vielen alternativmedizinischen Verfahren als die der Naturheilverfahren. Für die fünf Elemente der klassischen Naturheilverfahren, die Gegenstand der Weiterbildung sind, liegen eine Vielzahl von Wirksamkeitsnachweisen von vergleichsweise hohem wissenschaftlichen Niveau vor: Insbesondere für die **Bewegungs-** und die **Ernährungstherapie** ist die Evidenzlage sehr gut, Ähnliches gilt für viele Bereiche der **Ordnungstherapie.** Für die moderne **Phytotherapie** sind ohnehin die Vorgaben des Arzneimittelrechts maßgeblich und für einige Pflanzen wie z. B. Johanniskraut konnte bereits die Wirksamkeit bei definierten Erkrankungen belegt werden. Trotz zahlreicher Studien zu einzelnen Verfahren der **Hydro- und Thermotherapie** oder der Balneologie fehlen v. a. in diesem Bereich größere kontrollierte und randomisierte klinische Studien. Dennoch, selbst wissenschaftliche Ergebnisse in diesem Bereich finden nicht immer Eingang in die medizinische Praxis: Selbst dort, wo für einzelne Therapiemaßnahmen eindeutige wissenschaftliche Beweise vorliegen, führt dies nicht immer dazu, dass auch entsprechende Therapieempfehlungen in Leitlinien oder Richtlinien umgesetzt werden. Umgekehrt werden auch manche alternativmedizinischen Methoden, die eindeutig als nicht effektiv oder gar gefährlich erkannt worden sind, weiter empfohlen und praktiziert.

Ein besonderes Spezifikum der klassischen Naturheilverfahren ist die Kombination nicht nur mit konventionellen Therapieverfahren, sondern auch von mehreren bis hin zu allen fünf Therapieelementen mit dem Ziel, synergetische therapeutische Effekte nutzen zu können. Allerdings muss konstatiert werden, dass mit Ausnahme von Untersuchungen zur Kombination von regelmäßiger körperlicher Betätigung mit Ernährungsumstellung bei Herz-Kreislauf-Erkrankungen zu wenige Studien für diesen – aus naturheilkundlicher Sicht so wichtigen Bereich – durchgeführt wurden.

Naturheilverfahren und leitliniengerechte Therapieempfehlungen

Vorgaben für eine leitliniengerechte Therapie gibt es für die klassischen Naturheilverfahren bisher nicht. Gründe dafür sind zum einen der Mangel an validen Studien und v. a. die Tatsache, dass Naturheilverfahren in verschiedensten medizinischen Bereichen begleitend zur konventionellen Therapie eingesetzt werden und dadurch nicht nur die Zahl der Fragestellungen unverhältnismäßig hoch ist, sondern auch der jeweilige methodische Aufwand. Zudem gibt es zu wenig Spezialisten, welche die klassischen Therapieverfahren bei der Erstellung praxisrelevanter Leitlinien vertreten und für deren Aufnahme sorgen.

Entscheidend jedoch ist die Tatsache, dass trotz weiteren großen Forschungsbedarfs die Evidenz für die klassischen Naturheilverfahren zum überwiegenden Teil weit besser ist als für die meisten anderen Verfahren der Komplementärmedizin. Somit sind Teile der klassischen Naturheilverfahren wie insbesondere die Ernährung-, Bewegungs- und Ordnungstherapie schon heute berechtigterweise Teil der modernen medizinischen Versorgung. Diese Verfahren können somit nach klarer Indikationsstellung zum gesundheitlichen Wohle der Patienten eingesetzt werden.

1.4.2 Akzeptanz und Inanspruchnahme von Naturheilverfahren

Wiederholt durchgeführte Umfragestudien in den letzten Jahrzehnten zeigen insgesamt nicht nur in Deutschland, sondern auch in den industrialisierten Ländern in Europa und Nordamerika eine positive Einstellung der Bevölkerung und von Patienten zu naturheilkundlichen und komplementärmedizinischen Behandlungsmethoden sowie eine wachsende Anwendung von Naturheilmitteln auch ohne ärztliche Verordnung.

Direkte quantitative Vergleiche zwischen verschiedenen Ländern sind jedoch nur unter Vorbehalt möglich, da traditionell die angewandten Therapieverfahren in den verschiedenen Ländern variieren. So werden in Frankreich weit weniger pflanzliche Heilmittel als in Deutschland oder auch in Belgien oder Großbritannien eingenommen. Dagegen sind in Frankreich, aber auch in Belgien homöopathische Mittel weit verbreitet, während diese in England und den skandinavischen Ländern nicht populär sind, in denen wiederum physiotherapeutische Behandlungsweisen sehr beliebt sind. Zusätzlich sind die wissenschaftlichen Methoden der Umfragestudien und die verwendeten Definitionen in den verschiedenen Ländern heterogen.

Inanspruchnahme – eingesetzte Verfahren

Bei einer im Jahr 2004 publizierten repräsentativen Umfrage bei 1.100 erwachsenen Deutschen gaben

62,3 % (70 % der Frauen und 54 % der Männer) an, in den vorangegangenen 12 Monaten mindestens ein naturheilkundliches oder komplementäres Verfahren angewendet bzw. in Anspruch genommen zu haben [2]. Im Vordergrund der Inanspruchnahme standen nach dieser Umfrage die klassischen Naturheilverfahren. Beispielsweise nutzten 32 % der Frauen, 26 % der Männer die Bewegungstherapie, zu pflanzlichen Heilmitteln griffen 33 % der Frauen und 20 % der Männer. In der Häufigkeit folgten spezielle Wasseranwendungen und Massagen. Dagegen nahmen 20 % der Frauen und 10 % der Männer homöopathische Präparate ein. Akupunktur und Akupressur kam bei weniger als 10 % der Befragten zum Einsatz. Wie auch in anderen Studien bestätigte sich auch hier das größere Interesse der Frauen mittleren Alters und höheren Bildungsniveaus an Naturheilverfahren und komplementärmedizinischen Therapiemethoden im Vergleich zu Männern.

Inanspruchnahme – therapierte Beschwerden und Erkrankungen

Die häufigsten Gesundheitsprobleme, bei denen Naturheilverfahren eingesetzt wurden, waren nach der oben genannten Befragung [2] Rückenschmerzen (57 %) und Erkältungskrankheiten (29 %). Mehr als die Hälfte der Befragten waren der Meinung, dass die Ärzte besser über Naturheilkunde informiert sein sollten und natürliche Heilmethoden häufiger verordnen sollten. Die Befragten gaben zudem an, dass sie auch die Naturheilverfahren häufiger nützen würden, falls die Krankenkassen dafür die Kosten übernähmen. Obwohl die Wirksamkeit von Naturheilverfahren in der Bevölkerung nur von wenigen Befragten (5–8 %) in Zweifel gezogen wird, werden sie von den meisten lediglich als sinnvolle Ergänzung zur konventionellen Medizin und nicht als alternative Maßnahme angesehen. Bei ernsthafteren und akuten Erkrankungen würden sich lediglich 3 % eine ausschließlich naturheilkundliche Behandlung wünschen.

Bei der Verordnung von Naturheilmitteln durch niedergelassene Ärzte stehen die Phytopharmaka im Vordergrund. Zurzeit verfügen allerdings die wenigsten Ärzte, die Naturheilverfahren und komplementärmedizinische Methoden einsetzen oder verordnen, über eine entsprechende Zusatzbezeichnung.

1.5 Konventionelle Medizin und Naturheilverfahren: historische Aspekte

Eberhard Volger

Die Naturheilkunde und die sog. Schulmedizin haben dieselben historischen Wurzeln. Erst die rasante Entwicklung der Naturwissenschaften im 19. Jahrhundert und die allmähliche Übernahme des naturwissenschaftlich, positivistischen Denkens durch die universitäre Medizin, führten zu einer Trennung. Diejenigen, welche die bewährten Naturheilverfahren weiter als einen wertvollen Erfahrungsschatz ansahen, fühlten sich nun oft als Außenseiter missverstanden. Es war der bayrische Militärarzt Lorenz Gleich (1798–1865), der 1850 als Erster dafür den programmatischen Begriff Naturheilkunde gebrauchte.

Da die moderne Naturheilkunde mehr in der Nachfolge der traditionellen europäischen Medizin zu sehen ist, als die konventionelle Medizin, ist für ihr Verständnis die Kenntnis der Geschichte der europäischen Medizin besonders hilfreich.

1.5.1 Herausbildung der Medizin als Wissenschaft

Schon zu Urzeiten haben Menschen Wärme, Kälte, Erde, Wasser, Luft und bestimmte Pflanzen, sog. genuine Wirkfaktoren zu Heilzwecken verwendet. Mittel aus der Natur waren seit Beginn der Menschheitsentwicklung ein fester Bestandteil in der Behandlung von Verletzungen und Krankheiten.

Nach antikem Verständnis und der ionischen Naturphilosophie des 7.–4. Jahrhunderts v. Chr. wurde die Natur als Lebens- und Heilkraft aufgefasst. Der Arzt verstand sich lediglich als kundiger Vermittler, um die Heilkräfte der Natur zur Wirkung zu bringen im Sinne: „Medicus curat, natura sanat."

Naturphilosophie der Antike

Es war geistesgeschichtlich ein enormer Schritt, als sich Thales von Milet (624–545) und seine Schüler von der mythologisch-religiösen Weltsicht trennten und erstmals die, bis heute noch bewegenden Grundfragen der abendländischen Philosophie stellten – die nach dem Urgrund, dem Urprinzip oder Urstoff „Arché", aus dem alles entstanden sei. Nach ihrer Vorstellung musste dieser Urstoff unendlich und grenzenlos sein. Dieses „Apeiron" vereint alle gegensätzlichen Eigenschaften und Kräfte, der sich aus ihm heraus entwickelnden Elemente. Thales nahm als Urstoff das Wasser an, Anaximenes (ca. 580–520) die Luft, den Odem und Empedokles von Agrigent (ca. 500–430) postulierte bereits im 5. Jahrhundert vor Chr. die **vier grundlegenden Elemente,** das **Wasser** im Gegensatz zum **Feuer** und die **Luft** im Gegensatz zur **Erde.** Diesen Elementen wurden je zwei Eigenschaften zugeschrieben, demnach seien das Wasser feucht und kalt, das Feuer warm und trocken, der Odem warm und feucht und die Erde trocken und kalt. Aus diesen gegensätzlichen Eigenschaften erwuchsen die elementaren Kräfte, welche die unbelebte und die belebte Natur bestimmten und bewegten und somit auch über Gesundheit und Krankheit entschieden.

Diese **Elementarlehre,** aus der sich später die **Säftelehre** entwickelte, sollte das medizinische Denken in Europa mehr als 2.000 Jahre bestimmen. Hinzu kam der Einfluss von Pythagoras von Samos (ca. 570–480), der in der Zahl und im Verhältnis von Maß und den Zahlen zueinander ein universelles Ordnungsprinzip erkannte. Das rechte Maß und die harmonischen Verhältnisse wurden so zu bestimmenden Größen für Schönheit und Gesundheit. Zur Förderung der Gesundheit empfahl seine Schule eine maßvolle, geregelte Lebensweise, die „**Diaita**". Die Sophisten erweiterten die Empfehlungen durch „**Arete**", die Tugend oder die „Schönheit der Seele" zu fördern. Obwohl eine besondere Leistung der griechischen Medizin darin besteht, dass sie sich von der Vorstellung befreite, Krankheiten seien eine Strafe der Götter, spielten die dem **Heilgott Asklepios** geweihten Tempel als Sanatorien bei psychosomatischen Störungen eine große Rolle. Als Symbol der Erneuerung und Heilung zähle die sich häutende Schlange. Daher stammt als Zeichen für die Medizin die **Äskulapnatter,** die sich um einen Stab windet.

Hippokratische Medizin

Hippokrates von Kos (um 460–370 v. Chr.) führte seine Abstammung auf den Heilgott Asklepios zurück und löste sich dennoch von den magisch-religiösen Vorstellungen der damaligen Heilkunst. Im Zentrum stand für ihn nicht die **Krankheit,** sondern der **kranke Mensch.** Um ein rationales Behandlungskonzept entwickeln zu können, legte er Wert auf eine genaue Anamnese, eine sorgfältige Untersuchung und Beobachtung des Kranken. Seine Lehre baut auf den Ansichten des Empedokles auf, wonach den vier Elementen und ihren Eigenschaften ein organisches Pendant entspricht. Dem Element Wasser entspricht im menschlichen Organismus der Schleim („**Phlegma**"), dem Feuer die gelbe Galle („**Chol**"), der Luft das helle Blut („**Sanguis**") und der Erde die schwarze Galle („**Melanchol**"), womit das dunkle venöse Blut gemeint ist. Gesundheit zeichnet sich durch ein harmonisches Verhältnis dieser Säfte zueinander aus (**Eukrasie**), das beim Gesunden durch natürliche Ausscheidungen immer wieder hergestellt wird. Ein Missverhältnis dagegen („**Dyskrasie**") ist ein Zeichen für Krankheit.

EXKURS

Diese Gedanken begründeten die **Humoralmedizin** bzw. die **Humoralpathologie**. Diese wurden erst zu Beginn des 19. Jahrhunderts durch die naturwissenschaftlichen Erkenntnisse der Anatomie und v. a. der Physiologie bzw. der Biochemie in der Neuzeit abgelöst. Die aus der Humoralpathologie ableitbaren Behandlungsanleitungen sehen als Basis eine ausgewogene Lebensführung vor, die auch der Psychohygiene dient. Wasseranwendungen, körperliche Ertüchtigung, Heilkräuter und spezielle Ernährungsempfehlungen kommen dazu. Reichen diese Maßnahmen nicht aus, um Gesundheit wiederherzustellen, ist eine mögliche Überfülle der Säfte („**Plethora**") durch ausleitende Verfahren, wie Aderlass oder Klistiere zu beseitigen. Dabei gilt es, die individuellen Umstände und die Konstitution des Kranken zu berücksichtigen. Eine Maxime der hippokratischen Medizin war das „**nihil nocere**", d. h., bei jeder Form der Behandlung sollen mögliche negative Auswirkungen berücksichtigt werden. Der **hippokratische Eid** lieferte dazu noch die allgemeinen ethischen Grundlagen für die Arzt-Patienten-Beziehung.

Auch wenn die Vorstellungen der Humoralpathologie der hippokratischen Medizin heute nur noch von historischer Bedeutung sind, so ist u. a. die Einführung der Anamneseerhebung, der genauen Untersuchung und der gewissenhaften Beobachtung der Kranken in die ärztliche Ausbildung, doch als der Beginn der Medizin als Wissenschaft zu sehen. Zu Recht wird daher in der hippokratischen Medizin die gemeinsame Wurzel der Naturheilkunde und modernen Schulmedizin gesehen.

Römische Medizin

Die römische Medizin wird inhaltlich im Wesentlichen durch die Fortführung der hippokratischen Medizin bestimmt, da die meisten Ärzte die anfänglich in Rom praktizierten aus Griechenland kamen.

Eine besondere Bedeutung erlangte allerdings in der römischen Medizin das Bäderwesen. Als Begründer einer systematischen Balneotherapie gilt Asklepiades aus Prusa (*124–60 v. Chr.). In der Kaiserzeit wurden überall im Imperium Romanum Thermen errichtet, die teilweise auch Thermalquellen nutzten, so z. B. in Deutschland in Aachen, Wiesbaden, Baden-Baden. Die **Thermen** dienten nicht nur der Körperhygiene und Behandlung, sondern waren auch Orte der Entspannung, sportlicher Betätigung, des Gesellschaftslebens und Vergnügens. Diese Therapie fußt auf der Säftelehre, wobei immer wieder mit Nachdruck auf die Beseitigung eines krankheitsverursachenden Agens, der „**Materia peccans**" hingewiesen wird.

Mit dem bedeutenden Arzt Galenos von Pergamon (129–199 n. Chr.) erreicht die römische Medizin ihren Höhepunkt. Wie für die hippokratischen Ärzte so war auch für Galen das oberste Prinzip ärztlichen Handelns, die Selbstheilungskräfte der „**Physis**", der menschlichen Natur, zu unterstützen, obwohl er sich ansonsten nicht auf eine Lehrmeinung festlegte und auch volksmedizinisches Wissen verwandte.

EXKURS

Galen erweiterte die Humoralmedizin endgültig durch die psychologische Dimension der, den Körpersäften zugeordneten **Temperamente**. Noch heute sprechen wir von einem **Choleriker,** wenn jemanden die „Galle übergeht". Ein **Phlegmatiker** besitzt die Eigenschaften des zähflüssigen Schleims, der **Sanguiniker** ist lebendig wie frisches Herzblut und der **Melancholiker** entspricht in seiner Schwermut der schwarzen Galle, das heißt dem dunklen Blut der Milz. Durch das zusätzliche Einbeziehen der **vier Lebensalter** und **Jahreszeiten** schuf Galen letztlich ein in sich geschlossenes, anthropozentrisches medizinisches System.

In seinen Therapieempfehlungen ging es Galen v. a. darum, eine Unausgewogenheit in der Verteilung der Säfte durch Kostumstellung, Heilkräuter aber v. a. durch kalte und warme Bäder sowie Trockenbürstungen und Hautmassagen zu beseitigen.

Nicht allein die Schriften Galens, sondern auch die von **Pedanios Dioskurides** (1. Jahrhundert n. Chr.) über die pharmakologischen Eigenschaften von mehr als 800 Heilpflanzen und Gewürzen sowie deren Rezepturen wurden zu medizinischen Standardwerken, die bis in die Neuzeit Gültigkeit hatten. Neben dem Bäderwesen ist als Besonderheit der römischen Medizin die Weiterentwicklung der chirurgischen Technik erwähnenswert, wovon v. a. die Perfektion des immer noch erstaunlich modern erscheinenden Instrumentariums zeugt.

Mittelalterliche und arabische Medizin

Nach dem Zusammenbruch des Weströmischen Reichs konnte die antike medizinische Tradition zunächst in Konstantinopel weiter bestehen. Die tradierten Kenntnisse der griechischen Wissenschaft wurden mit eigenen Erfahrungen verknüpft. Hinzu kamen die kulturellen Einflüsse aus dem Vorderen Orient, worauf die arabische Medizin aufbauen konnte. Infolge der Feldzüge der Araber und der Ausbreitung des Islam im 6. und 7. Jahrhundert über weite Teile des östlichen und südlichen Mittelmeerraums bis zur iberischen Halbinsel kommt es zu einem fruchtbaren Kulturtransfer. Das arabisch-indische Zahlensystem wird eingeführt. Über die persische Medizin gelangt medizinisches Wissen (z. B. die Kauterisation) aus China und Indien in den westlichen Kulturkreis. Insbesondere unter dem Kalifat in Spanien entsteht eine Art medizinische Ökumene aus Muslimen, Juden und Christen, die wichtige Werke in die damals gängigen Handelssprachen arabisch, griechisch und lateinisch übersetzen. Durch die Übersetzerschulen von Toledo und die Medizinschule von Salerno im Königreich Sizilien gelangt das Wissen der arabischen Gelehrten im 12. Jahrhundert rasch auch ins christliche Abendland, wo es zum Grundstock der Ausbildung zunächst an den Klosterschulen und später an den Universitäten wird.

Durch das Christentum verändert sich allerdings die Sicht auf die Krankheitsursachen und Heilerwartungen grundsätzlich. Die Sünde als Abkehr von Gott und die Vergehen gegen die göttliche Ordnung können Krankheit und Leid nach sich ziehen. Die Grundvoraussetzung für Heilung ist daher die Umkehr und das Erbarmen des Heilands Jesu Christi.

Klostermedizin

Benedikt von Nursia (ca. 480–560) der Gründer des ersten Mönchsordens im Jahre 529 schrieb in seiner Ordensregel die Krankenpflege als Aufgabe der Mönche im Sinne tätiger Nächstenliebe (Caritas) fest. Die benediktinische Ordensregel wurde zum Vorbild für andere Ordensgründer und stellt die Basis der Klosterheilkunde dar. Das älteste deutschsprachige Buch der Klostermedizin ist des **Lorscher Arzneibuch** aus dem 8. Jahrhundert. Karl der Große (768–814) ordnete für jedes Kloster die Errichtung eines Hospizes und eines Kräutergartens an. Der Abt des Klosters Reichenau Walahfrid Strabo (ca. 809–849) beschrieb in seinem Lehrgedicht „Hortulus" 24 Heil- und Würzpflanzen, die in jeden Klostergarten gehören sollten. Dazu gehören u. a. Salbei, Wermut, Fenchel, Schlafmohn, Liebstöckel, Kerbel, Rettich und Minze. Die Klostermedizin erreichte ihren Höhepunkt im 12. Jahrhundert mit den Werken *Physica* und *Causae et Curae* der Äbtissin **Hildegards von Bingen,** (1098–1179), die als Mystikerin die eigentliche Heilkraft in der Liebe Gottes sah, die die Gaben der Natur als Heilmittel gewährt. Neben bekannten Heilpflanzen beschreibt sie auch einige neue, wie z. B. die Ringelblume. Auch Bäumen, tierischen Produkten, Edelsteinen und Metallen sprach sie ähnlich wie Dioskurides Heilkräfte zu.

Im Hochmittelalter wurden außerhalb der Klöster erste universitäre Einrichtungen zum Studium der Medizin geschaffen (Salerno, Bologna, Montpellier). Im 13. Jahrhundert wurde die Approbation für Ärzte eingeführt.

Unabhängig von der Klostermedizin entwickelte sich in den aufstrebenden städtischen Gemeinwesen wieder eine Bäderkultur. Die **Badhäuser** dienten zunächst der Körperhygiene und Roborierung. So war es üblich, nach einem Reinigungsbad noch ein Schwitzbad zu nehmen und zum Schluss vom Bader noch einen Abguss zu bekommen. Schon bald aber dienten die Badstuben mehr dem Vergnügen als der Gesundheit. Um der um sich greifenden Sittenlosigkeit Einhalt zu gebieten, wurden zunächst die Badstuben nach Geschlechtern getrennt. Durch die zunehmende Seuchengefahr im 14. Jahrhundert wurden die meisten Badstuben geschlossen. Dort, wo es möglich war, versuchte man auf „Wildbäder"(Akrothermen) auszuweichen.

Als Beitrag des Mittelalters zum medizinischen Fortschritt werden die Schaffung einer Infrastruktur zur medizinischen Versorgung der Bevölkerung und die Aufnahme der Medizin in den Kanon der universitären Disziplinen angesehen.

Medizin und Naturheilkunde zu Beginn der Neuzeit

Die Neuzeit kündigt sich mit revolutionären Brüchen und einer Erweiterung des Horizonts an. Das Byzantinische Reich geht im Jahr 1453 unter. Amerika und andere ferne und exotische Länder werden entdeckt. Die Erde ist definitiv keine Scheibe mehr. Die Renaissance entdeckt zwar die Antike wieder, überwindet aber das dogmatische Festhalten an alten Weisheiten. Neues und altes Wissen finden durch die Erfindung des Buchdrucks rasche Verbreitung.

Galileo Galilei (1564–1642) bricht als Erster mit der Autoritäts- und Buchgläubigkeit. Seine astronomischen Beobachtungen veranlassten ihn, die aristotelische Vorstellungswelt zu verlassen. Anstelle des deduktiven Vorgehens, das Erkenntnis aus anderen Aussagen mithilfe logischer Schlussfolgerungen ableitet, setzt er auf das induktive Vorgehen, das von einer Beobachtungen oder Messungen ausgehend und auf induktive Weise zu allgemeingültigen Schlüssen kommt. Dies entspricht dem **Empirismus** seines Zeitgenossen **Francis Bacon** (1561–1626).

Nach und nach weitet sich der Einfluss des Rationalismus und Empirismus auch auf die Medizin aus. Die Medizin entwickelte sich so allmählich zur Naturwissenschaft, was sich zunächst noch nicht in der Therapie niederschlug.

Mit seinen anatomischen Studien widerlegten **Andreas Vesalius** (1514–1564) und **William Harvey** (1578–1657), der den geschlossenen Blutkreislauf entdeckt hatte, die tradierten Ansichten Galens.

EXKURS

Den wichtigsten Vorstoß gegen die antike Humoralpathologie wagte der Arzt und Alchimist **Paracelsus** (1493–1541). Statt der Körpersäfte vertrat er die Ansicht, dass die Körperfunktionen und Krankheitszustände nur durch chemische Prozesse verstanden werden könnten. Dementsprechend führte er Eisenpräparate, Arsen, Quecksilber und Schwefel zusätzlich zu den altbekannten Heilpflanzen als Arzneimittel ein. Den Kritikern, die befürchteten, Kranke könnten damit vergiftet werden, entgegnete er: „Alle Dinge sind Gift und nichts ist ohne Gift. Allein die Dosis macht, dass ein Ding kein Gift ist". Dennoch, nicht die Arznei allein macht Kranke gesund. Dazu bedarf es immer auch des von ihm so benannten **Archaeus,** des **„inwendigen Arztes"**, ganz nach der antiken Überzeugung, dass die Natur selbst zu Heilung befähigt ist. Paracelsus beschäftigte sich auch mit **Mineralthermalquellen.** Um Heilerfolge erzielen zu können, mussten sie allerdings die richtigen chemischen Grundbestandteile wie „Sal, Mercurius et Sulfur" aufweisen, dann hätten sie auch „arzneiische Kräfte".

Van Helmont (1577–1644), ein Schüler und späterer Gegner von Paracelsus, meinte in der Übersäuerung des Blutes die Ursache für viele Erkrankungen gefunden zu haben und empfahl als Therapie v. a. Diäten und Abführmittel. Ausleitende Verfahren erfreuten sich im Barockzeitalter zunehmender Beliebtheit. **Thomas Sydenham** (1624–1689), der „englische Hippokrates" führte darüber hinaus neue pflanzliche Heilmittel aus Übersee ein, wie Chinarinde, Brechwurz und Aloe. Sein Landsmann **John Floyer** (1624–1689) riet neben der Diät und ausleitenden Verfahren bei der Behandlung des Rheumatismus zu Kaltbädern und gymnastischen Übungen.

1.5.2 Herausbildung der Naturheilbewegung

Als erster deutscher Methodiker der Naturheilbewegung kann **Friedrich Hoffmann** (1660–1742) aus Halle bezeichnet werden. Er sah im Wasser eine „Universalmedizin", die dazu dienen könne, die Gesundheit zu erhalten, Krankheiten vorzubeugen oder zu heilen.

Ähnlich sah es **Johann Sigismund Hahn** (1696–1773), der mit seinem Buch *Unterricht von Krafft und Würckung des frischen Wassers in die Leiber der Menschen* noch im 19. Jahrhundert durch Oertel und Kneipp zu einer nachhaltigen Belebung der Hydrotherapie beitrug.

Im Laufe des 18. Jahrhunderts geriet die universitäre Medizin trotz einigen wissenschaftlichen Fortschritts in eine Krise. Die Behandlungsmöglichkeiten wiesen seit Langem keine Veränderungen mehr auf, blutentziehende Maßnahmen und Klistiere wurden immer rigoroser eingesetzt. Die neueren Arzneimittel hatten zum Teil erhebliche toxische Wirkung. Zunehmend äußerten sich zeitgenössische Ärzte selbst unzufrieden über ihre Behandlungserfolge.

Konzepte der Zivilisationskritik und Naturphilosophie

Der französische Philosoph der Aufklärung polemisiert im ersten Buch seines zivilisationskritischen Erziehungsromans *Émile oder über die Erziehung* (1762) scharf gegen die konventionelle Medizin seiner Zeit. Sie scheint ihm pure „Scharlatanerie" zu sein und eher geeignet, den Menschen durch ihre giftigen Mittel vom Leben zum Tode zu befördern, als ihn wirkungsvoll zu heilen, was für die damalige Zeit durchaus zutraf. „Alles, was aus den Händen des Schöpfers kommt, ist gut; alles entartet unter den Händen des Menschen." Er empfiehlt den Gebrauch des Wassers und von Bädern zu Kräftigung und ganz allgemein eine möglichst naturgemäße Lebensweise.

Damals gab es eine gewisse Sehnsucht nach Einfachheit und Überschaubarkeit des Lebens. Auch Schelling (1775–1854) entwickelte eine Art **naturphilosophische Medizin,** ein System der Identität von Natur und Geist, von Realem und Idealem auf allen Ebenen und in allen Bereichen des Makrokosmos (= der Allnatur) und des Mikrokosmos. Er greift den alten Gedanken an die Selbstheilungskräfte des Organismus wieder auf. In der Naturheilkunde wird die Chance zu einer ganzheitlichen Medizin gesehen.

1

In der Romantik kam es gar zu einer Abkehr vom kalten Rationalismus und einer Hinwendung zu einer schwärmerischen Naturverehrung. All dies weckte in der Bevölkerung das Interesse an natürlichen Heilweisen mit Wasser, Licht, Bewegung an frischer Luft und einfacher Kost. Weniger die Ärzteschaft als missionarische Autodidakten gaben dieser Bewegung ihre eigenen Impulse.

Konzept der Lebenskraft

Christoph Wilhelm Hufeland (1762–1836), einer der berühmtesten Ärzte am Beginn des 19. Jahrhunderts, der auch Goethe und Schiller zu seinen Patienten zählte, gab als Arzt der aufkeimenden Naturheilbewegung wichtige Impulse. Sein medizintheoretischer Ansatz ging von der **Lebenskraft** aus, in der er, einen jedem Menschen innewohnenden Selbsterhaltungstrieb sah. Im Gegensatz zu den oft heroischen Behandlungspraktiken seiner Zeit empfahl er schonende, naturgemäße Verfahren, eine möglichst natürliche Kost, regelmäßige körperliche Betätigung und einen harmonischen Lebensstil, um die Lebenskraft aufrechtzuerhalten. Mit seinem Hauptwerk *Die Kunst das menschliche Leben zu verlängern* (Makrobiotik), den von ihm angestoßenen Reformen des Gesundheitswesens und als Befürworter von Bade- und Trinkkuren, ist er einer der bedeutendsten Vertreter der deutschen Naturheilkunde.

1.5.3 Praktiker der Naturheilbewegung des 19. Jahrhunderts

Hydrotherapie

1832 gründet der Gymnasialprofessor **Eucharius Oertel** (1765–1851) in München den ersten hydropathischen Gesundheitsverein, nachdem er sich ausführlich in seinen Schriften mit der antiken Wasserheilkunde beschäftigt hatte. Er erkannte, dass die Hydrotherapie nicht notwendigerweise an Kurorte gebunden und somit überall eingesetzt werden könne. Dieser Vorzug sollte v. a. den Armen zugutekommen, die sich die teuren Arzneimittel nicht leisten können.

Nach dem Vorbild des Bauernsohn **Vinzenz Prießnitz** (1799–1851), der auf dem Gräfenberg im damaligen österreichischen Schlesien eine Wasserheilanstalt errichtet hatte, regte auch Oertel den Bau einer solchen in Bayern an, was allerdings nicht zur Ausführung kam. Die offenkundigen Kurerfolge von Prießnitz rührten nicht nur von kalten Bädern her, sondern waren auch die Folge differenzierter Anwendungen wie z. B. von Umschlägen, Waschungen, Packungen, Schwitzkuren in Verbindung mit Diäten und regelmäßiger körperlicher Betätigung. Durch Prießnitz wurde die Wasserkur populär. Sein Nachfolger **J. H. Rausse** (1805–1848), wieder ein medizinischer Laie, verlieh der Wasserheilkunde mit seinen Schriften weiter einen kräftigen Aufschwung. Er pries das Wasser als „Universalheilmittel".

Der Arzt **Wilhelm Winternitz** (1934–1917), der am Gräfenberg selbst erste Erfahrungen mit der Hydrotherapie sammelte, konnte sich in Wien zu dem Thema „Hydrotherapie" habilitieren. Als erster Lehrstuhlinhaber dieses Fachgebietes erarbeitete er die physiologischen Grundlagen der Hydro- und Thermotherapie.

In der zweiten Hälfte des 19. Jahrhunderts entwickelte der schwäbische Pfarrer **Sebastian Kneipp** (1821–1897) seine Lehre. Wie Oertel machte er mit den Vorschriften J. S. Hahns (1696–1773) eine nachhaltige, positive Selbsterfahrung. Denn durch kalte Waschungen und Bäder in der eiskalten Donau genas er allmählich von einer schweren Lungentuberkulose. Diese Erfahrung motiviert ihn, ein Leben lang neben seiner seelsorgerischen Aufgabe auch Kranken zu helfen. Empirisch entwickelt er seine Heilmethode stetig weiter. Aus wenigen kalten Bädern und Güssen wurden nach und nach über einhundert verschiedene, in ihrer Reizstärke abgestufte, hydrotherapeutische Anwendungen. Zu seinem Therapiekonzept gehört von Anfang an auch die Bewegung, ob Spazierengehen, am besten barfuß, Tau- oder Wassertreten oder auch Holzhacken.

Lehm-, Licht- und Luftkuren

Wie der katholische Pfarrer Kneipp, so schätzte auch der etwas jüngere evangelische Pastor **Emanuel Felke** (1856–1926) Kaltwasseranwendungen und allgemeine gesundheitsfördernde Maßnahmen. Durch Augendiagnostik glaubte er, auf Krankheiten schließen zu können. Auf ihn geht die Behandlung mit **Lehmpackungen** bei Entzündungen und venösen Stauungen zurück.

Der Schweizer **Anton Rikli** (1823–1906) ergänzte die Naturheilverfahren durch **Luft- und Lichtbäder** nach seinem Motto: „Wasser tut's freilich, aber höher als das Wasser steht die Luft und am höchsten das Licht."

Ernährungstherapien

Der Fuhrmann **Johann Schroth** (1798–1856), ein Schulkamerad von Prießnitz entwickelte eine Reiz- und Umstimmungstherapie mit einem speziellen Diätregime. Dies besteht aus einer reizlosen, eiweißarmen Kost in Verbindung mit Dursttagen im Wechsel mit Trinktagen, an denen auch Wein konsumiert wird (**Schroth-Kur**).

Der Schweizer Arzt **Maximilian Bircher-Benner** (1867–1939) propagierte auf der Basis der Naturheilkunde verschiedene Regeln für ein geordnetes, der Gesundheit förderliches Leben und wählte dafür den Begriff **Ordnungstherapie.** Auch die Kneipptherapie empfahl er. Bekannt wurde er aber v. a. als Pionier der **vegetarischen Vollwertkost** (Bircher-Müsli) nachdem von **Eduard Balzer** (1814–1887) bereits 1868 der erste Vegetarierverein gegründet worden war.

Phytotherapie

Kneipp experimentierte auch mit Rezepturen aus heimischen Heilkräutern und gab detaillierte Ernährungsempfehlungen. Seine Gesundheitsvorträge hatten großen Zulauf. Ärzte kamen nach Wörishofen und interessierten sich für sein Therapiekonzept. Obwohl das pathophysiologische Denken Kneipps noch den Prinzipien der Humoralpathologie verhaftet war, sind die fünf sich ergänzenden und unterstützenden Elemente seiner Lehre, die **Hydrotherapie,** die **Bewegungstherapie,** die **Phytotherapie,** die **Ernährungstherapie** und die **Ordnungstherapie** heute als Kernbereich der **klassischen Naturheilverfahren** anerkannt und zum festen Bestandteil in der medizinischen Aus- und Weiterbildung geworden.

Da er wünschte, dass sich Ärzte seiner Lehre annehmen und sie weiterentwickeln sollten, gründete er 1884 den *Internationalen Verein Kneippscher Ärzte,* der als *Ärztegesellschaft für Präventionsmedizin und klassische Naturheilverfahren, Kneippärztebund e. V.* weiter existiert. Durch seine Veröffentlichungen und Bücher insbesondere *Meine Wasserkur* (1886) und *So sollt ihr leben* (1889) wurden er und seine Lehre nicht nur im deutschen Sprachraum, sondern in einigen europäischen Ländern und den USA bekannt.

1.5.4 Naturheilbewegung im 20. Jahrhundert

Das auch in der Schulmedizin des 19. Jahrhunderts immer noch weitverbreitete humoralpathologische Denken wurde von **Rudolf Virchow** (1843–1910) scharf angegriffen. Wissenschaften waren für ihn nur die **Physik Newtons** und die Chemie. Sein Denken war vom **Rationalismus Descartes** bestimmt, der die aristotelischen Ansichten des Organischen verneinte und den Körper als eine Art „Gliedermaschine" betrachtete.

Nicht länger entschied die Verteilung oder Mischung der Säfte über Gesundheit oder Krankheit, sondern die Zellen des Körpers. Den Organismus betrachtete er als „Zellenstaat". Demzufolge ist Krankheit eine Folge von Störungen in den Zellen oder Geweben. Virchows wissenschaftlich begründbare **Zellularpathologie** löste die spekulative, alte Humoralpathologie ab.

Anfang des Jahrhunderts bis über den Ersten Weltkrieg hinaus hatte die Naturheilbewegung in der deutschen Bevölkerung einen starken Zulauf. Anhänger der verschiedenen Richtungen organisierten sich in zahlreichen Vereinen. Dort konnte man praktische Anleitungen in Naturheilverfahren erhalten und Vorträge zu Themen wie Körperhygiene, Naturkost, naturgemäße Krankenbehandlung oder über Geschlechts- und Frauenfragen hören. Naturheilkundliche Hausbücher erzielten hohe Auflagen.

Schon damals lehnte man sich gegen den aufkommenden Impfzwang auf. Standespolitisch kämpften die Ärzte um den Erhalt der Therapiefreiheit und die Kostenübernahme für Naturheilverfahren durch die Krankenkassen, wobei sich die Vertreter der „biologischen Medizin“ nicht auf die klassischen Naturheilverfahren einschränken wollten, sondern sich dafür einsetzten, dass auch z. B. die Homöopathie, Heilfasten oder hypnotisch und suggestive Verfahren einbezogen würden.

Auch Schulmediziner interessierten sich zunehmend für diese Themen. Namhafte Vertreter der universitären Medizin, wie die berühmten Chirurgen August Bier, Ferdinand Sauerbruch und Erwin Liek, waren der Ansicht, dass für die Medizin ein rein naturwissenschaftliches Weltbild unzuträglich sei und befürchteten schon damals eine „Medizin ohne Seele“: In den 1920er-Jahren sprach man von einer Krise der Medizin und von einer Krise in der Ärzteschaft.

Naturheilkunde während des Nationalsozialismus

Früh erkannten die Nationalsozialisten eine gewisse Nähe der Naturheilbewegung zu ihrer „**Blut-und-Boden-Ideologie**“, standen doch einige ihrer führenden Vertreter selbst deren Verfahren sehr nahe. Zudem enthielt die biologische Medizin und die Lebensreformbewegung rassenbiologisches und eugenisches Gedankengut. Die Nationalsozialisten förderten die Erforschung der Naturheilverfahren auf der Grundlage der Schulmedizin, damit sie wieder in diese integriert werden könne. Ziel war die „Neue Deutsche Heilkunde“. Da sie in den Laienheilern wichtige Förderer für die Volksgesundheit sahen, wurde 1939 das „**Heilpraktikergesetz**“ geschaffen, das Laienheilern einen staatlich anerkannten Status verlieh und ihnen die Möglichkeit zur Behandlung kranker Menschen gab. Die bis dahin nur den Ärzten vorbehaltene Kurierfreiheit war durch das Heilpraktikergesetz beendet.

Entwicklung nach 1945 in West und Ost

Nach dem Zweiten Weltkrieg nahm die Entwicklung im Osten und Westen Deutschlands, einen unterschiedlichen Verlauf.

Während in der DDR die Naturheilvereine aufgelöst und die Heilpraktiker verboten wurden, gründeten sich diese Organisationen in der BRD rasch wieder von Neuem, ohne dass die Verstrickungen mit der NS-Ideologie aufgearbeitet wurden. Einige Vertreter der Hochschulmedizin nutzten diesen Umstand, um die Naturheilverfahren als solche zu diskreditieren. Teile der klassischen Naturheilverfahren wurden im Osten in der Weiterbildung für den **Facharzt Physikalische Medizin** integriert und damit in der Schulmedizin verankert.

Im Westen fanden neue Verfahren Eingang die Praxis, z. B. die Homotoxikologie, die Neuraltherapie, bioelektrische Verfahren, Sauerstoff- und Ozonbehandlungen. Zunehmend interessierten sich Laien und Ärzte auch für außereuropäische Medizinsysteme.

Als Ausdruck gesellschaftspolitischer Bewegungen der 1970er- und 1980er-Jahre, insbesondere infolge der Ökologiebewegung und anderer zivilisationskritischer Ansätze, suchten und suchen immer mehr Menschen nach Behandlungsmöglichkeiten außerhalb der schulmedizinischen Angebote – nicht nur bei naturheilkundlich orientierten Ärzten, sondern ebenso bei Heilpraktikern. Heute haben etwa 5 % aller Ärzte die Zusatzbezeichnung Naturheilverfahren und etwa doppelt so viele andere komplementärmedizinische Zusatzqualifikationen.

Aktueller Stand

In den letzten 20 Jahren öffnet sich die Hochschulmedizin allmählich wieder für die Naturheilverfahren und Komplementärmedizin. 1992 wurde das Fachgebiet in den Gegenstandskatalog aufgenommen. Seit 2003 sind die Naturheilverfahren in der Approbationsordnung als Teil eines Querschnittfachs Q12 zusammen mit der physikalischen Medizin und der Rehabilitation verankert. Inzwischen gibt es in Deutschland, Österreich und der Schweiz 14 universitäre Arbeitsgruppen für dieses Gebiet. Beginnend mit einer Stiftungsprofessur in Essen und Rostock wurden inzwischen fünf weitere geschaffen, darunter drei Stiftungsprofessuren in Berlin.

Nach der Ansicht des Zukunftsforschers Leo N. Nefiodow [4] wird der Gesundheitsmarkt zukünftig für die Konjunktur noch eine größere Rolle als heute spielen. Allerdings soll der medizinisch technische Fortschritt nicht mehr der bestimmende Faktor sein, sondern die „sanfte Medizin", der ökologische Landbau und gesundheitsfördernde Freizeitaktivitäten.

1.6 Paradigmen der konventionellen Medizin und Naturheilkunde

Eberhard Volger

Das Weltbild der klassischen Physik Newtons und die Philosophie Descartes schufen die Voraussetzung für den Siegeszug der Naturwissenschaften, die Mitte des 19. Jahrhunderts auch Eingang in die damals neue Schulmedizin fanden. Durch sie wurde eine lange Phase der Stagnation in der Medizin überwunden. Neue, aufsehenerregende Einsichten konnten gewonnen und entscheidende Erfolge erzielt werden. Das Erfolgsrezept der naturwissenschaftlichen, biotechnisch orientierten Medizin war und ist immer noch einer linear-kausalen, mechanistischen und deterministischen Denkweise geschuldet.

Isoliert betrachtet stehen viele physiologische Abläufe näherungsweise tatsächlich in einem linear-kausalen Zusammenhang. Diese lassen sich daher vergleichsweise einfach untersuchen und ermöglichten so auch den rasanten Erkenntniszuwachs und den beeindruckenden Wissenszuwachs in der modernen Medizin. Trotz ihrer Erfolgsgeschichte kann die konventionelle Medizin dennoch immer nur Einsichten zu Teilaspekten des Lebens liefern. Die biotechnisch klinische Medizin einerseits ist nach Wesiak [8] etwas überspitzt formuliert zu einer Medizin „für Körper ohne Seele" und der Bereich der Psychotherapie andererseits zu einer Medizin „für Seelen ohne Körper" geworden. Die ganzheitliche Sicht des Lebens und die dynamische Beziehung zwischen Gesundheit und Krankheit der hippokratischen Medizin sind dagegen in den Hintergrund getreten.

Dieses Dilemma wird von vielen Ärzten weltweit erkannt und so entstand die Forderung nach einem erweiterten Verständnis von Gesundheit und Krankheit, das die biologische mit der psychischen und der sozialen Dimension verbindet. Für eine Umsetzung dieser Forderung fehlt nach wie vor eine allgemein anerkannte Theorie, wie diese Lebensbereiche miteinander tatsächlich verknüpft sind, obwohl die Psychoneuroendokrinoimmunologie dafür beindruckende Befunde liefert. Auch die sich allmählich durchsetzende Erkenntnis einer Differenzierung der Therapie nach Geschlecht, Alter, genetischer Disposition, chronobiologischer Gegebenheit und Herkunft fördert diese Entwicklung.

Dieser Erkenntnisprozess ermöglicht die Annäherung der konventionellen Medizin an die Naturheilkunde, für die das Physische und das Psychische schon immer untrennbar miteinander verbunden waren. Auch ihre alten Vorstellungen eines „inwendigen Arztes", einer regulierenden und heilenden Kraft im Menschen, die von der Geburt bis ins Alter wirksam ist, werden durch die aktuelle Forschung bestätigt. Somit bestehen gute Voraussetzungen für einen verständnisvollen Dialog zwischen der konventionellen Medizin und der Naturheilkunde und ihren Verfahren. Zur Anerkennung, dass Gesundheit und Krankheit komplementäre Erscheinungsformen eines komplexen Systems sind, ist es dann nur noch ein kleiner Schritt.

LITERATUR

[1] Dieckhöfer K. Geschichte der Naturheilverfahren in: Melchart D, Brenke R, Dobos G, Gaisbauer M, Saller R. (Hrsg). Naturheilverfahren. Stuttgart: Schattauer, 2002.

[2] Härtel U, Volger E. Inanspruchnahme und Akzeptanz klassischer Naturheilverfahren und alternativer Heilmethoden in Deutschland – Ergebnisse einer repräsentativen Bevölkerungsstudie. Forsch Komplementärmed Klass Naturheilkd. 2004; 11: 327–34.

[3] Hildebrandt G. Chronobiologische Grundlagen der sogenannten Ordnungstherapie. Therapiewoche 1974; 24(36): 3883.

[4] Nefiodow LA. Der sechste Kontratieff. 6. A. Sankt Augustin: Rhein-Sieg, 2007.

[5] Rothschuh KE. Naturbewegung – Reformbewegung – Alternativbewegung. Stuttgart: Hippokrates, 1983.

[6] Schadewaldt H. Naturheilkunde – ein medizinhistorischer Überblick. Med Welt 1990; 41: 584–585.

[7] Schuhmacher J. Antike Medizin. Berlin: De Gruyter, 1963.

[8] Wesiak W. Heilkunde des ganzen Menschen: Utopie oder Wirklichkeit? Das neue medizinische Paradigma. In: Brock FE (Hrsg). Handbuch der naturheilkundlichen Medizin. Landsberg: ecomed, 1999.

KAPITEL

2 Naturheilverfahren als Präventionsmedizin

Benno Brinkhaus

2.1 Stellenwert präventiver naturheilkundlicher Therapiemaßnahmen

„Viele Erkrankungen haben Ihre Wurzeln im Lebensstil, in sozialen Faktoren und in den Umweltbedingungen und erfolgreiche Gesundheitsförderung ist abhängig von einer bevölkerungsbasierten Präventionsstrategie" schreibt Geoffrey Rose in seinem Grundlagenwerk zur Präventionsmedizin [1]. Rose weist somit der Prävention und Gesundheitsförderung eine zentrale Rolle im Gesundheitssystem zu.

Die gesundheitspolitische und gesundheitsökonomische Bedeutung von Prävention und Gesundheitsförderung kann nicht hoch genug eingeschätzt werden. Es wird davon ausgegangen, dass die Intensivierung präventiver und gesundheitsfördernder Maßnahmen, beispielsweise durch angemessene Ernährung und Bewegung sowohl die Entwicklung von Krankheiten verhindern als auch Krankheitsprozesse verlangsamen kann. Dabei gilt es zu berücksichtigen, dass eine optimale Versorgung der Patienten im Sinne einer gesundheitlichen Wertschöpfung nur dann funktionieren kann, wenn Prävention, Akutversorgung und Rehabilitation auf der Basis von Leitlinien bzw. der evidenzbasierten Medizin (EbM) sowie auf einer individuellen Sicht des Patienten (Individualisierung) erfolgt (➤ Abb. 2.1).

Das moderne Konzept der Krankheitsprävention entwickelte sich in der Sozialmedizin des 19. Jahrhunderts. In vielen traditionellen Medizinkulturen spielt die Vorbeugung von Krankheiten schon zum Teil seit Jahrhunderten eine wichtige Rolle, unter anderem auch in der Chinesischen Medizin (CM) und im Ayurveda. Auch in der Traditionellen Europäischen Medizin (TEM) basierend auf den Konzepten von Hippokrates und somit auch in der Naturheilkunde hat die Prävention und Gesundheitsförderung eine besondere Bedeutung. Ziel dieser Verfahren war es bereits seit dem Altertum, nicht nur Kranke zu heilen, sondern auch Gesunde nicht erkranken zu lassen. Somit sind und waren alle Therapieverfahren der Naturheilkunde sowohl therapeutisch als auch präventiv einsetzbar.

2.2 Definition und Begriffe

2.2.1 Prävention: Definition

Der Begriff „Krankheitsprävention" (lat. praevenire = zuvorkommen, verhüten; engl. disease prevention), häufig auch nur Prävention genannt, steht für die Vermeidung des Auftretens von Krankheiten und damit für die Verringerung ihrer Verbreitung und die Verminderung ihrer Auswirkungen auf die Morbidität und Mortalität der Bevölkerung [2]. Risikofaktoren sollen durch Verhaltensänderung und andere Maßnahmen, die eine gesundheitliche Schädigung verhindern, verringert oder wenn möglich ausgeschaltet werden.

MERKE

Das Ziel der Prävention ist die Verbesserung der individuellen Lebensqualität, die Verringerung der Krankheitssymptome oder deren Verzögerung bei der Krankheitsentstehung. Die Idee der Prävention basiert primär auf dem pathogenetischen Konzept.

Präventionsmaßnahmen verschiedenster Bereiche haben in vergangenen Jahrzehnten zu erheblichen Verbesserungen des Gesundheitszustands und der Lebenserwartung der Bevölkerung geführt. Hygienische Bedingungen, Schutzimpfungen und Interventionen bei kardiovaskulären Risikofaktoren sind nur einige Beispiele, die zur gesundheitlichen Verbesserung der Bevölkerung in vielen Ländern beigetragen

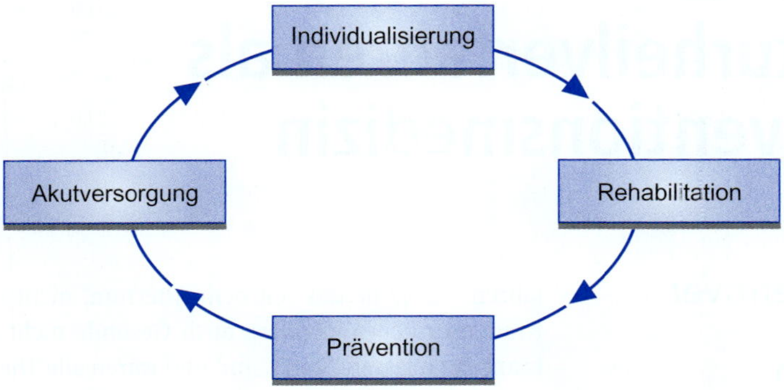

Abb. 2.1 Gesundheitliche Wertschöpfung [F201-002, L157], nach [37]

haben. Gemeinsam ist den präventiven Maßnahmen zur Krankheitsverhütung, dass sie versuchen, durch gezielte Aktivitäten das Auftreten von gesundheitlichen Schädigungen zu verhindern, weniger wahrscheinlich zu machen oder zu verzögern [3].

2.2.2 Stadien der Prävention

Die ursprüngliche Einteilung der Präventionsmaßnahmen richtet sich nach dem Zeitpunkt im Verlauf einer Erkrankung in Primär-, Sekundär- und Tertiärprävention [4]. Je nach Perspektive können Präventionsmaßnahmen bezogen auf ein und denselben Zustand (z. B. Hypertonie als eigenständige Erkrankung oder Risikofaktor für kardiovaskuläre Erkrankungen) in unterschiedliche Stadien der Prävention zugeordnet werden [5].

Primordiale Prävention

Bei der primordialen Prävention handelt es sich im eigentlichen Sinn um **Gesundheitsförderung**. Die vorbeugenden Aktivitäten der Gesundheitsförderung sollen gesundheitsrelevante Lebensbedingungen und -weisen von Menschen positiv beeinflussen [5]. Im Gegensatz zur Krankheitsprävention stehen nicht bestimmte Risikofaktoren im Vordergrund, sondern es wird der Frage nachgegangen, wie und wo Gesundheit geschaffen und erhalten werden kann [6]. Als Bereiche der Gesundheitsförderung wurden in der *Ottawa-Charta 1986* die folgenden fünf Aspekte definiert:

- Entwicklung einer gesundheitsförderlichen Politik
- Schaffung gesundheitsförderlicher Lebenswelten
- Unterstützung gesundheitsförderlicher Gemeinschaftsaktionen
- Neuorientierung der Gesundheitsdienste
- Förderung der Entwicklung persönlicher Kompetenzen

Primärprävention

Die Primärprävention richtet sich an Bevölkerungsgruppen, die aufgrund der Lebensbedingungen oder persönlicher Eigenschaften potenziell gesundheitsgefährdende Verhaltensweisen ausbilden. Ziel primärpräventiver Aktivitäten ist es, Risikofaktoren für die Ausbildung bestimmter Erkrankungen und Verhaltensweisen zu reduzieren oder zu beseitigen. Eine wichtige Zielgruppe stellen somit **Kinder** und **Jugendliche** an Kindergärten, Schulen oder anderen öffentlichen Jugendeinrichtungen dar.

Maßnahmen der Primärprävention lassen sich in eine substanzbezogene Politik, Informationsvermittlung und pädagogische Maßnahmen trennen. Als pädagogische Maßnahmen gelten die Vermittlung und das Training von Fähigkeiten und Fertigkeiten, wie sie vor dem Hintergrund verschiedener Präventionskonzepte zur Lebenskompetenzförderung oder des Standhaftigkeitstrainings angestrebt werden. Hier lassen sich auf das naturheilkundliche Konzept der Ordnungstherapie verorten, falls im gesunden Zustand eingesetzt. Das Konzept der **Kneipp-Kindertagesstätten** (Kitas) des Kneipp-Bundes e. V. ist ein gutes Beispiel für eine besonders gelungene, im frühen Alter einsetzende Primärprävention. In den Kneipp-Kitas kommen die Kinder im Alter ab 2 Jahren in der Regel noch vor Ausbruch von chronischen Erkrankungen mit den 5 Säulen der Kneipp-Verfahren in Kontakt, insbesondere die Bewegungs-, Ordnungs- und Ernährungstherapie werden neben den Hydrotherapieverfahren regelmäßigen durchgeführt. Es gibt inzwischen mehr als 350 Kneipp-Kitas in Deutschland.

Sekundär- und Tertiärprävention

Zielgruppe der **Sekundärprävention** sind Personen, bei denen erste Krankheitszeichen zu erkennen sind und die somit als gefährdet eingestuft werden müssen. Maßnahmen der Sekundärprävention zielen in erster Linie darauf ab, symptomlose Erkrankungsstadien und frühzeitige Behandlungsoptionen zu erkennen.

Die **Tertiärprävention** richtet sich an bereits erkrankte Personengruppen, mit dem Ziel, das Fortschreiten der Erkrankung sowie Komplikationen und Spätschäden zu verhindern. Ziel ist zudem die möglichst vollständige Wiederherstellung von Funktionsfähigkeit und Lebensqualität. Einen wichtigen Bestandteil der Tertiärprävention stellt die Rehabilitation dar.

Eine interessante Möglichkeit der Sekundär- und Tertiärprävention bieten die vom Kneipp-Bund e. V. unterhaltenen **Kneipp-Seniorenwohnheime,** die immer größere Verbreitung in Deutschland finden. In diesen Seniorenwohnheimen wenden besonders geschulte Therapeuten und Pflegekräfte die fünf Kneipp-Verfahren an, in erster Linie sind dies Bewegungs-, Ordnungs- und Hydrotherapie. Bei einer ersten Bestandsaufnahme wurde deutlich, dass sowohl die Patienten als auch die betreuenden Personen, in erster Linie die Pflegekräfte von dieser Form der Prävention profitieren.

2.2.3 Strategien der Prävention

Neben der Einteilung in Stadien der Prävention werden Präventionsstrategien nach Art der Zielgruppe unterteilt. Unterschieden werden Strategien, die sich auf die Gesamtbevölkerung beziehen und solche, die nur bestimmte Teilgruppen oder Risikogruppen der Bevölkerung betreffen. Je nach Zielgruppe werden die Maßnahmen folglich einerseits als „**Bevölkerungsstrategien**" oder andererseits als „**Hochrisikostrategien**" bezeichnet [5].

Zusätzlich zur Definition der Präventionsstrategien nach der jeweiligen Zielgruppe ist eine Unterscheidung von Präventionsstrategien in Maßnahmen der Verhaltens- und der Verhältnisprävention möglich.

- Die verhältnisbezogenen Maßnahmen (**Verhältnisprävention**) streben eine Veränderung der Lebensbedingungen an, um dadurch den Gesundheitszustand der Zielpersonen zu verbessern [5].
- Im Gegensatz dazu versuchen die verhaltensbezogenen Maßnahmen (**Verhaltensprävention**) nicht durch Umweltbedingungen, sondern durch direkte Einflussnahme auf das individuelle Gesundheitsverhalten eine Verbesserung des Gesundheitszustands zu erreichen.

2.2.4 Präventionskonzepte

Als Konsequenz der häufig problematischen Umsetzung von Präventionsstrategien wurden verschiedene Konzepte entwickelt.

Lerntheoretische Modelle

- Dem Konzept des **afferenten Erlernens** liegt die Annahme zugrunde, dass gesundheitsgefährdende Verhaltensweisen aufgrund eines geringen Selbstvertrauens, eingeschränkter Entscheidungsfähigkeit und der geringen Ausbildung von Normen entstehen. Der Ansatz stellt die Bedürfnisse der Individuen in den Mittelpunkt und es wird versucht, das Selbstbewusstsein von Betroffenen zu stärken, den Umgang mit Stress und die eigenen Entscheidungsfähigkeiten zu verbessern sowie positive Normen zu vermitteln.
- Dagegen stellen **Lebenskompetenzförderprogramme** („life-skills-training" Programme) relativ neue Präventionsprogramme dar, deren Ansatz in den 80er-Jahren in den USA entwickelt wurde. Schwerpunkt ist die Vermittlung lebenspraktischer Verhaltensweisen und nicht die Weitergabe von Informationen zu Einstellungsänderungen. Methoden stellen unter anderem Rollenspiele, Verhaltensübungen in Alltagssituationen, positive Verstärkung und Hausaufgaben dar, um

die sozialen und kognitiven Fähigkeiten zu fördern.

- Darüber hinaus entwickelten sich **sektorübergreifende Präventionsprogramme** einschließlich (einer oder mehreren) Intervention in Gemeinden und Familien, sog. **Community**-Interventionen oder reine „Community"-Interventionen ohne eine begleitende Schulkomponente. Die sektorübergreifenden Strategien streben über eine engere Zusammenarbeit zwischen schulischen, lokalen bzw. regionalen und nationalen Einrichtungen an, die Zielgruppen auf mehreren Ebenen ansprechen zu können [7].

Gesundheitsförderung

Das zentrale Konzept der Gesundheitsförderung wurde bereits von der Weltgesundheitsorganisation (WHO) im Rahmen der Ersten Internationalen Konferenz in Ottawa 1986 entwickelt und in der sog. *Ottawa-Charta* zusammengefasst [8]. Dieses grundlegende Konzept umfasst neben einer umfassenden Definition von Gesundheitsförderung Strategien für ein aktives gesundheitsförderndes Handeln, sowohl durch die verantwortliche Gesundheitspolitik, die Schaffung gesundheitsfördernder Lebenswelten, die Unterstützung gesundheitsbezogener Gemeinschaftsaktionen und die Entwicklung einer persönlichen Kompetenz jedes Menschen.

Salutogenese

Basis dieses Konzepts ist zum einen das **biopsychosoziale Konzept von Gesundheit** und das Gesundheitsverständnis der **Salutogenese** des Medizinsoziologen Aaron Antonovsky (1923–1994).

MERKE

Salutogenese ist im Gegensatz zu Pathogenese eine Bezeichnung für den individuellen Entwicklungsprozess von Gesundheit, der sich als zeitbezogenes Ergebnis vorwiegend personaler Lern- und Reifungsprozesse, genetischer Ausstattung, physiologischen Verhaltens und soziobiologischer Umweltfaktoren darstellt [9]. Zentrale Merkmale dieses Konzepts ist das **Kohärenzgefühl** (*sense of coherence*), die Persönlichkeitseigenschaften bzw. das entsprechende Verhalten des Individuums mit Belastungen des Lebens erfolgreich und kreativ umzugehen.

Das **Kohärenzgefühl** ist eine Grundorientierung, die ausdrückt, in welchem Ausmaß eine Person ein umfassendes, dauerhaftes und gleichzeitig dynamisches Gefühl des Vertrauens hat. Dieses Kohärenzgefühl begründet sich auf den folgenden drei Komponenten:

- Ausmaß, in welchem Ereignisse im Leben strukturiert, vorhergesehen und interpretiert werden können (*comprehensibility*)
- Ausmaß, in welchem die geeigneten Ressourcen verfügbar sind, um auf wichtige Ereignisse im Leben entsprechenden reagieren zu können *(manageability)*
- Ausmaß, in welchem die Sinnhaftigkeit des eigenen Erlebens von Ereignissen erfasst werden können *(meaningfulness)*

Somit kommt dem Begriff der „Sinnfindung" bzw. „Sinngebung des Lebens", d.h. der zentralen Ressource einer Persönlichkeit ggf. nach Einbindung in einen philosophischen, kulturellen bzw. spirituellen Kontext, eine wichtige Bedeutung zu.

Zentrale Frage der salutogenetischen Konzeption ist, wie Gesundheit entwickelt bzw. erhalten werden kann und nicht, welche Ursachen Krankheiten haben. Mit dem Konzept der Salutogenese verbunden ist somit eine grundlegende Veränderung der Perspektive in den Gesundheitswissenschaften [10], der auch als Paradigmenwechsel dargestellt wird: Von der Pathogenese von Erkrankungen hin zur Salutogenese, d.h. zur Untersuchung und Förderung von gesundheitsfördernden Bedingungen. Diese Entwicklung spiegelt sich auch im modernen Verständnis der Begriffe „Prävention" und „Gesundheitsförderung" wider, die sich optimalerweise ergänzen.

2.3 Geschichte der naturheilkundlichen Prävention

Die Prävention ist vermutlich genauso so alt wie die Behandlung von Erkrankungen. Aus diesem Grund finden wir in allen uns heute noch bekannten medizinischen Traditionen Verfahren zur Vorbeugung von Erkrankungen.

2.3.1 Traditionelle außereuropäische Medizin

In der **Chinesischen Medizin** werden beispielsweise die Ernährungstherapie und die Entspannungs- und Bewegungsverfahren „Tai-Chi" besonders häufig präventiv eingesetzt. Grundlage für den Einsatz dieser Verfahren sind ein frühzeitiger Arztbesuch, nicht erst bei dem Auftreten von Symptomen und darüber hinaus eine Diagnose der Konstitution nach den Kriterien der Chinesischen Medizin, die Schwächen in der Energetik des Patienten frühzeitig erkennbar macht. In diesem Zusammenhang kommt auch der **Ayurvedischen Medizin** besondere Bedeutung zu, da auch hier nach den Kriterien dieser Medizinform häufig Schwächen in der Konstitution von Menschen bestimmt und behandelt wird.

2.3.2 Traditionelle europäische Medizin

Auch in der traditionellen europäischen Medizin, die ihre Grundlagen in der antiken Medizin (Bsp. Kos und Rom) hat, finden sich Hinweise auf präventive Maßnahmen (➤ Abb. 2.2). Seit Mitte des 19. Jahrhunderts ist die unter anderem die von der Zellularpathologie Rudolph Virchows und der Infektionslehre Robert Kochs ausgehende „Schulmedizin" die Grundlage der aktuellen konventionellen Medizin, deren Schwerpunkt in der Akutmedizin liegt unter Vernachlässigung von präventiven Strategien. Diese Entwicklung hat seit Mitte des letzten Jahrhunderts zu einer steigenden Inanspruchnahme von Naturheilverfahren und Komplementärmedizin geführt, die parallel zur Schulmedizin und v. a. auch im präventiven Bereich eingesetzt werden.

In diesem Kapitel kann nur exemplarisch auf einige wichtige Vertreter der antiken Medizin bzw. der Naturheilkunde eingegangen werden, die sich mit präventivmedizinischen Verfahren beschäftigt haben.

In den Schriften des **Hippokrates von Kos** (um 460–370 v. Chr.) kommt dem Begriff „**Diaita**", wörtlich übersetzt mit „über die Diät" eine besondere Bedeutung zu: Der Begriff der „Diaita" war bei Hippokrates sehr weit gespannt [11]. Er umfasste nicht nur die Ernährung durch bestimmte Speisen und Getränke, sondern auch die Behandlung durch Hydrotherapie und Bewegungstherapie, und auch durch ausleitende Verfahren (z. B. Erbrechen stimulieren). In diesem Sinne wurde Diät nicht nur zur Behandlung von Erkrankungen, sondern auch präventiv von Gesunden angewandt. Als Grundlage des Lehrbuchs zur Diätetik finden wir bei Hippokrates die Darstellung der menschlichen **Konstitution**, die durch die ausgewogene Mischung der grundlegenden Elemente bedingt ist. Grundlage für das Krankheitsverständnis war die **Humoralpathologie**, die Erklärung physiologischer Körpervorgänge des Menschen durch die antike (Vier-)**Säftelehre**, die durch **Galenos von Pergamon** (129–199) festgeschrieben und weiter entwickelt wurde.

Phillipus Theophrastus Aurolus Bombastus von Hohenheim (1493–1542), auch **Paracelsus** genannt, hingegen lehnte die wichtigsten Grundlagen der galenischen Lehre ab und entwickelte neue Krankheitskonzepte [12]. Nach seiner Überzeugung war die Natur zentraler Bestandteil von allem und die oberste Pflicht des Heilers sei es, diese zu erkennen

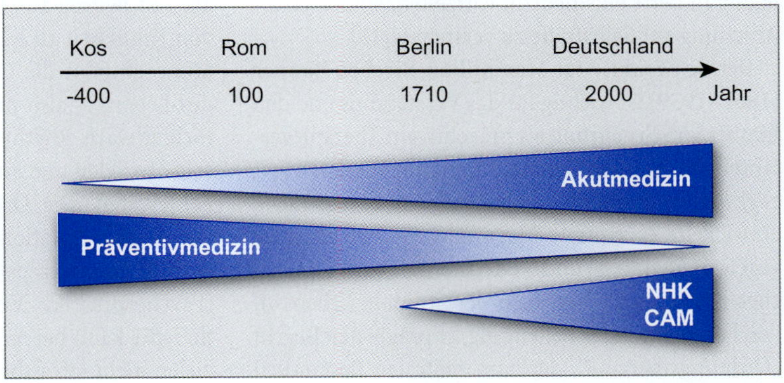

Abb. 2.2 Balance von Akut- und Präventivmedizin in verschiedenen Gesellschaften und Kulturen, modifiziert nach Willich [37]; NHK = Naturheilkunde, CAM = Complementary and Alternative Medicine [F201-002, L157]

und der Natur zu dienen [12]. Aus der Naturbetrachtung bzw. philosophischen Interpretation der Naturbeobachtungen entwickelte er seine medizinische Lehre, die auf den chemischen Substanzen z. B. Salz, Schwefel und Quecksilber basierte. Therapiert wurde auf der Basis der Signaturlehre, d. h. aus der Form und Gestalt der Dinge wurde auf die therapeutische Wirkung geschlossen. Wichtig im Sinne der Prävention war das naturnahe Leben.

Christoph Wilhelm Hufeland (1762–1842), Professor an der Charité, schuf mit seinem Werk *Die Kunst, das menschliche Leben zu verlängern* (1796) ein Grundlagenwerk der präventiven Medizin. Auch Hufeland verstand sich als „Naturarzt" – *„der Naturarzt ist und will nichts anderes sein als Diener, Dolmetscher, Priester der Natur. Er will gar nichts selbst sein, sondern nur das Organ der Natur, durch das sie spricht und durch das sie handelt"* [13]. In seinem Buch *Makrobiotik* ist die Bewahrung von Lebensenergien zentrales Thema. Er formulierte vier Elemente der Lebensverlängerung: Lebenskraft, Konstitution und Funktion der Organe, Verminderung oder Mäßigung der Lebenskonsumption, Regeneration bzw. Erholung der Lebensgrundlagen [14]. Hufeland postulierte praxisnahe Methoden der Lebensverlängerung, die sich mit naturheilkundlichen Verfahren aus dem Bereich der Ordnungs-, Ernährungs- und Bewegungstherapie decken.

Der katholische Pfarrer **Sebastian Kneipp (1821–1897)**, begnadeter Laie der Medizin, veröffentlichte 1886 das Buch *Meine Wasserkur* und 1888 *So sollt Ihr Leben*, beide Bücher erreichten innerhalb weniger Jahre eine Vielzahl von Auflagen. Die therapeutischen Vorschläge von Kneipp, die dieser in der Regel an sich selbst oder an Patienten ausprobierte, und häufig in der Volksmedizin wurzelten, sind auch als Anleitung zur Selbsthilfe zu verstehen [15].

Der Schweizer Arzt **Maximilian Bircher-Benner (1867–1939)** ist wichtig für das Verständnis und den Einsatz von Ernährung als präventivem Therapieverfahren der Naturheilkunde. In seinem Werk *Grundzüge der Ernährungstherapie auf Grund der Energetik* entwickelte er zentrale Ideen und Ansätze zu einer vegetarischen Roh- und Vollkosternährung. Für Bircher-Benner war aber auch der gesunde Lebensstil von herausragender Bedeutung, er prägte den Begriff „Ordnungstherapie", der zum zentralen Bestandteil der fünf Säulen der Naturheilkunde wurde.

Ausleitende Therapieverfahren sind in vielen traditionellen Therapiekulturen verbreitet. Den Erfahrungsschatz dieser Verfahren fasste der Chirurg, Gynäkologe und Medizinhistoriker **Bernhard Aschner (1883–1960)** in seinem Werk *Lehrbuch der Konstitutionstherapie – Technik der Allgemeinbehandlungsmethoden* zusammen. Dieses Buch zielte darauf ab, neben spezifischen Therapieverfahren auch die sog. Allgemeinbehandlungsmethoden zu etablieren: Konstitutionelle Aspekte des Menschen, die sich nach der Lehre der Humoralpathologie im Zustand der Dyskrasie befinden, sollten auch im Sinne der Prävention behandelt werden.

2.4 Wichtige präventive naturheilkundliche Verfahren

Bei der Prävention von akuten und chronischen Erkrankungen kommen alle Therapieoptionen zum Einsatz, die in der Praxis häufig kombiniert werden. Zentral für die Präventionsmedizin ist jedoch die Ordnungs-, Ernährung- und Bewegungstherapie.

2.4.1 Ordnungstherapie

Ordnungstherapie (➤ 5.1–5.2) ist die Vorbeugung oder Behandlung von Krankheiten mit Veränderung in Richtung eines gesunden, naturnahen bzw. natürlichen Lebensstils des Patienten. Diese Therapieform setzt voraus, dass der Patient Verantwortung übernimmt für sein Leben und Krankheit und er einen aktiven Beitrag zur Vorbeugung und Überwindung von Krankheit zu leisten bereit ist. Im moderneren Sinne umfasst die Ordnungstherapie alle Bereiche des Lebens – also neben den täglichen Aktivitäten (Schlaf-wach-Rhythmus, Nahrungsaufnahme) auch seine sozialen und kommunikativen Strukturen und Fähigkeiten. Die Ordnungstherapie ist eine Form der Psychoedukation und bildet unter anderem die Grundlage vieler psychotherapeutischer Verfahren (Psychosomatik, Verhaltenstherapie). Ordnungstherapie kann bei nahezu allen chronischen und bei vielen nicht lebensbedrohlichen akuten Erkrankungen eingesetzt werden. In der Prävention ist die Ordnungstherapie im besonderen Maße zur Prävention von Krankheiten (z. B. Adipositas, Hypertonie, KHK) als auch in der Sekundär- und Tertiärprävention einsetzbar.

2.4.2 Hydrotherapie

Die Hydrotherapie (➤ 6.1–6.2) hat in der Präventionsmedizin einen wichtigen Platz. Bereits früher wurde von den Experten der Hydrotherapie auf die Bedeutung dieser Verfahren bei der Prävention hingewiesen. Wassertreten, Tautreten und Güsse sind einfach und häufig kostengünstig einsetzbare Verfahren, die eine Stärkung definierter Körperfunktionen (z. B. des Immunsystems, der Gefäßfunktion und Psyche) und somit des Gesamtorganismus zur Folge haben können. In der Präventionsmedizin sind Kaltanwendungen von höherer Bedeutung als Warm-/Heiß- und Wechselanwendungen, da hier ein stärkerer Reiz gesetzt wird.

MERKE

Voraussetzung für den Einsatz von Kaltanwendungen in der Prävention sind gut funktionierende Körperfunktionen, die in der Regel bei Gesunden vorhanden sind.

Besondere Bedeutung kommt z. B. der Sauna zu, bei der nach einem Heißluftbad kalt- oder wechselwarme Wasseranwendungen zur Anwendung kommen. Es gibt sowohl Hinweise auf Veränderungen wichtiger Körperfunktionen (z. B. Immunsystem, Gefäßfunktion und Psyche) durch Sauna als auch Hinweise auf die Wirksamkeit zur Prophylaxe von grippalen Infekten.

2.4.3 Ernährungstherapie

Die Ernährungstherapie (➤ 5.8) ist ebenfalls ein zentraler Bestandteil einer naturheilkundlichen Präventionsstrategie. Aus ernährungstherapeutischer Sicht sind möglichst gesunde, wenig verarbeitete, saisonale, regionale Nahrungsmittel von besonderer Bedeutung. Die Nahrung soll fleischarm sein und viele sekundäre Pflanzenstoffe, Vitamine und Ballaststoffe mit einem möglichst hohen Obst, Gemüse und Vollkornproduktanteil enthalten.

Der therapeutische oder präventive Einsatz von Nahrung hat in der europäischen Naturheilkunde eine geringere Bedeutung als in anderen Medizinkulturen (Ayurveda bzw. Chinesische Medizin), in denen Nahrungsmittel gezielt nach bestimmten Kriterien (z. B. Temperatur- und Geschmacksempfindung des Betroffenen) ausgewählt werden. Auch die Essgewohnheiten sind von besonderer Bedeutung für die Gesundheit des Menschen, sowohl was den Rhythmus der Nahrungsaufnahme angeht als auch die Form der Nahrungsaufnahme. So hat die Nahrungsaufnahme im sozialen Kontext eine nicht zu vernachlässigende wichtige soziale und kommunikative Funktion.

2.4.4 Bewegungstherapie

Auch die Bewegungstherapie (➤ 5.6) hat eine wichtige Funktion sowohl bei der Sekundär- und Tertiärprävention von Erkrankungen als auch in der Primärprävention. Denn eine maßvolle und dem Individuum angepasste Bewegung hat einen positiven und nachgewiesenen Einfluss auf den Körper und auf die Psyche. Ziel der Bewegungstherapie ist ein Erhalt des funktionstüchtigen Körpers durch wiederholte, zielgerichtete Bewegungen des gesamten Bewegungsapparats. Dabei ist die Auswahl der Bewegungen entscheidend von der Funktion des Körpers und vom Ziel der Bewegung selbst abhängig, diese muss also individuell erfolgen und dem Alter des Patienten angemessen sein. Es gibt verschiedene Möglichkeiten der Bewegung: Regelmäßige und ausdauernde Bewegungen (z. B. Gehen und Schwimmen), kurz andauernde und eher kurzwirksame Bewegungen (z. B. Laufen, Radfahren) sowie eine Kombination von Bewegungs-, Dehnungs- und Entspannungstherapie (z. B. Physiotherapie, Stretching, Yoga, Qigong), passive Bewegung (z. B. Krankengymnastik, Massagen).

MERKE

Wichtig ist, unabhängig von der Wahl der Bewegung, dass regelmäßig therapiert wird, am besten in Form einer Kombination von Ausdauertraining, Krafttraining und Koordinationstraining.

2.4.5 Phytotherapie

Auch die Phytotherapie (➤ 5.5) spielt in der Prävention von Krankheiten eine große Rolle, da pflanzliche Arzneimittel häufig vor Ausbruch oder bei Beginn von Krankheiten eingesetzt werden. Phytotherapeutika sind häufig Teil einer Selbstbehandlung ohne ärztliche Indikation, da viele Patienten über volksmedizinisches Wissen verfügen. Dabei werden die pflanzlichen Arzneimittel meist in Form von Tees, Salben und Zusätzen zu Bädern eingesetzt. Häufig kommen pflanzliche Arzneimittel zur Prophylaxe von folgenden Krankheiten bzw. Befindlichkeitsstörungen zur Anwendung, z. B. Echinacea purpurea zur Infektprophylaxe, Valerianae radix bei Schlafstörungen, Foeniculi fructus und Matricaria recutita bei abdominellen Beschwerden und Hedera helix zur Prophylaxe von Atemwegsinfekten. Pflanzliche Substanzen werden aber auch in anderer Darreichungsform eingesetzt z. B. beispielsweise bei Schlafstörungen als Ganzkörperbäder.

2.5 Beispielhafte präventive Naturheilverfahren: Herz-Kreislauf-Erkrankungen

Grundsätzlich sind Verfahren der präventiven Naturheilkunde zur Primär-, Sekundär- oder Tertiärprävention bei verschiedenen, v. a. chronischen Erkrankungen einsetzbar. Schwerpunkte bei den Indikationen sind beispielsweise Herz-Kreislauf-Erkrankungen, Erkrankungen der Atemwege mit dem Schwerpunkt Infekte und COPD, gastrointestinale Erkrankungen, Erkrankungen des atopischen Formenkreises mit dem Schwerpunkt Allergien, Erkrankungen des Bewegungsapparats, rezidivierende Harnwegsinfekte sowie psychische Erkrankungen. Eine besondere Herausforderung ist die Prävention von onkologischen Erkrankungen.

2.5.1 Stellenwert der Herz-Kreislauf-Erkrankungen

Herz-Kreislauf-Erkrankungen, „cardiovascular diseases" (CVD), zu denen im Allgemeinen sämtliche Erkrankungen des Herz-Kreislauf-Systems zählen, sind immer noch die häufigste Todesursache der Industrienationen. Die wichtigsten Risikofaktoren für Herz-Kreislauf-Erkrankungen sind seit Längerem bekannt: z. B. Nikotinabusus, mangelnde körperliche Aktivität, Hypercholesterinämie und -lipidämie mit Übergewicht und Adipositas, arterielle Hypertonie, diabetische Stoffwechsellage, die einhergeht mit psychosozialen Faktoren (Stress, Depression, soziale Isolation).

2.5.2 Maßnahmen der Prävention

Vermeidung von Risikofaktoren

Zur Vermeidung von Risikofaktoren stehen bei der Primärprävention v. a. die **Lebensstilveränderungen** im Zentrum der Maßnahmen. Wichtig sind ggf. eine Raucherentwöhnung, die Normalisierung des Blutdrucks und der Blutglukosewerte, der Lipid- und Cholesterinwerte und eine Reduktion des Körpergewichts bei Adipositas verbunden mit der Reduktion der psychosozialen Faktoren. Darüber hinaus wird empfohlen, psychosoziale Angebote wie psychoedukative Interventionen zum **Stressmanagement**, **Entspannungstherapie** oder individuelle Beratungen routinemäßig in die kardiale Rehabilitation einzubeziehen. Die Wirksamkeit von Therapieverfahren der modifizierten Form der **Ordnungstherapie**, der **Mind-Body-Medizin** bei Patienten mit kardiovaskulären Erkrankungen konnte bereits Anfang der 90er-Jahre erstmals belegt werden [16]. Seitdem gibt es Übersichtsarbeiten, die auf eine Wirksamkeit von Verfahren der Mind-Body-Medizin hinweisen [17].

Ernährungstherapie

Die Bedeutung der Ernährung für die kardiovaskuläre Gesundheit wurde in epidemiologischen Studien vielfältig untersucht und für zahlreiche Ernährungsbestandteile wurden Zusammenhänge mit der kardiovaskulären Gesundheit bzw. kardiovaskulären Risikofaktoren beschrieben.

STUDIEN

- In der *Interstroke-Fall-Kontrollstudie* in 22 Ländern zeigte sich ein eindeutiger Zusammenhang zwischen dem Ernährungsverhalten und zerebrovaskulären Ereignissen [18].
- Die Ergebnisse der *Interheartstudie* bestätigten den bereits zuvor dokumentierten positiven Effekt von Obst- und Gemüseverzehr auf das Herzinfarktrisiko [19].
- Die Autoren einer Metaanalyse fanden eindeutige Hinweise für einen kausalen Zusammenhang zwischen gesunder Ernährung und einem verminderten Risiko der Erkrankung an KHK [20]. In randomisiert-kontrollierten Studien konnte hingegen lediglich bei der mediterranen Diät ein kardioprotektiver Effekt in der Sekundärprävention nachgewiesen werden. Aufgrund der besonderen Bedeutung ausgewählter Ernährungsfaktoren konzentriert sich die WHO in ihren Empfehlungen zur Prävention kardiovaskulärer Erkrankungen auf folgende Nahrungsbestandteile [21]: Fettsäuren (gesättigte, ungesättigte, Omega-3- und Transfettsäuren sowie Cholesterin), Obst und Gemüse, Salz, Alkohol.

Bewegungstherapie

Zahlreiche Studien belegen, dass unabhängig von Geschlecht, Alter und anderen Risikofaktoren die regelmäßige körperliche Aktivität mit der Reduktion kardiovaskulärer Ereignisse sowie kardiovaskulärer und Gesamtmortalität einhergeht [22]. Eine Zunahme an Umfang und Intensität der körperlichen Aktivität ist mit einer Zunahme der positiven Gesundheitseffekte verbunden, positive Effekte bestehen bereits bei einer geringen bis moderaten Dosierung. Wie in der Primärprävention sind gesteigerte körperliche Aktivität und Fitness auch bei Patienten mit kardiovaskulärer Erkrankung mit einer erheblichen Risikoreduktion verbunden. Deshalb ist körperliches Training ein zentraler Bestandteil der Sekundärprävention und kardialen Rehabilitation (Tertiärprävention) [23, 24].

Phytotherapie

Auch die Phytotherapie kann in Form von pflanzlichen Lipidsenkern z. B. zur Primär- oder Sekundärprävention der Hypercholesterinämie eingesetzt werden. Geeignet sind die tägliche Einnahme von Pulver aus Knoblauchzwiebeln (Allii sativa), Artischockenblätterextrakt (Cynarae folium) und Flohsamenschalen (Plantaginis ovata semen). Positiv wirkt sich ebenfalls der tägliche Verzehr von mehreren Äpfeln aus.

Hydrotherapie

Hydrotherapeutische Verfahren können ebenfalls zur Anwendung kommen. Allerdings liegen zur Evidenz der Wirksamkeit der Hydrotherapie bei Herz-Kreislauf-Erkrankungen relativ wenige Studien vor: In einer Studie konnte der blutdrucksenkende Effekt der Kneipp-Hydrotherapie von mittlerer Reizstärke bei Hypertonikern mit stabiler KHK gezeigt [25] werden. Eine vorsichtig durchgeführte, individuell angepasste Hydrotherapie bei Patienten mit KHK kann zu einer Verbesserung der kardiovaskulären Durchblutung führen. Es empfehlen sich z. B. serielle ansteigende Arm- oder Fußbäder oder ein Wechsel-Knieguss.

CAVE

Kontraindiziert sind Halb- oder Vollbäder bei Patienten mit akuten kardialen Problemen, v. a. mit Herzinsuffizienz aufgrund der reaktiven Vasokonstriktion und der damit einhergehenden Erhöhung des venösen Rückstroms.

2.6 Ansätze zur Optimierung präventiver naturheilkundlicher Maßnahmen

Ziel des Gesundheitscoachings ist die individuelle und nachhaltige Verbesserung des Gesundheitszustands der betroffenen Person durch die Umsetzung gemeinsam erarbeiteter und formulierter Therapieziele.

2.6.1 Partizipative Prozesse und Konzepte

Die Compliance für Lebensstilmodifikation ist bekanntlich gering: Weniger als 30 % verändern ihre Ernährung oder ihr Verhalten mit dem Ziel der Reduktion von Risikofaktoren für das Wiederauftreten der Erkrankung [26].

MERKE

Im Gegensatz zum Begriff der Compliance – er sieht die Gründe für Therapieversagen einseitig beim Patienten – beschreibt der Begriff **Adherence** die Einhaltung gemeinsam gesetzter Therapieziele. Im Mittelpunkt steht die partnerschaftliche Beziehung zwischen Patient und Therapeut als therapeutische Allianz. Voraussetzung für eine erfolgreiche Allianz ist eine interaktive Kommunikation zwischen den Beteiligten.

Voraussetzung für präventive Maßnahmen im Bereich der **Lebensstilveränderungen** oder andere, langfristige therapeutische Maßnahmen ist die Bereitschaft der Patienten, sich auf Veränderungen bzgl. ihres Verhaltens, ihrer Kognitionen sowie ihrer Emotionen einzulassen.

Transtheoretisches Modell

Das transtheoretische Modell [27] ist ein Konzept zur Beschreibung, Erklärung, Vorhersage und Beeinflussung intentionaler Verhaltensänderungen. Die Einordnung des Patienten in eine der fünf Phasen des Veränderungsprozesses hilft dem Therapeuten, das Verhalten des Patienten besser zu verstehen und der jeweiligen Stufe angemessene Interventionen in den Coaching-Prozess einzubringen. Dies fördert auch die partnerschaftliche Therapeut-Patient-Beziehung im Sinne der Adherence. Die Stufen des transtheoretischen Modells sind wie folgt konzeptionalisiert:

1. Absichtslosigkeit (Precontemplation): kein Problembewusstsein oder keine Absicht, ein problematisches Verhalten zu verändern.
2. Absichtsbildung (Contemplation): Der Patient erkennt das Problem und entwickelt die Absicht, das problematische Verhalten irgendwann zu verändern.
3. Vorbereitung (Preparation, „Decision Making"): Der Patient plant konkret, das problematische Verhalten zu ändern und ist bereit, Einschränkungen in Kauf zu nehmen.
4. Handlung (Action): Der Patient hat mit der Veränderung seines Verhaltens oder seiner Umgebung begonnen, die gewünschte Veränderung jedoch noch nicht erreicht.
5. Aufrechterhaltung (Maintenance): Der Patient hat die gewünschte Veränderung erreicht und bemüht sich, diese aufrechtzuerhalten.

Entscheidungsfindung und therapeutische Allianz

Im Gegensatz zu den vornehmlich eingleisigen Modellen der traditionell paternalistischen oder durch Beratung geprägten informativen Therapeut/Patient-Beziehung, stellt die **partizipative Entscheidungsfindung (Shared Decision Making)** [28] eine Beziehung dar, die durch duale Kommunikation geprägt ist. Der Therapeut teilt alle ihm zugänglichen Informationen bezüglich der Erkrankung und ihrem Kontext mit dem Patienten und umgekehrt. Bedürfnisse und emotionale Aspekte der Therapie werden explizit angesprochen und in den Prozess der Entscheidungsfindung einbezogen. Auf dieser Grundlage werden Entscheidungen gemeinsam getroffen. Zentral ist die Ausprägung einer partnerschaftlichen Beziehung zwischen Arzt und Patient.

Am Ende der gemeinsamen Entscheidungsfindung für eine Therapie steht die **therapeutische Allianz**. Sie bezeichnet die Übereinstimmung zwischen Patient und Therapeut hinsichtlich der Ziele und Aufgaben im therapeutischen Prozess. Grundlage ist eine durch Vertrauen, Respekt, Echtheit, Achtung und Empathie gekennzeichnete Beziehung zueinander. Ihre Ausprägung wird v. a. durch die Kapazitäten des Patienten zur Mitarbeit, seiner gefühlsmäßigen Bindung an den Therapeuten und dem empathischen Verständnis und Engagement des Therapeuten bestimmt. Hayes und Kalmakis [29] beschreiben Eigenschaften des Therapeuten, die den therapeutischen Prozess unterstützen.

2.6.2 Outcome einer Präventionsmaßnahme

Wesentlich für das Outcome einer Präventionsmaßnahme oder Therapie [30] sind

1. die Übereinstimmung über die Ziele der Therapie,

2. die Übereinstimmung über zu bewältigende Aufgaben und
3. die therapeutische Beziehung.

Die therapeutische Beziehung ist von Eigenschaften und Selbstverständnis der Partner sowie von Intention und Kommunikationsstil geprägt.

Motivational Interviewing

Um Kommunikation gezielt zur Motivation eines Patienten zu nutzen, entwickelten Miller und Rollnick [31] auf Grundlage des transtheoretischen Modells [27] und der Gesprächstherapie nach Rogers [32] das *Motivational Interviewing.* Ziel ist der Aufbau intrinsischer Motivation zur Verhaltensänderung, v. a. bei Personen mit geringer oder ambivalenter Änderungsbereitschaft.

Aufgaben des Therapeuten sind das Ausdrücken von Empathie, die Entwicklung einer Diskrepanz zwischen den bedeutsamen Werten des Patienten und seinem gesundheitlichen Risikoverhalten und der offene Umgang mit Widerständen seitens des Patienten. Der Therapeut sollte den Patienten in seinem Veränderungspotenzial bestärken und ihm das Gefühl von Selbstwirksamkeit vermitteln können. Hilfreich sind offene Fragen, aktives Zuhören, das Ausdrücken von Wertschätzung und Würdigung gegenüber dem Patienten, Zusammenfassen von Besprochenem und v. a. das Herausarbeiten einer Eigenmotivation.

Eine gute Übersicht zur klinischen Wirksamkeit von *Motivational Interviewing* bieten ein systematisches Review mit Metaanalyse von Rubak et al. [33], in dem gezeigt werden konnte, dass die Wirksamkeit von Motivational Interviewing der konventionellen ärztlichen Beratung in verschiedenen klinischen Bereichen überlegen ist.

Kohärenz

Die für den therapeutischen Prozess wichtigsten Eigenschaften des Patienten drücken sich im Begriff „Kohärenz" aus (s. o.) [34]. Diese zentrale Eigenschaft beschreibt, in welchem Ausmaß einer Person Gegebenheiten im Verlauf des Lebens als verstehbar, handhabbar und sinnhaft erscheinen.

Die Ausprägung des Kohärenzgefühls wird durch das im Coaching-Prozess zum Einsatz kommende **7-Phasen-Modell für den diagnostisch-therapeutischen Prozess** [35] gefördert. Dieses Vorgehen fördert in hohem Maße die Adherence. Die Phasen des Modells werden im Idealfall der Reihe nach durchlaufen. Bei Nichterreichen bestimmter Ziele innerhalb einer Phase kann zu früheren Phasen zurückgekehrt werden. Die Phasen sind:

1. Schaffung günstiger Ausgangsbedingungen hinsichtlich der Arbeitsbeziehung/Therapiesituation
2. Aufbau von Änderungsmotivation und vorläufige Auswahlbereiche zur Änderung
3. Verhaltensanalyse und funktionales Bedingungsmodell
4. Vereinbaren therapeutischer Ziele
5. Planung, Auswahl und Durchführung spezieller Methoden
6. Evaluation therapeutischer Fortschritte
7. Erfolgsoptimierung und Abschluss der Therapie

In der praktischen Umsetzung des Modells finden sich die oben genannten Theorien und Modelle in verschiedenen Phasen wieder. Adherence ist besonders in den Phasen 4 und 5 des Modells von Bedeutung. Die Überprüfung therapeutischer Fortschritte erfolgt unter anderem auch durch regelmäßige Feedbackbefragungen, deren Ergebnisse in die weitere Gestaltung der Therapie einfließen.

2.6.3 Beispiel eines individuellen Gesundheitscoachings

Individuelles Gesundheitscoaching mit dem Schwerpunkt naturheilkundliche und komplementärmedizinische Präventions- und Therapievorschläge findet zurzeit nur in einigen ausgewählten Kliniken, Ambulanzen bzw. Praxen in Deutschland statt. Eine davon ist die 2007 gegründete **Hochschulambulanz für Naturheilkunde (CHAMP) am Standort Berlin Mitte** – ein Projekt des Instituts für Sozialmedizin, Epidemiologie und Gesundheitsökonomie der Charité-Universitätsmedizin Berlin. Das Konzept soll hier exemplarisch als Beispiel einer erfolgreichen Implementierung in Kurzform dargestellt werden.

2

Vorgespräch und Erstgespräch

Der Ablauf der Konsultation gestaltet sich wie folgt (➤ Abb. 2.3): Die Patienten bzw. Interessenten an Gesundheitsförderung haben die Möglichkeit, einen Termin für ein unverbindliches **ärztliches Vorgespräch** von ca. 15 Min. Dauer in der CHAMP-Ambulanz zu vereinbaren. Dieses Gespräch ist ein kurzer Austausch von Arzt und Patient. Hier gewinnt der Arzt einen Einblick in die Situation des Patienten, und der Patient erhält nähere Informationen zu den Angeboten und eigenen Handlungsmöglichkeiten. Gemeinsam werden erste präventive oder therapeutische Ansätze zur Vorgehensweise unter integrativen und naturheilkundlichen Gesichtspunkten besprochen. Der Patient wird je nach Indikation und Bedarf therapeutisch oder präventiv unter anderem mit Verfahren der Naturheilkunde und integrativen Medizin versorgt.

In einem Erstgespräch wird eine **ausführliche Erstanamnese** und körperliche Untersuchung durchgeführt und ein Therapieplan erstellt.

Gesundheitscoaching

Das Gesundheitscoaching findet am CHAMP im Einzelsetting statt. Entsprechend der jeweiligen Indikation wird das Coaching von einem Arzt, Psychologen oder Gesundheitstrainer durchgeführt. Sollte es der Veränderungsprozess notwendig machen oder der Patient zustimmen, können Partner oder Angehörige einbezogen werden. Das Vorgehen orientiert sich am 7-Phasen-Modell [35], das die Adherence als einen wichtigen Aspekt der Verhaltensänderung beinhaltet.

Anschließend werden, sofern die motivationale Ausgangsbasis es bereits zulässt, Gesundheitsziele im Rahmen der partizipativen Entscheidungsfindung definiert und analysiert. Im weiteren Vorgehen werden Maßnahmen geplant, mit denen der Patient die vereinbarten Ziele erreichen kann. Sowohl Ziele als auch Maßnahmen werden im Kontrakt zwischen Coach und Patient festgehalten. Hilfreich im Coaching-Prozess sind u. a. Techniken wie Brainstorming, Vorteil-/Nachteil-Listen und der Problemlöseansatz [36]. Der gemeinsamen Entscheidung von Patient und Coach für ein bestimmtes Vorgehen zur Erreichung der Ziele schließt sich die konkrete Planung der Umsetzung an. Der Patient „erprobt" das veränderte Verhalten im Anschluss im Alltag. Folgetermine dienen der Evaluation von Erfolgen bzw. Schwierigkeiten hinsichtlich des veränderten Verhaltens.

Gesundheitstraining

Das Gesundheitstraining in der Gruppe (Kursform) unterstützt das individuelle Gesundheitscoaching. Dabei bietet die Gruppenstruktur den Patienten die Möglichkeit zum Erfahrungsaustausch mit anderen Betroffenen. In CHAMP werden Kurse zu folgenden Themen angeboten: Gesunde Ernährung, Gewichtsreduktion, Stressbewältigung, Rauchentwöhnung, Qigong, Yoga und Nordic Walking. Gesundheitstraining beinhaltet sowohl Psychoedukation zum jeweiligen Thema als auch Techniken zur Veränderung von Verhalten, Denken und Fühlen mit dem Ziel der Prävention von Folgeerkrankungen. Der Erfolg der Kurse wird nach Ende durch Evaluationsbögen überprüft. Das Gesundheitstraining wird entsprechend dem Kursinhalt durch eine Gesundheitsberaterin, Psychologin oder Ärztin unseres Teams durchgeführt.

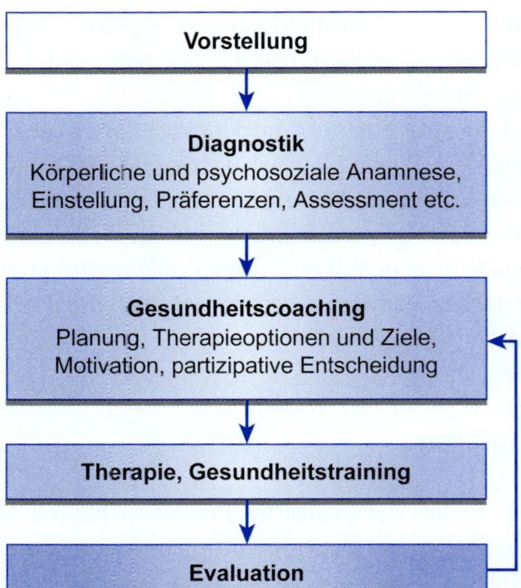

Abb. 2.3 Präventive und integrative Medizin in CHAMP [F201-002, L157]

Bewertung des Konzepts

Jedes erste Beratungsgespräch bzw. Behandlung wird von einem Arzt des Teams aus Allgemeinmedizinern und Internisten geführt. Je nach Indikation besteht bei einem Teil der Patienten der Bedarf nach einer kontinuierlichen ärztlichen Behandlung. Es handelt sich dabei immer um eine zusätzlich zur Routineversorgung und in Absprache mit dem Hausarzt durchgeführte Therapie. Vor dem Gesundheitscoaching erfolgt ein ausführliches ärztliches Assessment zur Festlegung von Diagnose und Therapie. In Abhängigkeit von der Indikation erfolgt die Empfehlung zum Gesundheitscoaching, Ernährungsberatung und/oder Gesundheitstraining. Dabei werden die Informationen über Therapieverlauf und -erfolg vom Coach/Trainer an den behandelnden Arzt weitergegeben und besprochen, ggf. werden im therapeutischen Team neue Behandlungsstrategien entwickelt. CHAMP versteht sich somit als **Schnittstelle** sowohl zwischen Forschung und Praxis als auch zwischen Patienten, Ärzten und Gesellschaft. Alle CHAMP-Projekte werden **wissenschaftlich evaluiert**. Mit dem Ziel der Nachhaltigkeit ist es auch ein zentrales Anliegen der Ambulanz, Forschungsergebnisse in Modelle für die Versorgung umzuwandeln. CHAMP-Präventionsprogramme werden auch als „Community-Interventionen" implementiert und evaluiert. Derzeit werden folgende Aktionen durchgeführt:

- „10.000 Schritte im Land der Ideen" (Förderung der Bewegung)
- „Die Stufen rufen" (Förderung der Bewegung)
- Schlaganfallprävention bei Frauen (in Kooperation mit dem Bundesgesundheitsministerium)

Die ersten Ergebnisse der CHAMP-Ambulanz sind zukunftsweisend. Allerdings zeigen die Ergebnisse auch wie schwierig es ist Gesundheitsförderung in den Alltag zu implementieren. Die Ambulanz wurde 2008 im Rahmen des Innovationswettbewerbes „365 Orte im Land der Ideen" der Initiative „Deutschland – Land der Ideen" als ausgewählter Ort ausgezeichnet.

Danksagung

Der Autor bedankt sich bei Dr. Miriam Ortiz, Dr. Michael Teut, die primär für die Entwicklung des CHAMP-Konzepts verantwortlich sind, bei PD Dr. Falk Müller-Riemenschneider für die Unterstützung ausgewählter Teile des Kapitels, bei Prof. Stefan N. Willich für Abbildungen und bei Frau Sylvia Binting für die Erstellung der Literaturliste.

LITERATUR

[1] Geoffrey R. The Strategy of Preventive Medicine. Oxford Oxford University Press, 1992.
[2] Klotz T, Altgeld T, Haisch J. Lehrbuch Prävention und Gesundheitsförderung. Bern: Huber, 2007.
[3] Schwartz FW, Walter U. Prävention. In: Schwarz FW, eds. Das Public Health Buch: Gesundheit und Gesundheitswesen. München: Urban & Schwarzenberg, 1998: 151–69.
[4] Caplan G. Principles of preventive psychiatry. New York: Basic Books, 1964.
[5] Hurrelmann K, Laaser U. Gesundheitsförderung und Krankheitsprävention. In: Hurrelmann K, Laaser U, Razum O, ed. Handbuch Gesundheitswissenschaften. Weinheim: Beltz Juventa, 2006: 749–80.
[6] Brösskamp-Stone U, Kickbusch I, Walter U. Gesundheitsförderung. In: Schwarz FW, eds. Das Public Health Buch: Gesundheit und Gesundheitswesen. München: Urban & Schwarzenberg, 1998: 141–50.
[7] Torres K, Tilford S. Health Promotion – Effectiveness, Efficiency and Equity. 2nd ed. London: Nelson Thornes Limited, 1994.
[8] WHO, Ottawa Charter. Ottawa Charter for Health Promotion, 1986. WHO. 1986.
[9] Hildebrand H, Pschyrembel W. Pschyrembel Wörterbuch Naturheilkunde und alternative Heilverfahren. Berlin: de Gruyter, 1996.
[10] Bischof M. Salutogenese – unterwegs zur Gesundheit. Klein-Jasedow: Drachen, 2010.
[11] Hippokrates: Ausgewählte Schriften. Ditzingen: Reclam, 1994.
[12] Roy Porter. Die Kunst des Heilens. Heidelberg: Spektrum Akademischer Verlag, 2000.
[13] Hufeland CW. Neue Auswahl kleiner medizinischer Schriften. Berlin: Veit & Co.1834: 110.
[14] Hufeland CW. Lehrbuch der allgemeinen Heilkunde. Reprint der Ausgabe von 1818 (Jena). Heidelberg: Haug, 1993: 21.
[15] Wolf-Braun B. Geschichte der Naturheilverfahren. In: Kraft K, Stange R (Hrsg.). Lehrbuch Naturheilverfahren. Stuttgart: Hippokrates, 2010: 88–104.
[16] Ornish D, Scherwitz LW, Doody RS et al. Effects of stress management training and dietary changes in treating ischemic heart disease. JAMA 1983; 249: 54–9.
[17] van Dixhoorn J, White A. Relaxation therapy for rehabilitation and prevention in ischaemic heart disease: a systematic review and meta-analysis. Eur J Cardiovasc Prev Rehabil 2005; 12: 193–202.
[18] O'Donnell MJ, Xavier D, Liu L et al. Risk factors for ischaemic and intracerebral haemorrhagic stroke in 22 countries (the INTERSTROKE study): a case-control study. Lancet 2010;376: 112–23.

[19] Yusuf S, Hawken S, Ounpuu S et al. Effect of potentially modifiable risk factors associated with myocardial infarction in 52 countries (the INTERHEART study): case-control study. Lancet 2004; 364: 937–52.
[20] Mente A, de KL, Shannon HS, Anand SS. A systematic review of the evidence supporting a causal link between dietary factors and coronary heart disease. Arch Intern Med 2009; 169: 659–69.
[21] WHO. Prevention of Cardiovascular Disease: Guidelines for Assessment and Management of Cardiovascular Risk. 2007.
[22] Nocon M, Hiemann T, Muller-Riemenschneider F et al. Association of physical activity with all-cause and cardiovascular mortality: a systematic review and meta-analysis. Eur J Cardiovasc Prev Rehabil 2008; 15: 239–46.
[23] Myers J, Prakash M, Froelicher V et al. Exercise capacity and mortality among men referred for exercise testing. N Engl J Med 2002; 346: 793–801.
[24] Taylor RS, Brown A, Ebrahim S et al. Exercise-based rehabilitation for patients with coronary heart disease: systematic review and meta-analysis of randomized controlled trials. Am J Med 2004; 116: 682–92.
[25] Jacob EM, Volger E. Blutdrucksenkung durch Hydrotherapie: Eine randomisierte, kontrollierte Studie bei leichter bis mittelschwerer Hypertonie. Phys Rehab Kur Med 2009; 19: 162–168.
[26] McLellan AT, Lewis DC, O'Brien CP et al. Drug dependence, a chronic medical illness: implications for treatment, insurance, and outcomes evaluation. JAMA 2000; 284: 1.689–95.
[27] Prochaska J O, DiClemente CC. Transtheoretical therapy: Toward a more integrative model of change. Psychotherapy: Theory, Research & Practice 1982;19: 276–88.
[28] Maple FF. Shared decision making. Beverly Hills, Calif: Sage Publications, 1977.
[29] Hayes E, Kalmakis KA. From the sidelines: coaching as a nurse practitioner strategy for improving health outcomes. J Am Acad Nurse Pract 2007; 19: 555–62.
[30] Bordin ES. The generalizability of the psychoanalytic concept of the working alliance. Psychotherapy: Theory, Research & Practice 1979; 16: 252–60.
[31] Miller WR, Rollnick S. Motivational interviewing: preparing people to change addictive behavior. New York: Guilford Press, 1991.
[32] Rogers C. Client-centered therapy, its current practice, implications, and theory. Boston: Houghton Mifflin, 1951.
[33] Rubak S, Sandbaek A, Lauritzen T, Christensen B. Motivational interviewing: a systematic review and meta-analysis. Br J Gen Pract 2005;55: 305–12.
[34] Antonovsky A. Health, stress, and coping. San Francisco: Jossey-Bass, 1979.
[35] Kanfer FH RHSD. Ein 7-Phasen-Modell für den diagnostischtherapeutischen Prozess. In: Kanfer FH RHS, eds. Selbstmanagement-Therapie. Heidelberg, Springer, 2000.
[36] D'Zurilla TJ GM. Problem-solving and behavior modification. Cognitive Therapyand Research 1971;19: 547–62.
[37] Willich SN. Prävention: Gesundheitliche Wertschöpfung. Dtsch Arztebl 2007; 104: A 1893–1895.

2

KAPITEL

3 Naturheilverfahren: Grundlagen – Möglichkeiten – Grenzen

3.1 Physiologische Grundlagen

Hans-Georg Schaible

Die Grundlagen der Naturheilverfahren sind vielfältiger Natur und dementsprechend in verschiedenen Fachdisziplinen der Medizin und Psychologie zu suchen. Ganz sicher spielen die physiologischen Grundlagen bei den Methoden der Naturheilverfahren eine wichtige Rolle, und dabei kommt den Regulationsmechanismen der Organfunktionen durch das Nervensystem eine besondere Bedeutung zu. Unter physiologischen Grundlagen sind die Vorgänge zu verstehen, die ein Organ benutzt, um seine Aufgabe zu erfüllen. In vielerlei Hinsicht kann man Naturheilverfahren als „angewandte Physiologie" betrachten, weil sie körpereigene Mechanismen zu nutzen bzw. zu beeinflussen wissen, die Grundlage der natürlichen Körperfunktionen und deren Steuerung sind. Dies wird allerdings erst nach und nach offenkundig, weil nur sehr langsam erfasst wird, welche physiologischen Vorgänge den häufig empirisch definierten therapeutischen Wirkungen der Naturheilverfahren zugrunde liegen. Die folgenden Abschnitte geben einen kurzen Abriss dessen, was nach Meinung des Autors aus neurophysiologischer Sicht zum Verständnis der therapeutischen Effekte von Naturheilverfahren beitragen kann. Dem Stand des Wissens entsprechend ist vieles vorläufig.

3.1.1 Reizreaktionen

Jede einzelne Zelle des Körpers ist dazu in der Lage, auf von außen kommende Reize zu reagieren und sich den neuen Gegebenheiten anzupassen. Solche Reize können mechanischer, thermischer oder chemischer Natur sein. Im Zellverband werden die Reaktionen einzelner Zellen durch Zell-Zell-Kontakte und lokal freigesetzte Botenstoffe so koordiniert, dass ein Gewebe oder ein Organ als gesamte Einheit auf Reize reagiert. Damit der Körper diese Anpassungsleistung vollziehen und auf externe und interne Reize reagieren kann, ist eine übergeordnete **Steuerung** des **Gesamtorganismus** erforderlich, die sowohl das innere Milieu des Körpers als auch von außen einwirkende Reize erfasst und entsprechende Anpassungsreaktionen initiiert. Diese Adaptation leistet das Nervensystem, das auch mit anderen Systemen wie dem endokrinen System und dem Immunsystem interagiert. Daraus folgt, dass Reize grundsätzlich auf verschiedenen Ebenen verarbeitet werden, auch wenn sie nur lokal und fokal einwirken. So wird z. B. die Applikation mechanischer oder thermischer Reize bei einer physikalischen Therapie nicht nur das gereizte Gewebe beeinflussen, sondern automatisch zu einer Aktivierung des Nervensystems führen, das dann seinerseits auf den Reiz reagiert (➤ Abb. 3.1).

Die Reaktion des Nervensystems auf einen Reiz impliziert einerseits, dass die Information aus der Peripherie „sensorisch" verwertet wird. Es entstehen neuronale Aktivitäten, die unbewusst bleiben können oder bewusst werden können, z. B. in Form von Reflexen, kognitiven Prozessen und Emotionen. Andererseits werden durch die Aktivierung des Nervensystems auch efferente neuronale Effekte erzeugt, d. h. das Nervensystem wirkt über motorische oder vegetative Zentren und Bahnen und endokrine Systeme auf die Organe zurück (➤ Abb. 3.1). Da Reize auf verschiedenen Ebenen des Nervensystems verarbeitet werden, entwickeln sich Reizreaktionen auf verschiedenen neuronalen Ebenen (➤ Abb. 3.1).

Aktivierung der sensorischen Nervenfasern

Die Applikation eines Reizes auf das Gewebe aktiviert sensorische Nervenfasern, wobei die Art des

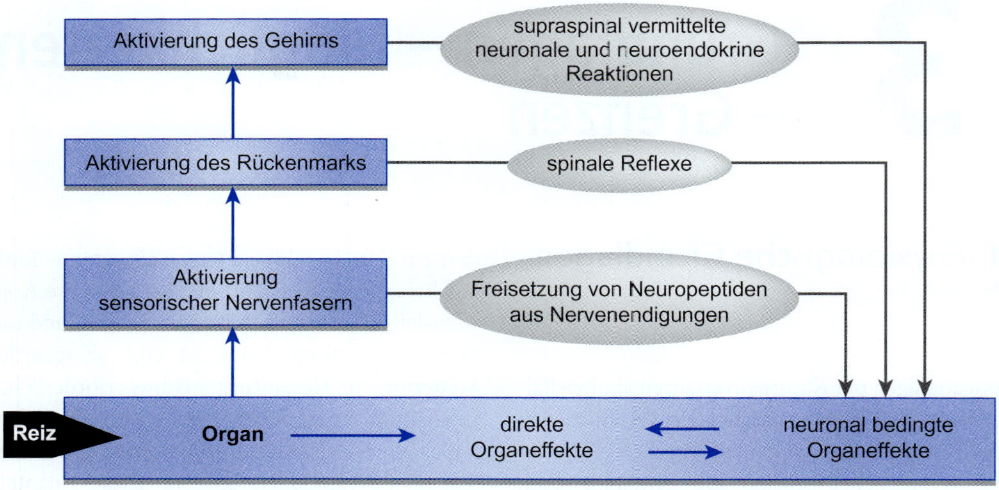

Abb. 3.1 Physiologie der Reizreaktionen [M569, L157]

Reizes bestimmt, welche Nervenfasern aktiviert werden (s. u.). Schon auf dieser ersten Ebene kann eine auf das Gewebe wirkende neuronale Antwort erzeugt werden. Viele nozizeptive Nervenfasern enthalten die **Neuropeptide** Substanz P und Calcitonin Gene-Related Peptide (CGRP) und setzen diese bei Aktivierung in das Gewebe frei. Bei noxischer Reizung entsteht durch diese Neuropeptide bereits am Ort der Reizung eine neuronale Antwort, da Substanz P und CGRP im Organ eine Vasodilatation und Erhöhung der vaskulären Permeabilität erzeugen.

Aktivierung des Rückenmarks

Die aktivierte Nervenfaser leitet ihre Aktionspotenziale von den Körperorganen zum Rückenmark bzw. von den Strukturen des Kopfes zum Hirnstamm. Im Rückenmark bzw. Hirnstamm findet eine **synaptische Umschaltung** entweder auf nachgeschaltete Neurone statt, die in spinale Reflexbögen eingebunden sind, oder auf Neurone, die aszendierende Bahnen bilden und zu Strukturen des Hirnstamms und zum Thalamus projizieren. Die meisten spinalen Neurone sind Interneurone, die nur zu benachbarten Neuronen bzw. zu Neuronen benachbarter Segmente projizieren. Diese Organisation des Rückenmarks führt dazu, dass Reize auf ein peripheres Gewebe bzw. Organ zum Auftreten **spinaler Reflexe** führen können, wobei die Art der Reflexe außerordentlich vielfältig sein kann (s. u.). Spinale Reflexe sind „motorisch", wenn Motoneurone aktiviert werden, und „vegetativ", wenn spinale Neuronen des sympathischen oder parasympathischen Nervensystems aktiviert werden.

Aktivierung des Gehirns

Die in aszendierenden Bahnen aufsteigende Information aktiviert diejenigen Gehirnregionen, welche die Homöostase des Körpers überwachen, und/oder Gehirnareale, in denen (bewusste) Empfindungen entstehen. Zu den ersten gehören der Hypothalamus (die oberste biologische Uhr, die durch Hormone und Nervenfasern Organe, Drüsen und vegetative Systeme steuert), Teile des limbischen Systems und vegetative Zentren des Hirnstamms. Zu den zweiten gehören weite Bereiche der Gehirnrinde mit den primär sensorischen Arealen und den umfangreichen Assoziationsarealen. Hierdurch können die spinalen Reflexe ergänzende oder modifizierende Reizreaktionen ausgelöst werden. Viele supraspinal vermittelte Reflexe sind integrativ, weil sie über absteigende Bahnen die reflektorische Aktivität in mehreren Segmenten des Körpers bzw. im gesamten Körper regulieren. Zudem werden sie durch neuroendokrine Effekte ergänzt.

3.1.2 Typen sensorischer Nervenfasern (Rezeptoren)

Die Sinnesfunktionen Sehen, Hören, Schmecken und Riechen werden an dieser Stelle nicht berücksichtigt, es wird nur die Somato- und Viszerosensibilität angesprochen. Sensorische Nervenfasern werden eingeteilt in:

- **Exterozeptoren,** die Reize von außen aufnehmen
- **Propriozeptoren,** die den Funktionszustand des Bewegungsapparates signalisieren
- **Enterozeptoren,** die in die Kontrolle der Funktion der Viszeralorgane eingebunden sind

Von ihren Antworteigenschaften her werden die Rezeptoren danach klassifiziert, welche Art von Reizen sie kodieren (s. u.). Verschiedene sensorische Nervenfasern können zusammenwirken, wenn sie auf gemeinsame spinale Interneurone und/oder aszendierende Neurone projizieren.

Mechanorezeptoren

Nach ihren Antworteigenschaften fungieren v. a. **dick myelinisierte Nervenfasern** (Aβ-Fasern) als „Mechanorezeptoren", die ausschließlich auf mechanische Reize antworten. Diese Nervenfasern besitzen korpuskuläre sensorische Endigungen in den Organen, die von ihnen innerviert werden. Zu den Mechanorezeptoren gehören u. a.:

- Rezeptoren der Haut, die auf Berührung, Druck und Vibration reagieren
- Muskelspindeln und Sehnenorgane, die durch Muskeldehnung und Muskelkontraktion aktiviert werden
- Golgi- und Ruffini-Körperchen der Gelenkkapseln, die auf Bewegungen der Gelenke reagieren

Die Erregung dieser Rezeptoren kann bewusst werden, wenn die Aufmerksamkeit darauf gerichtet wird, meistens wird sie jedoch nicht beachtet. Wenn man z. B. Kleidung anlegt, nimmt man den dadurch ausgelösten Berührungsreiz wahr, während die Reizung der Haut durch die Kleidung zu anderen Zeitpunkten nicht beachtet wird. Mechanorezeptoren der tiefen Gewebe steuern (reflektorisch) die Motorik, und bewusst wird dies z. B. dann, wenn man bei geschlossenen Augen die Stellung einer Extremität beschreibt. Es ist anzunehmen, dass neben dem Auge, dem Gleichgewichtssinn und dem Ohr Mechanorezeptoren des muskuloskelettalen Systems die Aufgabe haben, im parietalen Kortex (nach Umschaltung im primär somatosensorischen Kortex) die Körpereigenempfindung zu erzeugen, die uns unseren Körper als dreidimensionale Struktur in einer dreidimensionalen Umwelt empfinden lässt.

Neben den Mechanorezeptoren mit dick myelinisierten Axonen wurden auch **unmyelinisierte C-Fasern** beschrieben, denen eine Rolle bei Berührungsempfindungen zukommt. Berührungsreize werden häufig nicht nur als solche wahrgenommen, sondern sie können auch ein angenehmes Gefühl der Ruhe und des Wohlbefindens auslösen. Die Erzeugung dieser Empfindungsqualitäten soll durch C-Fasern ausgelöst werden, die über aufsteigende Bahnen zu Gehirnarealen im insulären Kortex projizieren. Außerdem wird bei Applikation von Reizen, die diese C-Fasern aktivieren, im paraventrikulären Nucleus des Hypothalamus Oxytocin freigesetzt (s. u.). Es wird angenommen, dass solche C-Fasern durch zahlreiche Massagetechniken aktiviert werden.

Polymodale Rezeptoren

Dünn myelinisierte oder unmyelinisierte sensorische Nervenfasern – von der Anzahl überwiegen sie die dick myelinisierten Nervenfasern bei Weitem – sind je nach Ausstattung mit Rezeptormolekülen mechanosensitiv und/oder thermosensitiv und/oder chemosensitiv. Viele von ihnen sind polymodal, weil sie auf Reizenergien verschiedener Art ansprechen. Teilweise sind solche Rezeptoren in die Steuerung der Organfunktionen eingebunden, d. h. sie werden im Rahmen physiologischer Vorgänge aktiviert, teilweise sind sie „Nozizeptoren", weil sie nur dann (besonders gut) antworten, wenn potenziell akut gewebeschädigende Reize auf das Gewebe bzw. Organ einwirken. Während die Aktivität vieler organsteuernder sensorischer Nervenfasern unbewusst bleibt (z. B. wird die konstante Aktivität der Pressorezeptoren des Karotissinus, die den Blutdruck messen und die Information zum Kreislaufzentrum im Hirnstamm weiterleiten, nicht bewusst), führt die Aktivierung von Nozizeptoren in der Regel zu bewussten Schmerzempfindungen.

Am Beispiel von Nozizeptoren und Thermorezeptoren der Haut können das polymodale Antwortverhalten und dessen mögliche Bedeutung für physiotherapeutische Maßnahmen verdeutlicht werden. Eine nozizeptive C-Faser ist häufig sowohl durch intensive mechanische als auch durch potenziell gewebeschädigende thermische und chemische Reize erregbar. Ihre Aktivierung kann einen spinal vermittelten Wegziehreflex erzeugen und über aszendierende Bahnen eine bewusste Schmerzempfindung hervorrufen. Gleichzeitig werden aus den Endigungen dieser Nervenfasern im Gewebe die Neuropeptide Substanz P und CGRP freigesetzt, die eine sog. neurogene Entzündung erzeugen. Das Transduktionsmolekül, das in diesen Nervenfasern noxische mechanische Reize in ein elektrisches Potenzial umwandelt, ist noch unbekannt.

MERKE

Für die Aufnahme von schmerzhaften thermischen Reizen, die Hitzeschmerz verursachen (in der Regel > 45 °C), wird u. a. ein Ionenkanal mit der Bezeichnung TRPV1 (transient receptor potenzial vanilloid 1) verantwortlich gemacht, der bei Einwirkung eines Hitzereizes öffnet und Kationen, insbesondere Kalziumionen, in die Zelle eintreten lässt, wodurch die Zelle depolarisiert wird. Derselbe Ionenkanal kann auch durch Capsaicin geöffnet werden, eine Substanz, die scharfen Gewürzen wie Chili-Schoten ihre Schärfe verleiht. Auch niedere pH-Werte und diverse Entzündungsmediatoren können diesen Kanal direkt oder über Second-Messenger-Prozesse öffnen. Bei Entzündungen werden diese Nozizeptoren sensibilisiert, sodass dieser Ionenkanal bereits bei Temperaturen öffnet, die im physiologischen Bereich liegen. Es entsteht eine thermische Hyperalgesie. Wird ein entzündetes Gewebe gekühlt, wird möglicherweise die lokale Temperatur an diesem Rezeptor soweit reduziert, dass der Ionenkanal nicht mehr geöffnet wird.

Ein anderes Beispiel für Polymodalität ist der TRPM8-Rezeptor, auch ein Ionenkanal aus der TRP-Familie, der nach gegenwärtiger Ansicht in den sog. Kaltfasern exprimiert ist. Der TRPM8-Ionenkanal öffnet bei Temperaturen, die als kühl empfunden werden. Derselbe Ionenkanal wird durch Menthol geöffnet, was bekanntermaßen eine Kaltempfindung erzeugt. Neben den TRPV1 und TRPM8 gibt es weitere Transduktionsmoleküle, die in sensorischen Nervenfasern exprimiert sind. Gemeinsam ist diesen, dass sie wie der TRPV1- und der TRPM8-Rezeptor bzw. Ionenkanal in bestimmten Temperaturbereichen geöffnet werden und auch durch Substanzen aktiviert werden können, die in der Natur vorkommen.

Wird ein akut entzündetes Gewebe gekühlt, kann es, in einem vermuteten Szenario, zu einer Vielzahl von Reaktionen kommen. TRPV1-Rezeptoren in Nozizeptoren werden geschlossen, wodurch Schmerz gelindert wird (s. o.). Die Hemmung der Freisetzung von Neuropeptiden reduziert die Durchblutung und die Einwanderung von Entzündungszellen. Derselbe Reiz aktiviert u. U. über den TRPM8-Rezeptor Kaltfasern, die im Rückenmark über Interneurone möglicherweise die synaptische Verschaltung des nozizeptiven Eingangs beeinflussen. Andersherum kann die Applikation von Wärme in einem subakuten Krankheitsherd zu einer „Reizung" führen, welche die Freisetzung von Neuropeptiden bewirkt und dadurch die Durchblutung fördert. Wahrscheinlich wirken auch Naturstoffe, die empirisch erregend oder antiphlogistisch und analgetisch wirken, über solche Rezeptormoleküle in den Nervenfasern (s. o.).

Auch sensorische Nervenfasern der tiefen somatischen Gewebe und der Eingeweide besitzen die genannten Transduktionsmoleküle. Einflüsse thermischer Reize auf diese Gewebe können zum einen durch Fortleitung thermischer Reize in das tiefer gelegene Gewebe (abhängig von der Eindringtiefe) und die Beeinflussung dort lokalisierter Nervenfasern entstehen, zum anderen auch durch spinale Reflexe (siehe nächster Abschnitt).

3.1.3 Spinale Reflexe

Nervenfasern verschiedener Modalitäten und aus verschiedenen Organen konvergieren auf gemeinsame Interneurone des Rückenmarks. Dies ist die Grundlage dafür, dass je nach Reiz verschiedene Reflexe ausgelöst werden können. Reflexe werden nach dem Ort benannt, an dem der reflexauslösende Reiz einwirkt, und nach dem Organ, das durch den Reflex beeinflusst wird. Prinzipiell kann man folgende Reflexmuster unterscheiden:

- **Muskulomuskuläre Reflexe:** hierbei führt die Erregung eines Muskel- oder Sehnenrezeptors zur Kontraktion oder Erschlaffung eines Muskels (z. B. beim muskulären Eigenreflex werden durch Muskeldehnung Muskelspindeln aktiviert, die die

Motoneurone desselben Muskels synaptisch erregen und so eine Kontraktion des gedehnten Muskels bewirken; bei der sog. autogenen Hemmung aktiviert die Dehnung einer Sehne die Golgi-Sehnenorgane, die dann reflektorisch zur Hemmung der Kontraktion führen).

- **Kutikutane Reflexe:** Erregungen von Hautsensoren beeinflussen vegetative Funktionen der Haut (z. B. führt die Hautreizung zu einer reflektorischen Gefäßreaktion).
- **Viszeroviszerale Reflexe:** Erregungen aus inneren Organen beeinflussen die motorischen und sekretorischen Funktionen des gereizten Organs (z. B. Sekretion und Motilität des absteigenden Dickdarms).
- **Viszeromotorische Reflexe:** Erregungen aus inneren Organen modifizieren den Tonus der segmental zugeordneten Muskelgruppen (so kann z. B. eine Entzündung abdominaler Organe zur Abwehrspannung der Bauchmuskulatur führen).
- **Viszerokutane Reflexe:** Erregungen aus inneren Organen verändern die Weite der Hautgefäße und die Hautdurchblutung in zugeordneten Dermatomen (akute Gallenblasen- und Blinddarmentzündungen können eine Rötung der entsprechenden Hautareale hervorrufen).
- **Kutiviszerale Reflexe:** Erregungen von Hautafferenzen beeinflussen die Funktionen von inneren Organen (z. B. beeinflusst ein Wärmereiz von der Bauchhaut aus die Durchblutung im Intestinaltrakt).

Diese Reflexe können durch physikalische Therapiemaßnahmen evoziert werden. Wie weit eine lokale Reizapplikation reflektorisch auf verschiedene Körperstrukturen ausgreift, hängt von den Konvergenzmustern der Afferenzen auf die Rückenmarkneurone und von den Netzwerken innerhalb des Rückenmarks ab. So wird z. B. eine nozizeptive sensorische Rückenmarkzelle mit Eingang aus dem Kniegelenk nicht nur vom Kniegelenk aus erregt, sondern auch aus der Muskulatur des Ober- und Unterschenkels und den Strukturen des Hüftgelenks oder des Sprunggelenks. Solche Konvergenzmuster sind eine wesentliche Grundlage für die Entstehung übertragener Schmerzen und der Zonen der sekundären Hyperalgesie über den Krankheitsherd hinaus. Es kann die Vermutung geäußert werden, dass sie auch die Grundlage für die Beeinflussung lokaler Prozesse durch Manipulationen in einem größeren, und möglicherweise vom Krankheitsherd entfernten Gebiet sind.

3.1.4 Supraspinal vermittelte Reizantworten

Im Gehirn werden durch Reize bewusste und unbewusste Reaktionen erzeugt. An dieser Stelle werden beispielhaft einige Reaktionen des Gehirns beschrieben, die für unser Verhalten wichtig und auch bei der physikalischen Therapie potenziell relevant sind. Solche Reaktionen sind z. B. die Erzeugung von Wohlbefinden oder positiver Grundstimmung, wenn das körpereigene Oxytocin-System und das Belohnungssystem aktiviert werden. Für die Schmerzlinderung wird die Aktivierung von neuronalen Schaltkreisen diskutiert, die unter anderem auch den Placeboeffekt vermitteln. Es gibt darüber hinaus zahlreiche andere Muster von Reizantworten, die durch die Tätigkeiten des Gehirns vermittelt werden.

Körpereigenes Oxytocin-System

Oxytocin wird im Nucleus supraopticus gebildet und in der Neurohypophyse in das Blut ausgeschüttet. Oxytocinenthaltende Nervenfasern bilden auch ein Netzwerk, das vom paraventrikulären Nucleus zu vielen anderen Gehirnarealen projiziert, z. B. zu den Amygdala, dem Striatum, dem Nucleus accumbens. Rezeptoren für Oxytocin sind in vielen Nervenzellen und in peripheren Organen exprimiert. Seinerseits wird der paraventrikuläre Nucleus von zahlreichen Gehirnarealen und vom Rückenmark aus aktiviert. Oxytocin löst folgende Effekte aus: Reduzierung der Aktivität der Stressachse, Reduktion des Blutdrucks, Anhebung der Schmerzschwelle, Reduktion von Entzündungen, Verminderung von Angst, Stimulation von sozialem Verhalten und Partnerbindung. Diese Funktionen sind besonders wichtig in der Beziehung zwischen Mutter und Säugling, aber auch später haben sie große Bedeutung z. B. bei sozialen und sexuellen Kontakten. Oxytocin wird beispielsweise auch ausgeschüttet, wenn sich das Individuum sicher fühlt.

Die Effekte des Oxytocins gleichen denen, die durch nicht-noxische Reize ausgelöst werden (s. o.), weswegen eine Verbindung zwischen diesen Reizen und der Oxytocinantwort im Gehirn gesehen wird. So wie Oxytocin wirkt Massage anxiolytisch, antidepressiv, kontaktfördernd, aggressionsmindernd, stressreduzierend. Während bei noxischer Reizung eines Körperorgans oder bei der Erfahrung einer Bedrohung oder einer Gefahr im Hypothalamus Corticotropin Releasing Factor (CRF) und Vasopressin freigesetzt werden, die eine Stressantwort auslösen, kommt es bei Einwirkung nichtnoxischer Reize auf die Haut zu einer Ausschüttung von Oxytocin, die dem Stress entgegenwirken kann.

Körpereigenes dopaminerges mesolimbisches Belohnungssystem

Eine Kernstruktur dieses Systems, das positives und lebensbejahendes Verhalten fördert, ist die Area tegmentalis ventralis des Mittelhirns, deren Neurone zum Vorderhirn projizieren und dort Dopamin freisetzen. Eine wichtige Zielstruktur ist der Nucleus accumbens, der seinerseits durch Rückkopplung das Ausmaß der Aktivität der Area tegmentalis ventralis reguliert und eine Überstimulation verhindert. Ein wichtiges Zielgebiet sind die Amygdala, die stark in die Erzeugung von Emotionen eingebunden ist. Die Dopaminfreisetzung erzeugt Zufriedenheit, Lustgefühl oder sogar Euphorie, während Dopaminantagonisten die positive Verstärkung hemmen und Anhedonie erzeugen. Bei übermäßiger Stimulation des Belohnungssystems, z. B. durch Drogen, entsteht Sucht.

PRAXISTIPP

Die ungenügende Aktivierung dieses Systems führt dazu, bestimmtes Verhalten wie z. B. die Nahrungsaufnahme zu lange fortzusetzen, weshalb in einer ungenügenden Stimulation dieses Systems z. B. eine Mitursache für die Adipositasentstehung vermutet wird. Möglicherweise stimulieren physiotherapeutische Maßnahmen mit Zuwendung zum Patienten dieses System.

Schmerzunterdrückung und Placeboeffekte

Das Gehirn kann erhebliche Placeboeffekte erzeugen, v. a. im Schmerzbereich. Die Schmerzverarbeitung des Gehirns findet im sog. lateralen und medialen System statt.

- Das **laterale System** umfasst die kortikalen Areale S1 und S2 im Gyrus postcentralis, also die primär somatosensorische Hirnrinde. Dort wird der noxische Reiz nach den Parametern Ort, Zeit, Intensität etc. analysiert.
- Das **mediale System** umfasst Gebiete in der Insula, im Gyrus anterior cinguli (ACC) und im frontalen Kortex. Dort bekommt der Schmerz seine emotionale/affektive Komponente.

Verbindungen zu den Amygdala verleihen dem Schmerz den Aspekt der Furcht. Die Schmerzverarbeitung kann ihrerseits durch Gehirngebiete im frontalen Kortex kontrolliert werden. Diese Gehirngebiete besitzen Projektionen zu den Strukturen des medialen Systems und zum periaquäduktalen Grau des Hirnstamms, von dem aus Bahnen im Rückenmark absteigen und spinal eine deszendierende Hemmung der nozizeptiven Verarbeitung aufbauen.

MERKE

Der frontale Kortex zeigt eine erhöhte Aktivität bei Erwartungsspannung, z. B. wenn die Anwendung schmerzlindernder Maßnahmen erwartet wird. Es ist davon auszugehen, dass diese Erwartungshaltung immer eine Rolle spielt, wenn sich der Patient in eine entsprechende Behandlung begibt, und dies kann sich auch als ein Placeboeffekt zeigen.

3.1.5 Adaptation und Regulation

- **Adaptation** ist die Fähigkeit des Organismus, sich an geänderte (äußere) Bedingungen anzupassen. Eine Adaptation kann funktioneller Art sein (z. B. Verbesserung der Kraft) und/oder auch morphologischer Natur (z. B. Muskelhypertrophie).
- Der Begriff **Regulation** im Sinne therapeutischer Maßnahmen beschreibt den Vorgang, dass durch Wiederholung der therapeutischen Maßnahmen, die eine Reizung darstellen, langfristige Effekte, z. B. eine Leistungssteigerung oder eine Funktionsverbesserung erzielt werden.

Vorgänge der Adaptation und Regulation sind nur möglich, weil Gewebe sich im Sinne einer Plastizität im Rahmen von sich wechselnden Umweltbedingungen verändern können, indem zelleigene Prozesse und die neuronale Steuerung ineinandergreifen.

3.1.6 Kommunikation der Körperzellen

Wie oben herausgestellt, kommunizieren Zellen miteinander, sodass ein Gewebe oder ein Organ als Ganzes auf Reize reagiert. Die Kommunikation erfolgt durch Strukturmoleküle, die Zellen innerhalb eines Organs oder Verbands in funktionstüchtiger Weise zusammenhalten, durch lokale und systemische Botenstoffe, und wiederum erlaubt die neuronale Steuerung ein Zusammenwirken von verschiedenen Systemen im Sinne einer ganzheitlichen Reaktion.

Mechanotransduktion

MERKE

Alle Zellen des Körpers können ihre mechanische Umgebung „wahrnehmen". Die lokale Einwirkung mechanischer Reize auf die Zellen bestimmt deren Wachstum, Differenzierung, Funktion und auch den Zelltod. Dass die Struktur einer Zelle oder eines Zellverbandes durch mechanische Kräfte mitbestimmt wird, ist aus dem Umbau von Knochen bei Inaktivität und geänderten Belastungen und aus dem Umbau der Muskulatur bei körperlichem Training bekannt. Bei den Veränderungen der Form spielt das Zytoskelett eine wesentliche Rolle. Es verbindet die Zellorganellen und die Zellmembran miteinander.

Die „Wahrnehmung" mechanischer Einwirkungen durch Zellen erfolgt über mechanisch gesteuerte Ionenkanäle und transmembranöse Proteinrezeptoren (Integrine). Die Ionenkanäle werden durch mechanische Kräfte an der Membran geöffnet, und häufig werden besonders Kalziumeinströme ausgelöst. Diese können in der Zelle biochemische Prozesse anstoßen, die zu einer Anpassung an geänderte Bedingungen mit unterschiedlichen Zeitcharakteristika führen. Die Aktivierung vorhandener Enzyme findet im Sekunden- bis Minutenbereich statt. Vorgänge, die über eine Änderung der Genexpression zustande kommen, nehmen Minuten bis Stunden in Anspruch. Strukturelle Modifikationen (Änderungen des Zytoskeletts, Änderungen der Zellmorphologie) werden erst innerhalb von Stunden bis Tagen sichtbar.

Zellen eines Parenchyms werden durch die extrazelluläre Matrix zusammengehalten, die aus Kollagen, Glykoproteinen und Proteoglykanen besteht. Ein Strukturelement, das viele Zellen in einer gemeinsamen „mechanischen Umgebung" zusammenhält, ist das Bindegewebe. Integrine verbinden über die Zellmembran die Strukturen des Zytoskeletts mit denen der extrazellulären Matrix.

PRAXISTIPP

Besonders die physikalischen Maßnahmen der manuellen Therapie führen zu einer von außen kommenden mechanischen Belastung der Gewebestrukturen. Ähnliche Effekte können durch geeignete Übungen erzeugt werden. Das Ziel solcher Therapien ist die Compliance von Strukturen wie Faszien, Bändern, Sehnen und Muskeln zu verbessern und dadurch eine Erweiterung des Bewegungsumfangs zu erreichen, wie auch die Muskelkraft zu stärken.

Chemische Faktoren

Neben den mechanischen Faktoren sind chemische Signale der Zell-Zell-Kommunikation, z. B. lokal gebildete Wachstumsfaktoren, Hormone, von besonderer Bedeutung. In Krankheitsprozessen kommt es zu dramatischen Änderungen der chemischen Signale, z. B. durch die Freisetzung von Zytokinen aus einwandernden Entzündungszellen, und dadurch kann das lokale Milieu signifikant geändert werden.

3.1.7 Adaptation und Regulation durch neuronale Steuerung

Therapeutische Maßnahmen erzeugen Reaktionen auf verschiedenen Ebenen der Reizverarbeitung, die durch das Nervensystem reguliert werden. Es ist unmöglich, exakt zu definieren, welche Ebene bei bestimmten Behandlungen dominiert. Bei der Pharmakotherapie wird unterschieden zwischen der spezifischen pharmakodynamischen Komponente des Wirkstoffs und der (unspezifischen) Placebo-(psychosozialen)Komponente, die aus der Reaktion des Gehirns auf die Behandlung an sich entsteht. Da es bei der Pharmakotherapie vergleichsweise einfach ist, durch die Benutzung von inerten Kontrollsubstanzen die spezifische Wirkung des Wirkstoffs bzw.

3

die Placebokomponente herauszuarbeiten, kann die Frage nach dem „Anteil" der Placebowirkung hierbei auch beantwortet werden. Dies ist bei komplexen Therapiemaßnahmen z. B. bei physikalischer Therapie wesentlich schwieriger, da es häufig keinen Ansatz gibt, eine unwirksame Manipulation einzusetzen.

MERKE

Die Frage stellt sich, ob die Unterscheidung in spezifische und unspezifische Effekte überhaupt relevant und sinnvoll ist, da das Nervensystem sowohl „spezifisch" als auch „unspezifisch" antwortet. Eine eher relevante Frage ist, ob sich der Spontanverlauf der Krankheit vom Verlauf der Krankheit bei Anwendung physikalischer therapeutischer Maßnahmen unterscheidet. Dies kann nur in kontrollierten Studien für einzelne Therapieverfahren geklärt werden.

LITERATUR

[1] Jänig W. The Integrative Action of the Autonomic Nervous system. Cambridge: Cambridge University Press, 2006.
[2] King HH, Jänig W, Patterson MM. The Science and Clinical Application of Manual Therapy. Edinburgh: Elsevier, 2011.
[3] Mayer EA. Gut feelings: the emerging biology of gut – brain communication. Nature Rev Neurosci 2011; 12: 453–466.
[4] Schaible H-G. Applied physiology: persistent musculoskeletal pain. In: Wilson PR, Watson PJ, Haythornthwaite JA et al. (Hrsg.). Chronic Pain, Clinical Pain Management. London: ASC Rice, Hodder Arnold; 2008. S. 24–36.
[5] Schaible H-G. Nozizeption und Schmerz. In: Schmidt RF, Lang, F, Heckmann M (Hrsg.). Physiologie des Menschen. 31. A. Heidelberg: Springer; 2010. S. 299–314.
[6] Sluka KA. Mechanisms and Management of Pain for the Physical Therapist. Seattle: IASP Press, 2009.
[7] Triano JJ. Survey of mechanotransduction disorders. In: King HH, Jänig W, Patterson MM (Hrsg.). The Science and Clinical Application of Manual Therapy. Edinburgh: Elsevier, 2011. S. 93–107.
[8] Uvnäs-Moberg K, Petersson M. Role of oxytocin and oxytocin-related effects in manual therapies. In: King HH, Jänig W, Patterson MM. The Science and Clinical Application of Manual Therapy. Edinburgh: Elsevier; 2011. S. 147–161.

3.2 Naturheilverfahren: ganzheitliche und konstitutionsspezifische Aspekte

Anne Wessel

Ein wesentliches Charakteristikum der Naturheilkunde ist das Bemühen um eine ganzheitliche Betrachtung des Patienten. Erfasst werden nicht nur die akut-pathologischen Befunde, sondern darüber hinaus individuelle, konstitutionelle und konditionelle Merkmale. Es fließen aktuelle als auch vorbestehende Besonderheiten wie individuelle Reaktionsbereitschaften und persönliche Erlebnisdimensionen sowie autoregulative Ressourcen des Patienten in die Diagnostik ein. Diese Überlegungen prägen die therapeutischen und präventionsmedizinischen Strategien.

3.2.1 Individualität

Was genau erfassen wir bei unseren Patienten, wenn wir von individuellen Merkmalen sprechen? Es sind körperliche, psychische, seelisch und geistige Aspekte, die sowohl angeboren als auch erworben sein können.

Zunächst fällt uns das Morphologische ins Auge – das Aussehen etwa, die Beschaffenheit der Haut, des Bindegewebes, des Knochenbaus, die Haltung, das Gangbild. Die physiologische Individualität kann sich in fast allen lebenswichtigen Funktionen widerspiegeln, wie in der Variabilität der Herzkreislauf- oder Atmungsfunktion, der Stoffwechselleistungen, der Temperaturregulation, des Schlafverhaltens ➤ (5.1) oder von Adaptationsprozessen (➤ 3.1). Ebenso gibt es prä- oder postnatale individuelle Unterschiede biochemischer, neuroendokriner und immunologischer Prozesse.

Wie wir einen Patienten wahrnehmen, was er ausstrahlt, wie er reagiert, was er an Wissen, an Erfahrungen mitbringt, wie er sich selbst, seine Erkrankung, wie er die Umgebung wahrnimmt, ob er verzweifelt ist oder sich geborgen, hoffnungsvoll fühlt, welche Erwartungen er in sich trägt, ob für ihn Glaube oder Spiritualität eine Bedeutung hat – all diese wie auch viele andere Aspekte erschließen sich in der **psychischen Individualität.**

MERKE

In der neueren psychologischen Terminologie wird zunehmend der Begriff Individualität für rein psychische Merkmale und der Begriff Identität für rein somatische Merkmale benutzt.

Naturheilkundliches Denken und Diagnostizieren sind getragen vom Wahrnehmen solch individueller Merkmale eines Patienten. In dieser ganzheitlichen Wahrnehmung rückt nicht ausschließlich die Erkrankung oder der akut-pathologische Befund in den Vordergrund, wesentlich ist das gesamte Terrain einer Erkrankung und eines Patienten.

3.2.2 Konstitution und Diathese

Konstitutionsmedizinische Aspekte vervollständigen die Befunderhebung und tragen dazu bei, physiologische und psychische Reaktionsbereitschaften mit zu erfassen bzw. zu differenzieren.

Es gibt zahlreiche Konstitutionslehren, die jeweils in ihrem medizinhistorischen und kulturellen Zusammenhang zu betrachten sind. Vereinfacht können diese in primär morphologisch oder primär funktionell orientierte Lehren unterteilt werden. Die Konstitution wird in jeder Konstitutionslehre – mit Ausnahme anthropometrischer Methoden – ohne apparative Hilfsmittel erfasst. Berücksichtigt werden somatische, trophische, physiologische und/oder psychologische Gesichtspunkte.

MERKE

Konstitutionslehren gibt es in nahezu allen traditionellen Medizinsystemen. Ziehen wir transkulturelle Vergleiche beispielsweise zu der Chinesischen Medizin oder dem indischen Ayurveda, erkennen wir viele Gemeinsamkeiten. So sei beispielhaft eine in allen drei traditionellen Medizinsystemen gängige Semiotik hinsichtlich „Fülle- und Leere-Syndromen" genannt. Kritisch anzumerken ist, dass alle Konstitutionslehren als erfahrungsmedizinisches Gut aufzufassen sind, die in den jeweiligen geschichtlichen und kulturellen Zusammenhängen interpretiert werden müssen.

Konstitutionelle Merkmale können Aufschluss geben über die Reaktionsbereitschaft des Organismus oder Krankheitsneigungen sowohl der körperlichen, psychischen als auch der seelischen und geistigen Ebene. Solche genetischen oder erworbenen Bereitschaften oder Reaktionsmuster des Organismus nennt man **Disposition** oder **Diathese.**

Erkennt man diese frühzeitig, so kann einer pathophysiologischen Reaktion und damit im besten Fall einer Erkrankungsmanifestation durch gezielte präventionsmedizinische Interventionen entgegengewirkt werden.

Auch heute hat dieses Erfahrungswissen in einer modernen integrativmedizinisch ausgerichteten Patientenbetreuung ihre Bedeutung.

MERKE

- **Konstitution** (lat. constituere: richten, ordnen, festigen): angeborene Gesamtheit körperlicher, psychischer, seelischer und geistiger Anlagen eines Individuums, anlagebedingte Reaktionslage und Bereitschaft zu bestimmten Erkrankungen oder Erkrankungsarten als bevorzugte Reaktionsweise auf endogene und exogene Reize.
- **Disposition** (lat. dispotio: planmäßige Anordnung): anlagebedingte oder erworbene Bereitschaft des Organismus mit einer besonderen Anfälligkeit planmäßig auf Reize somatisch oder psychisch mit bestimmten Erkrankungen zu reagieren. Diese manifestieren sich meist an einer Schwachstelle des Körpers („locus minoris resistentiae").
- **Diathese** (griech. Neigung): ererbte oder erworbene Neigung auf Reize mit bestimmten (patho-)physiologischen Reaktionsmustern oder bevorzugter Krankheitsmanifestation bestimmter Organ- und Regulationssysteme zu antworten.

Typologie der Charaktere nach Galen

Bereits in der Antike entwickelte Aristoteles (384–322 v. Chr.) eine Typologie von Charakteren, die sich aus morphologischen Merkmalen ableitete. Später griff Galen (ca. 129–201 n. Chr.) diese Ansätze auf und entwickelte die **humoralpathologische Säftelehre** weiter. Diese unterscheidet vier Körpersäfte, die jeweils mit psychischen Eigenschaften assoziiert sind. Die jeweils vorherrschenden Körpersäfte bestimmen hiernach wesentlich das Temperament eines Menschen. Die vier Grundtypen, denen Säfte, morphologische und psychische Merkmale zugeordnet werden, sind der **Sanguiniker,** der **Phlegmatiker,** der **Melancholiker** und der **Choleriker** (➤ Tab. 3.1). Diese Einteilung muss in ihrem historischen Kontext gewürdigt werden und hat heute nur eine geringe praktische Relevanz.

Tab. 3.1 Körpersäfte-Lehre nach Galen

Temperament	Körpersäfte	Körperliche Merkmale	Psychische Merkmale
Sanguiniker	Blut	eher muskulös, eher kräftig, energiereich, körperlich aktiv	lebensfroh, optimistisch, aktiv, nicht nachtragend
Phlegmatiker	Schleim	eher träge, körperlich inaktiv, eher wenig muskulös, eher „pastöses" oder „teigiges" Gewebe, wenig tatkräftig	wenig Antrieb, verharrt oft bei Dingen, wenig flexibel, Tendenz zu emotionaler Instabilität, oftmals Rückzugstendenz
Melancholiker	schwarze Galle	eher schlanker Körperbau	eher pessimistisch, neigt zum Grübeln, macht sich viele Sorgen, resignativ, introvertiert, geringes Selbstwertgefühl, emotional instabil
Choleriker	gelbe Galle	eher muskulös, körperlich aktiv	eher extrovertiert, neigt zu überschießenden Reaktionen mit Wut- und Gefühlsausbrüchen, leicht reizbar, hohe Ansprüche, nicht leicht zu befriedigen

Tab. 3.2 Konstitutionstypologie nach E. Kretschmer (nach [3])

Konstitution	Körperbau	Psyche/Temperament	Disposition
Leptosom/ Astheniker	eher hager, knochig, groß, sehnig, drahtig, dünne Gliedmaßen, flache Brust, eher kleiner Kopf, setzt wenig Körperfett an, wenig Muskeln, blasse Haut	denkt viel, neigt zu abstraktem und übergeordnetem Denken, befasst sich mit Details, eher rational, „Kopfmensch"	**psychisch:** Wahnvorstellungen, Depersonalisierungen, schizophren, affektlabil **körperlich:** chron. Infekte, Hypotonie, Ödeme, Varikosis, Prolapsneigung, Wetterfühligkeit
Pykniker	rundlich, meist deutlicher Bauch, setzt leicht Fett an, eher dünne Gliedmaßen	gesellig, gemütlich, isst gern, lässt Dingen seinen Lauf, leicht stimmungsschwankend, eher gefühlsbetontes und intuitives Handeln	**psychisch:** manisch-depressiv **körperlich:** Hypertonie, metabolisches Syndrom, KHK, Apoplex, Zysten, Abszesse, Myome
Athlet	kräftig, muskulös, leicht untersetzter Körperbau, sportlich, gute körperliche Ausdauer	Typ-1: eher anhänglich, wortkarg und stoisch, wenig innovativ aber durchsetzungsstark, durchdenkt Dinge weniger intensiv; Typ-2: bewegungsaktiv, „explosiv", aktiv	**psychisch:** Krämpfe und Epilepsie, Starrheit **körperlich:** muskuloskelettale und dermatologische Probleme, Lumbalgien, Arthrose, Tendinosen, Muskelzerrung, Krämpfe, Typ-1: Fibromyalgie, MCS

Typologie nach Kretschmer

Für den praktischen Alltag haben sich die konstitutionsmedizinischen Überlegungen des deutschen Psychiaters **Ernst Kretschmer** (1888–1964) bewährt. Diese nach morphologisch-psychischen bzw. psychiatrischen Kriterien entwickelte Konstitutionstypologie unterscheidet drei Haupttypen: **Leptosom, Pykniker, Athlet** (➤ Tab. 3.2). Kretschmer korrelierte Körperbau, psychisches Temperament und die Neigung zu verschiedenen psychiatrischen Krankheitserscheinungen. Dispositionen zu körperlichen Beschwerden wurden in späteren Jahren assoziiert.

PRAXISTIPP

Welche Konsequenzen lassen sich auch heute noch aus dem Erkennen der jeweiligen Konstitution am Beispiel dieser Typologie ziehen?

- Der **asthenische Konstitutionstyp** benötigt prophylaktisch wie therapeutisch tonisierende Maßnahmen. Es wird eine vollwertige Kostform empfohlen mit einem ausreichenden Fettanteil, vorzugsweise ungesättigter Fettsäuren, aber auch aus Lebensmittel tierischer Herkunft. Stoffwechselanregende Bitterstoffe wirken unterstützend. Der Astheniker profitiert von milden physikalischen und klimatischen Reizen wie Sauna, Kneipp-Güssen, medizinischer Trainingstherapie, trockenem Schröpfen, Luftbäder, Mittelgebirgsklima.

- Der **Pykniker,** ein eher stoffwechselbelasteter Konstitutionstyp, profitiert v. a. von diätetischen Maßnahmen. Ihm wird eine vorwiegend vegetarisch ausgerichtete Ernährung empfohlen, die eher fett-, eiweiß-, fleisch- und kalorienarm sein sollte. Außerdem sind meist detonisierende ausleitende Verfahren indiziert, wie Blutegel oder blutiges Schröpfen.
- Dem **athletischen Typus** wird eine ausgewogene, vegetarisch betonte Kostform empfohlen. Er ist ein typisches Bewegungsnaturell und profitiert von regelmäßigen physio- und sporttherapeutischen Anwendungen. Hilfreich können sowohl milde detonisierende als auch mäßig tonisierende Verfahren sein (➤ 6.1).

Typologie nach Aschner

Während der beiden letzten Jahrhunderte entwickelten sich zahlreiche weitere Konstitutionstypologien. Der Wiener Gynäkologe **Bernhard Aschner** (1883–1960) aktivierte zu Beginn des 20. Jahrhunderts das humoralpathologische Gedankengut. Er bemühte sich um eine zeitgemäße Interpretation und pragmatische klinische Einbeziehung konstitutionsmedizinischer Aspekte und eine Neubewertung alter Therapieformen, wie Blutegel- und Schröpfbehandlungen. Er unterschied in seiner Typologie die lymphatische, hämorrhagische und dyskratische Grundkonstitution bzw. Diathese. Bei den verschiedenen Diathesen handelt es sich um eine erworbene oder ererbte Bereitschaft des Organismus, mit bestimmten Reaktionsabläufen vorzugsweise zu reagieren oder dass pathogene Reize sich an bestimmten Organsystemen oder Geweben primär manifestieren.

- Für die **lymphatische Diathese** konstatierte Aschner gesundheitliche Schwachstellen im Bereich des lymphatischen Systems mit allgemeiner Abwehrschwäche, Neigung zu Infekten des oberen Respirationstrakts, chronischen Infektionen oder Erkrankungen der Tonsillen, der Milz, der Lymphknoten. Betroffen ist auch das darmassoziierte Abwehrsystem mit Neigung zu chronischer Appendizitis.
  Eine lymphatische Grundkonstitution ist bevorzugt zu erkennen an blauen Augen, heller Haut und Haaren und einer erhöhten Empfindsamkeit der Haut.
- Ein Mensch mit **hämatogener Diathese** neigt zu Erkrankungen des arteriellen und venösen Herzkreislaufsystems mit Varikosis und Thromboseneigung. Es werden auch gehäuft Leber- und Gallenfunktionsstörungen beschrieben, ferner eine Neigung zu Hauterkrankungen wie Furunkulose und pustulösen Hautaffektionen.
  Ein tendenziell eher cholerisches Temperament, braune Augen und Haare und eher stärker pigmentierte Haut kennzeichnen einen hämatogenen Konstitutionstypus.
- Eine generelle Neigung zu Stoffwechselstörungen (z. B. Diabetes mellitus und Gicht) und eine schlechte Verdauung – sowohl Obstipation oder Diarrhö – sowie eine Tendenz zu juckenden Hautausschlägen wird der **dyskratischen Konstitution** zugeschrieben. Aschner postulierte auch ein gehäuftes Auftreten kanzerogener Erkrankungen.
  Äußerlich finden sich folgende Merkmale: grüne oder gemischt farbene Augen, eher dunkle Haare und eine tendenziell eher unreine Haut mit häufig vielen Pigmentflecken.

Bei der Anwendung aus- und ableitender Verfahren orientiert man sich auch noch heute maßgeblich an Aschners Empfehlungen (➤ 6.1).

Reaktionstypologie nach Lampert

Seit den 1950-Jahren des letzten Jahrhunderts nahmen die konstitutionsmedizinischen Überlegungen immer häufiger Bezug auf primär funktionelle und regulative Kriterien, wie z. B. auf die Reaktionsfähigkeit des Organismus: Im Vordergrund standen Fragen, wie sich der Körper gesund erhält und wie körpereigene regulierende Systeme wirken. Der deutsche Arzt **Heinrich Lampert** postulierte bereits 1958, dass das *„... vegetative System als oberste Regulationsinstanz somatischer Abläufe ...“* fungiere, und damit *„... das wichtigste Empfangs- und Verarbeitungsorgan biophysikalischer Einwirkungen ...“* sei [5]. Seine **Reaktionstypologie** reduzierte er auf zwei Haupt-Typen: Typ A und Typ B, für die er jeweils Therapieempfehlungen hinsichtlich Reizstärke und Ernährung entwickelte (➤ Tab. 3.3).

Tab. 3.3 Reaktionstypologie nach Lampert [5]

Reaktionstyp	Physiologische Reaktion	Körperbau	Therapieempfehlung
Typ A	langsam, schwach reagierend („mikrokinetisch"), geringe Hormonproduktion („hypokrin"), biochemisch Neigung zur alkalischen Stoffwechsellage, Neigung zu „Gärungs-Dyspepsie"	eher leptosom	**Reizstärke und Dosierung:** stärkere physikalische Reize, Wärmereize, eher höhere Dosis an Arzneimittel notwendig **Kostformempfehlung:** basisch, eiweißreich, säurereduziert
Typ B	schnell und stark reagierend („makrokinetisch"), stärkere Hormonproduktion („hyperkrin"), Neigung zu azidotischer Stoffwechsellage, Neigung zu „Fäulnis-Dyspepsie"	eher pyknisch	**Reizstärke und Dosierung:** schwächere physikal. Reize, Kalt-Reize, eher Arzneimitteldosis gering, **Kostformempfehlung:** relativ eiweiß- und salzarm, alkalische Kost

Verdauungskonstitutionslehre nach F.X. Mayr

Der Darm als Organ wichtiger physiologischer und vegetativer Prozesse und damit auch die Ernährung rückte immer mehr in den Blickpunkt des Forschungsinteresses. Der österreichische Arzt **F.X. Mayr** (1875–1965) sprach dem Darm sogar eine elementare Bedeutung für die gesamte Steuerung der individuellen Gesundheit zu (F.X.-Mayr-Kur ➤ 5.9.4). Mayr entwickelte eine eigene **Verdauungskonstitutionslehre** und ein Konzept differenzierter therapeutischer Empfehlungen [6]. In Deutschland und Österreich wird diese Lehre weiterhin vielerorts praktiziert und versucht, diese mit einem Konzept individueller gesundheitsfördernder Lebensstilmodifikation zu verbinden.

3.2.3 Kondition

Bei der Kondition wird die aktuelle körperliche, die kräftemäßige und leistungsfähige Verfassung eines Patienten und dessen Ausdauerfähigkeit betrachtet. Der in der Sportmedizin verwendete Begriff der Kondition beinhaltet folgende Eigenschaften:

- Beweglichkeit: Dehnungsfähigkeit, Gelenkfähigkeit
- Kraft: Kraftausdauer, Maximalkraft, Schnellkraft, Reaktivkraft
- Ausdauer: kurz, mittel, lang
- Schnelligkeit: Beschleunigung, Bewegung, Reaktion

3.3 Salutogenetische Orientierung als individualisierendes Konzept

Anne Wessel

Die Naturheilkunde ist stets in einem medizinphilosophischen Sinne zu begreifen, demnach diese mehr ist als die Summe einzelner Naturheilverfahren umfasst: Sie lehrt uns u. a. eine besondere Blickrichtung in der Medizin einzunehmen – hin zur verstärkten Einbeziehung von Individualität und zur Nutzung des salutogenetischen Potenzials in unseren medizinischen Alltag.

Bereits Paracelsus (1493–1541) sprach vom „inwendigen Arzt", von den einem Menschen individuell innewohnenden Heilungskompetenzen. Seit den 1960er-Jahren rückt der salutogenetische Ansatz mehr und mehr auch in den wissenschaftlichen Fokus. Aaron Antonovsky (1923–1994 ➤ 5.1.4), israelischer Medizinsoziologe und Stressforscher, war mit seinem Salutogenesemodell („sense of coherence", Kohärenzgefühl) einer der Wegbereiter für eine neue Sichtweise in der modernen Medizin [1, 2]. **Kohärenz** (➤ 5.1.4) bedeutet innerer und äußerer Zusammenhalt, Verbundenheit, Stimmigkeit.

MERKE

Das Kohärenzgefühl untergliedert Antonovsky in drei Komponenten.

- Verstehbarkeit: die Fähigkeit, die eigene Umwelt so einzuordnen, dass sie für den Einzelnen verstehbar wird

- Machbarkeit/Handhabbarkeit: das Vertrauen darauf, dass man mit seinen eigenen Ressourcen das Leben bewältigen kann
- Sinnhaftigkeit oder Bedeutsamkeit: das Erkennen des Sinns hinter den eigenen Anstrengungen, seinem Engagement und seinem Leben für das es sich einzusetzen lohnt.

Dieses Kohärenzgefühl bzw. dessen Intensität ist entscheidend für die Stärkung und Protektion unseres Gesundheitspotenzials (➤ 1.4, 2.1–2.6).

- Ein **starkes Kohärenzgefühl** bedeutet, dass uns das Leben als solches sinnvoll erscheint. Das Erleben von Sinnhaftigkeit und von sinngebenden Zusammenhängen gilt nach Antonovsky als einer der wesentlichen gesunderhaltenden Aspekte. Probleme, so z. B. auch Krankheit, sind gewissermaßen Herausforderungen, die zum Leben dazugehören. Unsere eigene Einstellung entscheidet mit, wie wir damit umgehen oder fertig werden. Wir übernehmen somit Verantwortung, reagieren und sind nicht schicksalhaft äußeren Gegebenheiten ausgeliefert.
- Ein **schwaches Kohärenzgefühl** hingegen führt zu einem Gefühl der Ohnmacht, der Hilflosigkeit und der Überforderung mit dem eigenen Leben und seinen Sinn-Zusammenhängen.

MERKE

Basis einer salutogenetischen Orientierung in der Naturheilkunde ist das bewusste, erlebbare und aktive Einbeziehen des Patienten.

Die Achtsamkeit zu einer vermehrten individuellen Ressourcenorientiertheit und die Stärkung eigener Regulationskräfte stehen im Vordergrund. Das individuelle Erleben von Gesundsein und Kranksein ist kein starrer, sondern ein fließender dynamischer Prozess. Es stellt gewissermaßen eine immer wieder neue Balance seelischer, emotionaler, körperlicher, sozialer und geistiger Dimensionen dar. Der durch ein holistisches Denken geprägte Umgang mit dem Patienten und dessen Einbeziehung in die Natur eröffnet jedem Einzelnen zudem leichter die Möglichkeit der Integration in ein „großes Ganzes" und erlaubt, sich selbst und sein Gesund- und Kranksein in einen umfassenderen Sinnzusammenhang zu erleben – ein nach Antonovsky (1993) wesentlicher gesundheitsprotektiver Faktor.

LITERATUR

[1] Antonovsky A: Health, stress and coping: New perspectives on mental and physical well-being. San Francisco: Jossey-Bass, 1979.
[2] Antonovsky A: The structure and properties of the sense of coherence scale. Soc. Sci. Med 1993; 36: 725–733.
[3] Kraft K, Stange R: Lehrbuch Naturheilverfahren. Stuttgart: Hippokrates Verlag. 2010; S 88–89.
[4] Kretschmer E: Körperbau und Charakter. 26. A. Berlin: Springer, 1977.
[5] Lampert H, Waterstradt A: Konstitution und Dyspepsie: Behandlungsrichtlinien für die Praxis. Stuttgart: Hippokrates, 1958.
[6] Rauch E: Lehrbuch der Diagnostik und Therapie nach F. X. Mayr. 3. A. Stuttgart: Stuttgart, 2004.

3

3.4 Evidenzbasierte Medizin in der Naturheilkunde

Karl-Ludwig Resch

3.4.1 Was ist evidenzbasierte Medizin?

Der britische Epidemiologie Archie Cochrane beklagte schon 1972 in einer richtungsweisenden Monografie, dass vieles, was für die ärztliche Entscheidung im Rahmen der Diagnostik und/oder Behandlung eines Patienten bedeutsam sein könnte, nicht herangezogen wird, weil auf die entsprechenden Erkenntnisse nicht zugegriffen werden kann [1]. Anfang der 1990er-Jahre konnte durch umfangreiche Analysen belegt werden, dass auch Lehrbücher und Übersichtsarbeiten dadurch in erheblichem Maße beeinträchtigt sein können [2]. Logische Konsequenz war die Forderung, möglichst alle vorhandenen wissenschaftlichen Erkenntnisse zu einer klinischen Fragestellung zusammenzuführen und in ihrer Gesamtheit zu bewerten – die Evidence-based Medicine (EbM) war geboren.

3.4.2 Hierarchie der Evidenz

Von Anfang an ging es nie darum, Interventionen mit „bewiesener" von solchen mit „nicht bewiesener" Wirksamkeit zu unterscheiden. Vielmehr galt

Tab. 3.4 Stufen der Evidenz (nach www.cochrane.de/de/evidenz-empfehlung)

Evidenzstufe	Merkmale
Stufe Ia	mind. eine Metaanalyse auf Basis methodisch hochwertiger randomisierter, kontrollierter Studie (RCTs)
Stufe Ib	mind. ein ausreichend großer, methodisch hochwertiger RCT
Stufe IIa	mind. eine hochwertige Studie ohne Randomisierung
Stufe IIb	mind. eine hochwertige Studie eines anderen Typs, quasi-experimenteller Studie
Stufe III	mehr als eine methodisch hochwertige nichtexperimentelle Studie
Stufe IV	Meinungen und Überzeugungen von angesehenen Autoritäten (aus klinischer Erfahrung); Expertenkommission; beschreibende Studien

das Interesse dem „gewissenhaften, expliziten und vernünftigen Gebrauch der gegenwärtig bestmöglichen Evidenz bei der Entscheidung über die Behandlung von individuellen Patienten" [3]. Das englische Wort „evidence" hat in diesem Kontext die Beutung von „Anhaltspunkt", „Hinweis" oder „Beleg" etwa im Sinne des Begriffs „Indiz" im juristischen deutschen Sprachgebrauch. Folgerichtig wurden und werden verschiedene Güteklassen von Indizien unterschieden, die wesentlich auf den methodischen Grenzen der jeweiligen Studienformen aufbauen, einen ursächlichen (kausalen) Zusammenhang zwischen Therapie und Effekt identifizieren zu können. Eine richtungsweisende Publikation der staatlichen amerikanischen Agency for Health Care Policy and Research im Jahr 1992 [4] schlug ein vierstufiges System der externen Evidenz vor, das auch zwanzig Jahre später grundsätzlich noch Gültigkeit hat und unter dem Schlagwort „Hierarchie der Evidenz" z. B. auf den Seiten des deutschen Cochrane Centers in Freiburg weiterhin Verwendung findet (➤ Tab. 3.4).

3.4.3 Evidenzbasierung in der Naturheilkunde

Die Naturheilkunde hat in Deutschland nicht nur eine lange Tradition, sie ist essenziell schulmedizinisch verankert (u. a. im Gegenstandskatalog der ärztlichen Ausbildung an den medizinischen Fakultäten), bei vielen Ärzten genuiner Teil des Spektrums der therapeutischen Ansätze und genießt bei den Patienten einen hohen Stellenwert. In anderen Ländern, z. B. den USA, werden mehr oder weniger große Bereiche der Naturheilkunde der sog. *Complementary and Alternative Medicine* (➤ 1.1.2) zugeordnet oder haben bei langer Tradition eine mehr oder weniger starke Prägung innerhalb des jeweiligen Kulturkreises erfahren (z. B. innerhalb des indischen Ayurveda oder der Chinesischen Medizin).

In Europa ist die selbst in einer akademischen Blütezeit in der ersten Hälfte des 20. Jahrhunderts nur sporadische bestandene universitäre Verankerung in den letzten Dekaden dramatisch zurückgegangen. Ohne breite akademische Verankerung fehlen aber die erforderlichen finanziellen wie methodischen Ressourcen, um die Evidenzbasierung unter modernen Kriterien adäquat vorantreiben zu können. Dazu kam ein über einen langen Zeitraum bestehendes Forschungsparadigma, das stark auf einfache Ursache-Wirkungsbeziehungen und spezifische Effekte fokussiert war.

Schließlich können einzelne Bereiche der Medizin ihre Forschungs- und Entwicklungskosten gegenüber den Krankenkassen „einpreisen". Dies gilt v. a. für patentgeschützte Produkte wie z. B. Medikamente oder medizintechnische Geräte. Vielen naturheilkundlichen Verfahren, von der Akupunktur über die Entspannungstechnik bis hin zum Wickel wird dies nicht oder nicht im gleichen Maße zugebilligt. Zudem besteht natürlich ein wesentlich geringerer Incentive zur konkreten finanziellen Investition in die Neu- oder Weiterentwicklung, wenn ein Verfahren de facto nicht schützbar ist. Dann verschafft sich, wer investiert, sogar einen konkreten Nachteil gegenüber konkurrierenden Anbietern.

Ansatzpunkte naturheilkundlicher Forschung

Während es gute Gründe für die Forderung gibt, dass innovative Ansätze in diesem Sinne ihre spezifische Wirksamkeit vor der Zulassung nachweisen müssen (z. B. Arzneimittel, Medizinprodukte, medizintechnische Therapiegeräte), macht es Sinn, bei schon lange praktizierten Therapieverfahren mit entsprechender empirischer Evidenz aus älteren Studien (Stufen III und IV) und praktischen Erfahrungen (Stufe IV) auf dieses Evidenzlevel aufzubauen und primär auf die valide Quantifizierung von Ausmaß bzw. Wahrscheinlichkeit der beobachteten Effekte zu fokussieren. Die methodologischen Ansätze, die den oft „komplexen" Ansatz der Naturheilkunde im Sinne einer vordergründig nicht selten „unspezifisch" erscheinenden, eigentlich aber systemischen Intervention in komplexe Regelkreise (Reiz-Reaktion-Regulation) valide abbildbar machen, stehen in den letzten Jahren z. B. durch die zunehmende Entwicklung klinischer Assessment-Instrumente zur Verfügung [5]. Ihr Stellenwert hat durch neuere Erkenntnisse zu der Problematik der externen Validität nicht weniger der lange dominierenden technisch quantifizierbaren Messparameter (Stichwort „Surrogatparameter" vs. klinischer Endpunkt) kontinuierlich zugenommen [6]. Zudem haben in jüngerer Zeit Disziplinen wie die Psychoneuroimmunologie wichtige, allgemein akzeptierte, gut übertragbare Modellansätze für das Verständnis der Wirkungsmechanismen naturheilkundlicher Interventionen liefern können [7].

Der in den letzten Jahren gerade in den USA massiv sich profilierende Ansatz des CER (Comparative Effectiveness Research) [8], der auf den praktisch-klinischen Erfolg beim Vergleich verschiedener therapeutischer Ansätze fokussiert, kann für die Evidenzbasierung der Naturheilkunde zu einer großen Chance werden.

Praktische Implikationen

Für die praktische Anwendung gilt: Die externe Evidenz aus klinischen Studien ist grundsätzlich ein wichtiges Hilfsmittel in der konkreten klinischen Entscheidungsfindung. Darauf aufbauende Leitlinien können bei der Operationalisierung wertvolle Dienste leisten. Hier gilt es besonders sorgfältig abzuwägen, ob die konkrete klinische Situation die Entscheidung rechtfertigt, einem naturheilkundlichen Ansatz mit ggf. niedriger externer Evidenz den Vorzug zu geben vor einem anderen, besser untersuchten und zuverlässiger als wirksam befundenen Ansatz.

Es gibt aber viele, auch häufige klinische Probleme, für die es insgesamt nur eine bescheidene Evidenz für die Wirksamkeit eines therapeutischen Ansatzes [9] und/oder vage Vorstellungen zur „Natur" des Problems gibt [10]. Dort gilt auch weiterhin eine Feststellung aus den Kindertagen der EBM: *„Evidenzbasierte Medizin beschränkt sich nicht auf randomisierte Studien und Metaanalysen, vielmehr gilt es, die beste externe Evidenz aufzuspüren ..."* Nicht selten landet man dann auf der Ebene der „empirischen Evidenz" aus der klinischen Beobachtung, die bis heute Grundlage vieler Lehrbuchkonzepte in der Naturheilkunde ist.

Der bewusste Umgang mit dieser Erkenntnisebene kommt einerseits direkt den Patienten mit ihren aktuell behandlungsbedürftigen Problemen zugute, andererseits kann daraus das Rationale für eine zeitgemäße naturheilkundliche Forschung entwickelt werden, die die Naturheilkunde mittelfristig dem Ziel einer soliden Evidenzbasierung näher bringt.

Schließlich sollte auch nicht vergessen werden, dass die „externe Evidenz" nur eine Seite einer richtig verstandenen EbM darstellt. Sackett macht deshalb klar [3, 11]:

- *„Die Praxis der EbM bedeutet die Integration individueller klinischer Expertise mit der bestverfügbaren externen Evidenz aus systematischer Forschung."*
- *„Gute Ärzte nutzen sowohl klinische Expertise als auch die beste verfügbare externe Evidenz, da keiner der beiden Faktoren allein ausreicht: Ohne klinische Erfahrung riskiert die ärztliche Praxis durch den bloßen Rückgriff auf die Evidenz „tyrannisiert" zu werden, da selbst exzellente Forschungsergebnisse für den individuellen Patienten nicht anwendbar oder unpassend sein können. Andererseits kann ohne das Einbeziehen aktueller externer Evidenz die ärztliche Praxis zum Nachteil des Patienten leicht veraltetem Wissen folgen."*

LITERATUR

[1] Cochrane AL. Effectiveness and Efficiency: Random Reflections on Health Services. London: Nuffield Provincial Hospitals Trust, 1972.

[2] Antman EM, Lau J, Kupelnick B et al. A comparison of results of meta-analyses of randomized control trials and recommendations of clinical experts. Treatments for myocardial infarction. JAMA. 1992 Jul 8; 268(2): 240–8.

[3] Sackett DL, Rosenberg WMC, Gray JAM et al. Evidence-based medicine: what it is und what it isn't. BMJ 1996; 312: 71–2.

3

[4] Acute Pain Management Guideline Panel. Acute Pain Management: Operative or Medical Procedures and Trauma. AHCPR Clinical Practice Guidelines, No. 1. Rockville (MD): Agency for Health Care Policy and Research (AHCPR); February 1992. Report No.: 92–0032.

[5] Craig P, Dieppe P, Macintyre S et al. Developing and evaluating complex interventions: the new Medical Research Council guidance. BMJ. 2008 Sep 29; 337: a1655.

[6] Clancy CM, John M. Eisenberg JM. Outcomes research: measuring the end results of health care. Science 1998; 282: 245–6.

[7] Kiecolt-Glaser JK. Stress, food, and inflammation: psychoneuroimmunology and nutrition at the cutting edge. Psychosom Med 2010 May; 72(4): 365–9.

[8] Federal Coordinating Council for Comparative Effectiveness Research. Report to the President and the Congress. US Department of Health and Human Services. June 30, 2009 (verfügbar unter: http://www.hhs.gov/recovery/programs/cer/cerannualrpt.pdf).

[9] Resch KL. Wenn die Therapie die Prognose nicht beeinflusst … Forsch Komplementärmed 2007; 14: 200–1.

[10] Sharpe M, Carson A. "Unexplained" somatic symptoms, functional syndromes, and somatization: Do we need a paradigm shift? Ann Intern Med. 2001; 134: 926–30.

[11] Perleth M. Ergänzte, überarbeitete Version von Evidence-based medicine: What it is and what it isn't. (Brit med J. 1996; 312: 71–72). Münch med Wschr. 1997; 139: 644–645.

II Naturheilkundliche Diagnostik und Therapieverfahren

KAPITEL

4 Naturheilkundliche Diagnostik

Hans-Jörg Ohlert

4.1 Stellenwert naturheilkundlicher Diagnostik

Naturheilverfahren regen durch Applikation verabreichter Reize körpereigene Ordnungs- und Heilkräfte zur Gesundung an. Art, Dauer, Häufigkeit und Intensität dieser Behandlungen hängen grundsätzlich von der (psycho-)somatischen Diagnose ab. Besonders wichtig ist jedoch die Ausweitung der Diagnostik auf die Reagibilität des zu Behandelnden. So kann der Erfolg selbst bei richtiger Diagnose und richtiger Wahl des Naturheilverfahrens ausbleiben, wenn die Intensität des Reizes nicht an den jeweiligen Zustand des Organismus angepasst wird.

Je nach Krankheitsbild kann durch Anamnese und körperliche Untersuchung die richtige Diagnose in der Regel gestellt werden. Bei Bedarf schließen sich dann möglichst spezifische Tests, Laboruntersuchungen und bildgebende Verfahren zur Verifizierung der Diagnose an.

4.2 Spezifische naturheilkundliche Aspekte

Patienten, die naturheilkundlichen Rat suchen, haben häufig konventionelle diagnostische und therapeutische Verfahren hinter sich, jedoch ohne subjektiv befriedigenden Erfolg („keiner konnte mir bisher helfen – Sie sind meine letzte Hoffnung"). Unabhängig davon, ob es sich z. B. um chronische Erkrankungen, Schmerzen, abdominelle Beschwerden, Schlafstörungen oder verschiedene Befindlichkeitsstörungen handelt, kann nahezu immer eine psychische Komponente angenommen werden: Entweder liegt eine bisher nicht erkannte Psychosomatose vor, oder die chronischen primär somatischen Beschwerden haben psychische Auswirkungen z. B. in Form eines Gefühls der Aussichtslosigkeit oder einer depressiven Verstimmung.

Um diesem Sachverhalt gerecht zu werden, spielt der Faktor Zeit bei der naturheilkundlichen Anamneseerhebung eine bedeutende Rolle. Der Patient sollte seine Beschwerden ohne Zeitdruck berichten und die mitgebrachten Unterlagen darstellen können.

Neben diesem informativen Charakter des ersten Kontaktes ist allerdings der therapeutische Effekt nicht zu unterschätzen („Endlich hat mir mal jemand zugehört – jetzt fühle ich mich schon besser – Sie haben mir sehr geholfen"). Empathie, Mitgefühl (nicht Mitleid) und den Patienten mit seinen Beschwerden ernst nehmen sind sehr wichtige Bausteine zur Vertrauensbildung innerhalb der Arzt-Patient-Beziehung.

4.2.1 Allgemeine Fragen und Untersuchungen

Man kann zunächst nach dem Motto „häufige Krankheiten sind häufige und seltene Krankheiten sind selten" vorgehen. Unter den häufigen Krankheiten finden sich die typischen Zivilisationskrankheiten, wie z. B. Bluthochdruck, Diabetes mellitus und Arteriosklerose, die insbesondere mit einer ungesunden Lebensweise (Fehlernährung, Nikotinkonsum, Bewegungsmangel) im Zusammenhang stehen. In der Studie der DKV und des *Zentrums für Gesundheit der Deutschen Sporthochschule Köln* „Wie gesund lebt Deutschland? (2010)" wurden 2.509 Personen nach Folgendem befragt:

- körperliche Aktivität
- Qualität der Ernährung
- Nikotinkonsum
- Alkoholkonsum
- persönlichem Stressempfinden sowie Stressvermeidungsstrategien

Von den befragten Personen (18– >65 Jahre) erfüllten nur 13,9 % der Gefragten **alle** Kriterien (17,9 %

der Frauen, 9,6 % der Männer), d. h. 86 % könnten nur durch Änderung des Lebensstils gesünder leben.

4.2.2 Zusätzliche naturheilkundliche Aspekte

Therapeutisch und präventiv können hier die klassischen Naturheilverfahren sehr gut als umfassendes Konzept eingesetzt werden und eignen sich daher im Bezug auf die naturheilkundliche Diagnostik als Struktur der Befragung und Untersuchung. Dabei ergeben sich bereits gezielte Hinweise auf die Gestaltung des Behandlungskonzepts.

Aspekte der Bewegungstherapie: körperlicher Trainings- und Funktionszustand

Es ergeben sich Hinweise auf Art, Frequenz und Dauer der Bewegungs- und Trainingstherapie sowie der gezielten Krankengymnastik. Eine genauere Beurteilung der Belastbarkeit und des Trainingserfolges kann man durch Belastungs-EKG oder Spiroergometrie erhalten.

Anamnese

- **Bewegungsprofil, Belastbarkeit:** Gibt es eine Abweichung von der Empfehlung der WHO (moderate Bewegung 5 ×/Woche für 30 Min., davon 10 Min. ohne Unterbrechung)? Ist Treppen-/Steigungengehen möglich? Gehstrecke (Spaziergänge möglich?)
- **funktionelle Beweglichkeit:** Aktivitäten des täglichen Lebens wie Kleidungswechsel, Körperpflege eingeschränkt?
- **Kreislaufregulation:** Schwindel?, Orthostase?, Dyspnoe?

Untersuchung

- Körperhaltung, Konstitution (s. u.)
- Muskulatur, Kraftgrade (z. B. Kniebeugen, Liegestützen)
- Beweglichkeit (Kniebeugen, Finger-Boden-Abstand, Schürzen-, Nackengriff)
- Koordination (Finger-Nase-, Knie-Hackenversuch)
- Gleichgewicht (Einbeinstand, Gangbild)
- Blutdruck, Puls, Schellong-Test, Gefäßstatus

Aspekte der Ernährungstherapie: Ernährungszustand

Es ergeben sich Hinweise auf entsprechende Diäten zur Gewichtsnormalisierung und zur Behebung von nahrungsbedingten Mangelzuständen. Laboruntersuchungen (z. B. Vitamine) und Tests (z. B. Lactosetoleranz) decken Nährstoffmängel bzw. Unverträglichkeiten auf.

Anamnese

- Ernährungsanalyse: Gibt es eine Abweichung von der Empfehlung der *Deutschen Gesellschaft für Ernährung?* Vollwertige Ernährung mit Gemüse und Obst (5 Portionen/Tag), Fisch, wenig Fleisch, wenig Süßigkeiten und Knabbereien. Die Mahlzeiten sollen regelmäßig und ohne Eile eingenommen werden.
- Gewichtszunahme oder -abnahme in welcher Zeit?
- Unverträglichkeiten, Allergien?
- Stuhlgang (Obstipation?, Durchfälle?, Meteorismus?)

Untersuchung

- Gewicht, Taillen- und Hüftumfang, BMI
- Art der Fettverteilung (android oder gynoid?)
- Haut (Kolorit?, Trophik?)
- Fingernägel (brüchig?)

Aspekte der Hydro- und Thermotherapie: thermischer Trainingszustand

Es ergeben sich Hinweise auf die Reizstärke der Kalt- oder Warmanwendungen. Zur Verbesserung des thermischen Trainingszustands („Abhärtung") wird die Reizstärke bei regelmäßigen Anwendungen in Abhängigkeit von der Adaptation des Patienten gesteigert. Dabei gilt das Prinzip der Reizabstufung: so viel wie nötig und so wenig wie möglich.

Anamnese

- wärme- oder kälteempfindlich?
- regelmäßig Kaltwasseranwendungen oder „Warmduscher"?
- regelmäßig Sauna?
- regelmäßig Aufenthalt im Freien/Spaziergänge?
- häufig Infekte?

Untersuchung

Eine spezielle Untersuchung der thermischen Reagibilität wird im Praxisalltag eher nicht durchgeführt. Die Befragung des Patienten und die Rücksprache mit dem Therapeuten geben entsprechende Hinweise.

Historisch interessant ist, dass Vincenz Prießnitz (1799–1851) die Hautrötung als lokale Reaktion auf kaltes Wasser als Testmittel verwendete, um zu erkennen, ob ein Patient für seine Behandlungen („Gräfenberger-Kur") geeignet sei. Blieb die Hautrötung nach Eintauchen in kaltes Wasser aus, wurde er von der Behandlung ausgeschlossen oder durfte nur sehr vorsichtig gebadet werden. Auch Pfarrer Kneipp (1821–1897) wusste durch seine Erfahrungen zunehmend besser Bescheid, bei welchem Patient er welche Reizstärke anwenden durfte.

Aspekte der Ordnungstherapie: psychovegetativer Zustand

Auch gegenwärtige Therapiemodelle, wie z. B. die Work-Life-Balance oder die Mind-body-Medizin (➤ 5.1) betonen die Bedeutung von Interaktionen zwischen Körper-Geist-Seele und der Notwendigkeit deren Ausgeglichenheit für die funktionale Gesundheit. Die Anamnese bezüglich Stressoren sowie die Untersuchung des vegetativen Nervensystems sind daher besonders wichtig.

Aus der Anamnese und Untersuchung ergeben sich Hinweise auf die Gestaltung und Gewichtung aktiver und passiver Verfahren unter besonderer Berücksichtigung somatopsychischer Effekte sowie evtl. Entwöhnungsmaßnahmen. Psychovegetative Auswirkungen können weiterführend durch Biofeedbackverfahren deutlich gemacht werden (Reaktion von Puls-, Atemfrequenz, Muskeltonus, Hautwiderstand auf Stress).

Exploration

- vegetatives System: Schlaf, Appetit, Durst, Schwitzen, Frieren, Stuhlgang, Miktion, Reizhusten, Juckreiz, Vita sexualis (Libido, Potenz)
- Noxen: Alkoholkonsum, Nikotinkonsum, Cannabis usw.
- Befindlichkeit und Stimmung: müde, traurig, antriebsarm oder wach, ausgeglichen, optimistisch
- Stressoren: privates Umfeld, Arbeitsplatz, mit sich selbst und dabei jeweils gefühlte körperliche Reaktionen und Befindlichkeit
- Ausgleichsmöglichkeiten: Hobbys, Sport, Kultur
- zukunftsgerichtete Planungen: beruflich, privat

Untersuchung

Untersucht wird die vegetative Symptomatik, z. B. kühle schwitzige Hände und Füße, Tremor, Pupillenweite (z. B. Mydriasis bei erhöhtem Sympathikotonus), die vermehrte Peristaltik, Dermografismus ruber, flache, eher thorakale Atmung, Pulsfrequenz erhöht oder erniedrigt.

Aspekte der Konstitutionstherapie: Konstitution

Bei der ersten Begegnung von Patient und Arzt kommt es zur gegenseitigen Wahrnehmung von Körperhaltung, Gestik, Mimik und anderen Sinneseindrücken wie Geruch, Ausdruck der Stimme und Kraft des Händedrucks. Ärztlicherseits beginnt bereits die Suche nach der Diagnose in dem neben den genannten Körpersignalen auch Faktoren wie Alter, Geschlecht und ethnische Herkunft miteinbezogen werden.

- Unter **Konstitution** des Patienten versteht man in diesem Zusammenhang seine angeborenen Eigenschaften oder Erbanlage (die gegenwärtigen wissenschaftlichen Erkenntnisse der Epigenetik führen mittlerweile zu einer differenzierteren Betrachtungsweise).
- Als **Disposition** beschreibt man die Anfälligkeit durch bestimmte Reize zu erkranken, wobei das

schwächste Organ betroffen ist (Locus minoris resistentiae).
- Die entsprechenden Manifestationen der spezifischen Organsysteme bezeichnet man als **Diathese** (z. B. allergische Diathese, hämorrhagische Diathese).

Aufgrund der Konstitution können sich Hinweise für Diagnostik und Therapie ergeben, die aber nicht beweisende Bedeutung haben und immer kritisch hinterfragt werden müssen.

Die Zuordnung von Phänotypen zu bestimmten Symptomen oder Krankheiten mit entsprechenden spezifischen Therapieansätzen findet sich bereits bei Hippokrates, der dabei die Säftelehre zugrunde legte. Er beschrieb den schlanken und blassen *Habitus phtisicus* und den gedrungenen *Habitus apoplecticus* mit gerötetem Gesicht und kurzem Hals. Aschner [1, 2] legte verschiedene Aspekte der Konstitutionsdiagnostik zugrunde, u. a. den des Temperaments:
- **Phlegmatiker** (phlegma: Schleim): oberflächig, Schlaffheit der Gewebe, Neigung zu Adipositas
- **Melancholiker** (melanchol: Schwarzgalle): traurig, depressiv, trockene, blasse Haut, Neigung zu Hypochondrie
- **Choleriker** (chol: Galle): zornig, gedrungener Habitus
- **Sanguiniker** (sanguis: Blut): fröhlich, schlanker Habitus, gut durchblutet

PRAXISTIPP

Die von Kretschmer [4] beschriebenen Konstitutionstypen (➤ 3.2.2) unterscheiden sich hinsichtlich Körperbau, psychischen Auffälligkeiten und anzuwendenden Therapieverfahren:

Leptosomer Typ (asthenisch)
- Habitus: groß, schlank, schmales Gesicht
- Symptome: müde, depressiv, hypoton, infektanfällig, wetterfühlig, Varikosis
- naturheilkundliche Therapieverfahren: gut verträgliche Vollwertkost, Hydrotherapie mit geringer Reizstärke unter Beachtung der Kreislaufreaktion (Orthostase möglich), Gymnastik

Pyknischer Typ (stehnisch)
- Habitus: mittelgroß, gedrungen, breites Gesicht, kurzer Hals
- Symptome: arterielle Hypertonie, Fettstoffwechselstörung, Typ-2-Diabetes, KHK, Arthrose, Abszesse, Infekte
- naturheilkundliche Therapieverfahren: überwiegend vegetarische Kost, entspannende Verfahren zur Sympathikusdämpfung, körperliches Training unter Beachtung des Blutdrucks

Athletischer Typ
- Habitus: muskulös
- Symptome: Wirbelsäulensyndrom, Insertionstendopathien, Muskel-, Sehnenzerrungen
- naturheilkundliche Therapieverfahren: überwiegend vegetarische Kost, muskelentspannende Verfahren, Haltungsschulung und Gelenkschutzberatung

4.2.3 Symptombezogen Fragen und Untersuchungen

Die ausführliche Anamnese zeigt dem Patienten, dass er mit seinen Beschwerden ernst genommen wird, sie hat zudem differenzialdiagnostische Bedeutung.

Aus der Anamnese und Untersuchung ergeben sich Hinweise, ob es sich um einen lokal verursachten, fortgeleiteten oder übertragenen Schmerz handelt. Bei unauffälligen Organbefunden ergibt sich die Indikation zur psychosomatischen Diagnostik.

Anamnese

- Was: z. B. schmerzhafte Beschwerden, Befindlichkeitsstörung, Krankheitsgefühl
- Ort der Beschwerden: lokal mit/ohne Ausstrahlung
- Intensität der Beschwerden: visuelle Analogskala 1–10
- Schmerzqualität: dumpf, stechend, krampfartig, brennend
- seit wann: akut, chronisch, chronisch rezidivierend
- wann: tages-, jahreszeitliches Maximum
- wie oft: pro Tag, Woche, Monat
- wie lange: Sekunden, Minuten, Stunden
- in welchem Zusammenhang: heben, tragen, sitzen, bei Stress?
- verstärkende oder vermindernde Faktoren: Wärme, Kälte, Körperhaltung, Entspannung, Wochenende, Arbeitszeit

Untersuchung (Beispiel Schmerz)

- lokal:
  - Schmerzort: Schwellung, Überwärmung, Rötung, Druckschmerz, Verschiebeschmerz
  - Gewebe: Muskel, Sehnenscheide, -ansatz, Gelenkkapsel, Schleimbeutel, Periost
- übergeordnet (unter Berücksichtigung neuronaler Zusammenhänge):
  - Dermatome
  - Myotome
  - Sklerotome
  - Head-Zonen

Psychosomatische Zielorgane

- Bewegungsapparat: schmerzhafte Verspannungen der Schulter-, Nacken- und paralumbalen Muskulatur
- Herz, Kreislauf: Schmerzen, Herzklopfen, Rhythmusstörungen, Schwindel
- Kopf: Schmerzen, Migräne, Tinnitus
- Lunge: Atemnot, Husten
- Magen-Darm-System: Schmerzen, Übelkeit, Durchfälle, Erbrechen
- Urogenitalsystem: Reizblase, Miktionsstörungen

LITERATUR

[1] Aschner B. Lehrbuch der Konstitutionstherapie. 7. A. Stuttgart: Hippokrates, 1953.
[2] Aschner B. Befreiung der Medizin vom Dogma. Heidelberg: Haug, 1962.
[3] Kotsirilos V, Vietta L, Sali A. A Guide to Evidence-based Integrative and Complementary Medicine. Chatswood: Elsevier, 2011.
[4] Kretschmer E. Körperbau und Charakter. 26. A. Berlin: Springer, 1977.
[5] Micozzi M. Fundamentals of Complementary and Alternative Medicine. 4th ed. Oxford: Elsevier 2011.

KAPITEL

5 Klassische Naturheilverfahren

5.1 Ordnungstherapie: Grundlage ärztlichen Handelns

Anna Paul, Nils Altner, Gustav Dobos

5.1.1 Grundlagen

In der Literatur werden mit dem Begriff Ordnungstherapie sehr unterschiedliche Modelle und Methoden benannt. Diese verschiedenen Konzepte verbindet ein Grundverständnis: Die Ordnungstherapie im naturheilkundlichen Kontext versucht, kranke Menschen in ihrer Ganzheit zu sehen und zu behandeln. Hauptziel aller Interventionen ist die Aktivierung ihrer Selbstregulationsfähigkeit und damit der Selbstheilungskräfte. Dies entspricht dem durch die WHO definierten Gesundheitsbegriff mit der Forderung „*… allen Menschen ein höheres Maß an Selbstbestimmung zu ermöglichen und sie damit zur Stärkung ihrer Gesundheit zu befähigen, um ein umfassendes körperliches, seelisches und soziales Wohlbefinden zu erlangen …*".

Historische Aspekte

Liest man in Schriften der antiken Medizin, wie z. B. in der „Diaita-Lehre" des Hippokrates (Hippokrates von Kos, 460–377 v. Chr.), findet man dort schon die Inhalte der heutigen Ordnungstherapie beschrieben. Bereits vor über 2.000 Jahren wurde *„die Anleitung zur gesunden Lebensführung"* als wichtiger Teil einer medizinischen Behandlung gesehen. Unter **„Diaita"** verstand Hippokrates nicht nur diätetische Maßnahmen im Sinn von Ernährungsratschlägen, sondern die **gesamte Lebensweise** des Menschen.

Diaita als gesunderhaltende Alltagskultur

Die Ordnung und Ausgewogenheit wichtiger Lebensbereiche wird als Grundlage für Gesundheit und Heilung gesehen. Als bedeutsam sind die folgenden Lebensbereiche beschrieben:

- Licht und Luft
- Essen und Trinken
- Bewegung und Ruhe
- Schlafen und Wachen
- Ausscheidungen
- Gemütsbewegungen

Aus dieser Betrachtung entstand ein Entwurf einer Lebensphilosophie, die sich als menschliche Lehre des Leibes verstand und letztlich auf eine Kultur des Alltags zielte. Die Regelkreise zur gesunden Lebensführung wurden als vernetztes System verstanden, das nur im Ensemble wirkte.

Gesundheitsbildung betraf zum einen die Kultivierung des persönlichen Lebensstils (**diaita privata**), welcher gleichzeitig in allen Punkten auf die öffentliche Gesundheitspflege (**diaita publica**) übergreift und sich in kleinen, überschaubaren Gemeinschaften (**diaita communis**) umsetzen lässt. *„Wenn ein Mensch Gesundheit sucht, dann frage ihn erst, ob er bereit ist, künftig auch die Ursachen seiner Krankheit zu beseitigen. Nur wenn er dies bejaht, darfst Du ihm helfen."* (*Hippokrates von Kos*)

In die heutige Zeit und in das zentrale Anliegen der europäischen Naturheilkunde übersetzt, geht es im Prinzip der Selbstregulation immer um die Stärkung der individuellen Gesundheitsressourcen durch Anregung und Unterstützung der natürlichen Regulations- und Abwehrkräfte. Dies beruht auf der Beobachtung, dass der Organismus über Selbstheilungskräfte verfügt, die durch tägliche Entscheidungen, z. B. im Hinblick auf Ernährung, Bewegung, Arbeitspensum und Erholung sowie auf die Gestaltung der sozialen Kontakte, behindert oder unterstützt werden können. Diese Entscheidungen sind immer im Kontext des Lebensstils, des sozialen Umfeldes und der Kultur, in der ein Mensch lebt, zu betrachten.

Seit der Industrialisierung im 19. und 20. Jahrhundert bestimmen zunehmend die Vorgaben der

Arbeits- und Kulturwelt die Lebensgestaltung der Menschen und verdrängten den Einfluss natürlicher Rhythmen. Dieser Prozess ist so weit internalisiert, dass viele Menschen im Laufe ihrer Enkulturation die Wahrnehmung für ein natürliches, d.h. gesundes Maß an Belastung und Erholung, an Menge und Qualität ihrer Nahrung oder an körperlicher Aktivität verloren haben.

MERKE

Ordnungstherapeutische Interventionen zielen auf die Wiedererlangung des Gespürs für die natürlichen Bedürfnisse des eigenen Organismus sowie auf die Vermittlung von Strategien für die Gestaltung des Lebens(stils) unter Berücksichtigung dieser ordnenden Prinzipien.

Ordnungstherapie als eigenständiger Begriff

Der Begriff der Ordnungstherapie entstammt der europäischen Naturheilkunde, die sich, wie andere Reformbewegungen auch, zur Zeit der industriellen Revolution zu Systemen und Schulen formierte. Für den Seelsorger Sebastian Kneipp war das Wiedererlangen und der Erhalt von „Ordnung" im Leben ein zentrales Thema für Therapie und Gesunderhalt. Ihm ging es zum einen um ein harmonisches Verhältnis von Geist und Körper. *„Erst als man den Zustand ihrer Seelen kannte, und da Ordnung hineinbrachte, ging es mit den körperlichen Leiden auch besser".* Außerdem stand für ihn außer Frage, dass es dazu immer wieder des rechten Maßes bedurfte *„Im Maß liegt die Ordnung, jedes Zuviel und jedes Zuwenig setzt an Stelle von Gesundheit Krankheit". Konkret hieß das für Kneipp „Untätigkeit schwächt, Übung stärkt, Überlastung schadet".* Die Befähigung zu einer geordneten Lebensführung, die die geistigen und körperlichen Aspekte des Menschseins gleichermaßen beachtet und die im Alltag maßvolle Entscheidungen trifft, stand für Kneipp im Zentrum seines Therapiekonzepts. Die Patienten sollten zu Experten ihres Lebens werden. Ganz im Sinne der Aufklärung war der aktive, selbstverantwortliche Mensch das Idealbild. Und Gesundheit wurde gewissermaßen zum Projekt in eigener Sache, das es ein Leben lang zu verfolgen galt. Franz Kleinschrod, einer der ersten Kneippärzte beschrieb erstmals 1921, 24 Jahre nach Kneipps Tod, die drei Säulen der Kneipp-Lehre als „Abhärtung und Arbeit", „richtige Ernährung" sowie „die richtige geistig-seelische Einwirkung auf den Leib".

Maximilian Bircher-Benner führte dann 1938 den Begriff der Ordnungstherapie ein und bezeichnete damit die Gesamtheit seiner Gesundheitslehre. Diese beruhte v.a. auf seiner speziellen Ernährungstherapie auf der Basis von Rohkost in Kombination mit physikalischen Heilmethoden wie etwa Wasseranwendungen. Der Kneipparzt J. H. Kaiser übernahm den Begriff für seine Weiterentwicklung des Säulenmodells von Kleinschrod. Ordnungstherapie wird von Kaiser als therapeutisches Verfahren verstanden und neben bzw. als übergeordnetes Prinzip über die übrigen Therapiesäulen gestellt. Diese bezieht sich auf den Tagesablauf, auf angemessene Ernährung, Bewegung und Entspannung bezieht aber auch das soziale Eingebundensein, Gefühle, Gedanken, Werte, Lebensziele bis hin zu spirituellen Fragen mit ein.

Aufgaben und Ziele heute

Der ganzheitliche Ansatz der Ordnungstherapie und das Erkennen, dass zur Sicherung eines nachhaltigen Therapieerfolgs immer eine **Lebensstilmodifikation** gehört, führte seit den 1980er-Jahren v.a. in Reha-Kliniken, wie z.B. in der vormals von Prof. Volger geleiteten Klinik Bad Wörishofen der DRV Schwaben, zur interdisziplinären Zusammenarbeit mit Psychologen, Ärzten, Sozialarbeitern, Ernährungsberatern, Sportpädagogen, Ergotherapeuten und besonders geschultem Pflegepersonal.

Zusätzlich zum ärztlichen Aufnahmegespräch fand je nach Bedarf ein gesondertes Vorgespräch mit einem Psychologen statt. Die Therapieangebote waren und sind modular aufgebaut. Zur Förderung der Regulationsfähigkeit werden u.a. Biofeedback sowie z.B. spezielle Atemübungen und v.a. das Singen eingesetzt, das sich laut Volger sehr gut zur psychischen Stabilisierung bei Patienten, z.B. nach Herzinfarkt, Herzoperationen oder Transplantationen eignet. Seit 1992 wird die Verpflegung nach den Prinzipien der mediterranen Kost bereitet. Spirituelle Aspekte von Heilung werden ebenso berücksichtigt wie Achtsamkeits- und Sensitivitätsangebote, bei denen es um die Schulung einer bewussten Wahrnehmung und um das Finden kleiner Glücksmomente im Alltag geht.

Strukturiertes Gesundheitstraining nach Melchart

Die **Stärkung** der **Eigenaktivität der Patienten** als Partner in der ordnungstherapeutischen Behandlung mit dem Ziel der Lebensstiländerung wurde etwa ab Mitte der 1980er-Jahre durch Prof. Melchart (Münchener Modell, heute Kompetenzzentrum für Komplementärmedizin und Naturheilkunde an der TU München) in den Fokus gerückt. Der von Melchart und seinem Expertenteam entwickelte Ansatz sieht die Ordnungstherapie als gesundheitspädagogisches Konzept, das in einem strukturierten Gesundheitstraining umgesetzt wird. Dieses orientiert sich an den „Regelkreisen der vernünftigen Lebensführung" nach Schipperges [15]:

- Ernährung und ihre Prinzipien
- Lebensraum und seine Gestaltung
- Alltag und seine Ordnung
- Kräftehaushalt und sein Ausgleich
- Körper und seine Pflege
- Gefühlsleben und seine Dynamik

Die Schulung soll nicht mit „erhobenem Zeigefinger" durchgeführt werden, sondern durch Vorbild und Information die Erkenntnis vermitteln, dass gesündere Verhaltensweisen langfristig „nicht Lustverzicht, sondern Lustgewinn", also eine Steigerung der Lebensqualität bedeuten. Dieser Ansatz setzt weniger auf eine fachbezogene Behandlung durch Spezialisten für die verschiedenen Lebensbereiche, sondern auf eine fachübergreifende und daher integrierte Begleitung des therapeutischen Prozesses. Die ist v. a. durch Generalisten zu leisten. Von ihrer Grundausbildung sind diese Generalisten z. B. Oekotrophologen, Sportpädagogen, Psychologen, Sozialpädagogen, Pädagogen und Ärzte, die sich in speziellen Weiterbildungen zum Fachreferenten für Gesundheitstraining qualifiziert haben. Inhalte des strukturierten Gesundheitstrainings sind:

- Entspannung und Stressreduktion
- Ernährung
- Bewegung
- Gesundheitspraxis im Alltag
- Selbsthilfestrategien

MERKE

Im Mittelpunkt der Schulung steht das naturheilkundliche Übungsprinzip, um eine Verhaltensänderung zu initiieren. Durch Bewusstwerden von Zusammenhängen zwischen Verhalten und Gesundheit und durch aktives Einüben von neuen Verhaltensweisen sollen gesundheitsförderliche Verhaltensweisen in den Alltag integriert werden.

Mit diesem gesundheitspädagogischen Konzept werden seit 1996 internistische Patienten in der Ambulanz für Naturheilkunde des Klinikums rechts der Isar behandelt. Hauptindikationen sind Herz-Kreislauf-Erkrankungen, Bluthochdruck, Diabetes, Fettstoffwechselstörungen, chronische Atemwegserkrankungen, Osteoporose, chronische Rückenschmerzen und Krebserkrankungen. Seit 2002 gibt es eine Tagesklinik, derzeit mit dem Schwerpunkt auf der Versorgung von Patienten mit Krebserkrankungen. Dieses Konzept wurde in verschiedenen klinischen und rehabilitativen Settings erprobt und bildet inzwischen auch an anderen Kliniken so u. a. an der *Klinik für Naturheilkunde und Integrative Medizin der Kliniken Essen-Mitte,* am *Immanuel-Krankenhaus* in Berlin sowie den angeschlossenen Stiftungs-Lehrstühlen für Naturheilkunde in Essen und Berlin die Basis der ordnungstherapeutischen Arbeit.

Mind-Body-Medizin

In den 1970er- und 80er-Jahren wurden in den USA Therapiekonzepte in der Verhaltensmedizin entwickelt, die zum Teil der modernen Ordnungstherapie entsprechen bzw. diese ergänzen. Zu den Gemeinsamkeiten gehören ein ganzheitliches Menschenbild (bio-psycho-sozial-spirituell) sowie der salutogenetische d. h. ressourcenorientierte Behandlungsansatz. Die Konzepte wurden in den 1990er-Jahren von den *National Institutes of Health in Washington D. C.* unter dem Begriff Mind-Body-Medicine zusammengefasst und definiert.

MERKE

Die Mind-Body-Medizin konzentriert sich, ähnlich wie die Ordnungstherapie, auf das Zusammenspiel von Geist, Psyche, Körper und Verhalten und darauf, wie emotionale, mentale, soziale, spirituelle und verhaltensmäßige Faktoren unmittelbar die Gesundheit beeinflussen. Da insbesondere Stressbelastungen im Zusammenhang mit

5

unzureichenden Bewältigungsressourcen gesehen werden, zielen mind-body-medizinische Interventionen immer auf die Förderung von Bewältigungs- und Gesundheitsressourcen.

Als Mind-Body-Methoden nennt das NIH Interventionsstrategien wie Entspannungstechniken, Vorstellungsübungen, Meditation, Yoga, Tai Chi, Qigong, kognitiv-behaviorale Techniken, Gruppenunterstützung, autogenes Training und Spiritualität [18].

Verhaltensmedizinische Ansätze

Die Ursprünge der Mind-Body-Medizin sind in den verhaltensmedizinischen Testlabors amerikanischer Universitäten zu finden. So untersuchte **Walter Cannon** in den 1920er-Jahren an der Harvard University den Zusammenhang von Stress und neuroendokrinen Vorgängen und bezeichnete die akute Stressreaktion des Körpers in Gefahrensituationen als „Fight or Flight Response". Auch der Begriff der „Homöostase", der Fähigkeit des Körpers, auf Reize zu reagieren, geht auf Walter Cannon zurück. **Hans Selye** entwickelte in den 1930er- bis 50er-Jahren in Montreal eine physiologische Stresstheorie, in der er die „unspezifische Reaktion des Körpers auf jede Form von Anforderung" als „allgemeines Adaptionssyndrom" beschrieb. In den 1960er-Jahren erkannte **Richard Lazarus,** dass der Verlauf einer Stressreaktion davon abhängt, wie eine Person eine Anforderung subjektiv bewertet und ob sie der Ansicht ist, dass ihr für die Bewältigung ausreichend eigene Ressourcen zur Verfügung stehen.

STUDIEN

Im Gegensatz zur naturheilkundlichen Ordnungstherapie, für deren Wirksamkeit bis in die 1990er-Jahre kaum wissenschaftlich akzeptierte Nachweise existierten, sind mind-body-medizinische Interventionen in den USA seit den 1970er-Jahren systematisch beforscht worden. Zu den Anwendungsbereichen und Indikationen, bei denen eine metaanalytisch nachgewiesene Evidenz für die Wirksamkeit der Einbeziehung von Mind-Body-Methoden vorliegt, gehören [9]:

- Bluthochdruck
- Rehabilitation bei Herz-Kreislauf-Erkrankungen
- onkologische Erkrankungen
- Inkontinenz
- Vorbereitung vor chirurgischen Eingriffen
- Schlafstörungen
- Kopfschmerz
- chronische Rückenschmerzen (LWS)
- Arthritis

Mind-Body-medizinische Interventionen sind mittlerweile in verschiedenen Leitlinien für die Behandlung von Brustkrebs, Colitis ulcerosa sowie Reizdarm verankert. Die Diversität in Methoden, Studiendesigns und Outcome-Variablen erschwert teilweise eine endgültige Einschätzung der Wirksamkeit, wobei zu prüfen bleibt, ob es in jedem Fall sinnvoll ist, die in der Pharmaforschung entwickelten Evidenzkriterien wie z. B. Verbindung auf Lebensstilinterventionen zu übertragen [16].

Psychoneuro(endokrino)immunologie

Eng mit der Entwicklung der Mind-Body-Medizin verbunden ist die Erforschung der Verbindungen zwischen Psyche, Nervensystem, hormonellen Vorgängen und dem Immunsystem, der sich die Psychoneuro(endokrino)immunologie widmet. Mitte der 1970er-Jahre begann Rober Ader (University of Rochester) in Kooperation mit Nicolas Cohen, die Zusammenhänge von Psyche und Bewusstsein systematisch zu untersuchen. Er hatte in Tierexperimenten entdeckt, dass die immunsuppressive Wirkung eines Medikaments, das gleichzeitig mit Saccharin verabreicht wurde, durch die weitere ausschließliche Gabe von Saccharin erzielt wurde. Diese Erkenntnis über die Konditionierbarkeit der Immunreaktion erweckte das Interesse an den Interaktionen von Bewusstsein und Immunsystem und trug zudem zur frühen Placeboforschung bei. Für die mind-body-medizinische Praxis sind v. a. diejenigen Erkenntnisse relevant, die sich mit den kognitiven, hormonellen und immunologischen Aspekten der Stressexposition beschäftigen. Abgeleitet werden ordnungstherapeutische Interventionen, die Stressbewältigung, Spannungsregulation und insbesondere Entspannung fördern und damit die Immunkompetenz stärken.

5.1.2 Programme der Mind-Body-Medizin

Benson-Programm

Wegweisend für die Etablierung der Mind-Body-Medizin waren die Arbeiten des Kardiologen **Herbert Benson,** der ausgehend von den Erkenntnissen zu Stress und stressbedingten Erkrankungen in den frühen 1970er-Jahren an der *Harvard University* untersuchte, wie sich der Bluthochdruck durch Biofeedback – durch das Bewusstmachen der Blutdruckveränderung mit technischen Hilfsmitteln – regulieren lässt. Er fand heraus, dass meditative Verfahren mindestens genau so effektiv sind und ohne technische Geräte auskommen. Benson prägte den Begriff der **„Relaxation Response"** als Gegenfunktion zur „Fight or Flight Response" [5] und beschrieb damit, wie sich im Alltag stressinduzierte Veränderungen des Organismus ausgleichen oder abpuffern lassen. Er gründete an der Harvard University ein *Institute for Mind-Body-Medicine,* das sich der Forschung, Therapie und Lehre auf dem Gebiet der Mind-Body-Medizin widmet. Seit einigen Jahren firmiert es unter dem Namen *Benson-Henry Institute for Mind-Body Medicine.* In den dort ambulant angebotenen vier- bis dreizehnwöchigen Gruppenprogrammen erlernen Patienten Methoden der Stressreduktion und Gesundheitsförderung und üben z. B. mit Unterstützung von Therapeuten und Mitpatienten täglich Ausdauertraining, kognitive Umstrukturierung, Meditation und Yoga ein. Es gibt zudem spezielle Programme mit den Schwerpunkten Krebs, chronische Schmerzen, Fertilität, Frauengesundheit, achtsames Essen sowie ein indikationenübergreifendes Resilienzprogramm. Hinweise auf gesundheitsfördernde Auswirkungen einer regelmäßig hervorgerufenen Relaxation Response z. B. durch Meditation oder Qigong auch auf epigenetische Strukturen finden sich u. a. bei Dusek et al. [10, 25] und Li et al. [14].

Stressbewältigung durch Achtsamkeit (MBSR)

Ende der 1970er-Jahre begann **Jon Kabat-Zinn** an der University of Massachusetts die Wirkungen von Achtsamkeitsmeditation bei Patienten mit chronischen Erkrankungen zu untersuchen. Ähnlich wie bei Benson legt sein achtwöchiges ambulantes Programm der Mindfulness-Based-Stress-Reduction (MBSR) eine möglichst tägliche Durchführung von meditativen Übungen nahe: Zudem soll der Patient eine achtsame Haltung einüben, die davon geprägt ist, dem gegenwärtigen Moment mit einer akzeptierenden, nicht reaktiven Gelassenheit zu begegnen [13].

MERKE

Die Haltung der Achtsamkeit regt dazu an, alles, was in das Feld der Aufmerksamkeit tritt, akzeptierend anzunehmen und sein zu lassen. Dazu gehören zum einen angenehme und freudvolle Wahrnehmungen, die unter Umständen durch die wachsende Beachtung im Alltag einen größeren Stellenwert im Erleben erhalten. Zum anderen geht es auch darum, körperliche Missempfindungen sowie internalisierte Selbstabwertungen, Ängste, Befürchtungen und aggressive Impulse wahrzunehmen, zu akzeptieren und sein zu lassen.

Unliebsame Wahrnehmungen und Wertungen werden also nicht wie in herkömmlichen kognitiv-verhaltenstherapeutischen Ansätzen in erster Linie disqualifiziert und ersetzt. Vielmehr wird der Versuch unternommen, sie auf metakognitiver Ebene als Bestandteile der Realität zu akzeptieren, um sie dann auf ihre Angemessenheit hin zu prüfen und gegebenenfalls Alternativen auszuprobieren. Die wachsende Fähigkeit zur intentionalen Lenkung, Ausrichtung und Fokussierung der Aufmerksamkeit bringt zudem die eigenen Belastungsgrenzen und Bedürfnisse stärker ins Bewusstsein.

STUDIEN

Im Verlauf achtsamkeitsbasierter Programme werden die Beschwerden häufig gelindert. Zum Teil treten sie auch ganz in den Hintergrund des Erlebens. Positive Ergebnisse von Programmen sind metaanalytisch bei folgenden Krankheiten nachgewiesen [11]:

- chronische psychische Störungen wie Depression, Angst und Panik
- chronische Schmerzen
- Tumorerkrankungen
- KHK

Die Beschwerden nehmen zum Teil über mehrere Jahre deutlich ab, und das Wohlbefinden sowie die Lebensqualität der Patienten steigen. Gesundheitsfördernde Wirkungen konnten zudem bei der Raucherentwöhnung gezeigt werden, wenn sie komplementär zu gängigen Therapieformen unterrichtet wurden [1].

Neuere Reviews bringen weitere Hinweise auf die Wirksamkeit achtsamkeitsbasierter Interventionen bei rheumatischen Erkrankungen, bei Krebs sowie bei Gesunden. Die Wirkungen sind von mittlerer Effektstärke und v. a. messbar für reduziertes Stresserleben und Angst, weniger grübelnde Gedankenaktivität, mehr Empathie und Selbstfürsorge [8]. Zudem liegen zahlreiche Untersuchungen vor, die hirnphysiologische, psychoneuroimmunologische und epigenetische Wirkzusammenhänge erhellen.

Ornish-Programm

An der *University of California* in San Francisco etablierte **Dean Ornish** ein Programm für Herzkranke, das auf einer Ernährungsumstellung sowie auf Meditation, Yoga, Ausdauertraining und liebevoller Zuwendung zu anderen Menschen und zu sich selbst basiert [21]. Ornish konnte zeigen, dass die Teilnahme an seinem Lifestyle-Program zu einer Plaquesstabilisierung und teilweisen Regression der Koronarsklerose führte, was bis dahin als unmöglich galt. Spätere Untersuchungen brachten Hinweise auf eine verringerte Wachstumsrate von Krebszellen in der Prostata [22] sowie auf eine telomerasebedingte größere Stabilität der Chromosomen und damit eine reduzierte Zellalterung [20].

5.1.3 Moderne integrative Ordnungstherapie

Im Jahr 1999 wurde als Modellvorhaben des Landes Nordrhein-Westfalen die *Klinik für Innere Medizin mit dem Schwerpunkt Integrative Medizin an den Kliniken Essen-Mitte* gegründet. Ziele der Einrichtung, die 54 stationäre Betten, eine Tagesklinik und eine Ambulanz umfasst, sind die Erforschung und Evaluation naturheilkundlicher und mind-body-medizinischer Behandlungsmöglichkeiten und deren Integration in die klinische Versorgung. Neben inneren Erkrankungen spielen die spezialisierten Bereiche der integrativen Gastroenterologie und der integrativen Onkologie eine Rolle. Aufbauend auf Erfahrungen in ambulanten Settings sowie im Reha- und Kurbereich ist es in Essen gelungen, naturheilkundliche und insbesondere ordnungstherapeutische Interventionen fest in der stationären akutmedizinisch internistischen Versorgung zu etablieren. Die an der Stiftungsprofessur für Naturheilkunde der *Alfried Krupp von Bohlen und Halbach-Stiftung* an der Universität Duisburg-Essen angesiedelten Aktivitäten in Forschung und Lehre halten die Qualität der klinischen Versorgung auf dem neusten Stand.

Selbstverständnis (Methodik)

Die moderne Ordnungstherapie nach Essener Prägung (➤ Abb. 5.1) verbindet das antike Medizinverständnis und das strukturierte Gesundheitstraining nach Melchart mit Aspekten und Methoden aus amerikanischen Lebensstilprogrammen wie dem Symptomreduktionsprogramm nach Herbert Benson, dem Lifestyle-Programm für Herzerkrankte nach Dean Ornish und der Mindfulness-based-Stress-Reduction nach Jon Kabat-Zinn. Die Module und Methoden werden je nach Indikation individuell auf die Bedürfnisse und Fähigkeiten der Patienten zugeschnitten. Diese Ordnungstherapie bezieht sich also sowohl theoretisch als auch in den Methoden auf die Mind-Body-Medizin, schöpft aus verschiedenen Programmen und erweitert diese um selbsthilfetaugliche Ansätze aus der europäischen Naturheilkunde (Hydro- und Phytotherapie, Hausmittel) sowie der chinesischen Medizin (Akupressur, Phytotherapie, Qigong).

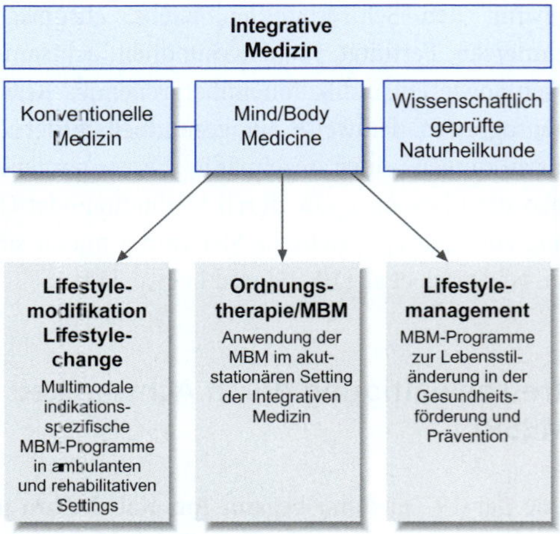

Abb. 5.1 Essener Modell [L157, L106]

MERKE

Die Ordnungstherapie ist eine multimodal zusammengesetzte Therapieform, die in Ansätzen und ihrer Methodik aus den klassischen Naturheilverfahren und der Mind-Body-Medizin schöpft. Ziel ist die Förderung und Unterstützung der Eigenaktivität im Sinne einer gesundheitsorientierten Lebensstilstrukturierung und die Förderung körperlicher und seelischer Selbstheilungskräfte. Die Therapie umfasst folgende Aspekte:

- Spannungsregulation (Gleichgewicht zwischen Anspannung und Entspannung)
- kognitive Umstrukturierung
- Ernährung
- Bewegung
- soziale Unterstützung
- selbsthilfetaugliche naturheilkundliche Strategien

Grundprinzipien

Wesentliche Grundprinzipien der modernen Ordnungstherapie/MBM liegen im Aufbau und in der Stärkung von personalen gesundheitsbezogenen Schutz- und Bewältigungsressourcen im bio-psycho-sozial-spirituellen Kontext. Die Fokussierung auf vorhandene Ressourcen und deren Stärkung im Lebensalltag soll dem Patienten im Umgang mit der eigenen (chronischen) Erkrankung mehr Eigenverantwortung und Selbstständigkeit ermöglichen. Daher lassen sich die drei Grundprinzipien von **Nachhaltigkeit, Salutogenese** und **Achtsamkeit** formulieren. Dabei erlaubt die Einbeziehung spiritueller Themen im Kontext therapeutischer Interventionen einen gemeinsamen Austausch zu Fragen nach dem Lebenssinn, nach Grundwerten und dem Eingebundensein in größere Zusammenhänge. Unter Umständen kann z. B. die eigene Erkrankung Anlass sein, diesen Lebensfragen mehr Bedeutung zu geben und daraus Erkenntnisse und Anbindungen zu erfahren, die das eigene Leben tief bereichern.

Nachhaltigkeit

Wie lange und nachhaltig kann eine Therapie das Verhalten des Patienten beeinflussen? Übernimmt der Patient das in der Klinik erlernte Gesundheitsverhalten in den Alltag? Welche Ansätze haben eine gute Chance, ein Gesundheitsverhalten zu prägen oder es überhaupt zu ändern? In der Verhaltensmedizin wie auch in der Rehabilitations- und Gesundheitsverhaltensforschung werden diese Fragen der verinnerlichten Zustimmung (Adhärenz) und die daraus erwachsende dauerhafte Einhaltung der angestrebten Lebensstilveränderungen diskutiert.

In neueren Modellen des Gesundheitsverhaltens wird nicht nur Wert gelegt auf das Reduzieren oder Meiden pathogener Risikofaktoren, wie z. B. Rauchen oder Alkoholmissbrauch, sondern der Fokus auf die Stärkung der gesunderhaltenden Ressourcen gelegt. Dies sind z. B. die Fähigkeit zur Selbstwahrnehmung und Selbstregulation, soziale Kompetenzen wie Empathie und Altruismus sowie das Bewusstsein für das Einbezogensein in transpersonale Zusammenhänge. Es geht also sowohl um die Reduzierung pathogener Faktoren als auch um die Förderung salutogener Fähigkeiten.

Salutogenese

Der partizipative und ressourcenorientierte Ansatz in der Medizin wurde wesentlich vom Paradigma der Salutogenese geprägt, das auf den israelischen Medizinsoziologen **Aaron Antonovsky** zurückgeht. Er wollte in den 1960er-Jahren verstehen, welche Ressourcen es manchen Menschen ermöglichten, trotz schwieriger, sogar traumatischer Lebensereignisse wie etwa der Internierung in Konzentrationslagern, die Fähigkeit zu Gesundheit und Gesundung beizubehalten. Damit stellte er die bis dahin im medizinischen und gesundheitswissenschaftlichen Diskurs vorherrschende Frage nach den Ursachen für und der Entwicklung von Krankheit (Pathogenese) neu, indem er versuchte, die Faktoren zu verstehen, die die Entwicklung oder den Erhalt von Gesundheit (Salutogenese) ermöglichen [3].

MERKE

Antonovsky geht von einem persönlichen Kohärenzsinn (Sense of Coherence – SOC) aus, der es je nach Ausprägung ermöglicht, Lebensereignisse zu verstehen, zu handhaben und in ein sinnvolles Ganzes einzuordnen. Menschen mit hohem SOC empfinden Schwierigkeiten eher als Herausforderungen denn als Belastung.

Bedeutsam für die MBM ist das von Antonovsky formulierte Paradigma der Gesundheitsorientierung im Unterschied zur bis dahin vorherrschenden Blickrichtung auf Faktoren, die Erkrankungen verursachen und chronifizieren lassen. Die Befähigung des Patienten zur Identifizierung seiner Quellen für Gesundheit liegt allen ordnungstherapeutischen Methoden zugrunde. Sie zielen immer auf die nachhaltige Entwicklung der salutogenen Ressourcen der Person bzw. einer Gruppe.

Achtsamkeit

Die Schulung der Achtsamkeit zielt darauf, Präsenz zu entwickeln, d.h., zu lernen, den gegenwärtigen Moment bewusst und aufmerksam wahrzunehmen und eine möglichst offene und akzeptierende Grundhaltung gegenüber dem aktuellen Lebensmoment einzunehmen. Zu den achtsamkeitsfördernden Methoden zählen verschiedene Meditationsformen wie die atemzentrierte Meditation, der Body Scan, aber auch bewegtere Formen wie Hatha Yoga, Qigong oder Tai-Chi. Unter der wachsenden Anzahl manualisierter therapeutischer achtsamkeitsbasierter Programme zählen die bereits erwähnte **Stressbewältigung durch Achtsamkeit (MBSR)** von Kabat-Zinn, die **achtsamkeitsbasierte kognitive Therapie** nach Teasdale, Segal und Williams sowie die *Acceptance and Commitment Therapy* nach Hayes und Kollegen zu den wichtigsten.

5

STUDIEN

In jüngerer Zeit haben neurophysiologische Untersuchungen Aufsehen erregt, die anhand bildgebender Verfahren bei Gesunden zeigen, dass achtsamkeitsbasierte Methoden und Programme Hirnfunktionen und Hirnstrukturen nachhaltig gesundheitsfördernd beeinflussen [6]. So fand Chiesa [7] in einer Metaanalyse, dass Achtsamkeitsmeditation die präfrontalen und anterioren cingulären Bereiche des Kortex aktiviert, die mit der Blutdruckregulation und Herzfrequenz, mit Schmerzempfinden sowie mit kognitiven Funktionen wie der Antizipation von Belohnung, mit Entscheidungsfindung, Empathie und emotionalem Erleben assoziiert werden. Zudem lassen sich Korrelationen zwischen Meditationspraxis und der Ausprägung kortikaler Strukturen nachweisen, die mit Aufmerksamkeit, Gedächtnis und Interozeption verbunden sind.

MERKE

Bedeutsam ist eine achtsame Haltung zum einen als ein salutogener Faktor, von dessen Förderung Patienten in ihrem Gesundungsprozess profitieren können. Zum Anderen lässt sie sich zu den professionellen Grundfähigkeiten in psychosozialen Berufen zählen, da sie ein individualisiertes, ressourcenförderndes und zugleich selbstfürsorgliches Arbeiten unterstützt (vgl. [2]).

Lebenssinn, Lebensziel – Spiritualität

In kurativen und präventiven Settings werden zunehmend Gruppeninterventionen eingesetzt, die nicht nur gesundheitsfördernde Verhaltensweisen wie Stressbewältigung, Bewegung und Ernährung vermitteln, sondern auch die grundsätzliche Haltung zum Leben thematisieren. Bei Interesse tauschen sich die Patienten zu Fragen von Präsenz, Gemeinschaft, Verantwortung, Lebenssinn und Spiritualität aus. Umweltmedizinisch-ökologische Themen wie Schadstoffbelastung, Lärm, Licht und Luftqualität im häuslichen oder beruflichen Umfeld können ebenso bedeutsam sein wie philosophisch-spirituelle Fragen nach Werten, Wünschen und dem Lebenssinn. Mind-Body-Interventionen wirken hier, indem sie die Selbstwahrnehmung und -reflexion mittels introspektiver Methoden anregen (z.B. durch kognitive Umstrukturierung, Achtsamkeitsmeditation und durch achtsam geführte Gespräche). Dadurch entwickeln die Patienten eine bessere Selbstwahrnehmung und Selbstbewusstheit, aus der heraus ihre Fähigkeiten zur Selbstfürsorge und -verantwortung wachsen können.

5.1.4 Ordnungstherapeutische Praxis

Verhaltenstheoretische Aspekte ordnungstherapeutischen Handelns

Chronische Erkrankungen zeichnen sich oft dadurch aus, dass sie den Patienten in seinen sozialen Beziehungen und in seiner Leistungsfähigkeit einschränken. Dadurch entstehen Enttäuschungen, die in hohem Maß als leidvoll erlebt werden. Nicht selten führt ein solches Erleben im Alltag zu dysfunktionalen Verhaltensweisen, die die Gesundheitsressourcen zusätzlich zur Erkrankung weiter belasten: So kann z.B. eine durch häufige Migräne reduzierte Leistungsfähigkeit und eingeschränkte soziale Eingebundenheit depressive Stimmungen auf der einen Seite und berufliches Überengagement auf der anderen Seite fördern. Die Bereiche Entspannung, Stressregulation und Bewegung sind infolge der Migräne nicht optimal gesundheitsfördernd ausgeprägt und die Person neigt vielleicht dazu, die durch ihre Anfälle „verloren" gegangene Arbeitszeit durch Überengagement an den „guten" Tagen kompensieren zu wollen. Sportliche Aktivitäten, Mußezeiten und Treffen mit Freunden werden reduziert oder sogar ganz aufgegeben. Die Selbstregulation des Organismus wird dadurch eingeschränkt, der Organismus kann sich nicht mehr optimal erholen und neigt zur Erschöpfung und Zunahme der muskulären Verspannungen. Der entstehende Teufelskreis kann durch Medikamente nur sehr kurzfristig unterbrochen werden, bis die Medikamenteneinnahme selbst zum dysfunktionalen und symptomverstärkenden Verhalten wird. Der Bewegungsmangel und die soziale Isolation fördern zudem die depressive Gestimmtheit, was unter Umständen die Rückzugstendenzen weiter unterstützt.

Unterbrechen des Negativkreislaufs

Dieser Negativkreislauf würde mithilfe einer integrativmedizinischen Intervention unterbrochen, z. B. während eines stationären Aufenthalts durch eine mehrtägige Heilfastenkur mit Medikamentenreduzierung bzw. -entzug und anschließender mediterraner Vollwerternährung. Eine flankierende Akupunkturbehandlung könnte ergänzt werden durch Senfmehlfußbäder, heiße Nackenrollen und Minzölauflagen auf die Stirn. Die begleitenden mind-body-medizinischen Interventionen beträfen beispielsweise die Reflexion der Fastenerfahrungen und würden die Bedeutung einer Regelmäßigkeit in Bezug auf Ernährung, Bewegung und Entspannung einschließen (z. B. Walking, Yoga, Qigong und Meditation). Im Einzel- und Gruppenaustausch würden die von der Patientin selbst wahrgenommenen Auswirkungen auf ihre Symptome und Befindlichkeit besprochen und Zusammenhänge zwischen ihren Gedanken, Erwartungen, Handlungen und den Symptomen erhellt werden. Begleitende Vorträge und Gespräche könnten sich den Themen Ursachen und Umgang mit Schmerzen, physiologische und psychologische Wirkungen von Bewegung, Entspannung und Ernährung widmen und Fragen nach deren selbstverantwortlicher und nachhaltiger Umsetzung im Alltag thematisieren.

Gemeinsam mit dem Patienten lässt sich herausfinden, in welchen dieser Bereiche (z. B. Ernährung, Bewegung, naturheilkundliche Selbsthilfe und Stressbewältigung) gesundheitsfördernde Veränderungen sinnvoll, wünschenswert und im Alltag umsetzbar sind.

MERKE

Nicht die Überzeugung des Arztes oder Therapeuten ist der Motor der Veränderung, sondern die Einsicht und der Wunsch des Patienten. Die Befähigung zu einer nachhaltigen Selbstfürsorge im Alltag steht dabei immer im Vordergrund der Interventionen.

Selbstwirksamkeitserwartung

Um den Vorsatz zu einer Verhaltensänderung zu bilden, ist es nicht hinreichend, dass ein Mensch weiß, was er gegen potenzielle Gesundheitsrisiken tun kann. Es ist auch notwendig, dass er davon überzeugt ist, diese Handlung aus sich selbst heraus ausführen zu können. Solche Kompetenzerwartungen oder auch Selbstwirksamkeitserwartungen [4] müssen je nach Patient durch ordnungstherapeutische Interventionen eventuell erst geweckt, in jedem Fall überzeugend gestärkt und verankert werden (➤ Abb. 5.2). Dies geschieht methodisch durch vier Behandlungsansätze.

- **Passfähigkeit:** Lebensstiländerung muss in Zielformulierung und Umsetzungsplanung auf die Möglichkeiten des Patienten abgestimmt sein.
- **Lernen am Modell:** Hier werden v. a. das Gruppensetting als Handlungsort und der Therapeut als Modell wirksam. Als heilendes Agens fördert die Gruppe die Anteilnahme und soziale Entfaltung der Persönlichkeit. Soziale Unterstützung als ein wesentlicher Faktor für Gesundung wird angeregt und therapeutisch gestaltet.
- **Symbolische Erfahrung:** Das Verhältnis von Therapeut und Patient soll vertrauensvoll und partnerschaftlich anerkennend (achtsam) sein.
- **Gesamtorganismische Erfahrungen:** Durch körperliche, emotionale und kognitive Erfahrungen wie z. B. der Empfindung einer wohltuenden Entspannung und einer damit einhergehenden Schmerzlinderung werden signifikante Erlebnisse initiiert, die die Hoffnung auf Besserung der Beschwerden stärken, zur Wiederholung und Intensivierung des positiven Erlebnisses anregen und aus der Hilflosigkeit zur erlebten Selbstwirksamkeit führen.

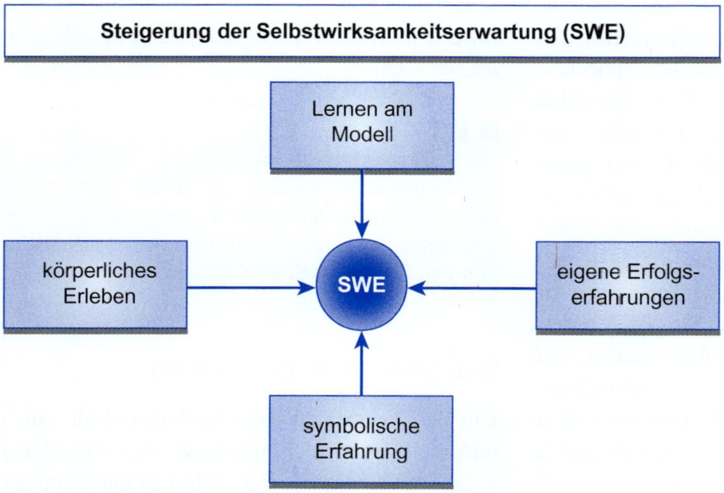

Abb. 5.2 Selbstwirksamkeitserwartung [M570, L157]

Motivationsstufen

Das transtheoretische Stadienmodell der Gesundheitsverhaltensänderung nach Prochaska und Di Clemente [23] entstand aus der leidvollen klinischen Erfahrung, dass manche Patienten trotz plausibler und gut gemeinter Empfehlungen keine Einsicht zeigen, ihren Lebensstil zu ändern und scheinbar wider jede Vernunft auf ihrem ungesunden Lebensstil beharren. Doch im Gegensatz dazu gibt es immer wieder Patienten, die lebensverändernde Empfehlungen umsetzen. Eine Erklärungsmöglichkeit wäre es, den ablehnenden Patienten eine Therapieresistenz zuzuschreiben. Die von Prochaska und Di Clemente empirisch gefundene Erklärung geht dagegen von **Phasen** der **Veränderungsbereitschaft** beim Menschen aus. Es liegt beim Therapeuten, diese zu identifizieren und darauf abgestimmt therapeutisch zu intervenieren. Phasenspezifische Interventionen erhöhen die Wahrscheinlichkeit, dass ein Angebot der aktuellen Situation eines Patienten entspricht, er positive Erfahrungen damit macht und durch diese erfolgreichen, weil passenden Modifikationen, in seiner Selbstwirksamkeitserwartung gestärkt wird. Damit sind beste Bedingungen geschaffen für ein Voranschreiten von einer Motivationsstufe zur nächsten, sobald der Patient dazu bereit ist. Die fünf Stufen werden als Phasen der Absichtslosigkeit, der Absichtsbildung, der Vorbereitung, der Handlung und der Aufrechterhaltung bezeichnet und gehen mit folgenden Zielen und Interventionen einher.

Absichtslosigkeit

- **Charakteristika:** In diesem Stadium ist die Änderung des Gesundheitsverhaltens innerhalb der nächsten sechs Monate nicht vorgesehen. Patienten sind meist uninformiert über die langfristigen Konsequenzen ihres Verhaltens oder demoralisiert, weil sie ihr Verhalten bisher nicht ändern konnten und sie wollen nicht darüber nachdenken. Oder sie wehren eine Veränderung ab, weil sie infolge eines befürchteten höheren sozialen Drucks meinen, aus wichtigen sozialen Gruppen ausgeschlossen zu werden.
- **Interventionsziel:** Problembewusstsein wecken.
- **Intervention:** Fehlende Informationen individuell passend vermitteln; emotionalen Bezug zum Thema herstellen; Eigenverantwortung und Wahlfreiheit betonen (um Reaktanz zu vermeiden).

Absichtsbildung

- **Charakteristika:** In diesem Stadium möchte der Patient ernsthaft sein Verhalten innerhalb der nächsten sechs Monate ändern. Doch dies gestaltet sich schwieriger als von der Person gewünscht. Sie kann sich daher über Jahre in diesem Stadium befinden. Immer mit der Absicht, dass eines Tages die Veränderung eintreten wird.
- **Interventionsziel:** Wunsch nach Veränderung unterstützen.
- **Intervention:** Unterstützen des progressiven Auflösens der Ambivalenz durch eine systematische

Auseinandersetzung mit persönlich relevanten Vor- und Nachteilen der Verhaltensalternativen.

Vorbereitung

- **Charakteristika:** In diesem Stadium beabsichtigen Patienten, ihr Verhalten in naher Zukunft zu verändern – gewöhnlich innerhalb der nächsten Monate. Sie haben typischerweise einen Aktionsplan und bereits (probehalber) einige Veränderungen vorgenommen, wie z. B. einem Fitnessstudio beizutreten oder die Anzahl der Zigaretten pro Tag zu reduzieren.
- **Interventionsziel:** Selbstverpflichtung zur Veränderung des Verhaltens stärken; kognitive, emotionale und organisatorische Aspekte der Verhaltensänderung vorbereiten.
- **Intervention:** Über effektive Veränderungsstrategien informieren und bei der Konkretisierung der individuellen Ziele und deren sukzessiver Umsetzung unterstützen; Unterstützungsmöglichkeiten des Umfeldes aktivieren.

Handlung

- **Charakteristika:** Patienten haben begonnen, innerhalb der letzten sechs Monate Verhaltensweisen zu verändern. Dies ist das aktivste Stadium der Veränderung, in dem die meisten Fortschritte auftreten und es ist zugleich das am wenigsten stabile Stadium und korreliert mit dem höchsten Rückfallrisiko.
- **Interventionsziel:** Unterstützung bei der Verankerung des Zielverhaltens im Alltag.
- **Intervention:** Stärkung der Selbstwirksamkeit durch Aufmerksamkeitslenkung auf Erfolge; Selbstverstärkung und Belohnung durch andere anregen; Wahrnehmung und Mobilisierung unterstützender Beziehungen fördern. Um Auslöser des Problemverhaltens zu vermeiden, werden Techniken der Stimuluskontrolle vermittelt oder alternative Verhaltensweisen entwickelt.

Aufrechterhaltung

- **Charakteristika:** Dieses Stadium umfasst eine Periode von mindestens sechs Monaten, nachdem die Veränderung vollzogen wurde.
- **Interventionsziel:** Habituierung des Zielverhaltens unterstützen; konstruktiven Umgang mit Rückfällen vorbereiten.
- **Intervention:** Aufmerksamkeitslenkung auf bereits erreichte und spürbare Vorteile des veränderten Verhaltens; erfolgreiche Strategien verstärken; vermitteln von Strategien im Umgang mit Ausrutschern.

Motivierende Gesprächsführung

Sind die Inhalte der Interventionen auf die Motivationsphasen der Patienten abgestimmt, d. h. das **Was** ist geklärt, dann bleibt die Frage des **Wie** der Vermittlung. Hier gilt es, die Integrität von Sein und Tun der Adressaten anzuerkennen.

MERKE

Jedes Verhalten, und mag es dem Außenstehenden auch noch so dysfunktional erscheinen, soll als bislang bestmögliche Bewältigungsstrategie akzeptiert werden. Mit dieser wertschätzenden Haltung wird der Patient in seiner Selbstwirksamkeitserwartung gestärkt.

Wenn dann die Motivation zur Weiterentwicklung von Verhaltensweisen und möglicherweise auch von Haltungen in Richtung Absichtsbildung und darüber hinaus wächst, sind angemessene Interventionen gefragt. Für die therapeutische Praxis der Motivationsförderung bietet die **motivierende Gesprächsführung** [17] ein hilfreiches Konzept. Dieser Ansatz betont zum einen die (potenziellen) Ressourcen der Patienten und zum anderen notwendige therapeutische Kompetenzen und Interventionen des Behandlers. Veränderung wird als natürlicher Prozess betrachtet, d. h. die Verhaltensänderung findet oft ohne therapeutische Unterstützung statt oder bedarf gelegentlich nur weniger Kurzinterventionen.

Hinsichtlich der Motivation zeigen sich drei Aspekte als wesentlich: Wichtigkeit, Zuversicht und Bereitschaft.

- Ist die subjektive **Wichtigkeit** einer Veränderung gering ausgeprägt, wird dies nicht als resistent, widerständig oder verleugnend betrachtet, sondern als zu geringe Diskrepanz zwischen einem aktuellen Ist-Zustand und zukünftigen Zielen und Werten (Soll-Zustand).
- Ist ein Mensch willens eine Veränderung anzustreben, zeigt dabei aber eine geringe **Zuversicht** bezüglich des Gelingens, führen intrapsychische Prozesse zu einer Verminderung des damit

5

verbundenen Unbehagens der Ambivalenz („es wird schon nicht so schlimm sein").

- Jedoch reichen eine hohe Wichtigkeit und Zuversicht oftmals nicht aus, eine Verhaltensänderung zu initiieren, wenn die **Bereitschaft** dazu fehlt. Auch diese Ambivalenz ist – wie die vorherigen Phänomene – ein normaler menschlicher Aspekt sowie ein Stadium im normalen Prozess von Veränderung und keinesfalls ein Anzeichen für Widerstand oder fehlende Motivation (vgl. [17]).

Therapeutische Unterstützung liegt hier in der Hilfestellung zur Auflösung der Ambivalenz – jedoch ohne zu überreden. Die Patienten sollten selbst die Argumente für eine Verhaltensänderung aussprechen. Es gilt, die Ambivalenz zu intensivieren. In diesem sog. **Change-Talk** werden direktiv Äußerungen persönlicher Gründe und Vorteile unterstützt, die für eine Veränderung sprechen. Es lassen sich vier Kategorien unterscheiden:

- Nachteile des gegenwärtigen Zustands
- Vorteile einer Veränderung
- Zuversicht bezogen auf die Veränderung
- Bedürfnis nach/Absicht zur Veränderung

MERKE

Die motivierende Gesprächsführung ist nicht als Zauberkasten gedacht, mit dem Menschen dazu bewegt werden, Dinge zu tun, die sie von sich aus nicht tun wollen. Sie bietet vielmehr eine Grundhaltung im therapeutischen Miteinander, durch das eine Veränderung auf natürliche Weise hervorgerufen und gefördert werden kann.

Es geht dabei um die Förderung der intrinsischen Motivation. Dazu müssen Ambivalenzen erforscht werden, bevor sie aufgelöst werden können. Nur dann kann eine Veränderung initiiert und nachhaltig beibehalten werden.

5.1.5 Ordnungstherapeutische Interventionen

Nachfolgend werden die modular aufgebauten Interventionen vorgestellt, wie sie im stationären und teilstationär-tagesklinischen Betrieb der Essener Klinik umgesetzt werden. Dabei handelt es sich bis auf das Anamnesegespräch um **Gruppeninterventionen.** Alle diese Angebote sind jedoch auch für das **Einzelsetting** adaptierbar, wobei jedoch der zusätzliche therapeutische Effekt der Gruppe verloren geht. Die ersten vier Module (Anamnese, Einführung in das Konzept, Verhaltensänderung planen sowie Stress und Spannungsregulation) sind als übergeordnete Themen zu verstehen, deren Durchführung die Basis für die nachfolgende Arbeit an den einzelnen Lebensstilbereichen legt.

Anamnese Im Anamnesegespräch erfolgt eine umfassende Eingangsdiagnostik bezüglich der vorhandenen Lebensstilgestaltung, der kognitiven Fähigkeiten, der Einsicht in Zusammenhänge zwischen Lebensstil und Erkrankung bzw. Genesung sowie bezüglich der Veränderungsmotivation. Abschließend wird gemeinsam mit dem Patienten der Handlungsauftrag formuliert.

Basismodul: Einführung in das Konzept Die Einführung in das mind-body-medizinische Interventionskonzept dient dazu, den Patienten den ganzheitlichen Ansatz vorzustellen, der sie zu einem selbstverantwortlichen Lebensstil befähigen soll. Diese Einführung lässt sich am besten als interaktiver Gruppenvortrag vermitteln.

Basismodul: Verhaltensänderungen planen Dieses Modul spricht die Eigendynamik von Verhaltensänderungsprozessen an und lädt die Patienten ein, ihre eigene Motivation für Veränderungen immer wieder zu reflektieren. Bewährt hat sich hier ebenfalls die Form eines interaktiven Gruppenvortrags.

Das Modul unterstützt die Patienten dabei, konkrete Schritte ihrer Verhaltensänderung zu planen und umzusetzen. Im Anschluss an eine Ressourcenexploration, die bereits erfolgreich umgesetzte Verhaltensänderungen zu Bewusstsein bringt, werden erfahrungsbezogen die grundlegenden Annahmen und Stufen des transtheoretischen Modells erläutert. Um eine möglichst große Eigenständigkeit und Eigenverantwortung zu gewährleisten, werden zu den einzelnen Stufen des Modells sukzessive Hilfestellungen gegeben und Strategien für die Umsetzung vermittelt. Somit ist eine Basis geschaffen, auf der die Patienten die weiteren Schritte gehen können und auf die sie auch für jede zukünftige Verhaltensänderung zurückgreifen können.

Basismodul: Stress und Spannungsregulation In diesem Modul wird die Bedeutung von Stress und Stressbewältigung für die Gesundheit verdeutlicht sowie Strategien der Spannungsregulation erarbeitet. Dabei wird herausgestellt, dass viele der Alltagsgewohnheiten und -entscheidungen bezüglich Ernährung und Bewegung, aber auch Wertvorstellungen, Gedanken, Gefühle und innere Monologe Einfluss auf Stresszustände und die Spannungsregulation nehmen. Zu diesem grundlegenden Modul gehören auch Themen der Kommunikation und sozialen Unterstützung sowie der Umgang mit Emotionen und eventuell vorhandenen spirituellen Bedürfnissen. Das Modul wird optimalerweise mittels interaktiver Vorträge und Gruppengespräche vermittelt.

PRAXISTIPP

Es ist zu empfehlen, den Therapieplan des Patienten, der zunächst aufgrund des Anamnesegesprächs erstellt wurde, nach Durchlaufen der Basismodule (Einführung in das Konzept, Stress und Spannungsregulation sowie Verhaltensänderung) nochmals zusammen mit dem Patienten zu besprechen und evtl. anzupassen, da sich aufgrund des erweiterten Informationsstandes aufseiten des Patienten u. U. weitere Änderungsabsichten entwickelt haben.

MERKE

Die hier vorgestellten Mind-Body-Interventionen können keine medizinische oder psychotherapeutische Behandlung ersetzen. In der Essener Klinik ergänzen sie die anderen integrativmedizinischen Behandlungsformen bei akuten internistischen Erkrankungen, die häufig eine chronische Komponente aufweisen. Dabei ist sicherzustellen, dass Patienten mit psychischen Störungen und psychiatrischen Erkrankungen an Fachkollegen überwiesen werden. Dazu zählen auch suchterkrankte und depressive Patienten.

Im Patientenkontakt wird in der Ordnungstherapie mit drei Therapieschwerpunkten gearbeitet.

- Es sollen **Informationen** und **Zusammenhänge** vermittelt werden, z. B. regelmäßige Entspannung trägt zur Reduzierung der Muskelspannung bei.
- Es werden konkrete **Handlungsweisen trainiert** oder geübt, z. B. Yoga-Praxis.
- Nachhaltige Verhaltensänderungen werden durch **Motivation,** Bewusstmachen und Bestätigen positiver Erfahrungen ermöglicht, z. B. „Seit zwei Wochen klagen Sie nicht mehr über Beschwerden und ich sehe Sie jetzt häufig lächeln.“

In der Praxis gehen Training und Motivation oftmals Hand in Hand. Die drei Therapieschwerpunkte lassen sich den Elementen des Kohärenzgefühls nach Antonovsky zuordnen (➤ Abb. 5.3).

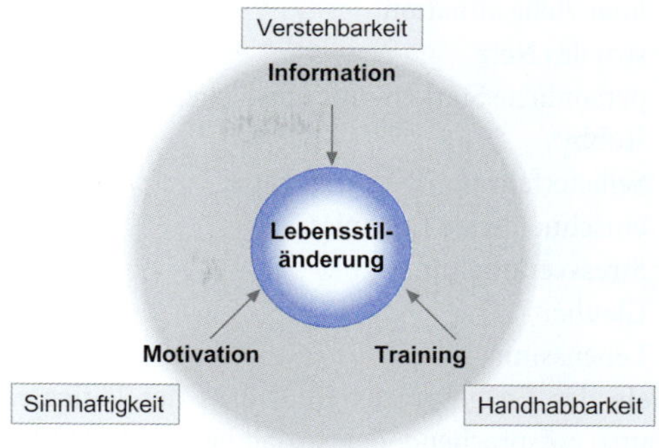

Abb. 5.3 Salutogenese-Modell der Ordnungstherapie/Mind-Body-Medizin [L157, L106]

Ordnungstherapeutisches Anamnesegespräch

Das ordnungstherapeutische Erstgespräch ist ein ca. 45-minütiges teilstrukturiertes motivierendes Interview, in dem die Gesundheitsressourcen, die Einschränkungen und v. a. Informationen zum Alltagsverhalten des Patienten erfragt und Ziele für den Klinikaufenthalt oder für die ordnungstherapeutische Beratung gemeinsam mit dem Patienten besprochen werden.

Folgende **Inhalte** sollten mit dem Patienten erörtert werden:

- Erkrankung und Motivation für Behandlung
- Ziele für die ordnungstherapeutische Behandlung
- Einsicht in Zusammenhänge zwischen Lebensstil und Gesundheit/Krankheit
- Tagesstruktur
- Ernährungsverhalten
- Fastenerfahrung
- Bewegungsverhalten
- Atmung und Spannungsabbau
- Entspannung
- Schlaf
- Arbeit/Leistung

- finanzielle Situation
- soziales Netz
- persönliche Stärken und Schwächen
- Hobbys
- Selbsterfahrung/Psychotherapie
- einschneidende Erlebnisse
- Stressverarbeitung
- Glaube
- Lebenssinn

Ziele des Erstgesprächs sind, dass der Patienten-Status entsprechend der sozialkognitiven Modelle erhoben und über das Gesundheitsverhalten des Patienten reflektiert wird. Es wird geklärt, auf welcher Motivationsstufe er sich in einzelnen Lebensstilbereichen befindet und welche Selbstwirksamkeit er für sich in den Lebensbereichen für möglich hält und erwartet. Das Ergebnis dieses Gesprächs fließt in die integrativmedizinische Therapieplanung ein.

Basismodul Konzepteinführung: „Tempel der Gesundheit"

- **Therapieinhalte:**
  - Einführen in das biopsychosoziale Verständnis von Gesundheit und Krankheit
  - Ausführungen zu Gesundheit als Balance seelischer, emotionaler, körperlicher, sozialer und geistiger Dimensionen sowie zu Wirkzusammenhängen zwischen einzelnen Lebensbereichen, der Notwendigkeit deren Balance für Lebensqualität
  - „Tempel der Gesundheit" erläutern (➤ Abb. 5.4)
- **Therapieziele:** Ganzheitliches Verständnis für das Auftreten von Symptomen und Beschwerden entwickeln und eine Vorstellung für ressourcenorientiertes Alltagsverhalten als Basis für die Planung von Lebensstilveränderung und Krankheitsbewältigungsstrategien bekommen.

PRAXISTIPP

Anknüpfend an das Erstgespräch bietet sich ein Austausch über das aktuelle Gesundheitsverhalten an. Mit Blick auf den Tempel der Gesundheit kann dieser Austausch z. B. wie folgt eingeleitet werden: „Wieviel Ihrer täglichen Aufmerksamkeit verwenden Sie auf die Pflege der Säulen?" „Und wieviel Energie und Zeit wird für das Dach verwendet?" Im weiteren Gespräch soll darauf hingewiesen werden, dass die Säulen meist erst bei „Störungen" beachtet werden, und auch nur diejenigen, die beeinträchtigt sind. So sind soziale Kontakte und Beruf wichtige Gesundheitsressourcen, die allerdings auch angemessen dosiert werden wollen.

Im Alltag bedeutet es eine täglich neue Herausforderung, abzuwägen, welche Säulen wie zu pflegen sind.

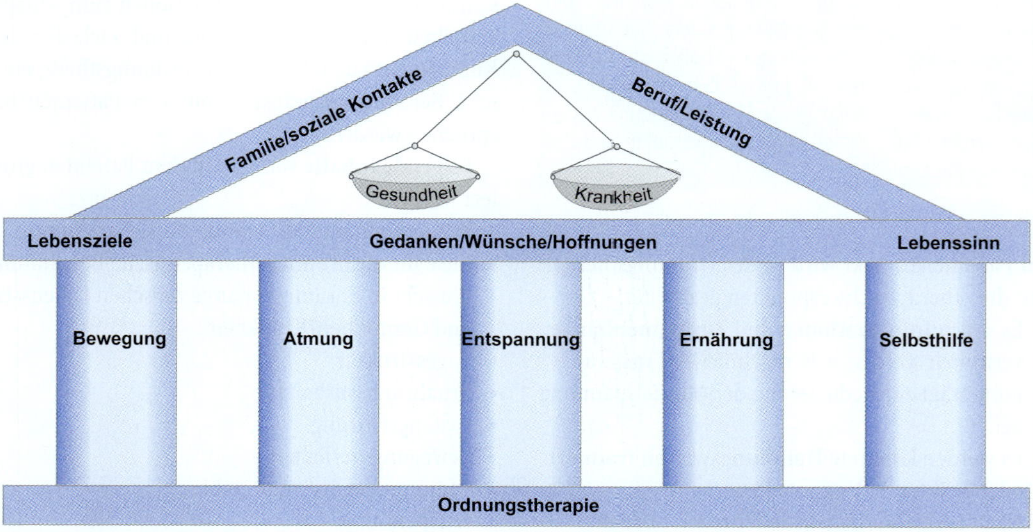

Abb. 5.4 „Tempel der Gesundheit" [L157, L106]

Es gilt, mittels bewusst gestalteter gesundheitsfördernder Bewegung, Entspannung, Atmung, Ernährung und naturheilkundlicher Selbsthilfe die Bedingungen dafür zu stärken, dass Belastungen und Stress bewältigt werden, die Selbstregulations- und Selbstheilungspotenziale des Organismus sich entfalten können und damit seine Gesundheitsressourcen gestärkt werden. Erkrankungen und Chronifizierungen können Anlass sein, den eigenen Umgang mit den Säulen der Gesundheit kritisch zu betrachten und weiter zu entwickeln.

Basismodul: „Lebensstiländerungen planen"

Das Modul ist v. a. in Bezug auf die Adhärenz entscheidend, da der Patient durch aktive Mitarbeit endgültig seinen „Tempel der Gesundheit" selbst in Besitz nehmen und die Verantwortung übernehmen kann. Er erlangt Kenntnis darüber, wie er sich erholen und regenerieren kann. Gleichzeitig zeigt das Modul die Wege, wie der Blick auf den Tempel im Bewusstsein bleibt – positiv als Chance und nicht als Last.

Therapieschwerpunkt – Information und Wissen

- **Therapieinhalte:** Prinzipien der Zielsetzung und Planung
- **Therapieziele:** Verhaltensänderungsprinzipien kennen und verstehen

Therapieschwerpunkt: Training und Fertigkeiten

- **Therapieinhalte:**
  - Individuelles Erarbeiten der Bereiche, die verändert werden sollen: Körper/Gesundheit/Fitness; Partnerschaft/Familie; Job/Karriere/Ausbildung; Netzwerk/soziale Beziehungen; finanzielle Situation; Gefühle; Zeit für sich, Reflexion und Lebensplanung; Umgebung (privat und beruflich); Beiträge für die Gemeinschaft; Spiritualität
  - Entwicklung einer systematischen Zielplanung, die persönliche Werte, Bedürfnisse und Motivationen einbezieht
  - Erstellen eines persönlichen Aktionsplans, um motivierende Ziele in konkrete Handlungen umzusetzen (persönliches Gesundheitsprogramm zusammenstellen)
  - Erkennen der individuellen vermeintlichen Hindernisse: externe und interne (z. B. innere Widerstände, Ängste, destruktive Einstellungen)
- **Therapieziele:** Ablauf der Verhaltensänderung für sich selbst reflektieren und entsprechende Selbstmotivationsstrategien anwenden können

Therapieschwerpunkt: Motivation und Einstellungen

- **Therapieinhalte:** Unterstützen bei der achtsamen und gelassenen Bewältigung der Krankheit und Entwicklung eines gesundheitsförderlichen Verhaltens
- **Therapieziele:** Disziplin, Geduld und Selbstfürsorge entwickeln können, die für die langfristige Perspektive der Verhaltensänderung notwendig sind

5

Basismodul: „Stress und Spannungsregulation"

Therapieschwerpunkt – Information und Wissen

- **Therapieinhalte:**
  - Information über die physiologische Stressreaktion, Zusammenhänge von Gewohnheiten, Veränderungen, Sicherheitsbedürfnis, Ängsten und Stress, Strategien zur Stressbewältigung, Achtsamkeit, Zeitmanagement, Entspannung, Bewegung
  - dysfunktionale Kognitionen und kognitive Umstrukturierung, um eigene Gewohnheiten und Einstellung(en), eigenes Verhalten im gewünschten Sinn zu verändern
  - physiologische Grundlagen von An- und Entspannung
- **Therapieziele:** Regulationsmöglichkeiten von Anspannung und Entspannung im Alltag durch verschiedene situationsgerechte Methoden kennenlernen

PRAXISTIPP

Aufgrund des Erstgesprächs wird entschieden, welche der folgenden Therapiemodule im Anschluss an die Basismodule, die alle Patienten durchlaufen, Eingang in den individuellen Therapieplan finden. Innerhalb der einzelnen Themenbereiche sind Interventionen zu wählen, die je nach Motivationsstufe den Schwerpunkt auf „Information", „Training" oder auf „Motivation" legen.

Folgende Fallskizze soll exemplarisch zeigen, welche Therapiemodule mit welchem Erfolg zu einem individuellen Therapieplan zusammengestellt werden können.

EXKURS: FALLSKIZZE

Die Patientin Anne S. wurde von ihrem Hausarzt aufgrund chronischer Kopfschmerzen mit Übelkeit sowie akuten Gelenkschmerzen an Schulter, Fuß, Knie, Daumen zum stationären Aufenthalt an die Kliniken Essen-Mitte überwiesen. Auf einer Schmerzskala von null bis zehn lagen ihre Schmerzen bei neun. Zudem lag ein Schmerzmittelabusus mit medikamenteninduziertem Kopfschmerz vor und die Patientin wies einen chronischen Hypertonus auf, der dauerhaft medikamentös behandelt wurde.

Anne S. wurde zwei Wochen stationär in der Klinik behandelt. Unter Anleitung des Pflegepersonals führte sie als Bestandteil des **Moduls naturheilkundliche Selbsthilfe** regelmäßig selbstständig ein Kopfschmerzstufenschema mit Euminz-Stift, Lidocain-Nasenspray und Weidenrinde-Tabletten durch. Sie erhielt lokale Wärmeanwendungen in Form von Zapp-Sack-Auflagen (einer durchblutungssteigernden Ingwer-Getreide-Auflage), Senfmehl-Fußbädern und Bienenwachsauflagen sowie als vegetativ umstimmende Maßnahmen Kneipp-Brustwickel. Zusätzlich wurde sie mit der Schabmassage Gua Sha und mit Akupunktur behandelt.
Im **Modul Ernährung** wurde ihr Theorie und Praxis zur mediterranen Vollwertkost vermittelt. Im **Modul Bewegung** lernte sie ebenfalls theoretisch und praktisch die gesundheitsförderlichen Aspekte von Bewegung kennen, führte ein moderates Ausdauertraining in Form von Walking durch und erlernte Qigong-Übungen. Im Rahmen des **Moduls Stressbewältigung** gehörte im Sinne einer kognitiven Umstrukturierung eine Auseinandersetzung mit ihrem persönlichen Umgang mit der Erkrankung dazu. Das Entspannungsverfahren der progressiven Muskelentspannung nach Jacobson wurde vermittelt und eingeübt, außerdem Visualisierungsübungen und Methoden der Achtsamkeitsmeditation.

Anknüpfend an die vermittelten Kenntnisse und ihre positiven Erfahrungen mit deren Umsetzung im Klinikalltag wurde im **Modul Verhaltensänderungen planen** in diesen Bereichen sowie zu den Themen Entspannung und Stressregulation eine Lebensstilmodifikation angeregt.
Vertiefen konnte Anne S. die Themen und deren Umsetzung im häuslichen Alltag im Anschluss an den stationären Aufenthalt in der **Tagesklinik,** die über zehn Wochen hinweg einmal wöchentlich mit sechs Stunden in einer festen Gruppe angeboten wird. Sie setzte mit Hilfe von Übungen, die es zu Hause durchzuführen galt, konkrete Lebensstilveränderungen im Alltag um. Die Wahrnehmung für ihre Belastungsgrenzen wuchs und sie begann, eine respektierende Selbstfürsorge zu praktizieren. Die Tagesklinikgruppe unterstützte sie hierbei sozial ebenso wie emotional und die Teilnehmer motivierten einander gegenseitig durch Erfahrungsaustausch und Diskussion.

Sechs Monate nach der Behandlung ist Anne S. noch immer schmerzfrei. Ihr Blutdruck ist unauffällig und ihre Antihypertonika wurden abgesetzt. „Ich arbeite natürlich auch an mir“, betont sie, denn das sei entscheidend für ihr Wohlergehen. Sie hat ihre Ernährung umgestellt und auch ihrem Mann dafür gewonnen. Im Alltag integriert sie Bewegung ganz gezielt, indem sie kurze Wege zu Fuß oder mit dem Fahrrad erledigt und statt den Fahrstuhl zu nehmen, Treppe steigt. Sie konnte ihr Gewicht um 15 kg reduzieren. Fast täglich führt sie schon vor der Arbeit eine zehnminütige Sequenz von Qigong-Übungen durch, die ihrer Muskeltonus v. a. im Schulter-Nacken-Bereich lockert, die Lumbalregion sowie die Kniegelenke entlastet und zum Erhalt ihrer Beweglichkeit beiträgt. Um die Aufmerksamkeit von manchmal noch schmerzenden oder verspannten Stellen zu lösen bzw. um aus einem allzu intensiven Gedankenkarussell aussteigen zu können und den in stressigen Zeiten immer enger werdenden Fokus von Aufmerksamkeit und Wahrnehmung weiter werden zu lassen, führt sie regelmäßig den sog. Body Scan, eine Aufmerksamkeitsreise durch den Körper, durch.
Bei akuten Kopfschmerzen greift sie zum Kopfschmerzstufenschema und anderen naturheilkundlichen Selbstanwendungen. Insbesondere das Senfmehlfußbad erlebt sie als sehr wirkungsvoll. Dank der kognitiven Umstrukturierung und der Achtsamkeitspraxis sieht sie selbst an schwierigen Tagen immer noch die schönen Dinge und erfreut sich daran. In der Summe all dieser Veränderungen erlebt sie eine deutliche Reduzierung der Häufigkeit und In-

tensität ihrer Beschwerden (von 9 auf 2). Als mindestens ebenso bedeutsam erlebt sie die Zunahme ihrer Lebensqualität. Sie sagt von sich: „Diese Krankheit ist das Beste, was mir in meinem Leben passieren konnte, weil ich ganz viel gelernt habe. Ich habe gelernt, mich zu entspannen. Ich habe gelernt, vieles anders zu sehen. Es geht mir einfach richtig gut durch diese Krankheit."

Modul: Entspannung, Achtsamkeit und Meditation

Therapieschwerpunkt: Training und Fertigkeiten
- **Therapieinhalte:** Stresswahrnehmung (u. a. Biodots, Warnsignale), Auslösen der Relaxation Response durch Erlernen von Techniken wie Body Scan, Visualisierungen, Achtsamkeitsmeditation, Tuina-Atemübung, progressive Muskelentspannung, Yoga
- **Therapieziele:** achtsamer Umgang mit eigenem Stress, Stressvermeidung, Anwenden von verschiedenen Entspannungstechniken

Therapieschwerpunkt: Motivation und Einstellungen
- **Therapieinhalte:** Selbsterfahrung durch Gruppen- oder Einzelgespräche, Wahrnehmen der Wirkungen im Alltag
- **Therapieziele:** Gelassener werden, achtsamer Umgang mit sich selbst und der Umwelt

Modul: Spannungsregulation – „Kognitive Strukturen"

Therapieschwerpunkt: Training und Fertigkeiten
- **Therapieinhalte:** Vermittlung des ABC-Modells und ABCD-Modells aus der kognitiven Umstrukturierung als Selbstbeobachtungsmethode
- **Therapieziele:** Erkennen der Verzerrungen stressverschärfender Gedanken; positive Beeinflussung der stressverstärkenden kognitiven Prozesse; Spannungsregulation durch aktive Beeinflussung der Gedanken

Therapieschwerpunkt: Motivation und Einstellungen
- **Therapieinhalte:** Selbsterfahrung durch Gruppen- oder Einzelgespräche, Wahrnehmen von stressverschärfenden Gedanken im Alltag, der Einfluss von Gedanken auf Körper, Verhalten und Gefühle
- **Therapieziele:** Sensibilisierung der Patienten für stressverschärfende Gedanken im Alltag.

Modul: Symptomreduzierung „Naturheilkundliche Selbstanwendungen"

Therapieschwerpunkt: Training/Fertigkeiten
- **Therapieinhalte:** naturheilkundliche Selbsthilfestrategien anwenden z. B. Auflagen, Wickel, Bäder, Einläufe, Tees und Fastenbegleitung
- **Therapieziele:** adäquate Selbsthilfestrategien und/oder medizinische Hilfe in Anspruch nehmen

Therapieschwerpunkt: Motivation/Einstellungen
- **Therapieinhalte:** Gesundheit und Krankheit als multifaktorielles Geschehen begreifen, das durch eigenes Handeln positiv beeinflusst werden kann
- **Therapieziele:** eigene Ressourcen erkennen, Risikoverhalten bewusst machen, krankheitsbedingte Grenzen im Lebensstil akzeptieren

Ernährungsmodul 1 „Essen – aber wie?"

Therapieschwerpunkt – Information
- **Therapieinhalte:**
  - diagnosespezifisches Ernährungsverhalten kennenlernen
  - Grundprinzipien der mediterranen Vollwertkost und ihrer ernährungsphysiologischen Wirkungen
  - Mahlzeitenhäufigkeit und -rhythmus, Snack-Management, Mahlzeitensituation/-umstände
  - Lebensmittelauswahl (Lebensmittelkreis, Antioxidantien, Fett etc.) Trinkverhalten, Ernährung im Alltag
- **Therapieziele:** Vollwerternährung und/oder diagnosespezifisches Ernährungsverhalten in den Alltag umsetzen

Ernährungsmodul 2 „Lehrküche"

Therapieschwerpunkt: Training/Fertigkeiten
- **Therapieinhalte:** Vollwertig kochen (Lehrküche), gezielte Lebensmittelauswahl beim Einkaufen oder im Restaurant/Kantine

- **Therapieziele:** Zubereiten von Mahlzeiten, Auswahl von geeigneten Mahlzeiten

Therapieschwerpunkt: Motivation/Einstellungen

- **Therapieinhalte:**
  - positive Einstellungen zu gesunder und regelmäßiger Ernährung
  - kognitive und Verhaltensumstellung im Alltag
  - Achtsamkeitsübungen
- **Therapieziele:** Einstellungsänderung

Bewegungsmodul 1 „Inforunde Bewegung"

Therapieschwerpunkt – Information/Wissen

- **Therapieinhalte:** Effekte von Bewegung auf die Gesundheit, remembered wellness, Selbstwahrnehmung in Bewegung, Leistungs-Defokussierung, Integration von Bewegung in den Alltag
- **Therapieziele:** verschiedene situationsgerechte Möglichkeiten zur Integration von Bewegung in den Alltag kennen lernen

Bewegungsmodul 2 „Bewegung im Alltag"

Therapiemodus: Training/Fertigkeiten

- **Therapieinhalte:** Morgenbewegung, Walking, Nordic Walking, Qigong, Yoga, Körperwahrnehmungsschulung, Achtsamkeit für eigenen Körper in Bewegung
- **Therapieziele:** individuell angepasstes Bewegungsverhalten in den Alltag integrieren

Therapieschwerpunkt: Motivation/Einstellungen

- **Therapieinhalte:** ohne Leistungsdruck Bewegung als positives Alltagselement erleben
- **Therapieziele:** eigene Bewegungsvorlieben als Voraussetzung für die Habituierung von gesundheitsförderndem Bewegungsverhalten erkennen und ausprägen

Modul Kreative Gesundheitsbildung

Therapieschwerpunkt – Training/Fertigkeiten

- **Therapieinhalte:** Wahrnehmen und Ausdrücken von Gesundheitsressourcen und -potenzialen mittels bildnerischer Gestaltung
- **Therapieziele:** Selbstbezug, Selbstbewusstsein und Selbstausdruck stärken, Kreativität als Quelle für Lebensqualität und Gesundheit fördern und damit Selbstwirksamkeitserwartung stärken

Modul „Inforunde Schmerz"

Therapieschwerpunkt: Information/Wissen

- Therapieinhalte:
  - akuter vs. chronischer Schmerz
  - Funktionen von Schmerz
  - Schmerzwahrnehmung, Schmerzleitung und -empfinden, Schmerzgedächtnis
  - naturheilkundliche Strategien und Schmerz
- **Therapieziele:** Achtsamerer Umgang mit eigenen Schmerzen, Zusammenhänge zwischen Schmerzen, Stress und stressverschärfenden Gedanken verstehen, Strategien im Umgang mit Schmerzen kennenlernen

Modulübergreifendes Thema Schmerz

Das Thema wird in die Entspannungs- und Bewegungsmodule, in die kreative Gesundheitsbildung sowie in die naturheilkundlichen Selbstanwendungen integriert.

- **Therapieinhalte:** Im Bereich Entspannung, Bewegung und naturheilkundliche Selbsthilfestrategien Methoden der Reduzierung von akuten Schmerzen einüben, Akzeptanz für chronische und chronisch rezidivierende Schmerzen entwickeln und die individuelle Erfahrung reflektieren, um Ressourcen für den Alltag aufzubauen in Form eines „Skill-Trainings".
- **Therapieziele:** Strategien im Umgang mit Schmerz erfahren und trainieren und damit mehr Akzeptanz für Schmerzen entwickeln und Handlungsoptionen eröffnen.

5.1.6 Aspekte der Ordnungstherapie in der Medizin

Ordnungstherapie als chronobiologisches Regulativ

Zunehmend überformen kulturelle Anforderungen und Gewohnheiten unsere natürlichen Rhythmen und Bedürfnisse. Insbesondere die Veränderung des Tag-/Nacht-Rhythmus durch künstliches Licht und die Verschiebung eines natürlichen Wechsels von An- und Entspannung hin zu lang andauernden Aktivitätsphasen ohne Erholungspausen beeinflussen die Gesundheit negativ, indem sie dysregulierte Aktivierungen stressphysiologischer Parameter erzeugen. Davon betroffen sind z. B. der Blutdruck und Herzschlag, arteriosklerotische und andere entzündliche Prozesse, supprimierte Immunaktivität, muskuläre Verspannungen sowie psychische Phänomene wir Hyperarrousal, Reizbarkeit, Aggressivität, Erschöpfung, Burnout und Depressionen. Auch das jahreszeitenunabhängige Überangebot an Nahrung sowie ein bewegungsreduzierter, sitzender Lebensstil in dauerhaft temperierten Innenräumen wirken derhythmisierend. Sie tragen zur Ausprägung z. B. des metabolischen Syndroms sowie einer Immunschwäche bei, reduzieren Ausdauer, Kraft, Stimmung und die Thermoregulationsfähigkeit des Organismus. Ordnungstherapeutische Interventionen zielen hier auf eine Alltagsgestaltung ab, die von einem rhythmischen Wechsel zwischen Phasen der Arbeit und Erholung, von Mahlzeiten und Esspausen, von Bewegungsreizen und Ruhe sowie von Kälte- und Wärmereizen geprägt ist.

Ein Beispiel für eine gesundheitsrelevante Dysregulation physiologischer Rhythmen betrifft die Frequenz des Herzschlags. „Wenn der Herzschlag so regelmäßig wie das Klopfen des Spechts oder das Tropfen des Regens auf dem Dach ist, wird der Patient innerhalb von vier Tagen sterben." Diese Erkenntnis formulierte der chinesische Arzt Wan Shuhe bereits in seinem Klassiker der Pulsdiagnose, Maijing, im dritten Jahrhundert (vgl. [19]). Heute sprechen wir von **Herzfrequenzvariabilität** und sehen sie als ein Anzeichen für die Regulationsfähigkeit des Organismus an. Äußere und innere Reize nehmen Einfluss auf das komplexe Zusammenspiel von sympathikotonen und parasympathikotonen Prozessen des Organismus. Je nach Anforderung verändern sich im gesunden Zustand die Takte des Herzschlags und des Atems ständig, da der Organismus sich permanent an Anforderungen anpasst, indem er seine Aktionsbereitschaft erhöht bzw. reduziert. Dabei sind bereits subtile Einflüsse wie Sinneseindrücke, Gedanken und Gefühle bedeutsam. Gesundheit lässt sich in diesem Zusammenhang gleichsetzen mit der Reagibilität eines Organismus auf die jeweils aktuelle Situation. Eine starre, nicht reagible Herzfrequenz weist demnach auf eine ernstzunehmende Einbuße der Regulationsfähigkeit hin, die mit erhöhtem Mortalitätsrisiko für Patienten mit Herz-Kreislauf Erkrankungen einhergeht. Der gesunde Organismus ist bestrebt, immer wieder den Herzrhythmus und den Atemrhythmus zu synchronisieren, wobei die Herzfrequenz atemsynchron schwankt, indem sie sich während einer Einatmung erhöht und bei der Ausatmung reduziert. Von **Herzkohärenz** wird gesprochen, wenn Atem- und Herzrhythmus auf diese Weise verbunden sind, d. h. wenn sich eine sog. respiratorische Sinusarrhythmie einstellt. Es liegen Hinweise vor, dass dies v. a. dann zutrifft, wenn positive Emotionen wie Dankbarkeit, Vergeben oder Liebe empfunden werden. Bei Stress, Ärger und Angst hingegen entkoppeln sich die beiden Rhythmen. Durch Biofeedback gestützte Stressbewältigungsprogramme lässt sich die Fähigkeit zur Herzkohärenz trainieren. Auch die Praxis von Meditation wirkt sich positiv auf die Herzfrequenzvariabilität aus.

MERKE

In gewissen Maßen sind wir in der Lage, Verschiebungen der äußeren Taktgeber zu tolerieren bzw. durch Adaptionen des inneren Rhythmus auszugleichen, werden jedoch langfristig rhythmische Bedürfnisse vernachlässigt und persönliche Belastungsgrenzen überschritten, sind gesundheitliche Folgen unvermeidlich. Die moderne Ordnungstherapie beschäftigt sich daher mit Mitteln und Wegen, wie Patienten lernen können, ihre Belastungsgrenzen und ihre natürlichen Bedürfnisse wahrzunehmen und zu respektieren, indem sie selbst und bewusst zum Rhythmusgeber ihres Alltags werden. Die Herausforderung liegt darin, im Alltag natürliche und kulturliche Bedürfnisse und Anforderungen so zu koordinieren, dass die individuellen Gesundheitsressourcen erhalten werden und Alltagsbelastungen erfolgreich bewältigt werden können. Die Therapiemodule der Ordnungstherapie und Mind-Body-Medizin zielen letztlich alle darauf ab, die Patienten in ihrer Fähigkeit zur Selbstregulation zu stärken und sie zu befähigen gesundheitsfördernde Entscheidungen im Alltag zu treffen, v. a. im Hinblick auf Ernährung, Bewegungsverhalten, Stressbewältigung und Spannungsregulation.

Klinische ordnungstherapeutische Settings

Im Kontext der integrativen Medizin wird Ordnungstherapie-Mind-Body-Medizin in ambulanten, teilstationären oder stationären Settings angewendet. Die Interventionen werden meist in Gruppen durchgeführt und können verschiedene zeitliche Formate besitzen. In der Essener Klinik haben sich im stationären Bereich z. B. zweieinhalb Stunden täglich für die Dauer von zwei Wochen bewährt. Für den teilstationären Bereich der Tagesklinik erfolgen die Interventionen über einen Zeitraum von zehn Wochen für sechs Stunden an einem Tag pro Woche [27]. Im ambulanten Setting mit Patienten im Einzelkontakt dauert das ordnungstherapeutische Erstgespräch ca. 1,5 Stunden. Je nach Ressourcenlage werden im Anschluss daran drei bis zehn jeweils einstündige Beratungen vereinbart.

PRAXISTIPP

Für einen langfristigen Therapieerfolg ist es entscheidend, dass die Patienten dabei unterstützt werden, täglich zu Hause für mindestens 30 Min. bewusst lebensstilverändernde Verhaltensweisen in ihre Alltagsgestaltung einbeziehen – und zwar je nach Situation in den Bereichen Ernährung, Bewegung, Spannungsregulation und Achtsamkeit.

Ordnungstherapie und Mind-Body-Medizin in der Primärprävention

Eine in der Ordnungstherapie und Mind-Body-Medizin entwickelte Definition des Begriffs „Lebensstilmanagement" lautet: *„Strukturierung des Lebensstils mit dem Ziel, die eigenen körperlichen und seelischen Selbstheilungskräfte zu fördern."* Diese Strukturierung umfasst v. a. den gesundheitsfördernden Umgang mit Ernährung, Bewegung, Anspannung und Entspannung und den bewussten Umgang mit Genuss- und Suchtmitteln. Die Lebensstilbereiche Bewegung, Ernährung, Rauchen und Genussmittelkonsum sowie die Stressbewältigung entsprechen den Handlungsfeldern der Prävention und Gesundheitsförderung, wie sie die Krankenkassen definieren (§ 20, SGB V, 2). „Lifestyle-Management" führt diese Bereiche in einem multimodalen, integrativen Konzept zusammen. Ziel eines salutogenetisch ausgerichteten Lifestyle-Management-Programms im Kontext von Angeboten zur Prävention und Gesundheitsförderung ist es, trotz diverser beruflicher und privater Stressfaktoren, die teilweise auch nicht veränderbar sind, durch das Aufspüren und die Mobilisierung körpereigener, gesundheitserhaltender Kräfte, im Alltag eine höhere Lebensqualität und ein gesteigertes Wohlbefinden zu erlangen und erhalten. Diese Ausrichtung ist ganz im Sinne der 1986 von der WHO verabschiedeten Ottawa Charta, die eine Überwindung des Risikofaktorenkonzepts verlangt und Gesundheit weniger als statisches Ziel, denn als Lebensstil versteht. Den Menschen soll ein höheres Maß an Selbstbestimmung über ihre Gesundheit ermöglicht werden, um sie zur Stärkung ihrer Gesundheit zu befähigen. Das Lifestyle-Management-Programm (➤ Abb. 5.5) fördert den Aufbau einer expliziten, motivierten und langfristig angelegten gesundheitsfördernden Einstellung durch die Wissensvermittlung bezüglich des Abbaus von Risikofaktoren und die Vermittlung positiver, protektiver und gesundheitsfördernder Erfahrungen. Im Rahmen eines Lifestyle-Management-Programms sollten die Teilnehmer lernen, durch eine nachhaltige Veränderung ihres Lebensstils und der damit einhergehenden Aktivierung individueller Ressourcen, mit den Belastungen des Alltags gesundheitsförderlich(er) umzugehen.

Prototypen von Lifestyle-Management-Programmen wurden u. a. gefördert durch das Bundesministerium für Bildung und Forschung und in Zusam-

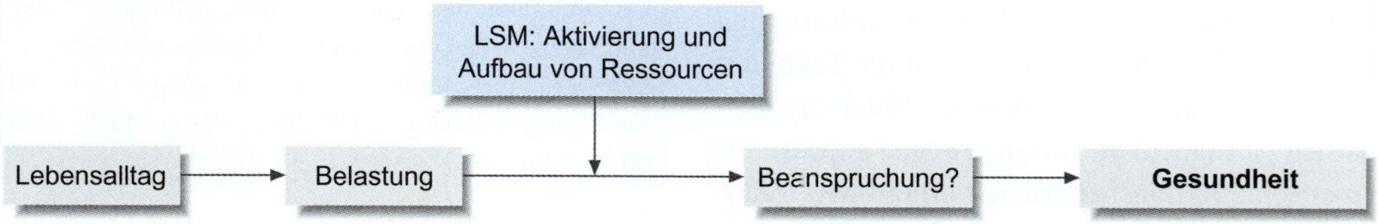

Abb. 5.5 Arbeitsmodell des Lifestyle-Management-Programms [L157, L106]

menarbeit mit dem Institut für angewandte Innovationsforschung in Bochum von MitarbeiterInnen der Essener Klinik entwickelt sowie als Pilotprogramme umgesetzt und evaluiert [23, 25].

LITERATUR

[1] Altner N, Richarz B, Reichardt H et al. Stressbewältigung durch Achtsamkeit als Unterstützung bei der Reduzierung des Tabakkonsums bei Krankenhauspersonal. In: Heidenreich T. Michalak J (Hrsg.). Akzeptanz und Achtsamkeit in der Psychotherapie. Tübingen: dgvt, 2004.

[2] Altner N. Achtsamkeit. In: Dobos G, Paul A. (Hrsg.) Mind-Body-Medizin. München: Elsevier, 2010. S. 64–70.

[3] Antonovsky A. Unraveling the mystery of health. How people manage stress and stay well. San Francisco, London: Jossey-Bass Publ., 1987.

[4] Bandura A. Self-efficacy: The exercise of control. New York: Freeman, 1997.

[5] Benson H, Klipper M. The Relaxation Response. New York: Avon Books, 1975.

[6] Chiesa A, Serretti A. (2011): Mindfulness-based interventions for chronic pain: a systematic review of the evidence. J Altern Complement Med, 2011; 17(1): 83–93.

[7] Chiesa A. Vipassana Meditation: Systematic Review of Current Evidence. J Altern Complement Med 2010; Jan16(1): 37–46.

[8] de Vibe M, Bjørndal A, Tipton E et al. Mindfulness based stress reduction (MBSR) for improving health, quality of life and social functioning in adults. Campbell Systematic Reviews 2012:3 DOI: 10.4073/csr.2012.3

[9] Dobos G, Paul A. (Hrsg.). Mind-Body-Medizin. Die moderne Ordnungstherapie in Theorie und Praxis. München: Elsevier, 2010.

[10] Dusek JA, Otu HH, Wohlhueter AL et al. Genomic counter-stress changes induced by the relaxation response. PLoS ONE 2008; 3(7): e2576.

[11] Gotink RA, Chu P, Busschbach JJ, Benson H, Fricchione GL, Hunink MG. Standardised mindfulness-based interventions in healthcare: an overview of systematic reviews and meta-analyses of RCTs. PLoS One. 2015 Apr 16;10(4): http://dx.doi.org/10.1371/journal.pone.0124344.

[12] Hildebrandt G, Moser M, Lehofer M. Chronobiologie und Chronomedizin. Stuttgart: Hippokrates, 1998

[13] Kabat-Zinn J. Full catasthrophe living. New York: Delacorte Press; 1990.

[14] Li QZ, Li P, Garcia GE et al. Genomic profiling of neutrophil transcripts in Asian Qigong practitioners: a pilot study in gene regulation by mind-body interaction. J Altern Complement Med 2005; 11(1): 29–39.

[15] Melchart D, Glaser V, Höft H. Gesundheitstraining als Ordnungstherapie. In: Melchart D, Wagner H (Hrsg.). Naturheilverfahren. Grundlagen einer autoregulativen Medizin. Stuttgart: Schattauer; 1993. S. 186–221.

[16] Michalsen A. Wissenschaftliche Bewertung der Mind-Body Medizin. In: Dobos G, Paul A. (Hrsg.) Mind-Body-Medizin. München: Elsevier; 2010. S. 18–28.

[17] Miller RW, Rollnick S. Motivierende Gesprächsführung. Freiburg: Lambertus, 2004.

[18] National Center for Complementary and Alternative Medicine (NIH): http://nccam.nih.gov/health/backgrounds/mindbody.htm, letzter Zugriff 12.1.06.

[19] Nedelkovic M. Zur Wirkung von Taiji auf die Herzratenvariabilität. In: Ausfeld-Hafter B. Chronobiologie. Bern: Peter Lang, 2010. S. 59.

[20] Ornish D, Lin J, Daubenmier J et al. Increased telomerase activity and comprehensive lifestyle changes: a pilot study. The Lancet Oncology. 2008; 9 (11): 1048–1057.

[21] Ornish D, Scherwitz LW, Billings JH et al. Intensive lifestyle changes for reversal of coronary heart disease. JAMA. 1998; 280: 2001–7.

[22] Ornish D, Weidner G, Fair WR et al. Intensive lifestyle changes may affect the progression of prostate cancer. Journal of Urology. 2005; 174: 1065–1070.

[23] Paul A, Altner N. Mind-Body-Medizin in der Prävention und Präventionsforschung. In: Dobos G, Paul A. (Hrsg.). Mind-Body-Medizin. München: Elsevier; 2010. S. 225–228.

[24] Prochaska JO, DiClemente CC, Velicer WF et al. Criticisms and concerns of the transtheoretical model in light of recent research. Br J Addict. 1992 Jun; 87(6): 825–8.

[25] www.kreare.de

[26] Ornish D, Magbanua MJ, Weidner G et al. Changes in prostate gene expression in men undergoing an intensive nutrition and lifestyle intervention. Proc Natl Acad Sci U S A. 2008 Jun 17;105(24): 8369–74. Epub 2008 Jun 16.

[27] Paul A, Lauche R, Cramer H et al. An Integrative Day Care Clinic for chronically ill patients: Concept and case presentation. Euro J Integr Med (2012), http://www.sciencedirect.com/science/article/pii/S1876382012010694.

5.2 Chronobiologie

Egbert J. Seidel, Alexander Fischer

Sämtliche Körperfunktionen unterliegen rhythmischen Veränderungen, deren Kenntnis und Beachtung die Prävention und Therapie, insbesonders chronischer Krankheitsbilder beeinflussen kann. Die Chronomedizin ist damit ein wichtiger Bestandteil der Ordnungstherapie im Rahmen der Naturheilkunde.

5.2.1 Grundlagen

Die meisten physiologischen Funktionen aller Lebewesen, auch des Menschen, unterliegen tageszeitlichen Rhythmen und Schwankungen. Die Existenz einer „inneren Uhr" konnte in den letzten Jahren bis auf die molekulare Ebene hin wissenschaftlich nachgewiesen werden. Biologische Rhythmen haben neben dieser endogenen häufig auch eine exogene Basis und werden durch Außenreize beeinflusst.

Chronobiologie ist die Wissenschaft von der Erforschung wiederkehrender biologischer Rhythmen, die den Ablauf von Lebensprozessen und deren Synchronisation steuern. Nach Hildebrandt [3] *„beschränkt sich Chronobiologie nicht nur auf ein Wissen davon, dass ‚alles schwankt', sondern bietet vielmehr komplexe Einblicke in eine differenzierte zeitliche Organisation, die sowohl die Umweltbeziehungen der Lebensvorgänge als auch die autonomen Zeitstrukturen und die für sie maßgeblichen Ordnungsprinzipien betrifft."* Hieraus lassen sich diagnostische Zeitordnungen (Chronophysiologie) erstellen, deren Kenntnisse Grundlage für die therapeutische Nutzung autonomer Funktionen im Sinne einer Reaktions-, Regulations- und Adaptationstherapie im Rahmen der Naturheilverfahren darstellen **(Chronotherapie).**

Chronopharmakologie bildet neben **Chronotoxikologie** die experimentelle Grundlage der **Chronotherapie** und befasst sich u. a. mit den Einflüssen von Arzneistoffen auf rhythmische Charakteristika.

Chronophysiologie

Sämtliche physiologische Funktionen unseres Körpers unterliegen nahezu rhythmischen Variationen:

Tab. 5.1 Beispiele physiologischer Funktionen von unterschiedlicher rhythmischer Dauer

Periodendauer	Beispiel physiologischer Funktionen
infraannuale	Adoleszenz – Wachstumsrhythmen
zirkaannuale	Thermoregulation, hier insbesondere die akrale Wiedererwärmungszeit nach Kaltreizen, das Kälteempfinden (jahreszeitliche Periodisierung)
zirkaseptane	Aktivität der RNA- und DNS-Replikationsvorgänge in der Zelle
zirkadiane	Verlauf der Körpertemperatur, des Cortisolspiegels im Blut, des Blutdrucks und der Herzfrequenz
ultradiane	Darmperistaltik, Muskeltonus

Ganz offensichtlich und gut nachvollziehbar ist für dieses Phänomen beispielsweise der Schlaf-wach-Rhythmus, die Ein- und Ausatmung, der Herzschlag oder der Menstruationszyklus. Aber auch der Blutdruck, der Tonus der glatten Muskulatur und die Peristaltik, das motorische System, die Thermoregulation sowie mentale Funktionen und Aktivitäten des ZNS und PNS unterliegen chronophysiologischen Schwankungen. Dabei zeigt sich stets ein rhythmischer Wechsel zwischen ergotroper und trophotroper Tendenz sowie eine hierarchische Ordnung innerhalb dieser Rhythmizität. Bekannt ist in diesem Zusammenhang die tageszeitliche Abhängigkeit verschiedener Parameter der thermischen Reagibilität des Menschen, z. B. dass die mittlere akrale Wiedererwärmungszeit nach kaltem Handbad ein Maximum zwischen 9:00 und 15:00 Uhr und ein Minimum zwischen 21:00 und 3:00 Uhr aufweist. Die autonome Reagibilität wird auch jahreszeitlich beeinflusst. Zum Sommer hin verstärkt sich die ergotrope Einstellung, zum Winter hin die trophotrope.

Die Dauer einer biologischen Periode ist sehr unterschiedlich (➤ Tab. 5.1). Von großer physiologischer Bedeutung sind:

- mehrjährige, infraannuale Perioden
- ein Jahr dauernde, zirkaannuale Perioden
- sieben Tage anhaltende, zirkaseptane Perioden
- tägliche Wechsel (zirkadian)
- ultradiane Perioden umfassen kurzwelligere Rhythmen (Bruchteile von Sek. bis Std.)

Die für chronobiologische Abläufe essenziellen Rhythmen sind zirkadian und grundsätzlich endogen, also genetisch determiniert, und werden durch **innere Uhren** über sog. **Uhrengene** gesteuert. Diese biologischen Uhren behalten einen Rhythmus selbst unter Abschirmung von der Außenwelt bei.

MERKE

Uhrengene kommen bei allen Lebensformen vor, beim Menschen wurden in der (Schleim-)Haut sich rhythmisch exprimierende Uhrengene nachgewiesen, wodurch sich zeitliche Strukturierungen der Zellzyklen postulieren lassen. Diese Uhrengene werden dem zentralen Nervensystem zugeordnet, die Lokalisation der zentral steuernden „Hauptuhr" befindet sich am Boden des 3. Ventrikels des Diencephalon, im Nucleus suprachiasmaticus (SCN) des Thalamus.

Die Bezeichnung **zirkadian** wird nicht immer korrekt, sondern meist als Ausdruck eines 24-Stunden-Rhythmus verwendet, wobei die meisten Rhythmen am Menschen nur unter alltäglichen Bedingungen, also unter Beeinflussung durch äußere Zeitgeber untersucht wurden. Unter Ausschaltung exogener Taktgeber umfasst unsere **innere Uhr** einen 25-Stunden-Tag-Rhythmus. Es bleibt dann Aufgabe der Zeitgeber, die innere Uhr auf den geophysikalischen 24-Stunden-Tag zu synchronisieren. In ➤ Tabelle 5.2 haben Moser und Lehofer [3] Beispiele für die Tagesrhythmik physiologischer Phänomene des Menschen aufgeführt.

Tab. 5.2 Über den Tag verteilte zirkadian geprägte physiologische Effekte des Menschen (nach [3])

Tageszeit (Std)	Höhepunkt von
2:00	Trägheit
3:00	Geburten
4:00	Sterberate
6:00	Urinvolumen
9:00	Testosteronproduktion
11:00	Säuregrad des Urins
12:00	Bluteiweiße
13:00	Wohlbefinden, Temperatur
14:00	Herzschlag, Narkose
16:00	Körpergewicht
18:00	Blutdruck
19:00	Zahnschmerzen
22:00	Leukozyten
24:00	chirurgische Sterblichkeit

Chronomedizin

Die Bedeutung rhythmischer Phänomene für das Leben und Überleben, für Gesundheit und Krankheit wurde in zahlreichen Studien der letzten Jahre nachgewiesen. Dies gilt sowohl für den Eintritt des Lebens (Geburt) als auch für dessen Ende (Tod). So tritt der Tod v. a. spät nachts bzw. in den frühen Morgenstunden ein, außerdem liegt die Sterberate im Winter höher als im Sommer. Bei Geburten zeigt sich ein Häufigkeitsmaximum des natürlichen Eintritts von Wehen und natürlichen Geburten zwischen Mitternacht und 6 Uhr morgens, während eingeleitete und Totgeburten v. a. am späten Vormittag auftreten. In der „herkömmlichen" westlichen Medizin ist die zirkadiane Rhythmik der Organfunktionen seit Langem bekannt. So treten bei allergischen Erkrankungen Verschlechterungen auf dem Hautsektor und im Atemwegsbereich v. a. zwischen 3 und 5 Uhr morgens auf, Gallenkoliken von 23 bis 1 Uhr nachts, koronare Erkrankungen mit Palpitationen zwischen 11 und 13 Uhr mittags.

Seit Langem sind zudem jahreszeitliche Schwankungen der Immunitätslage und saisonale Krankheitshäufungen bekannt [7].

5.2.2 Chronobiologische Praxis

Die Kenntnis dieser chronophysiologischen Gegebenheiten bietet vielseitige praktisch nutzbare Aspekte. Sie spielt in der physikalischen Therapie und der Naturheilkunde eine herausragende Rolle. Aber auch andere Bereiche der (Schul-)Medizin nutzen zunehmend dieses Wissen, beispielsweise beim zeitlich abgestimmten Einsatz von Analgetika bei schweren Schmerzzuständen [5], bei der Gabe von Melatonin zur Behandlung von Insomnie [10] oder der Lichttherapie bei Depression [4].

Beispiele praktischer Anwendung der Chronomedizin

Im Hinblick auf Gesundheit und Heilung muss stets auch die Frage berücksichtigt werden, *„ob die Einordnung der rhythmischen Funktionen in die Umweltordnung ungestört ist oder gefördert bzw. regu-*

liert werden muss“ (zitiert nach [3]). Wegen der hierarchischen Struktur der rhythmischen Funktionsordnung stehen alle Rhythmen in mehr oder weniger enger Wechselwirkung, weshalb im Prinzip keine isolierte Wirkung auf einzelne rhythmische Funktionen zu erwarten ist.

Alle Reaktionen auf die Anwendungen der physikalischen Therapie unterliegen zeitlichen Schwankungen, da sämtliche Körperfunktionen rhythmischen Umstellungen des Organismus gehorchen.

Jahresrhythmus

So ist im Jahresrhythmus vom Februar bis August mit einer zunehmend **ergotropen** Einstellung, von August bis Februar mit einer zunehmend **trophotropen Tendenz** des vegetativen Systems zu rechnen. Dies äußert sich in Wachstums- und Involutionsprozessen, die v. a. die endokrinen Drüsen betreffen.

Als Beispiele für weitere jahresrhythmische Schwankungen seien die zunehmende Kälteempfindlichkeit und Vasomotorentonus an den Akren in der zunehmenden Jahreshälfte, Jahresschwankungen der Stresstoleranz, der Stimmungslage und Reaktionsgeschwindigkeit genannt. Häufig ist dabei eher ein doppel- oder mehrgipfliger Jahresverlauf als ein rein sinusförmiger Verlauf typisch. Die wichtigsten Arbeiten stammen dazu bereits aus den 1950er- bis 1980er-Jahren, zusammengefasst von Hildebrandt.

Tagesrhythmus

Am besten untersucht sind die tagesrhythmischen Einflüsse **physikalischer Therapien.**

- **Kaltreize** werden beispielsweise am stärksten in der vormittäglichen Aufheizungsphase zwischen 3 und 15 h beantwortet, wenn die Kerntemperatur steigt und die akrale Hautdurchblutung eingeschränkt ist.
- Hingegen steigt während der trophotropen Phase nachmittags und abends die Empfindlichkeit der thermischen Verhaltensregulation gegenüber **Wärmereizen.**

Die Wahl der Tageszeit für eine thermische Anwendung ist daher mitbestimmend für effektive Reizstärke und Qualität der Reaktion. Gleichwohl fehlen bislang praktische Erfahrungen zur Optimierung der Hydrotherapie im Tagesverlauf.

Ein weiteres Beispiel sinnvoller Therapiegestaltung ist die Tatsache, dass beim Ausdauertraining der Zuwachs an körperlicher Leistungsfähigkeit nachmittags und am frühen Abend am größten ist.

Synchronisierende Wirkungen

Abgesehen vom Licht-Dunkel-Wechsel, der als Zeitgeber der Zirkadian-Rhythmik auch beim Menschen die größte Bedeutung hat [9], können auch **physikalisch-therapeutische Reizanwendungen** synchronisierend wirken. In einer Untersuchung mit Blinden konnte mithilfe pünktlich durchgeführter morgendlicher Kalt-, Bewegungs- und Nahrungsreize eine straffere Synchronisation von Schlafzeiten und tagesrhythmischen Verläufen der Körpertemperatur erreicht werden. Als Erklärung wird einerseits angeführt, dass damit eine umfassende Ordnung der Lebensweise angestrebt und erreicht werden kann. Anderseits ist die Berücksichtigung der jeweiligen Erregbarkeit und Reagibilität des Organismus von Bedeutung, da dieser ebenfalls tagesrhythmischen Schwankungen unterliegt.

MERKE

Der zur richtigen Zeit applizierte Reiz unterstützt den Organismus in seinem Bestreben der Synchronisation und der Stabilisierung der normalen Umwelteinordnung.

Chronopharmakologie und Schmerz

Schmerzempfindungen und Reaktionen auf Schmerzreize korrespondieren mit tagesrhythmischen Prozessen, was durch den Nachweis zirkadianer Rhythmen in den Konzentrationen von Endorphinen und Enkephalinen in den entsprechenden schmerzverarbeitenden Zentren im Gehirn bestätigt wurde. Hildebrandt unterscheidet zwischen **epikritischer** (eher spitzer Schmerz, genau zuzuordnen) und **protopathischer Schmerzempfindlichkeit** (nicht genau lokalisierbare Empfindung, längere Dauer, dumpf). Hierbei zeigte die epikritische Schmerzempfindlichkeit ihr Maximum zur Mittagszeit, die protopathische Schmerzempfindlichkeit dagegen ca. 3:00 Uhr nachts.

PRAXISTIPP

Schmerzstillende Wirkungsmechanismen unterliegen ebenfalls tagesrhythmischen Abhängigkeiten, was gleichermaßen für den Einsatz von Analgetika wie auch Placebos gilt. Nach Untersuchungen von Pöllmann und Hildebrandt [3] kann der Anteil des Placeboeffekts an einer medikamentösen Schmerzstillung am Tage bis zu 50 % betragen, während er nachts unter 10 % ausmacht.

Lokalanästhetika

Zur Schmerzmedikation wurden bislang vornehmlich die analgetischen Effektivitäten von Lokalanästhetika untersucht. Während der lokalanästhetische Effekt von Lidocain in einheitlich definierter Dosierung frühmorgens ca. 12 Minuten anhält, hält er nachmittags deutlich länger an. Empirisch zeigte sich ein Wirkungsoptimum für Lokalanästhetika mit etwa 3-fach längerer Wirkung um 15 Uhr, zu diesem Zeitpunkt ist die affektiv-protopathische Schmerzempfindung am Menschen am niedrigsten.

NSAR

Bei Untersuchungen der NSAR belegten Analysen durch Reinberg et al. bereits 1967 die chronokinetischen Eigenschaften von **Natriumsalicylat.** Hierbei zeigte sich beim Menschen eine wesentliche Verzögerung der Salicylatausscheidung im Harn nach dem Ende der Ruheperiode gegenüber der Aktivitäts- bzw. Beginn der Ruheperiode.

Antirheumatika und Rheumatoide Arthritis

In der medikamentösen Therapie chronischer Krankheitsbilder wie der Rheumatoiden Arthritis (RA) werden chronobiologische Rhythmen zunehmend für eine sichere und gut verträgliche Therapie genutzt [1].

PRAXISTIPP

Beim Antirheumatikum **Indometacin** zeigten sich nach oraler Verabreichung am Menschen deutliche pharmakokinetische Unterschiede, sodass Nebenwirkungen nach morgendlicher Gabe weitaus stärker auftreten als nach abendlicher.

Die chronische RA weist ihrem Krankheitsbild entsprechend eine deutliche tageszeitliche Rhythmik auf, mit in den frühen Morgenstunden besonders ausgeprägten Beschwerden. Aufgrund bisheriger Studienergebnisse sollten NSAR bei RA zur Vermeidung frühmorgendlicher Verschlechterungen sowie Nebenwirkungen abends verabreicht werden.

Tumorpatienten weisen ebenfalls häufig starke Variationen der Schmerzintensität im Tagesverlauf auf, sodass hier durch eine asymmetrisch aufgeteilte zweimal tägliche Gabe von Opioiden ein erheblicher Benefit für den Patienten erreicht werden kann [5].

LITERATUR

[1] Alten R, Döring G, Cutolo M et al. Hypothalamus-Pituitary-Adrenal Axis Function in Patients with Rheumatoid Arthritis Treated with Nighttime-Release Prednisone. J Rheumatol. 2010 Aug 3 [Epub ahead of print].

[2] Balbo M, Leproult R, van Cauter E. Impact of sleep and its disturbances on hypothalamo-pituitary-adrenal axis activity. Int J Endocrinol. 2010; 759234. online-pub.

[3] Hildebrandt, G., Moser, M., Lehofer, M.: Chronobiologie und Chronomedizin. Stuttgart: Hippokrates, 1998.

[4] Ishida A, Mutoh T, Ueyama T et al. Light activates the adrenal gland: Timing of gene expression and glucocorticoid release. Cell Metab. 2005; 2: 297–307.

[5] Junker U, Wirz S. Chronobiology: influence of circadian rhythms on the therapy of severe pain. Review artcle. J Oncol Pharm Practice. 2010; 16: 81–87.

[6] Kraft K, Stange R (Hrsg.). Lehrbuch Naturheilverfahren. Stuttgart: Hippokrates, 2010.

[7] Mazzoccoli G, Inglese M, De Cata A et al. Neuroendocrine-immune interactions in healthy aging. Geriatr Gerontol Int. 2010 Jul 5; [Epub ahead of print].

[8] Melchart D, Brenke R, Dobos G et al. Naturheilverfahren. Leitfaden für die ärztliche Aus-, Fort- und Weiterbildung. Stuttgart: Schattauer, 2008.

[9] Mollicone DJ, van Dongen HP, Rogers NL et al. Time of day effects on neurobehavioral performance during chronic sleep restriction. Aviat Space Environ Med. 2010 Aug; 81(8): 735–44.

[10] Reid KJ, Zee PC. Circadian rhythm disorders. Semin Neurol. 2009 Sep; 29(4): 393–405. Epub 2009 Sep 9.

5.3 Hydro- und Thermotherapie

Eberhard Volger (5.3.1, 5.3.2, 5.3.4 [Indikationen]), German Schleinkofer (5.3.3, 5.3.4), Uwe Lange (5.3.5–5.3.7)

5.3.1 Hydrotherapie: Grundlagen

Die Hydrotherapie nützt Wasser in verschiedenen Anwendungsformen, um durch Wärmeentzug oder Wärmezufuhr thermoregulatorische Vorgänge auszulösen, die der Gesundheitsförderung oder der Krankenbehandlung dienen. Zur Durchführung wird normales Wasser aus der Leitung verwendet. Dieses ortsungebundene Heilmittel kommt äußerlich in flüssiger Form zur Anwendung, seltener als Eis (Kryotherapie) oder Dampf. Da die thermischen Reize bei der Hydrotherapie im Vordergrund stehen, spricht man auch von Hydro-Thermotherapie.

Wasser ist die einzige chemische Verbindung, die in allen drei Aggregatszuständen, fest, flüssig und gasförmig, vorkommt. Nach allem was wir wissen, ist das Leben aus dem Wasser entstanden und eines seiner wichtigsten Voraussetzungen. Wasser erfuhr in allen Kulturen eine besondere Verehrung: Es dient zu rituellen Waschungen. Als Weihwasser und in der Taufe kommt ihm eine spirituelle Bedeutung zu.

Die Hydrotherapie ist in der Geschichte der Medizin von Anfang an von herausragender Bedeutung. Die hippokratische Medizin spricht dem Wasser als Urelement heilende Wirkung zu. In der Neuzeit wurde die Hydrotherapie durch Vinzenz Prießnitz (1799–1851) und in ihrer heutigen Form v. a. durch Sebastian Kneipp (1821–1897) populär und weiterentwickelt. Benedikt Lust (1972–1945), einer seine Schüler, führte sie in den USA ein.

Wirkungen: Wirkfaktoren und Wirkungsphysiologie

Wegen seiner außergewöhnlichen physikalisch-chemischen Eigenschaften besitzt Wasser die höchste Wärmekapazität aller Flüssigkeiten und eignet sich daher in besonderer Weise als Wärmeträger, aber ebenso für den Wärmeentzug, also zur Kühlung.

Wirkfaktoren

- Die **Temperatur** ist der wesentlichste Wirkfaktor in der Hydrotherapie.
- Ein **mechanischer Reizfaktor** ergibt sich bei Bädern durch den hydrostatischen Druck: So können durch Kompression kapazitiver Gefäße in den Beinen und im Unterleib 700–800 ml Blut intrathorakal verschoben werden, was zu einer kardialen Belastung führt (Vorsicht bei Pat. mit Neigung zu Herzrhythmusstören und -insuffizienz). Zu den mechanischen Reizfaktoren zählen auch die taktilen Reize bei Waschungen, Bürsten- und Schöpfbädern und der Massageeffekt eines Blitzgusses.
- Zu den **chemischen Reizfaktoren** zählen resorbierbare Badezusätze wie bestimmte phytotherapeutisch wirksame Auszüge und Kohlendioxid. Kohlendioxidbäder bewirken eine Reizung der Wärmerezeptoren und eine ausgeprägte Hyperämie der Hautgefäße, wodurch der Blutdruck v. a. diastolisch abfällt. Gleichzeitig wird die Empfindlichkeit der Kälterezeptoren herabgesetzt.
- Als **elektrischen Reizfaktor** bezeichnet man im Rahmen der Hydrotherapie die Effekte hydrogalvanischer Bäder z. B. von Zwei- und Vierzellenbad oder eines Stanger-Bads.

Wirkweise

Die Wirkung der Hydrotherapie beruht v. a. auf der Reizung der in der Haut, aber auch in Schleimhäuten und Blutgefäßen liegenden Thermorezeptoren, die thermoregulatorische Reaktionen auslösen. Da der Mensch mehr durch Wärmeverlust als durch Überwärmung gefährdet ist, sind in seiner Haut 10-mal mehr Kalt- als Warmrezeptoren eingelagert. Sie reagieren auch schneller, da sie oberflächlicher liegen als die tiefer liegenden Warmrezeptoren und eine höhere Nervenleitungsgeschwindigkeit besitzen. Zusätzlich unterscheidet sich die Dichte der Rezeptoren je nach Körperregion (➤ Abb. 5.6).

MERKE

Die höchste Dichte der Kaltrezeptoren befindet sich im Gesicht und am Stamm.

- **Warmrezeptoren** reagieren bei Erwärmung der Haut von 30–45 °C mit einer Zunahme ihrer Ent-

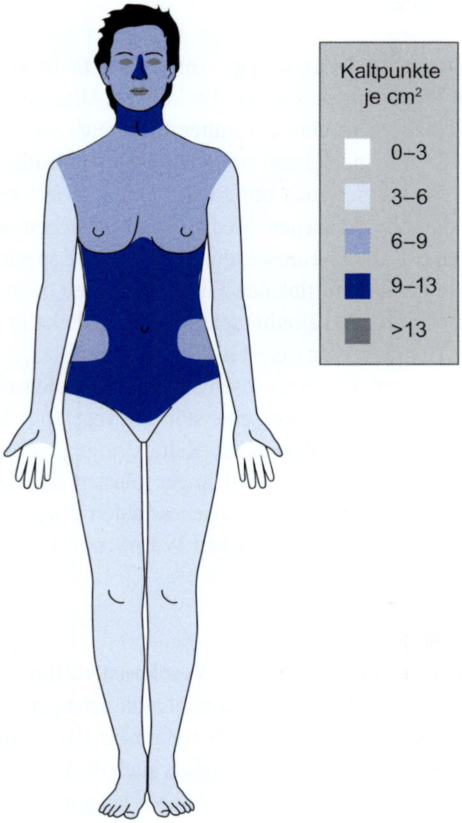

Abb. 5.6 Verteilung der Kaltpunkte (nach [1]) [L157]

ladungsfrequenz bis zu einem Plateau. Ab 45 °C sind die hitzeempfindlichen Rezeptoren aktiv und lösen ein Schmerzempfinden aus.

- Bei einer Hauttemperatur von 25–35 °C reagieren **Kaltrezeptoren** am empfindlichsten. Bei höheren und niederen Temperaturen nimmt ihre Spontanaktivität und Sensibilität ab. Kaltrezeptoren können bei rascher Erwärmung auf über 45 °C das paradoxe Phänomen eines Kältegefühls hervorrufen.

MERKE

Da die Dichte der Kaltrezeptoren deutlich größer ist als die der Warmrezeptoren und deren maximale Impulsfrequenz auch nur ⅓ des Werts der Kaltrezeptoren beträgt, ist die Gesamtheit der aus ihnen kommenden Impulse etwa 30-mal höher als die aus den Warmfasern stammenden. Daraus folgt, dass Kaltreize in der Hydrotherapie auch eine stärkere Wirkung als Warmreize entfalten.

Wärmeproduktion und Wärmeleitung

Der **Körperkern** sorgt unter Ruhebedingungen für die notwendige Wärmeproduktion, um eine Homoiothermie aufrechtzuerhalten. Die Körperkerntemperatur ist jedoch keine absolut konstante Größe. Wie Blutdruck, Pulsfrequenz und die Atmung unterliegt sie in engen Grenzen typischen zirkadianen Schwankungen. So wird die Aufwärmphase in der ersten Tageshälfte, beginnend etwa um 3 Uhr morgens, von einer Abkühlphase beginnend etwa ab 15 Uhr abgelöst. Dies führt dazu, dass ein Kaltreiz am Morgen stärker wirkt als am Abend. Wesentlich ausgeprägter sind jedoch die Temperaturschwankungen der **Körperschale** in Abhängigkeit der Umgebungstemperatur und der Muskelaktivität. Die Körperschale ist im Gegensatz zum Körperkern wechselwarm also poikilotherm.

Der vom Körperkern zur Körperschale bestehende Temperaturgradient erzeugt eine Wärmeleitung von innen nach außen (Konduktion). Gleichzeitig findet über die Blutgefäße auch ein Wärmetransport statt (Konvektion). Der konvektive Wärmetransport wird v. a. durch die Thermoregulation beeinflusst. So wird ein Wärmeverlust durch folgende vasomotorische Regelvorgänge vermindert und somit die Isolierfähigkeit der Körperschale gesteigert:

- Arteriovenöse Shunts werden bei Kälte geöffnet, wodurch der Wärmeverlust durch das Kapillarnetz der Haut vermieden werden kann.
- Die parallele Anordnung von wärmeren Arterien zu den kälteren Venen erfüllt die Funktion eines Wärmetauschers nach dem Gegenstromprinzip.
- Der in Wärme vorherrschende Blutrückfluss durch oberflächliche Hautvenen wird bei Kälte in die tiefer liegenden Leitvenen umgeleitet.

Bei dieser Umverteilung des Blutflusses sind nervale, humorale und chemische Vorgänge involviert. Die Vasokonstriktion erfolgt aktiv v. a. durch Noradrenalin, aber auch Adrenalin und Angiotensin spielen eine Rolle. Die Vasodilatation ist dagegen ein rein passiver Vorgang, die allein durch eine Tonusminderung der glatten Gefäßmuskulatur eintritt.

Nervale Steuerung

Die aus den Thermorezeptoren der Haut, aber auch der Muskulatur, den Blutgefäßen und des Magens eingehenden Informationen werden im Rückenmark integriert und ins ZNS weitergeleitet. Die thermische und vegetative Homöostase kann nicht alleine durch die spino-segmentale Integrationsstufe bewerkstelligt werden. Dazu bedarf es der nächsthöheren Integrationsstufen, den von der Medulla oblongata gesteuerten tonischen Reflexe im Bereich des Kreislauf- und Atemzentrums. Im Hypothalamus befinden sich die empfindlichsten thermozeptiven Strukturen, die geringste Abweichungen der Bluttemperatur registrieren: Rautenhirn, Mittelhirn, Hypothalamus und die Formatio reticularis sind die eigentlichen Schaltzentralen für die Thermoregulation. Dieses komplex organisierte autonome System regelt schließlich über verschiedene Efferenzen (u. a. die Hypophysen-Nebennieren-Achse) folgende **Stellglieder der Wärmeregulation:**

- Vasomotorik
- Blutdruck, Herzfrequenz, Herzzeitvolumen, Atmung
- metabolische Thermogenese
- Muskeltonus und motorische Thermogenese
- Schweißsekretion und Pilomotorik („Gänsehaut")

In diesen Hirnarealen lassen sich auch Bereiche unterscheiden, deren Reizung entweder mehr leistungssteigernde autonome Aktivitäten (Ergotropie) auslöst oder solche, die Entspannung, Erholung und Regeneration fördern (Trophotropie). Dies stellt die höchste Stufe der Regelung des vegetativen Gleichgewichts dar, die von Informationen aus der Körperfühlsphäre beeinflusst wird und über das limbische System auch eine emotionale Einfärbung erfährt. Während die aufsteigenden Bahnen im Tractus spinothalamicus noch nach Sinnesqualitäten geordnet sind, ist die Weiterleitung ab dem Thalamus nach Körperregionen organisiert. Die vielfältigen Interaktionen zwischen diesen Hirnarealen und der Großhirnrinde bewirken schließlich, dass Sinnesreize wahrgenommen, empfunden und bewertet werden können. Dies wiederum moduliert zentripetal die vegetativen Vorgänge bis hin zu immunologischen Reaktionen. So kommt es zu den überaus weitreichenden und komplexen Wirkungen hydro-thermotherapeutischer Anwendungen.

5

Kaltreize und ihrer Wirkungen

Kaltreize sind kurzfristige Anwendungen in Form von Waschungen, Güssen, Packungen, Umschlägen und Bädern in einem Temperaturbereich von 12–16 °C. Individuell kann zu Beginn einer Hydrotherapie das Wasser auch mit 18–22 °C temperiert sein. In der physikalischen Medizin gibt es neben den Kneipp-Kaltwasseranwendungen auch eine spezielle Kältetherapie mit lokalen Eisapplikationen oder einer Ganzkörperkältetherapie in einer Kältekammer mit Temperaturen bis –110 °C. (➤ 6.2)

Kalt- und Kältereize lösen aufgrund der physiologischen Gegebenheiten eine stärkere vegetative Reaktion aus, als Warmreize. Kälte dringt in tiefere Gewebeschichten ein, wird länger toleriert und dennoch ist die Gefahr von Gewebeschäden vergleichsweise geringer als bei starken Warm- und Heißreizen.

Wirkungen

- Lokale und reflektorische **Vasokonstriktion** → peripherer Gefäßwiderstand ↑, kurzfristiger Blutdruckanstieg ↑ (keine Gefahr für Hypertoniker). Nachdem sich anfänglich auch die Herzfrequenz erhöht, sinkt sie dann über längere Zeit sogar unter den Ausgangswert ab. Nach Beendigung des Kältereizes kommt es bei intakter Gefäßregulation zu einer reaktiven Vasodilatation mit entsprechender Hyperämie.
- Lokale **Stoffwechselprozesse** und **Entzündungsreaktionen** werden **gedrosselt,** Ödeme bilden sich zurück. Bei Fieberzuständen kann die Körpertemperatur deutlich abgesenkt werden. Sinkt die Bluttemperatur allerdings im Körperkern ab, werden die metabolische und muskuläre Thermogenese (Kältezittern) hochgefahren.
- Analgesie, insbesondere bei rascher Absenkung der Hauttemperatur (besonders bei kryotherapeutischen Anwendungen)
- Aktivierung von immunologischen Vorgängen nicht nur in der Haut, sondern auch systemisch
- Kortisol-Ausschüttung
- kurzfristige Steigerung des Muskeltonus gefolgt von einer Tonusminderung, Beseitigung von Muskelspasmen oder einer Hyperreflexie
- Steigerung des Darm- und Blasentonus

- Vigilanzsteigerung gefolgt von allgemeiner Entspannung nach Beendigung des Kältereizes bis hin zur Schlafförderung

Anwendungsgebiete in der Akutversorgung

- **Indikationen:** akute Arthritiden, aktivierte Arthrosen, akute Entzündungen, postoperative und posttraumatische Schäden, variköser Symptomkomplex, Fiebersenkung, Einschlafstörungen
- **Kontraindikationen:** Raynaud-Syndrom, Endangiitis obliterans, periphere arterielle Verschlusskrankheit im Stadium II–III, instabile koronare Herzkrankheit, konsumierende Erkrankungen, Kälteurtikaria, bekannte Kältehämolysine, Mikroangiopathien, entzündliche Blasen- und Nierenerkrankungen, allgemeine Kälteüberempfindlichkeit

MERKE

Kaltanwendungen dürfen nicht durchgeführt werden, wenn der Patient friert oder die Haut kalt ist.

Warm- und Heißreize und ihrer Wirkungen

Warmanwendungen sind Güsse und Bäder im Temperaturbereich von 35–39 °C. Eine Sonderform sind die temperaturansteigenden Fuß- oder Armbäder nach Hauffe. Hier wird durch Zulaufen heißen Wassers innerhalb von 10–15 Min. die Badetemperatur von 34–40 °C erhöht.

Heißreize werden in Form von Peloiden, Wickeln, Heusack und Packungen im Temperaturbereich von 35–39 °C angewendet. Zur Ganzkörperwärmetherapie zählen die Überwärmungsbäder und die verschiedenen Saunaformen.

Wirkungen

- Durchblutungssteigerung durch Vasodilatation
- Blutdrucksenkung und Steigerung des Herzzeitvolumens
- reflektorische Muskelentspannung
- verbesserte Dehnbarkeit des Bindegewebes
- Schmerzlinderung bei chronischen Schmerzen des Bewegungsapparats
- Aktivierung von Lysosomen und Enzymen, erhöhte Phagozytoseaktivität, gesteigerte Diffusionsfähigkeit
- Senkung der Viskosität der synovialen Flüssigkeit
- Stoffwechselsteigerung
- physische und psychische Entspannung

Anwendungsgebiete in der Akutversorgung

- **Indikationen:** Weichteilrheumatismus, degenerative Gelenk- und Wirbelsäulenerkrankungen, chronische Gelenkentzündungen, Einschlafstörungen.
- **Kontraindikationen:** Ödeme und chronisch venöse Stauungszustände, eingeschränkte Herzleistung, fortgeschrittene Tumorkrankheiten (mit Ausnahme gezielter Hyperthermiebehandlung), dekompensierte Hyperthyreose, Polyneuropathie mit gestörtem Temperatur- und Schmerzempfinden, Mikroangiopathien.

MERKE

Zu starke, unmittelbare Heißreize können statt zu einer Vasodilatation zu einer paradoxen Vasokonstriktion führen.

Wechselwarme Reize

Wechselgüsse und Wechselbäder werden in der Kneipptherapie verordnet, um einen schonenden Zugang zu den Kaltanwendungen zu ermöglichen oder die Vasomotorik zu trainieren. Bei wechselwarmen Reizen folgt einem einige Min. dauernden Warmreiz ein in der Regel nur wenige Sek. dauernder Kaltreiz. Üblicherweise wird bei derartigen Anwendungen die Temperatur dreimal gewechselt, wobei mit einem Warmreiz begonnen und mit einem Kaltreiz geendet wird.

5.3.2 Hydrotherapeutische Praxis

Die zahlreichen, unterschiedlichen Anwendungsformen, Temperaturbereiche, Körperregionen und Anwendungszeiten ergeben ein äußerst breit gefächertes therapeutisches Angebot, das vom Erfahrenen zu einer fein abgestuften, individuellen Verordnung genutzt werden kann. Es reicht von sehr milden, nur leicht anregenden, bis zu belastenden Anwendungen, wobei die Belastung von unerfahrenen Laien wie Ärzten oft deutlich überschätzt wird, sie gehen nicht über Alltagsbelastungen hinaus.

Auswahl der Reizstärke

Begonnen wird mit den weniger belastenden Anwendungen. Die Reizstärke der Anwendungen wird je nach der individuellen Reaktion erst nach und nach angehoben.

MERKE

Determinanten für die hydrotherapeutischen Reizstärken sind:

- Art des Reizes, kalt oder warm
- Temperaturdifferenz zur Hautoberfläche
- Größe des Hautareals
- Körperregion (Rezeptorendichte)
- Reizdauer
- begleitende Reizfaktoren (mechanisch, hydrostatisch, chemisch, elektrisch)

Die Wirkstärke der Anwendungen hängt nicht nur von objektiven Determinanten für die Reizstärke der jeweiligen hydrotherapeutischen Anwendung ab, sondern auch von verschiedenen individuellen Faktoren, die die Reaktionslage bestimmen, wie:

- Adaptationsgrad, Gesundheitszustand
- Konstitution
- Medikation
- Alter, Geschlecht
- Tageszeit (zirkadiane Rhythmik)

MERKE

Bei den hydrotherapeutischen Anwendungen handelt es sich um physiologische Stressoren, die eine komplexe Reizantwort auslösen. Daher ist es dringend erforderlich, dass nach den Anwendungen eine Ruhezeit von 30–60 Min. eingehalten wird.

In der Praxis hat es sich bewährt, die gängigen hydrotherapeutischen Anwendungen nach Kneipp in drei Reizstärken einzuteilen.

Reizstärke I (schwache Reize)

Die Reizstärke I entspricht einer ergometrisch gemessenen Kreislaufbelastung von etwa 25 Watt, vergleichbar ruhigen Gehens auf ebener Erde. Sie kommt zur Anwendung bei:

- Teilwaschungen (Oberkörper, Unterkörper)
- Teilbädern (Arm, Fuß, Sitzbad), 5–10 Min, bei 37 °C
- Wechselteilbädern (Arm, Fuß), 5 Min, bei 36 °C/5–6 s bei 12–16 °C
- kleinen Güsse (Knie, Arm) mit temperiertem Wasser (18–22 °C)

Reizstärke II (mittlere Reize)

Die Reizstärke II entspricht einer Kreislaufbelastung von 25–75 Watt. Sie kommt zur Anwendung bei:

- Ganzkörperwaschung
- Wassertreten
- Halbbad kalt, 12–18 °C
- Halbbad warm bei 37 °C mit anschließendem kalten Schenkelguss (12–16 °C)
- Wechselgüssen (Knie, Schenkel, Arm, Gesicht, Brust, Ober- und Rückenguss) bei 36–38 °C/12–16 °C
- Waden- oder Armwickel
- Heublumensackpackung (½–¾ Std.)

Reizstärke III (starke Reize)

Die Reizstärke III entspricht einer Belastung von etwa 75–100 Watt, was vergleichbar ist mit Joggen, zügigem Treppensteigen oder dem Tragen eines mittelschweren Koffers und somit Alltagsbelastungen entspricht. Sie kommt bei folgenden Applikationen zur Anwendung:

- kalten Güssen (Unter-, Ober-, Rücken- und Vollguss), bei 12–16 °C
- heißem Lumbalguss bei 40–43 °C
- heißem Blitzguss bei 40–43 °C
- ¾- und Vollbad bei 37 °C mit anschließendem kalten Guss (12–14 °C)
- temperaturansteigenden Teilbädern (Arm-, Fuß-, Sitzbad), für 10–15 Min. bei 33–39 °C
- Wechselsitzbad für 10 Min, bei 37 °C, anschließend für 2–6 Sek. bei 12–16 °C
- großem Wickel (Lenden-, Kurz-, Brustwickel)
- Überwärmungsbad

Akut- und Langzeiteffekte

Grundsätzlich ist zwischen den unmittelbaren Reaktionen, den Immediateffekten nach einer oder weniger Anwendungen und den komplexen Langzeiteffekten nach seriellen Anwendungen infolge physiologischer Anpassungsvorgänge (funktionelle und trophisch-plastische Adaptation) zu unterscheiden.

Akuteffekte

Bei den Immediateffekten sind lokale und generalisierte thermoregulatorische Reaktionen zu beobachten. Eine davon, die auch therapeutisch genutzt werden kann, ist die **konsensuelle Reaktion.** Die konsensuelle Reaktion bewirkt, dass bei einem temperaturansteigenden Armbad auch eine Erhöhung der Hauttemperatur an den Füßen beobachtet werden kann.

Während die Immediateffekte durch zahlreiche Untersuchungen meist an Gesunden relativ gut belegt sind, ist die Studienlage zu den Langzeiteffekten, insbesondere in der Behandlung von chronischen Krankheiten trotz jahrzehntelanger Erfahrungen im Kurwesen immer noch unbefriedigend.

MERKE

Es muss berücksichtigt werden, dass die Hydrotherapie selten als einzelne Therapiemaßnahme verordnet wird, sondern nach Kneipp bevorzugt mit anderen Elementen seiner Gesundheitslehre – Lebensstiländerung, Bewegung, Ernährungsumstellung und pflanzlichen Arzneimitteln – zusammenwirken sollte. Unbestritten fördern diese Maßnahmen zusammen die natürlichen Fähigkeiten des Organismus zur Regeneration, Normalisierung von gestörten Regelvorgängen und Kräftigung. Der Wirkungsnachweis der einzelnen Komponenten einer solchen Komplextherapie ist durchaus möglich, aber deutlich aufwendiger, als die Untersuchung von Akuteffekten.

Langzeiteffekte

STUDIEN

Es liegen valide Studien vor, die den therapeutischen Nutzen einer seriellen Hydrotherapie belegen, so bei Patienten mit chronisch venöser Insuffizienz [4], bei Hypertonikern [7], bei Patienten mit chronischer Herzinsuffizienz [9] und bei solchen mit COPD [5]. Einige Befunde lassen auch einen gewissen Schutz vor Erkältungskrankheiten vermuten.

Ältere Beobachtungen [4] wiesen als Langzeiteffekte eine allgemeine gesteigerte körperliche Leistungsfähigkeit, eine verbesserte Stimmungslage und einen gesunkenen Schmerzmittelverbrauch nach [8].

Die Langzeiteffekte einer Kneippkur werden wie folgt beschrieben:

- Abnahme von körperlichen Beschwerden, weniger Schmerzen
- Konditionssteigerung
- bessere Blutdruckeinstellung
- weniger Schlafstörungen
- geregelte Verdauung
- geringere Wetterfühligkeit, geringere Kälte- oder Wärmeüberempfindlichkeit
- allgemein verbessertes psychisches Befinden
- gesteigertes Selbstwertgefühl und verbesserte Voraussetzungen für Bewältigungsstrategien bei Beschwerden und Krankheiten

Indikationen und Kontraindikationen

Die Hydrotherapie sollte in der Regel im Sinne der komplexen Physiotherapie nach Kneipp mit anderen naturheilkundlichen Verfahren, wie Ordnungs-, Bewegungs-, Ernährungs- und Phytotherapie kombiniert werden.

Prävention

Die Hydrotherapie wird präventiv eingesetzt zur:

- allgemeinen Gesundheitsförderung
- Primärprävention
- Behandlung von leichteren Erkrankungen z. B. von unkomplizierten fieberhaften Infekten, funktionellen Störungen verschiedener Art
- bevorzugt in der Sekundär- und Tertiärprävention von chronischen Zivilisationserkrankungen

Rehabilitation

In der Rehabilitation hat sie sich als unterstützende und ergänzende Maßnahme bewährt bei folgenden Erkrankungen:

- Erkrankungen des Bewegungsapparats
- kardiovaskuläre Erkrankungen, auch postoperative oder postinterventionelle Hypo- und Hypertonie
- Venenerkrankungen und postthrombotischen Zustände
- Stoffwechselstörungen insbesondere dem metabolischen Syndrom

- Infektanfälligkeit
- funktionelle gastrointestinale Störungen
- vegetative und psychosomatischen Störungen mit Erschöpfungszuständen

Kontraindikationen

Zu den Kontraindikationen s. spezifische Anwendungen.

5.3.3 Grundregeln der Hydrotherapie nach Kneipp

Die Kneipp-Hydrotherapie bietet mit mehr als 100 Anwendungen eine Vielzahl von therapeutischen Möglichkeiten: Das Spektrum reicht von milden, reizschwachen Anwendungen wie „Waschungen" bis zu sehr starken, reizintensiven Behandlungen wie z. B. „Blitzgüssen". Nachfolgend werden nur die am häufigsten verordneten Anwendungen vorgestellt.

5

MERKE

Die Temperaturen hydrotherapeutischer Anwendungen werden wie folgt unterschieden:
- sehr kalt = < 15 °C
- kalt = 16–18 °C
- temperiert = 19–22 °C
- kühl = 23–27 °C
- lauwarm = 28–32 °C
- indifferent = entspricht der Hauttemperatur (ca. 33°–35 °C am Rumpf)
- warm = 36–39 °C
- heiß = 39–41 °C
- sehr heiß = > 42 °C

Folgende **Grundregeln** haben sich bei der Durchführung hydrotherapeutischer Anwendungen bewährt.
- Keine therapeutischen Anwendungen ohne vorausgehende ärztliche Untersuchung und Verordnung durchführen.
- Das Befinden und die Konstitution der Patienten beachten. Ältere Menschen, Astheniker und Athletiker haben allgemein ein größeres Wärmebedürfnis als Pykniker. Dem sollte ggf. anfänglich mit aufwärmenden Maßnahmen und Wechselanwendungen Rechnung getragen werden.
- Unmittelbar vor oder nach den Anwendungen nicht rauchen und keinen Alkohol trinken.
- Nicht mehr als drei Wasseranwendungen pro Tag durchführen.
- Jede Anwendung ist zugleich eine Zuwendung und hat mit großer Achtsamkeit auf die Bedürfnisse des Patienten zu erfolgen.
- Zeitlichen Abstand von anderen Anwendungen und Mahlzeiten einhalten.

Kalt- oder Warmanwendungen?

- Die Raumtemperatur sollte bei 20–22 °C liegen.
- Keine Kaltanwendung auf kalte Haut bzw. bei fröstelnden Patienten. In solchen Fällen sind vorbereitend leichte Maßnahmen zum Aufwärmen notwendig.
- Nach kalten Wasseranwendungen das Wasser nur abstreifen, sodass ein Feuchtigkeitsfilm auf der Haut bleibt.
- Nach Kaltanwendungen sollte sich der Patient rasch wieder erwärmen (am besten durch Bewegung).
- Akut entzündliche Erkrankungen erfordern eher Kaltanwendungen, bei chronischen Krankheiten können Warmanwendungen sinnvoller sein. Grundsätzlich sind aus physiologischen Gründen Kaltreize jedoch langfristig wirkungsvoller. Die Reizdauer ist ohnehin nur kurz und darf nie zu einer Unterkühlung führen.
- Nach warmen und temperaturansteigenden Bädern sollte der Patient 30 Min. ruhen.
- Vorsicht bei Kaltanwendungen an den Beinen und im Beckenbereich bei Frauen während der Menses.

Durchführung und Reizstärke

- Güsse beginnen immer rechts („herzfern"), sie werden an den Extremitäten immer von außen nach innen und von unten nach oben geführt.
- Die Reizstärke ist der individuellen Reaktionslage des Patienten anzupassen.
- Nach Anwendungen der Reizstärke I–II ist leichte körperliche Betätigung (Spazierengehen), nach Anwendungen der Reizstärke III eine Ruhepause von mindestens einer Stunde ratsam.
- Serielle Anwendungen beginnen immer mit Reizstärke I und werden meist im Wochenabstand je

nach der individuellen Reaktion in ihrer Reizstärke gesteigert.
- Langzeiteffekte lassen sich frühesten nach zwei Wochen serieller Anwendungen erwarten.

Nachbehandlung, Kombinationen

- Zur Stabilisierung der erzielten adaptiven Prozesse empfiehlt sich die eigenverantwortliche Fortsetzung der bewährten Behandlung zu Hause – vergleichbar einer körperlichen Trainingstherapie.
- Hydrotherapeutische Anwendungen sollten nach Möglichkeit mit Bewegungstherapie und falls erforderlich auch mit einer Ernährungsumstellung und der Gabe von Phytotherapeutika, aber auch anderer indizierter Pharmaka kombiniert werden, um Synergieeffekte zu nutzen. Hierzu bedarf es in naturheilkundlichem Sinn einer ordnungstherapeutischen Konzeption.

5.3.4 Hydrotherapeutische Anwendungen

Waschungen

Bei einer Kneipp-Waschung wird ein dünner Wasserfilm mithilfe eines Waschungstuchs oder Waschungshandschuhs auf die Haut aufgetragen. Um einen Temperaturreiz auszulösen, muss die Temperatur des Waschungswassers eine Differenz zur Hauttemperatur aufweisen. Bei kalten Waschungen sollte sie mindestens 10–12 °C niedriger sein.

Waschungen sind besonders wirkungsvoll, wenn sie seriell eingesetzt werden. Daher sind sie v. a. für die stationäre Behandlung im Krankenhaus oder in der Kur geeignet, aber auch in der häuslichen Gesundheitspflege können Waschungen z. B. zur Fiebersenkung und zur Verdauungsförderung eingesetzt werden.

Waschungen können je nach Verordnung kalt, temperiert, wechselwarm und heiß durchgeführt werden.
- Wechselwaschung: warm gefolgt von kalt analog Wechselguss nur milder
- Reinigungswaschung: Die Reinigungswaschung wird im Anschluss an schweißtreibende Anwendungen durchgeführt. Bei der Reinigungswaschung wird Wasser mit indifferenter Temperatur verwendet. Es soll kein neuer Reiz gesetzt werden. Nach der Reinigungswaschung wird im Gegensatz zu therapeutischen Waschungen abgetrocknet.

Nach dem Ort ihrer Anwendung werden Waschungen unterteilt in:
- Oberkörperwaschung (OKW)
- Unterkörperwaschung (UKW)
- Ganzwaschung (Gw)
- Leibwaschung (Lbw)
- Glieder- oder Extremitätenwaschung (Glw)

Wirkungen

Waschungen wirken mild kreislaufanregend.

Indikationen und Kontraindikationen

- Indikationen: in der Rekonvaleszenz, fieberhafte Infekte, zur Durchblutungsförderung, Verbesserung der Kreislaufregulation, vegetative Harmonisierung
- Kontraindikation: Frieren oder Frösteln

Durchführung

Waschungen als unspezifische Reiztherapie zur „vegetativen Umstimmung“, sollten als früh morgendliche Behandlung (5:00–7:00 Uhr) verabreicht werden. Waschungen, die zur besseren Verdauung oder zur Schlafförderung beitragen sollen, können unmittelbar nach dem Essen oder vor dem Einschlafen durchgeführt werden.

Folgende Voraussetzungen sollten gegeben sein.
- Der Patient muss sich warm fühlen.
- Das Bett muss erwärmt, der Raum temperiert und zugfrei sein.
- Gebraucht werden 1 Waschungstuch (Leinen oder Gerstenkorngewebe, Halbleinen von 80 × 40 cm), Waschungseimer (5 l) sowie 1–2 l kaltes Wasser (10–18 °C), Bettvorlage (z. B. Handtuch)
- Zusätze können wie folgt dosiert werden (Dosierung auf 1 l Wasser):
  - Essig: ¼ l
  - Arnika: 1 EL
  - Retterspitz: 1 EL
  - Salz: 2 EL

5

PRAXISTIPP

- Falls erforderlich, sollte der Patient vor der Waschung die Toilette aufsuchen.
- Die Waschung zügig, aber nicht hastig und in ruhiger, gedämpfter Atmosphäre durchführen (kein grelles Licht – nur das Notwendigste sprechen).
- Nach der Waschung Patient gut einpacken, damit er sich schnell wieder erwärmen kann.
- Das Waschungstuch nach der Behandlung mit frischem Wasser ausspülen und im Zimmer des Patienten zum Trocknen aufhängen.
- Während der Phase des „Nachdünstens" sollte der Patient bis zum Warm- und Trockenwerden (ca. ½–¾ Std.) entspannt ruhen. Sehr häufig schläft der Patient nochmals ein.
- Feuchte Dunstwärme ist erwünscht, es sollte jedoch nicht zu einem Schweißausbruch kommen (freier machen).

Ablauf einer Oberkörperwaschung (OKW)

- **Vorbereitung:**
  - Der Patient sitzt oder steht, der Oberkörper ist entkleidet.
  - Das 3-fach gefaltete Waschungstuch ins Wasser tauchen und gut ausdrücken.
  - Das Waschungstuch liegt auf der linken Hohlhand, die offenen Tuchseiten werden mit Daumen und Zeigefinger gehalten.
- **Rechter Arm:**
  - Der Behandler erfasst die rechte Hand des Patienten und führt das Waschungstuch vom Handrücken zur Schulter und zurück.
  - Der Behandler nimmt das Waschungstuch in die rechte Hand (frische Tuchseite) und wäscht nun die Handinnenfläche bis zur Achselhöhle.
  - Tuch erneut eintauchen und ausdrücken.
- **Linker Arm:**
  - Dasselbe Vorgehen am linken Arm – beim Waschen der Außenseite des Arms hat der Behandler das Tuch in der rechten Hand, beim Waschen der Innenseite in der linken Hand.
  - Tuch erneut eintauchen und ausdrücken.
  - Waschungstuch nun 2-fach falten. Waschungstuch mit beiden Händen von der rechten Hals-/Schulterseite zur linken und zurück führen.
  - Brust und Bauch rechts beginnend mit senkrechten, parallelen Zügen waschen.
  - Falls erforderlich, zusätzlich unter den Brüsten in Form einer „liegenden 3" waschen.
  - Tuch erneut eintauchen und ausdrücken.
  - Rücken in gleicher Weise waschen.
  - Der Patient trocknet sich nicht ab, er zieht Schlafanzug/Nachthemd über und wird gut eingepackt.

Ablauf einer Unterkörperwaschung (UKW)

- **Vorbereitung:**
  - Der Patient steht auf der Unterlage (Handtuch o. ä.) mit entkleidetem Unterkörper.
  - Der Behandler steht vor dem Patienten.
  - Das 2-fach gefaltete Waschungstuch ins Wasser tauchen und ausdrücken.
  - Beide Hände umfassen die oberen Ecken des Waschungstuchs.
- **Vorderseite – rechtes Bein:**
  - Die linke Hand führt das Tuch von der Außenseite des Fußes über den Unterschenkel und Oberschenkel bis zum Beckenkamm und an der Vorderseite des Fußes abwärts.
  - Die rechte Hand führt das Tuch an der Innenseite des Beines aufwärts bis zum Rumpf (einschließlich Leistenbeuge).
  - Tuchseite wechseln.
- **Vorderseite – linkes Bein:**
  - Die rechte Hand führt das Tuch an der Außenseite und Vorderseite des linken Beins, die linke Hand an der Innenseite des linken Beins.
- **Vorderseite – Bauch:**
  - Im Kolonverlauf mehrmals umkreisen.
  - Waschungstuch eintauchen und ausdrücken.
- **Rückseite – rechtes Bein:**
  - Die rechte Hand führt das Waschungstuch an der Außenseite des Beines aufwärts bis zum Beckenkamm und an der Rückseite des Beines abwärts.
  - Die linke Hand führt an der Innenseite des Beines aufwärts bis zum Gesäß.
- **Rückseite – linkes Bein:**
  - Die linke Hand führt das Waschungstuch an der Außenseite des Beines aufwärts bis zum Beckenkamm und an der Rückseite abwärts.
  - Die rechte Hand führt das Waschungstuch an der Innenseite des Beines aufwärts bis zum Gesäß.
  - Tuchseiten wechseln.

- **Rechte und linke Gesäßhälfte:**
  - Kreisförmig waschen.
  - Tuchseiten wechseln.
- **Rechte und linke Fußsohle:** Kreisförmig waschen.

Ablauf einer Ganzwaschung (Gw)

- Patient steht auf Unterlage (Handtuch o. ä.).
- Behandler steht vor dem Patienten.
- Waschungstechnik wie bei OKW und UKW.

MERKE

Bei den Waschungen sollte folgende Reihenfolge eingehalten werden:
- Oberkörper von vorn
- Unterkörper von vorn
- Oberkörper von hinten
- Unterkörper von hinten

Leibwaschung

Die Leibwaschung kann vom Patienten selbst ausgeführt werden.

- Der Patient liegt entspannt auf dem Rücken im warmen Bett, die Knie sind aufgestellt.
- Neben dem Bett befindet sich eine Schüssel mit kaltem Wasser (14–16 °C) und Tuch.
- Das Waschungstuch ist 3-fach gefaltet.
- Das gut ausgedrückte Waschungstuch an 2 diagonal gegenüberliegenden Ecken fassen und im Kolonverlauf den Bauch kreisförmig waschen (ca. 5 Umkreisungen).
- Nach jeweils 5 Umkreisungen die Tuchseiten wechseln = 20 Umkreisungen.
- Bei Bedarf: Waschungstuch erneut eintauchen, ausdrücken und weitere 20 Umkreisungen folgen lassen.
- Zur Wirkungsverstärkung und bei genügender Eigenwärme kann das feuchte Tuch auf dem Bauch liegen bleiben und mit einem trockenen Tuch bedeckt werden.

Glieder- oder Extremitätenwaschung

Die Waschung der Unterarme und/oder Unterschenkel wird meist als fiebersenkende Serienwaschung angewendet und wie folgt ausgeführt. Die Temperatur des Waschungswassers sollte nach dem Empfinden des Patienten kühl, aber nicht eiskalt sein.

- Die zu behandelnden Extremitäten aufdecken und zügig waschen, anschließend wieder leicht zudecken, nach dem Warm- und Trockenwerden erfolgt die nächste Waschung.
- Eine Serie besteht aus 5–7 Waschungen. Beginnt der Patient zu schwitzen, ist das Behandlungsziel erreicht. Die sich anschließende Reinigungswaschung mit indifferenter Temperatur (s. o.), bei der kein neuer Reiz gesetzt wird, dient dem Wohlbefinden des Patienten.
- Sollte es während der ersten Serie von Waschungen nicht zum Schwitzen oder zur Fiebersenkung kommen, kann nach 2 Std. eine weitere Serie folgen.

Wickel, Packungen, Auflagen, Kompressen

Unter einem Kneipp-Wickel versteht man die straffe Einwickelung eines Körperteils mit einem nassen Leinentuch, gefolgt von einem trockenen Baumwolltuch und einem Wolltuch. Folgende Formen werden unterschieden:

- **Echter Wickel:** Umschlag um ein Körperteil (z. B. Wadenwickel), Wickel können zur Kühlung, zum Wärmeentzug, aber auch zur Wärmeproduktion verwendet werden.
- **Packungen:** Wickel, bei denen mehr als die Hälfte des Körpers eingepackt wird. Warme Packungen erzeugen einen **Wärmestau,** sind **schweißtreibend** und bedürfen wegen der damit verbundenen Kreislaufbelastung der Überwachung des Patienten.
- **Auflagen** auf eine Körperregion: zur gezielten Wärmezufuhr
- **Kompressen:** ebenfalls Auflagen, jedoch von kleinerer Größe

Wickel werden bevorzugt nach den zu behandelnden Körperteilen klassifiziert, wenige auch ohne Bezug zu einem Körperteil genannt (➤ Tab. 5.3, ➤ Abb. 5.7). Weitere Wickelbehandlungen, die den gesamten Körper einschließen, sind das „nasse Hemd" und der „spanische Mantel". Bei diesen Wickeln ist das Innentuch in Form eines langen Hemdes oder Mantels geschnitten.

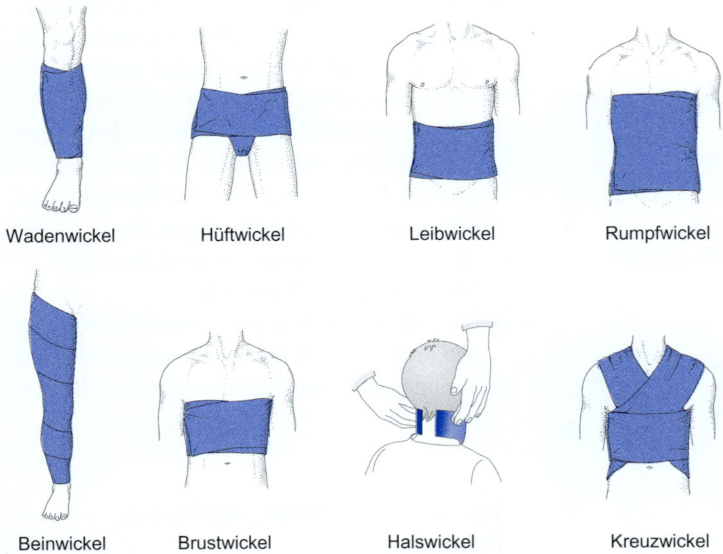

Abb. 5.7 Verschiedene Wickelarten [L190]

Tab. 5.3 Verschiedene Wickelarten

Bezeichnung	Abkürzung	Applikationsort
Wickelbezeichnungen mit Körperbezug		
Halswickel	Hw	Hals
Armwickel	Aw	Fingerspitzen bis Oberarm
Armwickel verlängert	Aw verl	Fingerspitzen bis Schultergelenk
Handwickel	Handw	Fingerspitzen bis Unterarm
Brustwickel	Bw	Achselhöhle bis Rippenbogen
Lendenwickel	Lw	Rippenbogen bis Mitte Oberschenkel
Beinwickel	Beinw	Zehenspitzen bis Oberschenkel
Beinwickel verlängert	Beinw verl	Zehenspitzen bis Hüftgelenk
Wadenwickel	Ww	Kniekehle bis zu Knöchel
Fußwadenwickel	Fww	Zehenspitzen bis zur Wade
Fußwickel	Fw	Zehenspitzen bis Unterschenkel
Wickelbezeichnungen ohne Körperbezug		
Schal	Sh	Nacken bis Unterarm
Kurzwickel	Kw	Achselhöhle bis Mitte Oberschenkel
Packungen		
¾-Packung	¾-P	Achselhöhlen bis Zehenspitzen
Ganzpackung	Gp	Nacken bis Zehenspitzen

Die Wickeltücher haben eine unterschiedliche Größe (➤ Tab. 5.4) und können durch Umschläge auf die erforderliche Größe gebracht werden.

Wirkungen

Durch thermische und in geringerem Umfang auch chemische Reize (Wickelzusätze), werden im Sinne einer Reiz-Reaktions-Regulationstherapie lokale, segmentale, vegetative und konsensuelle Wirkungen erzielt.

MERKE

- Thermophysiologisch wirken Wickel wärmeentziehend, wärmeproduzierend, wärmestauend sowie schweißtreibend.
- Wirkfaktoren bei Wickeln sind die Liegedauer des Wickels, die Temperatur des Wickels sowie Zusätze.

Zusätze können die Wirkung der thermophysiologisch wirksamen Wickel verstärken oder erweitern.

- **Essig:** ¼l handelsüblicher Obst- oder Weinessig auf 1 l Wasser
- **Salz:** 2 EL Salz auf 1 l Wasser
- **Quark:** Handelsüblicher Speisequark wird auf das angefeuchtete Innentuch des Wickels aufgetragen. Bei kleinflächiger Anwendung als Quarkpflaster empfiehlt es sich, über den Quark eine

Tab. 5.4 Maße der Wickeltücher

Halswickel	10 × 60 cm
Schal	80 × 190/210 cm
Brustwickel	80 × 150/190 cm
Lendenwickel	80 × 150/190 cm
Kurzwickel	80 × 190/210 cm
Beinwickel	80 × 100/130 cm
Wadenwickel	80 × 80 cm
Armwickel	70 × 90/210 cm
Oberaufschläger	80 × 190 cm
Unteraufschläger	80 × 190 cm
¾-Packung	180 × 180/200 cm
Ganzpackung	190 × 230 cm

dünne, durchlässige Lage aus Gaze o. ä. zu legen, damit die Auflage wieder leicht entfernt werden kann.

- **Lehm:** Lehmpulver oder Lehmbrei werden mit Wasser angerührt und das Innentuch des Wickels darin eingetaucht. Neben der Anwendung als Lehmwasserwickel kann Lehmbrei auch als kleinflächiges Lehmpflaster angewendet werden. Hierzu wird der Lehmbrei etwa 1 cm dick auf das feuchte Tuch aufgetragen und wie beim Quarkpflaster abgedeckt.
- **Senf:** 125 g Senfmehl in ½ l kaltem Wasser quellen lassen und nach 10 Min. mit ½ l kochendem Wasser aufgießen. Wickeltuch in das Senfwasser tauchen. Senfwickel werden immer heiß angelegt. Das Senfmehl kann auch in pastöser Konsistenz kleinflächig als Senfpflaster appliziert werden.

CAVE

Senföl ist stark hautreizend – Reaktionen beachten!

Wickelzusätze pflanzlicher Herkunft wie Heublumen, Kamille, Zinnkraut, Thymian können durch Abkochungen der jeweiligen Pflanzen gewonnen werden oder aus Badeextrakten selbst hergestellt werden. Unter dem Firmennamen **Retterspitz** ist ein Arzneiprodukt als fertiger Wickelzusatz erhältlich, der aus verschiedenen Kräutern und anderen Wirkstoffen zusammengesetzt ist. Er kann unverdünnt oder in Wasser gelöst verwendet werden.

Indikationen und Kontraindikationen

Halswickel (kalt)

Kalte Halswickel wirken entzündungshemmend und schmerzlindernd. Zum stärkeren Wärmeentzug kann der Wickel mit gekühltem Quark oder einer Heilerde versehen werden.

- Indikationen: akute Pharyngitis, Laryngitis, Tonsillitis, leichte Hyperthyreose
- Kontraindikationen: keine

Waden- oder Beinwickel (kalt)

Kalte Waden- oder Beinwickel sind altbewährt zur allgemeinen Senkung der Körpertemperatur bei hohem Fieber ab 38,5 °C, Patienten dabei nur mit einem Betttuch zudecken. Wickel ggf. mehrfach wechseln.

- Indikationen: Thrombophlebitis, Varikophlebitis (mit Quark oder Lehmbrei), Varikosis, posttraumatisch, akute Arthritis (hier z. B. Kniewickel), arterielle Hypertonie
- Kontraindikationen: nicht bei Schüttelfrost, hier vorübergehende Wärmezufuhr und medikamentöse Fiebersenkung

Nasse Strümpfe, „nasse Socken"

Diese typische Kneippanwendung bewirkt einen milden Wärmeentzug sowie eine reaktive Hyperämie mit konsensueller Reaktion.

- Indikationen: Einschlafstörungen, „heiße Füße", „restless legs", Varikosis
- Kontraindikationen: bei „kalten Füßen" vorher ein warmes Fußbad nehmen

Brustwickel

Indikationen: akute oder chronisch entzündliche Erkrankungen der Brustorgane.

- **kalter Brustwickel:** Indikationen sind akute fieberhafte Bronchitis, Pleuritis, Perikarditis. Pneumonie, Kontraindikationen: schweres Krankheitsbild
- **heißer Brustwickel:** Indikationen sind chronisch produktive Bronchitis, Spastische Bronchitis Kontraindikationen: schweres Krankheitsbild

Durchführung

Der Kneipp-Wickel besteht aus drei verschiedenen Tüchern.

5

- **Innentuch:** Das Innentuch besteht aus grobem Leinen und liegt als nasses Tuch unmittelbar der Haut auf. Es ist das kleinste der drei Wickeltücher.
- **Zwischentuch:** Das Zwischentuch ist ein dünnes Baumwolltuch, das als trockenes Tuch das Innentuch bedeckt und auch das äußere Wolltuch am oberen und unteren Rand jeweils um ca. 2 cm überragt.
- **Außentuch/Abschlusstuch:** Den äußeren Abschluss bildet ein Tuch aus Wolle oder Wollmischgewebe.

Wickeltechnik

Die Wickeltücher werden so platziert, dass sie den zu behandelnden Körperabschnitt umhüllen können. Der längere Tuchabschnitt befindet sich auf der dem Patienten abgewandten Seite. Soll der Patienten den Wickel erwärmen, können die trockenen Tücher vorab im Bett bereitgelegt und durch den Patienten erwärmt werden.

Das gut ausgewrungene, nasse Innentuch wird dann auf die trockenen Tücher gelegt und im „Zug-Gegenzug-Verfahren" straff um den jeweiligen Körperteil gewickelt. Bei dieser Technik holt der Behandler das Tuch von der gegenüberliegenden Seite zu sich her und schiebt es mit der Handkante unter den Patienten. Die dem Behandler zugewandte Tuchseite wird dabei unter Spannung gehalten und anschließend über den Patienten auf die andere Seite gelegt und festgesteckt.

Anlegetemperatur von Wickeln

Wickel können heiß oder kalt angelegt werden.

- Bei **kalt angelegten** Wickeln, die vom Patienten erwärmt werden sollen, dient der initiale Kältereiz der Wärmebildung. Durch den anfänglichen Wärmeentzug kommt es nachfolgend zur Wärmebildung und zum Wärmestau. Diese Wickel liegen ¾–1¼ Std. Ein wärmeproduzierender Wickel sollte nach ca. 10 Min. nicht mehr als kalt empfunden werden! Bei kalt angelegten Wickeln, die vom Patienten erwärmt werden sollen, ist auf Folgendes zu achten:
  - Der Patient muss sich warm fühlen.
  - Das Wickeltuch darf nur wenig Wasser enthalten, das Wasser muss kalt sein.
  - Wickeltücher sind straff anzulegen.
  - Der Behandler muss zügig arbeiten.
  - Patient gut zudecken. Kann der Patient den Wickel nicht innerhalb von 20 Min. erwärmen, muss dieser abgenommen und dem Patienten Wärme zugeführt werden.

MERKE
Ein lauwarm angelegter Wickel führt nicht zu der gewünschten Wärmebildung.

- Bei **heißen Wickeln** ist darauf zu achten, dass sie sehr schnell angelegt werden müssen, da sie sonst schon während des Anlegens abkühlen.
  - **Wärmeentziehende Wickel** dürfen nur so lange liegen wie sie Wärme entziehen können, sie müssen abgenommen werden, wenn sie nicht mehr kühlen.
  - **Schweißtreibende Wickel** folgen dem gleichen Prinzip. Nach dem angestrebten Schweißausbruch sollte der Patient noch 30 Min. im Wickel bleiben. Anschließend erhält der Patient eine indifferente Reinigungswaschung.
- Soll kleinflächig passiv Wärme zugeführt werden, sind heiße Auflagen und Kompressen den Wickeln vorzuziehen.

Auflagen, Kompressen

Auflagen, Aufschläger und Kompressen sind feuchte, mehrfach gefaltete Tuchlagen, die nur einseitig aufliegen und mittels eines trockenen Zwischen- und Außentuchs am Körper fixiert werden. Sie können heiß oder kalt appliziert werden. Soll passiv Wärme zugeführt werden, sind heiße Auflagen wirkungsvoller als heiße Wickel. Auflagen können mit Zusätzen versehen sein, wie z. B. Lehm, Quark (kühlend, entzündungshemmend z. B. bei Prellungen, Varikophlebitis, Gelenksentzündungen), Senf (zur reaktiven Hyperämie, resorptionsfördernd z. B. bei Pleuraerguss), die dickbreiig angerührt und auf ein Tuch aufgetragen werden.

Auflagen, und Kompressen werden ja nach Applikationsort oder Art der Anwendung unterschieden (➤ Tab. 5.5).

5

Tab. 5.5 Einteilung der Auflagen und Kompressen

Bezeichnung	Abkürzung	Applikationsort
Oberaufschläger	Oa	Brust – oberhalb Knie
Unteraufschläger	Ua	Rücken – unterhalb Gesäß
Leibauflage	LAfl	Bauch
Herzkompresse	HKr	Sternum – linker Brustkorb
Dampfkompresse	DKr	nach jeweiliger Indikation
Heublumensack Nacken	HsNa	Nacken – M. trapezius
Heublumensack Lende	HsLende	Lendenwirbelsäule
Heublumensack	Hs	nach jeweiliger Indikation (z. B. Knie, Schulter, Ellbogen)

Heublumensack/Heusack

Der Heublumensack gilt als „Morphium" der Naturheilverfahren, denn zusätzlich zur feuchten Wärme des Heusacks kommt die phytopharmakologische, sedierende und muskelrelaxierende Wirkung der in den Heublumen enthaltenen süßlich duftenden Cumarine hinzu. Beim Heublumensack handelt es sich um eine feuchtheiße Auflage. Kurz gehäckseltes Heu oder die natürlicherweise am Boden eines Heustocks vorkommenden kleinen Heuanteile (Heublumen) werden in Leinensäcke gefüllt und in speziellen Heusackdämpfern im Wasserdampf erhitzt. Neben den Leinensäcken gibt es auch gebrauchsfertige Einwegheusäcke aus Papiervlies.

- **Anwendung:** Heusäcke werden so heiß wie möglich angelegt und mittels Wickeltüchern befestigt, wobei das Innentuch entfällt. Zwischen die beiden äußeren Tücher sollte ein Gummituch als Nässeschutz gelegt werden. Eine Sonderform ist der Heusack mit Wärmeträger. Hierbei wird der angefeuchtete und gequollene Heusack bei Raumtemperatur angelegt und mittels eines Wärmeträgers (heiße Moorbreipackung) erhitzt.
- **Indikationen:** Myogelosen, Muskelverspannungen, chronisch degenerative Wirbelsäulen- und Gelenkserkrankungen, Verkrampfungen im Magen-Darm-Bereich, Unterleibsbeschwerden
- **Kontraindikationen:** akut entzündliche Prozesse

Dampfkompresse

Dampfkompressen sind schnell auszuführende feucht-heiße Wärmeanwendungen. Sollte ein Heusack nicht verträglich sein, kann alternativ eine Dampfkompresse eingesetzt werden.

Bei der Dampfkompresse wird das vierfach gefaltete Leinentuch eines Kurzwickels in sehr heißes Wasser getaucht, mithilfe eines trockenen Handtuches stark ausgewrungen und in ein trockenes Flanelltuch eingeschlagen. Durch die trennende Flanellschicht ist der Wärmeübergang sanfter und die feuchte Wärme wird gleichmäßiger an die Haut abgegeben. Die Kompresse wird mit dem Zwischen- und Außentuch eines Wickels an der jeweiligen Körperstelle befestigt.

Herzkompresse

Bei der Herzkompresse wird ein mehrfach gefaltetes Handtuch auf der linken Thoraxseite aufgelegt. Sie kann kalt oder warm appliziert werden.

- **Indikationen:**
  - Herzkompresse (kalt): funktionelle Herzbeschwerden, Palpitationen, Unruhezustände, Blähungen, Leibkrämpfe
  - Herzkompresse (warm): Verspannungen der Intercostalmuskulatur
- **Kontraindikationen:** Entzündungen im Hals- oder Nackenbereich

Heiße Rolle

Die heiße Rolle besteht aus trichterförmig ineinander gerollten Tüchern, die mit heißem Wasser gefüllt werden. Die Hitze wird dabei langsam von innen nach außen abgegeben und kommt über längere Zeit mit einer gleichbleibenden angenehmen Temperatur von ca. 40 °C außen an. Zum Einsatz kommen mechanische (Massage) und durch die feuchte Wärme thermische Reize.

- **Anwendung:** Die heiße Rolle wird bevorzugt während der Massagetherapie zur Behandlung von Myogelosen eingesetzt. Wirkungsvoll ist sie immer dann, wenn eine starke Wärmezufuhr auf Haut, Bindegewebe und Muskeln sowie auf den Leib erwünscht ist.

- **Indikationen:** Verspannungen der Nackenmuskulatur und Spannungskopfschmerz, Myogelosen, Migräne (zu Beginn), Schulter-Arm-Syndrom, Tinnitus, Epikondylitis
- **Kontraindikationen:** Entzündungen im Hals- oder Nackenbereich

Leibauflage

Die Leibauflage ist eine schnell auszuführende Anwendung bei funktionellen Magen-Darm-Beschwerden.

- **Anwendung:** Bei der Leibauflage wird ein das Innentuch eines Lendenwickels 6–8-fach gefaltet und so platziert, dass der sich Nabel in der Mitte der Auflage befindet. Die Leibauflage kann je nach Indikationsstellung heiß oder kalt aufgelegt werden. Sie wird mit dem Zwischen- und Außentuch eines Lendenwickels fixiert.
- **Indikationen:**
  - kalte Leibauflage: Neigung zu Obstipation, „Blinddarmreizungen“
  - heiße Leibauflage: Meteorismus, Krampfzustände im Magen-Darm-Bereich
  - Kontraindikationen: schwerwiegende gastrointestinale Erkrankungen

5

Tab. 5.6 Voraussetzungen zur Durchführung von Güssen

Art der Vorrichtung	Voraussetzungen
Gussraum	• Größe: ca. 16–20 m² • Raumklima: ca. 24 °C, belüftbar, Luftentfeuchtung, mögl. Tageslicht • Wand- und Bodenbeläge: Fliesen, Bodenfliesen rutschfest • 1–2 Thermostatmischbatterien: ¾ Zoll
Gießschlauch	¾ Zoll (20 mm ø, 2 m, Gummi mit Textil verstärkt)
Gießstelle	Gitterrost (Metall Kunststoff ummantelt, ca. 1,2 × 1,2 m, Boden bündig über Edelstahlwanne), Oberguss- und Spritzschutzgestell
Blitzgussvorrichtung	Thermostatmischbatterie wie oben, Schlauch wie oben1,5 m lang mit Blitzgussdüse 5 mm ø, Blitzgussecke mit Haltegriffen und Gitterrost Abstand Patient – Behandler ca. 3 m
Umkleidekabinen	Anzahl 2, mit Zugang zum Gussraum,
Wasserversorgung	Es muss für die zu erwartende Anzahl von Güssen eine ausreichend große Speicherkapazität für Warmwasser zur Verfügung stehen und die Temperatur des Kaltwassers darf 18 °C nicht übersteigen

Güsse

Ein Kneippguss ist eine Anwendung mit fließendem Wasser, bei der ein gebundener, gleichmäßiger, fast druckloser Wasserstrahl in Form einer Wasserplatte oder eines Wassermantels auf den gesamten Körper oder einzelne Körperteile gebracht wird. Die Wassertemperatur kann je nach Gussart kalt, temperiert, warm, ansteigend oder im Wechsel von warm und kalt verwendet werden.

Um Güsse durchzuführen (➤ Tab. 5.6), sollten folgende Voraussetzungen gegeben sein.

Flachguss

Der klassische Kneippguss wird auch als Flachguss bezeichnet. Die Unterscheidung nach Art und Form (➤ Tab. 5.7) impliziert zugleich die Unterscheidung nach unterschiedlichen Temperaturen.

- **Einfache Güsse:** kalt (< 18 °C), temperiert (19–22 °C), selten nur warm (36–38 °C); die Temperatur bei kalten Güssen sollte mindestens um 10 °C niedriger sein als die Hautemperatur.
- **Wechselgüsse:** warm – kalt; Grundversion zweimaliger Wechsel, bei sehr empfindlichen Patienten kann der 1. Kaltanteil temperiert gegossen werden, der 2. Kaltanteil sollte dann jedoch richtig kalt sein, der Warmanteil hat deutlich länger zu sein als der Kaltanteil.
- **Überwärmungsgüsse:** von indifferent (ca. 32 °C) langsam und gleichmäßig ansteigend heiß (ca. 43 °C) bis zu einem Abguss nach einem Bad.
- **Abguss nach einem Bad:** kalt, temperiert, kühl. Da nach einem vorangegangenen Bad (Sauna) die Hauttemperatur erhöht ist und die erforderliche Differenz von 10 °C auch mit höheren Temperaturen gegeben ist, erzielt man die gewünschten Reaktionen bereits mit temperierten und kühlen Abgüssen.

Tab. 5.7 Einteilung der Flachgüsse nach Art und Form

Art	Art	Form
Einfacher Guss	Kn (= Knieguss ➤ Abb. 5.8)	beide Unterschenkel von hinten und vorne, von den Zehen bis eine Handbreit über das Knie, Fußsohlen
	S (= Schenkelguss)	beide Beine, hinten von den Zehen bis zum Beckenkamm, vorne von den Zehen bis zur Leistenbeuge, Fußsohlen
	R (= Rückenguss)	gesamte Rückseite begießen, Fußsohlen
	U (= Unterguss)	Rück- und Vorderseite, von den Zehen bis unter das Schulterblatt/Rippenbogen, Fußsohlen
	V (= Vollguss)	gesamter Körper mit Ausnahme des Kopfs
	O (= Oberguss)	Arme, Brust und Rücken
	Ag (= Armguss)	Hand bis Schultergelenk
	Ag verl. (= Armguss verlängert)	Hand bis einschließlich Schulterblatt
	Bg (= Brustguss)	Brust
	Gg (= Gesichtsguss)	Gesicht
Wechselguss	WKn; WS; WR; WU; WV; WO; Wag; verl. Wag; WBg; WGg	Linienführung wie beim einfachen Guss, jedoch ohne „verstärken" (statt W für Wechsel kann auch We stehen)
Überwärmungsguss	heißer Lumbalguss	flächige Wasserplatte auf den Lumbalbereich heißer Nackenguss; flächige Wasserplatte von der Brustwirbelsäule über Nacken und Schultern
	heißer Nackenguss	flächige Wasserplatte von der Brustwirbelsäule über Nacken und Schultern
Abguss nach einem Bad		wird nur der Körperteil abgegossen, der zuvor im Bad erwärmt wurde

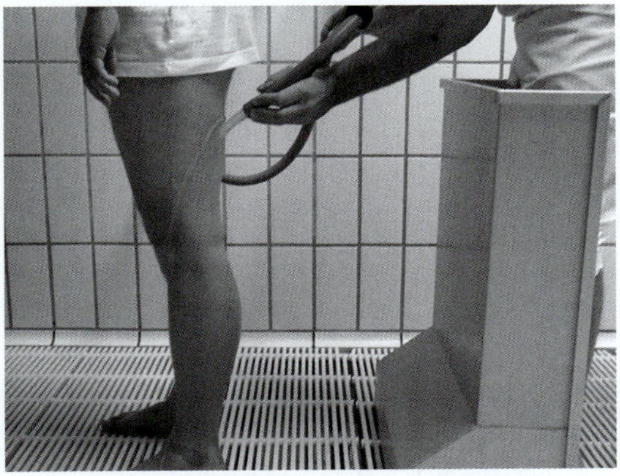

Abb. 5.8 Der kalte Knieguss sollte nur bei warmen Füßen angewendet werden. Wasserstrahl am Bein außen aufwärts bis eine Handbreit über das Knie führen, dort kurz verweilen und innen abwärts führen. Für Wiedererwärmung sorgen. [M572]

Wirkungen

Güsse reizen die Thermorezeptoren der Haut besonders effektiv, da durch das ständig nachfließende Wasser der Wärmeabfluss (kalter Guss) aus der Haut bzw. der Wärmezufluss (warmer Guss) in die Haut im Gegensatz zum Bad oder einem Wickel konstant ist. Die von den Thermorezeptoren fortgeleiteten Informationen verursachen komplexe regulatorische Prozesse nicht nur lokal und segmental, sondern auch systemisch. Adaptative Vorgänge auf solche Reize erklären, warum Akuteffekte (Immediateffekte) von Langzeiteffekten bei kurmäßiger Anwendung unterschieden werden müssen.

Durchführung

Gussbehandlungen sind in gewissem Umfang standardisiert und sollten in der Linienführung dem vorgegebenen und verordneten Schema folgen. Innerhalb des vorgegebenen Grundmusters kann und soll der Behandler die Reizstärke (Dauer, Temperatur) individuell an die Reaktionslage des Patienten anpassen.

Güsse sollten immer herzfern und peripher beginnen. An den Extremitäten sind zuerst die weniger empfindlichen Außenseiten und dann die Innenseiten zu begießen. Der Wasserstrahl sollte in einem 45°-Winkel auf die Haut treffen, sodass sich ein gleichmäßiger Wassermantel (Extremitäten) bzw. eine Wasserplatte (Rumpf) bildet.

PRAXISTIPP

- **Wassermenge:** Bei den drucklosen Flachgüssen sollte das Wasser eine Handbreit (ca. 8,5 cm) aus dem ¾-Zollschlauch bei senkrechter Schlauchhaltung hervorsprudeln (➤ Abb. 5.8). Dies entspricht einem Wasserverbrauch von 5 l in 10 Sek.
  Bsp.: Kn (Knieguss) Gussdauer 70–90 Sek., Mittelwert 80 Sek. = 40 l
- Die **Dauer eines Gusses** ist stets individuell zu bemessen. Grundsätzlich sollte ein Guss so lange dauern, bis die gewünschte Reaktion erzielt ist. Güsse können – je nach therapeutischer Absicht, Gussart, Gussform, Wärmehaushalt des Patienten und Wassertemperatur – von wenigen Sek. bis zu mehreren Min. dauern.

Bei der Durchführung der Güsse ist auf Folgendes zu achten.

- **Verweilen:** Beim Verweilen sollte der Wasserstrahl leicht hin und her bewegt werden, damit besonders bei kalten Güssen der Kältereiz nicht zu stark nur auf eine Stelle einwirkt. Verweilt wird z. B. beim Knieguss eine Handbreit oberhalb der Kniekehle, beim Schenkelguss am Beckenkamm, beim Vollguss auf Schulterhöhe.
- **Verstärken:** Unter Verstärken ist das wiederholte Begießen eines Körperabschnitts zu verstehen. Verstärkt wird bei den kalt ausgeführten einfachen Güssen.
- **Atemhinweise:** Bei kalten Güssen sind Atemhinweise zu geben. Vor dem Guss sollte der Patient einatmen und mit Beginn des Gusse ausatmen. Während des gesamten Gusses ist auf eine gleichmäßige Atmung und entspannte Körperhaltung zu achten.

Indikationen und Kontraindikationen

- **Knieguss, Schenkelguss (kalt und wechselwarm),** bevorzugte Anwendungszeit vormittags:
  - Indikationen: primäre Hypertonie, primär hypotone Kreislaufregulationsstörungen, stabile koronare Herzkrankheit, da sympathikolytisch wirkend, Varikosis, postthrombotische Zustände, periphere arterielle Durchblutungsstörungen (Stad. I–II nach Fontaine), „Bindegewebsschwäche", posttraumatische Zustände an den Beinen, akute Arthritis (nur kalt), Einschlafstörungen (vor dem Zubettgehen)
  - Kontraindikationen: Ischialgie, Infektionen der Nieren und ableitenden Harnwege, Menstruation
- **Armguss** (auch mit Brustguss, kalt oder wechselwarm):
  - Indikationen: Ermüdung und Abgeschlagenheit, funktionelle Herzbeschwerden incl. paroxysmale supraventrikuläre Rhythmusstörungen, zur milden Kreislaufanregung, rheumatische Beschwerden im Arm (nur warm), Sehnenscheidenentzündung (nur kalt), Infektprophylaxe
  - Kontraindikationen: instabile koronare Herzkrankheit
- **Gesichtsguss** (kalt): Der Gesichtsguss wird auch „Schönheitsguss" genannt.
  - Indikationen, Ermüdung und Abgeschlagenheit, Kopfschmerzen, Migräne, chronisch rezidivierende Sinusitiden, sinubronchiales Syndrom, Infektanfälligkeit, beginnende Presbyopie
  - Kontraindikationen: akute Sinusitis, Neuralgien, Glaukom
- **Nackenguss** (temperaturansteigend):
  - Indikationen: Verspannungen der Nackenmuskulatur und Spannungskopfschmerzen, Myogelosen der Nackenmuskulatur, Migräne (zu Beginn), Schulter-Arm-Syndrom, Tinnitus, Epikondylitis
  - Kontraindikationen: Glaukom, schwere Hypertonie, Hyperthyreose
- **Lumbalguss** (temperaturansteigend):
  - Indikation: Lumbago, Lumboischialgie, muskuläre Verspannungen im LWS- und Beckenbereich, Zystitis, Dysmenorrhö
  - Kontraindikationen: akute entzündliche Prozesse im Behandlungsgebiet

Blitzguss – Druckstrahlguss

Es handelt sich um eine Anwendung mit größerer Reizstärke, sodass bei empfindlichen und vegetativ labilen Menschen Vorsicht geboten ist. Die Blitzgüsse sollten nur von erfahrenen Therapeuten durchgeführt werden. Ein Blitzguss ist eine Teil- oder Ganzkörperanwendung mittels eines Wasserdruck-

Tab. 5.8 Einteilung der Blitzgüsse nach Art und Form

Art	Form
kalter Blitzguss	KnBl (= Knieblitz) gleiches Areal wie beim Flachguss SBl (= Schenkelblitz) gleiches Areal wie beim Flachguss RüBl (= Rückenblitz) gleiches Areal wie beim Flachguss VBl (= Vollblitz) gleiches Areal wie beim Flachguss
Wechselblitzguss	WKnBl: WSBl: WRüBl: WVBl, bei den Wechselblitzgüssen wird nur einmal von heiß zu kalt gewechselt.
heißer Blitzguss	HBlRü (= Heißblitz Rücken) Rücken einschl. Gesäß, kann auch im Sitzen durchgeführt werden
Segmentblitzgüsse	SegBl „Raute" Kreuzbein, Gesäß, Unterbauch, Innenseite der Oberschenkel SegBl „Magen-Zwölffingerdarm-Bauchspeicheldrüse" Linker Rücken Th6-Th12 keilförmig bis zur vorderen Brustwand SegBl „Leber-Galle"; rechter Rücken Th6-Th12, rechte Schulter mit M. deltoideus, keilförmig am rechten, unteren Brustkorbrand nach vorne bis zur Bauchmitte

strahls. Die Temperatur der Blitzgüsse kann kalt, im Wechsel heiß-kalt oder nur heiß sein.

Blitzgüsse werden nach Art (Ort und Lokalisation) wie folgt unterschieden (➤ Tab. 5.8).

PRAXISTIPP

Das Blitzguss-Massage-Bad ist eine Kombination von Heiß- oder Segmentblitzgüssen mit einem warmen ¾-Bad mit Kräuterzusatz. Die Behandlungsfolge ist Bad (37–38 °C) 5 Min. – Blitzguss – Bad (38–39 °C) – Blitzguss – Bettruhe.

Wirkungen

Bei Blitzgüssen werden thermische und mechanische Reize gesetzt. Die Reizintensität ist höher als bei den Flachgüssen. Bei den Segmentblitzgüssen wird der kutiviszerale Reflex therapeutisch ausgenutzt.

Die Segment- und Heißblitze werden mit sehr hoher Temperatur (42–44 °C) appliziert. Die mechanische Reizstärke kann vom Behandler variiert werden, indem er mit der Fingerkuppe den Wasserstrahl abschwächt. Empfindliche Körperpartien sind grundsätzlich mit einem abgeschwächten Strahl zu behandeln.

Indikationen und Kontraindikationen

- Indikationen: muskuläre Verspannungen, chronische Wirbelsäulenbeschwerden, chronische Ischialgien, Bronchitiden, funktionelle Störungen des Magen-Darm-Trakts (Segmentblitz)
- Kontraindikationen: akute Entzündungen in der Behandlungsregion, Blutungsneigung, symptomatische Herz-Kreislauf-Erkrankungen

Bäder

Ein Bad entspricht dem Eintauchen in ein anderes Medium. Dieser Wechsel erfordert vom Organismus viele aktive Anpassungsreaktionen.

Bäder werden nach Flächenausdehnung, Temperatur/Dauer (➤ Tab. 5.9) und Inhaltsstoffen unterschieden.

Die Wirkfaktoren sind thermischer, mechanischer und chemischer Natur.

In der Hydrotherapie üblich sind Voll- und Teilbäder.

- Vollbad (head out immersion), der gesamte Körper mit Ausnahme des Kopfes befindet sich im Wasser.
- ¾-Bad, das Wasser reicht bis zur Brust und die Arme befinden sich im Wasser
- ½-Bad, das Wasser reicht bis zum Nabel
- Sitzbad, das Wasser reicht von der Mitte des Oberschenkels bis zum Nabel
- Fußbad (richtiger wäre Unterschenkelbad), das Wasser reicht von den Zehen bis über die Wade, es gibt aber auch Fußbadewannen bei den das Wasser nur bis zum Knöchel reicht („Schiele Bad")
- Armbad, das Wasser reicht von den Fingerspitzen bis zur Mitte des Oberarms
- Augenbad, eine kleine Badewanne, die über ein Auge gestülpt werden kann

Bei Bädern spielen neben dem Temperaturfaktor der Auftrieb und hydrostatische Druck eine wichtige therapeutische Rolle. Durch den Auftrieb reduziert sich das Körpergewicht um 90 %, wodurch zusammen mit der wärmebedingten Muskelentspannung

Tab. 5.9 Einteilung der Bäder

Temperatur	Dauer	Beispiel
heiße Bäder > 39 °C	wiederholt, sekundenlang	kleinflächige, Tauchbäder mit 54–56 °C
warme Bäder 36–38 °C	15–30 Min.	Teil- und Vollbäder mit Zusatz
indifferente Bäder 32–35 °C	15–30 Min.	Ausgangstemperatur für temperaturansteigende Bäder
kalte Bäder <18 °C	6–30 Sek.	kaltes Armbad „fröhliches Halbbad"
wechselwarme Bäder warm 36–38 °C, kalt < 18 °C	warm 5 Min. kalt 10 Sek. (2 × wechseln)	Wechselarm-, Wechselfuß-, Wechselsitzbäder
temperaturansteigende Bäder indifferent bis sehr heiß (43 °C)	klassisch 20–25 Min. modifiziert 8–12 Min.	Arm-, Fuß-/Unterschenkelbäder

die Gelenke entlastet werden. Der hydrostatische Druck komprimiert die Venen und Lymphgefäße und wirkt dadurch entstauend, was bei chronischen degenerativen Gelenkserkrankungen auch therapeutisch erwünscht ist.

MERKE

Durch die intrathorakale Blutverschiebung kommt es zu einer Volumenbelastung des Herzens, die bei herzinsuffizienten Patienten berücksichtigt werden muss.

In das Badewasser werden häufig phytotherapeutisch wirksame Badezusätze (s. u.) gegeben. Diese können entweder direkt durch adstringierende Gerbsäuren (z. B. Eichenrinde) entzündungshemmend auf die Haut wirken oder im Falle von ätherischen Ölen (in Ölbädern, Badesalzen und Aquasanen) in therapeutisch wirksamen Mengen resorbiert und inhaliert werden.

Durchführung

Medizinische Badewannen haben ein Fassungsvermögen von ca. 200 l. Bei Vollbädern kann durch die Verdrängung von einer Wassermenge von ca. 125 l ausgegangen werden.

PRAXISTIPP

Dosierung

Bei der Dosierung von Badezusätzen ist gemäß den Herstellerangaben zu verfahren, da eine Überdosierung allergische Hautreaktionen auslösen kann. Als Richtwerte können angegeben werden:
- Badeextrakte: 1 ml/l Badewasser
- Badeöle: 10–30 ml pro Vollbad

Grundregeln

- Badetemperaturen sind grundsätzlich mit dem Thermometer zu kontrollieren.
- Badethermometer regelmäßig auf ihre Funktionsfähigkeit überprüfen (Vergleich mit geeichtem Fieberthermometer).
- Beim Ein- und Aussteigen aus der Badewanne Hilfestellung geben.
- Auf optimale Lagerung achten (Wannenverkürzer, Sitzposition bei Teilbädern).
- Reaktionen/Fehlreaktionen (Belastung durch den hydrostatischen Druck) beachten.
- Langsamer Ausstieg bei Vollbädern (Patient erst auf Wannenrand sitzen lassen).
- Auf richtige Nachbehandlung (Abguss/Bettruhe) achten.
- Hygienevorschriften einhalten.

Indikationen

Armbad (kalt)

- Indikationen: Ermüdung und Abgeschlagenheit, posttraumatische Zustände, aktivierte Arthrosen im Ellenbogen und Handgelenk, Sehnenscheidenentzündungen, Epikondylitis (akut), Lymphstauungen, Kopfschmerzen, Hypotonie
- Kontraindikationen: Raynaud-Syndrom, fortgeschrittene periphere arterielle Verschlusskrankheit, instabile koronare Herzkrankheit

Armbad (warm)

- Indikationen: inaktive Arthrosen des Ellenbogengelenks und der Hand- und Fingergelenke, Raynaud-Syndrom, Bronchitis, funktionelle Durchblutungsstörungen der Hände, kalte Hände, vasomotorischer Kopfschmerz, PAVK der Beine unter

Ausnutzung der konsensuellen Reaktion auch als temperaturansteigendes Armbad
- Kontraindikationen: Lymphödem

Fußbad (kalt)

- Indikationen: variköser Symptomkomplex, akute Thrombophlebitis, postthrombotische Zustände, Sprunggelenksdistorsion, aktivierte Sprunggelenksarthrose, Lymphödem
- Kontraindikationen: symptomatische PAVK, Entzündungen der Nieren und der ableitenden Harnwege, Menstruation

Fußbad (temperaturansteigend)

- Indikationen: Initialstadium von Erkältungskrankheiten (evtl. mit Zusatz von Thymian), akute und chronische Harnwegsinfekte, PAVK II–III, Raynaud-Syndrom, Morbus Sudeck II, arthrotische Beschwerden, vasomotorischer Kopfschmerz, Hypertonie, chronisch rezidivierende Sinusitiden, spastisches und irritables Colon, chronische Adnexitis
- Kontraindikationen: Varikosis, postthrombotischer Zustand, Thrombophlebitis und andere akut entzündliche Zustände

Sitzbad

Das Sitzbad enthält Eichenrindenextrakt und wird bei 28–30 °C für 10–12 Min. durchgeführt.
- Indikationen: Hämorrhoidalleiden, Analekzem (Zusatz Kamille), Analfissuren, Balanitis, Vulvitis (Zusatz Kamille)
- Kontraindikationen: akute Entzündungen der ableitenden Harnwege, Lumboischialgien, Diarrhö, Prostatitis

Halbbad (kalt)

Gilt als „Psychopharmakon der Naturheilkunde" besonders an heißen Tagen.
- Indikationen: zur Entspannung nach körperlichen und seelischen Anspannungen, vegetative Übererregbarkeit, Varikosis, Einschlafstörungen
- Kontraindikationen: Infekte, Erkrankungen der Nieren und ableitenden Harnwege, Menstruation, Lumboischialgien

Dreiviertel- und Vollbad (warm)

Der physiologische Reiz eines warmen Teilbads kann durch Bürstungen oder Beschöpfen des Kopfes, Nackens und der Brust noch verstärkt werden. Zum Schluss empfiehlt sich ein kalter Knie- oder Schenkelguss.
- Indikationen: degenerative Erkrankungen des Bewegungsapparates, „Muskelkater", Erschöpfungszustand, zur Entspannung und Schlafförderung, aber nur 10 Min.
- Kontraindikationen: Varikosis Grad III, Thrombophlebitis, postthrombotisches Syndrom, Lymphödem, Herzinsuffizienz NYHA (II)–III, paroxysmales Vorhofflimmern, klinisch relevante ventrikuläre Herzrhythmusstörungen, akute rheumatische Arthritis

Badezusätze

Medizinische Badezusätze werden nur bei warmen/indifferenten Bädern oder beim warmen Teil der Wechselbäder zugefügt. Bei temperaturansteigenden Bädern ist ebenfalls die Verwendung von Zusätzen möglich, jedoch wird die Konzentration durch das ständig zulaufende Wasser geringer.

Die thermischen und mechanischen Wirkungen, die in jedem Bad wirksam sind, können durch die im Wasser gelösten Inhaltsstoffe verstärkt werden. In der Hydrotherapie werden vorwiegend Badezusätze als Fertigarzneimittel in Form von **Badeölen** oder **Badeextrakten** den Voll- bzw. Teilbädern zugesetzt. Während bei Badeölen die ätherischen Öle das wirksame Agens darstellen, sind in Badeextrakten auch die übrigen Pflanzeninhaltsstoffe enthalten. Die Inhaltsstoffe der Badezusätze entfalten ihre Wirkung durch:
- Anlagerung auf der Haut (Adsorption)
- Einlagerung in die Haut (Absorption)
- Durchdringung der Haut (Penetration) und Verteilung über das Herz-Kreislauf-System
- Inhalation

Medizinische Bäder werden in der Regel als adjuvante Behandlungen im Rahmen von Reha-Maßnahmen und Kuren eingesetzt. Sie eignen sich aber auch zur Selbstbehandlung im häuslichen Umfeld. Medizinische Bäder kommen v. a. bei folgenden Erkrankungen zur Anwendung:
- Hauterkrankungen
- Erkrankungen der oberen Luftwege – Erkältungen

- Erkrankungen des rheumatischen Formenkreises
- Erkrankungen des Herz-Kreislauf-Systems
- Neurovegetative Erschöpfungszustände

Hauterkrankungen

Atopisches Ekzem, Neurodermitis, Psoriasis

Das Sojaölbad ist auch angezeigt bei Ichthyosis, Pruritus senilis, trockener, juckender Haut.

- Wirkstoff: Sojaöl
- Wirkung: juckreizstillend, rückfettend
- Badeform: je nach Lokalisation Teil- und Vollbäder
- Badetemperatur: indifferent (32–35 °C)
- Dauer: 10–15 Min.

Weitere für diese und verwandte Krankheitsbilder geeignete Badezusätze: Nachtkerzenölbad, Mandelölbad, Erdnussöl, Haferstroh, Ichthyol, Kleie, Schafgarbe, Schwefel, Thymian, Teer.

PRAXISTIPP

Vorsicht, durch den Ölfilm in der Wanne und auf der Haut besteht erhöhte Rutschgefahr!

Juckende, nässende Ekzeme – Hyperhidrosis

Zur Anwendung kommt ein Eichenrindenextraktbad.

- Wirkstoff: Gerbstoffe
- Wirkung: adstringierend, juckreizstillend, antiseptisch, sekretionshemmend
- Badeform: Teilbäder (häufig Sitzbäder), seltener Voll- und ¾-Bäder
- Badetemperatur: indifferent (32–35 °C)
- Dauer: 10–15 Min.

PRAXISTIPP

Nach dem Bad nicht abtrocknen, die Haut nur leicht abtupfen und Pflegecreme auftragen.

Entzündungen der Haut und Schleimhaut

Das Kamillenblütenölbad oder das Bad aus Kamillenblütenextrakt ist auch angezeigt zur Nachbehandlung von Operationen im Vaginal- und Analbereich, bei Analekzemen und Analfissuren.

- Wirkstoff: Kamillenöl, α-Bisabolol
- Wirkung: antiphlogistisch, antibakteriell, antimykotisch
- Badeform: je nach Lokalisation als Teilbad (sehr häufig als Sitzbad), Tauchbad
- Badetemperatur: warm (36–38 °C)
- Dauer: 10–15 Min.

Weitere für diese und verwandte Krankheitsbilder geeignete Badezusätze: Schachtelhalm (Zinnkraut), Schafgarbe.

PRAXISTIPP

Bei eitriger Nagelbettentzündung die betroffene Stelle wiederholt, aber nur kurzzeitig in sehr heißes (50–52 °C) Badewasser mit Kamillenzusatz eintauchen.

Akute und chronische Erkrankungen der Atemwege

Zur Anwendung kommt das Eukalyptusölbad.

- Wirkstoff: Eukalyptusöl (1,8-Cineol)
- Wirkung: expektorationsfördernd, verflüssigt festes Bronchialsekret, bronchiolytisch
- Badeform: Vollbäder, Arm- und Fußbäder, temperaturansteigende Fußbäder (klassisch)
- Badetemperatur: warm bis heiß (37–39 °C)
- Dauer: 15–20 Min.

Weitere für diese und verwandte Krankheitsbilder geeignete Badezusätze: Nadelbaumöle (Konifere, Latschenkiefer, Fichte), Menthol, Thymian, Campher.

PRAXISTIPP

- Nach dem Bad soll eine Bettruhe von mindestens 30 Min. eingehalten werden.
- Bei temperaturansteigenden Fußbädern verstärken schweißtreibende Tees aus Holunder- und Lindenblüten die Wirkung.

CAVE

Eukalyptus, Campher und Menthol nicht bei Säuglingen und Kleinkindern verwenden. Ob diese Zusätze für Schwangere unbedenklich sind, ist nicht eindeutig geklärt.

Erkrankungen des rheumatischen Formenkreises

Das Salicylat-Bad ist auch angezeigt bei Schmerzuständen am Bewegungsapparat, stumpfem Trauma.

- Zusatz: Salicylat-Bäder
- Wirkstoff: Salicylsäure, Salicylsäuremethylester
- Wirkung: antiphlogistisch, analgetisch
- Badeform: Vollbad

- Badetemperatur: warm/heiß (36–39 °C)
- Dauer: 15–30 Min.

Weitere für diese und verwandte Krankheitsbilder geeignete Badezusätze: Eukalyptusöl, Heublumen, Ichthyol, Koniferenöl, Menthol, Schwefel, Wacholder, Wintergrünöl.

PRAXISTIPP

Nach dem Bad soll eine Bettruhe von mindestens 30 Min. eingehalten werden.

CAVE

Nicht bei Säuglingen und Kleinkindern verwenden. Verwendung in der Schwangerschaft wird nicht empfohlen.

Herz-Kreislauf-Erkrankungen

Die folgenden medizinischen Bäder sind angezeigt bei peripherer arterieller Verschlusskrankheit, Mikroangiopathie, Polyneuropathie, arterieller Hypertonie, Algodystrophie (M. Sudeck), neurovegetativen Erschöpfungszuständen (vegetative Dystonie), CVI und venösen Ulcera.

- Zusatz: CO_2-Bäder – Kohlensäurebäder
- Wirkstoff: CO_2 (Kohlenstoffdioxid), H_2CO_3 (Kohlensäure)
- Wirkung: Vasodilatation, Senkung des peripheren Widerstands, RR ↓, Blutfluidität ↑, Stimulation der Warmrezeptoren
- Badeform – Voll- und Teilbäder:
  - Kohlensäure-Wasserbäder oder imprägniert (mechanische Vermischung von CO_2 und Leitungswasser oder chemisch zubereitet durch das Mischen von CO_2-Träger [Natriumhydrogencarbonat] und CO_2-Entwickler [Aluminiumsulfat])
  - CO_2-Dampfbäder – Wasserdampf und CO_2 werden einer Kabine zugeführt in der der Patient sitzt. Der Kopf befindet sich außerhalb.
  - CO_2-Trockengasbäder (geschlossene CO_2-Behandlung), der zu behandelnde Körperteil befindet sich in einer abgedichteten Plastikhülle und das CO_2-Gas wird über einen Schlauch aus einer Druckflasche zugeführt.
- Badetemperatur bei Kohlensäure-Wasserbädern:
  - kardiale Erkrankungen: 30–35 °C
  - rheumatische Erkrankungen: 36–38 °C
  - Venenerkrankungen: 28–30 °C
- Dauer: bei Wasser- und Dampfbädern 20–30 Min, bei Trockengasbädern mindestens 45 Min.

Weitere für diese und verwandte Krankheitsbilder geeignete Badezusätze: Rosmarinöl, Jod-Bäder.

PRAXISTIPP

Bei Wasserbädern ist darauf zu achten, dass Mund und Nase stets über dem Wannenrand sind, damit kein CO_2 eingeatmet wird.

Neurovegetative Erschöpfungszustände

Die Bäder mit Baldrian- und Melissenzubereitungen sind auch angezeigt bei Burnout-Syndrom, Stress, Schlafstörungen, nervöser Unruhe.

PRAXISTIPP

Bei beiden Bädern soll nach dem Bad eine Bettruhe von mindestens 30 Min. eingehalten werden.

Bad mit Baldrianzubereitungen

- Zusatz: Baldrianölbäder, Baldrianextraktbäder
- Wirkstoff: ätherisches Öl der Baldrianwurzel
- Wirkung: beruhigend
- Badeform: Vollbad
- Badetemperatur: warm (36–38 °C), Behaglichkeitstemperatur möglichst im unteren Warmbereich
- Dauer: 20–30 Min.

Bad mit Melissenzubereitungen

- Zusatz: Melisse (Indische Melissenölbäder, Citronellölbäder)
- Wirkstoff: Citronellöl
- Wirkung: beruhigend, verbessert die Schlafqualität
- Badeform: Vollbad
- Badetemperatur: warm (36–38 °C), Behaglichkeitstemperatur möglichst im unteren Warmbereich
- Dauer: 20–30 Min.

Dampfanwendungen

Von der Vielzahl der Dampfanwendungen zu Kneipps Zeiten hat sich bis heute der Kopf- bzw. Oberkörperdampf (➤ Abb. 5.9) erhalten. Beim Kopf- oder Oberkörperdampf beugt sich der Patient

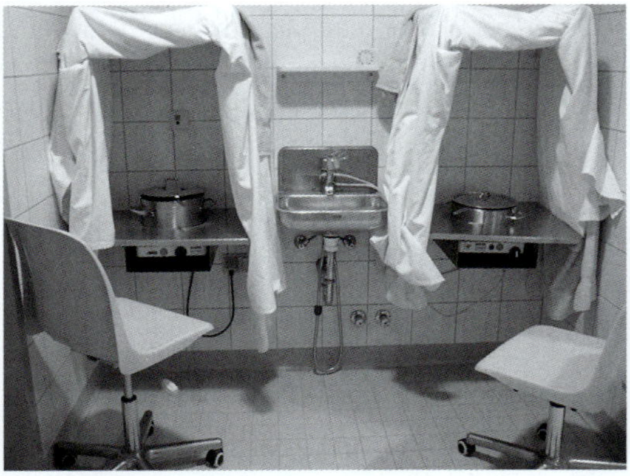

Abb. 5.9 Wasser wird in einem großen Topf zum Kochen gebracht, Heilpflanzen werden von Anfang an zugegeben, ätherische Öle erst kurz vor der Anwendung zugesetzt. [M571]

über einen Topf mit kochendem Wasser und inhaliert aufsteigenden Wasserdampf. Zur Wirkungsverstärkung werden dem Wasser Kräuter oder ätherische Öle zugesetzt. Kopf und Oberkörper sind durch ein Baumwolltuch und Wolltuch abgedeckt.

Wasseranwendungen zur Gesundheitsvorsorge

Sebastian Kneipp empfahl zur Stärkung der körpereigenen Abwehrkräfte und zur allgemeinen Leistungssteigerung Wassertreten, Taulaufen und Schneegehen. Diese von Kneipp propagierten Anwendungen sind eine ausgezeichnete Möglichkeit das heutzutage bestehende Ungleichgewicht zwischen einer Vielzahl von künstlichen Reizen und einem Mangel an natürlichen Lebensreizen auszugleichen.

Die Abhärtungsübungen haben folgende Wirkungen:

- Verbesserung der Durchblutung (arterieller Zufluss und venöser Rückfluss)
- Verringerung der Anfälligkeit für Infektionen
- Harmonisierung des vegetativen Nervensystems
- psychische Ausgeglichenheit

CAVE

Die Abhärtungsübungen sollten nicht angewendet werden bei akuten Nieren-, Blasen- oder Harnwegserkrankungen, während der Menstruation und bei bestehendem Kältegefühl.

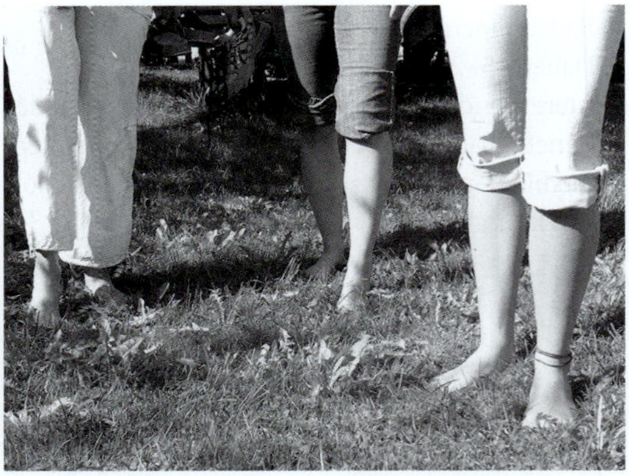

Abb. 5.10 Es empfiehlt sich, durch das noch taufeuchte Gras zu laufen, bevor es von der Sonne aufgewärmt wurde. Da die Füße warm sein sollten, erst an der Wiese Schuhe und Strümpfe ausziehen. Eine Auskühlung ist zu vermeiden. [M571]

MERKE

Die Anwendungen sollten immer dann beendet werden, wenn ein intensives Kältegefühl verspürt wird.

Taulaufen

Barfußgehen im taufeuchten Gras (➤ Abb. 5.10) ist eine morgendliche Anwendung, die nur wenige Min. in Anspruch nimmt. Erforderlich ist lediglich ein Stück Rasen oder Wiese.

Der Temperaturreiz regt die Durchblutung an, das Barfußgehen aktiviert die langen und kurzen Fußmuskeln, dies fördert den venösen Rückstrom und entstaut die Beine. Gehen auf natürlichem, unebenem Grund kräftigt zudem die Fußmuskulatur, erhöht die Gangstabilität und stellt somit auch eine Sturzprophylaxe dar.

Nach dem Taulaufen Tau und evtl. anhaftende Gräser abstreifen und zwischen den Zehen abtrocknen. Die Haut auf Zecken überprüfen.

Wassertreten

Das Wassertreten ist ursprünglich in Bächen ausgeführt worden, heutzutage finden sich zahlreiche Anlagen zum Wassertreten in Kurorten oder in den Parks der Städte. Wassertreten kann aber auch jederzeit zu Hause in einem großen Eimer oder in der Badewanne durchgeführt werden.

Das Wasser sollte bis über die Waden gehen und zwischen 12–16 °C kalt sein. Wenn ein deutliches Kältegefühl zu spüren ist, sollte man das Wassertreten beenden. Danach Wasser abstreifen, zwischen den Zehen abtrocknen und sich durch Bewegung wieder erwärmen. Wassertreten kann zu jeder Tageszeit ausgeführt werden, günstig ist der Nachmittag oder der frühe Abend. Wassertreten am Abend kann die Schlafqualität verbessern. An Wassertretstellen sind stets auch Armbadebecken zu finden. Es wird empfohlen diese Anwendungen nicht unmittelbar nacheinander zu praktizieren, da die Wirkung ausgeprägter ist, wenn ein zeitlicher Abstand von ca. 30 Min. dazwischen liegt.

Durch das abwechselnde Herausheben und wieder Eintauchen der Beine (Storchengang) entsteht ein wechselnder Temperaturreiz und die Muskel-Venenpumpe wird aktiviert. Nachfolgend kommt es auch zur reaktiven, arteriellen Mehrdurchblutung und zu einem angenehmen, anhaltenden Wärmegefühl. Darüber hinaus wirkt es kreislauf- und stoffwechselanregend. Einige Befunde sprechen auch dafür, dass es im Sinne einer Abhärtung auch zu einer Immunstimulation kommt.

Indikationen: variköser Symptomkomplex, postthrombotisches Syndrom, Hypertonie, Hypotonie, PAVK im Stadium I–II, Infektanfälligkeit, Wetterfühligkeit, „schwere Beine“, Einschlafstörungen.

Schneegehen

Für das Schneegehen ist weicher, frisch gefallener Schnee am besten. Überfrorener oder verharschter Schnee kann zu Verletzungen der Haut führen. Das Gehen im Schnee stellt einen starken thermischen Reiz dar und sollte zunächst nur einige Sek. dauern. Bei entsprechendem Training kann es bis zu 3 Min. ausgedehnt werden.

Nach dem Schneegehen Füße gründlich abtrocknen und warme Socken anziehen. Nach kurzer Zeit setzt eine starke Hautdurchblutung verbunden mit einem angenehmen und anhaltenden Wärmegefühl ein.

LITERATUR

[1] Aschoff J, Wever R. Kern und Schale im Wärmehaushalt des Menschen. Die Naturwissenschaften 1958; 45(20): 477–485.

[2] Bachmann R, Schleinkofer GM. Natürlich gesund mit Kneipp: Über 60 Wasseranwendungen für zu Hause. 5. A. Stuttgart: Trias, 2012.

[3] Brenke R, Conradi E. Hydrotherapie. In: Kraft K, Stange R (Hrsg.). Lehrbuch Naturheilverfahren. Stuttgart: Hippokrates, 2010.

[4] Brock FE. Milde Kaltreize nach Kneipp und Venenfunktion. Acta Med Emp 1995; 2: 106–113.

[5] Goetsche K, Förster M, Uhlemann C et al. Serielle Kaltreize (Kneippscher Oberguss) bei Patienten mit chronisch obstruktiver Lungenerkrankung (COPD). Forsch Komplementärmed 2007; 14: 158–166.

[6] Hildebrandt G. Therapeutische Physiologie. In: Gutenbrunner C, Hildebrandt G (Hrsg.). Handbuch der Balneologie und medizinischen Klimatologie. Heidelberg: Springer, 1998.

[7] Jacob EM, Volger E. Blutdrucksenkung durch Hydrotherapie: Eine randomisierte, kontrollierte Studie bei leichter bis mittelschwerer Hypertonie. Phys Med Rehab Kuror 2009; 19: 162–168.

[8] Leuchtgens H, Albus T, Uhlemann C, et al. Auswirkungen der Kneipp-Kur, einer standardisierten Komplextherapie, auf Schmerz, Lebensqualität und Medikamentenverbrauch: Kohortenstudie mit 1-Jahres-Follow-up. Forsch Komplementärmed 1999; 6: 206–211.

[9] Michalsen A, Ludtke R, Bühring M et al. Thermal hydrotherapy improves quality of life and hemodynamic function in patients with chronic heart failure. Am Heart J 2003; 146(4): e11.

[10] Schmidt RF, Lang F, Thews G (Hrsg): Physiologie des Menschen. 30. A. Heidelberg: Springer, 2004.

5.3.5 Thermotherapie: Grundlagen

Unter den Begriff der Thermotherapie fallen sowohl Wärme- als auch Kaltreize, die der Wärmeübertragung (Wärmezufuhr oder Wärmeentzug) dienen. Obwohl die Wirkungsmechanismen der Thermotherapie nur zum Teil bekannt sind, zählen die Verfahren der Wärme- und Kältetherapie zu den effektiven und nicht entbehrlichen Maßnahmen der physikalischen Therapie.

Der menschliche Körper unterliegt bei Körpertemperatur einer Tagesregulation: Eine Aufheizperiode von 3–15 Uhr (höhere Empfindlichkeit für Kaltreize) und eine Entwärmungsperiode von 15–3 Uhr (höhere Empfindlichkeit für Warmreize). Die Thermosensorik funktioniert über entsprechende Kalt- und Warmrezeptoren an der Haut, mit größter Dichte im Gesichtsbereich und geringster Dichte an den Extremitäten. Daneben finden sich auch thermosensible Strukturen an inneren Organen (Blutgefäße, Muskulatur, Magen, ZNS). Die Kaltrezeptoren befinden sich sehr oberflächennah, sodass Reize rascher wahrgenommen und weitergeleitet werden.

Thermoregulation

Die Thermoregulation (➤ 6.1) geht wie folgt vonstatten: Auf Rückenmarksebene werden die Informationen vom Körperinneren bzw. von der Peripherie weitergeleitet. Auf Hypothalamusebene liegt die Schaltstelle der autonomen Temperaturregulation. Hier werden entsprechend die eingehenden Informationen verarbeitet. Beim Überschreiten der Schwellwerte erfolgt so eine entsprechende Gegenregulation. Es bestehen u. a. „Verschaltungen" zur Formatio reticularis (Schlaf-wach-Funktion; Kaltreize wirken anregend, Warmreize hingegen entspannend und ermüdend) und zum limbischen System (emotionale und affektive Ebene). Peripher vollzieht sich die Thermoregulation über die Vasodilatation bzw. Vasokonstriktion (Regulation über spinale und zentralnervöse Reize), über vermehrte Schweißsekretion, Kältezittern und die Wärmebildung in inneren Organen.

Wärmetransport

Der Wärmetransport (➤ 6.1) geschieht über drei Möglichkeiten:

- Konduktion (Wärmeleitung; z. B. Packungen, Peloid-Bäder)
- Konvektion (Wärmeströmung, z. B. Wasserbad)
- Radiation (Wärmestrahlung, z. B. Infrarotbestrahlung)

Der Erwärmungsgrad und die -geschwindigkeit sind abhängig von der Wärmekapazität (Wärmespeicherfähigkeit; z. B. hoch bei Wasser und Peloiden), der Wärmeleitzahl (Geschwindigkeit des Wärmeverlustes; Fango gibt rasch Wärme ab, Moor hingegen nur langsam) und die Temperaturdifferenz. Kurze Wärmeapplikationen resultieren in einer reflektorischen Wirkung, längere Anwendungen in einem direkten Temperatureinfluss.

Bei Kälteanwendungen lassen sich folgende physiologische Wirkungen erzielen: Dämpfung und Hemmung von Entzündungsmediatoren, Herabsetzung der Nervenleitungsgeschwindigkeit, Hemmung der Nozizeptoren, Blockierung von Axonreflexen des somatischen und vegetativen Nervensystems [1, 5, 7].

Wärmetherapie

Zu den wärmetherapeutischen Verfahren (Auswahl) gehören als Anwendungen einer **lokalen Wärmezufuhr** z. B. Bestrahlung/Infrarot, heiße Rolle (➤ 6.1.6), Heusack (➤ 6.1.6), Hochfrequenztherapie, Paraffinbad, Peloide (Moor, Torf, Schlamm, Fango), Wickel (➤ 6.1.5) und Ultraschall.

Zur **Ganzkörperwärmetherapie** eignen sich Sauna, Dampfbad, (Peloid-, Heublumen-)Bäder (➤ 6.1.8), Überwärmungsbäder und die wassergefilterte Infrarot-A-Hyperthermie.

Heutzutage wird die **passive Hyperthermie** dominierend in der Onkologie, bei chronisch entzündlich-rheumatischen Erkrankungen, bei chronischen Wunden und bei Hauterkrankungen therapeutisch eingesetzt [9]. In Abhängigkeit von der Körperkernzieltemperatur ist mit unterschiedlichen Wirkungen zu rechnen. Eine intensive Hyperthermie (> 40,5 °C) wirkt immunsuppressiv, eine mäßig bis starke Hyperthermie (38,5–40,5 °C) immunstimulierend bzw. -modulierend.

MERKE

Wärmezuführende Maßnahmen sind stets kreislaufbelastend. Akut entzündliche Prozesse können verschlimmert/provoziert werden (jedoch nicht obligat!).

Wirkungen

Durch wärmezuführende Maßnahmen resultiert eine Erhöhung der Hauttemperatur, Schmerzlinderung (Analgesie), Entzündungshemmung (Antiphlogese, v. a. in chronischen Phasen), Muskelentspannung (Muskelrelaxation), Bindegewebsauflockerung, Durchblutungssteigerung (Hyperämisierung), Beeinflussung des Zytokinmilieus der Haut, Stimulation von Phagozytose und Diffusion sowie sedierende Effekte bei großflächigen Anwendungen.

- Bei Anwendungen im Rumpfbereich kommt es zur reflektorischen Beeinflussung glattmuskulärer innerer Organe.
- Bei Ganzkörperwärmeapplikation resultiert u. a. eine Anhebung der Körperkerntemperatur, Anstieg der Herzfrequenz, Blutdruckabfall und Stoffwechselanregung [1, 3, 7].

Neben einer unmittelbaren Erwärmung von Geweben durch direktes Einfließen der Wärmeenergie (z. B. durch Peloidpackungen, Infrarot-Strahlung), ist eine mittelbare Erwärmung infolge Wärmebildung nach Energieabsorption möglich (z. B. Hochfrequenztherapie, Ultraschall).

5.3.6 Thermotherapeutische Praxis

Formen der Thermotherapie

Lokale Wärmemaßnahmen

- Bei der heißen Rolle wird ein Frottierhandtuch trichterförmig zusammengerollt und mit heißem Wasser gefüllt. Der zu behandelnde Körperteil wird anschließend kurzzeitig mit der Rolle berührt.
- Peloidpackungen und Wickel werden etwa 20 Min. appliziert.
- Ultraschall (0,1–3 W/cm^2) und Hochfrequenztherapie werden etwa 15–20 Min. angewendet.
- Bei der Hochfrequenztherapie wird die Wärme nicht in den Körper geleitet, sondern sie entsteht im Gewebe.
- Heublumen werden nach überbrühen mit heißem Wasser ausgepresst oder mit Heißdampf erhitzt und bei 40–42 °C für 30 Min. aufgelegt.

Ganzkörperhyperthermie

- Das Überwärmungsbad beginnt bei Körpertemperatur, durch Zufließen heißen Wassers wird die Wassertemperatur bis 41 °C gesteigert, Dauer des Bades 30–45 Min.
- Die wassergefilterte Infrarot-A-Hyperthermie hat eine gute Tiefenwirkung und Hautverträglichkeit. Es werden 2 Behandlungen pro Woche empfohlen (in der Tumortherapie auch mehr), Dauer 30–45 Min. Im Praxisalltag stehen hierzu zwei Systeme zur Verfügung: Heckel HT 3000 und Iratherm 1000.

MERKE

Bei der Ganzkörperhyperthermie ist eine Puls- und Blutdruckkontrolle unabdingbar.

Indikationen und Kontraindikationen

- **Indikationen:** weichteilrheumatische Beschwerdebilder, degenerative Gelenk- und Wirbelsäulenerkrankungen, chronische Gelenk-, Wirbelsäulenentzündungen und psychosomatische Erkrankungen, Unruhe- und Erregungszustände, chronische Atemwegsinfektionen und onkologische Krankheitsbilder (unter strenger ärztlicher Kontrolle!)
- **Kontraindikationen:** Durchblutungsstörungen (arteriell und venös), Ödeme (aller Art), Blutungen und Blutungsneigung, Tumore, schwere Herz-Kreislauf-Erkrankungen, hohes Lebensalter, akute entzündliche Prozesse, aktivierte Arthrose, Hauterkrankungen/-verletzungen im Behandlungsgebiet

5.3.7 Kältetherapie

Die Kältetherapie umfasst einen Temperaturbereich zwischen + 15 °C (milde Kryotherapie) bis −180 °C. Dabei ist insbesondere zwischen einer kurzzeitigen und längeren Kältetherapie mit unterschiedlichen Wirkungen zu differenzieren. Kältetherapeutische Verfahren können lokal oder als Ganzkörperanwendung eingesetzt werden.

Lokale Anwendungen

Lokal kommt Kälte in Form von Eis (Bäder, Abreibungen, Tauchbad, Wickel), kalten Packungen (Moor, Lehm, Quark), leicht verdunstenden Flüssigkeiten, tiefgefrorenen Kryogelbeutel, Kaltluft/-gas, thermoelektrischer Kühlung, Kühlbandagen oder als Kneipp-Therapie (fließendes Kaltwasser, Wassertreten, kalte Güsse, Barfußgehen) zur Anwendung.

Wirkungen

Eine **Kurzzeitapplikation** (ca. 5 Min.) bewirkt neben der Absenkung der Hauttemperatur eine Schmerzlinderung (Analgesie), reaktive Hyperämie und Bewegungsförderung. Zudem wird die Muskelspindelaktivität angeregt (Tonuserhöhung). Eine Entzündungshemmung und Anästhesie erreicht man nur durch **Langzeitapplikation** (ca. 20 Min.). Hierbei erfolgt eine Minderung der Muskelspindel mit Senkung des Muskeltonus (spastikhemmend).

5

Weitere Wirkungen der Kältetherapie sind Hemmung von Ödemen, Blutungen, Phagozytose und Enzymreaktionen [1, 5, 7].

Durchführung

Je nachdem, ob eine analgetische oder antiphlogistische Kältewirkung erzielt werden soll, variiert die Applikationsdauer (s. unter Wirkungen). Bei lokaler Kälteapplikation mit Packungen/Eisbeuteln direkten Hautkontakt durch eine Stoffzwischenlage vermeiden. Bei Eiswickeln diese wechseln, sobald das Tuch erwärmt ist. Kaltluftapplikation ca. 5–10 Min. durchführen (–30 °C bis –40 °C), Eistauchbäder zwischen 1–10 Min.

Indikationen und Kontraindikationen

- Indikationen: akute Arthritiden, aktivierte Arthrosen, akute Entzündungen, postoperative und posttraumatische Zustände, Spastiken sowie schlaffe Paresen
- Kontraindikationen: Kälteüberempfindlichkeit, Kälteagglutinine, Raynaud-Syndrom, Vaskulitis, arterielle Durchblutungsstörungen, Sklerodermie, gestörtes Temperaturempfinden sowie Blasen- und Nierenerkrankungen [1, 5, 7]

MERKE

Die Abhängigkeitsvariablen für die Ausprägung des lokalen Kältereizes sind vielfältig: Anwendungstemperatur, Applikationsdauer, physikalische Eigenschaften des Kälteträgers, Ausgangstemperatur der Haut und deren Leitfähigkeit, Körperregion und Größe des Applikationsortes. Im hohen Lebensalter sollte die Anwendung aufgrund der veränderten Reagibilität des Gefäßsystems vorsichtig durchgeführt werden. Kälteschäden (Erfrierungen) bei lokaler Anwendung vermeiden durch „Zwischenschicht" (z. B. Handtuch) zwischen Kältemedium und Haut.

Ganzkörperkältetherapie – Kältekammer

Bei der Ganzkörperkältetherapie werden Kältekammern eingesetzt – meist kommen 2–3 Kammersysteme zum Einsatz, wobei i. d. R. die Hauptkammer –110 °C hat und die Vorkammern zur Adaptierung mit Temperaturen um die –60 °C bis –70 °C dienen. Die Luft ist extrem trocken, sodass ein verändertes Kälteempfinden resultiert.

Die Patienten halten sich unter Bewegung in Badekleidung mit Akrenschutz (Handschuhe, Mund- und Nasenschutz) bis zu 3 (maximal 5) Min. in der Kältekammer auf.

Wirkungen

Die schockartige Kälteeinwirkung hat starke Wirkungen auf den menschlichen Organismus und fokussiert auf anhaltende Schmerzlinderung, Besserung der Funktion und allgemeine Leistungssteigerung. Zudem resultieren biochemische, hormonelle und immunmodulierende Prozesse und Muskelrelaxation. Sportler erleben die Aktivierung brachliegender Kraftreserven. Sportverletzungen, chronische Schlafstörungen und Migräne stellen ebenfalls Indikationen für die Ganzkörperkältetherapie dar; Besserungen sind auch beim Asthma bronchiale und der spastischen Bronchitis bekannt.

Durchführung

Die Ganzkörperkältebehandlung in der Kältekammer (–100 °C bis –140 °C) erfolgt in Badekleidung und mit Akrenschutz (Handschuhe, Socken, Mund- und Nasenschutz) für eine Dauer bis 5 Min.

Indikationen

Zu den Indikationen zählen ferner entzündliche, degenerative und weichteilrheumatische Erkrankungen, Schmerzen und Hauterkrankungen (Neurodermitis, Psoriasis). Zudem mehren sich die Hinweise, dass durch die Ganzkörperkälteapplikation die im Gehirn produzierten schmerzlindernden Endorphine freigesetzt werden [10].

STUDIEN

Ergebnisse aus Übersichtsarbeiten der Cochrane Database zeigen für die kurzfristigen Wirkungen der Thermotherapie eindeutig Wirksamkeitsnachweis bei der rheumatoiden Arthritis und degenerativen Gelenkveränderungen [3, 11]. Ganzkörperkältetherapie bei Patienten mit rheumatoider Arthritis ergab Hinweise bei Kortison-naiven Patienten über eine normale Stressreaktion, wobei dieser Effekt bei Kortison-therapierten Patienten nicht nachweisbar war (Hinweis auf eine Suppression der Hypophysen-Nebennierenrinden-Achse). Zudem konnte in kleineren Kohorten bei Patienten mit rheumatoider Arthritis und ankylosierender Spondylitis eine Steigerung der Schmerzschwelle, Suppression von T-Lymphozyten und Abnahme pro-inflammatorischer Zytokine objektiviert werden [2, 6, 8, 12, 13].

LITERATUR

[1] Berliner MN. Methoden, Teilgebiete und Therapiemittel in der physikalischen Medizin. In: Lange U (Hrsg.). Physikalische Medizin in der Rheumatologie unter Berücksichtigung evidenzbasierter Daten. Stuttgart: Ligatur-Verlag; 2008. S. 15–26.

[2] Braun KP, Brookman-Amissah S, Geissler K et al. Ganzkörperkältetherapie bei Patienten mit entzündlich-rheumatischen Erkrankungen. Med Klin 2009; 104: 192–196.

[3] Brosseau L, Yonge KA, Robinson V et al. Thermotherapy for treatment of osteoarthritis. The Cochrane Library 2003, Art. No.: CD004522. DOI: 10.1002/14651858. CD004522.

[4] Brosseau L, Wells GA, Tugwell P. Ottawa panel evidence-based clinical practice guidelines for electrotherapy and thermotherapy interventions in the management of rheumatoid arthritis in adults. Phys Ther 2004; 84(11): 1.016–1.043.

[5] Hermann J. Kryotherapie. Z Rheumatol 2009; 68: 539–542.

[6] Hirvonen HE, Mikkelsson MK, Kautiainen H et al. Effectiveness of different cryotherapies on pain and disease activity in active rheumatoid arthritis. A randomised single blinded controlled trial. Clin Exp Rheumatol 2006; 24: 295–301.

[7] Lange U. Thermotherapie. In: Uhlemann C, Lange U, Seidel E (Hrsg.). Grundwissen Rehabilitation, physikalische Medizin, Naturheilverfahren. Bern: Huber; 2007. S. 111–114.

[8] Lange U, Uhlemann C, Müller-Ladner U. Serielle Ganzkörperkältetherapie im Criostream bei entzündlich-rheumatischen Erkrankungen. Med Klin 2008; 103: 383–8.

[9] Lange U. Infrarotes Spektrum. Muskuloskeletale Indikationen. In: Krause R, Stange R. (Hrsg.) Lichttherapie. Heidelberg: Springer, 2012. S. 20–25.

[10] Papenfuß W. Die Kraft aus der Kälte. Ganzkörperkältetherapie bei –110 °C. Eine physikalische Kurzzeittherapie mit Langzeitwirkung. Regensburg: Edition k, 2005.

[11] Robinson VA, Brosseau L, Casimiro L et al. Thermotherapy for treating rheumatoid arthritis. The Cochrane Database of systemic Reviews 2000, Art. No.: CD002826. DOI: 10.1002/14651858.CD002826.

[12] Straub RH, Pongartz G, Hirvonen H et al. Acute cold stress in rheumatoid arthritis inadequately activates stress response and induces an increase of interleukin 6. Ann Rheum Dis 2009; 68: 572–8.

[13] Westerlund T, Oksa J, Smolander J et al. Thermal responses during and after whole-body cryotherapy (–110 °C). J Therm Biol 2003; 28: 601–8.

5.4 Balneologie und Klimatherapie

Rainer Brenke (Balneologie: 5.4.1, 5.4.2),
Angela Schuh (Klimatherapie: 5.4.3, 5.4.4)

5.4.1 Balneologie und Kurortmedizin: Grundlagen

„Balneologie“ ist die Wissenschaft von Bädern. Der Begriff der „Balneologie“ ist ebenso wie die „Klimatologie“ eng mit dem Begriff der „Kuren“ verbunden. Eine **Kur** ist eine „Reizserienbehandlung im veränderten Milieu“ [3]. „Balneotherapie“ ist die Bezeichnung für die Behandlung mit Bädern. Damit meint man „Heilbäder“ als Teil der „ortsgebundenen Heilmittel“, zu denen man auch Heilwässer zum Trinken oder Inhalieren, Peloide und Gase zählt. Mit dem Begriff „Krenotherapie“ beschreibt man eine Brunnentrinkkur.

Zur Balneotherapie im umfassenden Sinne gehören auch ordnungstherapeutische Aspekte wie eine Veränderung im Verhalten und der Einfluss einer gesundheitsfördernden Umwelt („Milieutherapie“). Diätetische Maßnahmen und Anwendungen der physikalischen Medizin ergänzen das Therapieangebot. Auch die Behandlung mit „medizinischen Bädern“ außerhalb von Kurorten wird oft der Balneotherapie zugerechnet, ebenso kann man sie aber auch zur Hydrotherapie zählen.

Gesundheitspolitische Aspekte

Bei der allgemeinen Beurteilung des Werts einer „klassischen“ Kur im Vergleich zum Aufenthalt in einer Rehabilitationsklinik darf man nicht voreilige Schlüsse ziehen – es war der Zwang zum Sparen, der zu einem Verlust im Ansehen der Kuren führte, denn natürlich fällt es schwer, mit den einzelnen und häufig kombinierten Elementen einer Kur den Ansprüchen einer „evidenzbasierten Medizin" gerecht zu werden. Von politischer Seite wurde diese Entwicklung auch durch Slogans wie „Opas Badekur ist tot" und „morgens Fango, abends Tango" unterstützt. Außerdem kommt eine Diffamierung der Kuren unserem Zeitgeist entgegen, da Kuren mit ihrem hohen Anteil passiver Kurortmaßnahmen nicht in unsere aktive Gesellschaft zu passen scheinen. Die Kürzung der Dauer der Kuren von im Regelfall vier auf drei Wochen erfolgte ohne wissenschaftlichen Hintergrund und hat den Erfolg der Kuren auch nicht verbessert. Grundlagenforschungen zeigten, dass man die notwendige Dauer einer Reizserie zum Auslösen von Adaptationsprozessen nicht beliebig verkürzen und durch Reizhäufigkeit oder Reizintensität ersetzen kann [2]. Auch hier hat sich das Primat einer kurzsichtigen Ökonomie durchgesetzt.

Historische Aspekte

Das Bild von Lucas Cranach – „Der Jungbrunnen" lässt die Hoffnungen der Menschen vergangener Tage an den Effekt einer Badekur erahnen. Zu den „Geburtshelfern" des Kurortgedankens kann man eine Reihe von Laienbehandlern wie Prießnitz oder Sebastian Kneipp zählen. Ab 1855 hat Sebastian Kneipp als Priester in Wörishofen Patienten behandelt – am Beginn vorwiegend mit Wasseranwendungen (kalte Güsse als Kernstück der Hydrotherapie nach Kneipp). Später erfuhr die Therapie eine Erweiterung um die Verfahren, die heute als klassische Naturheilverfahren bezeichnet werden. Neben der Hydrotherapie sind das die Phytotherapie, die Bewegungstherapie, die Ernährungstherapie und die Ordnungstherapie. Auch heute noch spielen diese Verfahren in den Kurorten eine wichtige Rolle.

Anfang des letzten Jahrhunderts boomten die Heilbäder in Europa. Die reicheren Schichten der Bevölkerung wollten „etwas für die Gesundheit" tun. Man geht heute davon aus, dass damals gerade die chronisch Kranken besser in einem Heilbad als in einer Klinik aufgehoben waren. Die Therapiemöglichkeiten bei chronischen Erkrankungen waren trotz rasanter Entwicklung der Akutmedizin damals noch recht begrenzt. Etwas später entstanden dann zusätzlich die „Sanatorien", deren Besonderheit eine ärztliche Leitung war. Sie sollten die Attraktivität der Kurorte erhöhen und die ökonomisch noch labilen Kurorte stützen. Mit Übernahme der Kuren in die gesetzlichen Leistungen der Sozialversicherten ging in vielen Fällen die Individualität der Behandlungen verloren. Es entstanden Kurkliniken, aus denen sich später die Rehabilitationsmedizin entwickelte. Diese betreiben heute oft eine Medizin auf hohem Niveau, wenngleich die ärztliche Besetzung quantitativ aus ökonomischen Gründen oft zu wünschen übrig lässt.

Konzepte der Balneotherapie

Die klassische, heute zunehmend selten durchgeführte Kur setzt typische äußere Bedingungen voraus. Damit ist eine Triade aus **Kurmittelhaus** mit den physiotherapeutischen Anwendungen, **Kurhaus** zur Entspannung und Unterhaltung und **Kurpark** gemeint. Letzterer dient ebenfalls der Entspannung und soll den Sozialkontakt während einer Kur fördern.

MERKE

Durch die „komplexe Reizserientherapie am Kranken im veränderten Milieu" löst eine Kur adaptive Prozesse mit spezifischen und unspezifischen Therapieeffekten aus. Endogene Rhythmen werden durch die äußere Zeitordnung als ordnendes Element eines Kurablaufs geordnet, was auch einen Aspekt der Ordnungstherapie darstellt. Dabei geht man von einer Anregung der Selbstheilungskräfte – der „Salutogenese" oder „Hygiogenese" aus.

Kurverlauf in Phasen

Nach Jordan [3] kann man verschiedene Phasen bei einem Kurablauf unterscheiden.

- Am Beginn einer Kur wird die sog. **Kureintrittsreaktion** ausgelöst, die durch vegetative Labilität gekennzeichnet ist. Sie ist Folge des Übergangs vom Alltag in den Kurort und ist mit einer klimatischen, sozialen, rhythmischen und allgemeinen therapeutischen Einordnung verbunden.
- Es folgt die **Akklimatisationsreaktion** etwa vom 10.–14. Tag. Erste Anpassungen werden vollzogen und es kommt zu einem ersten reaktiven Optimum. Trotzdem wird diese Phase

subjektiv nicht immer als angenehm empfunden, da auch eine Labilisierung durch Summation noch nicht vollzogener Anpassungen besteht.

- Was sich nun anschließt, ist in der 3. Woche die **Kurbelastungsreaktion**. Sie ist durch Adaptation an die wirksamen Reize gekennzeichnet. Mitunter scheint es auch zu einem Aufschaukeln noch unbewältigter Reizfaktoren zu kommen. Das bedeutet aber auch, dass 3 Wochen für einen Kuraufenthalt in vielen Fällen zu kurz sind. Die angestrebten Anpassungen sind noch nicht in allen Fällen vollzogen.
- Zuletzt kann die **Kurendreaktion** genannt werden, in der die Reakklimatisation nach der Rückkehr in den Alltag zum Ausdruck kommt.

Wichtig für die Beurteilung durch den Patienten ist auch die Unterscheidung des Kureffekts vom Kurerfolg. Der **Kureffekt** ist am Ende eines Kuraufenthaltes erkennbar, ein **Kurerfolg** ist dagegen die Folge längerfristiger und anhaltender Umstellungen und kann noch Wochen oder Monate nach Ende der Kur eintreten. Man kann diese Erkenntnis im Übrigen auf physikalische Reizserientherapien allgemein übertragen. Positive Effekte können demnach noch nach Ende der eigentlichen Reizserie auftreten.

Kurarten

Außer den typischen Klimakuren (➤ 5.4.2) kennt man folgende Kurarten.

Terrainkur

Eine Terrainkur ist durch ein dosiertes Gehen im ansteigenden Gelände mit dem Ziel einer Steigerung der Ausdauerfähigkeit gekennzeichnet. Meist handelt es sich um eine 3–4 Wochen dauernde Kur, bei der 3–4 ×/Woche ein 30–40 minütiges **Gehtraining** absolviert wird. Die Belastung soll mehr als 65 % der maximalen Sauerstoffaufnahmefähigkeit betragen. Folgen sind eine Steigerung der Sauerstoffaufnahme sowie ein Absinken von Herzfrequenz und Blutdruck. Letzteres kommt durch eine Senkung des peripheren Widerstandes zustande. Außerdem erhöhen sich Enzymaktivitäten in den Muskelzellen und es kommt zu einer Vergrößerung der Kapillaroberfläche mit einem besseren Sauerstoffangebot in den Muskelzellen.

Liegekur

Bei Liegekuren kommt besonders ein milder **Kältereiz** zum Tragen. Kälteadaptationen, Regeneration und Ausdauerfähigkeit werden gefördert.

Heliotherapie

Bei der Heliotherapie als möglichem Bestandteil der Liegekur sind **UV-Strahlung** und **Lichtexpositionen** Therapiemittel. Die Vitamin-D-Bildung wird gesteigert, die Hautfunktionen werden verbessert und Langerhanszellen gedämpft, was nicht nur für viele Hautkrankheiten, sondern auch für Allergiker von Bedeutung ist.

Bäderkur

Die physiologische Wirkung eines Vollbades ist an anderer Stelle ausführlich beschrieben (➤ 5.3.4). Von besonderer Relevanz ist die Wirkung des hydrostatischen Drucks, der einerseits einen erhöhten Rückstrom von Extrazellularflüssigkeit in das Blut bewirkt und andererseits für eine Verlagerung von Blutvolumen aus der Peripherie in den intrathorakalen Raum in einer Größenordnung von 400–800 ml verantwortlich ist. Das ist mit einer deutlichen Belastung des Herz-Kreislauf-Systems verbunden. Die vermehrte Produktion des natriuretischen Peptids durch Vorhofdehnung führt zu der bekannten Badediurese. Allgemein wirkt die thermoneutrale Wasserimmersion beruhigend auf den Kreislauf, durch den Auftrieb entspannt sich die Muskulatur, Wirbelsäule und Gelenke werden entlastet. Außerdem erhöht sich die Schmerzschwelle.

Früher waren Wannenbäder auch ohne Zusatz in einer Kur weit verbreitet, heute werden sie aber oft durch Bewegungsbäder verdrängt. Hier kann zusätzlich eine aktive Krankengymnastik durchgeführt werden. Wannenbäder kommen aber auch heute noch besonders in Form von Zusatzbädern zur Anwendung, so in Form von Kohlensäurebädern oder „Totem Meer Salz-Bädern“ z. B. bei Hauterkrankungen. Moorbäder werden heute aus hygienischen Gründen ebenfalls vorwiegend als Wannenbäder verabreicht.

Wirkfaktoren

Man kann zwischen allgemeinen Wirkungen und speziellen, von den jeweiligen Standorten und zur Anwendung kommenden Maßnahmen abhängigen Wirkungen unterscheiden.

Allgemeine Wirkungen

- ordnungstherapeutische Ansätze durch Harmonisierung des Tagesablaufs, gesunde Ernährung und Einschränkung von Genussmitteln
- Wechsel von Bewegung und Ruhe (Gegensatz zu den oft einseitigen Belastungen im Alltag)
- Wegfall schädlicher Umwelteinflüsse

Gutenbrunner und Hildebrandt [2] beschreiben als allgemeine Effekte einer Kur:

- normalisierender Einfluss auf Funktionsgrößen in Ruhe
- bessere Regelgüte
- Koordination rhythmischer Funktionen
- allgemeine Verbesserung von Befinden und Leistungsfähigkeit auf physischer und psychischer Ebene
- normalisierende Einwirkung auf Körpergewicht und Stoffwechsel
- Initiierung trophisch-plastischer Veränderungen an Muskulatur, Haut und Blutbildung
- „Abhärtung" durch Beeinflussung von Resistenz und Immunität

Spezielle Wirkungen

Die speziellen Wirkungen ergeben sich aus:

- Wirkung ortsgebundener Heilmittel
- Balneotherapie
- Einflüssen des Klimas
- Wirkungen von physikalischer Therapie und Krankengymnastik

Umstritten ist der vielfach beschriebene **„Normalisierungseffekt"** einer Kur, wonach sich hohe Ausgangswerte senken, niedrige dagegen erhöhen sollen. Zumindest zum Teil ist dieses Phänomen auch ein rein statistisches Problem und hängt mit Zufallseffekten zusammen. Bei einem maximal erhöhten Wert – z. B. einem systolischen Blutdruck von 200 mmHg wird man mit großer Wahrscheinlichkeit auch ohne Therapie beim zweiten Mal einen niedrigeren Wert messen, da nach oben ja kaum noch Spielraum besteht. Genauso verhält es sich mit einem extrem niedrigen Wert, bei dem man beim nächsten Messen wahrscheinlich einen höheren Wert misst. Beim wiederholten Messen beliebiger Parameter kommt es also regelmäßig zu einem Absenken hoher Werte und einer Erhöhung niedriger Werte. In einem X-Y-Diagramm mit Anfangs- und Endwerten dreht sich Regressionsgerade, was mit einem „echten" Normalisierungseffekt zunächst einmal nichts zu tun hat. Bezeichnet wird dieses Phänomen als a: (a-b)-Effekt oder Wilderausgangswertegesetz und muss von echten Kureffekten unterschieden werden. Es funktioniert übrigens auch mit Würfeln. Würfelt man eine „6", so wird man mit großer Wahrscheinlichkeit danach eine kleinere Zahl würfeln. Bei einer „1" hingegen ist die Wahrscheinlichkeit groß, beim nächsten Wurf eine höhere Zahl zu erzielen. Einen „Normalisierungseffekt" im Sinne eines Kureffektes wird dabei niemand vermuten. Hier sind Medizinstatistiker gefragt, um mithilfe geeigneter Methoden den wirklichen Effekt einer Kur einwandfrei nachzuweisen oder auszuschließen.

5.4.2 Balneotherapeutische Praxis

MERKE

Die Tageseinteilung bei einer Kur kann wie folgt aussehen: 2 Std. Therapiezeit, 4½ Std. Verweilen im Zimmer einschließlich Mittagsruhe sowie Wahrnehmen kultureller Veranstaltungen, 5½ Std. Aufenthalt im Freien, 2 Std. Einnahme von Mahlzeiten.

Dauer und Temperatur von Bädern

Für die Dauer von Bädern und die Temperatur kann es Anhaltspunkte, jedoch keine starren Regeln geben, da auch die Belastbarkeit des Patienten, das Krankheitsbild und das Therapieziel eine Rolle spielen. Auch Inhaltsstoffe der Bäder beeinflussen Dauer und Temperatur. Am Rande sei vermerkt, dass die am häufigsten genutzte Wassertemperatur von 28 °C in Hotelschwimmbädern einen relativ geringen gesundheitlichen Wert mit sich bringt, da das Wasser zur Ausbildung von Kälteanpassungen und zur Erzielung von Herz-Kreislauf-Effekten zu warm ist, zur Schmerzlinderung und Muskelentspannung bei Problemen am Bewegungsapparat dagegen zu kalt. Natürlich muss man gerade in einem Hotel einen vernünftigen Kompromiss finden.

PRAXISTIPP

Medizinisch werden sonst folgende Temperaturen und Dauern von Bädern empfohlen:
- Moorbäder: 39–42 °C bei einer Dauer von 15–20 Min.
- Bewegungsbäder für den Bewegungsapparat: 34–35 °C, Dauer 20–40 Min.
- Wannenbäder : 34–38 °C mit einer Dauer von 15–30 Min.
- CO_2-Bäder: 28–34 °C, Dauer 20–30 Min.
- Schwimmbäder zum Training: 26–29 °C (eine kühlere Temperatur sollte bevorzugt werden)

Gerade für die Schwimmbäder wird man bei Vorhandensein von nur einem großen Becken – ähnlich wie in Hotels – Kompromisse suchen, besser ist es natürlich, es stehen verschiedene Becken zur Verfügung. Nach den Bädern sollte stets eine Nachruhe eingehalten werden, damit es zu den erwünschten vegetativen Umstellungen und einer allgemeinen Muskelentspannung kommt. Meist werden 3 bis 6 Bäder in der Woche verordnet.

Zu den Anlagen der **Balneotechnik** gehören auch die bis vor einigen Jahrzehnten weitverbreiteten, jetzt seltener zu findenden **Trinkhallen**. Davor war das unmittelbare Trinken aus der Quelle üblich. Weiter verbreitet sind auch heute noch Einrichtungen zur **Inhalation.** In sog. **Mofetten** – relativ niedrig temperierte kohlendioxidhaltige Quellen in Vulkangebieten – kommt Kohlendioxid in gasförmiger Form zur Anwendung. Gebräuchlich waren auch einfache Kohlensäure-Gasbäder, bei denen der Patient in einem geschlossenen Kasten saß und nur der Kopf durch eine Abdichtung heraus ragte. **Radonbäder** werden in speziellen Anlagen durchgeführt, geraten aber wegen befürchteter Strahlenschäden immer mehr in die Kritik und aus der Mode. Mit einer relativ neuen Entwicklung, der **Speleotherapie** bezeichnet man die Therapie in Höhlen und Stollen. Hier herrscht ein konstantes Klima und weitestgehend Allergenfreiheit.

Indikationen für eine Kur

Eine Kur ist bei Weitem nicht nur zur Erholung von gestressten Stadtbewohnern sinnvoll. Eine große Rolle spielen Kuren auch im Sinne einer Rehabilitationsmaßnahme nach schwerer akuter und chronischer Erkrankung oder Operation. Ein Ziel ist die schnelle Wiedereingliederung in den Beruf. Auch im Rahmen einer Primärprävention durch Abbau von Risikofaktoren und Beseitigung von Funktionsstörungen oder Entlastung bei familiären Belastungssituationen sind Kuren sinnvoll. Meist werden sie jedoch im Rahmen der Sekundärprävention eingesetzt (z. B. Herz-Kreislauf-Erkrankungen). Bei vielen chronischen Erkrankungen unterstützen Kuren die Therapie und verfolgen das Ziel einer Anregung von Selbstheilungskräften und Nutzung noch vorhandener Reserven des Organismus. Häufig ist das bei rheumatischen und degenerativen Erkrankungen des Bewegungsapparates der Fall.

Balneotherapeutika: Heilwässer

Typische Balneotherapeutika sind die Heilwässer. Diese sind natürliche, therapeutisch anwendbare Mineralwasser, die – sofern zum Trinken angeboten – unter das Arzneimittelgesetz fallen. Sie können eisenhaltig, jodhaltig und fluoridhaltig sein oder Radon, Schwefel oder Kohlendioxid enthalten (letztere Säuerlinge genannt).

Kohlendioxidhaltiges Wasser

Wird kohlendioxidhaltiges Wasser für Bäder verwendet, wirkt es durch eine Hemmung der Kaltrezeptoren und Anregung der Warmrezeptoren. Dadurch wird ein mit Kohlendioxid bereitetes Bad etwa 2° wärmer als ein gleich temperiertes pures Wasserbad empfunden. Der periphere Widerstand sinkt und es kommt zu einer ausgeprägten Mehrdurchblutung der Haut. Als Indikation ergibt sich z. B. der Hypertonus.

Schwefelwässern

Bei Schwefelwässern wird Sulfidschwefel über die Haut aufgenommen. Schwefel soll entzündliche Reaktionen und Allergien hemmen. Daher wurden früher Schwefelbäder bei Psoriasis, Neurodermitis und anderen chronischen Ekzemen eingesetzt. Außerdem kamen Schwefelbäder bei Erkrankungen des Stütz- und Bewegungsapparates zum Einsatz [4].

Thermalwasser

Thermalwasser wird in sog. Thermen auch in Form von Bädern angewandt. Sie müssen eine Mindesttemperatur von 20 °C aufweisen. Mineralwässer und Thermen erhalten ihre charakteristische Zusammensetzung bei einer Passage durch Gesteinsschichten, was Jahrhunderte dauern kann. Es gilt die Regel, dass ein Mineralwasser über 1 g gelöste Stoffe/l enthalten muss.

Sole

Eine Sole aus „Solewasser" hat einen Mindestgehalt von 1,4 % NaCl oft aber über 20 % und wird in unterschiedlichen Konzentrationen zu Inhalationen und bei Bädern angewandt. Dabei wird eine schützende Wirkung auf die Haut postuliert.

Akratothermen und Aktropegen

Akratothermen sind sog. Wildwässer über 20 °C, die weniger als 1 g Mineralbestandteile/l enthalten. Über ihre biologische Wirkung besteht Uneinigkeit. Akratopegen enthalten ebenfalls weniger als 1 g Mineralien/l und haben eine Temperatur von unter 20 °C. In der Regel wird ihnen eine diuretische Wirkung nachgesagt.

Balneotherapeutika: Peloide

„Peloide" stammen begrifflich von dem griechischen Wort Pelos = Schlamm. Ist das spezifische Gewicht gering und die Fluidität hoch, spricht man von Moorbädern. Schlick kommt in Seebädern zur Anwendung. Optimale Grundstoffe sind sonst Torfe aus Hochmooren. Sie können über das 20-fache ihres Gewichts an Wasser aufnehmen. Von großer Bedeutung sind die typischen thermischen Eigenschaften. Bei Moorbädern findet kaum ein konvektiver Wärmetransport statt. Der Wärmeeinstrom in die Haut ist nur gering. Folge ist die oft beschriebene bessere Verträglichkeit gegenüber einem vergleichbar temperierten Wasserbad. Die Rolle der Inhaltsstoffe ist immer noch umstritten. Nachgewiesen sind Huminsäuren und Hormone. Prinzipiell können diese ihre Wirkung bei Erkrankungen am Bewegungsapparat entfalten und entzündungshemmend wirken. Ebenso wird bei chronischen Unterleibserkrankungen der Frau eine Wirkung nicht nur der Wärme, sondern auch der Inhaltsstoffe vermutet.

„Fango" besteht aus anorganischen Peloiden. Es kann zwar weniger Wasser aufnehmen, ist aber sehr gut für Packungen geeignet.

Balneotherapeutika: Heilgase

Als Heilgase gelten Kohlendioxid und Schwefelwasserstoff sowie Radon. **Radon** zählt zu den α-Strahlern, die über die Haut und Lunge aufgenommen werden können. Als lipidlösliches Gas lagert es sich im zentralen Nervensystem und der Nebennierenrinde an. Die Halbwertszeit liegt bei etwa 50 Min. Radon wird eine analgesierende Wirkung und Stimulation der Kortisolproduktion nachgesagt. Gute Erfolge wurden beim Morbus Bechterew und der systemischen Sklerodermie beschrieben. Die Wirkungen kamen denen einer gezielten Bewegungstherapie gleich. Radon kann als Gas sowohl eingeatmet als auch in Form von Bädern im Wasser gelöst angewandt werden. Auch unabhängig von der aktuellen Diskussion über die mögliche schädliche Wirkung galt schon immer, dass Radonbäder nur bei Patienten außerhalb des reproduktionsfähigen Alters anzuwenden sind. Eine undifferenzierte generelle Angst vor Strahlenwirkungen jeglicher Art scheint unbegründet. Niedere Dosen müssen nicht in jedem Falle schädlich wirken – es bestehen sogar Indizien dafür, dass gerade in niederen Dosisbereichen die DNA-Reparaturkapazität angeregt werden kann – also ein erwünschter medizinischer Effekt vorliegt.

Trinkkuren

Waren vor wenigen Jahrzehnten Trinkkuren noch sehr weit verbreitet, so sind sie heute in den Hintergrund getreten. Dennoch haben Heilwässer auch außerhalb von Kurorten ihre Bedeutung. Zuvor soll aber auf einige generelle Fragen im Zusammenhang mit dem Trinken von Wasser eingegangen werden.

EXKURS

Wasserkunde: Der Gebrauch an Mineralwasser hat in den letzten Jahren massiv zugenommen. Betrug der jährliche pro Kopf-Verbrauch 1970 in Deutschland 12,7 l, so lag er 2010 bei 129,8 l. Die Diskussion darüber, welches Wasser denn nun am besten getrunken werden soll, ist stark emotional gefärbt und nicht abgeschlossen. Zum einen trifft es sicher zu, dass Trinkwasser zu den am besten untersuchten Lebensmitteln gehört – was aber nur bis zur Entnahmestelle im Haus gilt. Zum anderen ist sicher auch die Diskussion über den Wert von Glas- oder PET-Flaschen berechtigt, da heute nicht sicher ausgeschlossen werden kann, dass speziell von PET-Flaschen Substanzen, die auch hormonähnlich wirken können, auf das Getränk übergehen können. Ein möglicher gesundheitlicher Schaden ist allerdings nicht zweifelsfrei bewiesen. Für welche Form des Wassertrinkens man sich entscheidet, ist abhängig von den Vorlieben, dem Geschmack aber auch den Ängsten und der gesundheitlichen Gefährdung jedes Einzelnen. Nachfolgend soll daher nur wertungsfrei der Unterschied zwischen den einzelnen Wasserarten aufgelistet werden. Kritisch kann angemerkt werden, dass zeitweilig in der Frage der empfohlenen Trinkmengen auch übertrieben wurde oder wird. 4–5 l Wasser pro Tag tragen in unserem Klima sicher auch nicht dazu bei, die Menschen gesünder zu machen und können auch schaden – ebenso wie eine zu geringe Trinkmenge. Die noch vor wenigen Jahren zu bemerkende Modeerscheinung, dass man kaum einen Menschen unter 40 ohne Wasserflasche in der Hand in einem öffentlichen Verkehrsmittel antraf, scheint etwas abzuebben, hat aber sicher unser Bewusstsein für eine vernünftige Trinkmenge geschärft.

Mineralwasser

Mineralwasser wird aus unterirdischen Wasservorkommen gewonnen und ist dort weitgehend vor Verunreinigungen geschützt. Es muss unmittelbar am Quellort abgefüllt werden und bleibt weitgehend unbehandelt. Ein Zusatz oder Entziehen von Kohlensäure ist ebenso wie der Entzug von Eisen und Schwefel aus Geschmacks- und Akzeptanzgründen erlaubt. Mineralwasser zählt als einziges amtlich anerkanntes Lebensmittel in Deutschland. Seine hohe Qualität ist durch regelmäßige Kontrollen gewährleistet. Je nach Bestehen von chronischen Erkrankungen kann man sich gezielt das eine oder andere Mineralwasser aussuchen. Während man z. B. beim Hypertonus ein eher natriumarmes Wasser wählen sollte, kann es sinnvoll sein, zum Ausgleich eines Flüssigkeitsdefizits nach körperlicher Belastung ein Mineralwasser mit höherem Natriumgehalt zu wählen. Beispiele dafür sind ohne Anspruch auf Vollständigkeit: Kaiser Friedrich Quelle, Heppinger, Selters/Taunus, Fachinger, Rhenser, Apollinaris oder Luisenbrunnen.

Heilwasser

Ein Mineralwasser mit zusätzlichen nachgewiesenen gesundheitsfördernden Wirkungen nennt man Heilwasser (➤ 7.1.3). Notwendig ist eine amtliche Zulassung analog eines Arzneimittels.

Quellwasser

Quellwasser hat ebenso wie Mineralwasser seinen Ursprung aus unterirdischen Wasservorkommen. Es wird gleichfalls direkt am Quellort abgefüllt, muss aber weniger strenge Normen erfüllen als Mineralwasser. Zur Anwendung kommt nur die Trinkwasserverordnung, die Geschmacksneutralität und fehlende Gefahren für die Gesundheit vorschreibt. Für den Verkauf ist keine amtliche Anerkennung notwendig. Für Wasserspender wird meist Quellwasser verwandt.

Tafelwasser

Tafelwasser ist eine Mischung verschiedener Wasserarten – also kein „Naturprodukt". Es kann aus einem Gemisch von Leitungswasser, Mineralwasser oder auch Meerwasser bestehen. Zusätze von Mineralien oder Kohlensäure sind erlaubt.

Leitungswasser – Trinkwasser

Meist besteht das Leitungswasser in Deutschland zu zwei Dritteln aus Grundwasser und zu einem Drittel aus Oberflächenwasser wie aus Flüssen, Seen oder Talsperren. Die Wasserwerke reinigen das Wasser und erzeugen so Trinkwasserqualität. Aber – dies wurde bereits festgestellt – auch die Wasserwerke können die einwandfreie Qualität nur bis zu den Häusern garantieren – Blei- oder Kupferleitungen können für Verunreinigungen sorgen, selten genutzte oder verschmutze Entnahmestellen für mikrobielle Kontaminationen. Von „offizieller" Seite wird empfohlen, Leitungswasser zum Trinken zu verwenden und nur bei nachgewiesenem oder wahrscheinlichem Mineralbedarf Mineralwasser zu trinken. Darüber muss jeder selbst entscheiden. Dabei sollte man auch die immer wieder auftauchenden Berichte über mögliche Verunreinigungen wie z. B. Blei, Kupfer, Nitrat oder Radon nicht ignorieren und sich über die Besonderheiten des heimischen Trinkwassers informieren. Besonders für Säuglinge oder Kleinkinder ist das sicher nicht übertrieben.

EXKURS

Sinn oder Unsinn von Kohlendioxid-Zusatz? Auch „mit Gas" oder „ohne Gas" wird gerne und emotional diskutiert. Im Wesentlichen dürfte das eine Frage des Geschmacks sein. Bei größeren Trinkmengen z. B. nach Sport kann ein „stilles Wasser" die bessere Alternative sein, vielen schmeckt es aber mit Kohlendioxid einfach besser. Es spricht auch manches dafür, dass sich eine einmal geöffnete Flasche mit Kohlendioxid länger frisch hält.

Unabhängig davon, für welches Wasser man sich nun entscheidet, auch den Patienten sollte vermittelt werden, dass kalorienfreies Wasser in vielen Fällen die bessere Alternative gegenüber intensiv gezuckerten und mit anderen Inhaltsstoffen versetzte Limonade ist.

Regeln für die Verordnung von Heilwässern

Allgemeine Regeln für die Verordnung von Heilwässern:

- Anionen wie Chlorid, HCO_3, SO_4 sind verantwortlich für die Wirkungen im Verdauungstrakt.
- Kationen wie Natrium, Kalzium, Magnesium wirken spezifisch z. B. auf den Knochenstoffwechsel oder das Herz.
- Spurenelemente (Eisen, Kupfer, Jod, Zink und Fluorid) decken bei machen Wässern mit den täglichen Bedarf ab.

Indikationen

Hauptindikationen sind traditionell:

- Hydrogenkarbonatwässer: Funktionsstörungen des Magens
- Natrium- oder Magnesiumsulfatwässer: Gallenblasenerkrankungen (Stimulation der Cholezystokininsekretion)
- sulfathaltige Wässer: Obstipationsbehandlung (schlecht resorbierbar)
- magnesiumreiche Wässer: Herzrhythmusstörungen
- kalziumhaltige Wässer: Osteoporosetherapie
- hypotone Heilwässer: Diureseförderung

Weit verbreitet ist die grafische Darstellung der Zusammensetzung eines Heilwassers in einem Kreisdiagramm – das als „**Udluft-Schema**" [2] bekannt ist.

Wirkungen

Physiologisch werden bei der Beurteilung der physiologischen Wirkungen von Trinkkuren drei Effekte unterschieden.

- **Immediateffekt:** Unmittelbar beeinflusst werden die Schleimhäute des Verdauungstrakts sowie die Anregung von Motorik und Sekretion.
- **Mittelbare Wirkungen:** Hierzu gehören Veränderungen des Wasser- und Elektrolytgehalts bzw. die gezielte Substitution bei Mangelzuständen (Eisen und Kalzium als Beispiele). Ebenso die unmittelbare pharmakodynamische Wirkung des Magnesiums oder die Beeinflussung der Schleimhäute und die Anregung der harnproduzierenden Organe bzw. Änderung der Urinzusammensetzung (mögliche Verhinderung von Steinbildungen).
- **Langzeitwirkungen:** Dazu liegt relativ wenig gesichertes Wissen vor. Eine Anpassung des Stoffwechsels und der Urinzusammensetzung wird z. B. ebenso erhofft wie eine dauerhafte Anregung der motorischen und sekretorischen Verdauungsfunktion.

Anwendung einzelner Heilwässer (Beispiele)

Hydrogenkarbonathaltige Heilwässer

- **Inhaltsstoffe und Wirkungen:** Hydrogenkarbonat als Anionen sowie Natrium, Kalzium und Magnesium als Kationen. Freie Magensäure kann gebunden werden, außerdem tragen sie zur Entzündungshemmung und Schleimlösung bei.
- **Indikationen:** Hyperazidität, gastroduodenales Ulkus, wenngleich die Behandlung des Ulkus durch Heilwasser einen gewissen medizinischen Anachronismus darstellen dürfte
- **Kontraindikationen:** Harnwegsinfekte mit E. coli

Heilwässer mit hohem Sulfatgehalt

- **Inhaltsstoffe und Wirkungen:** Sulfat als Anion, Natrium, Kalzium und Magnesium als Kationen. Therapeutisch genutzt werden ihre laxierende Wirkung und eine mögliche Freisetzung von Hormonen.
- **Indikationen:** Störungen der Darmmotilität mit chronischer Obstipation, Colon irritabile, Dyskinesien der Gallenwege, Anregung der Gallen- und Pankreassekretion und Prophylaxe von Kalzium-Phosphat-Harnsteinen
- **Kontraindikationen:** Motilitätsstörungen des Verdauungstraktes, akut-entzündliche Erkrankungen oder Blutungsneigung des Magen-Darm-Trakts, Herz-Kreislauf- oder Niereninsuffizienz, Dehydratation

Heilwässer mit relativ hohem Natriumgehalt

- **Inhaltsstoffe und Wirkungen:** Natriumreich sind Heilwässer mit mehr als 1.000 mg Natriumchlorid/l. Sie regen die Magensekretion an und führen zur Diuresesteigerung. Die Warnung vor Wässern mit hohem Natriumgehalt beim Hypertoniker muss man sicherlich relativieren – so soll keine Gefahr einer Verschlechterung des Blutdrucks bei gleichzeitigem signifikanten Hydrogenkarbonatgehalt bestehen.
- **Indikationen:** Appetitanregung und funktionelle Magen-Darm-Störungen
- **Kontraindikationen:** akute Gastroenteritiden und Blutungsneigung im Magen-Darm-Trakt sowie Abflussstörungen von Leber und Pankreas. Herzinsuffizienz, Schwangerschaftsgestosen und Ödemneigung, Hypertonie

Kalziumhaltige Heilwässer

- **Inhaltsstoffe und Wirkungen:** Kalzium, Hydrogenkarbonat und Sulfat als Anionen. Die Wirkung besteht in einer Entzündungshemmung am Darm sowie einer Herabsetzung von dessen Tonus. Sie beeinflussen Allergien günstig durch Hemmung der Histaminfreisetzung und hemmen die Resorption von Oxalat.
- **Indikationen:** Steinleiden, Kalziummangel, Osteoporose, allergische Erkrankungen und chronische Atemwegsinfekte
- **Kontraindikationen:** vermehrte Kalziumausscheidung im Urin, die speziell bei Hyperparathyreoidismus zu beobachten ist

Magnesiumhaltige Heilwässer

- **Inhaltsstoffe und Wirkungen:** Kalzium und Magnesium kommen meist zusammen vor. Anionen sind dann in der Regel Sulfat und Hydrogenkarbonat. Magnesiumwässer schützen in gewissem Maß vor einer Kalziumsteinbildung im Urogenitaltrakt. Sie haben auch eine entzündungshemmende Wirkung im Gastrointestinaltrakt.
- **Indikationen:** Herz-Kreislauf-Erkrankungen: Zur Prophylaxe (und ggf. Therapie) von unkomplizierten Rhythmusstörungen, die durch Magnesiummangel hervorgerufen oder verstärkt werden können, KHK. Ein vermehrter Magnesiumbedarf besteht auch im Wachstum und in der Schwangerschaft und Stillzeit sowie beim Leistungssport.
- **Kontraindikationen:** Nierenfunktionsstörungen, Vorsicht bei bestimmten Nierensteinen, AV-Blockierungen, Myasthenia gravis, Exsikkose

Säuerlinge (Kohlensäurehaltige Heilwässer)

- **Inhaltsstoffe und Wirkungen:** Voraussetzung zur Einordnung als „Säuerling" ist eine CO_2-Konzentration von über 2.000 mg/l. Ihre Wirkung ist mit einer Freisetzung von CO_2 im Magen verbunden. Dies geht mit einem Dehnungsreiz und zu einer beschleunigten Entleerung des Magens sowie einer Anregung der Sekretion durch vermehrte Gastrinfreisetzung einher.
- **Indikationen:** Anregung der Verdauung, Appetitstörungen in einer Förderung der Diurese
- **Kontraindikation:** Rupturgefahr des Magens bei vorgeschädigter Magenwand (selten)

Typische Kurorte in Deutschland

5

Bei der noch vorhandenen Vielzahl können nachfolgend nur einige Beispiele genannt werden. Eine Wertung ist damit in keiner Weise verbunden. In den Kneipp-Kurorten stehen traditionelle Wasseranwendungen und klassische Naturheilverfahren im Vordergrund. Indikation sind Herz-Kreislauf- und Gefäßerkrankungen, vegetative Störungen, verzögerte Rekonvaleszenz, Abhärtung und allgemeinen Leistungssteigerung. Typische Kurorte sind Bad Berneck im Fichtelgebirge, Bad Iburg, Laasphe, Bad Wörishofen, Aulendorf, Hindelang, Mölln, Waldsee und Berggießhübel.

Kurorte mit Moor- und Mineralbädern

Die nachfolgend beispielhaft genannten Kurorte haben jeweils unterschiedliche Indikations-Schwerpunkte:

- **Erkrankungen des Bewegungsapparats:** Bad Aibling, Bad Berensen, Bad Feilnbach, Füssen, Bad Kohlgrub, Bad Orb, Bad Soden am Taunus, Bad Brambach, Bad Elster und Bad Liebenwerda
- **Herz-Kreislauf-Erkrankungen:** Bad Driburg, Bad Kissingen, Bad Säckingen, Bad Liebenstein, Bad Sulza
- **Erkrankungen der Atemwege:** Bad Ems, Bad Kreuznach, Bad Reichenhall, Bad Pyrmont, Bad Frankenhausen, Bad Kösen
- **Stoffwechselprobleme:** Bad Brückenau, Bad Königshofen im Grabfeld, Bad Mergentheim, Bad Berka
- **gynäkologische Erkrankungen:** Aachen, Bad Dürkheim, Bad Oeynhausen, Bad Doberan
- **urologische Erkrankungen:** Bad Neuenahr-Ahrweiler, Bad Wildungen, Bad Elster
- **„Thermalbäder"** mit breitem Indikationsspektrum: Bad Füssing, Bad Griesbach und Bad Birnbach (Rottaler Bäderdreieck)

Seeheilbäder

In deutschen Seeheilbädern werden wegen Allergenarmut und Reizklima vorwiegend Erkrankungen der Atemwege und der Haut sowie atopische Erkrankungen behandelt. Außerdem werden Kinderkuren durchgeführt, z. B. in Cuxhaven, Norderney, Westerland auf Sylt, Wyk auf Föhr, Travemünde, Timmendorfer Strand, Graal-Müritz, Wustrow, Zingst.

Hoch- und Mittelgebirgsklima-Kurorte

Hier können sowohl ein Reiz- als auch ein Schonklima (Mittelgebirge) überwiegen. Behandelt werden u. a. Atemwegs- und Herz-Kreislauf-Erkrankungen sowie – besonders im Hochgebirge – Hauterkrankungen. Beispiele sind: Bad Bergzabern, Bischofsgrün, Bad Harzburg, Freudenstadt, St. Blasien, Bayrischzell, Garmisch-Partenkirchen, Oberstdorf.

LITERATUR

[1] Brenke R, Brenke A. Erfolgsaussichten von Radonkuren bei Patienten mit progressiver Sklerodermie. Z. ges. inn. Med. 1989: 44: 354–357.
[2] Gutenbrunner C, Hildebrandt G. Handbuch der Balneologie und medizinischen Klimatologie. Heidelberg: Springer, 1998.
[3] Jordan H. Kurorttherapie. Jena: Gustav Fischer, 1975.
[4] Pratzel H. G, Schnizer W. Handbuch der Medizinischen Bäder. Heidelberg: Haug, 1992.
[5] Träbert E. Radioaktivität: Köln: Kiepenheuer & Witsch, 2011.

5.4.3 Klimatherapie: Grundlagen

Die moderne Klimatherapie steht heute auf weitestgehend wissenschaftlich gesicherter Grundlage. Die Klimatherapie umfasst die gezielte Behandlung definierter Krankheitsbilder und chronischer Leiden durch die Anwendung klimatischer Faktoren. Sie wird in der Prävention bzw. Gesundheitsförderung

mit großem Erfolg und langfristiger Besserung der Beschwerden eingesetzt.
Basierend auf der medizinischen Klimatologie, die sich mit den gesundheitsfördernden und belastenden Auswirkungen von Wetter und Klima auf den Menschen befasst, beschäftigt sich die Klimatherapie als Naturheilverfahren damit, wie die gesundheitsfördernden Auswirkungen des Wetters und des Klimas auf den Menschen eingesetzt werden können.

Insbesondere chronische Erkrankungen der Haut und Atemwege wie atopische Erkrankungen stellen eine Domäne der Klimatherapie dar. Die Klimatherapie hat zudem einen besonderen Stellenwert in der Prävention in den heilklimatischen Kurorten und Seeheilbädern Deutschlands – dort kombiniert mit Anwendungen des Meeres als Thalassotherapie – und in verschiedenen anderen europäischen Ländern.

Bioklimatische Zonen

In Deutschland wird Klimatherapie im Mittelgebirgsklima, Hochgebirgsklima und im Seeklima (Meeresklima) durchgeführt.

Mittelgebirgsklima

Das Mittelgebirgsklima umfasst Höhenlagen von ca. 300 m bis 1.000 m über dem Meeresspiegel. Auch die wenigen Erhebungen, die über 1.000 m und in einer Mittelgebirgslandschaft (wie z. B. im Südschwarzwald) liegen, sind klimatherapeutisch nicht dem Hochgebirge zuzurechnen. Die Waldgebiete der Mittelgebirge haben ein eigenes Lokalklima, das **Waldklima,** das je nach Baumart, Belaubung, Höhe der Bäume und Dichte des Bestandes zu unterschiedlichsten klimatischen Verhältnissen führt, die meist ideale klimatherapeutische Voraussetzungen bieten.

Hochgebirgsklima

Das Hochgebirgsklima wird für die Klimatherapie für die sog. mittleren Höhenlagen zwischen 1.000 m und bis maximal 3.000 m definiert. Mit der Begründung des kleinräumigen Luftaustauschs in Form von Hangauf- und -abwindzirkulationen und der unmittelbaren Nähe zu höheren Lagen werden in Deutschland Gebirgstäler ab 600 m Höhenlage zum Teil mit einbezogen. Auch die über 600 m und sehr nahe an den Bergen gelegenen Regionen Oberbayerns und des Allgäus können im weitesten Sinn dem Hochgebirgsklima zugeordnet werden, jedoch als „unterste Stufe" oder (richtiger) unter dem Begriff des „subalpinen Klimas".

Seeklima

An Nord- und Ostsee wird Klimatherapie an den Küsten und auf den Inseln durchgeführt. Inseln zeigen die stärksten Klimareize, wohingegen Küstengegenden eher milder einzustufen sind.

Klimatische Elemente als Wirkfaktoren

Kühle Luft und Wind

Charakteristika

Durch die klimatischen Elemente „kühle Luft und Wind" wird die Leistungsfähigkeit der **Thermoregulation,** insbesondere der Vasomotorik, günstig beeinflusst: Angestrebt wird ein Training des Thermoregulationssystems, das sog. „Gefäßtraining" bzw. **„Abhärtung"**. Zudem steigern kühle Luft und Wind akut die Effekte körperlicher Arbeit und fördern langfristig die Wirkungen eines aeroben Ausdauertrainings [7] – eine entsprechende Bekleidung vorausgesetzt, die die Haut leicht abkühlen lässt.

Wirkungsphysiologie

Kühle Luft und Wind rufen „Abhärtung" hervor, die zu einer verminderten Infektanfälligkeit führt. Eine direkte Beteiligung des Immunsystems ist nachgewiesen. Kühle Umgebungsbedingungen steigern akut und langfristig die Effekte von körperlicher Arbeit [7]. Ein Ausdauertraining mit solchermaßen kühler Körperschale führt zusätzlich zu dem durch die Bewegung ohnehin erreichten Trainingseffekt zu einem kälteinduzierten Anwachsen des aeroben Muskelstoffwechsels in einer Größenordnung, die zu einer **Verdopplung des Trainingseffekts** (➤ Abb.

5

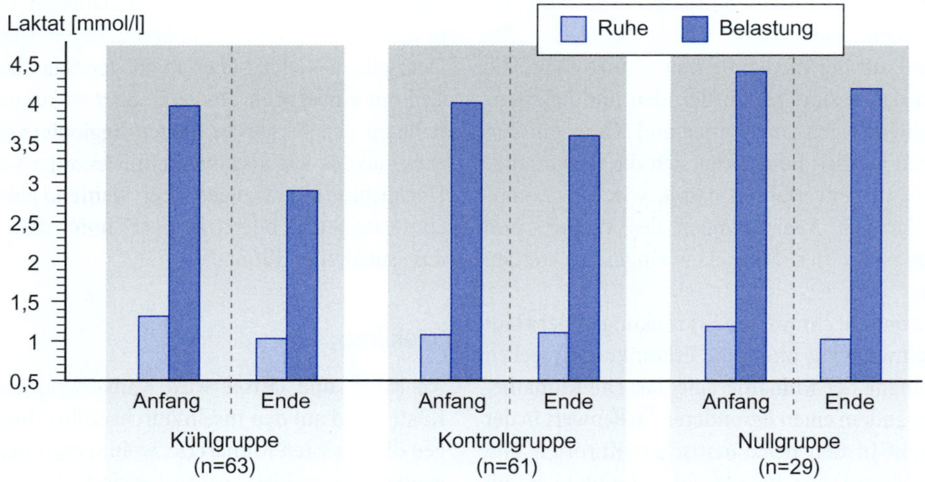

Abb. 5.11 Milchsäurespiegel bei standardisierter Fahrradergometrie, in Ruhe und bei derselben Belastung vor und nach leichtem Ausdauertraining. Einheitliche Dosierung durch ansteigende Gehgeschwindigkeit und Trainingszeit. 153 Kurpatienten in drei Gruppen aufgeteilt, dabei thermische Bedingungen während Begehung für zwei randomisierte Kollektive unterschiedlich. Kühlgruppe (n = 63, durch Kleidungsvorgaben um 2 °C erniedrigte Hauttemperatur, subjektives Empfinden „leicht kühl") und Kontrollgruppe (n = 61, thermisch ausgeglichen). Nullgruppe (n = 29) ohne Ausdauertraining [8]. [E854]

5.11) im Vergleich zum Training bei indifferenten thermischen Bedingungen führt.

MERKE

Neben weiteren wichtigen Einflüssen auf den Erkrankungsverlauf (multidisziplinäres Therapieregime in Rehabilitationskliniken, psychosoziale Faktoren [10]) basiert die klimatherapeutische Strategie bei Neurodermitis, Asthma bronchiale und Rhinitis allergica auf Allergenvermeidung, hoher Luftreinheit, geringer Luftfeuchtigkeit und hoher UV-Intensität.

UVA- und UVB-Licht

Charakteristika

Sonnenstrahlung, konkret der UV-B-Anteil der Sonnenstrahlung, hat bei vorsichtiger und gekonnter Dosierung weitreichende positive physiologische Effekte, die in Form der Heliotherapie genutzt werden. Erzielt werden soll eine **Vitamin D_3-Synthese** infolge der UV-B-Strahlung in der Haut. Das **sichtbare Tageslicht** hat ebenfalls eine große Bedeutung. Es ist der wichtigste Zeitgeber und hat einen antidepressiven Effekt. Der Wirkmechanismus wird ausschließlich über das Auge vermittelt. Dazu sind Lichtintensitäten ab 2.500 Lux nötig, die bei jeder „outdoor"-Exposition tagsüber vorhanden sind. Klimatherapeutische Anwendungen oder nur ein täglich einstündiger Spaziergang reduzieren die Beschwerden der saisonalen Depression ebenso wie täglich eine Stunde künstliche Bestrahlung.

Wirkungsphysiologie

Aufgrund zahlreicher Studien besteht eine eindeutige Evidenz, dass Vitamin D_3 (zu 90 % vom UV-B in der Haut gebildet, größter Effekt 295–296 nm) für zahlreiche Krankheitsbilder relevant ist und die gesundheitsfördernden Effekte der Heliotherapie vermittelt. Vitamin D_3 hat zahlreiche bekannte positive physiologische Auswirkungen [11], wie u. a. eine antikanzerogene Wirkung [11]. Vitamin D_3 ist auch die Basis für die klimatherapeutische Behandlung der Psoriasis und der Osteoporose. So wurde z. B. nach einer 4-wöchigen Heliotherapie in 1.600 m ein im Vergleich zur nicht-sonnenden Kontrolle signifikant größerer Anstieg des Vitamin D_3 nachgewiesen. Der Anstieg war in Hinblick auf die Behandlung von Osteoporose in einer therapeutisch relevanten Größenordnung, gekoppelt mit entsprechender Veränderung des Kalziumspiegels im Blut.

Die UV-B-Strahlung führt zudem über eine Zunahme der Vitamin-D_3-Synthese zum Anwachsen der Ausdauerleistungsfähigkeit. Eine 3-wöchige Klimatherapie in Regionen von 700–3.000 m erbrachte eine signifikante Reduzierung des Trainingsmangels [8].

Luftreinheit und Allergenfreiheit

Hohe Luftreinheit und die Absenz oder **Reduktion von Aeroallergenen** (Pollen, Schimmelpilze und Hausstaubmilben) sind ebenfalls wesentliche Elemente der Klimatherapie und sind sowohl präventiv als auch therapeutisch v. a. bei chronischen Erkrankungen einsetzbar. Es ist gesichert, dass Luftschadstoffe entzündete und hyperreagible Atemwege belasten und einen direkten Einfluss auf das Immunsystem haben. Luftverunreinigungen können auch zu einer Verschlechterung der Neurodermitis führen. Sie verstärken zudem die Allergenität der Aeroallergene.

Der Aufenthalt in pollenfreier Umgebung (während der heimischen Pollensaison) verhindert das Auftreten einer Heuschnupfensymptomatik und die weitere Entwicklung einer Pollenallergie. Entsprechendes gilt für auch für Schimmelpilze und Hausstaubmilben. Hausstaubmilbenkot ist das wichtigste Aeroallergen für die Neurodermitis.

STUDIEN

Mehrere Studien aus dem Alpenraum zeigen, dass Hausstaubmilben wegen der geringen Luftfeuchtigkeit ab ca. 1.600 m nicht mehr lebensfähig sind, schon zwischen 850 m und 1.200 m ist die Milbenkonzentration deutlich verringert.

5.4.4 Klimatherapeutische Praxis

Für eine erfolgreiche klimatherapeutische Behandlung muss der Körper täglich während mehrerer Wochen bei exakter Dosierung den biometeorologischen Bedingungen ausgesetzt werden.

Klimaexpositionsverfahren

Klimatische Terrainkur

Die Terrainkur ist das am weitesten verbreitete Klimaexpositionsverfahren und wird sowohl zur Behandlung von Patienten aber auch für gesundheitsbewusste Gäste und Urlauber in fast allen Kurorten und Rehabilitationskliniken an der See sowie im Mittel- und im Hochgebirge eingesetzt [8].

Die Terrainkur ist das **kurmäßig dosierte Gehen auf ansteigenden Wegen** oder im Sand (am Strand) bei gleichzeitiger Kälteadaption. Während einer „klimatischen Terrainkur" sollen sich die therapeutischen Auswirkungen des körperlichen Ausdauertrainings während der Wanderungen und die günstigen Einflüsse des Klimas gegenseitig ergänzen und zusätzliche Trainingsreize durch entsprechende klimatische Bedingungen wie kühle Luft, Wind oder UV-Strahlung gesetzt werden.

Die klimatische Terrainkur wird grundsätzlich mit „kühler Körperschale" durchgeführt, um die oben bereits beschriebene Verdoppelung des Ausdauertrainingseffektes und eine gleichzeitige Abhärtung zu erzielen. Kühle Körperschale meint eine angepasste Bekleidung, die einem subjektiv thermischen Empfinden von „angenehm leicht kühl" entspricht und die mittlere Hauttemperatur um 2 °C reduziert.

Dosierung: Die Terrainkur sollte 3–4-mal/Woche über einen Zeitraum von 3 Wochen erfolgen. Empfohlen wird eine submaximale Belastung mit einer Herzfrequenz von 160 Schlägen/Min. minus Lebensalter auf den Steigungsstrecken als Belastungsrichtwert empfohlen. Die Trainingsherzfrequenz wird langsam gesteigert.

Frischluft-Liegekur

Die Frischluft-Liegekur – die **Kälteexposition während ruhigen Liegens** – ist das älteste klimatherapeutische Verfahren. Sie wird heute in Form einer leichten Kälteexposition während ruhigen Liegens vorgenommen und erlaubt eine exakte Dosierung der klimatischen Reize ohne gleichzeitige körperliche Belastung.

Dosierung: Die Frischluft-Liegekur ist ein ruhiges Liegen im Freien, wobei die Person zugedeckt liegt, ohne zu schwitzen bzw. zu frieren – eine leicht kühle Haut ist optimal. Die Ruhezeit liegt zwischen wenigen Minuten und 2 Stunden.

Wichtig ist ein geschützter Liegeort im Freien (keine Zugluft, Wärme- oder Kältestrahlungen vom Boden/Wänden).

5

Heliotherapie

Bei der Heliotherapie, der therapeutischen Anwendung des **UV-B-Anteils der Sonnenstrahlung,** werden der ganze Körper oder erkrankte Teile der Haut der Sonne exponiert. Durch Adaptation an die Sonnenstrahlung werden verschiedene Mechanismen in Gang gesetzt, wobei das wesentlichste therapeutische Ziel der Heliotherapie die Zunahme der Vitamin-D_3-Synthese (s. o.) ist. Wichtig für die Erzielung der gesundheitsfördernden und therapeutischen Effekte sowie für die Vermeidung eines Risikos ist die gekonnte und richtige Dosierung der Sonnenstrahlung ohne Sonnenschutz (Übersicht in [8]).

Dosierung: Die Besonnungsdauer wird durch den individuellen Hauttyp vorgegeben. Hellhäutige, rotblonde, blasse Personen benötigen eine deutlich kürzere Sonnenexposititon als dunklere Hauttypen. Der „mittlere" deutsche Hauttyp III weist einen Eigenschutz von ca. 30 Min. auf. Hilfreich ist das Austesten der individuellen Lichtempfindlichkeit mittels einer sog. Erythem-Lichttreppe: Eine Schablone wird auf den Unterarm gelegt und auf die Aussparungen werden aufsteigend unterschiedliche UV-B-Intensitäten appliziert. Nach 24 Std. kann aufgrund der Hautrötung die minimale Erythemschwelle – d. h. der Zeitpunkt, ab dem sich die Haut zu röten beginnt – abgelesen werden. Während der therapeutischen Heliotherapie wird auf Sonnenschutz verzichtet. Ein Sonnenbrand ist auf alle Fälle zu vermeiden! Zwischen den einzelnen Besonnungen sollte eine 24-stündige Pause liegen.

5

Meerbad

Auch das Meerbad gehört im weitesten Sinne zur Klimaexposition. Es bedeutet meist einen **massiven Kältereiz** und wirkt sich auf Kreislauf und Stoffwechsel aus.

Während der Thalassotherapie werden Anwendungen des Meeres wie warme und kalte Meerwasserbäder, Schlamm-, Schlick- und Algenpackungen therapeutisch eingesetzt.

Dosierung: Das Meerbad wird in Abhängigkeit von der Wassertemperatur anfänglich täglich wenige Minuten durchgeführt und langsam gesteigert [8].

Klimatherapie in verschiedenen Klimazonen

Die Wirkfaktoren von Mittelgebirgs-, Hochgebirgs- und Seeklima sind in Dosis und Variabilität gegenüber dem Flachland verändert (➤ Tab. 5.10) und sind reizintensiv bzw. schonend und entlastend. In den einzelnen Klimazonen sind immer reizintensive und entlastende Parameter vorhanden, nur die Ausprägung des einen oder anderen Faktors überwiegt. Entsprechend spricht man auch von einem Reiz- oder Schonklima [8].

MERKE

- **Reizklima:** Dies erfordert eine Adaptation des Körpers an die reizintensiven Klimaelemente kühle Luft und Wind, Sonnenstrahlung, sichtbares Licht und an die speziellen Bedingungen im Hochgebirgsklima, wie reduzierter Sauerstoffpartialdruck oder beim Seeklima an das Aerosol des Meerwassers.
- **Schonklima:** Es bewirkt eine Entlastung des Körpers von belastenden Wetter- oder Klimabedingungen, wie z. B. Luftverunreinigungen, Allergenen, Schwüle, Nebel, Inversionen.

Indikationen der verschiedenen bioklimatischen Zonen

Hochgebirgsklima

Höchste Evidenz über kurz und langfristige Erfolge liegt für die Klimatherapie im Hochgebirge vor [5]: Die Domäne sind die **atopischen Erkrankungen** wie Neurodermitis und Asthma bronchiale. So vermindern sich z. B. bei jugendlichen Asthmatikern mit Hausstaubmilbenallergie einem Höhenaufenthalt bronchiale Hyperreagibilität und Entzündungsmarker. Das Fehlen von Luftschadstoffen während Klimatherapie zwischen 810 m und 1.010 m wirkt sich positiv auf den Krankheitsverlauf von asthmatischen Kindern aus.

STUDIEN

Die AURA-Studie [1] mit 165 Kindern und 138 Erwachsenen mit atopischer Dermatitis in drei bayerischen Rehabilitationskliniken (in 850, 1.000 und 1.200 m ü. N. N.), stellt günstige Immediateffeke fest: Der SCORAD sank nach 3–4 Wochen in allen drei Höhenlagen deutlich und

Tab. 5.10 Klimatische Elemente und Besonderheiten im Mittelgebirgsklima, Hochgebirgsklima und an Nord- und Ostsee

Art des Klimas	Reizintensität	Klimafaktoren	Veränderung
Mittelgebirge (Schonklima)	schonend, entlastend	**Waldklima:** Luftreinheit ↑ Lufttemperatur ↓	Luft im Wald immer sauber im Sommer kühler im Winter Schutz
Hochgebirge (Reizklima)	reizstark	O_2-Partialdruck ↓	12 %/1.000 m
		UV-Strahlung ↑	+ 30 %/1.000 m ganzjährig therapeutisch einsetzbar
		Lufttemperatur ↓	– 0,6 °C/100 m
		Windgeschwindigkeit ↑	–
	schonend, entlastend	Allergene ↓	Hausstaubmilben, Schimmelpilze ganzjährig, Pollen gemäß lokaler Bedingungen
		Luftreinheit ↑	ganzjährig
		Luftfeuchtigkeit ↓	25 %/1.000 m
Nord- und Ostsee (Reizklima)	reizstark Nordsee (wegen der höheren Windgeschwindigkeiten) reizintensiver als Ostsee	Lufttemperatur ↓	ganzjährig
		UV-Strahlung ↑	im Sommer zusätzlich UV-B aus horizontnahem freiem Himmel
		Wind ↑	ganzjährig, Nordsee mehr
		Aerosole des Meerwassers	abhängig vom Salzgehalt und Wind, Nordsee mehr als Ostsee
	schonend, entlastend	Pollen ↓	im Seewind, Hausstaubmilben, Schimmelpilze immer vorhanden
		Luftreinheit ↑	–
		Luftfeuchtigkeit ↑ Schwüle ↓	–

verbesserte sich z. B. bei Kindern in 1.200 m hochsignifikant von 31,4 auf 15,9. Selbst in 850 m war bei Erwachsenen eine hochsignifikante Reduktion von 63,2 auf 37,8 festzustellen. FEV_1 auch beim Kaltluft-Provokationstest sowie Lebensqualität (signifikante Zunahme aller Subparameter des SF-36) stiegen an. Nach einem 4–6-wöchigen Rehabilitationsaufenthalt in 1.600 m Höhe waren bei Entlassung 92 % der Patienten mit atopischer Dermatitis erscheinungsfrei.

In einer Übersichtsarbeit mit Daten von 428 erwachsenen und jugendlichen Asthmapatienten (mit und ohne Hausstaubmilbenallergie) nach Klimatherapie in 1.600 m Höhe [9] konnten eine Verminderung der Steroidtherapie sowie wesentliche positive Veränderungen immunologischer Parameter nachgewiesen werden.

Eine kontrollierte Studie (Jugendliche mit Asthma bronchiale und Hausstaubmilbenallergie 10 Wochen in Davos [2]) zeigt eine signifikante Verbesserung aller Parameter im Vergleich zu der auf Seehöhe behandelten Kontrollgruppe: Zunahme der Lebensqualität, Verbesserung der bronchialen Reaktion, Verdopplung der Histamin- und AMP-Konzentrationen im Provokationstest, Abnahme der Eosinophilen und Entzündungsparameter. Sie bestätigt auch einen **längerfristig anhaltenden Effekt:** Die signifikante Verbesserung des Krankheitsbilds und die Steigerung der Lebensqualität waren noch 6 Wochen nach Beendigung der Hochgebirgsklimatherapie festzustellen, während sich bei der Kontrollgruppe keine Veränderung ergab.

Langfristige Erfolge konnten auch bei über 6.000 erwachsenen Patienten mit atopischem Ekzem und allergischem Asthma bronchiale dokumentiert werden [7]. Im Follow-up zeigte sich bei ⅔ noch nach 12 Monaten eine deutliche Verbesserung. Auch der Kortikosteriodverbrauch blieb deutlich reduziert. Die Fehlzeiten in Beruf und Schule waren in den 12 Monaten nach Hochgebirgsklimatherapie von vorher 26 % auf 2 % abgesunken.

Nicht-allergisches Asthma ist ebenfalls eine etablierte Indikation für die Hochgebirgsklimatherapie basierend auf den gesicherten positiven Effekten sauberer Luft und der „Abhärtung" durch die ganzjährig kühlen Temperaturen (s. o.). Einer neueren Übersichtsarbeit zufolge zeigen Patienten eine Reduktion ihrer Asthmasymptome [9].

Unter Einsatz der ganzjährig therapeutisch relevanten UV-B-Intensität im Hochgebirge gehört die Heliotherapie auch heute noch zu den effektivsten Behandlungsarten der **Psoriasis,** gerade bei schweren Formen. In Davos weisen 95 % der Patienten bei Entlassung Erscheinungsfreiheit bzw. eine wesentliche Besserung auf. Aufgrund der längerfristigen Rezidivfreiheit wenden 2/3 der Patienten bis zu 7 Monate nach Hochgebirgsklimatherapie keine Kortikosteroidmedikation mehr an [7].

5

STUDIEN

Die AMAS-Studie [4] zeigte bei Patienten mit **metabolischem Syndrom** nach 3-wöchiger Klimatherapie in 2.000 m Höhe günstige Auswirkungen u. a. auf die Blutfette.

Auch bei weiteren Indikationen der Klimatherapie wie Osteoporose, KHK oder sog. funktionellen Störungen des Herz-Kreislauf-Systems sprechen Studienergebnisse für eine rasch einsetzende und anhaltende Reduzierung der Symptome durch Hochgebirgsklimatherapie.

CAVE

Neben Erkrankungen wie lichtprovozierbaren Dermatosen und Lupus erythematodes sind grundsätzlich alle diejenigen Erkrankungen für das **Hochgebirge** kontraindiziert, bei denen die Sauerstoffsättigung des arteriellen Blutes bereits im Tiefland reduziert ist [7]. Weitere Kontraindikationen stellen u. a. der Zustand nach schweren Erkrankungen sowie ausgeprägte maligne Erkrankungen dar.

Seeklima

Für die Klima- und Thalassotherapie an Nord- und Ostsee ist ein großer Erfahrungsschatz vorhanden. Es liegen aber nur wenige den heutigen wissenschaftlichen Anforderungen entsprechende Daten vor.

Die Prävention von **gesteigerter Infektanfälligkeit** der oberen Atemwege ist die bekannteste Indikation für die Nord- und Ostsee. Diese erfolgt über Abhärtung, deren kurz- und längerfristige Erfolge gesichert sind [8]. So fand man auch ein signifikant höheres Durchblutungsniveau der Nasenschleimhaut nach einer 6-wöchigen Klimakur von infektanfälligen Kindern auf Sylt, was als konsensuelle Erholungsreaktion nach einem Kaltreiz auf die Füße bekannt ist. Nach einer Nordsee-Klimakur sind bei Kindern die Konzentrationen an sekretorischem IgA im Speichel sowie von Kortisol erhöht.

Auch für **Asthma bronchiale** sind Behandlungserfolge (wie Reduktion des IgE, Zunahme Suppressor[T8]-Zellen, Reduktion Helfer T4-Zellen und T4/T8-Verhältnis) bekannt. Eine 4-wöchige thalassotherapeutische Behandlung (Klimatherapie und Meerwasserbäder) an der Nord- und Ostsee zeigte bei 90 % der 3- bis 65-jährigen **Neurodermitiker** eine akute Reduktion des EASI-Scores um 50 % [3]. Sonnenbestrahlung und Meeresbad stellen die Hauptkomponenten der Behandlung der **Psoriasis** an der See dar und führen erfahrungsgemäß zur deutlichen Verbesserung des Hautzustands.

CAVE

Je nach Schweregrad und Ursache sind zahlreiche Erkrankungen, wie eine ausgeprägte Hypertonie, für die **hoch reizintensive Nordsee** kontraindiziert, für die Klimatherapie an der **Ostsee** unter gleichzeitiger hochqualifizierter medizinischer Betreuung jedoch möglich.

Mittelgebirgsklima

Für diejenigen Patienten, die keine zusätzlichen starken Klimareize wie im Hochgebirge oder an der See vertragen können, ist das Mittelgebirge geeignet. Die wichtigste und erfolgreichste Indikation ist die **Rekonvaleszenz** nach schweren Erkrankungen und Operationen für Patienten aller Altersgruppen, auch für maligne Erkrankungen. Durch seine schonenden Faktoren ist das Mittelgebirgsklima auch für **schwere Herz- und Gefäßkrankheiten** besonders geeignet. Bei schweren **nicht-allergischen Atemwegserkrankungen,** die – wie COPD oder schweres intrinsic Asthma – bereits im Flachland eine reduzierte Sauerstoffversorgung haben, wird die Klimatherapie unter dem Aspekt der Entlastung von Luftverunreinigungen und der dadurch stattfindenden Entlastung des Atemtrakts durchführt. Die entzündeten Schleimhäute der Atemwege erhalten eine Chance zur Regeneration.

CAVE

Alle Formen von Atopien wie allergisches Asthma, Heuschnupfen (während der Pollensaison) und Neurodermitis stellen eine Kontraindikation dar, da im Mittelgebirge Allergene in Form von Pollen, Schimmelpilzen und Hausstaubmilben gehäuft vorkommen.

LITERATUR

[1] Eberlein B, Gulyas A, Schultz K et al. Benefits of alpine mountain climate of Bavaria in patients with allergic diseases and chronic obstructive pulmonary disease: Results from the AURA study. J Investig Allergol Clin Immunol 2009; 19: 159–66.

[2] Grootenhorst DC, Dahlén SE, Van Den Bos JW et al. Benefits of high altitude allergen avoidance in atopic adolescents with moderate to severe asthma, over and above treatment with high dose inhaled steroids. Clin Exp Allergy 2001; 31: 400–8.

[3] Harms V, Buhles N. Fölster-Holst R et al. Die Behandlung der Neurodermitis an Nord- und Ostsee: verwendete Therapien und Quantifizierung der Befundbesserung. Eine multizentrische Studie. Phys Rehab Kur Med. 2002; 12: 89–94.

[4] Schobersberger W, Schmid P, Lechleitner M et al. Austrian moderate altitude study 2000 (AMAS 2000). The effects of moderate altitude (1.700 m) on cardiovascular and metabolic variables in patients with metabolic syndrome. Eur J Appl Physiol 2003; 88: 506–14.

[5] Schuh A, Nowak D. Klimatherapie im Hochgebirge und im Meeresklima. Evidente Akut- und Langzeiteffekte – ein qualitativer Review. Dt Med Wochenschr 2011; 136: 135–139.

[6] Schuh A. Biowetter – Wie das Wetter unsere Gesundheit beeinflusst. Becks Wissen. München: Beck, 2007.

[7] Schuh A. Die Evidenz der Klima- und Thalassotherapie. Schweiz. Zschr. Ganzheits Med 2009; 21: 96–104.

[8] Schuh A. Klima- und Thalassotherapie. Stuttgart: Hippokrates, 2004.

[9] Schultze-Werninghaus G. Asthmatherapie im Hochgebirgsklima. [Effects of high altitude on bronchial asthma.] Review. Pneumologie 2008; 62: 170–6.

[10] Steiner C. Neurodermitis und Psoriasis: Was bringt die stationäre Therapie im Hochgebirgsklima mehr? Praxis (Bern 1994) 2009; 98: 1373–6.

[11] Vähävihu K, Ylianttila L, Salmelin R et al. Heliotherapy improves vitamin D balance and atopic dermatitis. Brit J Dermatol 2008; 158: 1323–8.

5.5 Phytotherapie

Karin Kraft

5.5.1 Grundlagen

Die Behandlung mit Heilpflanzen ist eine wesentliche Grundlage jeder Form der Ethnomedizin. Die nationale wie auch die EU-Definition des Begriffs „Phytotherapie“ umschreibt die Anwendung von Arzneipflanzen (-teilen) (pflanzliche Drogen) sowie deren Zubereitungen zur Heilung, Linderung und Prävention von Krankheiten bis hin zu Befindlichkeitsstörungen.

MERKE

Die Phytotherapie beruht auf wissenschaftlichen Erkenntnissen und vertritt ein naturwissenschaftliches, kausales oder symptomatisches Therapieprinzip. Der Zusammenhang von Dosis und Wirkung wird als pharmakologisch charakterisierbar aufgefasst. Phytotherapie ist somit ein besonderer Teil der allopathischen Medizin, aber nicht eine „besondere" Therapierichtung mit eigenem Weltbild. Sie kann grundsätzlich mit den Maßstäben der allopathischen Medizin (einschließlich der Kriterien der evidenzbasierten Medizin) gemessen werden.

Pflanzliche Drogen und deren Extrakte enthalten Vielstoffgemische, deren chemische Zusammensetzungen in der Regel nur teilweise bekannt sind. Wirksamkeitsbestimmende Inhaltsstoffe sind chemisch definierte Stoffe oder Stoffgruppen, deren substanzieller Beitrag zur therapeutischen Wirkung einer pflanzlichen Droge oder Zubereitung aus pflanzlichen Drogen bekannt ist. Neben diesen Hauptwirkstoffen, welche die Wirkrichtung bestimmen, enthalten pflanzliche Drogen Nebenwirkstoffe, die den Effekt der Hauptwirkstoffe modifizieren können, indem sie beispielsweise deren Stabilität oder Bioverfügbarkeit beeinflussen. Außerdem finden sich Begleitstoffe, die nicht unmittelbar an der Wirkung beteiligt sind, aber die Pharmakokinetik der Wirkstoffe beeinflussen können.

Von der Pflanzenheilkunde zur rationalen Phytotherapie

Bereits im altgriechischen **Corpus Hippocraticum** (um 400 v. Chr.) wurden 234 Heilpflanzen und deren gezielte Anwendung beschrieben. Auch in der mittelalterlichen Klostermedizin spielten Heilpflanzen eine herausragende Rolle: Das berühmte **Lorscher Arzneibuch** ist eine Handschrift aus der Zeit Karls des Großen (um 795) und wurde als Handbuch für den Mönchsarzt konzipiert. Es handelt sich um eine 150-seitige Sammlung medizinisch-pharmazeutischer Texte. Die Äbtissin **Hildegard von Bingen** (1098–1179) beschrieb in ihrem Werk *Cause et Curae,* Pflanzen, die von der Bevölkerung zur Behandlung von Krankheiten verwendet wurden wie z. B. Bibernell, Bockshornklee, Brennnessel, Engelsüß, Galgant, Huflattich, Klette, Lorbeer, Majoran, Raute, Storchschnabel, Tormentill und Wermut. Die Erfindung des Buchdrucks war für die Verbreitung des Wissens zu Heilpflanzen von großer Bedeutung. Eines der ersten gedruckten Kräuterbücher und zugleich eines der wichtigsten frühen Werke zur Naturgeschichte ist der *Gart der Gesundheit* von 1485. In 435 Kapiteln werden 382 Pflanzen, 25 Arzneimittel aus dem Tierreich und 28 Mineralien beschrieben.

MERKE

Bis zum 19. Jahrhundert sind pflanzliche Drogen und deren Zubereitungen sehr wichtige Bestandteile der therapeutischen Konzeption.

Nach der Einführung der „chemiatrischen" Arzneisubstanzen durch Paracelsus (1493–1541) finden sich in den offiziellen Arzneibüchern jedoch zunehmend komplex zusammengesetzte Arzneimittel (sog. Compositae). In der Württembergischen Pharmakopöe von 1771 betrug ihr Anteil bereits über 55 %. Die Herstellung der Compositae erforderte pharmazeutisches Fachwissen, ihre Anwendung ärztliches. Hierin liegt die Ursache der Trennung in Pharmazie und ärztliche Tätigkeit in der frühen Neuzeit.

Mit dem Aufstreben der Naturwissenschaften wurde der überlieferte Arzneischatz einer gründlichen Prüfung unterzogen. Mit der Entdeckung des Morphins durch **Friedrich Wilhelm Sertürner** im Jahr 1804 begann das Zeitalter der Pharmakochemie. Ab Ende des 19. Jahrhunderts wurden viele pharmazeutische Firmen gegründet, die zunehmend patentgeschützte Arzneimittel auf den Markt brachten. Im Deutschen Arzneibuch von 1882 finden sich 15 synthetische Arzneistoffe bei insgesamt 896 Arzneistoffen, 1910 sind es bereits 65 synthetische Arzneistoffe bei insgesamt 638. Gleichzeitig gingen der Handel und die Anwendung von Arzneipflanzen in dieser Zeit stark zurück.

Volksmedizinische Pflanzenheilkunde

In der naturheilkundlichen Bewegung (ab ca. 1800) wurden alle Medikamente zunächst strikt abgelehnt. Erst **Sebastian Kneipp** (1821–1897) führte die Verwendung von Arzneipflanzen auf volksheilkundlicher Basis in die Naturheilkunde ein und beschrieb ihre Anwendung auch in seinen Büchern. Seinem Beispiel folgend finden sich in der populärmedizinischen Ratgeberliteratur (z. B. bei **Bilz, Platen** oder **Wolf**) viele Zeugnisse der Anwendung von Phytotherapie um die Jahrhundertwende. Winternitz, der als erste Inhaber eines naturheilkundlichen Lehrstuhls in Wien forschte und lehrte, erzielte große Erfolge mit dem Einsatz von Phytotherapie.

Um dem wachsenden Misstrauen der meisten deutschen Ärzte gegenüber der therapeutischen Wirkung von Arzneipflanzen entgegenzutreten, die im Gegensatz zu den chemisch definierten nicht beworben wurden, wurde um 1910 die **Hortus-Gesellschaft** gegründet, die den Anbau und das Sammeln geeigneter Arzneipflanzen auf heimischem Boden förderte. Sie legte Versuchsgärten und Mustergüter an und führte pharmakologische Studien zu Arzneipflanzen und deren Wirkstoffen durch. So wurden Apotheken und pharmazeutische Industrie mit Rohstoffen versorgt und zugleich Arbeitsplätze für Kriegsinvalide geschaffen. Im Jahr 1917 wurden sogar die Schulkinder durch einen ministeriellen Erlass zum Kräutersammeln herangezogen. In dieser Zeit erwarb der Schweizer Pfarrer **Johann Künzle** (1857–1945) ein umfangreiches phytotherapeutisches Wissen, das in der Bevölkerung noch nach seinem Tode großen Anklang fand. In den 1920er-Jahren war die Anwendung von Heilpflanzen durch medizinische Laien weit verbreitet. Etwa um 1929 wurden als pharmazeutische Novität Frischpflanzenpresssäfte aus Arzneipflanzen hergestellt, die in den Reformhäusern erhältlich waren, von den Laienheilern empfohlen wurden und in naturheilkundlich orientierten Bevölkerungskreisen eine weite Verbreitung fanden.

Entwicklung der rationalen Phytotherapie

Die Apotheker boten pflanzliche Drogen ab ca. 1930 wieder vermehrt an. Die Phytotherapie kehrte auch allmählich in die ärztlich ausgeübte Medizin zurück: **Rudolf Fritz Weiß** (1895–1991), der später die wissenschaftliche Gesellschaft für Phytotherapie mitbegründete, übernahm 1931 eine Dozentur für Phytotherapie an der Berliner Akademie für ärztliche Fortbildung. 1942 erschien die erste Auflage seines Lehrbuches *Phytotherapie.*

Im Dritten Reich wurde die Forschung zur Phytotherapie zur staatlichen Aufgabe. 1935 wurde die Reichsarbeitsgemeinschaft für Heilpflanzenkunde e. V. gegründet, deren Zweck es war, Anbau und Sammlung von Heilpflanzen durch straffe Organisation unter staatlicher Aufsicht vorwärtszutreiben, um damit eine vom Ausland unabhängige Arzneimittelversorgung zu erreichen. 1939 wurden die staatlichen Forschungsmittel für die Phytotherapie allerdings zugunsten der Entwicklung chemisch-synthetischer Arzneimittel gestrichen. Phytopharmaka waren jedoch inzwischen regulärer Bestandteil von therapeutischen Konzepten auch an den Universitätskliniken geworden und hatten Eingang in die medizinischen Lehrbücher gefunden.

In der Nachkriegszeit wurde international, so auch in Deutschland, vom Staat die Herstellung von chemisch-synthetischen Arzneimitteln gefördert. Heilpflanzen wurden in den pharmakologischen Lehrbüchern für Ärzte ab Mitte der 1960er-Jahre nur unzureichend bearbeitet oder überhaupt nicht mehr erwähnt. In der Bevölkerung ließ das Interesse aber nicht nach. Verfasser populärmedizinischer Kräuterbücher wie z. B. Maria Treben sahen sich als Bewahrer der volksheilkundlichen Tradition und beriefen sich dabei u. a. auf Hildegard von Bingen, Albertus Magnus, Paracelsus oder Sebastian Kneipp und erreichten hohe Auflagen. Die unkritische Sichtweise dieser Autoren hat der Akzeptanz der Phytotherapie durch Fachkreise jedoch eher geschadet als genützt.

Phytotherapie heute

In den letzten Jahren wurde die Phytotherapie auch von der medizinischen Forschung wiederentdeckt, nachdem man sich jahrzehntelang lediglich auf die Monotherapie mit chemisch definierten Substanzen konzentriert hatte, um eine möglichst hohe spezifische Wirksamkeit bei der jeweiligen Indikation zu erzielen. Es zeigte sich jedoch, dass diese Substanzen in der Regel im Sinne des Multi-Targeting nicht nur bei der vorgesehenen Indikation wirken, sondern auch andere positive und/oder negative Wirkungen haben können. Für Extrakte aus Arzneidrogen wurde inzwischen in vielen wissenschaftlichen Untersuchungen gezeigt, dass sie infolge der Vielzahl ihrer Inhaltsstoffe ein breites Indikationsspektrum bei sehr guter Verträglichkeit besitzen. Daraus isolierte Naturstoffe weisen oft sogar eine geringere Wirkung auf, häufig sind die Wirkstoffe auch nur in Kombination wirksam. Deshalb stehen Extrakte aus Arzneipflanzen zunehmend im Fokus der modernen medizinischen Forschung.

Arzneimittelrechtliche Grundlagen

Phytopharmaka oder Phytotherapeutika sind Arzneimittel, die als arzneilich wirksame Stoffe ausschließlich Pflanzen, Pflanzenteile oder Pflanzenbestandteile in bearbeitetem oder unbearbeitetem Zustand enthalten. Seit 2000 werden sie in der EU als „herbal medicinal products“ bezeichnet.

Phytopharmaka in Deutschland

In Deutschland entsprechen Phytopharmaka gemäß § 22 des Arzneimittelgesetzes (AMG) von 1976 einem chemisch-synthetischen Arzneimittel. Sie unterliegen auch den gleichen Anforderungen hinsichtlich Qualität, Wirksamkeit und Sicherheit. Bei einem Zulassungsverfahren von Phytopharmaka gibt es gegenüber den chemisch-synthetischen Arzneimitteln jedoch einen Unterschied, der auch von der *European Medicinal Agency (EMA)* übernommen wurde. Es können neben den produktspezifischen Ergebnissen auch Monografien (wissenschaftliches Erkenntnismaterial), die von einer Sachverständigenkommission erarbeitet wurden, bei einem Zulassungsverfahren vorgelegt werden.

EXKURS: MONOGRAFIEN

Kommission-E-Monografien

Aufgrund der Umsetzung des 2. Arzneimittelgesetzes von 1976 bzw. 1978 mussten bereits am Markt befindliche Phytopharmaka im Rahmen des Nachzulassungsverfahrens den Nachweis von Qualität, Wirksamkeit und Unbedenklichkeit aus dem wissenschaftlichen Erkenntnismaterial erbringen. Da dieses Material zunächst zusammengestellt werden musste, wurde die interdisziplinär zusammengesetzte Kommission E am Bundesgesundheitsamt, dem späteren *Bundesinstitut für Arzneimittel und Medizinprodukte (BfArM)*, mit dieser Aufgabe betraut. Von 1978 bis 1995 entstanden 378 Monografien (standardisierte Datensammlungen) von pflanzlichen Drogen und Drogenzubereitungen, die internationale Bedeutung erlangt haben. 245 Drogen wurden positiv bewertet, 133 negativ. Eine pflanzliche Droge wurde negativ monografiert, wenn das Risiko größer war als der Nutzen oder wenn der Wirksamkeitsbeleg für die beanspruchte Indikation nicht ausreichend belegt werden konnte. Diese Monografien scheinen zwar heute veraltet zu sein, dennoch bestätigen die neueren Monografien aus Europa und von der WHO im Wesentlichen deren Aussagen.

ESCOP-Monografien

Auf europäischer Ebene arbeitet seit 1992 die *European Scientific Cooperative on Phytotherapy (ESCOP)*, die 1989 als Dachverband nationaler Gesellschaften für Phytotherapie gegründet wurde. Hauptziele der ESCOP sind die Förderung und Erarbeitung des wissenschaftlichen Status von pflanzlichen Drogen und die Harmonisierung ihrer Zulassung innerhalb von Europa, Hauptaufgabe ist die Erarbeitung von detaillierten Monografien. Es gibt bereits mehr als 120 Monografien, auch zu außereuropäischen Drogen.

WHO-Monografien

Seit 1998 erstellt die Abteilung *Traditional Medicine – Department of Essential Drugs and Policy* der Weltgesundheitsorganisation (WHO) Monografien. Bevorzugt werden Drogen, die global bei häufigen Indikationen in der traditionellen Medizin verwendet werden. Diese Tätigkeit dient der internationalen Harmonisierung der Qualität und der klinischen Anwendung sowohl im traditionellen wie im modernen Bereich. Inzwischen wurden über 130 Monografien erstellt. Die Abteilung bietet auch Hilfestellung bei der Erarbeitung nationaler Rezepturen im Rahmen der nationalen Harmonisierung und bei der Entwicklung von Arzneimittelmärkten in den Entwicklungsländern. Dies ist erforderlich, da aufgrund der hohen Kosten der westlichen Medizin gegenwärtig 80 % der Weltbevölkerung mit ethnomedizinischen Methoden behandelt werden.

HMPC-Monografien

Seit 2008 erarbeitet das europäische *Herbal Medicinal Products Committee (HMPC)* der *European Medicines Agency (EMA)*, – der europäischen Zulassungsbehörde – Monografien, um den europäischen Harmonisierungsprozess voranzubringen (zu den Indikationsangaben ➤ 5.5.5 bei den jeweiligen Drogen). Bis Ende 2011 wurden europaweit 751 traditionelle pflanzliche Arzneimittel registriert. Im Jahr 2011 wurden z. B. 71 pflanzliche Arzneimittel, davon 54 Monopräparate und 17 Kombinationspräparate zugelassen.

Monografiekonforme Phytopharmaka in Deutschland und der EU

Entsprechen Phytopharmaka den Anforderungen des deutschen AMG, wozu die Konformität mit der entsprechenden Monografie gehört, werden sie nach § 105 des Arzneimittelgesetzes (AMG) zugelassen. Sie sind an der Zulassungsnummer (Zul.-Nr.) erkenntlich und apothekenpflichtig. Das HMPC hat für bestimmte Extrakte, bei denen für die beanspruchten Indikationen ein sehr guter Wirksamkeitsbeleg vorliegt, die Kategorie „well-established use“ geschaffen. Die Anforderungen in dieser Kategorie sind hinsichtlich des Wirksamkeitsbelegs von Extrakten sehr hoch.

Traditionell angewendete Phytopharmaka in Deutschland und der EU

In Europa ist noch eine weitere Klasse von Phytopharmaka erhältlich, die nach der *Traditional Herbal Medicinal Products Directive (THMPD)* der EU-Richtlinien eine Registrierungsnummer (Reg.-Nr.)

tragen (Richtlinie 2002/24/EG). Sie sind nicht apothekenpflichtig, werden in der Regel außerhalb der Apotheke gehandelt und spielen bei der Therapie durch Ärzte nur eine geringe Rolle.

Bei diesen Arzneimitteln liegen in der Regel keine klinischen Prüfungen der Wirksamkeit vor, diese muss aber plausibel sein. Qualität und Sicherheit müssen jedoch nachgewiesen sein, d. h. die Extrakte müssen den Anforderungen der betreffenden HMPC-Monografie im Sinne des „traditional use" entsprechen. Zudem muss für das betreffende Produkt eine über 30-jährige Tradition vorliegen, davon mindestens 15 Jahre in einem EU-Mitgliedstaat.

Diese Arzneimittel tragen die Kennzeichnungen: *„Das Arzneimittel ist ein traditionelles Arzneimittel, das ausschließlich auf Grund langjähriger Anwendung für das Anwendungsgebiet registriert ist"* und *„… der Anwender sollte bei fortdauernden Krankheitssymptomen oder beim Auftreten anderer als der in der Packungsbeilage erwähnten Nebenwirkungen einen Arzt oder eine andere in einem Heilberuf tätige qualifizierte Person konsultieren."* Sie dienen zur Vorbeugung sowie Unterstützung und Förderung von therapeutischen Maßnahmen. In dieser Kategorie finden sich leider viele in Deutschland vom BfArM zugelassene Phytopharmaka, deren Wirksamkeitsnachweis trotz Vorliegens von klinischen Studien vom HMPC nicht als ausreichend bewertet wurde.

EXKURS: KOMBINATIONSPRÄPARATE

In der vornaturwissenschaftlichen Zeit wurden pflanzliche Drogen in Teezubereitungen fast immer kombiniert verabreicht. Diese empirischen Erkenntnisse wurden bei Entwicklung von Phytopharmaka aufgenommen. So waren noch in den 1970er-Jahren viele pflanzliche Kombinationspräparate auf dem Markt. Seit Abschluss des Nachzulassungsprozesses gibt es in Deutschland nur sehr wenige Phytopharmaka, die drei oder noch mehr Extrakte aus pflanzlichen Drogen enthalten.

Die Ursache dafür ist, dass die Kommission E infolge der großen Aufgabenfülle und knappen Ressourcen kaum Kombinationsmonografien erstellen konnte. Daraufhin mussten die Hersteller von nicht-monografierten Kombinationspräparaten in Deutschland gegenüber dem BfArM im Rahmen des Nachzulassungsprozesses die Wirksamkeit für jeden Bestandteil des Phytopharmakons belegen. Dies erfordert jedoch mehrarmige klinische Studien, die auch von global agierenden Arzneimittelherstellern allenfalls dann finanziert werden können, wenn das betreffende Produkt patentiert ist, was bei Phytopharmaka regelhaft nicht der Fall ist. Damit konnten die meisten Kombinationspräparate das Nachzulassungsverfahren nicht erfolgreich abschließen und sind deshalb nicht mehr erhältlich, obwohl sie bezüglich ihrer Wirksamkeit aufgrund ihrer Zusammensetzung völlig plausibel waren.

Abgrenzung Phytopharmaka und Nahrungsergänzungsmittel

Phytopharmaka unterscheiden sich deutlich von Nahrungsergänzungsmitteln (NEM), diätetischen Lebensmitteln und anderen dem Lebensmittelrecht unterliegenden Kategorien, in denen u. a. auch pflanzliche Extrakte und Inhaltsstoffe zum Verkauf gelangen. Da Ärzte und Patienten die Unterschiede zwischen Phytopharmaka und NEM oft nicht genau kennen, sollen einige wichtige Aspekte dargestellt werden.

EXKURS: NAHRUNGSERGÄNZUNGSMITTEL (NEM)

NEM sind Lebensmittel (gemäß Richtlinie 2002/46/EG), die

- dazu bestimmt sind, die allgemeine Ernährung zu ergänzen und verzehrt zu werden (Arzneimittel werden dagegen eingenommen),
- Konzentrate von Nährstoffen oder sonstigen Stoffen mit ernährungsspezifischer oder physiologischer Wirkung allein oder in Kombination darstellen,
- in dosierter Form (Kapseln, Tabletten und anderen Darreichungsformen), d. h. vergleichbar zu Arzneimitteln, zur Aufnahme in abgemessenen kleinen Mengen in den Verkehr gebracht werden.

Bei der Herstellung eines NEM im Sinne der EU-Verordnung dürfen nur folgende Nährstoffkategorien verwendet werden: Vitamine, Mineralstoffe, Spurenelemente. Bei der Deklaration ist eine krankheitsbezogene Werbung verboten, d. h. sie haben offiziell keine therapeutische Zweckbestimmung.

Die Qualitäten von NEM sind sehr unterschiedlich. Im Gegensatz zu Phytopharmaka dürfen sie allerdings aus wettbewerbsrechtlichen Gründen nicht deklariert werden.

Es gibt NEM mit pflanzlichen Extrakten, die eine Qualität haben, die einem standardisierten Phytopharmakon sehr nahekommt. Sie sind auf konstante Mindestgehalte von wirksamkeitsbestimmenden Inhaltsstoffen eingestellt und in der Regel apothekenexklusiv. Die meisten NEM minderer Qualität sind nicht apothekenexklusiv bzw. nur außerhalb der Apotheke, z. B. im Internet oder im Versandhandel erhältlich. NEM werden vor Markteintritt hinsichtlich Wirksamkeit, Qualität und Unbedenklichkeit nicht behördlich überprüft.

5.5.2 Phytopharmaka: Anforderungen und Arzneiformen

Phytopharmaka werden in den üblichen Arzneiformen wie z. B. Tropfen, Tabletten, Dragees, Kapseln und Externa angeboten. Besonderheiten der Phytotherapie sind Medizinaltees (➤ 5.5.7), Frischpflanzenpresssäfte und verschiedene Anwendungsformen für ätherische Öle wie Raumverdampfung, Wasserdampfinhalationen, medizinische Bäder, Salben und Gele.

Pharmazeutische Qualität

Für eine angemessene Qualität der Phytopharmaka müssen die Beschaffenheit der verwendeten pflanzlichen Drogen und anderen Ausgangsstoffe ebenso wie die Herstellungsbedingungen besonderen Standards zu genügen. Grundlage für eine hohe pharmazeutische Qualität ist eine hohe und gleich bleibende Qualität der Ausgangsstoffe. Qualitätsbestimmende Faktoren für die Zusammensetzung eines pflanzlichen Extrakts sind die korrekte Pflanzenspezies und der richtige Pflanzenteil. Da pflanzliche Rohstoffe naturgegeben beträchtlichen Schwankungen beim Gehalt von Wirk- und Begleitstoffen sowie Verunreinigungen unterschiedlicher Herkunft unterliegen, ergeben sich Einflüsse auf Wirkstoffgehalte und Reinheit insbesondere durch:

- Umweltfaktoren wie z. B. Klima oder Bodenbeschaffenheit
- Sorteneigenschaften (Wildsammlung, Anbau in Kulturen)
- Wahl des Erntezeitpunktes (Tageszeit, Wachstumsphase der Pflanze)
- Art der Drogengewinnung (manuell, maschinell)
- Nachbehandlung
- Lagerung

Während bei der Wildsammlung das Pflanzenmaterial sehr heterogen sein kann und oft verschiedene Chargen miteinander gemischt werden müssen, um ein standardisiertes Produkt herzustellen, ist das Pflanzenmaterial in Arzneipflanzenkulturen (kontrollierter Anbau) homogen. Kontrollierter Anbau ist teuer, aber bei Pflanzen, die unter Artenschutz stehen oder von denen große Mengen benötigt werden, unverzichtbar. Sie bieten zudem weitere Vorteile: Verwechslungen oder Verfälschungen sind nahezu ausgeschlossen, Verunreinigungen oder unkontrollierte Rückstände von Pflanzenschutzmitteln selten. Der zunehmende ökologische Arzneipflanzenanbau zeitigt nach neueren Untersuchungen beim Ertrag und beim Gehalt von wichtigen Inhaltsstoffen (Wirkstoffen) sehr gute Ergebnisse. Grundsätzlich sollen bei Anbau und Ernte von Arzneipflanzen die Regeln der *Good Agricultural and Collection Practice* (GACP) Anwendung finden.

MERKE

Pflanzliche Drogen in Arzneibuch-Qualität unterliegen im europäischen Raum Reinheitsanforderungen z. B. hinsichtlich:

- Pflanzenschutzmittelrückständen
- Aflatoxinen (Höchstmenge für A. B1: 2 µg/kg)
- Schwermetallen (z. B. Blei, Quecksilber oder Kadmium)
- mikrobieller Belastung (diese darf vergleichsweise hoch sein, da pflanzliche Drogen der Arzneimittelkategorie 3B entsprechen)

Bei Bezug von Arzneidrogen aus außereuropäischen Ländern ist primär nicht davon auszugehen, dass Arzneibuchqualität geliefert wird.

Standardisierung

Bei sog. standardisierten Herstellungsverfahren wird der Extrakt auf einen bestimmten Gehalt an einer wirksamkeitsbestimmenden Substanz(-gruppe) eingestellt. Dafür werden Inprozesskontrollen (Überwachung der Herstellungsschritte durch analytische Kontrollen), z. B. mittels Leitsubstanzen, durchgeführt. Hierbei handelt es sich um chemisch definierte Inhaltsstoffe – unabhängig davon, ob sie wirksamkeitsbestimmende Eigenschaften haben –, die zu Kontrollzwecken von Interesse sind. Diese Standardisierung ist die Grundvoraussetzung für die Reproduzierbarkeit der Wirksamkeit des betreffenden Phytopharmakons.

MERKE

In Deutschland zugelassene Fertigarzneimittel auf pflanzlicher Basis enthalten fast ausnahmslos standardisierte Extrakte, wobei bei den einzelnen pflanzlichen Drogen je nach Hersteller unterschiedliche Extraktionsverfahren verwendet werden.

Durch die unterschiedlichen Extraktionsverfahren können Unterschiede in der Wirkung bzw. Wirksamkeit beim individuellen Patienten auftreten. Es ist somit durchaus zu empfehlen, bei geringer oder fehlender Wirksamkeit eines bestimmten Extrakts auf einen anderen zu wechseln. Dies ist beispielsweise bei Extrakten aus der Teufelskrallenwurzel bekannt. Andererseits wird bei einigen Extrakten ein Verlust der Wirkung bzw. Wirksamkeit beobachtet, z. B. bei Bitterstoffpräparaten, die zudem oft nach einiger Zeit der Anwendung auch durch den Patienten abgelehnt werden. Hier empfiehlt sich der Wechsel auf ein wirkungsgleiches Präparat unter Berücksichtigung der Vorlieben des Patienten. Bei einigen Extrakten, die als sog. Tonika z. B. im Rahmen der Rekonvaleszenz eingesetzt werden, wird eine kurmäßige Anwendung empfohlen. Dies gilt beispielsweise für Extrakte aus Ginseng- oder Taigawurzel. Leider sind – im Gegensatz zu früher – nicht mehr viele Fertigarzneimittel mit Kombinationen pflanzlicher Extrakte im Handel, da der Forderung der Zulassungsbehörde nach dem Nachweis des konstruktiven Beitrags der einzelnen Komponenten zur Wirksamkeit wegen des hohen Forschungsaufwands oft nicht entsprochen werden konnte. Sie zeichnen sich in der Regel durch eine sehr gute Verträglichkeit bei einem etwas breiteren Wirkungsspektrum im Vergleich zu Monoextrakten aus, was gerade bei funktionellen Störungen von Vorteil ist.

5.5.3 Vertragsärztliche Grundlagen: Erstattungsfähigkeit der Phytopharmaka

Fast alle apothekenpflichtigen Phytopharmaka werden seit dem 1.1.2004 von den gesetzlichen Krankenversicherungen (GKV) nicht mehr erstattet, weil sie gemäß der §§ 48 und 49 AMG 76 infolge ihrer geringen oder fehlenden Nebenwirkungen nicht verschreibungspflichtig sind. Für die Verordnung sollte ein „Grünes Rezept" verwendet werden, damit der Patient das vom Arzt gewünschte Präparat erhält. Erstattet werden von den GKVen:

- Verordnungen bei versicherten Kindern bis zum vollendeten 12. Lebensjahr und bei Jugendlichen mit Entwicklungsstörungen bis zum vollendeten 18. Lebensjahr, sofern der Alkoholgehalt nicht über 5 % (V/V) liegt bzw. die Einzeldosis nicht mehr als 0,5 g Ethanol enthält; individuelle Rezepturverordnungen müssen erstattet werden
- Phytopharmaka, die Alkaloide, Digitalisglykoside oder Cucurbitacine etc. enthalten und deshalb verschreibungspflichtig sind
- Ginkgoextrakt als symptomatische Behandlung von hirnorganischen Leistungsstörungen im Rahmen eines therapeutischen Gesamtkonzepts bei demenziellen Syndromen
- Präparate mit Johanniskrautextrakt, die zur Behandlung mittelschwerer depressiver Episoden zugelassen sind, bei dieser Indikation
- parenterale (insbesondere s. c.) Mistelpräparate, die auf Mistellektin 1 standardisiert sind, in der palliativen Therapie von malignen Tumoren zur Verbesserung der Lebensqualität

Flohsamenschalenpräparate, die für die Indikationen „zusätzlich zur Obstipationsbehandlung und zur unterstützenden Quellmittelbehandlung bei Morbus Crohn, Kurzdarm-Syndrom und HIV-assoziierten Diarrhöen" zugelassen sind, sind zwar im Prinzip erstattungsfähig. Die erhältlichen Präparate sind dafür aber nicht zugelassen und damit dennoch nicht erstattungsfähig.

Auch Verordnungen bei Empfängern von Hartz-IV-Leistungen sind erstattungsfähig, wenn sie auf einem „Grünen Rezept" verordnet werden. Es kann zusammen mit einer vom Apotheker ausgestellten Quittung bei der Arbeitsagentur vorgelegt werden, um Hilfsbedarf geltend zu machen. Grüne Rezepte

können auch zusammen mit Belegen über Zuzahlungen bei der Einkommenssteuer geltend gemacht werden.
Nicht erstattungsfähig durch die GKVen sind:

- nicht apothekenpflichtige Phytopharmaka (nur durch einige Privatkrankenkassen)
- Arzneimittel, die aus negativ monografierten Drogen hergestellt werden und Kombinationen mit mindestens einem negativ monografierten Partner
- Phytopharmaka, die in der sog. Negativliste aufgeführt sind
- nicht monografiekonforme Pharmaka, die pflanzliche Extrakte enthalten, wie:
  - Bachblüten-Essenzen
  - Hildegard von Bingen-Medizin-Arzneimittel
  - Arzneimittel der orthomolekularen Medizin
  - Arzneimittel der Paracelsus-Medizin (spagyrische Arzneimittel)
  - Arzneimittel der Chinesischen Medizin, der Ayurvedischen Medizin und anderer transkultureller Medizinen

5

5.5.4 Phytotherapeutische Praxis

Zubereitungen aus Drogen

Die Wahl der Zubereitung von Phytotherapeutika aus pflanzlichen Drogen richtet sich nach den Inhalts- bzw. Wirkstoffen, die man (v. a.) extrahieren möchte. Extrakte aus ein- und derselben pflanzlichen Droge können somit je nach verwendetem Herstellungsverfahren unterschiedlich zusammengesetzt sein und gegebenenfalls auch unterschiedlich wirken.

Extrakte entstehen durch die Einwirkung von einem Lösungsmittel auf die pflanzliche Droge. Man unterscheidet folgende Extrakttypen:

- **Wässrige Extrakte:** Die Wasserextrakte, die im allgemeinen Sprachgebrauch Kräutertees genannt werden, werden vom Anwender in der Regel selbst hergestellt.
- **Alkoholische Extrakte:** Alkoholische Drogenauszüge werden durch Extraktion mit Ethanol verschiedener Konzentration, Methanol, Isopropanol oder einem anderen geeigneten Extraktionsmittel gewonnen. Der Alkohol wird anschließend ganz oder teilweise (nur bei Ethanol) aus dem Extrakt entfernt.
  - **Flüssigextrakte** (Fluidextrakte, Tinkturen): Diese Extrakte enthalten Ethanol. **Trockenextrakte** (Siccumextrakte): Aus Trockenextrakten und aus zerkleinerten bzw. pulverisierten Drogen werden Tabletten, Filmtabletten, Dragees, Granulate und Hartgelatinekapseln hergestellt.
  - **Dickextrakte** (Spissumextrakte): Dickextrakte sind die Grundlage von Gelen, Weichgelatinekapseln, Pastillen, Salben, Cremes, Sirupen, Suppositorien und medizinischen Bädern.

MERKE

Bei den Herstellungsverfahren sind Extrakttyp, Extraktionsmittel und das Droge-Extrakt-Verhältnis von Bedeutung. Das Droge-Extrakt-Verhältnis (DEV) muss bei zugelassenen Phytopharmaka in der Patienteninformation angegeben werden. Beim DEV handelt es sich um das Verhältnis der Masse eingesetzter Droge zur Masse des nach der Extraktion erhaltenen nativen, getrockneten Extrakts. So bedeutet „DEV von 10:1", dass 10 Teile Droge 1 Teil Drogenzubereitung entsprechen.

Arzneitees

- **Aufguss (Infus):** Die Droge(n) werden mit kochendem Wasser übergossen und nach der vorgeschriebenen Ziehzeit abgeseiht. Das Verfahren eignet sich besonders für Blüten, Blätter und Samen, fein zerkleinerte Rinden- und Wurzeldrogen sowie Teedrogen, die ätherische Öle oder thermolabile Stoffe enthalten.
- **Abkochung (Dekokt):** Die Droge(n) werden in Wasser aufgekocht, bei leichtem Kochen ziehen gelassen und anschließend abgeseiht. Das Verfahren wird v. a. bei Wurzeln, Rinden und bei Drogen mit schwer löslichen Inhaltsstoffen wie z. B. Kieselsäure eingesetzt.
- **Kaltansatz (Mazerat):** Die Droge(n) werden mit kaltem Wasser aufgegossen und nach mehrstündigem Stehenlassen bei Raumtemperatur nach kurzem Aufkochen abgeseiht. Das Verfahren wird z. B. bei schleimstoffhaltigen Arzneipflanzen eingesetzt.

Filterbeuteltees, die sehr feingeschnittene Drogen oder Drogenpulver enthalten, sind dann eine sinnvolle Option, wenn sie Arzneibuchqualität haben und aromageschützt einzeln abgepackt sind, um die Oxidation von Inhaltsstoffen durch den Luftsauerstoff und den Verlust flüchtiger Stoffe während des Herstellungsprozesses und der Lagerung zu vermeiden. Sie haben einen sehr hohen Extraktionsgrad, sind praktisch in der Handhabung, sind stets gleich dosiert und haben stets die gleiche Zusammensetzung.

MERKE

- Von den im Lebensmittelhandel als Filterbeuteltee erhältlichen „Kräutertees" ist keine Arzneiwirkung zu erwarten.
- Tassenfertige Instanttees sind, wenn sie einen hohen Zuckergehalt (bis zu 96 %) haben, wenig empfehlenswert. Sie sind zudem stark hygroskopisch und verklumpen deshalb sehr leicht bei Kontakt mit Wasserdampf, wodurch sie unbrauchbar werden.

Fluidextrakte

Fluidextrakte sind Drogenauszüge mit Ethanol bzw. mit Ethanol-Wassergemischen. Zur Herstellung von Fluidextrakten wird die betreffende Droge zunächst mit Ethanol extrahiert, bis ca. 90 % der Inhaltsstoffe herausgelöst sind. Der Ethanol wird anschließend bis zu einem Verhältnis von Droge : Ethanol wie 1:1 abdestilliert. Der Ethanolgehalt der betreffenden Fertigarzneimittel liegt zwischen 20 und 60 %, sie sollen deshalb von Lebererkrankungen oder (Ex-) Alkoholikern nicht eingenommen werden. Ethanol ist ein sehr gut geeignetes Extraktionsmittel. Bei zunehmendem Volumenanteil (Angabe in %) werden auch lipophile Drogenbestandteile, z. B. ätherische Öle, extrahiert. Die Vermehrung von Keimen wird durch Alkohol gehemmt.

Tinkturen

Tinkturen werden in der Phytotherapie gewöhnlich aus getrockneten pflanzlichen Drogen durch Mazeration oder Perkolation – ein kontinuierliches Auszugsverfahren, bei dem es zum erschöpfenden Auszug der Inhaltsstoffe kommt und unter geeigneten Bedingungen bis zu 95 % der Pflanzeninhaltsstoffe ausgezogen werden können – hergestellt. Das Verhältnis von Droge zu Extraktionsmittel ist für jede Tinktur im Deutschen Arzneibuch festgelegt: Bevorzugt werden Tinkturen aus 1 Teil Droge und 5 oder 10 Teilen Ethanol hergestellt, z. B. Arnikatinktur 1:10. Sie müssen gegebenenfalls vor der Anwendung mit Wasser verdünnt werden.

An phytotherapeutischen Tinkturen gibt es folgende Standardzulassungen: Arnikatinktur, Baldriantinktur, Myrrhentinktur, Ratanhiatinktur. Im Gegensatz zu phytotherapeutischen Tinkturen werden homöopathische Urtinkturen aus frischem Pflanzenmaterial aufbereitet, sie enthalten Pflanzeninhaltsstoffe in Mengen wie eine allopathische Tinktur.

Tinkturen sollten in gut schließenden Gefäßen vor Licht geschützt und kühl aufbewahrt werden. Wegen der möglichen Instabilität der enthaltenen Verbindungen sollten sie nicht länger als ein Jahr aufbewahrt werden.

Spezialextrakte

Bei den Spezialextrakten werden unerwünschte Bestandteile einer pflanzlichen Droge durch ausgewählte Extraktionsverfahren entfernt, wodurch auch die Konzentration von wirksamkeitsrelevanten Inhaltsstoffen ansteigt bzw. ansteigen kann. Durch diese Anreicherung kann auch die erforderliche Tagesdosis leichter eingenommen werden. Ein typisches Beispiel ist der Spezialextrakt aus den Blättern von Ginkgo biloba (EGb 761).

Zubereitungen aus Frischpflanzen

Frische Pflanzenteile dienen als Ausgangsmaterial für Presssäfte, Destillate und ölige Pflanzenauszüge.

Frischpflanzenpresssäfte

Frischpflanzenpresssäfte werden aus frisch geernteten Pflanzenteilen hergestellt, es darf nur eine geringe Menge Wasser zugesetzt werden. Sie enthalten vorwiegend hydrophile, aber auch lipophile Inhaltsstoffe. Sie werden mittels Ultrakurzzeiterhitzung abgefüllt und kühl und dunkel in Glasflaschen gelagert.

Nach dem Öffnen müssen sie verschlossen im Kühlschrank aufbewahrt und entsprechend der Packungsbeilage meist innerhalb einer Woche verbraucht werden. Frischpflanzenpresssäfte werden rasch mit Keimen besiedelt, im Saft können enzymatische Aktivitäten zum Zersetzungsprozess beitra-

Tab. 5.11 Frischpflanzensäfte und ihre Anwendungsmöglichkeiten

Frischpflanzenpresssaft	Anwendungsmöglichkeiten
Artischockenblätter	zur Unterstützung der Fettverdauung
Baldrianwurzel	Unruhezustände und nervös bedingte Einschlafstörungen
Birke	unterstützende Behandlung rheumatischer Beschwerden; Durchspülungstherapie bei Entzündungen der Harnwege
Brennnesselkraut	zur Durchspülung von Nieren und Blase bei Nierengrieß; unterstützende Behandlung rheumatischer Beschwerden
Echinacea	rezidivierende Infekte der Atemwege und der ableitenden Harnwege
Huflattich	Bronchialkatarrh, Entzündungen der Mund- und Rachenschleimhaut
Johanniskraut	nervöse Erschöpfungszustände
Löwenzahnwurzel mit -kraut	Störungen des Gallenflusses und Verdauungsstörungen
Salbei	vermehrte Schweißsekretion; zur Spülung bei Entzündungen der Mund- und Rachenschleimhaut
Spitzwegerich	Katarrhe der Luftwege und Entzündungen der Mund- und Rachenschleimhaut

gen. Sie sind nicht apothekenpflichtig. Sie eignen sich zur unterstützenden Behandlung von Erkrankungen (➤ Tab. 5.11). Sie werden in der phytotherapeutischen Praxis wegen ihrer guten Verträglichkeit sehr geschätzt.

Destillate

Mithilfe der Wasserdampfdestillation können flüchtige Inhaltsstoffe wie z. B. Senf- und Lauchöle oder ätherische Öle von frischen Pflanzen abgetrennt werden. Ein typisches Beispiel ist das Hamameliswasser, das durch Wasserdampfdestillation von Hamamelisblättern und -zweigen gewonnen wird. Alkoholische Destillate („Geiste") enthalten die aus der betreffenden Droge abdestillierten ätherischen Öle. Sie haben einen Alkoholgehalt zwischen 40 und 70 %. Sie sind für die phytotherapeutische Praxis von geringerer Bedeutung.

Ölige Pflanzenauszüge

Bei öligen Frischpflanzenauszügen ist die Basis Oliven-, Mandel- oder Erdnussöl, Inhaltsstoffe sind die fettlöslichen Bestandteile von Arzneipflanzen (z. B. ätherische Öle). Ihre Stabilität ist bei Luftkontakt relativ gering. Zur inneren Anwendung werden sie in Weichgelatinekapseln abgefüllt (z. B. Nachtkerzenöl). Sie werden in gut verschlossenen Glasgefäßen, kühl und vor Licht geschützt gelagert. Johanniskrautöl wird aus frischen Johanniskrautblüten und -blättern durch Mazeration in Pflanzenöl gewonnen. Es wird bei Muskelschmerzen und Weichteilrheumatismus angewendet. Diese Auszüge sind v. a. für die äußerliche Anwendung von Bedeutung.

Phytotherapeutische Externa

Wässrige und wässrig-ethanolische Drogenauszüge werden auch äußerlich als Lösungen zu Umschlägen, Waschungen und Bädern verwendet oder dienen in Form von Tinkturen, Flüssig- oder Trockenextrakten der Herstellung von Salben.

In Europa werden ca. 25 pflanzliche Drogen äußerlich angewendet, bevorzugt bei dermatologischen Indikationen (➤ Tab. 5.12). Je nach Wirkstoffgehalt der pflanzlichen Zubereitungen sind antiallergische, antihistaminische, desodorierende, immunmodulierende, sekundär analgetische, kortisonähnliche, mild oberflächenanästhesierende, vasokonstriktorische oder zytostatische Wirkungen beschrieben.

Umschläge

Umschläge mit wässrigen oder alkoholischen Lösungen erzeugen Verdunstungskälte, sie müssen wegen der raschen Austrocknung immer wieder angefeuchtet werden. Sie wirken kühlend, antiphlogistisch und antipruriginös und werden zur Säuberung und zur Stimulation der Granulation und Reepithelialisierung von oberflächlichen Wunden genutzt. Sie sind bei akuten, oberflächlich entzündeten, nässenden und vesikobullösen Hauterkrankungen und Ulzerationen indiziert.

Alkoholische Lösungen sind zumeist Ethanol-Wasser-Gemische (50–70 % Ethanol). Sie kühlen in-

Tab. 5.12 Pflanzliche Drogen und ihre dermatologischen Indikationen.

Pflanzliche Droge	Indikationen	Anmerkungen
Arnikablüten	Follikulitis, Sonnenbrand, Insektenstiche	bei zu hoher Konzentration Allergien vom Typ IV
Birkenrinde	aktinische Keratose, Psoriasis vulgaris	nur standardisierte Zubereitungen verwenden
Bittersüßstängel	Dermatitis, Ekzem (akut und chronisch), Neurodermitis	nur standardisierte Zubereitungen verwenden
Eichenrinde	Dermatitis, Ekzem (akut und chronisch), Neurodermitis, Sonnenbrand, Hämorrhoiden	nicht länger als 3 Wochen anwenden
Haferstroh	Dermatitis, Ekzem (akut und chronisch), Neurodermitis	–
Hirtentäschelkraut	Wundbehandlung	für oberflächlich blutende Hautverletzungen
Johanniskrautöl	Wundbehandlung	–
Kamillenblüten	Sebostase, Dermatitis, Ekzem (akut und chronisch), Neurodermitis, Sonnenbrand, Wundbehandlung, Hämorrhoiden	nur standardisierte Zubereitungen verwenden
Mahonienrinde	Seborrhö, Akne vulgaris, Psoriasis vulgaris	homöopathische Urtinktur
Melissenblätter	Herpes simplex	–
Minzöl, Pfefferminzöl	Pruritus	–
Nachtkerzenöl	Neurodermitis	hoher Gehalt an γ-Linolensäure
Odermennigkraut	Dermatitis, Ekzem (akut und chronisch)	geeignet zur Langzeittherapie
Ringelblumenblüten	Wundbehandlung	–
Salbeiblätter	Seborrhö, Hyperhidrose, Herpes simplex	nicht bei Schwangerschaft und Stillzeit
Schachtelhalmkraut	Wundbehandlung	häufiger Verfälschungen
Stiefmütterchenkraut	Seborrhö, Dermatitis, Ekzem (akut und chronisch),	geeignet zur Langzeittherapie
Sonnenhutkraut, purpurfarbenes	Herpes simplex, Wundbehandlung	nur standardisierte Zubereitungen verwenden
Spitzwegerichkraut	Dermatitis, Ekzem (akut und chronisch), Wundbehandlung	–
Taubnesselblüten, weiße	Dermatitis, Ekzem (akut und chronisch)	–
Teeblätter, grüne	Warzen, Feigwarzen, Dermatitis, Ekzem (akut und chronisch), Sonnenbrand	Dekokt verwenden
Zauberstrauchblätter und -rinde	Sebostase, Dermatitis, Ekzem (akut und chronisch), Neurodermitis, Wundbehandlung, Hämorrhoiden	Wasserdampfdestillat und Gerbstoffzubereitungen

Wirksamkeitsbelege: Neuere klinische Studien nach GCP-Richtlinien liegen nur selten vor. Nebenwirkungen: Fotosensibilisierende bzw. fototoxische und/oder fotoallergische bzw. allergische Reaktionen sind beschrieben, insbesondere bei überlagerten („alten") ätherischen Ölen. Grenzen: Bei akuten Entzündungen oder massivem Befall mit Bakterien oder Dermatophyten sind chemisch-synthetische Dermatika wegen des rascheren Wirkungseintrittes zu bevorzugen.

folge der Alkoholverdunstung stärker und wirken intensiver austrocknend und entfettend als wässrige Lösungen. Sie sind bei Seborrhö, am behaarten Kopf, im Gesicht und an den Händen und Füßen indiziert.

Salben, Cremes, Gele und Pasten

Bei Salben, Cremes, Gelen und Pasten handelt es sich um halbfeste Zubereitungen zur Anwendung auf der Haut oder der Schleimhaut. Grundlagen sind

Fette, Öle, Wachse, Vaseline und Glyzerin, die selbst heilungsunterstützende Eigenschaften besitzen. Entsprechend der Zusammensetzung als hydrophiles oder lipophiles System beeinflussen sie die Freisetzung der zuvor eingebrachten Wirkstoffe und damit die Wirkung der Zubereitung. Wasserhaltige Zubereitungen wirken kühlend und trocknend, sie werden zur Therapie akuter Entzündungen verwendet. Fetthaltige Zubereitungen bilden einen Lipidfilm auf der Haut. Durch die Verhinderung der Abdunstung werden verhärtete Hornschichten aufgeweicht, Feuchtigkeitsgehalt und Elastizität der oberen Hautschichten nehmen zu. Die Eindringtiefe der Wirkstoffe ist größer als bei den wasserhaltigen Zubereitungen. Sie eignen sich zur Therapie chronischer Hautveränderungen.

- **Cremes:** Cremes sind abwaschbare Öl-in-Wasser-Emulsionen und haben eine mittlere Tiefenwirkung. Sie sind bei (sub)akuten und nässenden entzündlichen Dermatosen einschließlich Neurodermitis sowie Seborrhö indiziert.
- **Salben:** Salben sind hydrophobe Wasser-in-Öl-Emulsionen, sie haben eine ausgeprägte Tiefenwirkung. Als Grundlage besonders geeignet ist Wollwachs mit Arzneibuchqualität. Indikationen sind sehr trockene Haut, chronische Entzündungen (z. B. chronische Ekzeme, Psoriasis) und Sebostase. Wegen des Okklusiveffektes sind sie bei akut-entzündlichen, nässenden Hauterkrankungen kontraindiziert.
- **Gele:** Gele sind fettfrei und ohne Emulgatorzusatz, sie haben eine kühlende und filmbildende Wirkung und eignen sich für die Behandlung von oberflächlichen trockenen Entzündungen.
- **Pasten** sind durch einen Feststoffanteil von 20–50 % in der Salbengrundlage charakterisiert und weisen eine erhebliche Wasserbindungsfähigkeit auf. Sie werden bei nässenden Hautoberflächen eingesetzt.

Wickel, Auflagen und Kataplasmen

Typische pflanzliche Zusätze bei **Wickeln** (zur Durchführung ➤ 5.3.4) und Auflagen sind: Frischpflanzen(teile), z. B. frische Blätter, getrocknete Pflanzenteile, z. B. Heublumen (Heublumensack), Teedrogen, Tinkturen und Öle.

Kataplasmen sind Breiumschläge, die z. B. aus Leinsamen, Senfmehl oder Kartoffeln hergestellt werden.

Badezusätze

Die Phytobalneotherapie wirkt durch die physikalischen Badeffekte und die Wirkstoffe der phytotherapeutischen Badezusätze, die Ganz- oder Teilbädern zugesetzt werden. Bei Badezusätzen mit reinem ätherischem Öl sind Emulgatoren (z. B. Sahne) erforderlich, um die Dispersion im Badewasser zu ermöglichen, damit hohe lokale Konzentrationen, die auf die Haut reizend wirken, vermieden werden.

MERKE

- Das Badeöl soll bei Verlassen der Badewanne als schützender Film auf der Hautoberfläche verbleiben.
- Bäder wirken reinigend, bei längerer Badedauer allerdings austrocknend. Ölzusätze beeinflussen trockene Haut günstig.

Ätherische Öle werden über den Wasserdampf eingeatmet. Sie wirken im Respirationstrakt und – als Aromatherapie – über den Riechnerv auf das limbische System (➤ 5.5.7). Die Resorption relevanter Wirkstoffe z. B. von Salizylsäure, Cineol, α-Pinen und Limonen ist nachgewiesen. Phytobalneotherapeutische Anwendungen werden adjuvant bevorzugt bei dermatologischen Indikationen (➤ Tab. 5.13), aber auch zur Anregung der Durchblutung, bei rheumatischen Beschwerden und Erkältungen eingesetzt.

Bei vielen Badezusätzen ist die Wirksamkeit in kontrollierten Studien untersucht, die Verträglichkeit ist in der Regel ausgezeichnet.

Allgemeine Kontraindikationen für Bäder sind:

- Herzinsuffizienz NYHA III und IV
- Allergien
- Hautkrankheiten
- schwere respiratorische Insuffizienz
- nicht eingestellte Hypertonie
- schwere Infektionskrankheiten

Spezielle Kontraindikationen sind:

- Erkältungsbäder bei Kindern bis drei Jahren
- wärmende Bäder bei akut entzündlichen schmerzhaften Prozessen

Tab. 5.13 Indikationen von häufig verwendeten Badezusätzen

Indikationen	Badezusätze
Kreislaufanregung	Rosmarin(öl)
Anregung der Durchblutung, rheumatische Beschwerden	Eukalyptus(öl), Rosmarin(öl), Koniferen(öl), Wintergrünöl, Wacholderöl, Heublumen
Erkältungen	Eukalyptusöl, Fenchelöl, Thymianöl, Fichtennadel(öl), Campher
Beruhigung, Schlafstörungen	Lavendelöl, Baldrian, Hopfen, Melissenöl, Zitronellöl
Nässende Ekzeme	Eichenrinde
Dermatitis	Kamillen(öl), Haferstroh, Zauberstrauchblätter/-rindentee, Schafgarbentee
Psoriasis vulgaris	Weizenkleie
Neurodermitis	Kleie, Kartoffelstärke, Haferstroh
Dammschnittpflege nach der Schwangerschaft	Eichenrinde, Kamillenblüten, Zauberstrauchblätter/-rinde

Dosierung

Die Dosierungen für pflanzliche Drogen und ihre Zubereitungen für die innere wie die äußere Anwendung basieren auf langjähriger Empirie. Dies gilt für z. B. alle Teedrogen, die nach relativ unpräzisen Angaben dosiert werden. Nur für einige Fertigarzneimittel liegen Untersuchungen im Sinne einer Dosisfindung oder -optimierung vor. Zumeist wurden die empirisch gefundenen Dosierungen bestätigt. Dabei ist zu beachten, dass die Dosierungen bei verschiedenen Extrakten der gleichen Arzneipflanze voneinander differieren. Bei Arzneimitteln, bei denen Wirksamkeitsbelege für Erwachsene bei einer bestimmten Indikation vorhanden sind, kann man von einer nahezu optimalen Dosis für diese Personengruppe ausgehen. Daraus kann aber nicht z. B. auf die optimale Dosierung bei Kindern in verschiedenen Altersstufen geschlossen werden.

Indikationen

In Europa zugelassene Phytopharmaka haben ein sehr breites therapeutisches und pharmakologisches Wirkungsprofil und können die Befindens- und gleichzeitig die Befundebene beeinflussen, d. h. symptomatisch und kausal wirken. Sie sind allerdings nicht stark wirksam.

Pflanzliche Arzneimittel sind indiziert und können als **Monotherapie** angewendet werden bei leichten bis mittelschweren Erkrankungen (z. B. Depression), insbesondere bei funktionell bedingten und chronischen Erkrankungen (z. B. Reizdarmsyndrom) und bei Befindlichkeitsstörungen (z. B. Heiserkeit).

Adjuvant angewendet eignen sie sich zur Rezidivprophylaxe (z. B. bei rezidivierenden Harnwegsinfektionen), zur Nachbehandlung in der Rekonvaleszenz und in der Rehabilitation, bei degenerativen und bei schweren Erkrankungen sowie – in Ausnahmefällen – in der Notfallmedizin.

Phytotherapeutika sind in der Regel mit anderen medikamentösen und nicht medikamentösen Verfahren gut kombinierbar und eine der fünf Grundsäulen der klassischen Naturheilverfahren. Nach Indikationsgruppen aufgelistet eignen sie sich besonders zur Behandlung folgender Erkrankungen:

- Erkältungskrankheiten und respiratorische Infekte
- funktionelle Erkrankungen des Gastrointestinaltrakts
- Funktionsstörungen und Erkrankungen des Urogenitaltrakts
- Herz- und Kreislaufstörungen, Venenerkrankungen
- Hirnleistungsstörungen
- Hauterkrankungen
- Schmerzen
- Schlafstörungen
- Angststörungen und depressive Zustände
- metabolische Störungen

MERKE

Phytotherapie ist in der Regel nicht wirksam bei selten auftretenden, schwer verlaufenden Krankheiten („orphan diseases").

Anwendung bei Kindern

Das toxische Risiko, d. h. die akute, chronische und lokale Toxizität, die Genotoxizität, Kanzerogenität und Reproduktionstoxizität gehört zu den zulassungsrelevanten Kriterien. In wissenschaftlichen Untersuchungen erhobene Daten liegen hierzu jedoch nur selten vor, deshalb werden in zunehmendem Maße bei Phytopharmaka Zulassungseinschränkungen für verschiedene Patientengruppen vorgenommen, die auch auf den Packungsbeilagen für die Anwender erscheinen und bei diesen zur Verunsicherung führen. Insbesondere sind Kinder verschiedener Altersgruppen, Schwangere und Stillende davon betroffen. Eine teilweise über mehrere Jahrhunderte belegte Anwendungspraxis ist dabei nicht zulassungsrelevant. Zudem fehlen bei Kindern weitgehend klinische Studien zum Wirksamkeitsnachweis. Das verwundert nicht, weil GCP-konforme klinische Studien bei Kindern in Deutschland ab 1945 bis vor einigen Jahren verboten waren. Infolgedessen wurden in den letzten Jahrzehnten fast alle Pharmaka bei Kindern im Sinne des Off-Label-Use verwendet. Das BfArM schließt jedoch bereits seit mehreren Jahren eine Anwendung von Phytopharmaka bei Kindern unter 12 Jahren aus, wenn keine Daten aus entsprechenden Studien mit Angaben von Kinderdosierungen einschließlich von Anwendungsbeobachtungen vorliegen. Das Europäische Parlament hat 2007 eine Verordnung verabschiedet, wonach bereits im Markt befindliche Arzneimittel bei entsprechend durchgeführten einfacheren Studien eine spezielle Zulassung für die Anwendung bei Kindern erhalten. Leider sind klinische Studien bei Kindern infolge der Notwendigkeit der Einwilligung der Erziehungsberichtigten, die es in der Regel gerade im Bereich der Komplementärmedizin ablehnen, dass ihr Kind der Placebogruppe zugeordnet werden kann, besonders schwer durchzuführen.

Für Kinder zu bevorzugende Darreichungsformen sind **wässrige Drogenauszüge (Medizinaltees)** und **Frischpflanzenpresssäfte.** Bei den Medizinaltees sind Filtertees infolge ihrer reproduzierbaren Dosierbarkeit besonders günstig. Bei den tassenfertigen Instanttees sollte man darauf achten, nur Produkte mit einem Anteil von 40–50 % Drogenextrakt ohne kariogene Kohlenhydrate zu verwenden.

MERKE

Ethanolische und **ethanolisch-wässrige Zubereitungsformen** werden für Kinder von offizieller Seite nicht empfohlen, obwohl die zugeführten Alkoholmengen bei bestimmungsgemäßem Gebrauch unterhalb der durch die übliche Ernährung zugeführten Mengen liegen. Der Alkoholgehalt von handelsüblichen Obstsäften und Brot ist sogar deutlich höher als der von ethanolhaltigen Phytopharmaka. Alternativen sind Säfte und Tr. ohne Alkohol. Sinnvoll sind auch Lutschpastillen und Zäpfchen, soweit verfügbar. Tabletten und Weichgelatinekapseln sind für größere Kinder ebenfalls geeignet.
Ätherische Öle sollten direkt oder in Form von Cremes, Salben und Gelen, insbesondere wenn sie Menthol enthalten, nicht bei Säuglingen und Kindern im Alter bis zu zwei Jahren im Gesicht oder in Gesichtsnähe aufgebracht werden, da sie den sog. Kratschmer-Reflex auslösen können, bei dem es zum Glottiskrampf mit Atemdepression bzw. sogar Erstickung kommen kann.

Kontraindikationen

Das Spektrum der Kontraindikationen ist gut überschaubar. Sie lassen sich in der Regel aus dem Spektrum unerwünschter Wirkungen oder aus dem Wirkmechanismus ableiten. Bei vielen Phytopharmaka findet sich der Hinweis auf eine Kontraindikation in Schwangerschaft und Stillzeit aufgrund fehlender Belege der Unbedenklichkeit, im Kindesalter aufgrund eines fehlenden Wirksamkeitsbelegs.

Risiken und (unerwünschte Arzneimittelwirkungen [UAW])

Trotz der gut belegten geringen Nebenwirkungsrate haben Phytotherapeutika einige **Anwendungsrisiken:**

- Unkenntnis von UAW und von möglichen Interaktionen bei den weniger gut untersuchten Drogen und Fertigarzneimitteln: Diese Gefahr besteht insbesondere bei den negativ monografierten und transkulturellen Drogen, die in Deutschland nicht zugelassen sind
- Überschätzung der Wirksamkeit bei gleichzeitiger Unterschätzung des Schweregrades der Krankheit (falsche Einschätzung des Nutzen-Risikos)
- falsche Applikation oder Applikationsdauer
- Verwendung von qualitativ unzureichenden oder unterdosierten Phytopharmaka

In Deutschland zugelassene Phytopharmaka haben gegenüber vielen chemisch-synthetischen Medikamenten jedoch den Vorteil einer größeren therapeutischen Breite und einer geringen Nebenwirkungsrate. Bei ihrer bestimmungsgemäßen Anwendung sind Nebenwirkungen deshalb selten zu erwarten. Das ist auch der Grund dafür, dass sie – bis auf wenige Ausnahmen – nicht rezeptpflichtig sind. Zudem sind die meisten unerwünschten Wirkungen mild und nicht schwerwiegend.

Etwas häufiger treten folgende vorhersehbare **unerwünschte Arzneimittelwirkungen** auf: gastrointestinale Beschwerden bei der Einnahme von konzentrierten Extrakten, allergische (Typ-I- oder Typ-IV-)-Reaktionen (z. B. auf Korbblütler), phototoxische (z. B. Engelwurz) oder toxische Reaktionen (überdosierte oder falsch gelagerte ätherische Öle) oder unerwünschte Wirkungen nach Langzeiteinnahme (anthranoidhaltige Laxanzien). Bei den seltenen nicht vorhersehbaren (idiosynkratischen) Reaktionen spielen hepatotoxische und allergische Reaktionen die größte Rolle, gelegentlich finden sich auch Nephrotoxizität und kardiale Probleme. Bei der Verwendung von transkulturellen Arzneidrogen liegt nach dem bisherigen Kenntnisstand die Nebenwirkungsrate um ein Vielfaches höher.

Wechselwirkungen

Jeder Organismus verfügt über Schutzmechanismen, um Fremdstoffe zu eliminieren. Besonders bedeutsam im Zusammenhang mit Arzneimitteln sind Cytochrom P450-Enzyme, insbesondere das CYP 3A4, das am Abbau von ca. 60 % aller Arzneimittel beteiligt ist, und die Efflux-Transporter. Hierbei handelt es sich Membran-Proteine wie z. B. das P-Glykoprotein, das in der Zellmembran gelegen ist und Substanzen aus der Zelle herauspumpt. Die Cytochrom P450-Enzyme und das P-Glykoprotein können durch eine Vielzahl von Stoffen, die in Arzneimitteln, aber auch in Lebensmitteln vorkommen, gehemmt oder stimuliert werden. Wenn ein Patient sich einen dieser Stoffe zuführt und gleichzeitig ein Medikament mit einer geringen therapeutischen Breite wie z. B. aus der Wirkstoffklasse der Gerinnungshemmer, Protease-Inhibitoren, Zytostatika oder Immunsuppressiva einnimmt, kann es abhängig davon, ob die beiden Mechanismen gehemmt oder induziert werden, zu einem Konzentrationsanstieg oder -abfall beim Medikament kommen. Eine klinische Relevanz liegt jedoch nur vor, wenn dieser mehr als 20 % beträgt. Diese Größenordnung wurde bisher bei den in Deutschland zugelassenen Phytopharmaka nur für hoch dosierte Johanniskrautextrakte erreicht.

5.5.5 Auswahl von Heilpflanzen mit Wirksamkeitsnachweis

Nachfolgend werden die bedeutsamsten in Deutschland verwendeten Heilpflanzen vorgestellt, die jeweilige deutsche Bezeichnung wird zuerst genannt. Bei den Indikationen werden in der Regel die auch heute gültigen entsprechend der Kommission E aufgeführt, die Indikationen des HMPC werden im englischen Originaltext angegeben (Stand Februar 2012). Die Deklaration als „herbal medicinal product" bedeutet beim HMPC eine vollumfängliche Anerkennung des jeweiligen Extraktes als Arzneimittel mit einem Evidenzniveau von 1–2 bei der angegebenen Indikation (well-established use). Bei der Zuordnung des jeweiligen Extraktes als „traditional herbal medicinal product" wurden die vorliegenden klinischen Untersuchungen als nicht ausreichend für eine Indikation entsprechend dem ICD-10 erachtet. Für alle in dieser Liste genannten pflanzlichen Drogen existieren Fertigarzneimittel, die einen standardisierten Extrakt enthalten, bei den meisten liegen klinische Studien zum Wirksamkeitsnachweis vor.

Arnika (Arnika montana L. bzw. A. chamissonis ssp. foliosa)

Arnikablüten (Arnicae flos) enthalten u. a. Sesquiterpenlactone: Helenalin, 11, 13-Dihydrohelenalin (vermutlich die Wirkstoffe), ätherisches Öl mit Thymol und Thymolderivaten (0,2–0,3 %) und Flavone (0,4–0,6 %).

Wirkungen Antiphlogistisch, analgetisch bei Entzündungen, antiseptisch.

Wirksamkeit Zur Anwendung bei Osteoarthritis, chronisch-venöser Insuffizienz und postoperativen Ödemen liegen klinische Studien vor [1–3].

5

Indikationen

- Kommission E: Verletzungs- und Unfallfolgen, Entzündungen der Mund- und Rachenschleimhaut, Furunkulose, Entzündungen infolge Insektenstichen, Oberflächenphlebitis
- HMPC: Monografie liegt vor

Dosierung Tinktur muss für Umschläge 3- bis 10-fach, für Mundspülungen 10-fach mit Wasser verdünnt werden. Salben sollten maximal 15 % fettes Arnikaöl oder 20–25 % Tinktur enthalten.

Unerwünschte Wirkungen Bei längerer Anwendung Ekzeme, bei Anwendung auf geschädigter Haut häufig ödematöse Dermatitis. In unverdünnter Form kann Arnikatinktur eine toxische Dermatitis verursachen.

Interaktionen Keine bekannt.

Kontraindikationen Bekannte Allergie gegen Arnika.

Bärentraube (Arctostaphylos uva-ursi L. Sprengel)

Bärentraubenblätter (Uvae ursi folium) enthalten mindestens 6 % Hydrochinonglykoside (Arbutin 4–12 %), Methylarbutin (bis 4 %), Gallotannine (10–20 %) und Flavonoide.

Wirkungen Bakteriostatisch. Die Hydrochinone werden in konjugierter Form von den Bakterien in den Harnwegen aufgenommen und dekonjugiert, die früher beschriebene Alkalisierung des Urins ist deshalb für die Wirksamkeit nicht erforderlich.

Wirksamkeitsnachweis Klinische Studien liegen nicht vor.

Indikationen

- Kommission E: unkomplizierte entzündliche Erkrankungen der ableitenden Harnwege
- HMPC: traditional herbal medicinal product used for treatment of symptoms of mild recurrent lower urinary tract infections such as burning sensation during urination and/or frequent urination in women, after serious conditions have been excluded by a medical doctor [4]

Dosierung

- Auszug mit 150 ml kaltem Wasser: 3 g Droge, bis zu 4 × tgl.
- 400–840 mg Hydrochinonderivate/Tag

Anwendungshinweis Ohne ärztlichen Rat sollten Bärentraubenblätter nur bis zum Verschwinden der Symptome (maximal 1 Woche) und maximal 5 ×/Jahr eingenommen werden.

Unerwünschte Wirkungen Bei magenempfindlichen Patienten Übelkeit und Erbrechen möglich.

Kontraindikationen Erkrankungen der Nieren; Schwangerschaft, Stillzeit; Behandlung bei Kindern unter 12 Jahren.

Baldrian (Valeriana officinalis L.)

Baldrianwurzel (Valerianae radix) enthält ätherisches Öl (0,5–2 %; Mono- und Sesquiterpene), hydrophile Lignane, Aminosäuren.

Wirkungen Sedierend, Förderung der Schlafbereitschaft, spasmolytisch, muskelrelaxierend.

Wirksamkeitsnachweis In kontrollierten Studien mit schlafgestörten Patienten traten nach 2- bis 4-wöchiger Therapie unter bis zu 1.200 mg Baldrianextrakt/Tag Besserungen der Tagesbefindlichkeit und der Schlafqualität ein, Soforteffekte fanden sich nicht [5–7]. Bei Kindern und Erwachsenen wurden mehrere Anwendungsbeobachtungen durchgeführt und eine gute Verträglichkeit dokumentiert.

Ähnliches gilt für Kombinationspräparate aus Baldrianextrakt (640 mg/Tag) und Melissenextrakt (320 mg/Tag) oder Kombinationen von Baldrianwurzel und Hopfenzapfen und/oder Passionsblumenkraut, wobei auch Besserungen bei Angst- und Depressionsindizes eintraten [8–12].

Indikationen

- Kommission E: Unruhezustände, nervös bedingte Einschlafstörungen

- HMPC: Baldrianwurzel – bisher nicht abschließend bearbeitet
  Kombination Baldrianwurzel und Hopfenzapfen:
  - herbal medicinal product for the relief of sleep disorders
  - traditional herbal medicinal product for relief of mild symptoms of mental stress
  - traditional herbal medicinal product used to aid sleep [4]

Dosierung

- Tee: 2–3 g Droge, 1–3 × tgl. bzw. vor dem Einschlafen
- ethanolisch- oder methanolisch-wässrige Extrakte: ca. 600 mg/Tag, Anwendung nach Angaben des Herstellers

Unerwünschte Wirkungen Sehr selten Kopfschmerzen und morgendliche Benommenheit.

Kontraindikationen Anwendung bei Kindern unter 3 Jahren.

Beinwell (Symphytum officinale L.)

Beinwellkraut, -wurzel, -blätter (Symphyti radix, herba, folium) enthalten reichlich Schleimstoffe, Allantoin (bis 1,5 %), Gerbstoffe (4–6 %), Pyrrolizidinalkaloide: 0,03 % (natürliche Variabilität um den Faktor 10).

Wirkungen Lokal reizmindernd, wundheilungs- und zellregenerationsfördernd; antimitotisch.

Wirksamkeitsnachweise Kontrollierte klinische Studien mit positivem Wirksamkeitsbeleg liegen bei akuter Sprunggelenksdistorsion, Gonarthrose, Sportverletzungen und bei Weichteilrheumatismus vor [13–18]. Bei Kindern wurden Anwendungsbeobachtungen bei stumpfen Verletzungen durchgeführt.

Indikationen

- Kommission E: Prellungen, Zerrungen, Verstauchungen
- HMPC: traditional herbal medicinal product used for the symptomatic treatment of minor sprains and bruises [4]

Dosierung

- Salben und andere Zubereitungen mit 5–20 % getrockneter Droge: Mehrfach tgl. nur auf intakter Haut anwenden.
- Pro Tag dürfen nicht mehr als 100 µg Pyrrolizidin-Alkaloide (hepatotoxisch) appliziert werden. Die in Deutschland zugelassenen Fertigarzneimittel sind Pyrrolizidin-abgereichert.

Unerwünschte Wirkungen Selten lokale Hypersensitivitätsreaktionen.

Kontraindikationen Schwangerschaft, Stillzeit, Kinder unter 2 Jahren.

Brennnessel (Urtica dioica L., Urtica urens L.)

Brennnesselkraut/-blätter (Urticae herba/-folium) enthalten u. a. ungesättigte Fettsäuren, 1–2 % Flavonoide, Caffeoylchinasäuren, 13-Hydroxyoctadiecatriensäure, Mineralsalze, Silikate.

Wirkungen Diuretisch, antiphlogistisch, immunmodulierend; dosisabhängige Hemmung der Sekretion von TNF-α und IL-1ß.

Wirksamkeitsnachweis In Studien bei Osteoarthrose, rheumatoider Arthritis, aktivierter Gonarthrose, Gonarthritis und Koxarthritis mit hydroethanolischem Extrakt (2 × 670 mg/Tag) propanolischem Extrakt (2- bis 3 × 145 mg/Tag) oder frischen Blättern ergaben sich Schmerzreduktionen und Reduktionen der gleichzeitigen Einnahme von NSAR [19–21].

Indikationen

- Kommission E: adjuvant bei rheumatischen Beschwerden, Durchspülungstherapie bei entzündlichen Erkrankungen der ableitenden Harnwege, zur Prävention und Therapie bei Nierengrieß
- HMPC: traditional herbal medicinal product to increase the amount of urine to achieve flushing of the urinary tract as an adjuvant in minor urinary complaints; for relief of minor articular pain, used in seborrhoeic skin conditions [4]

Dosierung 8–12 g Droge/Tag, in 2–3 Dosen, Zubereitung entsprechend.

Unerwünschte Wirkungen Selten gastrointestinale Beschwerden und Allergien.

Kontraindikationen Ödeme infolge eingeschränkter Herz- und Nierentätigkeit.

Brennnesselwurzel (Urticae radix) enthält u. a. Phytosterole in geringer Konzentration, Scopoletin, Urtica dioica-Agglutinine (0,1 %), Lignane, Polysaccharide.

Wirkungen Erhöhung von Miktionsvolumen und max. Harnfluss, antiinflammatorisch, Hemmeffekte auf die Prostata-Aromatase (Agglutinine) und die 5-α-Reduktase.

Wirksamkeitsnachweis In 4 placebokontrollierten Doppelblindstudien mit einem methanolisch-wässrigen Extrakt ergaben sich bei Tagesdosen von 600 und 1.200 mg Extrakt und einer Therapiedauer zwischen 4 und 24 Wochen bei Patienten mit benigner Prostatahyperplasie Besserungen des maximalen Harnflusses und von Symptomenscores [22–24]. Auch mehrere Anwendungsbeobachtungen wurden durchgeführt.

Indikationen
- Kommission E: zur symptomatischen Therapie bei Miktionsbeschwerden bei benigner Prostatahyperplasie Stadium I–II nach Alken
- HMPC: bisher nicht abschließend bearbeitet

Dosierung Tagesdosis: 4–6 g Droge, Zubereitungen: entsprechend.

Unerwünschte Wirkungen Gelegentlich leichte Magen-Darm-Beschwerden; allergische Hautreaktionen.

Kontraindikationen Nicht bekannt.

Cayennepfeffer (Capsicum frutescens L. s. l.)

Cayenne-Pfefferfrüchte (Capsici fructus acer) enthalten Capsaicinoide, insbesondere Capsaicin (0,3–1 %), Carotinoide, Flavonoide, fettes Öl.

Wirkungen Lokal hyperämisierend, analgetisch, juckreizmindernd, antiphlogistisch, Freisetzung von Substanz P (Capsaicin).

Wirksamkeitsnachweis Neuere kontrollierte Studien liegen zu postherpetischer und postoperativer Neuralgie, diabetischer Polyneuropathie, Gonarthrose, schmerzhaftem Muskelhartspann, unspezifischen Rückenschmerzen, und Weichteilrheumatismus vor, in denen mit Capsaicin-Creme (0,025–0,075-prozentig) im Vergleich zu Placebo signifikante Schmerzlinderungen und Abnahmen der Schmerzintensität bei einer Anwendungsdauer zwischen 2 und 9 Wochen erreicht wurden [25–28].

Indikationen
- Kommission E: schmerzhafter Muskelhartspann im Schulter-Arm-Bereich sowie im Bereich der Wirbelsäule bei Erwachsenen und Schulkindern
- HMPC: bisher nicht abschließend bearbeitet

Dosierung
- extern anzuwendende halbfeste Zubereitungen (entsprechend 0,02-bis 0,05 % Capsaicinoide)
- flüssige Zubereitungen (entsprechend 0,005 bis 0,01 % Capsaicinoide)
- Capsicum-Pflaster (entsprechend 10–40 μg Capsaicinoide/cm^2)

Unerwünschte Wirkungen Neben initial recht ausgeprägten vaskulären und sensorischen Reaktionen (Erythem, Schmerz und Wärmegefühl) gelegentlich Brennen, Stechen, entzündliche Reaktionen; selten urtikarielles Ekzem, Dermatitis bis hin zu Blasen- und Ulcusbildung möglich.

Kontraindikationen Anwendungen auf geschädigter Haut, Schleimhäuten; Überempfindlichkeit gegenüber Paprikazubereitungen.

Echinacea, Sonnenhut, purpurroter (Echinacea purpurea L. MOENCH)

Der aus dem Purpursonnenhutkraut (Echinaceae purpureae herba) hergestellte Frischpflanzenpresssaft enthält die wirksamkeitsmitbestimmenden Alkamide, zudem Polysaccharide, Polyacetylene, Flavonoide.

Wirkungen Erhöhung der Leukozytenzahl, Aktivierung der Phagozytoseleistung der Granulozyten, fiebererzeugend, Äußere Anwendung: wundheilungs- und granulationsfördernd, antiviral, antiphlogistisch.

Wirksamkeitsnachweis In systematischen Reviews, einer Metaanalyse und einem Cochrane-Review wurde eine signifikante Besserung von Symptomen bei Erkältungskrankheit belegt, es ergaben sich Hinweise auf eine Verkürzung der Krankheitsdauer. Allerdings wurden verschiedene Extrakte aus unterschiedlichen Spezies verwendet [29–32].

Indikationen

- Kommission E: adjuvant bei rezidivierenden Infekten im Bereich der Atemwege und der ableitenden Harnwege
- HMPC: traditional herbal medicinal product for
  - symptomatic treatment of mild dyspeptic, complaints such as heartburn and bloating
  - relief of excessive sweating
  - the symptomatic treatment of inflammations in the mouth or the throat
  - relief of minor skin inflammations [4]

Dosierung Presssäfte: 6–9 ml/Tag, Zubereitungen entsprechend Anwendungsdauer: Nicht länger als 2 Wochen, dann sollte eine Pause von zwei Wochen eingehalten werden.

Unerwünschte Wirkungen Nicht bekannt.

Kontraindikationen Allergie auf Korbblütler; aus grundsätzlichen Erwägungen chronisch-progrediente Systemerkrankungen wie Tuberkulose, Kollagenosen, multiple Sklerose und andere Autoimmunerkrankungen, Leukosen, HIV-Infektion, AIDS.

Efeu (Hedera helix L)

Efeublätter (Hederae helicis folium) enthalten Triterpensaponine (2,5–6 %), insbesondere Hederacosid C, das die Vorstufe zum im Körper entstehenden wirksamkeitsmitbestimmenden α-Hederin darstellt, Flavonoide, Polyacetylene.

Wirkungen Spasmolytisch, expektorierend, sekretolytisch, haut- und schleimhautreizend. α-Hederin wirkt indirekt β2-sympathomimetisch.

Wirksamkeitsnachweis Es liegen kontrollierte Studien mit positivem Wirksamkeitsnachweis bei Patienten mit chronisch-obstruktiven Atemwegserkrankungen, Pertussis, rezidivierender Bronchitis und Asthma bronchiale vor, auch bei Kindern [33]. Zudem finden sich zu diesen Indikationen einige Anwendungsbeobachtungen, auch bei Kindern [34].

Indikationen

- Kommission E: Katarrhe der Luftwege, symptomatische Behandlung chronisch-entzündlicher Bronchialerkrankungen
- HMPC: herbal medicinal product used as an expectorant in case of productive cough, traditional herbal medicinal product used as an expectorant in cough associated with cold [4]

Dosierung Standardisierte Zubereitungen entsprechend 0,3 g Droge/Tag. Dosierungen bis 0,8 g Droge/Tag werden gut toleriert.

Unerwünschte Wirkungen Bei empfindlichem Magen können bei hohen Dosen Magenbeschwerden, Brechreiz und Erbrechen auftreten.

Kontraindikationen Nicht bekannt.

Eukalyptusbaum, Gewöhnlicher Fieberbaum (insbesondere Eucalyptus globulus LA BILLARDIÈRE)

Eukalyptusöl (Eucalypti aetheroleum) aus den Blättern (Eucalypti folium) besteht mindestens zu 70 % aus 1,8-Cineol, dem Hauptwirkstoff.

Wirkungen Sekretomotorisch, expektorierend, schwach spasmolytisch, lokal schwach hyperämisierend, antiphlogistisch.

Wirksamkeitsnachweis Bei Schnupfen nahm die Nasenkongestion in der ersten Stunde nach Inhalation mit Eukalyptusöl im Vergleich zu Wasserdampf ab. In einer placebokontrollierten Studie konnte 1,8 Cineol 3 × 200 mg oral bei steroidpflichtigem Asthma bronchiale die Steroiddosis um 36 % reduzieren [35], in einer Studie mit Vergleichsmedikation besserten sich bei chronisch-obstruktiver Lungenkrankheit die Funktionsparameter [36].

Indikationen

- Kommission E: Erkältungskrankheiten der Luftwege (innere und äußere Anwendung), rheumatische Beschwerden (äußere Anwendung)
- HMPC: bisher nicht abschließend bearbeitet

Dosierung

- innere Anwendung: 0,3–0,6 ml/Tag (mittlere Dosis) in magensaftresistenten Weichgelatinekapseln, Zubereitungen entsprechend
- äußere Anwendung: 5–20-prozentige ölige und halbfeste bzw. 5–10-prozentige wässrig-ethanolische Zubereitungen: Einige Tr. des ätherischen Öls einreiben

Unerwünschte Wirkungen Selten nach innerer Anwendung Übelkeit, Erbrechen, Durchfall.

Kontraindikationen Bei innerer Anwendung entzündliche Erkrankungen im Magen-Darm-Bereich und im Bereich der Gallenwege, schwere Leberkrankungen. Bei Säuglingen und Kleinkindern nicht im Bereich des Gesichtes auftragen.

Interaktionen Die beschriebene Induktion des hepatischen CYP 450 Systems ist klinisch nicht relevant.

Flohkraut (Plantago psyllium L.) und Indischer Wegerich (Plantago ovata FORSSKAL)

Flohsamen (Psyllii semen), Indische Flohsamen (Plantaginis ovatae semen) und Indische Flohsamenschalen (Plantaginis ovatae testa) enthalten in der Epidermis der Samenschale 10–12 % unverdauliche Schleimstoffe (komplexe Polysaccharide). Flohsamenschalen haben die höchste Quellungszahl (40) aller pflanzlichen Drogen.

Wirkungen Regulation der Darmperistaltik (antidiarrhoisch, antiobstipativ), antiphlogistisch, reizlindernd, lipidsenkend (Reduktion der Resorption).

Wirksamkeitsnachweis In aktuellen kontrollierten Studien nahmen bei obstipierten Patienten Stuhlhäufigkeit und -gewicht signifikant zu bei zugleich weicheren Stühlen [37–39].

Die signifikanten Abnahmen von Beschwerden bei Morbus Crohn, Reizdarmsyndrom und Divertikulitis sind durch klinische Studien mit Flohsamen und Flohsamenschalen belegt [40]. In einer Metaanalyse führte bei mit fettarmer Kost behandelten Patienten mit Hypercholesterinämie die Einnahme von 10,2 g Flohsamenschalen/Tag zur Reduktion des Gesamtcholesterins um 3,9 % und der LDL-Konzentration um 6,7 % im Vergleich zu Placebo [41]. In einer neueren Metaanalyse mit 21 kontrollierten Studien ergaben sich bei der Einnahme von 20,4 g Psyllium/Tag eine Senkung des Gesamtcholesterins um 0,375 mmol/l und des LDL-Cholesterins um 0,278 mmol/l [42]. In einem Review zur Therapie von adipösen Kindern und Jugendlichen mit pathologischem Kohlenhydratstoffwechsel nahm die prozentuale Änderung der postprandialen Glukose bei Typ 2-Diabetikern nach Psyllium-Gabe um 12,2 bis 20,2 % ab [43].

Indikationen

- Kommission E: Flohsamen, Indische Flohsamen: habituelle Obstipation, Reizdarmsyndrom. Indische Flohsamen(schalen): Erkrankungen, bei denen eine erleichterte Defäkation mit weichem Stuhl erwünscht ist (z. B. Analfissuren, Hämorrhoiden, nach rektal-analen operativen Eingriffen, in der Schwangerschaft); adjuvant bei Diarrhö verschiedener Genese
- HMPC: herbal medicinal product:
  - Plantaginis ovatae semen: for the treatment of habitual constipation; in conditions in which easy defaecation with soft stools is desirable, e. g. in cases of painful defaecation after rectal or anal surgery, anal fissures or haemorrhoids
  - Plantaginis ovatae testa: wie semen, zusätzlich: in patients to whom an increased daily fiber intake may be advisable e. g. as an adjuvant in constipation predominant irritable bowel syndrome, as an adjuvant to diet in hypercholesterolemia [4]

Dosierung Tagesdosis: Flohsamen 10–30 g/Tag, Indische Flohsamen 10–40 g/Tag, Indische Flohsamenschalen 4–20 g/Tag, Zubereitungen entsprechend.

Unerwünschte Wirkungen Allergie auf Flohsamen (sehr selten); bei unzureichender gleichzeitiger Flüssigkeitszufuhr Obstruktion von Ösophagus oder Intestinum möglich.

Anwendungshinweis Je 5 g Flohsamen(schalen) müssen mit mindestens 150 ml kaltem Wasser (nicht mit Milch) aufgerührt und so rasch wie möglich getrunken werden. Einnahme zu den Mahlzeiten. Flohsamen(schalen) frühestens 30, besser 60 Minuten nach anderen Arzneimitteln einnehmen. Zur Behandlung der Obstipation Flohsamenschalen nicht vorquellen lassen.

Interaktionen Die Resorption von gleichzeitig eingenommenen Arzneimitteln kann verzögert werden.

Kontraindikationen Stenosen der Speiseröhre und des Magen-Darm-Trakts, bekannte Allergie auf Flohsamen(schalen); schwer einstellbarer Diabetes mellitus, gleichzeitige Therapie mit Cumarinen, Kinder unter 12 Jahren.

Ginkgo (Ginkgo biloba L.)

In Deutschland erhältliche Zubereitungen aus Ginkgoblättern (Ginkgo bilobae folium) enthalten in der Regel einen Spezialextrakt mit einem Droge-Extrakt-Verhältnis von 35–67 : 1 (wässriger Aceton-Extrakt, EGb 761). Wichtige Stoffgruppen sind z. B. Flavonolglykoside (22–27 %), Ginkgolide A, B und C (2,8–3,4 %), Bilobalid (2,6–3,2 %) und Proanthocyanidine (4–10 %).

Wirkungen Neuroprotektiv, Steigerung der Hypoxietoleranz insbesondere von Hirngewebe, Verbesserung neuronaler Stoffwechselstörungen und der zerebralen Perfusion, Verminderung von Retinaödem, antioxidativ, Reduktion der Kapillarpermeabilität, Verbesserung von psychomotorischen und kognitiven Funktionen, Förderung der Kompensation von Gleichgewichtsstörungen.

Wirksamkeitsnachweis Zu hirnorganischen Leistungsstörungen wurden über 50 klinische Studien durchgeführt. Es liegen mehrere Metaanalysen und Reviews zu M. Alzheimer und anderen hirnorganischen Leistungsstörungen vor, die teilweise eine Überlegenheit über Placebo zeigen. Die Wirksamkeit von Ginkgo-biloba-Extrakt ist in einigen Reviews vergleichbar mit der der Cholinesterase-Hemmer, die Verträglichkeit ist allerdings deutlich besser [44–48]. Ein Benefit bei Patienten mit leichter bis mittelschwerer Demenz assoziiert mit neuropsychiatrischen Symptomen wurde in einer aktuellen Studie beschrieben [49]. In einigen Studien zur Verbesserung der Gehirnleistung bei Personen über 50 Jahre ergab sich eine signifikante Verbesserung von Kurz- und Langzeitgedächtnis, der Intensität der Aufmerksamkeit, beim Arbeitsgedächtnis und bei der Intelligenz, die Ergebnisse sind jedoch widersprüchlich [50, 51].

Zur Indikation arterielle Verschlusskrankheit (Claudicatio intermittens) liegen einige mehrheitlich randomisierte doppelblinde kontrollierte Studien mit günstigen Ergebnissen vor, die Überlegenheit im Vergleich zu Placebo wird in einem systematischen Review jedoch nicht bestätigt [52]. Zu Tinnitus gibt es vorwiegend offene Studien mit großen Patientenzahlen, in einer Metaanalyse konnte jedoch nicht belegt werden, dass die Prognose günstig beeinflusst wird [53].

Indikationen

- Kommission E: symptomatische Behandlung von hirnorganisch bedingten Leistungsstörungen im Rahmen eines therapeutischen Gesamtkonzepts beim dementiellen Syndrom, Schwindel, Tinnitus, Verbesserung der schmerzfreien Gehstrecke bei peripherer arterieller Verschlusskrankheit im Stadium II nach Fontaine (Claudicatio intermittens) im Rahmen physikalisch-therapeutischer Maßnahmen (v. a. Gehtraining)
- HMPC: Monografie liegt vor.

Dosierung

- demenzielles Syndrom: 120–240 mg Extrakt/Tag in 2–3 Einzeldosen
- arterielle Verschlusskrankheit, Schwindel und Tinnitus: 120–160 mg/Tag in 2–3 Einzeldosen

5

Anwendungshinweis

- dementielles Syndrom: Einnahme für mindestens 8 Wochen. Nach einer Behandlungsdauer von 3 Monaten sollte geprüft werden, ob die Fortsetzung der Therapie noch gerechtfertigt ist.
- arterielle Verschlusskrankheit: Behandlungsdauer über mindestens 6 Wochen. Schwindel und Tinnitus: Die Anwendung über mehr als 6–8 Wochen bringt keinen therapeutischen Vorteil.

Unerwünschte Wirkungen Sehr selten gastrointestinale Beschwerden, Kopfschmerzen und allergische Hautreaktionen. Der Kausalzusammenhang zwischen in der Literatur beschriebenen Einzelfällen von Blutungen mit der Einnahme von Ginkgo-biloba-Extrakten gilt nicht als gesichert.

Interaktionen Keine bekannt, dennoch zur vorsorglichen Risikoabwehr Ginkgo-Zubereitungen vor Operationen absetzen.

Kontraindikation: Überempfindlichkeit gegenüber Ginkgo-biloba-Zubereitungen.

Hopfen (Humulus lupulus L.)

Hopfenzapfen (Lupuli strobulus) enthalten 15–30 % Harz mit oxidationsempfindlichen Bitterstoffen, z. B. Lupulon und Humulon, Proanthocyanidine und Flavonoide.

Wirkungen Sedativ, schlafffördernd.

Wirksamkeitsnachweis In einer kontrollierten Studie mit einem Baldrian-Hopfen-Kombinationspräparat wurden Schlafstörungen signifikant im Vergleich zu Placebo bzw. zu Baldrian allein reduziert [8], in einer weiteren Studie war die Wirksamkeit der Kombination mit Diphenhydramin äquivalent und gegenüber Placebo überlegen [9].

Indikationen

- Kommission E: Unruhe- und Angstzustände, Schlafstörungen
- HMPC: traditional herbal medicinal product for relief of mild symptoms of mental stress and to aid sleep [4]

Dosierung Tee: 0,5 g Droge, 2–4 × tgl., andere Zubereitungen entsprechend.

Unerwünschte Wirkungen, Kontraindikationen Nicht bekannt.

Ingwer (Zingiber officinalis ROSCOE)

Ingwerwurzelstock (Zingiberis rhizoma) enthält u. a. ätherisches Öl (2,5–3 %; Monoterpene, Sesquiterpene), Scharfstoffe (4–7,5 %; Gingerole, Shogaole) und Diarylheptanoide.

Wirkungen Antiemetisch (auch bei Therapie mit Zytostatika), Förderung der Speichel- und Magensaftsekretion, cholagog, Steigerung von Tonus und Peristaltik des Darms

Wirksamkeitsnachweis In Reviews aus kontrollierten Studien wird eine Überlegenheit von Ingwer gegenüber Placebo bzw. Äquivalenz gegenüber der Referenzmedikation bei Seekrankheit und morgendlicher Übelkeit und Brechreiz bei Schwangerschaft, auch bei der Prophylaxe, belegt [54–57]. In neueren Studien ergaben sich positive Effekte bei postoperativer Übelkeit und Erbrechen und partiell bei adjuvanter Gabe bei Chemotherapie [58–60].

Indikationen

- Kommission E: dyspeptische Beschwerden; Verhütung der Symptome der Reisekrankheit
- HMPC:
  - herbal medicinal product for the prevention of nausea and vomiting in motion sickness.
  - traditional herbal medicinal product for the symptomatic relief of motion sickness.
  - traditional herbal medicinal product for symptomatic treatment of mild, spasmodic gastro-intestinal complaints including bloating and flatulence [4]

Dosierung 2–4 g gepulverte Droge/Tag, Einnahme vor den Mahlzeiten.

Unerwünschte Wirkungen Nicht bekannt.

Kontraindikationen Schwangerschaftserbrechen.

5

Johanniskraut, echtes (Hypericum perforatum L.)

Wichtige Inhaltsstoffe alkoholischer Extrakte von Johanniskraut (Hyperici herba) sind Naphthodianthrone (0,05–0,3 %, insbesondere Hypericin, Pseudohypericin), Hyperforin (2–4 %), Gerbstoffe (6–15 %), Flavon- und Flavonolderivate, Xanthone, wenig ätherisches Öl.

Wirkungen des Gesamtextrakts: mild antidepressiv, anxiolytisch

Wirksamkeitsnachweis In 57 kontrollierten Studien, zusammengefasst in 2 neueren Metaanalysen fanden sich Responderraten von 59 %/29 % (Verum/Placebo) bzw. 55 %/55 % (Verum/Vergleichspräparat) mit Dosierungen von 500–1.000 mg Extrakt/Tag [61, 62]. Auch bei Depressionen im Rahmen des Klimakteriums existieren in Kombination mit Cimicifuga racemosa positive Wirksamkeitsbelege [63].

Indikationen

- Kommission E: leichte bis mittelschwere depressive Verstimmung, psychovegetative Störungen, Angstzustände, nervöse Zustände
- HMPC:
  - herbal medicinal product: for the treatment of mild to moderate depressive episodes (according to ICD-10)
  - traditional herbal medicinal product: for the relief of temporary mental exhaustion and for the symptomatic relief of mild gastrointestinal discomfort [4]

Dosierung

- wässrig-ethanolische (50–60 % Ethanol) oder wässrig-methanolische (80 % Methanol) Extrakte und Tinkturen/Tag
- Kinder (6–12 Jahre): bis 500 mg/Tag

Unerwünschte Wirkungen Gelegentlich gastrointestinale Beschwerden, Unruhe, Müdigkeit, allergische Exantheme. Insbesondere bei hellhäutigen Personen kann es durch eine Photosensibilisierung zu sonnenbrandähnlichen Reaktionen der Hautpartien kommen, die starker Bestrahlung ausgesetzt sind.

Interaktionen Abschwächung der Wirksamkeit von Warfarin, Phenprocoumon, Ciclosporin, Tacrolimus, Sirolimus, Proteinase-Inhibitoren wie Indinavir, NNRT-Hemmer wie Nevirapin, Irinotecan, Imatinib, Amitriptylin, Nortriptylin, Midazolam, Theophyllin, Digoxin, Verapamil, Simvastatin bei gleichzeitiger Anwendung. Die postulierten Interaktionen mit hormonellen Kontrazeptiva werden nicht durch Studien unterstützt.

Bei gleichzeitiger Behandlung mit anderen Arzneimitteln, die photosensibilisierend wirken, ist theoretisch eine Verstärkung phototoxischer Wirkungen möglich.

Kontraindikationen Allergie gegen die Inhaltsstoffe, bekannte Lichtüberempfindlichkeit der Haut. Schwere Depressionen, Anwendung bei Kindern unter 6 Jahren, bei Schwangerschaft und Stillzeit wegen fehlender ausreichender Untersuchungen.

Kamille, echte (Matricaria recutita L. RAUSCHERT)

Kamillenblüten (Matricariae flos) enthalten u. a. ätherisches Öl (0,5–1,5 %, insbesondere (-)-α-Bisabolol, Bisabolane und Matricin), Flavonderivate (1–3 %, z. B. Apigenin) und Schleimstoffe.

Wirkungen Wundheilungsfördernd, desodorierend, antibakteriell, antiphlogistisch, spasmolytisch, fungizid.

Wirksamkeitsnachweis In einer Anwendungsbeobachtung bei gastrointestinalen Beschwerden wurde die Wirkung von 95 % der Patienten als gut bis sehr gut bewertet. In einer weiteren Studie führte 5 ml Kamillenextrakt/Tag innerhalb von 6 Wochen zur Besserung bzw. bei 44,2 % zum Sistieren der Beschwerden. In randomisierten Therapiestudien bei Dermatitis infolge UV-Bestrahlung bzw. bei mittelgradigem atopischem Ekzem oder chronischem Ekzem wurde eine Äquivalenz zu Externa mit 0,25 bzw. 0,5 % Hydrocortison belegt, in einer Studie mit Dermabrasio nach Tätowierung war Kamillenextrakt Placebo hinsichtlich des Wundheilungseffektes überlegen. Bei Phlebitis nach Infusionsbehandlung und bei Schleimhautläsionen im Mund und Rachenraum (z. B. Aphten) ergaben Anwendungsbeobachtungen mit Kamillenextrakt günstige Wirkungen

[64, 65]. Bei Hämorrhoiden 2. Grades hatte eine äußerliche Add-on-Therapie mit Kamillenextrakt den besten Effekt.

Indikationen

- (Kommission E):
  - innere Anwendung: entzündliche Erkrankungen des Gastrointestinaltrakts, gastrointestinale Spasmen;
  - äußere Anwendung: Haut- und Schleimhautentzündungen, bakterielle Hauterkrankungen einschließlich der Mundhöhle und des Zahnfleisches; entzündliche Erkrankungen und Reizzustände der Luftwege (Inhalationen)
- HMPC: Monografie liegt vor.

Dosierung

- innere Anwendung: Tee: 3 g Droge (1 EL), 3–4 × tgl. frisch zubereiten, zwischen den Mahlzeiten trinken
- äußere Anwendung: Aufgüsse für Spülungen und Gurgellösungen 3–10-prozentig (m/V), Badezusatz: 50 g Droge auf 10 l Wasser, Zubereitungen entsprechend, feste und halbfeste Zubereitungen entsprechend 3–10 % Droge
- Inhalationen: 10–20 ml eines ethanolischen Extrakts/Liter heißes Wasser

Unerwünschte Wirkungen Einzelfälle von Allergien.

Kontraindikation Nicht bekannt.

Knoblauch (Allium sativum L.)

Die Knoblauchzwiebel (Allii sativi bulbus) enthält 0,5–1 % Cystein-Sulfoxide, insbesondere Alliin und γ-Glutamyl-Cysteine. Im schonend verarbeiteten Knoblauchpulver sind diese Inhaltsstoffe sowie das für deren Abbau verantwortliche Enzym Alliinase enthalten.

Wirkungen Arteriosklerosehemmend, kardioprotektiv, lipidsenkend, mild antihypertensiv, antioxidativ, vasodilatierend, profibrinolytisch reversibel, thrombozytenaggregationshemmend, antibakteriell, antimykotisch, antiviral.

Wirksamkeitsnachweis Es liegen über 50 klinische Studien zu kardiovaskulären Effekten vor. In 2 Metaanalysen bei Patienten mit Hyperlipidämie sank bei mindestens 4-wöchiger Einnahme von 600–900 mg Knoblauchzubereitungen/Tag das Gesamtcholesterin um 6–12 % [66, 67]. In 2 Metaanalysen ergaben sich milde antihypertensive Effekte [68, 69]. In placebokontrollierten Doppelblindstudien wurde der Zuwachs von arteriosklerotischen Plaquevolumina im Bereich der A. carotis communis bzw. der Koronararterien durch eine Einnahme von 900 mg Knoblauch/Tag über mindestens 4 Wochen bis mehrere Jahre signifikant reduziert, in einer weiteren mit mehr als 300 mg Knoblauch/Tag die altersbedingte Zunahme des elastischen Gefäßwiderstandes verzögert [70–72].

Indikationen

- Kommission E: Vorbeugung altersbedingter Gefäßveränderungen, adjuvant bei Erhöhung der Blutfette, wenn die diätischen Maßnahmen nicht ausreichend sind
- HMPC: bisher nicht abschließend bearbeitet

Dosierung 0,5–1 g getrocknetes Knoblauchpulver/Tag.

Unerwünschte Wirkungen Bei ca. 27 % der Anwender erhebliche Geruchsbildung, selten gastrointestinale Beschwerden, sehr selten allergische Reaktionen.

Kontraindikationen Nicht bekannt.

Lavendel (Lavandula angustifolia MILLER)

Die getrockneten Lavendelblüten (Lavandulae flos) enthalten ätherisches Öl (mindestens 1,5 %, Hauptkomponenten: Linalylacetat, Linalool) sowie 12 % Gerbstoffe.

Wirkungen von Lavendelöl: sedativ, karminativ, cholagog, anxiolytisch.

Wirksamkeitsnachweis In kontrollierten Studien bei Patienten mit Depression, Unruhe, Angststörungen oder Insomnie konnte bei Inhalation von Lavendelöl akut oder über bis zu 4 Wochen bzw. bei Einnahme des Öls eine messbare Verbesserung der jeweiligen Beschwerden erreicht werden [73–75]. Eine Sedierung der Patienten wurde nicht festgestellt. Außerdem war ein orales Lavendelölpräparat bei generalisierten Angststörungen über 6 Wochen vergleichbar wirksam wie ein Benzodiazepin [76, 77]. In kontrollierten Studien bei gesunden Probanden und bei verschiedenen Patientengruppen nahm die Schlafqualität bei Inhalation von Lavendelöl zu [78–80].

Indikationen

- Kommission E: Lavendelöl innere Anwendung: Unruhezustände, Einschlafstörungen, funktionelle Oberbauchbeschwerden; äußere Anwendung: funktionelle Kreislaufstörungen
- HMPC: Lavendelöl äußere und innere Anwendung: traditional herbal medicinal product for relief of mild symptoms of mental stress and exhaustion and to aid sleep [4]

Dosierung

- innere Anwendung: Tee: 1–2 TL Droge/Tasse, bis zu 3-mal/Tag, Lavendelöl: 1–4 Tr. auf 1 Stück Würfelzucker, bis zu 3-mal/Tag; 80 mg aufkonzentriertes Lavendelöl 1-mal/Tag.
- äußere Anwendung: Badezusatz: 20–100 g Lavendelblüten auf 20 Liter Wasser

Unerwünschte Wirkungen In Einzelfällen Kontaktallergien bei kosmetischer Anwendung des Öls.

Kontraindikationen Nicht bekannt.

Lein (Linum usatissimum L.)

Leinsamen (Lini semen) enthalten ca. 25 % Ballaststoffe (bestehend aus 10 % schwer verdaulichen Polysacchariden, Zellulose, Hemizellulose, Lignin), 45 % fettes Öl (52–76 % Linol- und Linolsäureester), 25 % Eiweiß, Lignane, Linustatin.

Wirkungen Peristaltikanregend, laxierend, schleimhautprotektiv.

Wirksamkeitsnachweis In älteren Studien erwies sich Leinsamen als wirksames Laxans bei geriatrischen Patienten [81].

Indikationen

- Kommission E – innere Anwendung:
  - habituelle Obstipation
  - durch Abführmittel geschädigtes Colon
  - Reizdarmsyndrom
  - Divertikulitis
  - Gastritis und Enteritis
- Kommission E – äußere Anwendung: bei lokalen Entzündungen
- HMPC:
  - herbal medicinal product for the treatment of habitual constipation or in conditions in which easy defaecation with soft stool is desirable
  - traditional herbal medicinal product for use as a demulcent preparation for the symptomatic relief of mild gastrointestinal discomfort [4]

Dosierung Innere Anwendung: 2–3 × tgl. 1 EL unzerkleinerten Leinsamen zusammen mit jeweils ca. 150 ml Wasser einnehmen (maximal 45 g/Tag). Bei äußerer Anwendung werden 30–50 g Leinsamenmehl als feuchtheißes Kataplasma verwendet.

Unerwünschte Wirkungen Häufig Meteorismus.

Kontraindikationen Ileus.

Interaktionen Es ist eine verminderte Resorption andere Arzneistoffe möglich, deshalb sollten andere Medikamente mit einem Abstand von 30 bis 60 Minuten eingenommen werden. Wegen der Verzögerung der duodenalen Glukoseresorption kann beim insulinpflichtigen Diabetiker eine Reduktion der Insulindosis erforderlich werden.

Mariendistel (Silybum marianum L. GAERTNER)

Mariendistelfrüchte (Cardui mariae fructus) enthalten mindestens 1,5 % Silymarin (Komplex, der aus den Flavonolderivaten Silybinin (50–70 %), Silydianin und Silychristin A und B besteht), 15–30 % fettes Öl mit mehrfach ungesättigten Fettsäuren.

Wirkungen Membranstabilisierend, antitoxisch, radikalbindend, antifibrotisch, antiinflammatorisch, bei Hepatozyten Anstieg der ribosomalen Proteinsynthese.

Wirksamkeitsnachweis Placebokontrollierte Studien bei chronischen alkoholischen Leberschäden, bei Leberzirrhose und bei Hepatitis C fanden günstige Effekte [82–85].

Indikationen

- Kommission E: Silymaringemisch: adjuvant bei chronisch-entzündlichen Lebererkrankungen, toxischen Leberschäden und Leberzirrhose
- HMPC: bisher nicht abschließend bearbeitet

Dosierung 12–15 g Droge/Tag (mittlere Dosis), Zubereitungen entsprechend 200–400 mg Silymarin (berechnet als Silybinin).

Unerwünschte Wirkungen Gelegentlich Übelkeit, Dyspepsie, Diarrhö, Appetitlosigkeit, Blähungen; allergische Reaktionen vom Typ I.

Kontraindikationen Nicht bekannt.

Melisse, Zitronen-Melisse (Melissa officinalis L)

Melissenblätter (Melissae folium) enthalten u. a. 0,05 %–0,8 % ätherisches Öl (hauptsächlich Citral und Citronellal), 4 % Gerbstoffe und Flavonoide.

Wirkungen Sedierend, karminativ, schlafinduzierend (hydroalkoholischer Extrakt), virustatisch.

Wirksamkeitsnachweise Bei Demenz besserte ein Melissenextrakt (60 Tr. oral über vier Monate) im Vergleich zu Placebo die kognitive Leistungsfähigkeit und reduzierte die Agitiertheit [86]. Zur Indikation Unruhe und nervös bedingte Einschlafstörungen liegt eine nicht kontrollierte Studie bei Personen mit leichten Angststörungen und Schlafstörungen vor [87].

Indikationen

- Kommission E: nervös bedingte Einschlafstörungen, funktionelle gastrointestinale Beschwerden
- HMPC: traditional herbal medicinal product for
  - relief of mild symptoms of mental stress and to aid sleep
  - symptomatic treatment of mild gastrointestinal complaints including bloating and flatulence [4]

Dosierung Als Tee 1,5–4,5 g Droge, 2–3 × tgl., Tinktur (1 : 5 in 45 % Alkohol): 2–6 ml, 3 × tgl., andere Zubereitungen: entsprechend.

Unerwünschte Wirkungen und Kontraindikationen Nicht bekannt.

Mistel (Viscum album L.)

Phytotherapeutische Präparate aus Mistelkraut (Visci albi herba) enthalten u. a. Mistellektine (Viscum-album-Agglutinine), Flavonoide, Lignane und Viskotoxin.

Wirkungen Bei intrakutaner Injektion lokale Entzündungsreaktion, Verbesserung der Lebensqualität, bei Tumorpatienten Linderung von tumorbedingten Schmerzen, immunabwehrsteigernd.

Wirksamkeitsnachweise Die älteren Studien mit parenteraler (insbesondere s. c.) Anwendung verschiedener Mistelpräparate sind in der Mehrzahl von nicht ausreichender Qualität. Neuere Studien mit einem auf Mistel-1-Lektin normierten Extrakt ergaben bei Pankreas-, Mamma- und kolorektalen Karzinomen, Blasen-, Ovarial-, Zervix-, Bronchialtumoren und Kopf-Halstumoren signifikante Verbesserungen bei der Lebensqualität [88].

Indikationen

- Kommission E: degenerativ-entzündliche Gelenkerkrankungen, Palliativtherapie im Sinne einer unspezifischen Reiztherapie bei malignen Tumoren
- HMPC: With regard to the use of Viscum album L., herba in cancer therapy, the HMPC concluded that this is outside the scope of the Directive 2001/83/EC as amended for traditional herbal medicinal products. The HMPC also considered use in cancer therapy and concluded that the information available in the public domain was not sufficient to enable a well-established use indication to be supported [4].

Dosierung Nach Angaben des Herstellers.

Unerwünschte Wirkungen Bei parenteraler Anwendung (vor allem s. c.) selten Schüttelfrost, hohes Fieber, Kopfschmerzen, pektanginöse Beschwerden, orthostatische Kreislaufstörungen, allergische Reaktionen, Phlebitiden, subkutane Knotenbildung am Injektionsort, Lymphknotenschwellung, sehr häufig vorübergehende Schwellung/Rötung an der Injektionsstelle.

Kontraindikationen Eiweißüberempfindlichkeit, hochfieberhafte Erkrankungen, chronisch-progrediente Infektionen, primäre Hirn- und Rückenmarktumoren, bekannte Allergien auf Mistelzubereitungen, Schwangerschaft.

Mönchspfeffer, Keuschlamm (Vitex agnus-castus L.)

Mönchspfefferfrüchte (Agni casti fructus) enthalten ätherisches Öl, Iridoidglykoside (Agnusid und Aucubin), Flavonoide und bizyklische Diterpene.

Wirkungen Stimulation von hypophysären Dopamin-2-Rezeptoren, Hemmung der Prolaktinausschüttung.

Wirksamkeitsnachweis In kontrollierten Studien ergaben sich eine Reduktion der Mastodynie, günstige Einflüsse auf das prämenstruelle Syndrom und günstige Effekte bei Zyklusstörungen infolge Corpus-luteum-Insuffizienz. Mehrheitlich wurden 40 mg eines ethanolischen Mönchspfefferextrakts pro Tag über 3 Monate verabreicht [89–91].

Indikation
- Kommission E: Regeltempoanomalien, prämenstruelles Syndrom, Mastodynie
- HMPC:
  - herbal medicinal product for the treatment of premenstrual syndrome
  - traditional herbal medicinal product for the relief of minor symptoms in the days before menstruation (premenstrual syndrome) [4]

Dosierung Zubereitungen entsprechend 30–40 mg Droge/Tag für mindestens 3 Monate.

Unerwünschte Wirkungen Gelegentlich treten urtikarielle Exantheme auf.

Kontraindikationen Schwangerschaft, Stillzeit.

Passionsblume (Passiflora incarnata L.)

Passionsblumenkraut (Passiflorae herba) enthält als Hauptinhaltsstoffe bis 2,5 % Flavonoide, ansonsten u. a. Protocatechusäure, Kaffeesäure und geringe Mengen ätherischen Öls.

Wirkungen Anxiolytisch, schlafzeitverlängernd, motilitätshemmend.

Wirksamkeitsnachweis In einer kontrollierten Studie bei Patienten mit Angststörungen war ein hydroethanolischer Extrakt äquivalent zu 30 mg Oxazepam. Des Weiteren liegen einige positive Studien zu Kombinationspräparaten mit Baldrian, Hopfen und/oder Johanniskraut bei Nervosität, Schlaf- und Angststörungen vor [92, 93].

Indikationen
- Kommission E: nervöse Unruhezustände
- HMPC: traditional herbal medicinal product for relief of mild symptoms of mental stress and to aid sleep [4]

Dosierung 0,5–2 g Droge, 3–4 × tgl., Zubereitungen entsprechend.

Unerwünschte Wirkungen Sehr selten entwickeln sich Hypersensitivitätsreaktionen.

Kontraindikationen Nicht bekannt.

Pfefferminze, echte (Mentha x piperita L.) (Kulturform)

Pfefferminzblätter (Menthae piperitae folium)

Diese enthalten 0,5–4 % ätherisches Öl (Pfefferminzöl: s. u.), zudem Lamiaceen-Gerbstoffe (bis 4,5 %) und Flavonoide.

Wirkungen Spasmolytisch, choleretisch, karminativ, Förderung der Magensaftsekretion, appetitanregend.

Wirksamkeitsnachweis Klinische Studien zu den angegebenen Indikationen liegen nicht vor.

Indikationen

- Kommission E: krampfartige Beschwerden im Magen-Darm-Bereich und der Gallenblase und -wege
- HMPC: traditional herbal medicinal product for the symptomatic relief of digestive disorders such as dyspepsia and flatulence [4]

Dosierung Tee: 1,5–3 g zerkleinerter Droge, 3 × tgl., Tinktur (1:5; 45 % Ethanol): 2–3 ml, 3 × tgl., Zubereitungen entsprechend

Unerwünschte Wirkungen Nicht bekannt.

Kontraindikationen Dauergebrauch bei chronischen Magenbeschwerden, bei Cholezystolithiasis nur nach Rücksprache mit dem Arzt anwenden.

Pfefferminzöl (Menthae piperitae aetheroleum)

Pfefferminzöl enthält 30–55 % (-)-Menthol und andere Alkohole, 12–32 % Ketone (z. B. Menthon), zudem Ester.

Wirkungen Kühlend, spasmolytisch, karminativ, cholagog, motilitätsfördernd, antibakteriell, sekretolytisch.

Wirksamkeitsnachweis Eine Metaanalyse über 16 Studien mit magensaftresistent verkapseltem Pfefferminzöl (ca. 200 mg 3 × tgl.) ergab bei Patienten mit Reizdarmsyndrom eine Überlegenheit gegenüber Placebo [94]. Studien mit Kombinationspräparaten, die u. a. Pfefferminzöl enthielten, ergaben bei Dyspepsie signifikante Verbesserungen der Symptomatik im Vergleich zu Placebo [95, 96]. Bei Patienten mit chronischen Spannungskopfschmerzen und bei Migräne ohne Aura ergaben klinische Studien signifikante Reduktionen der Schmerzsymptomatik im Vergleich zu Placebo [97, 98].

Indikationen

- Kommission E:
  - innere Anwendung: krampfartige Beschwerden im oberen Gastrointestinaltrakt und den Gallenwegen, Reizdarmsyndrom, Mundschleimhautentzündungen, Katarrhe der oberen Luftwege
  - äußere Anwendung: Katarrhe der oberen Luftwege, Myalgien, neuralgiforme Beschwerden
- HMPC:
  - innere Anwendung: herbal medicinal product for the symptomatic relief of minor spasms of the gastrointestinal tract flatulence and abdominal pain, especially in patients with irritable bowel syndrome
  - äußere Anwendung: herbal medicinal product for the symptomatic relief of mild tension type headache
  - traditional herbal medicinal product – äußere Anwendung: for the relief of symptoms in coughs and colds, for the symptomatic relief of localised muscle pain, for the symptomatic relief of localised pruritic conditions in intact skin, for the relief of symptoms in coughs and colds (inhalation), for the relief of symptoms in coughs and colds (oromucosal application) [4]

Dosierung

- innere Anwendung: 1–4 Tr., bis 3 × tgl., in Wasser verdünnt, Retardformen (bei Reizdarmsyndrom): 0,2–0,4 ml, 3 × tgl. vor den Mahlzeiten, Inhalation: 3–5 Tr. in heißes Wasser geben; bei Husten und Erkältung
- äußere Anwendung: zur Analgesie (Einreibung): Äquivalente Dosierung zu 1,25–16 % m/m Menthol in flüssigen oder halbfesten Zubereitungen

Unerwünschte Wirkungen Eine Refluxsymptomatik kann durch nicht retardierte Formen verstärkt werden, Hautreizungen bei äußerlicher Anwendung sind selten. Bei Neugeborenen kann Ikterus auftreten.

Kontraindikationen Verschluss der Gallenwege, Cholezystitis und schwere Leberschäden; Anwendung im Gesicht bei Säuglingen und Kleinkindern. Bei Gallensteinleiden nur nach Rücksprache mit einem Arzt anwenden. Kontaktallergie gegen Pfefferminzöl oder Menthol.

Rosmarin (Rosmarinus officinalis L.)

Rosmarinblätter (Rosmarini folium) enthalten 1,0–2,5 % ätherisches Öl (1,8-Cineol, α-Pinen, Campher, Borneol), Gerbstoffe, bittere Diterpenphenole.

Wirkungen Spasmolytisch, hautreizend, durchblutungsfördernd, antiinflammatorisch.

Wirksamkeitsnachweis Klinische Studien zu den nachstehenden Indikationen sind nicht vorhanden.

Indikationen
- Kommission E:
  - innere Anwendung: dyspeptisches Syndrom
  - äußere Anwendung: adjuvante Therapie bei rheumatischen Beschwerden und peripherer Kreislaufdysregulation
- HMPC: traditional herbal medicinal product
  - innere Anwendung: for symptomatic relief of dyspepsia and mild spasmodic disorders of the gastrointestinal tract
  - äußere Anwendung: as adjuvant in the relief of minor muscle and articular pain [4]

Dosierung
- innere Anwendung: Teeaufguss: 4–6 g Droge/Tag, 10–20 Tr. ätherisches Öl, Zubereitungen entsprechend
- äußere Anwendung: 6–10 % ätherisches Öl in halbfesten und flüssigen Zubereitungen, andere Zubereitungen entsprechend. Abkochung: 50 g Rosmarinblätter in 1 Liter zum Badewasser geben, 2 × wöchentlich

Unerwünschte Wirkungen Sehr selten Kontaktdermatitis.

Kontraindikationen Allergie auf Rosmarinblätter und deren Zubereitungen. Keine Bäder bei großen offenen Wunden und großen Hautläsionen, bei Fieber, akuten Entzündungen, schweren Herz-Kreislauf-Erkrankungen.

Rosskastanie (Aesculus hippocastanum L.)

Getrockneter Rosskastaniensamen (Hippocastani semen) enthält 3–10 % β-Aescin (ein saures komplexes Triterpensaponingemisch) als wirksamkeitsmitbestimmenden Inhaltsstoff, zudem Flavonoide, Gerbstoffe und Phytosterole.

Wirkungen Antiexsudativ, kapillarabdichtend, ödemprotektiv, venentonisierend.

Wirksamkeitsnachweis Eine Metaanalyse aus 17 Studien mit oral anzuwendendem Extrakt zeigte eine signifikante Besserung der Symptome der chronisch venösen Insuffizienz im Vergleich zu Placebo und eine äquivalente Wirkung gegenüber Kompressionsstrümpfen bei guter Verträglichkeit [99].

Indikationen
- Kommission E: chronisch venöse Insuffizienz
- HMPC:
  - Herbal medicinal product: for treatment of chronic venous insufficiency, which is characterized by swollen legs, varicose veins, a feeling of heaviness, pain, tiredness, itching, tension and cramps in the calves
  - Traditional herbal medicinal product
    - to relieve symptoms of discomfort and heaviness of legs related to minor venous circulatory disturbances
    - for relief of signs of bruises, such as local oedema and haematoma [4]

Dosierung 100 mg Aescin/Tag.

Unerwünschte Wirkungen Bei innerer Anwendung in Einzelfällen Übelkeit, Pruritus und Magenbeschwerden.

Kontraindikationen Nicht bekannt.

Sägepalme (Sabal serrulata [MICHAUX] NUTTAL ex SCHULTES)

Sägepalmenfrüchte, Sabalfrüchte (Sabal fructus) enthalten freie und konjugierte δ-7- und δ-5-

Phytosterole sowie gesättigte und ungesättigten Fettsäuren.

Wirkungen Antiandrogen (Hemmung der 5α-Reduktase und der Dihydrotestosteron-Bindung), antiinflammatorisch, antiödematös, antiexsudativ.

Wirksamkeitsnachweis Über 30 klinische Studien mit Behandlungszeiten zwischen 4 und 52 Wochen wurden in Metaanalysen untersucht und ergaben mit verschiedenen Extrakten bei Patienten mit benigner Prostatahyperplasie eine statistisch signifikante Überlegenheit der therapeutischen Wirksamkeit gegenüber Placebo bzw. eine äquivalente Wirksamkeit gegenüber Finasterid. Zudem ergaben sich auch eine Senkung des Restharnvolumens und ein Anstieg der maximalen Harnflussrate, die Prostatagröße nahm jedoch nicht ab. Die Verträglichkeit war auch in Langzeitstudien sehr gut [100, 101].

Indikationen
- Kommission E: Miktionsbeschwerden, bei benigner Prostatahyperplasie (Stadium I–II nach Alken)
- HMPC: Monografie liegt vor

Dosierung Mit lipophilem Lösungsmittel hergestellter Extrakt: 320 mg/Tag, andere Zubereitungen entsprechend.

Unerwünschte Wirkungen Selten Magen-Beschwerden.

Kontraindikationen Nicht bekannt.

Salbei, dalmatinischer (Salvia officinalis L.)

Salbeiblätter (Salviae folium) enthalten u. a. ätherisches Öl (1,0–2,5 %) mit den Hauptkomponenten α- und β-Thujon (20–63 %), 1,8-Cineol (6–16 %) und Campher (14–37 %); Lamiaceen-Gerbstoffe, Diterpen-Bitterstoffe, Triterpene und Flavonoide.

Wirkungen Antibakteriell, virustatisch, fungistatisch, adstringierend, sekretionsfördernd, antihidrotisch.

Wirksamkeitsnachweis In einer kontrollierten Studie bei Patienten mit Halsschmerzen, Pharyngitis und/oder Tonsillitis war eine Kombination mit Echinacea purpurea ebenso wirksam wie ein Chlorhexidin/Lidocain-Spray [102]. In einer offenen Studie wurde die Anzahl der Hitzewallungen bei menopausalen Frauen signifikant reduziert [103]. Ebenso nahm in einer placebokontrollierten Pilotstudie die Zahl der Hitzewallungen bei Männern mit Prostatakarzinom und Androgendeprivation signifikant ab [104].

Indikationen
- Kommission E: innere Anwendung: dyspeptische Beschwerden, Hyperhidrosis; externe Anwendung: Entzündungen der Mund- und Rachenschleimhaut
- HMPC:
  - traditional herbal medicinal product for symptomatic treatment of mild dyspeptic, complaints such as heartburn and bloating
  - traditional herbal medicinal product for relief of excessive sweating
  - traditional herbal medicinal product for the symptomatic treatment of inflammations in the mouth or the throat
  - traditional herbal medicinal product for relief of minor skin inflammations [4]

Dosierung
- innere Anwendung: Tagesdosis 4–6 g Droge, Tinktur (1 : 10; in 55 % Ethanol): 75 Tr./Tag, 1,5–3 g Fluidextrakt
- Externe Anwendung: 2,5 g Droge bzw. 2–3 Tr. des ätherischen Öls auf 100 ml Wasser bzw. 5 g alkoholischer Auszug auf 1 Glas Wasser. Zur Pinselung: unverdünnter alkoholischer Auszug

Anwendungsdauer Nicht länger als 4 Wochen (Vorsichtsmaßnahme).

Unerwünschte Wirkungen Epileptiforme Krämpfe bei längerer Einnahme des ätherischen Öls oder alkoholischer Extrakte.

Kontraindikationen Schwangerschaft.

Teufelskralle, südafrikanische (Harpagophytum procumbens (BURCHELL) DE CANDOLLE)

Die südafrikanische Teufelskrallenwurzel (Harpagophyti radix), d.h. die sekundäre Speicherwurzel, enthält Bitterstoffe vom Iridoidtyp (insbesondere 1,2–3 % Harpagosid), Phenylethanolderivate und Flavonoide.

Wirkungen Antiphlogistisch, dosisabhängig schwach peripher-analgetisch, choleretisch, appetitanregend.

Wirksamkeitsnachweis Es gibt klinische Studien und Anwendungsbeobachtungen mit wässrigen sowie mit wässrig-ethanolischen Extrakten. In placebo- bzw. mit NSAR kontrollierten Studien bei Patienten mit chronischen Rückenschmerzen, Arthrosen (z. B. aktivierter Koxarthrose oder Gonarthrose), Muskelschmerzen, Fibromyalgie und Lumbalgien wurde insbesondere die analgetische Wirksamkeit belegt. Die Tagesdosis betrug 50 bzw. 100 mg Harpagosid, die Anwendungsdauer zwischen 4 Wochen und 2 Monaten. Die Verträglichkeit war deutlich besser als die bei NSAR-Einnahme [105, 106].

Indikationen

- Kommission E: Appetitlosigkeit, dyspeptische Beschwerden; adjuvant bei degenerativen Erkrankungen des Bewegungsapparates
- HMPC: traditional herbal medicinal product
  - for relief of minor articular pain
  - used for the relief of mild digestive disorders such as bloating and loss of appetite [4]

Dosierung

- Appetitlosigkeit: 0,5 g Droge, 3 × tgl., Zubereitungen entsprechend
- dyspeptische Beschwerden, Erkrankungen des Bewegungsapparates: 4,5–9 g Droge/Tag Zubereitungen entsprechend

Unerwünschte Wirkungen Diarrhö (8 %), seltener gastrointestinale Beschwerden bei höheren Dosierungen.

Kontraindikationen Magen- und Duodenalulzera; Kinder unter 12 Jahren. Bei Cholezystolithiasis nur nach Rücksprache mit einem Arzt einnehmen.

Thymian, echter, Spanischer Thymian (Thymus vulgaris L, Thymus zygis L.)

Thymiankraut (Thymi herba) enthält u. a. ätherisches Öl (mind. 1,2 %, z. B. Thymol, Carvacrol), Lamiaceen-Gerbstoffe und Flavonoide.

Wirkungen Bronchospasmolytisch, expektorierend, antibakteriell, analgetisch.

Wirksamkeitsnachweis In einer klinischen Studie mit Patienten mit Bronchitis und produktivem Husten war eine Kombination aus Thymiankraut und Primelwurzel gegenüber Placebo überlegen [107].

Indikationen

- Kommission E: Symptome der Bronchitis und des Keuchhustens, Katarrhe des oberen Respirationstrakts
- HMPC: traditional herbal medicinal product used as an expectorant in cough associated with cold [4]

Dosierung 1–2 g getrocknete Droge auf 1 Tasse als Aufguss, mehrmals tgl.; Tinktur (1 : 10, 70 % Ethanol): 40 Tr., bis 3 × tgl., Fluidextrakte: entsprechend. Lokale Anwendung: 5-prozentiger Tee.

Unerwünschte Wirkungen Sehr selten Allergien.

Kontraindikationen Nicht bekannt.

Traubensilberkerze (Cimicifuga racemosa L. NUTTAL)

Traubensilberkerzenwurzelstock (Cimicifugae racemosae rhizoma) enthält 4–7 % Triterpenglykoside (u. a. Actein, Cimicifugosid), Isoflavone, Phenolcarbonsäuren und Cimicifugasäure F.

Wirkungen Zentrale D2-Rezeptor-vermittelte Wirkungen (Senkung der Körpertemperatur), osteoprotektiv, Hemmung des Metabolismus von Östrogenen.

Wirksamkeitsnachweis In Metaanalysen aus Studien mit Dosierungen entsprechend einem Drogenäquivalent von 40 mg/Tag und Einnahmedauern von 12–24 Wochen besserten sich somatische, psychische und neurovegetative klimakterische Beschwerden, insbesondere die Inzidenz von Hitzewallungen, signifikant [108].

Indikationen
- Kommission E: klimakterisch bedingte neurovegetative Beschwerden, prämenstruelle und dysmenorrhoische Beschwerden
- HMPC: herbal medicinal product for the relief of menopausal complaints such as hot flushes and profuse sweating [4]

Dosierung
- Extrakte entsprechend 40 mg Drogenäquivalent/Tag
- Anwendungsdauer: Begrenzung auf 6 Monate wegen fehlender Langzeitstudien

Unerwünschte Wirkungen Hautreaktionen (Urtikaria, Juckreiz, Exanthem), Gesichtsödem, periphere Ödeme und gastrointestinale Symptome (z. B. dyspeptisches Syndrom, Diarrhö).

Kontraindikationen Hormonabhängige Tumoren.

Umckaloabowurzel, afrikanische (Pelargonium sidoides D. C., Pelargonium reniforme Curt.)

Es wird ein spezieller Extrakt aus dem Wurzelstock (Pelargonii sidoides radix) verwendet, der 0,5 % Cumarine (darunter Umckalin), Phenolcarbonsäuren, Polyphenole, Gallussäure und Flavonoide enthält.

Wirkungen Antibakteriell, immunstimulierend, antiphlogistisch, antiviral, antioxidativ, Stimulierung des respiratorischen Flimmerepithels.

Wirksamkeitsnachweis In einer Metaanalyse aus 4 kontrollierten klinischen Studien bei akuter bakterieller Bronchitis erwies sich der Extrakt bei einer Therapiedauer von 4–7 Tagen als überlegen gegenüber Placebo bzw. Acetylcystein [109]. Eine Cochrane-Auswertung bestätigt die gute Evidenz der Wirksamkeit bei akuten respiratorischen Infekten bei Erwachsenen und Kindern [110].

Indikationen
- entsprechend Zulassung: akute und chronische Bronchitis
- HMPC: traditional herbal medicinal product for the symptomatic treatment of common cold [4]

Dosierung 4–6 g Droge/Tag, Zubereitungen entsprechend.

Unerwünschte Wirkungen Sehr selten Exanthem bei Kindern.

Kontraindikationen Erhöhte Blutungsneigung, schwere Leber- und Nierenerkrankungen; Schwangerschaft und Stillzeit.

Weide (Salix purpurea L., Salix alba L. und andere Weidenarten)

Weidenrinde (Salicis cortex) enthält 1,5–11 % Salicylalkoholderivate wie z. B. Salicinester, die während des Extraktionsprozesses partiell zu Salicin hydrolisiert werden), Flavonoide, Chalkone, Flavane und Polyphenole.

Wirkungen Antiphlogistisch, peripher analgetisch, antipyretisch.

Wirksamkeitsnachweis In über 10 klinischen Studien wurden bei Patienten mit rheumatoider Arthritis, Zervikal-, Lumbal- oder degenerativem Wirbelsäulensyndrom, bzw. mit akuten Rückenschmerzen sowie Cox- oder Gonarthrose mit Dosierungen äquivalent zu 240 mg Gesamtsalicin/Tag Reduktionen bei Schmerzen bzw. in den entsprechenden Symptomenscores erreicht [111, 112].

Indikationen

- Kommission E: fieberhafte Erkrankungen, Kopfschmerzen, rheumatische Beschwerden
- HMPC:
  - herbal medicinal product: used for the short-term treatment of low back pain
  - traditional herbal medicinal product: used for the relief of minor articular pain, fever associated with common cold, headache [4]

Dosierung 120–240 mg Gesamtsalicin/Tag in wässrig-alkoholischen oder wässrigen Trockenextrakten, Tinkturen, Fluidextrakten.

Unerwünschte Wirkungen Allergische oder pseudoallergische Reaktionen.

Kontraindikationen Salicylatsensitivität; Kinder unter 4 Jahre.

Weinrebe (Vitis vinifera L. ssp. Vinifera)

Rote Weinlaubblätter (Vitis viniferae rubrae folium) enthalten bis zu 7 % Flavonoide, mindestens 4 % Polyphenole und mindestens 0,2 % oligomere Procyanidine.

Wirkungen Antiödematös, antiphlogistisch, kapillarabdichtend, thrombozytenaggregationshemmend, antioxidativ.

Wirksamkeitsnachweis Es liegen randomisierte, doppelblinde placebokontrollierte Studien und Anwendungsbeobachtungen bei Patienten mit chronisch venöser Insuffizienz Stadium I und II vor. Bei diesen Patienten wurde über 6–17 Wochen 360 oder 720 mg Weinlaubextrakt ohne weitere Therapie appliziert. Beinödeme und spezifische Symptome wurden durch die Gabe des Extrakts klinisch relevant, aber nicht immer signifikant reduziert. Transkutaner Sauerstoffdruck und Hautdurchblutung (Mikrozirkulation) besserten sich [113, 114].

Indikationen

- Kommission E: keine
- HMPC:
  - herbal medicinal product: for treatment of chronic venous insufficiency, which is characterized by swollen legs, varicose veins, a feeling of heaviness, pain, tiredness, itching, tension and cramps in the calves
  - traditional herbal medicinal product:
    - to relieve symptoms of discomfort and heaviness of legs related to minor venous circulatory disturbances
    - for symptomatic relief of itching and burning associated with haemorrhoids
    - for symptomatic treatment of cutaneous capillary fragility [4]

Dosierung 360–720 mg wässriger Extrakt (DEV 4–6 : 1) pro Tag.

Unerwünschte Wirkungen, Kontraindikationen, Interaktionen: Nicht bekannt

Weißdorn (u. a. Crataegus monogyna JACQUIN emend. LINDMAN, Crataegus laevigata [POIRET] DE CANDOLLE)

Die getrockneten Weißdornblätter mit Blüten (Crataegi folium cum flore) enthalten u. a. Flavonoide (1–2 %), oligomere Procyanidine (0,4–1 %), biogene Amine (2–8 %), Phenolcarbonsäuren und Polysaccharide.

Wirkungen Antiarrhythmisch, kardioprotektiv, positiv inotrop und dromotrop, negativ bathmotrop und chronotrop, Förderung der koronaren Durchblutung und der Ejektionsfraktion, Steigerung der Arbeitstoleranz und des Herzzeitvolumens, Senkung des peripheren Gefäßwiderstandes, Verbesserung der subjektiven Beschwerden der Herzinsuffizienz im Stadium II, Erhöhung der anaeroben Schwelle.

Wirksamkeitsnachweis Es liegt eine Vielzahl von klinischen Studien mit Weißdorn-Monopräparaten als alleinige Therapie oder als Adjuvans zur konventionellen Therapie bei Patienten mit Myokardinsuffizienz NYHA I–III über bis zu 24 Wochen vor. Die Behandlung mit 900–1.800 mg Extrakt/Tag ergab eine signifikante Besserung typischer Symptome, eine geringe Zunahme der maximalen Belastbarkeit und eine deutliche Abnahme des Druckfrequenzprodukts [115].

Indikationen
- Kommission E: Herzinsuffizienz im Stadium II nach NYHA
- HMPC: Monografie liegt vor

Dosierung
- 160–900 mg/Tag nativer wässrig-alkoholischer Extrakt mit definiertem Gehalt an Flavonoiden bzw. oligomeren Procyanidinen
- Anwendungsdauer: Einnahme über mindestens 6 Wochen

Unerwünschte Wirkungen, Kontraindikationen Nicht bekannt.

Zaubernuss, virginische (Hamamelis virginiana L.)

Zauberstrauchblätter/-rinde, virginische, Hamamelisblätter/-rinde (Hamamelidis folium et cortex) enthalten Gerbstoffe (Hamamelitannine, Gallotannine: Rinde 8–12 %, Blätter 3–8 %), Flavonoide und wenig ätherisches Öl.

Wirkungen Adstringierend, antiphlogistisch, lokal hämostypisch, antipruriginös, antibakteriell, sekretionshemmend, gewebeverdichtend, vasokonstriktorisch.

Wirksamkeitsnachweis Bei Hämorrhoidalleiden (Stadium I) waren Präparate mit 10-prozentigem Extrakt (Hamamelisrinde) in 2 klinischen Studien bei 3-wöchiger Therapie vergleichbar wirksam wie eine Kortikoid-Salbe [116]. Bei Kindern liegt eine Anwendungsbeobachtung zu Windeldermatitis, kleinen Hautverletzungen und lokal begrenzten Dermatitiden vor [117].

Hamamelisdestillate (Hamameliswasser), in denen kaum Gerbstoffe nachweisbar sind, waren in kontrollierten Studien nicht wirksamer als Placebo [118, 119].

Indikationen
- Kommission E: leichte Hautverletzungen, lokale Haut- und Schleimhautentzündungen, Hämorrhoiden, Krampfaderbeschwerden
- HMPC: traditional herbal medicinal product
  - for relief of minor skin inflammation and dryness of the skin
  - for symptomatic relief of itching and burning associated with haemorrhoids
  - used as a mouthwash and gargles for relief of minor inflammation of mucous membranes of the oral cavity [4]

Dosierung
- Anwendung auf Schleimhäuten: Zubereitungen, die ca. 0,1–1 g Droge äquivalent sind.
- Anwendung auf der Haut: Extrakte entspr. 5–10 % Droge in halbfesten und flüssigen Zubereitungen, die mehrmals tgl. aufgetragen werden

Unerwünschte Wirkungen und Kontraindikationen Nicht bekannt.

5.5.6 Übersichten und Rezepturen

Bewährte pflanzliche Drogen

In Tabelle 5.14 werden von der Kommission E positiv verabschiedete, besonders bewährte pflanzliche Drogen mit ihren Indikationen aufgeführt, die in Abschnitt 5.5.3 nicht erwähnt wurden. Sie wurden auch unter dem Aspekt der guten Verträglichkeit ausgewählt. Für die Details und weitere, aufgrund der aktuellen Studienlage sinnvolle Indikationen wird auf die Fachliteratur verwiesen [120].

Bewährte fixe Kombinationen

Kombinationen von pflanzlichen Drogen, insbesondere fixe Kombinationen (➤ Tab. 5.14), haben sich in der Praxis sehr bewährt, sie eignen sich bei entsprechender Erfahrung auch für die individuelle Rezeptur. Von der Kommission E wurden für einige fixe Kombinationen positive Monografien und Muster erstellt. In der Tabelle finden sich Kombinationen, die insbesondere für die Teezubereitung geeignet sind. Darüber hinaus gibt es eine Vielzahl von Fertigarzneimitteln mit sinnvollen Kombinationen.

Tab. 5.14 Weitere von der Kommission E positiv monografierte Pflanzen.

Pflanzliche Droge (deutsch/lateinisch)	Indikationen der Kommission E (ä = äußere Anwendung) (i = innere Anwendung)
Angelikawurzel (Angelicae radix)	Appetitlosigkeit (i), dyspeptische Beschwerden (i)
Anisfrüchte (Anisi fructus)	dyspeptische Beschwerden (i), Katarrhe der Luftwege (ä)
Artischockenblätter (Cynarae folium)	dyspeptische Beschwerden (i)
Birkenblätter (Betulae folium)	Durchspülungstherapie bei bakteriellen und entzündlichen Erkrankungen der ableitenden Harnwege und bei Nierengrieß (i), adjuvant bei rheumatischen Beschwerden (i)
Bittersüßstängel (Dulcamarae stipites)	adjuvant bei chronischem Ekzem (i)
Bockshornsamen (Foenugraeci semen)	Appetitlosigkeit (i), lokale Entzündungen (ä)
Boldoblätter (Boldo folium)	leichte krampfartige Magen-Darm-Beschwerden (i), dyspeptische Beschwerden (i)
Bromelain aus der Ananas (Bromelainum der Ananas comosus)	akute postoperative und posttraumatische Schwellungszustände, v. a. der Nase und der Nasennebenhöhlen (i)
Campher (Camphora)	Muskelrheumatismus (ä), Herzbeschwerden (ä), hypotone Kreislaufregulationsstörungen (i), Katarrhe der Luftwege (i, ä)
Curcumawurzelstock (Curcumae longae rhizoma)	dyspeptische Beschwerden (i)
Eibischwurzel/-blätter (Althaeae radix/-folium)	Schleimhautentzündungen im Mund- und Rachenraum (i), trockener Reizhusten (i), leichte Entzündung der Magenschleimhaut (i)
Eichenrinde (Quercus cortex)	entzündliche Hauterkrankungen (ä), unspezifische akute Durchfallerkrankungen (i), lokale Behandlung leichter Entzündungen im Mund- und Rachenbereich (i)
Enzianwurzel (Gentianae radix)	Appetitlosigkeit (i), dyspeptische Beschwerden (i)
Erdrauchkraut (Fumariae herba)	krampfartige Beschwerden im Bereich der Gallenblase und der Gallenwege sowie des Gastrointestinaltrakts
Fenchelfrüchte (Foeniculi fructus), Fenchelöl (Foeniculi aetheroleum)	dyspeptische Beschwerden wie leichte krampfartige Magen-Darm-Beschwerden, Völlegefühl, Blähungen (i), Katarrhe der oberen Luftwege (i)
Fichtennadelöl (Piceae aetheroleum)	katarrhalische Erkrankungen der oberen und unteren Luftwege (i, ä), rheumatische und neuralgische Beschwerden (ä)
Galgantwurzelstock (Galangae rhizoma)	Appetitlosigkeit (i), dyspeptische Beschwerden (i)
Gänsefingerkraut (Potentillae anserinae herba)	leichte dysmenorrhoische Beschwerden (i), adjuvant bei leichten, unspezifischen, akuten Durchfallerkrankungen (i), leichte Entzündungen der Mund- und Rachenschleimhaut (i)
Gelbwurz javanische (Curcumae xanthorrhizae rhizoma)	dyspeptische Beschwerden (i)
Ginsengwurzel (Ginseng radix)	als Tonikum zur Stärkung und Kräftigung bei Müdigkeits-, Schwächegefühl, nachlassender Leistungs- und Konzentrationsfähigkeit (i), Rekonvaleszenz (i)
Goldrutenkraut (Solidaginis herba)	Durchspülungstherapie bei entzündlichen Erkrankungen der ableitenden Harnwege (i), vorbeugend bei Harnsteinen und Nierengrieß (i)
Haferstroh (Avenae stramentum)	entzündliche und seborrhoische Hauterkrankungen, speziell mit Juckreiz (ä)

Tab. 5.14 Weitere von der Kommission E positiv monografierte Pflanzen. (Forts.)

Pflanzliche Droge (deutsch/lateinisch)	Indikationen der Kommission E (ä = äußere Anwendung) (i = innere Anwendung)
Harongarinde/-blätter (Harunganae madagascariensis cortex/-folium)	dyspeptische Beschwerden (i), leichte exokrine Pankreasinsuffizienz (i)
Hauhechelwurzel (Ononidis radix)	Durchspülungstherapie bei entzündlichen Erkrankungen der ableitenden Harnwege (i), vorbeugend bei Nierengrieß (i)
Heidelbeerfrüchte (Myrtilli fructus)	unspezifische akute Durchfallerkrankungen (i), leichte Entzündungen der Mund- und Rachenschleimhaut (i)
Heublumen (Graminis flos)	degenerative Erkrankungen des rheumatischen Formenkreises (ä)
Holunderblüten (Sambuci flos)	Erkältungskrankheiten (i)
Huflattichblätter (Farfarae folium)	akute Katarrhe der Luftwege mit Husten und Heiserkeit (i), akute, leichte Entzündungen der Mund- und Rachenschleimhaut (i)
Isländisches Moos (Lichen islandicus)	Schleimhautreizungen in Mund- und Rachenraum (i), trockener Reizhusten (i), Appetitlosigkeit (i)
Kapuzinerkressenkraut (Tropaeoli maji herba)	adjuvant bei Infekten der ableitenden Harnwege (i), bei Katarrhen der Luftwege (i)
Korianderfrüchte (Coriandri fructus)	Appetitlosigkeit (i), dyspeptische Beschwerden (i)
Kümmelfrüchte/-öl (Carvi fructus/-aetheroleum)	dyspeptische Beschwerden wie leichte krampfartige Beschwerden im Magen-Darm-Bereich, Blähungen und Völlegefühl (i)
Lindenblüten (Tiliae flos)	Erkältungskrankheiten (i), trockener Reizhusten (i)
Löwenzahnwurzel mit -kraut (Taraxaci radix cum herba)	Störungen des Galleflusses (i), Anregung der Diurese (i), Appetitlosigkeit (i), dyspeptische Beschwerden (i)
Mädesüßblüten (Spiraeae ulmariae flos)	adjuvant bei Erkältungskrankheiten (i)
Mäusedornwurzelstock (Rusci aculeati rhizoma)	adjuvant bei chronisch venöser Insuffizienz (i), adjuvant bei Hämorrhoiden (i)
Mahonienrinde (Mahoniae aquifolii cortex)	leichte bis mittelschwere Psoriasis (ä), Seborrhö (ä), leichte Verlaufsform der Acne vulgaris (i), trockene Dermatosen bei Pruritus (ä)
Malvenblätter/-blüten (Malvae folium/-flos)	Schleimhautreizungen im Mund- und Rachenraum (i), trockener Reizhusten (i)
Meerrettichwurzel (Armoraciae rusticanae radix)	Katarrhe der Luftwege (i, ä), adjuvant bei Infektionen der ableitenden Harnwege (i), hyperämisierende Behandlung bei leichten Muskelschmerzen (ä)
Myrrhe (Myrrha)	leichte Entzündungen der Mund- und Rachenschleimhaut (i)
Odermennigkraut (Agrimoniae herba)	leichte unspezifische, akute Durchfallerkrankungen (i), Entzündungen der Mund- und Rachenschleimhaut (i), leichte oberflächliche Entzündungen der Haut (i)
Orthosiphonblätter (Orthosiphonis folium)	Durchspülungstherapie bei bakteriellen und entzündlichen Erkrankungen der ableitenden Harnwege (i), Nierengrieß (i)
Pestwurzwurzelstock (Petasitidis rhizoma)	adjuvant bei akuten krampfartigen Schmerzen im Bereich der ableitenden Harnwege, v. a. bei Steinleiden (i)
Primelwurzel (Primulae radix)	Katarrhe der Luftwege, Erkältungskrankheiten der Atemwege mit zähflüssigem Schleim (i)
Ratanhiawurzel (Ratanhiae radix)	leichte Entzündungen der Rachenschleimhaut (i)
Rettichwurzel (Raphani sativi radix)	dyspeptische Beschwerden (i)

Tab. 5.14 Weitere von der Kommission E positiv monografierte Pflanzen. (Forts.)

Pflanzliche Droge (deutsch/lateinisch)	Indikationen der Kommission E (ä = äußere Anwendung) (i = innere Anwendung)
Ringelblumenblüten (Calendulae los)	entzündliche Veränderungen der Mund- und Rachenschleimhaut (i), Wunden, auch mit schlechter Heilungstendenz (ä)
Rosenblüten (Rosae flos)	leichte Entzündungen im Bereich der Mund- und Rachenschleimhaut (i)
Schachtelhalmkraut (Equiseti herba)	posttraumatisches und statisches Ödem (i), Durchspülungstherapie bei bakteriellen und entzündlichen Erkrankungen der ableitenden Harnwege (i), Nierengrieß (i), adjuvant bei schlecht heilenden Wunden (ä)
Schafgarbenkraut/-blüten (Millefolii herba/-flos)	Appetitlosigkeit (i), dyspeptische Beschwerden wie leichte krampfartige Beschwerden im Magen-Darm-Bereich (i), Pelvipathia vegetativa (ä)
Schlüsselblumenblüten (Primulae flos cum calyce)	Katarrhe der Luftwege (i)
Schöllkraut (Chelidonii herba)	krampfartige Beschwerden im Bereich der Gallenwege und des Magen-Darm-Trakts
Senfsamen, weißer (Sinapis alba)	Katarrhe der Luftwege (ä), chronisch-degenerative Gelenkerkrankungen (ä), Weichteilrheumatismus (ä)
Sennesblätter/-früchte (Sennae folium-/-fructus)	Obstipation
Sojaphospholipide (Lecithinum ex soja)	leichtere Fettstoffwechselstörungen, v. a. Hypercholesterinämien, sofern diätetische Maßnahmen allein nicht ausreichen, Verbesserung des subjektiven Beschwerdebildes bei Appetitlosigkeit, Druckgefühl im rechten Oberbauch bei nutritiv-toxischen Leberschäden und chronischer Hepatitis
Sonnentaukraut (Droserae herba)	Krampf- und Reizhusten
Spargelwurzelstock (Asparagi rhizoma)	Durchspülungstherapie bei entzündlichen Erkrankungen der ableitenden Harnwege (i), vorbeugend bei Nierengrieß (i)
Spitzwegerichkraut (Plantaginis lanceolatae herba)	Katarrhe der Luftwege (i), entzündliche Veränderungen im Bereich der Mund- und Rachenschleimhaut (i), entzündliche Veränderungen der Haut (ä)
Steinkleekraut (Meliloti herba)	chronisch venöse Insuffizienz (i), adjuvant bei Thrombophlebitis, postthrombotischem Syndrom, Hämorrhoiden, Lymphstauungen (i), Prellungen, Stauchungen, oberflächliche Blutergüsse (ä)
Stiefmütterchenkraut (Violae tricoloris herba)	leichte seborrhoische Hauterkrankungen (ä), Milchschorf der Kinder (ä)
Süßholzwurzel (Liquiritiae herba)	Katarrhe der oberen Luftwege (i), Ulcus ventriculi oder duodeni (i)
Taigawurzel (Eleutherococci radix)	Müdigkeit- und Schwächegefühl (i), nachlassende Leistungs- und Konzentrationsfähigkeit (i), Rekonvaleszenz (i)
Taubnesselblüten, weiße (Lamii albi flos)	Katarrhe der oberen Luftwege (i), leichte Entzündungen der Mund- und Rachenschleimhaut (i), unspezifischer Fluor albus (i, ä), leichte, oberflächliche Entzündungen der Haut (ä)
Tausendgüldenkraut (Centaurii herba)	Appetitlosigkeit (i), dyspeptische Beschwerden (i)
Tormentillwurzelstock (Tormentillae rhizoma)	unspezifische akute Durchfallerkrankungen (i), leichte Entzündungen der Mund- und Rachenschleimhaut (i)
Trockenhefe aus Saccharomyces cerevisiae HANSEN CBS 5926	symptomatische Behandlung leichter Durchfallerkrankungen, vorbeugende und symptomatische Behandlung von Reisediarrhö und Diarrhö unter Sondenernährung (i), adjuvant bei chronischen Formen der Akne (i)
Uzarawurzel (Uzarae radix)	unspezifische akute Durchfallerkrankungen (i)
Wacholderbeeren (Juniperi fructus)	dyspeptische Beschwerden (i)

Tab. 5.14 Weitere von der Kommission E positiv monografierte Pflanzen. (Forts.)

Pflanzliche Droge (deutsch/lateinisch)	Indikationen der Kommission E (ä = äußere Anwendung) (i = innere Anwendung)
Walnussblätter (Juglandis folium)	leichte oberflächliche Entzündungen der Haut (i), Hyperhidrosis z. B. der Hände und Füße (i)
Wermutkraut (Absinthii herba)	Appetitlosigkeit (i), dyspeptische Beschwerden (i), Dyskinesien der Gallenwege (i)
Wolfstrappkraut (Lycopi herba)	leichte Formen der Hyperthyreose mit vegetativ-nervösen Störungen (i), Mastodynie (i)
Wollblumen (Verbasci flos)	Katarrhe der Luftwege (i)
Zimtrinde, ceylanische (Cinnamomi ceylanici cortex)	Appetitlosigkeit (i), dyspeptische Beschwerden (i)

Tab. 5.15 Von der Kommission E positiv monografierte fixe Kombinationen

Kombination	Mengenverhältnis für Teezubereitung: Tagesdosierung (g)	Indikationen Kommission E
Angelikawurzel, Enzianwurzel, Kümmel	3,3 : 1,5–3 : 1,2–4,5	Appetitlosigkeit, dyspeptische Beschwerden, leichte Spasmen im Gastrointestinaltrakt
Angelikawurzel, Enzianwurzel, Wermutkraut	1,5–2,2 : 0,7–2 : 1,8–2,5	Appetitlosigkeit, dyspeptische Beschwerden
Bärentraubenblätter, Goldrute, Orthosiphonblätter	10 : 3–9 : 3–9	adjuvant bei entzündlichen Erkrankungen der ableitenden Harnwege
Baldrianwurzel, Hopfenzapfen	7,5–10,7 : 0,5–0,75	nervös bedingte Einschlafstörungen, Unruhezustände
Baldrianwurzel, Hopfenzapfen, Melissenblätter	5–7,5 : 0,3–0,5 : 1,5–4,5	nervös bedingte Einschlafstörungen, Unruhezustände
Baldrianwurzel, Hopfenzapfen, Passionsblumenkraut	5–7,5 : 0,3–0,5 : 1,2–4	nervös bedingte Einschlafstörungen, Unruhezustände
Birkenblätter, Goldrute, Orthosiphonblätter	2–5 : 2–6 : 2–6	Durchspülung bei entzündlichen Erkrankungen der ableitenden Harnwege vorbeugend bei Nierengrieß
Pfefferminzblätter, Kamillenblüten, Kümmel	1–3 : 3–6 : 0,5–3	dyspeptische Beschwerden, v. a. mit leichten Krämpfen

Rezepturanweisungen

MERKE

Das Ausstellen einer Rezeptur erfordert erhebliche Sachkenntnis: In der Regel empfiehlt es sich, auf die in den Deutschen Arzneibüchern aufgeführten Teerezepturen oder auf die Tees der Standardzulassungen (s. u.) zurückzugreifen, da diese hinsichtlich Wirksamkeit und Unbedenklichkeit vielfach erprobt wurden.

Die individuelle Verordnung von Medizinaltees ist eine der wenigen Gelegenheiten bei der medikamentösen Therapie, den Patienten aktiv in seine Behandlung einzubinden. Diese Maßnahme stärkt das Vertrauensverhältnis zwischen Arzt und Patient, weil sich der Patient individuell behandelt fühlt. Zudem hat der Arzneitee neben der pharmakologischen Wirkung auch sensorische bzw. organoleptische Effekte wie Geruch, Geschmack, Wärmegefühl. Das Ritual der Teezubereitung vermittelt dem Patienten zudem, dass er etwas für sich und seine Gesundheit tut, und hat eine entspannende Wirkung. Zudem kommt es zu einer Strukturierung des Tagesablaufs, was v. a. für ältere Patienten wertvoll ist.

Für Arzneitees werden die vom Apotheker bereits vorbereiteten Arzneidrogen (grob bis mittelfein geschnitten bei Blüten, Blättern, Kraut bzw. fein geschnitten oder pulverisiert bei Holz, Rinde, Wurzeln) verwendet. Früchte und Samen, die ätherische Öle enthalten, dürfen erst direkt vor der Zubereitung zerkleinert oder gequetscht werden. Bei Teemischungen muss der geschlossene Behälter vor Entnahme geschüttelt werden, da bei verschieden großen Bestandteilen leicht eine Entmischung eintritt.

Bei der Teezubereitung muss die Vorschrift sorgfältig beachtet werden, da ansonsten mit einer Abnahme oder sogar einem Verlust der Wirkung zu rechnen ist. Die Teezubereitung sollte in einer speziellen Teetasse mit Siebeinsatz und Deckel erfolgen, der Tee sollte gelegentlich umgerührt werden. Zum Schluss soll der Teefilter ausgedrückt werden und die flüchtigen Bestandteile, die sich am Deckel gesammelt haben, sollten in die Tasse entleert werden. Medizinaltees werden bevorzugt ungesüßt getrunken, v.a. Magen-, Darm-, Leber- und Gallentees. Als Süßungsmittel eignet sich am ehesten Honig, der man aber frühestens nach Abkühlung des Tees auf 60 °C zugegeben werden sollte, da seine wertvollen Inhaltsstoffe temperatursensibel sind.

PRAXISTIPP

Beim Erstellen von Arzneiteerezepten sind folgende Regeln zu beachten:

- Es sollten nur monografiekonforme Drogen mit Arzneibuch-Qualität verordnet werden. Bei von der Kommission E negativ monografierten Drogen oder sog. transkulturellen Drogen (Chinesische Medizin, Ayurveda etc.) übernimmt der Therapeut die Verantwortung für Wirksamkeit und Unbedenklichkeit, der Apotheker, der die Drogen angibt, die Verantwortung für die Qualität.
- Die Bestandteile einer Arzneiteemischung können nicht beliebig gewählt werden. Ein Arzneitee sollte aus 4 bis maximal 8 pflanzlichen Drogen bestehen, wobei stets ein Grundmittel mit Begleitdrogen und Drogen zur Verbesserung des Geschmacks oder Aussehens kombiniert wird.
- Rezeptanweisungen können in lateinischer Sprache (in abgekürzter Form) an den Apotheker erfolgen, sie sind international standardisiert (➤ Tab. 5.15), d.h. man kann auch im nicht-deutschsprachigen Ausland sicher sein, dass das Rezept wie gewünscht ausgeführt wird.
- Die Rezeptur muss Angaben der Mengen bzw. der Mengenverhältnisse der Rezepturbestandteile und den Verarbeitungsgrad der einzelnen Drogen enthalten.
- In der Gebrauchsanweisung für den Patienten müssen Zubereitung und Anwendung genau beschrieben werden.
- Bei einer Durchspülungstherapie muss auf eine ausreichende Flüssigkeitszufuhr von mindestens 2 l/Tag geachtet werden.
- Medizinaltees sollen nicht als Haustees verwendet werden. Sie sollten regelmäßig gewechselt werden, damit Wirkungsverluste vermieden werden. Sogenannte Früchtetees sind Lebensmittel, sie haben keine arzneiliche Wirkung.

Bewährte Teerezepturen

Standardzulassungen sind nach AMG 76 § 36 pauschal zugelassene Arzneimittel. Sie erlauben es dem Apotheker, bestimmte Fertigarzneimittel auf Vorrat herzustellen und zu vertreiben, ohne dafür ein aufwändiges Zulassungsverfahren anzustrengen. Dazu gehört auch das Abfüllen von Teedrogen und Teemischungen in verbrauchergerechte Packungsgrößen. Zu einer Tee-Standardzulassung

Tab. 5.16 Rezepturabkürzungen

Lateinische Abkürzung	Anweisung lateinisch	Anweisung deutsch
Aa	ana partes	zu gleichen Teilen
aqu.	Aqua	Wasser
add.	Adde	füge hinzu
Aut simil.	Aut similia	oder Ähnliches
c.	Cum	mit
cc, conc.	Concisus	geschnitten
cont.	Contusus	gequetscht
d.	Da	gib
d.s.	Detur signetur	gib und bezeichne
f.	Fiat	mache, fertige an
gtt.	Gutta, guttae	Tropfen
inf.	Infunde	mache einen Aufguss
m.	Misce	mische
m.f. spec.	Misce fiat species	mische und fertige einen Tee an
M.D.S.	Misce, da, signa	mische, gib, bezeichne
p.c.	post cibum	nach dem Essen
pulv.	pulvus, pulveratus	Pulver, gepulvert
Rp.	Recipe	rezeptiere
S.	Signa	bezeichne
spec.	Species	Tee
tal. dos.	tales doses	solche Mengen
tct., tr.	Tinctura	Tinktur

gehören Pflichttexte zu den Anwendungsgebieten, Gegenanzeigen, Wechselwirkungen und Nebenwirkungen sowie zur Dosierungsanleitung und Art der Anwendung. Standardzulassungen garantieren die Qualität und sollten deshalb bevorzugt genutzt werden.

Die Abgabe von Medizinaltees erfolgt in geklebten Blockbeuteln bzw. Seitenfaltenbeuteln aus einseitig glattem gebleichten Natronkraftpapier (50 g/m^2, gefüttert mit gebleichtem Pergamyr 40 g/m^2).

Standardzulassungen für Monodrogen

Folgende häufig verwendete Teedrogen liegen als Standardzulassungen vor. Sie eignen sich wegen ihres relativ angenehmen Geschmacks auch für eine Anwendung über wenige Wochen. Die Indikationen entsprechen denen, die für die Drogen im Abschnitt ➤ 5.5 angegeben werden.

- Anis
- Baldrianwurzel, Bärentraubenblätter, Birkenblätter, Brennnesselblätter
- Eibischblätter, Eibischwurzel, Eichenrinde
- Heidelbeeren, Holunderblüten
- Indische Flohsamen, Isländisches Moos
- Kamillenblüten, Kümmel
- Lavendelblüten, Lindenblüten
- Malvenblätter
- Pfefferminzblätter
- Ringelblumenblüten, Rosmarinblätter
- Schachtelhalmkraut, Stiefmütterchenkraut, Süßholzwurzel
- Tormentillwurzelstock

Standardzulassungen für Teemischungen

Für die Indikationen nervöse Unruhe, Erkrankungen der ableitenden Harnwege, Erkältungen, Husten und Bronchitis, Störungen der Gallesekretion und gastrointestinale Funktionsstörungen gibt es folgende Standardzulassung für Teemischungen:

- nervöse Unruhe: Beruhigungstee I–VIII (➤ Tab. 5.16)
- gastrointestinale Funktionsstörungen: Magen- und Darmtee I–X, Magentee I–VI (➤ Tab. 5.17, ➤ 5.18)
- Erkrankungen der ableitenden Harnwege: Blasen- und Nierentee I–VII (➤ Tab. 5.19)
- Erkältungen, Husten und Bronchitis: Erkältungstee I–V, Husten- und Bronchialtee I–II (➤ Tab. 5.20)

PRAXISTIPP

Beruhigungstee I (Teemischung nach Standardzulassung)

Rp Valerianae radix 40 g
Lupuli strobulus 20 g
Melissae folium 15 g
Menthae piperitae folium 15 g
Aurantii pericarpium 10 g
M. f. spec.
D. S. 1 TL mit 150 ml heißem Wasser überbrühen, abgedeckt 5–10 Min. ziehen lassen. 2–3 Tassen tgl. und 1 Tasse vor dem Schlafengehen trinken.

- Vorgeschriebene Kennzeichnung auf Teebeutel und Packungsbeilage: Zulassungsnummer: 1949.99.99 (Beruhigungstee I)
- Anwendungsgebiete: Nervöse Erregungszustände, Einschlafstörungen
- Art der Anwendung: Zum Trinken nach Bereitung eines Teeaufgusses
- Hinweis: Vor Licht und Feuchtigkeit geschützt lagern

Tab. 5.17 Zusammensetzung der Beruhigungstees (Standardzulassungen Tee I–VIII)

Bestandteile (g)	Teenummer							
	I	II	III	IV	V	VI	VII	VIII
Baldrianwurzel	40,0	30,0–40,0	30,0–40,0	–	30,0–40,0	30,0–40,0	30,0–40,0	15,0–40,0
Hopfenzapfen	20,0	20,0–30,0	–	25,0–40,0	15,0–30,0	15,0–25,0	–	15,0–25,0
Lavendelblüten	–	–	15,0–25,0	20,0–30,0	–	–	–	15,0–25,0
Melissenblätter	15,0	20,0–30,0	10,0–20,0	20,0–30,0	10,0–20,0	–	15,0–40,0	15,0–25,0
Passionsblumenkraut	–	–	–	–	–	10,0–20,0	10,0–20,0	–
Pfefferminzblätter	15,0	–	10,0–30,0	–	10,0–30,0	10,0–30,0	10,0–30,0	–
Pomeranzenschale	10,0	–	–	–	–	–	–	–

Tab. 5.18 Zusammensetzung der Magen- und Darmtees (Standardzulassungen Tee I–XII)

Bestandteile (g)	Teenummer											
	I	II	III	IV	V	VI	VII	VIII	IX	X	XI	XII
Anis	–	20,0–30,0	–	15,0–30,0	–	15,0–30,0	15,0–30,0	15,0–30,0	15,0–30,0	–	–	–
Fenchel	–	20,0–30,0	20,0–30,0	15,0–30,0	20,0–35,0	15,0–30,0	15,0–30,0	15,0–30,0	15,0–30,0	–	–	–
Koriander	–	–	20,0–40,0	15,0–20,0	–	–	–	–	–	–	–	–
Kümmel	25,0	20,0–40,0	20,0–30,0	15,0–30,0	20,0–35,0	15,0–30,0	15,0–30,0	15,0–30,0	15,0–30,0	–	–	–
Angelikawurzel	–	–	–	–	20,0–30,0	–	–	–	–	–	–	–
Kamillenblüten	25,0	–	–	–	–	20,0–40,0	–	10,0–40,0	10,0–40,0	20,0–40,0	20,0–40,0	30,0–50,0
Pfefferminzblätter	25,0	–	–	–	–	–	20,0–40,0	10,0–40,0		20,0–30,0	15,0–40,0	–
Schafgarbenkraut	–	–	–	–	–	–	–	–	10,0–30,0	20,0–35,0	–	15,0–20,0
Süßholzwurzel	–	–	–	–	–	–	–	–	–	–	15,0–20,0	15,0–35,0
Baldrianwurzel	25,0	–	–	–	–	–	–	–	–	–	–	–

5

Tab. 5.19 Zusammensetzung der Magentees (Standardzulassungen Tee I–VI)

Bestandteile (g)	Teenummer					
	I	II	III	IV	V	VI
Angelikawurzel	–	10,0–50,0	–	–	–	–
Enzianwurzel	20,0	–	–	10,0–30,0	10,0–50,0	10,0–15,0
Löwenzahn	–	–	–	10,0–35,0	–	–
Melissenblätter	–	–	10,0–35,0	–	–	–
Pomeranzenschale	20,0	–		–	–	15,0–25,0
Schafgarbenkraut	–	15,0–30,0	10,0–35,0	–	10,0–35,0	–
Tausendgüldenkraut	25,0	10,0–25,0	–	10,0–35,0	10,0–25,0	10,0–25,0
Wermutkraut	25,0	10,0–25,0	30,0–50,0	–	10,0–25,0	10,0–20,0
Zimtrinde	10,0	–	–	–	–	–

Tab. 5.20 Zusammensetzung der Blasen- und Nierentees (Standardzulassungen Tee I-VII)

Bestandteile (g)	Teenummer						
	I	II	III	IV	V	VI	VII
Bärentraubenblätter	–	35,0–50,0	–	35,0–50,0	35,0–50,0	–	35,0–50,0
Birkenblätter	20,0	10,0–20,0	10,0–25,0	–	–	15,0–30,0	15,0–25,0
Samenfreie Gartenbohnenhülsen	–	10,0–20,0	–	–	10,0–20,0	–	–
Goldrutenkraut oder Riesengoldrutenkraut	20,0	–	10,0–25,0	–	10,0–25,0	10,0–20,0	–

Tab. 5.20 Zusammensetzung der Blasen- und Nierentees (Standardzulassungen Tee I-VII; Forts.)

Bestandteile (g)	Teenummer						
	I	II	III	IV	V	VI	VII
Orthosiphonblätter	–	–	–	15,0–30,0	15,0–30,0	20,0–30,0	–
Queckenwurzelstock	20,0	–	–	10,0–20,0	–	–	15,0–25,0
Schachtelhalmkraut	–	10,0–30,0	10,0–30,0	–	–	–	–
Süßholzwurzel	20,0	–	–	–	–	–	–
Hauhechelwurzel	20,0	–	–	–	–	–	–
Sonstige Bestandteile, die in einzelnen Tees vorkommen: Brennnesselkraut, Fenchelfrüchte, Hagebuttenschalen, Kornblumen-, Ringelblumenblüten, Rotes Sandelholz, Süßholzwurzel, Pfefferminzblätter							

Tab. 5.21 Zusammensetzung der Husten- und Bronchialtees (Standardzulassungen Tee I–II)

Bestandteile (g)	Teenummer	
	I	II
Anis	–	10,0–40,0
Fenchel	10,0–25,0	–
Lindenblüten	–	40,0–60,0
Spitzwegerichkraut	25,0–35,0	–
Thymian	10,0–40,0	10,0–30,0
Sonstige Bestandteile, die in einzelnen Tees vorkommen: Eibisch-, Malvenblätter, Malven-, Kornblumen-, Schlüsselblumenblüten, Hagebuttenschalen, Isländisches Moos, Lungen-, Quendel-, Stiefmütterchenkraut, Pfefferminzblätter		

Bewährte Tinkturrezepturen

Es gibt folgende Standardzulassungen an Tinkturen.
- Arnikatinktur
- Baldriantinktur
- Myrrhentinktur
- Ratanhiatinktur

Tinkturen sollten in gut schließenden Gefäßen vor Licht geschützt und kühl aufbewahrt werden. Wegen der möglichen Instabilität der enthaltenen Verbindungen sollten sie nicht länger als ein Jahr aufbewahrt werden.

MERKE

Homöopathische Urtinkturen werden aus frischem Pflanzenmaterial hergestellt, sie enthalten Pflanzeninhaltsstoffe in Mengen wie eine allopathische Tinktur.

PRAXISTIPP

Läsionen im Mund- und Rachenraum

Für entzündliche Erkrankungen oder Läsionen im Mund- und Rachenraum können folgende Tinkturen angewendet werden:
- Arnikatinktur: 1 TL Tinktur auf 1 Glas warmes Wasser, damit mehrmals tgl. möglichst heiß gurgeln oder spülen.
- Oder: Myrrhentinktur: 5–10 Tr. in 1 Glas Wasser geben, damit mehrmals tgl. gurgeln oder spülen. Für Pinselungen 2–3 × tgl. Läsion mit unverdünnter Tinktur betupfen.
- Oder: Ratanhiatinktur: 5–10 Tr. in 1 Glas Wasser geben, damit mehrmals tgl. gurgeln oder spülen. Für Pinselungen 2–3 × tgl. Läsion mit unverdünnter Tinktur betupfen.
- Oder: Salbeitinktur: Unverdünnte Tinktur für Pinselungen verwenden. Schleimhautläsionen mehrmals tgl. damit einpinseln.

Bittere appetitanregende und tonisierende Galletropfen

Rp:
Tinktur aus Mariendistelfrüchten
Wermutkrauttinktur aa 15,0 g
Pfefferminzspiritus 20.0 g
M. f. tinct. cholagogae
D. S. 2 × tgl. 20 Tr. in etwas Wasser vor den Mahlzeiten einnehmen.

Krampflösende und karminative Tinktur

Bei Diarrhöen mit Koliken kommt eine Tinktur mit Wermutkraut und Enzianwurzel zur Anwendung.
Rp:
Tormentillae tinctura DAB 10 (Tormentillwurzelstocktinktur) 30.0 g
Absinthii tinct. DAB 6 (Wermutkrauttinktur)
Gentianae tinct. DAB 6 (Enzianwurzeltinktur aa 10,0 g
M. f. tinct. antidiarrhoeica et carminativa)
D. S. 3 × tgl. 30 Tr. in etwas Wasser oder schwarzem Tee einnehmen.

5.5.7 Aromatherapie

Die Aromatherapie – der Begriff wurde durch den Kosmetikchemiker Gattefossé im Jahr 1937 geprägt – umfasst die innere und äußere Anwendung ätherischer Öle (oral, perkutan mit Bädern, Massagen und Wickeln sowie inhalativ) einschließlich der Nutzung ihrer Wirkungen, die über das olfaktorische System vermittelt werden. Die Wirkungen pharmakologischer Dosierungen von ätherischen Ölen ebenso wie die der Stimulation von N. olfactorius und N. trigeminus, zu der lediglich Dosierungen im Bereich von 10^{-9} g/m^3 Luft benötigt werden, wurden in Untersuchungen wissenschaftlich bestätigt.

Wesentlich ist die Verwendung der natürlichen ätherischen Öle, da es sich bei diesen um die optisch aktive Verbindung handelt, die mit dem die Wirkung hervorrufenden Rezeptor interagiert. Bei synthetisch hergestellten ätherischen Ölen handelt es sich dagegen um optisch nicht aktive Razemate, die auch andere Rezeptoren stimulieren können und deshalb anders und meist schwächer wirken.

Wirkungen

Ätherische Öle werden, da sie fettlöslich sind, hervorragend über die Haut resorbiert und gelangen über den Blutkreislauf in alle Organe, wobei sie sich in fetthaltigen Geweben anreichern können. Sie passieren auch die Blut-Hirn-Schranke.

Die Aromatherapeuten nutzen in der Regel nur die durch das olfaktorische System vermittelten Wirkungen. Hierzu werden Konzentrationen der ätherischen Öle von 0,1–2 % verwendet. Besonders häufig werden die ätherischen Öle von Anis, Bergamotte, Eukalyptus, Fenchel, Geranium, Jasmin, Kamille, Lavendel, Majoran, Minze, Nelke, Pfefferminze, Rosmarin, Sandelholz und Zimt genutzt, um Wirkungen wie Entspannung, Sedierung, Schlafförderung, Kreislaufstimulation oder Anregung des ZNS zu erreichen.

Indikationen

Typische Anwendungsgebiete sind Schwangerschaftsprobleme und Geburtshilfe sowie psychosomatische Erkrankungen, da Düfte kognitive und emotionale Assoziationen anregen. Bei direkter Applikation, bei der in der Regel Zubereitungen mit einem Gehalt von mindestens 10 % der ätherischen Öle verwendet werden, kommen die unter ➤ 5.5.5 bei den verschiedenen ätherischölhaltigen Pflanzen genannten zahlreichen Indikationen der Phytotherapie hinzu.

Der Bereich, der durch die wissenschaftliche Beleglage bzw. durch die infolge der Inhaltsstoffe plausiblen Wirkungen vorgegeben ist, wird gegenwärtig durch die Aromatherapeuten oft weit überschritten. Eine seriöse Anwendung der Aromatherapie würde der allgemeinen Anerkennung dieser interessanten Therapieoption dienlich sein. Sie wird aber erst möglich werden, wenn, wie es in Österreich seit drei Jahren der Fall ist, Aromatherapeuten durch Pharmazeuten und Ärzte ausgebildet werden.

STUDIEN

Klinische Studien belegen, dass Aromatherapie über das olfaktorische System eine wirksame und dabei nebenwirkungsarme (Zusatz-)therapie bei häufigen Symptomen und Erkrankungen darstellen kann. Positive Wirksamkeitsbelege liegen für die über das olfaktorische System vermittelten Wirkungen von folgenden ätherischen Ölen vor:

- Ingweröl: postoperative Übelkeit [121]
- Kamillenöl: Angst während des Geburtsvorgangs [122]
- Lavendelöl: Angst während des Geburtsvorgangs [122], Angst in der Palliativtherapie und bei Intensivpatienten [122], Angst und Agitiertheit bei Demenzpatienten [122, 123], Angst bei zahnärztlichen Eingriffen [124], Dreimonatskoliken und Unruhe bei Säuglingen [125, 126], Schlafqualität bei Intensivpatienten mit koronarer Herzkrankheit [78]
- Melissenöl: Angst während des Geburtsvorgangs und in der Palliativtherapie [122]
- Muskatellersalbeiöl: Angst während des Geburtsvorgangs [122]
- Zitronenöl (Citrus sinensis): Angst bei Tumorkranken [122]
- Eine Wirksamkeit von Aromatherapie bei Schmerzen während des Geburtsvorgangs konnte dagegen nicht belegt werden [127], ebenso wenig aufmerksamkeitssteigernde Wirkungen bei Gesunden [128].

5

Unerwünschte Wirkungen, Kontraindikationen

Ätherische Öle werden über die Haut resorbiert und können zwei bis drei Tage lang im Körper verbleiben. Sie sollten nie unverdünnt eingenommen oder direkt auf die Haut aufgetragen werden, da sie die Haut und Schleimhaut direkt schädigen können.

Beim Auftragen auf die Haut werden leichter Allergien ausgelöst als durch Inhalation.

Bei bekannter Neigung zu allergischen Reaktionen sollte im Zweifelsfall auf eine Anwendung verzichtet werden. Neben natürlich vorkommenden allergieauslösenden Komponenten wie z. B. Isoeugenol, Citral, Coumarin, Farnesol, Linalool und Hydroxycitronellal können allergieauslösende Stoffe in ätherischen Ölen auch durch Einwirkung von Luftsauerstoff entstehen. Je größer das Luftvolumen über dem Flüssigkeitsspiegel ist, desto leichter sind Oxidationsprozesse möglich. Deshalb sollten möglichst kleine Fläschchen gekauft werden, die auch rasch nach Anbruch verbraucht werden sollten. Zudem sollte die Flasche nach der Verwendung rasch wieder verschlossen werden. Aromaöle sollten dunkel und nach Anbruch im Kühlschrank gelagert werden.

LITERATUR

[1] Totonchi A, Guyuron B. A randomized, controlled comparison between arnica and steroids in the management of postrhinoplasty ecchymosis and edema. Plastic and reconstructive surgery, 2007; 120(1): 271–4.
[2] Widrig R, Suter A, Saller R et al. Choosing between NSAID and arnica for topical treatment of hand osteoarthritis in a randomised, double-blind study. Rheumatology international, 2007; 27(6): 585–91.
[3] Wolf M, Tamaschke C, Mayer W et al. Efficacy of Arnica in varicose vein surgery: results of a randomized, double-blind, placebo-controlled pilot study. Forschende Komplementarmedizin und klassische Naturheilkunde = Research in complementary and natural classical medicine, 2003; 10(5): 242–7.
[4] HMPC. cited 2012; Available from: http://www.ema.europa.eu/ema/index.jsp?curl=/pages/medicines/landing/herbal_search.jsp&mid=WC0b01ac058001fa1d.
[5] Barton DL, Atherton PJ, Bauer BA et al. The use of Valeriana officinalis (Valerian) in improving sleep in patients who are undergoing treatment for cancer: a phase III randomized, placebo-controlled, double-blind study (NCCTG Trial, N01C5). The journal of supportive oncology, 2011; 9(1): 24–31.
[6] Taavoni S, Ekbatani N, Kashaniyan M et al. Effect of valerian on sleep quality in postmenopausal women: a randomized placebo-controlled clinical trial. Menopause, 2011; 18(9): 951–5.
[7] Cuellar NG, Ratcliffe SJ. Does valerian improve sleepiness and symptom severity in people with restless legs syndrome? Alternative therapies in health and medicine, 2009; 15(2): 22–8.
[8] Koetter U, Schrader E, Käufeler R et al. A randomized, double blind, placebo-controlled, prospective clinical study to demonstrate clinical efficacy of a fixed valerian hops extract combination (Ze 91019) in patients suffering from non-organic sleep disorder. Phytotherapy research : PTR, 2007; 21(9): 847–51.
[9] Morin CM, Koetter U, Bastien C et al. Valerian-hops combination and diphenhydramine for treating insomnia: a randomized placebo-controlled clinical trial. Sleep, 2005; 28(11): 1465–71.
[10] Mulle, SF, Klement S. A combination of valerian and lemon balm is effective in the treatment of restlessness and dyssomnia in children. Phytomedicine : international journal of phytotherapy and phytopharmacology, 2006; 13(6): 383–7.
[11] Kennedy DO, Little W, Haskell CF et al. Anxiolytic effects of a combination of Melissa officinalis and Valeriana officinalis during laboratory induced stress. Phytotherapy research : PTR, 2006; 20(2): 96–102.
[12] Melzer J, Schrader E, Brattström A. et al. Fixed herbal drug combination with and without butterbur (Ze 185) for the treatment of patients with somatoform disorders: randomized, placebo-controlled pharmaco-clinical trial. Phytotherapy research : PTR, 2009; 23(9): 1303–8.
[13] Smith DB, Jacobson BH. Effect of a blend of comfrey root extract (Symphytum officinale L.) and tannic acid creams in the treatment of osteoarthritis of the knee: randomized, placebo-controlled, double-blind, multiclinical trials. Journal of chiropractic medicine, 2011; 10(3): 147–56.
[14] Araujo LU, Reis PG, Barbosa LC et al. In vivo wound healing effects of Symphytum officinale L. leaves extract in different topical formulations. Die Pharmazie, 2012; 67(4): 355–60.
[15] Barna M, Kucera A, Hladícova M et al. Randomized Double-Blind Study: Wound-Healing Effects of a Symphytum Herb Extract Cream (Symphytumxuplandicum Nyman) in Children. Arzneimittel-Forschung, 2012.
[16] Barna M, Kucera A, Hladícova M et al. Wound healing effects of a Symphytum herb extract cream (Symphytum x uplandicum NYMAN): results of a randomized, controlled double-blind study. Wiener medizinische Wochenschrift, 2007; 157(21–22): 569–74.
[17] Kucera M, Barna M, Horàcek O et al., Topical symphytum herb concentrate cream against myalgia: a randomized controlled double-blind clinical study. Advances in therapy, 2005; 22(6): 681–92.
[18] Koll R, Buhr M, Dieter R et al. Efficacy and tolerance of a comfrey root extract (Extr. Rad. Symphyti) in the treatment of ankle distorsions: results of a multicenter, randomized, placebo-controlled, double-blind study. Phytomedicine : international journal of phytotherapy and phytopharmacology, 2004; 11(6): 470–7.

[19] Randall C, Randall H, Dobbs F et al. Randomized controlled trial of nettle sting for treatment of base-of-thumb pain. Journal of the Royal Society of Medicine, 2000. 93(6): 305–9.
[20] Randall C, Dickens A, White A et al. Nettle sting for chronic knee pain: a randomised controlled pilot study. Complementary therapies in medicine, 2008; 16(2): 66–72.
[21] Yang CL, Or TC, Ho MH et al. Scientific Basis of Botanical Medicine as Alternative Remedies for Rheumatoid Arthritis. Clinical reviews in allergy & immunology, 2012.
[22] Bercovich E, Saccomanni M. Analysis of the results obtained with a new phytotherapeutic association for LUTS versus control. [corrected]. Urologia, 2010; 77(3): 180–6.
[23] Lopatkin N, Sivkov A, Schläfke S et al. Efficacy and safety of a combination of Sabal and Urtica extract in lower urinary tract symptoms-long-term follow-up of a placebo-controlled, double-blind, multicenter trial. International urology and nephrology, 2007; 39(4): 1137–46.
[24] Safarinejad MR. Urtica dioica for treatment of benign prostatic hyperplasia: a prospective, randomized, double-blind, placebo-controlled, crossover study. Journal of herbal pharmacotherapy, 2005; 5(4): 1–11.
[25] Chrubasik S, Weiser T, Beime B. Effectiveness and safety of topical capsaicin cream in the treatment of chronic soft tissue pain. Phytotherapy research : PTR, 2010; 24(12): 1877–85.
[26] Frerick H, Keitel W, Kuhn U et al. Topical treatment of chronic low back pain with a capsicum plaster. Pain, 2003; 106(1–2): 59–64.
[27] Keitel W, Frerick H, Kuhn U et al., Capsicum pain plaster in chronic non-specific low back pain. Arzneimittel-Forschung, 2001; 51(11): 896–903.
[28] Tandan R, Lewis GA, Krusinski PB et al. Topical capsaicin in painful diabetic neuropathy. Controlled study with long-term follow-up. Diabetes care, 1992; 15(1): 8–14.
[29] Melchart D, Linde K, Fischer P et al., Echinacea for preventing and treating the common cold. Cochrane database of systematic reviews, 2006(1): CD000530.
[30] Shah SA SA, Sander S, White CM et al. Evaluation of echinacea for the prevention and treatment of the common cold: a meta-analysis. The Lancet infectious diseases, 2007; 7(7): 473–80.
[31] Schoop R, Klein P, Suter A et al. Echinacea in the prevention of induced rhinovirus colds: a meta-analysis. Clinical therapeutics, 2006; 28(2): 174–83.
[32] Linde K, Barrett B, Wölkart K et al., Echinacea for preventing and treating the common cold. Cochrane database of systematic reviews, 2000(2): CD000530.
[33] Holzinger F, Chenot JF. Systematic review of clinical trials assessing the effectiveness of ivy leaf (hedera helix) for acute upper respiratory tract infections. Evidence-based complementary and alternative medicine: eCAM, 2011; 2011: 382789.
[34] Fazio S, Pouso J, Dolinsky D et al., Tolerance, safety and efficacy of Hedera helix extract in inflammatory bronchial diseases under clinical practice conditions: a prospective, open, multicentre postmarketing study in 9.657 patients. Phytomedicine : international journal of phytotherapy and phytopharmacology, 2009; 16(1): 17–24.
[35] Juergens U.R. Reducing the need for cortisone. Does eucalyptus oil work in asthma? (interview by Brigitte Moreano). MMW Fortschritte der Medizin, 2001; 143(13): 14.
[36] Worth H, Schacher C, Dethlefsen U. Concomitant therapy with Cineole (Eucalyptole) reduces exacerbations in COPD: a placebo-controlled double-blind trial. Respiratory research, 2009; 10: 69.
[37] Hull MA, McIntire DD, Atnip SD et al. Randomized trial comparing 2 fiber regimens for the reduction of symptoms of constipation. Female pelvic medicine & reconstructive surgery, 2011; 17(3): 128–33.
[38] Pucciani F, Raggioli M, Ringressi MN. Usefulness of psyllium in rehabilitation of obstructed defecation. Techniques in coloproctology, 2011; 15(4): 377–83.
[39] Trinkley KE, Nahata MC. Treatment of irritable bowel syndrome. Journal of clinical pharmacy and therapeutics, 2011; 36(3): 275–82.
[40] Singh B. Psyllium as therapeutic and drug delivery agent. International journal of pharmaceutics, 2007; 334(1–2): 1–14.
[41] Anderson JW, Allgood LD, Lawrence A et al. Cholesterol-lowering effects of psyllium intake adjunctive to diet therapy in men and women with hypercholesterolemia: meta-analysis of 8 controlled trials. The American journal of clinical nutrition, 2000. 71(2): 472–9.
[42] Wei ZH, Wang H, Chen XY et al. Time- and dose-dependent effect of psyllium on serum lipids in mild-to-moderate hypercholesterolemia: a meta-analysis of controlled clinical trials. European journal of clinical nutrition, 2009; 63(7): 821–7.
[43] Moreno LA, Tresaco B, Bueno G et al. Psyllium fibre and the metabolic control of obese children and adolescents. Journal of physiology and biochemistry, 2003; 59(3): 235–42.
[44] Janssen IM, Sturtz S, Skipka G et al. Ginkgo biloba in Alzheimer's disease: a systematic review. Wiener medizinische Wochenschrift, 2010; 160(21–22): 539–46.
[45] Weinmann S, Roll S, Schwarzbach C et al. Effects of Ginkgo biloba in dementia: systematic review and meta-analysis. BMC geriatrics, 2010; 10: 14.
[46] Wang BS, Wang H, Song YY et al. Effectiveness of standardized ginkgo biloba extract on cognitive symptoms of dementia with a six-month treatment: a bivariate random effect meta-analysis. Pharmacopsychiatry, 2010; 43(3): 86–91.
[47] Kasper S, Schubert H. Ginkgo biloba extract EGb 761 in the treatment of dementia: evidence of efficacy and tolerability. Fortschritte der Neurologie-Psychiatrie, 2009; 77(9): 494–506.

5

[48] Birks J, Evans JG. Ginkgo biloba for cognitive impairment and dementia. Cochrane database of systematic reviews, 2009(1): CD003120.
[49] Herrschaft H, Nacu A, Likhachev S et al. Ginkgo biloba extract EGb 761® in dementia with neuropsychiatric features: A randomised, placebo-controlled trial to confirm the efficacy and safety of a daily dose of 240 mg. Journal of psychiatric research, 2012; 46(6): 716–23.
[50] Brown LA, Riby LM, J. L. Reay JL. Supplementing cognitive aging: a selective review of the effects of ginkgo biloba and a number of everyday nutritional substances. Experimental aging research, 2010; 36(1): 105–22.
[51] Snitz BE, O'Meara ES, Carlson MC. Ginkgo biloba for preventing cognitive decline in older adults: a randomized trial. JAMA : the journal of the American Medical Association, 2009; 302(24): 2663–70.
[52] Nicolai SP, Kruidenier LM, Bendermacher BL et al. Ginkgo biloba for intermittent claudication. Cochrane database of systematic reviews, 2009(2): CD006888.
[53] Rejali D, Sivakumar A, Balaji N. Ginkgo biloba does not benefit patients with tinnitus: a randomized placebo-controlled double-blind trial and meta-analysis of randomized trials. Clinical otolaryngology and allied sciences, 2004; 29(3): 226–31.
[54] Ozgoli G, Goli M, Simbar M. Effects of ginger capsules on pregnancy, nausea, and vomiting. Journal of alternative and complementary medicine, 2009; 15(3): 243–6.
[55] Pongrojpaw D, Somprasit C, Chanthasenanont A. A randomized comparison of ginger and dimenhydrinate in the treatment of nausea and vomiting in pregnancy. Journal of the Medical Association of Thailand = Chotmaihet thangphaet, 2007; 90(9): 1703–9.
[56] Perez ME, Youssef NN., Dyspepsia in childhood and adolescence: insights and treatment considerations. Current gastroenterology reports, 2007; 9(6): 447–55.
[57] White B. Ginger: an overview. American family physician, 2007; 75(11): 1689–91.
[58] Panahi Y, Saadat A, Sahebkar A et al. Effect of Ginger on Acute and Delayed Chemotherapy-Induced Nausea and Vomiting: A Pilot, Randomized, Open-Label Clinical Trial. Integrative cancer therapies, 2012.
[59] Zick SM, Ruffin MT, Lee J et al. Phase II trial of encapsulated ginger as a treatment for chemotherapy-induced nausea and vomiting. Supportive care in cancer : official journal of the Multinational Association of Supportive Care in Cancer, 2009; 17(5): 563–72.
[60] Haniadka R, Rajeev AG, Palatty PL et al., Zingiber officinale (Ginger) as an Anti-Emetic in Cancer Chemotherapy: A Review. Journal of alternative and complementary medicine, 2012; 18(5): 440–4.
[61] Linde K, Berner M, Egger M et al, St John's wort for depression: meta-analysis of randomised controlled trials. The British journal of psychiatry : the journal of mental science, 2005; 186: 99–107.
[62] Rahimi R, Nikfar S., Abdollahi M. Efficacy and tolerability of Hypericum perforatum in major depressive disorder in comparison with selective serotonin reuptake inhibitors: a meta-analysis. Progress in neuropsychopharmacology & biological psychiatry, 2009; 33(1): 118–27.
[63] Laakmann E, Grajecki D, Katja Doege K et al. Efficacy of Cimicifuga racemosa, Hypericum perforatum and Agnus castus in the treatment of climacteric complaints: a systematic review. Gynecological endocrinology : the official journal of the International Society of Gynecological Endocrinology, 2012.
[64] Reis PE, Carvalho EC, Bueno PC,et al. Clinical application of Chamomilla recutita in phlebitis: dose response curve study. Revista latino-americana de enfermagem, 2011; 19(1): 3–10.
[65] Ramos-e-Silva M, Ferreira AF, Bibas R et al., Clinical evaluation of fluid extract of Chamomilla recutita for oral aphthae. Journal of drugs in dermatology : JDD, 2006; 5(7): 612–7.
[66] Zeng T, Guo FF, Zhang CL et al. A meta-analysis of randomized, double-blind, placebo-controlled trials for the effects of garlic on serum lipid profiles. Journal of the science of food and agriculture, 2012; 92(9): 1.892–902.
[67] Reinhart KM, Talati R, White CM et al. The impact of garlic on lipid parameters: a systematic review and meta-analysis. Nutrition research reviews, 2009; 22(1): 39–48.
[68] Reinhart KM, Coleman CI, Teevan C et al. Effects of garlic on blood pressure in patients with and without systolic hypertension: a meta-analysis. The Annals of pharmacotherapy, 2008; 42(12): 1.766–71.
[69] Ried K, Frank OR, Stocks NP et al. Effect of garlic on blood pressure: a systematic review and meta-analysis. BMC cardiovascular disorders, 2008; 8: 13.
[70] Williams MJ, Sutherland WHF, McCormick et al. Aged garlic extract improves endothelial function in men with coronary artery disease. Phytotherapy research : PTR, 2005; 19(4): 314–9.
[71] Budoff MJ, Takasu J, Flores FR et al. Inhibiting progression of coronary calcification using Aged Garlic Extract in patients receiving statin therapy: a preliminary study. Preventive medicine, 2004; 39(5): 985–91.
[72] Banerjee SK, Maulik SK. Effect of garlic on cardiovascular disorders: a review. Nutrition journal, 2002; 1: 4.
[73] Hur MH, Yang YS, Lee MS. Aromatherapy massage affects menopausal symptoms in korean climacteric women: a pilot-controlled clinical trial. Evidence-based complementary and alternative medicine : eCAM, 2008; 5(3): 325–8.
[74] Chien LW, Cheng SL, Liu CF. The effect of lavender aromatherapy on autonomic nervous system in midlife women with insomnia. Evidence-based complementary and alternative medicine : eCAM, 2012; 2012: 740813.
[75] Dwyer AV, Whitten DL, Hawrelak JA. Herbal medicines, other than St. John's Wort, in the treatment of depression: a systematic review. Alternative medicine review: a journal of clinical therapeutic, 2011; 16(1): 40–9.
[76] Kasper S, Gastpar M, Müller WE et al. Efficacy and safety of silexan, a new, orally administered lavender oil

preparation, in subthreshold anxiety disorder – evidence from clinical trials. Wiener medizinische Wochenschrift, 2010; 160(21–22): 547–56.
[77] Kasper S, Gastpar M, Müller WE et al. an orally administered Lavandula oil preparation, is effective in the treatment of ‚subsyndromal' anxiety disorder: a randomized, double-blind, placebo controlled trial. International clinical psychopharmacology, 2010; 25(5): 277–87.
[78] Moeini M, Khadibi M, Bekhradi R et al. Effect of aromatherapy on the quality of sleep in ischemic heart disease patients hospitalized in intensive care units of heart hospitals of the Isfahan University of Medical Sciences. Iranian journal of nursing and midwifery research, 2010; 15(4): 234–9.
[79] Williams TI. Evaluating effects of aromatherapy massage on sleep in children with autism: a pilot study. Evidence-based complementary and alternative medicine: eCAM, 2006; 3(3): 373–7.
[80] Lee IS, Lee GJ. Effects of lavender aromatherapy on insomnia and depression in women college students. Taehan Kanho Hakhoe chi, 2006; 36(1): 136–43.
[81] Meier P, Seiler WO, Stahelin HB. Bulk-forming agents as laxatives in geriatric patients. Schweizerische medizinische Wochenschrift, 1990; 120(9): 314–7.
[82] Saller R, Meier R, Brignoli R. The use of silymarin in the treatment of liver diseases. Drugs, 2001; 61(14): 2035–63.
[83] Ferenci P, Dragosics B, Dittrich H. Randomized controlled trial of silymarin treatment in patients with cirrhosis of the liver. Journal of hepatology, 1989; 9(1): 105–13.
[84] Kalantari H, Shahshahan Z, Hejazi SM et al., Effects of silybum marianum on patients with chronic hepatitis C. Journal of research in medical sciences : the official journal of Isfahan University of Medical Sciences, 2011; 16(3): 287–90.
[85] Schrieber SJ, Hawke RL, Wen Z et al. Differences in the disposition of silymarin between patients with nonalcoholic fatty liver disease and chronic hepatitis C. Drug metabolism and disposition: the biological fate of chemicals, 2011; 39(12): 2182–90.
[86] Akhondzadeh S, Noroozian M, Mohammadi M et al. Melissa officinalis extract in the treatment of patients with mild to moderate Alzheimer's disease: a double blind, randomised, placebo controlled trial. Journal of neurology, neurosurgery, and psychiatry, 2003; 74(7): 863–6.
[87] Cases J, Ibarra A, Feuillère N. Pilot trial of Melissa officinalis L. leaf extract in the treatment of volunteers suffering from mild-to-moderate anxiety disorders and sleep disturbances. Mediterranean journal of nutrition and metabolism, 2011; 4(3): 211–218.
[88] Melzer J, Iten F; Hostanska K. et al. Efficacy and safety of mistletoe preparations (Viscum album) for patients with cancer diseases. A systematic review. Forschende Komplementarmedizin, 2009; 16(4): 217–26.
[89] Dante G, Facchinetti F.Herbal treatments for alleviating premenstrual symptoms: a systematic review. Journal of psychosomatic obstetrics and gynaecology, 2011; 32(1): 42–51.
[90] Carmichael AR. Can Vitex Agnus Castus be Used for the Treatment of Mastalgia? What is the Current Evidence? Evidence-based complementary and alternative medicine : eCAM, 2008; 5(3): 247–50.
[91] van Die MD, Burger HG, Teede HJ et al. Vitex agnus-castus (Chaste-Tree/Berry) in the treatment of menopause-related complaints. Journal of alternative and complementary medicine, 2009; 15(8): 853–62.
[92] Sarris J, Byrne GJ. A systematic review of insomnia and complementary medicine. Sleep medicine reviews, 2011; 15(2): 99–106.
[93] Faustino TT, Almeida RB, Andreatini R. Medicinal plants for the treatment of generalized anxiety disorder: a review of controlled clinical studies. Revista brasileira de psiquiatria, 2010; 32(4): 429–36.
[94] Grigoleit HG, Grigoleit P. Peppermint oil in irritable bowel syndrome. Phytomedicine : international journal of phytotherapy and phytopharmacology, 2005; 12(8): 601–6.
[95] Melzer J, Rosch W, Reichling J et al. Meta-analysis: phytotherapy of functional dyspepsia with the herbal drug preparation STW 5 (Iberogast). Alimentary pharmacology & therapeutics, 2004; 20(11–12): 1279–87.
[96] Holtmann G, Haag S, Adam B et al. Effects of a fixed combination of peppermint oil and caraway oil on symptoms and quality of life in patients suffering from functional dyspepsia. Phytomedicine : international journal of phytotherapy and phytopharmacology, 2003; 10 Suppl 4: 56–7.
[97] Borhani Haghighi A, Motazedian S, Rezaii R, et al. Cutaneous application of menthol 10 % solution as an abortive treatment of migraine without aura: a randomised, double-blind, placebo-controlled, crossed-over study. International journal of clinical practice, 2010; 64(4): 451–6.
[98] Gobel H, Fresenius J, Heinze A et al. Effectiveness of Oleum menthae piperitae and paracetamol in therapy of headache of the tension type. Der Nervenarzt, 1996; 67(8): 672–81.
[99] Pittler MH, Ernst E. Horse chestnut seed extract for chronic venous insufficiency. Cochrane database of systematic reviews, 2006(1): CD003230.
[100] Tacklind J, MacDonald R, Rutks I et al. Serenoa repens for benign prostatic hyperplasia. Cochrane database of systematic reviews, 2009(2): CD001423.
[101] Boyle P, Robertson C, Lowe F et al. Updated meta-analysis of clinical trials of Serenoa repens extract in the treatment of symptomatic benign prostatic hyperplasia. BJU international, 2004; 93(6): 751–6.
[102] Hubbert M, Sievers H, Lehnfeld R et al. Efficacy and tolerability of a spray with Salvia officinalis in the treatment of acute pharyngitis – a randomised, double-blind, placebo-controlled study with adaptive de-

sign and interim analysis. European journal of medical research, 2006; 11(1): 20–6.
[103] Bommer S, Klein P, Suter A. First time proof of sage's tolerability and efficacy in menopausal women with hot flushes. Advances in therapy, 2011; 28(6): 490–500.
[104] Vandecasteele K, Ost P, Oosterlinck W et al. Evaluation of the efficacy and safety of Salvia officinalis in controlling hot flashes in prostate cancer patients treated with androgen deprivation. Phytotherapy research: PTR, 2012; 26(2): 208–13.
[105] Vlachojannis J, Roufogalis BD, Chrubasik S. Systematic review on the safety of Harpagophytum preparations for osteoarthritic and low back pain. Phytotherapy research : PTR, 2008; 22(2): 149–52.
[106] Warnock M, McBean D, Suter A et al. Effectiveness and safety of Devil's Claw tablets in patients with general rheumatic disorders. Phytotherapy research: PTR, 2007; 21(12): 1228–33.
[107] Kemmerich B. Evaluation of efficacy and tolerability of a fixed combination of dry extracts of thyme herb and primrose root in adults suffering from acute bronchitis with productive cough. A prospective, double-blind, placebo-controlled multicentre clinical trial. Arzneimittel-Forschung, 2007; 57(9): 607–15.
[108] Shams T, Setia MS, Hemmings R et al. Efficacy of black cohosh-containing preparations on menopausal symptoms: a meta-analysis. Alternative therapies in health and medicine, 2010; 16(1): 36–44.
[109] Agbabiaka TB, Guo R, Ernst E. Pelargonium sidoides for acute bronchitis: a systematic review and meta-analysis. Phytomedicine: international journal of phytotherapy and phytopharmacology, 2008; 15(5): 378–85.
[110] Timmer A, Günther J, Rücker G et al. Pelargonium sidoides extract for acute respiratory tract infections. Cochrane database of systematic reviews, 2008(3): CD006323.
[111] Gagnier JJ, van Tulder MW, Berman B et al. Herbal medicine for low back pain: a Cochrane review. Spine, 2007; 32(1): 82–92.
[112] Vlachojannis JE, Cameron M, Chrubasik S. A systematic review on the effectiveness of willow bark for musculoskeletal pain. Phytotherapy research: PTR, 2009; 23(7): 897–900.
[113] Kiesewetter H, Koscielny J, Kalus U et al. Efficacy of orally administered extract of red vine leaf AS 195 (folia vitis viniferae) in chronic venous insufficiency (stages I–II). A randomized, double-blind, placebo-controlled trial. Arzneimittel-Forschung, 2000. 50(2): 109–17.
[114] Schaefer E, Peil H, Ambrosetti L et al. Oedema protective properties of the red vine leaf extract AS 195 (Folia vitis viniferae) in the treatment of chronic venous insufficiency. A 6-week observational clinical trial. Arzneimittel-Forschung, 2003; 53(4): 243–6.
[115] Koch E, Malek FA. Standardized extracts from hawthorn leaves and flowers in the treatment of cardiovascular disorders-preclinical and clinical studies. Planta medica, 2011; 77(11): 1123–8.
[116] MacKay D. Hemorrhoids and varicose veins: a review of treatment options. Alternative medicine review: a journal of clinical therapeutic, 2001; 6(2): 126–40.
[117] Wolff HH, Kieser M. Hamamelis in children with skin disorders and skin injuries: results of an observational study. European journal of pediatrics, 2007; 166(9): 943–8.
[118] Korting HC, Schäfer-Korting M, Klövekorn W et al. Comparative efficacy of hamamelis distillate and hydrocortisone cream in atopic eczema. European journal of clinical pharmacology, 1995; 48(6): 461–5.
[119] Korting HC, Schafer-Korting M, Hart H et al. Anti-inflammatory activity of hamamelis distillate applied topically to the skin. Influence of vehicle and dose. European journal of clinical pharmacology, 1993; 44(4): 315–8.
[120] Schilcher H, Kammerer S, Wegener T. Leitfaden Phytotherapie. 4 A. München: Elsevier, 2010.
[121] Hunt R, Dienemann J, Norton HJ et al., Aromatherapy as Treatment for Postoperative Nausea: A Randomized Trial. Anesthesia and analgesia, 2012.
[122] Lee YL, Wu Y, Tsang HW et al. A systematic review on the anxiolytic effects of aromatherapy in people with anxiety symptoms. Journal of alternative and complementary medicine, 2011; 17(2): 101–8.
[123] Jimbo D, Kimura Y, Taniguchi M et al. Effect of aromatherapy on patients with Alzheimer's disease. Psychogeriatrics: the official journal of the Japanese Psychogeriatric Society, 2009; 9(4): 173–9.
[124] Kritsidima M, Newton T, Asimakopoulou K. The effects of lavender scent on dental patient anxiety levels: a cluster randomised-controlled trial. Community dentistry and oral epidemiology, 2010; 38(1): 83–7.
[125] Cetinkaya B, Basbakkal Z. The effectiveness of aromatherapy massage using lavender oil as a treatment for infantile colic. International journal of nursing practice, 2012; 18(2): 164–9.
[126] Field T, Cullen C, Largie S et al. Lavender bath oil reduces stress and crying and enhances sleep in very young infants. Early human development, 2008; 84(6): 399–401.
[127] Smith CA, Collins CT, Crowther CA. Aromatherapy for pain management in labour. Cochrane database of systematic reviews, 2011(7): CD009215.
[128] Heuberger E, Ilmberger J. The influence of essential oils on human vigilance. Natural product communications, 2010; 5(9): 1441–6.

5.6 Bewegungstherapie

Hans-Jörg Ohlert (5.6.1, 5.6.4), Egbert Seidel, unter Mitarbeit von Alexander Fischer (5.6.2, 5.6.3)

5.6.1 Grundlagen der Sensomotorik

Sensomotorik ermöglicht die unbewusste und bewusste Steuerung von Bewegungsabläufen (Zielmotorik) und die Aufrechterhaltung der Körperhaltung (Stützmotorik) unter ständiger Berücksichtigung neurosensorischer Rezeptorinformationen.

Je komplexer und bewusster eine Bewegungshandlung ist, umso höher liegt die steuernde neuronale Struktur. Die untere Stufe der neuronalen Verarbeitung ist die **Rückenmarkebene** (spinale Reflexe). Hier wird insbesondere der Haltetonus gegen die Schwerkraft geregelt. Darüber liegt das **extrapyramidale System** (Hirnstamm, Kleinhirn und Basalganglien), das unwillkürliche, automatisierte, mehr proximale motorische Bewegungsprogramme ermöglicht. Als oberste Stufe steuert das **pyramidalmotorische System** (Neocortex) mit seinen sensorischen und motorischen Arealen bewusste, mehr distale feinmotorische Bewegungen. Die höher liegenden Zentren haben einen bahnenden oder hemmenden Einfluss auf die nachgeschalteten Ebenen. Gemeinsame Endstrecke ist die spinale Ebene.

Sensorik: Tiefensensibilität

Sensorische Rezeptoren versorgen die Rechenzentren des Nervensystems über **afferente** Bahnen mit Informationen, damit diese Haltearbeit und Bewegungsabläufe ziel- und bedarfsgerecht koordinieren können. Als **Interozeption** wird dabei die Wahrnehmung aus körpereigenen Regionen (z. B. Muskulatur, Gelenkkapsel, Gleichgewicht) und als **Exterozeption** die Wahrnehmung der Körperumgebung (z. B. akustische, visuelle Wahrnehmungen, Druck, Berührung) beschrieben.

Der Organismus verfügt über einen spezialisierten Anteil somatosensorischer Afferenzen zur Wahrnehmung von:

- Richtung und Geschwindigkeit aktiver/passiver Gelenkbewegungen (Bewegungssinn, Kinästhesie)
- Gelenkstellungen im Raum (Positionssinn)
- Muskelkraft bei Bewegungen und Haltearbeit (Kraftsinn)

Die entsprechende Reizaufnahme und Signalkodierung erfolgt in den Propriozeptoren. Unter **Tiefensensibilität** wird die Wahrnehmung des Körpers mit diesen Rezeptoren verstanden. Sie können bewusst wahrgenommen oder unbemerkt bleiben.

Propriorezeptoren: Muskelspindeln

- **Lage:** intrafusal (parallel zur extrafusalen Arbeitsmuskulatur)
- **Funktion:** Wahrnehmung der Muskellänge und deren Veränderungsgeschwindigkeit. Je mehr Muskelspindeln in einem Muskel, desto feinmotorischer lässt er sich steuern (z. B. Augenmuskel).
- **Reizweiterleitung über 1a Fasern:** Bei Dehnung der Muskelspindel werden die Änderungsgeschwindigkeit (Gruppe-I-Fasern) und die Muskellänge (Gruppe-II-Fasern) zum Vorderhorn weitergeleitet: Dort erfolgt die Umschaltung auf α-Motorneurone, die über die motorische Endplatte den homonymen Muskel kontrahiert (direkte Erregung). Dadurch wird der Dehnung entgegengewirkt und die Muskellänge konstant gehalten (Haltearbeit).

Golgi-Sehnenorgane (Sehnenspindel)

- **Lage:** in der Sehne als Fortsetzung der extrafusalen Muskelfaser
- **Funktion:** Wahrnehmung der Muskelspannung (aktiv und passiv)
- **Reizweiterleitung über Ib-Fasern:** Bei Spannungserhöhung werden homonyme α-Motoneurone gehemmt und dadurch der Tonus gesenkt. Gleichzeitig wird der Tonus der antagonistischen Muskelfasern gesteigert. Somit wird einer drohenden Überspannung der Muskulatur entgegengewirkt. Dieser Schutzmechanismus wirkt sich über polysynaptische Übertragungen auch auf synergistische Muskelgruppen z. B. alle Flexoren einer Extremität aus.

Die Afferenzen der Propriozeptoren werden über die Tractus spinocerebellares anterior und posterior und die Hinterstrangbahnen des Rückenmarks zum Gyrus postcentralis weitergeleitet und verarbeitet (Wahrnehmung).

Vestibularapparat

- **Lage:** Das Gleichgewichtsorgan liegt beidseits im Innenohr.
- **Funktion:** Mechanorezeptoren, Wahrnehmung von Stellung und Bewegungen des Kopfes im Raum, wobei Bewegungsrezeptoren in den Bogengängen (Rotation) und Schwererezeptoren in den Maculae lokalisiert sind.
- **Reizweiterleitung über den N. vestibulocochlearis** zu den Vestibulariskernen in der Medulla oblongata mit Verbindungen zum Kleinhirn und Augenmuskelkernen

Sensorik: Oberflächensensibilität

Bei der Oberflächensensibilität werden taktile, nozizeptive und thermische Reize kodiert und weitergeleitet.

Mechanorezeptoren vermitteln Druck, Berührung und Vibration. Sie sind auch bei der propriozeptiven Wahrnehmung beteiligt, aber nicht so stark wie die Muskel- und Sehnenspindeln. Bei stereognostischen Handlungen (Ertasten von Gegenständen) wirken alle Rezeptoren zusammen. Je nach Adaptationsverhalten an den Reiz werden slow adapting (SA-Rezeptoren) von rapidly adapting (RA-Rezeptoren) unterschieden.

Ruffini Körperchen

- **Lage:** Stratum reticulare der Subkutis (vermehrt in Handflächen), Gelenkkapseln
- **Funktion:** SA-Rezeptor, Wahrnehmung von **Richtung,** Druck- und Scherkräften im Gewebe. Die Aktionspotenzialfrequenz ist proportional zum Druck.

Vater-Pacini Körperchen

- **Lage:** Subkutis, Gelenkkapsel, Periost, Muskelfaszien
- **Funktion:** RA-Rezeptor (sehr schnell adaptierend), Wahrnehmung von **Beschleunigungen** und Druckänderungen (Vibrationen); konstanter Druck ist kein adäquater Reiz

Merkel-Tastscheiben

- **Lage:** Epidermis
- **Funktion:** SA-Rezeptor, Wahrnehmung von **Druck** (insbesondere senkrechter, z. B. auf Fußsohle)

Meissner-Tastkörperchen

- **Lage:** Epidermis, hohe Dichte in Fingerkuppen und Zungenspitze
- **Funktion:** RA-Rezeptor, Wahrnehmung von **Geschwindigkeit** von Berührungen

Nozizeptoren

- **Lage:** Kutis und in allen anderen Organen mit Ausnahme von Gehirn und Leber
- **Funktion:** freie Nervenendigungen, Wahrnehmung von Druck (Stich, Schnitt), schmerzhafter Kälte oder Hitze, Gewebsschädigungen (z. B. durch Freisetzung von Bradykinin, Substanz P), chemischen Noxen

Bei hellem, eher oberflächigem Schmerz wird ein Flucht- oder Schutzreflex ausgelöst. Bei dumpfen, tiefen Schmerzen reagiert der Organismus eher mit vegetativer Symptomatik und emotionalen Reaktionen.

Thermorezeptoren

- **Lage:** Epidermis/Dermis
- **Funktion:** dünne, myelinisierte Fasern, die jeweils Kalt- und Warmreize weiterleiten

Reizweiterleitung

Die Reizweiterleitung der Rezeptoren der Oberflächensensibilität erfolgt über markhaltige Aδ- und marklose C-Fasern.

Alle somatosensiblen Afferenzen des Körpers werden über Spinalnerven weitergeleitet. Für den Bereich des Kopfes übernimmt der N. trigeminus diese Funktion. Informationen, die zum Bewusstsein gelangen, werden entweder über das anterolaterale System (**protopathische** Sensibilität: Schmerz, Temperatur, grobe Druckempfindung) oder das

Lemniscus-medialis-System (**epikritische** Sensibilität: Vibration, Berührung, Lokalisation) übertragen.

Die protopathische Reizverarbeitung ist entwicklungsgeschichtlich älter. Sie hat durch die Verknüpfung mit dem limbischen System auch emotional modulierende Eigenschaften. Die jüngere epikritische Reizverarbeitung ist hinsichtlich Strukturerkennung und Lokalisation differenzierter. Die affektive Komponente tritt dabei in den Hintergrund.

Sehsinn

Die visuellen Informationen werden über die Rezeptoren der Netzhaut verarbeitet und über den N. opticus zum Chiasma, von dort über den Tractus opticus zum Corpus geniculatum laterale und schließlich zur Sehrinde geleitet. Reflexmotorische Fasern verlassen den beschriebenen Weg und führen zu motorischen Kernen und Vestibulariskernen des Kleinhirns, die den Informationsaustausch für den optokinetischen Reflex (bei Blickverschiebungen) ermöglichen. In diesem Sinne gibt es auch direkte Verschaltungen des Vestibulums mit dem N. oculomotorius, N. trochlearis und N. abducens (vestibulo-okulären Reflex, bei Kopfbewegungen).

Gleichgewichtssensibilität, -sinn

Das Gleichgewichtssystem ermöglicht sichere Bewegungs- und Handlungsabläufe unter Berücksichtigung der notwendigen Haltearbeit durch die Gravitation. Nur dadurch können z. B. Stürze vermieden werden. Die für die neuromuskuläre Steuerung notwendigen Informationen erhält das System v. a. von den oben beschriebenen vestibulären, visuellen und propriozeptiven Rezeptoren.

Motorik

Das motorische System ermöglicht Aktionen der quergestreiften Muskulatur, die durch somatomotorische Neurone ausgelöst werden. Dabei handelt es sich um willkürliche Zielmotorik, unwillkürliche Haltemotorik und gelernte Bewegungsautomatismen.

Zielmotorik – pyramidales System

Das pyramidalmotorische System steuert v. a. willkürliche feinmotorische Bewegungen der peripheren Muskulatur. Vom Gyrus praecentralis läuft der Impuls für eine geplante und bewusste Bewegung über das obere Motoneuron zur Umschaltstelle auf das untere Motoneuron. Im Kopfbereich sind dies Hirnnerven, peripher die α-Motorneurone, die die Zielmuskeln aktivieren. Durch ständige Rückkopplung mit der Sensorik kann die aufzuwendende Kraft und Richtung der Bewegung zielgerecht angepasst und die geplante Handlung vollendet werden.

Stützmotorik – extrapyramidales System

Das extrapyramidale System steuert Haltearbeit z. B. zur Gewährleistung der aufrechten Körperhaltung. Weiterhin ermöglicht es den Ablauf gelernter Bewegungsabläufe wie Gehen, Auto- oder Fahrrad fahren usw. Diese können auch unbewusst durchgeführt werden. Phylogenetisch betrachtet ist es älter als das pyramidale System. Die beteiligte Muskulatur wird hauptsächlich über propriozeptive Sensorik angesteuert, wobei auch hier das α-Motoneuron den Reiz auf die motorische Endplatte des Muskels überträgt. Die übergeordneten Kontrollen liegen in motorischen Zentren des Kortex, in den subkortikalen Kernen, im Kleinhirn und im Hirnstamm.

Grundtonus

Der Grundtonus der Muskulatur wird über efferente γ-Motoneurone geregelt. Diese übertragen Impulse von motorischen Zentren des Kleinhirns, des Hirnstamms (Formatio reticularis) und der Basalganglien auf intrafusale Muskelfasern der Muskelspindeln. Sie sind somit die einzigen Rezeptoren im Organismus, die efferent angesteuert werden.

Über diesen Weg können neben der Unterstützung der Haltearbeit auch Bewegungen über die α-Motoneurone initiiert werden (indirekte Erregung). γ-Motoneurone können wie α-Motoneuronen willkürliche und unwillkürliche Bewegungen auslösen.

Stellenwert der Sensomotorik

Effizienz und Effektivität der Handlungsabläufe hängen vom Zusammenspiel folgender Komponenten ab:

- **Koordination:** Zusammenwirken der Strukturen des sensomotorischen Systems unter Einbeziehung des Energiestoffwechsels (Atmung, Herz-Kreislauf, Energieträger). Bei der Ganzkörperkoordination spricht man von Gewandtheit, bei der Teilkörperkoordination von Geschicklichkeit.
- **Ausdauer:** Zeitraum bis zur Ermüdung. Er ist abhängig von der Ökonomie der Arbeitsabläufe, Energiebereitstellung (aerob und anaerob), Laktatelimination und Wärmeregulation.
- **Kraft:** Je nach Funktion wird unterschieden:
  - isotonisch (gleichbleibende Spannung): der Muskel verkürzt sich ohne Kraftänderung
  - isometrisch (gleichbleibende Muskellänge): die Muskellänge bleibt gleich bei zunehmender Kraft (Haltearbeit)
  - auxometrisch: Muskellänge und Kraft verändern sich (häufigste Form)
  - isokinetisch: gleichbleibende Geschwindigkeit der Kontraktion oder Extension
  - konzentrisch: Muskel verkürzt sich bei Kraftentfaltung
  - exzentrisch: Muskel dehnt sich bei Kraftentfaltung

PRAXISTIPP

Sensomotorisches Training ist insbesondere bei älteren Menschen sehr wichtig. Mangelnde oder einseitige Bewegung und Trainingsmangel führen zu Abschwächung bis zur Atrophie der Muskulatur mit Beeinträchtigung des koordinativen Systems. Kommen noch Störungen der Sensorik hinzu (z. B. verringerter Visus, periphere Polyneuropathie), steigt das Sturzrisiko noch mehr an.

Gute koordinative Fähigkeiten ermöglichen:

- Unfall- und Verletzungsprophylaxe
- Optimierung des Bewegungsflusses
- verbesserter Ausnutzungsgrad konditioneller Fähigkeiten (Ökonomisierung)
- optimales Zusammenspiel bewegender und stabilisierender Muskulatur

5.6.2 Aktive Bewegungstherapie: Grundlagen

Die **aktive Bewegungstherapie,** insbesondere die Sporttherapie, hat die Steigerung der körperlichen und mentalen Leistungsfähigkeit einschließlich der kardiopulmonalen Ausdauer, Muskelkraft und Muskelausdauer sowie der Koordination und die Einbindung in ein soziales Umfeld als zentrale Ziele. Dabei wird auch eine verbesserte Motivation und Entspannungsfähigkeit angestrebt. Es werden die Therapiemittel nach individueller Vordiagnostik angewendet, welche hinsichtlich der konditionellen Fähigkeiten (Ausdauer, Kraft, Beweglichkeit, Koordination, Schnelligkeit) für den Patienten ausgewählt wurden. Die Sporttherapie und insbesondere die medizinische Trainingstherapie werden so dosiert, dass keine Fehlbelastung und Fehlbeanspruchung eintreten und somit auch Menschen mit Behinderungen teilnehmen können.

Die **Bewegungstherapie** einschließlich der **Sporttherapie** hat seit Mitte des letzten Jahrhunderts eine zunehmende primärpräventive Bedeutung erfahren. Bei Konzeption der ersten bewegungstherapeutischen Angebote im 19. Jahrhundert hatte die Bevölkerung noch mehrheitlich schwere bis schwerste körperliche Arbeit im Alltag zu bewältigen, Mobilität per Kutsche oder Auto war nur wenigen vorbehalten. Aus diesem Grunde hat sich in der Geschichte der Naturheilverfahren die Gewichtung zwischen Bewegungs- und Sporttherapie und den anderen elementaren Verfahren zunehmend verschoben.

Konzepte

Unter Bewegungstherapie werden alle Maßnahmen verstanden, die passive, assistive, aktive und aktivresistive Bewegungen als Therapie einsetzen.

Bewegungstherapie mit geringer Reizstärke

Die Bewegungstherapie umfasst alle Maßnahmen, die gezielte und dosierte Bewegungsabläufe als formative und funktionsregulierende Reize nutzen, wie z. B. die Sporttherapie, Ergotherapie und Krankengymnastik, um durch allgemeine und gezielte körperliche Aktivität zahlreiche Erkrankungen günstig zu beeinflussen.

Bewegungstherapie hat bei nicht ausreichender Intensität keine Verbesserung der Leistungsfähigkeit zur Folge (Intensität unter 25–30 % der maximalen Leistungsfähigkeit). Eine aktuelle Studie konnte aufzeigen, dass bei 3.000 Schritten mehr am Tag vs. geführte Spaziergänge nach 6 Wochen keine gesundheitlich relevanten Verbesserungen mehr erzielt werden konnten [19]. Unter dieser Grenze werden ihr dennoch folgende für die Prävention bedeutsame Mechanismen zugeschrieben: Ablenkung, Selbstwirksamkeit, Aufbau eines sozialen Netzwerkes bzw. sozialer Kontakte und Mindfulness/Awareness-Hypothese (Verbesserung der Achtsamkeit und des Bewusstseins).

- Ab 40 %–45 % der maximalen Leistungsfähigkeit entsteht ein **leichter Reiz,** welcher vorhandene Leistungskapazitäten der an der Bewegung beteiligten Organsysteme erhalten und geringfügig verbessern kann.
- Ein **optimaler Reiz** zur Beeinflussung der Alterungsvorgänge (Maladaptationsvorgänge) wird mit einer Intensität von 50–80 % der maximalen Leistungsfähigkeit gesetzt.

Zur Bestimmung der Intensitäten ist die Ermittlung von Leistungsparametern notwendig (Leistungsdiagnostik: Watt/kg, maximale Sauerstoffaufnahme VO_{2max}, Herzfrequenz, Laktat).

Bewegungstherapie mit mittlerer bis größerer Reizstärke (Sporttherapie)

Die Sporttherapie ist die therapeutische Anwendung des Sports in der Behandlung von Krankheiten bzw. von durch Krankheiten beeinträchtigter Funktionen auf der Basis der wissenschaftlichen Bewegungs- und Trainingslehre. Ziele der Sporttherapie sind:

- Normalisierung oder Kompensation gestörter körperlicher, psychischer oder sozialer Funktionen
- Vorbeugung sekundärer Schädigungen
- Förderung gesundheitsorientierter Verhaltensweisen

In den Sozialgesetzen der Bundesrepublik Deutschland wird die Sporttherapie auch als Rehabilitationssport, Behindertensport und Funktionstraining bezeichnet. Diese Begriffe stellen aber keine wissenschaftliche Identität dar, sondern sind Konzepte der sozialmedizinischen Umsetzung der Sporttherapie im SGB V und SGB IX. Die wissenschaftliche Methodenlehre definiert nur Sporttherapie als Methode der Bewegungstherapie im Gesamtkonzept der physikalischen und rehabilitativen Medizin.

Wirkmechanismen und Wirksamkeit

Der Einsatz der Therapiemittel im Bereich von Ausdauer, Kraft, Beweglichkeit, Koordination und der Schnelligkeit beruht auf den biomechanischen und leistungsphysiologischen Wirkprinzipien der Trainings- und Sporttherapie. Durch die sporttherapeutische Intervention können die Zielbereiche der Alterungs- und Inaktivierungsprozesse des Menschen in positiver Hinsicht beeinflusst werden, welche v. a. bei chronischen Erkrankungen eine lebensverkürzende Bedeutung haben.

MERKE

Die wichtigsten Alterungs-/Maladaptationsprozesse des Menschen sind:

- Rückgang der kardiopulmonalen Leistungsfähigkeit
- Reduktion der Muskelmasse
- Verminderung von Myoglobingehalt und Glykogen in den Zellen
- Rückgang der Kapillarisierung der quer gestreiften Muskulatur
- Verschlechterung der rheologischen Parameter des Blutes, Viskosität und der Erythrozytenaggregation
- Knochendichtereduzierung
- zunehmende Insulinresistenz der peripheren Rezeptoren
- Rückgang der Eigenaktivität

Die aktive Bewegungstherapie im Sinne einer Sporttherapie wirkt sich positiv auf viele Maladaptationsprozesse aus.

Mit den Mitteln und Methoden der Bewegungs- und Sporttherapie ist es möglich diese **Maladaptationserscheinungen positiv** zu **beeinflussen,** wobei die Effekte nur quantitativ, aber nicht qualitativ vom Lebensalter des Patienten abhängen. In zahlreichen wissenschaftlichen Publikationen [1, 2] konnten diese positiven Wirkungen auf die Maladaptationsprozesse nachgewiesen werden und bewegungstherapeutische Konzepte zur Therapie von chronischen Krankheiten evaluiert werden. Insbesondere bei Herz-Kreislauf-Erkrankungen, bei Stoffwechselerkrankungen, aber auch bei neurologischen Erkrankungen wie Morbus Parkinson und Post-Polio-Syndrom (PPS) sind in den letzten Jahren zahlreiche Arbeiten erschienen. Im Bereich der muskuloskelettalen Erkrankungen spielen die Konzepte der Bewegungs- und Sporttherapie eine herausragende Rolle und hier insbesondere das Konzept der medizinischen Trainingstherapie, z. B. in der postoperativen Rehabilitation von Gelenkeingriffen (Hüft-Totalendoprothese, Knie-Totalendoprothese) und bei chronischen Rückenschmerzpatienten.

Regelmäßige körperliche Belastungen führt zu einer **Senkung** der **Blutzucker- und Blutfettwerte,** einer **Blutdruckregulation** und reduziert das Körpergewicht. Ferner sind positive Effekte auf Kraft, Ausdauer und Koordination sowie bezüglich der Körperwahrnehmung zu erwarten. Aber auch der Einfluss auf die Psyche wurde bisher gut untersucht. So fördert regelmäßige körperliche Belastung die Motivation, führt zu Stressabbau, Minderung von Ängsten, Abbau von Depression, problembezogene Ablenkung und Verbesserung des Selbstwertgefühls [12].

Bei einer immer mehr durch Vereinsamung geprägten Gesellschaft (Zunahme der Single-Haushalte, Kinderlosigkeit) werden soziale Aspekte durch die Sporttherapie gefördert: persönliche Verantwortung, Förderung sozialer Kontakte und das gegenseitige Eintreten füreinander.

Methoden und Therapiemittel

Die Methoden und Therapiemittel der Bewegungs- und Sporttherapie werden wie folgt unterschieden.

Ausdauertraining

Therapiemittel sind das Dauerleistungstraining, das Intervalltraining und die Wiederholungsmethode. Dabei unterscheiden sich diese 3 Therapiemittel hinsichtlich der Pausengestaltung. Dauerleistungstraining wird über 20–30 Min. ohne Pause in einem bestimmten Intensitätsbereich durchgeführt, welcher bei der Eingangsdiagnostik als Zielbereich definiert wurde. Soll eine Verbesserung im Grundlagenausdauerbereich 1 erfolgen (aerobe Leistungsfähigkeit ohne Laktatanstieg), wäre der Zielbereich eine Intensität von ca. 60–65 % der maximalen Herzfrequenz unter Belastung. Bei der Wiederholungsmethode erfolgen mehrere Belastungsintervalle mit einer Pause, in welcher die Ruheherzfrequenz erreicht werden sollte. Beim Intervalltraining wird vor Erreichen der Ruheherzfrequenz die nächste Belastungsphase begonnen. Alle drei Therapiemittel unterscheiden sich hinsichtlich der kardialen und zirkulatorischen sowie metabolischen Anpassungsvorgänge. Das Dauerleistungstraining kann am besten dosiert und erforderlichen Gegebenheiten (z. B. Medikamenteneinstellung) angepasst werden.

Krafttraining

Zur Anwendung kommen das Maximalkrafttraining, begrenztes Schnellkrafttraining und das Kraft-Ausdauer-Training.

Im Präventions- und Bewegungstherapiebereich kommen vorrangig das Schnellkrafttraining und das Kraft-Ausdauer-Training infrage. Schnellkrafttraining dient z. B. der Sturzprophylaxe. Kraft-Ausdauer-Training ist das am häufigsten eingesetzte Therapiemittel in diesem Bereich und zur Prävention von Rückenschmerzen z. B. bei Bürotätigkeiten enorm wichtig. Dabei wird konzentrisches und exzentrisches Muskelkrafttraining unterschieden, wobei das exzentrische Training die intra- und intermuskuläre Koordination der Kontraktion besser unterstützt.

Beweglichkeitstraining

Therapiemittel sind das Flexibilitätstraining und Dehnbarkeitstraining. Unter bestimmten beruflichen und Alltagsbelastungen sowie im Altersgang kommt es zur Abnahme der Dehnbarkeit bestimmter Muskelgruppen sowie der Umfänge von Funktionsbewegungen (z. B. Anteflexion der LWS, Abduktion des Schultergelenkes). Insbesondere die Altersrigidität führt zu einer Einschränkung von Funktionen am Stütz- und Bewegungssystem. Geeignete Therapiemittel in der Prävention und Therapie sind das Flexibilitätstraining (Verbesserung der physiologischen Bewegungsumfänge von Gelenken und Wirbelsäule einschließlich der Bänder und Gelenkkapseln) sowie die gezielte Dehnung verkürzter Muskeln. Von Verspannung und Verkürzung sind häufig Muskeln betroffen, die Haltearbeit leisten müssen, wie z. B. der M. erector spinae, der M. pectoralis minor et major, M. suralis und die ischiokrurale Muskulatur. Dabei darf nicht versäumt werden, dass die verkürzte Muskulatur im Rahmen von Dehntechniken auch einer Verbesserung der Kraft-

Ausdauer-Leistungsfähigkeit bedarf. Verkürzte Muskeln weisen immer eine sog. Verkürzungsschwäche auf.

Koordinationstraining

Eingesetzt werden das mentale Training und das sensomotorische Training. Das mentale Training führt die erarbeitete Verbesserung in einem Funktionsbereich mittels afferenter Stimulation und Wahrnehmung der Bewegungsdefizite mit der gedanklichen Realisierung von Bewegungsmustern ohne Bewegungsdurchführung zusammen. Mentales Training ohne Kenntnis korrekter Bewegungsabläufe ist dabei nicht zielführend. Sensomotorisches Training verbessert hingegen die Körperwahrnehmung mit gleichzeitiger Optimierung (Ökonomisierung) der Bewegungsabläufe. Hilfreich sind dabei v. a. rhythmische Bewegungsausführungen. Zur Verbesserung des kreativen Anteils der Sensomotorik können z. B. bei der Gangschulung unebene Böden, horizontal oder vertikal nachgebende Unterlagen zur Auslenkung gewählt werden (z. B. Trampolin, Posturomed, Weichbodenmatten, Sand, Kieselsteine).

Schnelligkeitstraining

Therapiemittel sind das Reaktionsschnelligkeitstraining sowie das Aktionsschnelligkeitstraining. Hierbei geht es in der Prävention und Therapie vorrangig um eine Sturzprophylaxe und Handlungskonzepte im Bereich des kreativen Anteils der Motorik, um rechtzeitig auf bestimmte Alltagsgegebenheiten mit motorischen Reaktionen zu reagieren (Lastwechsel beim Busanfahren, Abbremsvorgänge, kippende Gehwegplatten). Aber auch das gezielte Üben von Stolpern und Abfangen, Wendungen und Lagewechsel in rascher Reihenfolge gehören zu diesen Therapiemitteln.

5.6.3 Aktive Bewegungstherapie: Praxis

Grundbedingung jeder Bewegungs- und Sporttherapie ist die Dauer der Bewegung. Für die erste Umstellung von Funktionen sind mindestens 6 Min. notwendig, optimal sind 30–60 Min. und diese sollte mindestens 2–3 ×/Woche wiederholt werden.

Es konnte aber auch von Foster et al. [5] eindrucksvoll gezeigt werden, dass Übertrainingseffekte oder chronische Ermüdungstendenzen durch zu häufige oder zu hohe Belastungen (u. a. ultralange Läufe) zu einer Schädigung der Gesundheit und einer Reduzierung der Leistungsfähigkeit führen. Dies ist v. a. bei Bewegungstherapie mit älteren Patienten zu beachten, insbesondere bei gruppentherapeutischen Angeboten.

Im Rahmen der Sporttherapie gibt es verschiedene Konzepte. Die häufigsten in Deutschland umgesetzten sind derzeit die Medizinische Trainingstherapie, der Rehabilitationssport und das Funktionstraining, der Behindertensport und das Multijoint-Training. Diese Konzepte folgen keinen wissenschaftlichen Definitionen, sondern werden häufig vom Erstbeschreiber bzw. von Gesetzestexten vorgegeben und führen deshalb oft zu Unstimmigkeiten.

- Insbesondere der **Rehabilitationssport, der Behindertensport** und das Funktionstraining sind Konzepte der Sporttherapie, welche auf der Basis der wissenschaftlichen Bewegungs- und Trainingslehre im Kontext mit Methoden der Rehabilitationsmedizin und der Sekundär- und Tertiärprävention angewendet werden.
- Trainingsmittel und -methoden des Sports und des sportlichen Trainings werden auch im Bereich der Primärprävention angewendet. Dieser Gesundheitssport wird auch unter die Begriffe Wellness- und Fitnessbereich subsumiert.
- Die **Medizinische Trainingstherapie** ist das wichtigste in der Rehabilitation und der physikalischen Medizin angewendete Konzept.

Medizinische Trainingstherapie

Die Medizinische Trainingstherapie (MTT) beinhaltet gerätegestützte Trainingsmethoden, wobei unterschiedliche Trainingsformen eingeschlossen werden. Die Therapiegeräte können auch sequenziell angeordnet werden, was zur Bezeichnung Sequenztherapie geführt hat (Seidel in [6]). Hinsichtlich der unterschiedlichen Trainingsformen unterscheidet man isometrisches Training, auxiotonisches Training und isokinetisches Training.

Globale Zielsetzung der MTT ist die Wiederherstellung einer funktionellen Stabilität bei physiologischer Beweglichkeit mit folgenden Maßnahmen:

- Ausbildung von Kokontraktionen bei ausreichender Kraftausdauer
- Wiedererlangung und Stabilisierung von Fähigkeiten und Fertigkeiten (hierzu gehören Konzepte der Sturzprophylaxe)
- Entwicklung einer individuellen Handlungskompetenz (z. B. beim Treppensteigen, Heben und Tragen von Lasten)

Die MTT wird in den folgenden vier Phasen durchgeführt. Diese Phasen werden chronologisch dem jeweiligen klinischen Befund angepasst und durchlaufen von Phase 1–4 im Durchschnitt 4–6 Wochen, wobei jede Phase zwischen 1–2 Wochen dauern kann. Schwere Verletzungen und Erkrankungen benötigen oftmals auch Monate (u. a. Schlaganfall, Schädel-Hirn-Traumen III°).

- **Phase 1 – Mobilisationstraining:**
  - angepasstes Kraft-, Ausdauer- und Koordinationstraining
  - Übungen zur Wahrnehmung inkl. Propriozeption
  - Informationsweiterleitung aus der Peripherie
- **Phase 2 – Stabilisationstraining:**
  - weitere Verbesserung von Beweglichkeit, lokaler Muskelkraftausdauer, allgemeiner aerober Ausdauer, von Koordination und Wahrnehmung
  - optionale Haltung und Stabilität
  - Vertrauen in die eigene Leistungsfähigkeit und Belastbarkeit
- **Phase 3 – Funktionstraining:**
  - Koordinations- und Reaktionstraining
  - Abbau von Funktionsdefiziten
  - weiteres Kraft- und Ausdauertraining
  - Erlernen alltagsspezifischer Teilbewegungen sowie umfassende Bewegungsschulung
- **Phase 4 – Belastungstraining:**
  - Umsetzung der erlernten/trainierten Grundeigenschaften in sport-, alltags- bzw. berufsspezifische Fähigkeiten und Fertigkeiten
  - Schulung vielfältiger Bewegungsanforderungen, neuromuskulärer Qualitätsumbau
  - Koordinations- und Schnelligkeitsübungen
  - Kraft- und Ausdauertraining mit exzentrischen und reaktiven Belastungen

Terraintraining

Das Terraintraining stellt eine spezielle Form der Bewegungs- und Sporttherapie dar. Dabei werden unter Beachtung leistungsbezogener Daten Wegenetze definiert, deren Anstiege/Abstiege sowie Streckenlängen bestimmten normierten Belastungsstufen entsprechen. Diese können jedoch nur in Watt-Leistung angegeben werden. Beispiel: Steigung 2 % mit einer Gehgeschwindigkeit von 3,4 km/h entspricht ca. 60–70 W (70 kg Normpatient). Diese Leistung muss aber immer vom verordnenden Arzt in eine Leistung W/kg umgerechnet werden. Hierfür werden Terrain-Weg-bezogene Tabellen genutzt, welche diese Umrechnungen für alle Gewichtsklassen ermöglichen. Damit ist eine individuelle Steuerung der Belastung nach einer Leistungsdiagnostik beim Terraintraining möglich und notwendig. Entsprechende Therapie-Gruppen müssen danach zusammengestellt werden. Von der therapeutischen Zielsetzung (Training im Grundlagenausdauerbereich I oder II) hängt sowohl die Auswahl als auch die Dauer der Therapiemaßnahme ab.

Diagnostik

Zwingende Voraussetzung für die Verordnung der Bewegungs- und Sporttherapie ist die Durchführung einer leistungsphysiologischen Diagnostik. Auf der Basis dieser Diagnostik werden die Zielbereiche und Therapiemittel in ihrer Dosierung und im Trainingsplan festlegt. Nur so können die jeweiligen Trainingsmittel ausgewählt und dosiert werden und nur so kann sichergestellt werden, dass der Patient von dieser Dosierung profitiert und keine Fehlbelastungen und Fehlbeanspruchungen auftreten.

Die Dosierung einer Sporttherapie sollte immer nach einer individuellen Leistungs- und Funktionsdiagnostik, im Bereich der kardiologischen sporttherapeutischen Interventionen z. B. nach einer Ergometrie bzw. Spiroergometrie erfolgen. Die vom Untersucher festgelegten Intensitätsintervalle werden anhand physiologischer Reaktionen während der Sporttherapie überwacht (z. B. Herzfrequenz, Laktat-Spiegel, Blutdruck, Borg-Scala). Im Bereich muskuloskelettaler therapeutischer Intervention sind v. a. Funktionsuntersuchungen der Wirbelsäule, Messung der Kraft- bzw. Koordinationsfähigkeiten für die Steuerung der Intervention von großer Bedeutung.

Der am häufigsten verwendete Parameter zur Belastungssteuerung in der Bewegungs- und Sporttherapie ist die Herzfrequenz. Auch ohne vorausgegangene Leistungsdiagnostik werden verschiedene Berechnungsformeln, z. B. die Formel nach Fox, Gellish, Fairbarn oder Hossack verwendet. Die am häufigsten angewendete Formel von Fox (HF_{max} = 220 – Lebensalter) ist nach aktuellen Studien jedoch nicht zur Belastungssteuerung geeignet. Der Leistungstest ist durch alle oben genannten 4 Formeln nicht zu ersetzen [2].

PRAXISTIPP

Die Bewegungs- und Sporttherapie kann mit anderen therapeutischen Maßnahmen der physikalischen und rehabilitativen Medizin und der Naturheilkunde kombiniert werden. Diese Kombinationen kommen v. a. in der Rehabilitation zum Tragen und werden in den Leitlinien zur Rehabilitation z. B. des Rückenschmerzes beachtet. Häufige Kombinationen sind Sporttherapie und Entspannungsverfahren.

Indikationen

Die wichtigsten Indikationen sind Erkrankungen des muskuloskelettalen Systems sowie kardiovaskuläre Erkrankungen (Zustand nach Herzinfarkt, Bypassoperationen, koronaren Interventionsbehandlungen und Herzinsuffizienz). Auch in der Neurologie, z. B. nach zerebralen Insulten, beim M. Parkinson, in der Psychiatrie und bei onkologischen Erkrankungen wird die Bewegungs- und Sporttherapie zunehmend eingesetzt. Im Vordergrund steht v. a. die Behandlung konditioneller Defizite. Zudem stellt die (Sport)Bewegungstherapie einen wichtigen Baustein in der Gesamtstrategie von psychosomatischen Erkrankungen dar, insbesondere bei Schlaflosigkeit, Konzentrationsstörungen und reaktiver depressiver Verstimmung.

STUDIEN

- Die Evidenz der Sporttherapie beruht weitestgehend auf Interventionsstudien. Placebokontrollierte RCTs (randomized controlled trial) sind in der Sporttherapie nicht möglich, lediglich RCTs ohne Placebogruppen sind möglich. Viele Interventionsstudien zeigen jedoch wissenschaftlich signifikante Ergebnisse und erreichen den Evidenzgrad 2 oder B.
- Für den chronischen Rückenschmerz ist für die Schmerzreduktion und die Funktionsverbesserung eine Effektivität nachgewiesen. Dies gilt insbesondere in der Kombination mit psychologischen Verfahren [7].
- Zur Bewegungs- und Sporttherapie liegen bei Depression sehr interessante Ergebnisse aus Studien vor (Verbesserung der Hirndurchblutung, der neurotrophen Faktoren, des Neurotransmittersystems (Erhöhung des 5-Hydroxytryptophan-(Serotonin) und Noradrenalinspiegels) sowie des neuroendokrinen Systems (Stressadaptation [12]).

Kontraindikationen

Als generelle allgemeine Kontraindikationen sind alle akuten Erkrankungen anzusehen, welche mit einer Entzündung oder Fieber einhergehen. Weiterhin sind Kontraindikationen zu beachten, welche sich auf ein bestimmtes Krankheitsbild oder das Sturzrisiko beziehen. Als Beispiel seien hier die Kontraindikationen des Diabetes mellitus genannt: akute Entgleisung des Zuckerstoffwechsels, offene Ulzera, Charcot-Fuß, proliferative Retinopathie, höhergradige Herzrhythmusstörungen, Blutglukosewahrnehmungsstörungen.

Generell stellen schwerwiegende nicht adäquat zu kontrollierende internistische und orthopädische Begleit- und Folgeerkrankungen eine relative Kontraindikation dar.

Auch der Einfluss von Medikamenten auf das Sturzrisiko bei der Bewegungstherapie darf nicht unterschätzt werden. Hier sind v. a. häufig verwendete Schmerzmedikamente und Neuroleptika zu beachten. Einfache Tests (z. B. Tinetti) helfen, dieses Risiko vor Beginn der Sporttherapie abzuwägen.

Es gelten weiterhin die in den sportmedizinischen Lehrbüchern genannten Kontraindikationen.

LITERATUR

[1] Ballaz L, Fusco N, Crétual A et al. Acute peripheral blood flow response induced by passive leg cycle exercise in people with spinal cord injury. Arch Phys Med Rehabil. 2007 Apr; 88 4: 471–476.

5

[2] Cleary MA, Hetzler, RK, Wages et al. Comparison of age-predicted maximum heart rate equations in college-aged subjects. J Strength Cond Res 25 (2011) 2591–2597.
[3] Davies TS, Frenneaux MP, Campbell RI et al. Human arterial responses to isometric exercise: the role of the muscle metaboreflex. Clin Sci (Lond). 2007 Apr; 112 8: 441.
[4] Dusunceli Y, Ozturk C, Atamaz F et al. Efficacy of neck stabilization exercises for neck pain: a randomized controlled study. J Rehabil Med. 2009 Jul; 41 8: 626–31.
[5] Foster C, Porcari JP, de Koning JJ et al. Exercise Training for Performance and Health. Dtsch. Z. Sportmed 63 (2012) 69–72.
[6] Gutenbrunner C, Glaesener CC. Rehabilitation, Physikalische Medizin, Naturheilverfahren. Heidelberg: Springer, 2006.
[7] Lange U, Müller-Ladner U. Evidenz zu physikalisch-medizinischen Therapieoptionen bei muskuloskelettalen Schmerzen. Zeitschrift für Rheumatologie, 8 (2008): 658–664.
[8] Loimaala A, Groundstroem K, Rinne M et al. Effect of long-term endurance and strength training on metabolic control and arterial elasticity in patients with type 2 diabetes mellitus. Am J Cardiol. 2009 Apr 1; 103 7: 972.
[9] Macdermid JC, Gross AR, Galea V et al. Developing biologically-based assessment tools for physical therapy management of neck pain. J Orthop Sports Phys Ther. 2009 May; 39(5): 388–99.
[10] Middlebrooke AR, Elston LM, Macleod KM et al. Six months of aerobic exercise does not improve microvascular function in type 2 diabetes mellitus. Diabetologia. 2006 Oct; 49 10: 2263.
[11] Müller K, Becker St, Röhl K, Seidel EJ. Ausgewählte Aspekte der Physikalischen und Rehabilitativen Medizin. Bad Kösen: GFBB-Verlag, 2002.
[12] Neumann NU, Frasch K. Neue Aspekte zur Lauftherapie bei Demenz und Depression – klinische und neurowissenschaftliche Grundlagen. Dtsch. Z. Sportmed 59 (2008) 28–33.
[13] Reesink HJ, van der Plas MN, Verhey NE et al. Six-minute walk distance as parameter of functional outcome after pulmonary endarterectomy for chronic thromboembolic pulmonary hypertension. J Thorac Cardiovasc Surg. 2007 Feb; 133 2: 510–516.
[14] Scheibe J (Hrsg.). Sport als Therapie. Berlin: Ullstein Mosby, 1994.
[15] Scopaz KA, Piva SR, Gil AB et al. Effect of baseline quadriceps activation on changes in quadriceps strength after exercise therapy in subjects with knee osteoarthritis. Arthritis Rheum. 2009 Jun 29; 61 7: 951–957.
[16] Seidel EJ, Conradi E, Hübscher J et al. Konzepte der Bewegungstherapie nach Schlaganfall. Bad Kösen: GFBB Verlag, 1996.
[17] Seidel EJ, Franke J, Minne HW et al. Konzepte der Bewegungstherapie bei Osteoporose. Bad Kösen: GFBB-Verlag, 1998.
[18] Uhlemann C, Seidel EJ, Lange U. Rehabilitation, physikalische Medizin, Naturheilverfahren. Bern: Huber, 2007 .
[19] Wallmann B, Froböse I. Vergleich der gesundheitlichen Auswirkungen von „3000 Schritten mehr am Tag" vs. geführte Spaziergänge. Dtsch Z Sportmed 63 (2012) 81–86.
[20] Zbinden R, Zbinden S, Meier P et al. Coronary collateral flow in response to endurance exercise training. Eur J Cardiovasc Prev Rehabil. 2007 Apr; 14 2: 250–257.

5

5.6.4 Krankengymnastik

Die Krankengymnastik gehört neben der allgemeinen Bewegungs- und Sporttherapie zur Kinesiotherapie. Sie wird insbesondere bei orthopädischen, neurologischen, internistischen, gynäkologischen und urologischen Krankheitsbildern eingesetzt.

Konzept

Krankengymnastik unterstützt den Organismus bei der Wiederherstellung von gestörten Funktionen. Bezogen auf den Bewegungsapparat werden dafür betroffene Strukturveränderungen (Muskulatur, Faszien, Sehnen, Bänder, Gelenkkapseln) und gestörte Steuerungsabläufe des Nervensystems behandelt. Beim Herz-Kreislauf- und Atemwegssystem liegen Schwerpunkte auf der Verbesserung der Atemtechniken, des oxidativen Stoffwechsels und der Kondition.

Je nach Indikation und Zielsetzung gibt es zahlreiche verschiedene Methoden, die in Abhängigkeit von der Art und Schwere der Funktionsstörungen als Einzel oder Gruppentherapie durchgeführt werden. Die Gruppentherapie mit indikationsspezifischen Übungen, wie z. B. Wirbelsäulen-, Atem- oder Venengruppe, ist geeignet für Patienten mit leichten Funktionseinschränkungen. Bei stärkeren Beeinträchtigungen oder Behinderungen, wie z. B. bei Patienten nach Schlaganfall oder Polytrauma, können nur spezielle krankengymnastische Techniken in Einzeltherapie zum Erfolg führen. Um diese sicher ausüben zu können, bilden sich Krankengymnasten (synonym Physiotherapeuten) häufig nach ihrer Ausbildung fort (z. B. Manuelle Therapie in der Orthopädie, PNF und Bobath Techniken in der Neurologie).

Bei allen Gruppen- und Einzeltherapien können Hilfsmittel wie z. B. Bälle, Medizinbälle, Pezzibälle, Therabänder, Schlingentisch eingesetzt werden.

PRAXISTIPP

Krankengymnastik kann je nach Indikation synergistisch mit anderen klassischen Naturheilverfahren wie z. B. der Hydro- und Thermotherapie sowie mit den physikalischen Verfahren (Elektro- und Ultraschalltherapie) kombiniert werden.

Ein kurzer Hinweis auf die Verordnung, die Auswahl der krankengymnastischen Methoden und die Rücksprache mit dem Physiotherapeuten mit der Zielsetzung der Therapie sind notwendig.

Bei der Rezeptur muss der Arzt dem Therapeuten die zu behandelnde Diagnose, Art und Anzahl der krankengymnastischen Behandlungen und die Zielsetzung mitteilen. Der Therapeut informiert den Arzt über den Verlauf der Therapie, insbesondere bei Auftreten von Unverträglichkeiten.

Krankengymnastische Praxis

Lagerungen

Lagerungen dienen insbesondere zur Entlastung und Schonung von Gewebestrukturen des gesamten Körpers oder der Extremitäten. Dadurch werden Schmerzen reduziert und Reparationsprozesse gefördert. Beispiele für verschiedene Lagerungen nach Organsystemen:

- Bewegungsapparat:
  - Schmerzreduktion bei Arthritis, Chronic Regional Pain Syndrom (CRPS) (Lagerungsschienen)
  - Schmerzreduktion bei Lumbalgien wegen Discopathien und Spinalstenosen (Stufenlagerung)
  - Kontrakturprophylaxe postoperativ, posttraumatisch (Dehnlagerung)
- Nervensystem: Verringerung der Spastik nach Apoplex (Körperlagerung)
- Lunge: Drainagelagerung bei Mukoviszidose
- Kreislauf und Gefäße (periphere Ödeme): Entstauung durch Hochlagern der Beine
- Haut: Dekubitusprophylaxe (Druckentlastung) durch regelmäßiges Umlagern

Passive Techniken

- Passiv bezieht sich hier auf den Patienten, der während der aktiven Behandlung durch den Therapeuten keine Muskelarbeit leistet. Beispiele für passive Techniken nach Organsystemen: Bewegungsapparat:
  - Durchbewegen der Gelenke bei Komapatienten (Kontrakturprophylaxe)
  - Bewegung des operierten Gelenkes (frühe postoperative Mobilisierung, auch Motorschienen)
  - Bewegung der Gelenke innerhalb der Schmerzgrenzen (Kontrakturprophylaxe der Gelenke bei CRPS I)
  - Traktionen/Translationen (Mobilisierung arthrotischer Gelenke)
  - Dehnungsphase bei der postisometrischen Relaxation der Muskelenergie Technik
  - Stretching beim Sport oder Sportphysiotherapie (Verletzungsprophylaxe)
- Nervensystem: Spastik lösende Techniken

Aktive Techniken

Aktiv bezieht sich hier auf den Patienten, der unter Anleitung des Therapeuten Muskelkontraktionen durchführt. Dabei unterscheidet man folgende Möglichkeiten:

- **isometrische Haltearbeit:** Anspannungsphase zur postisometrischen Relaxation der Muskelenergie Technik
- **Bewegungen gegen Widerstand** des Therapeuten (auch mit Hilfsmitteln, z. B. Theraband, Zugapparat), gegen Auftrieb und Reibungskraft des Wassers (Bewegungsbad, Wassergymnastik)
- **unterstützte Bewegungen:** durch den Therapeuten (auch mit Geräten, z. B. Schlingentisch) oder durch die Auftriebskraft des Wassers
- **freie Bewegungen:** mit und gegen die Schwerkraft

Isolierte Bewegungen beziehen sich auf ein Gelenk, komplexe Bewegungsmuster auf mehrere Gelenke (Bewegungsabläufe, Bewegungsmuster).

Bei aktiven Techniken wechseln Belastungs- und Entlastungsphasen in Abhängigkeit von der Indikation und dem Funktionszustand des Patienten ab.

Bei isometrischen Anspannungsübungen ist z. B. die Pausenlänge doppelt so lange wie die Haltedauer.

Krankengymnastische Methoden

Krankengymnastische Methoden nehmen in Behandlungskonzepten in Klinik und Praxis eine zentrale Stellung ein. Die nachgewiesene Wirksamkeit der Methoden führte zur Aufnahme in die Heilmittelrichtlinien [6] und den Heilmittelkatalog (www.heilmittelkatalog.de) für die vertragsärztliche Versorgung. Physiotherapeuten müssen unter den Gesichtspunkten der Struktur- und Prozessqualität in den Stellenplänen von Krankenhäusern und insbesondere von Rehakliniken aufgeführt sein.

Aktuelle indikationsspezifische Studienergebnisse von physiotherapeutischen Methoden sind z. B. erhältlich bei CAM on Pubmed (http://nccam.nih.gov/research/camonpubmed) und bei *Physiotherapie Evidenz Database* (http://www.pedro.org.au/german).

Gerätegestützte Krankengymnastik

- **Indikationen:** gezielte Kräftigung der Muskulatur des Rumpfes und der Extremitäten nach Verletzungen und Operationen des Bewegungsapparates, statisch und degenerativ bedingten Wirbelsäulensyndromen, Konditionsmangel nach Immobilität
- **Durchführung:** Der Muskelaufbau erfolgt unter physiotherapeutischer Anleitung und Überwachung an Geräten (Seilzüge, Ergometer, Kraftgeräte), die für verschiedene Muskelgruppen konzipiert sind (Bauch-, Rücken-, Extremitätenmuskulatur). Durch serielle Anwendungen können Kraft, Schnelligkeit und Ausdauer der Zielmuskulatur trainiert werden.

Atemgymnastik

Anmerkung: Unter Atemtherapie werden psychomotorische Verfahren zur Körperwahrnehmung und Entspannung im Rahmen der Ordnungstherapie verstanden.

- **Indikationen:** Verbesserung der Lungenfunktion bei obstruktiven und restriktiven Dysfunktionen, Pneumonieprophylaxe perioperativ, psychophysische Entspannung
- **Durchführung:** verschiedene Techniken (Lippenbremse, zeitliches Verhältnis Inspiration/Exspiration, thorakale Atmung und Bauchatmung), evtl. kombiniert mit Dehnlagerungen

Gangschulung

- **Indikationen:** Wiederherstellung eines sicheren physiologischen Gangbildes nach Verletzungen, Operationen, Immobilität, Sturzprophylaxe
- **Durchführung:** nach Ganganalyse evtl. zunächst Einsatz und Üben von Gehhilfen (Handstock, Unterarmgehstützen, Achselstützen, Rollator, Gehbock), beim Gehen Korrektur der Schrittlänge, Schrittrhythmus, Fußstellung, Abrollbewegung und Gewichtsverlagerung, muskuläre Stabilisierung der Bein- und Fußgelenke, Üben des Armschwunges

Rückenschule

- **Indikationen:** Wirbelsäulensyndrome bei muskulärer Dysbalance, Discopathien, Spondylolisthesen, Spinalstenosen, Primär- und Sekundärprävention von Rückenbeschwerden
- **Durchführung:** Erlernen rückengerechter Bewegungsmuster in Gruppen unter Anleitung von Sport-, Gymnastiklehrern oder Physiotherapeuten

Propriozeptive neuromuskuläre Fazilitation (PNF) nach Kabat

- **Indikationen:** Verbesserung der Sensomotorik (Zusammenspiel von Kraft, Beweglichkeit, Ausdauer und insbesondere der Koordination) bei neurologischen und orthopädischen Krankheitsbildern.
- **Durchführung:** vom Therapeuten angeleitete aktive dreidimensionale Bewegungsabläufe („patterns") ganzer Körperabschnitte, z. B. am Arm oder als Kombinationen von Körperabschnitten. Dabei werden synergistische Muskelgruppen entsprechend ihrer topografischen Lage diagonal angesprochen, z. B. vom rechten Arm zum linken Bein, jeweils von distal nach proximal. Die Pat-

tern bestehen aus Flexion oder Extension, Abduktion oder Adduktion, Innenrotation oder Außenrotation. Die Fazilitation (Bahnung physiologischer Bewegungsmuster) erreicht der Therapeut über Reizung der Propriorezeptoren (Druck, Berührung, Dehnung, Vibration).

Krankengymnastik nach Bobath

- **Indikationen:** Verbesserung zerebraler Bewegungsstörungen (z. B. nach Apoplex)
- **Durchführung:** Der Therapeut behandelt nach drei Prinzipien, die ineinander übergehen. Zunächst werden durch spezielle Techniken pathologische Bewegungsmuster inhibitiert. Aus dieser verbesserten Ausgangslage werden bahnende Techniken (**Fazilitationen**) zur Erleichterung physiologischer Bewegungsmuster angewandt. Schließlich können Bewegungen durch inhibitorische oder bahnende **Stimulationen** eingeleitet werden.

Krankengymnastik nach Vojta

- **Indikationen:** Zerebralparesen, Muskelerkrankungen, Multiple Sklerose, Koordinationsstörungen und Funktionseinschränkungen der Wirbelsäule und Gelenke, Reintegration gestörter Muskeln in physiologische Bewegungsketten
- **Durchführung:** Voraussetzung für dieses Bahnungssystem ist eine intakte neuromuskuläre Verbindung. Der Therapeut bahnt durch Reizung von Propriozeptoren beliebig oft reziproke Bewegungsmuster. Durch Berührung bestimmter Körperpunkte können „Reflexkriechen" und „Reflexumdrehen" initiiert werden. Das Prinzip wird als „Reflexfortbewegung" bezeichnet und kann bei allen Altersgruppen angewendet werden.

Stemmübungen nach Brunkow

- **Indikationen:** Kräftigung der rumpfaufrichtenden- und stabilisierenden Muskulatur bei Lumbalgien, muskuläre Dysbalancen, Skoliose, Ataxien
- **Durchführung:** Arme und Beine werden in verschiedenen Ausgangslagen (z. B. Rückenlage, Vierfüßlerstand) in einer bestimmten Stellung aufgestellt (proximale Gelenke in Rotation, mittlere Gelenke in Flexion, distale Gelenke in Extension), der Patient übt einen Druck über Hände und Füße auf die Unterlage aus (stemmen). Nur in dieser Positionierung überträgt sich die isometrische Kraftentfaltung der Extremitäten auf die Rumpfmuskulatur. Auf richtige Atmung während des Stemmens ist zu achten (kein Pressen).

Krankengymnastik nach Brügger

- **Indikationen:** Korrektur von Fehlhaltungen der Wirbelsäule, muskuläre Dysbalancen, Insertionstendopathien, erlernen rückengerechter Verhaltensmuster bei den Aktivitäten des täglichen Lebens
- **Durchführung:** spezifisches Vorgehen des Therapeuten aufgrund der Haltungsanalyse beim Patienten, Dehnung verkürzter Muskulatur, Kräftigung geschwächter Muskulatur zur Wiederherstellung muskulärer Dysbalancen

Manuelle Therapie nach Cyriax

- **Indikationen:** Insertionstendopathien, Verklebungen, Bewegungseinschränkungen, Tonussenkung und Schmerzreduktion durch Stimulierung der Mechanorezeptoren
- **Durchführung:** Friktionen durch den Therapeuten quer zum Faserverlauf des Sehnengewebes

Maitland-Therapie

- **Indikationen:** Funktionsstörungen des Bewegungsapparates, Insertionstendopathien
- **Durchführung:** manualtherapeutische Techniken (Translationen, Traktionen, Oszillationen mit unterschiedlichen Amplituden) zur Behandlung von Funktionsstörungen im Bereich von betroffenen Gelenkkapseln, Ligamenten und Muskulatur

Manuelle Therapie nach McKenzie

- **Indikationen:** radikuläre und pseudoradikuläre Lumbalsyndrome
- **Durchführung:** Durch wiederholte Bewegungen eines Wirbelsäulenabschnittes wird zunächst eruiert, welche Bewegungen zu einer Schmerzre-

duktion führen, insbesondere von peripher nach zentral. Diese werden weiter modifiziert und als Eigenübung vom Patienten fortgesetzt.

Funktionelle Bewegungslehre nach Klein-Vogelbach

- **Indikationen:** Bewegungseinschränkungen der Gelenke und Wirbelsäule, Störungen der Körperhaltung und des Gangbildes
- **Durchführung:** Voraussetzung für die Anwendung des Konzeptes ist die Haltungs- und Bewegungsanalyse durch den Therapeuten. Dabei werden Konstitution, Kondition, Funktion, Statik, belastendes Bewegungsverhalten und Statik berücksichtigt und mit einer Idealvorstellung verglichen. Die Therapie besteht aus massierenden, mobilisierenden und übenden Techniken.

LITERATUR

[1] Gutenbrunner C, Weimann G (Hrsg.). Krankengymnastische Methoden und Konzepte. Heidelberg: Springer, 2004.
[2] Haus K-M (Hrsg.). Neurophysiologische Behandlung bei Erwachsenen: Grundlagen der Neurologie, Behandlungskonzepte, alltagsorientierte Therapieansätze. 2. A. Heidelberg: Springer, 2010.
[3] Hiemeyer K. Bewegungstherapie mit den wichtigsten Varianten. In: Melchart D, Brenke R, Dobos G et al. Naturheilverfahren. Stuttgart: Schattauer, 2002.
[4] Knauth K, Reiners B, Huhn R. Physiotherapeutisches Rezeptierbuch. 8. A. München: Elsevier, Urban & Fischer, 2002.
[5] Schüle K, Huber G (Hrsg.). Grundlagen der Sporttherapie. 2. A. München: Elsevier, 2004.
[6] Richtlinie des Gemeinsamen Bundesausschusses über die Verordnung von Heilmitteln in der vertragsärztlichen Versorgung (Heilmittel-Richtlinie/HeilM-RL) in der Fassung vom 20. Januar 2011/19. Mai 2011, veröffentlicht im Bundesanzeiger 2011; Nr. 96 – in Kraft getreten am 1. Juli 2011.

5.7 Massagetherapie

Peter Bouchette (5.7.6), Hans-Jörg Ohlert (5.7.1, 5.7.2), Ines Taufmann/Anett Reißhauer (5.7.3–5.7.5)

5.7.1 Klassische Massage

Die klassische Massage kann definiert werden als manuell ausgeführte Berührungs-, Druck- und Zugreize auf Haut, Muskulatur, Faszien, Sehnen, Bindegewebe und Ligamente zur Behandlung lokaler Alterationen wie Verspannungen, Verklebungen und Myogelosen. Übergeordnete Wirkungen sind Sympathikusdämpfung und Entspannung mit konsekutiver Verbesserung der Befindlichkeit (somatopsychische Effekte). Auch ergeben sich Einflüsse auf das Immunsystem durch Blutbildveränderungen und Dämpfung der Hypothalamus-Hypophysen-NNR-Achse.

Historische Aspekte

Die klassische Massage leitet sich von antiken griechisch-römischen Techniken ab und wurde durch den schwedischen Heilgymnasten Per Henrik Ling (1776–1839) modifiziert. Er gilt als Begründer der heutigen klassischen Massage.

Zu Pfarrer Kneipps Zeiten waren Massagen nicht hoch angesehen: So formulierte Kneipp seine Bedenken wie folgt: *„Die Allopathie hat das Massieren eingeführt. Ich bin grundsätzlich dagegen, weil so viele zu mir gekommen sind, die nicht bloß von den Schmerzen erzählten, die sie dabei ausgestanden, sondern auch davon, wie schlecht es ihnen bekommen. Das Drücken, Reiben, Zerquetschen, kann sehr leicht Gefäße zum Bersten bringen, das Blut aus den feinen Äderchen austreiben und so leicht große Zerstörungen anrichten"* [1]. Aus seiner Beschreibung lässt sich allerdings schließen, dass die Massagen damals nicht sachgerecht durchgeführt wurden.

Obwohl sich sachgerecht durchgeführte Massagen in verschiedenen Formen bewährt haben, hat sich der Stellenwert bei Kostenträgern in den letzten Jahren verringert. Als „passive" Maßnahmen wurden sie eher als „Wellness" eingestuft und die Kostenübernahmen stark eingeschränkt. Dies bewirkte einen Rückgang der Anwendungen und Nachfrage von Masseuren. Derzeit wird der Massage durch

Forschungsergebnisse wieder ein höherer Stellenwert zugeordnet.

Konzept

Je nach ärztlich gestellter Indikation und Befunderhebung durch den Masseur kommen verschiedene Techniken zum Einsatz: Streichungen, Knetungen, Zirkelungen, Reibungen, Klopfungen, Vibrationen. Heute werden fast ausschließlich symptomorientierte Teilmassagen des Schulter-Nacken-Bereichs, des Rückens oder der Extremitäten durchgeführt. Ganzkörpermassagen, bei denen alle Extremitäten und der Rumpf behandelt werden, sind insbesondere aufgrund der Erstattungsproblematik der Kostenträger zurückgegangen, werden aber weiterhin zur Entspannung als Selbstzahlerleistung angeboten.

Zur Verringerung des Hautwiderstandes werden Öle und Cremes verwendet, die zum Schutz für Patienten und Therapeuten hypoallergen sind. Bei sehr schwitziger Haut werden Pulver angewandt. Hygiene- und Arbeitsschutzrichtlinien sind zu beachten.

Wirkungen

Lokale Wirkungen

- Zunahme der **arteriellen Durchblutung** durch:
  - Freisetzung vasoaktiver Substanzen (Histamin aus Mastzellen)
  - Axonreflex: mechanische Erregung von kutanen Axonen → Vasodilatation präkapillärer Hautgefäße, da die nozizeptiven afferenten Hautnerven und die Nervenverbindungen zu den Gefäßen Verzweigungen eines Axons sind (wegen fehlender synaptischer Übertragung handelt es sich nicht um einen Reflex)
- **abschwellende Wirkung** durch Verschiebung von interstitieller Flüssigkeit, Blut und Lymphe in Streichrichtung
- **Besserung der Gewebeclearance,** z. B. der schmerzerzeugenden Substanz P, durch die mechanische Einwirkung (Pumpwirkung und Abtransport)
- **Verbesserung der Verschieblichkeit** der Gewebeschichten durch:
  - Lösen von Adhäsionen (mechanisch induzierte Vermehrung der Grundsubstanz unterbricht Wasserstoff- und Lipidbrücken)
  - Kollagenasen aus Fibroblasten (lösen pathologische Crosslinks im Bindegewebe der Muskulatur)
- **Tonussenkung** der **Muskulatur** durch neurale Reflexbogen (Dehnungen der Muskelspindeln → die γ-Schleife zu einer Verringerung des Muskeltonus)
- **Schmerzhemmung** durch Überlagerung der Impulse der nozizeptiven Fasern durch die der Mechanorezeptorfasern

Fernwirkung

Entspannung, Anxiolyse, Besserung der **Befindlichkeit** und Stimmungslage werden hervorgerufen durch folgende Mechanismen:

- Adrenalin und Kortisol ↓
- Anstieg von Serotonin, Endorphinen, Dopamin und Oxytocin (neuroendokrine Wirkung) ↑
- Sympathikotonus (Herzfrequenz, Blutdruck) ↓

Eine Zunahme des Herzminutenvolumens erfolgt nur bei einer Durchblutungssteigerung größerer Haut- und Muskelbereiche (intensivere Techniken).

Reflektorische Wirkungen

Jede an der Haut, Unterhaut und Muskulatur durchgeführte Behandlung hat je nach Lokalisation Auswirkungen auf innere Organe (kutiviszeral: vom Dermatom ausgehend, somatoviszeral: vom Myotom ausgehend). Die Stimuli beeinflussen das vegetative Nervensystem.

Praxis der Massagetherapie

Die fachgerechte Lagerung des Patienten gewährleistet, dass die zu behandelnden Strukturen möglichst entspannt sind. Die Lagerung kann in Rücken-, Bauch-, Seitlagerung oder sitzend erfolgen und bereits zur Schmerzlinderung beitragen. Es können auch Lagerungshilfen wie z. B. Keile, Rollen benutzt werden.

Voraussetzungen

Es ist wichtig, dass sich der **Patient** in einer vertrauensvollen und entspannten Atmosphäre wohl fühlen kann und nicht friert (Raumtemperatur ca. 22 °C). Die Größe des Massageraums muss mindestens 2,5 × 4 m betragen. Er sollte möglichst schallgedämpft sein, auch aus Gründen des Datenschutzes.

Für den **Masseur** ist es wichtig, dass er in einer ergonomischen und rückengerechten Haltung arbeiten kann. Daher sind verstellbare Behandlungsliegen von großem Vorteil. Aktuelle Beschwerden, Untersuchungsbefunde und Art der Massagen sollten dokumentiert werden.

Behandlungsdauer

Die Behandlung dauert je nach Indikation ca. 20–30 Min. an 2–3 Tagen in der Woche. Bei sonst ungestörtem Verlauf wird nach 6 Behandlungen überprüft, ob die Indikation weiterhin besteht und ggf. nachverordnet.

Im Rahmen der kassenärztlichen Versorgung müssen diese Fälle begründet werden, da sie „außerhalb des Regelfalles“ sind. Unverträglichkeiten und Beschwerden des Patienten müssen zeitnah mit dem verordnenden Arzt besprochen werden.

Als Nebenwirkungen können auftreten: Hautirritationen (Urtikaria factitia), Orthostasereaktion nach der Behandlung bei vagotoner Ausgangslage.

PRAXISTIPP

Zur Nutzung synergistischer Wirkungen kann die klassische Massage mit folgenden Verfahren kombiniert werden:

- Wärmebehandlungen (z. B. Rotlicht, Fango-, Moorpackungen) vor oder nach der Massage, um den entspannenden Effekt zu verstärken
- kurze Kaltanwendungen vor der Massage zur Schmerzlinderung
- Massagen als Vorbehandlung für Bewegungsübungen im Rahmen der Physiotherapie
- Reizstrombehandlungen mit nachfolgender Massage

Grifftechniken und Wirkungen

Streichungen (Effleurage)

- Durchführung: werden meist zu Beginn und am Ende einer Behandlung großflächig im Faserverlauf des Muskels von peripher nach zentral (herzwärts) ausgeführt
- Wirkungen:
  - lokal: entstauend für Lymphe, Venen und interstitielle Flüssigkeit
  - systemisch: beruhigend und anxiolytisch, Gewöhnung des Patienten an taktile Reize zu Beginn der Behandlung und Schmerzreduktion

Knetungen (Pétrissage) und Walkungen

- Durchführung: schräg und quer zum Muskelverlauf ausgeführte Dehnungen und Druckausübungen mit Richtung vom distalen zum proximalen Muskelansatz. Bei der Knetung wird ein Muskel, bei der Walkung eine Muskelgruppe behandelt.
- Wirkungen:
  - lokal: Senkung des Muskeltonus, Lösung von Verklebungen und Leistungssteigerung des Muskels (häufige Methode in der Sportmedizin) und Freisetzung vasoaktiver Substanzen
  - systemisch: Steigerung des Herzminutenvolumens in Abhängigkeit der behandelten Muskelmaße

Zirkelungen

- Durchführung: kreisförmig ausgeführte Druckausübungen auf kleiner Fläche der Muskulatur, die auch in tieferen Schichten angewandt werden
- Wirkungen (lokal): Lösung vom Myogelosen und Muskelhartspann, Freisetzung vasoaktiver Substanzen, und Erzeugung von Wärme

Reibungen (Friktionen)

- Durchführung: gegenläufige schnelle Hin- und Her-Bewegungen auf der Haut
- Wirkungen (lokal): Freisetzung vasoaktiver Substanzen, z. B. Histamin aus den Mastzellen, vermehrte Durchblutung und Erwärmung

Klopfungen (Tapotement)

- Durchführung: mit der Handkante oder locker geformter Faust ausgeübte Schläge auf die Muskulatur. Milde Schläge mit der Hohlhand werden als Klatschungen bezeichnet.

- Wirkungen (lokal): vermehrte Durchblutung der Muskulatur, Tonussenkung bei niedriger Schlagintensität über eine größere Fläche, Tonussteigerung bei hoher Schlagintensität (Handkante) auf kleiner Fläche

Vibrationen

- Durchführung: sind mit einer Frequenz von ca. 10/sec ausgeführte Impulse auf die Muskulatur. Die Methode ist für den Therapeuten anstrengend. Daher können hier auch elektrisch betriebene Vibrationsgeräte eingesetzt werden.
- Wirkungen (lokal): Tonussenkung, Schmerzreduktion

Indikationen und Kontraindikationen

STUDIEN

Ergebnisse wissenschaftlicher Untersuchungen verweisen auf folgende Wirkungen der Massagen.

- Beim MRI des Gehirns fanden sich Veränderungen des „blood oxygen level dependent (BOLD) signals" unterschiedlicher Areale in Abhängigkeit von der Massageform [5]. Hieraus können sich nach Ansicht der Untersucher Hinweise auf künftige spezifische Therapiekonzepte ergeben.
- Bezüglich „chronischer Rückenschmerzen" zeigten sich in einem Cochrane Review günstige Effekte, insbesondere in Kombination mit aktiven Therapien [6].
- In einer Übersichtsarbeit von 2007 fand sich hingegen keine Evidenz bei depressiven und subdepressiven Patienten [7].
- Eine stressreduzierende Wirkung, z. B. in Kombination mit anderen körperbezogenen Anwendungen, liegt bei schizophrenen Patienten vor [2].
- Es fanden sich dämpfende Effekte auf die Hypothalamus-Hypophysen-NNR-Achse mit Auswirkung auf das Immunsystem [3]. In diesem Sinn ergaben sich ebenso Ergebnisse in einer Studie bei HIV Patienten [4], bei der allerdings weitere Studien bis zur uneingeschränkten Empfehlung von Massagen bei dieser Indikation empfohlen wurden.

Indikationen

- Muskelverspannungen, -verklebungen, Myogelosen bei orthopädischen, sportmedizinischen, neurologischen und internistischen Krankheitsbildern
- Anregung des Kreislaufs in der Rekonvaleszenz nach schwerer Krankheit oder Operation, insbesondere bei älteren Patienten

Kontraindikationen

- frische Verletzungen
- lokale Infektionen (Haut, Muskulatur, Sehnen, Knochen, Schleimbeutel)
- Neurodermitis
- Hautmalignome
- Thrombose, Thrombophlebitis
- pAVK III, IV nach Fontaine (entsprechende Extremität)
- Koagulopathien, Behandlung mit Antikoagulantien
- schwere Herzinsuffizienz
- akuter Myokardinfarkt
- Myopathien
- fieberhafte Erkrankungen

5

LITERATUR

[1] Kneipp S. Mein Testament für Gesunde und Kranke. Heidelberg: Haug, 2001.
[2] Vancampfort D, Probst M, Knapen J et al. Body-directed techniques on psychomotor therapy for people with schizophrenia: a review of the literature. Tijdschr Psychiatr. 2011; 53(8): 531–41.
[3] Rapaport MH, Schettler P, Bresee C. A Preliminary Study of the Effects of a Single Session of Swedish Massage on Hypothalamic-Pituitary-Adrenal and Immune Function in Normal Individuals. J Altern Complement Med. 2010 Sep 1. [Epub ahead of print]
[4] Hillier SL, Louw Q, Morris L et al. Massage therapy for people with HIV/AIDS. Cochrane Database Syst Rev. 2010 Jan 20; (1): CD007502.
[5] Sliz D, Smith A, Wiebking C et al. Neural correlates of a single-session massage treatment. Brain Imaging Behav. 2012 Jan 20. [Epub ahead of print]
[6] Furlan AD, Brosseau L, Imamura M et al.Massage for low-back pain. Cochrane Database Syst Rev. 2008 Oct 8; (4): CD001929.
[7] Coelho HF, Boddy K, Ernst E. Massage therapy for the treatment of depression: a systematic review. Int J Clin Pract 2008 Feb; 62(2): 325–33. Epub 2007 Dec 11.

5.7.2 Bindegewebsmassage (Reflexzonentherapie im Bindegewebe)

Die Bindegewebsmassage ist eine manuelle Massagetechnik, die an den sog. Bindegewebszonen vorgenommen wird, um das vegetative Nervensystem und zugehörige innere Organe zu beeinflussen. Die Methode wurde 1930–1945 von den Krankengymnastinnen Dicke und Teirich-Leube sowie Prof. Kohlrausch in Überlingen und Freiburg entwickelt.

Konzept

Eine Bindegewebszone ist, wie die Head- und McKenzie-Zone eine Reflexzone, die über eine neuronale Verschaltung mit einem entsprechenden Organ in Verbindung steht. Bei den Head-Zonen findet man eher eine Hyperalgesie, bei McKenzie-Zonen Myogelosen. Bindegewebszonen sind an **Einziehungen** (Bindgewebszonen 1. Ordnung) und **Verquellungen** (Bindgewebszonen 2. Ordnung) erkennbar. Sie können flächig mit den Head-Zonen übereinstimmen, betreffen in der Tiefe jedoch die Unterhaut und zusätzlich die oberflächlichen Körperfaszien.

5

MERKE

Bindegewebszonen sind gekennzeichnet durch Elastizitätsverlust des Gewebes. Beurteilt werden:
- Konsistenz (Grad der Festigkeit)
- Volumen
- Verschieblichkeit
- Schmerzempfindung

Im Allgemeinen ist die Verschieblichkeit der Haut beim Erwachsenen gegen die Unterhaut nur angedeutet möglich, während die Unterhaut gegen die Körperfaszien gut verschieblich ist. Die Bindegewebszonen sind hier – ausgenommen sind akute Erkrankungen – v. a. in der **tiefen Verschiebeschicht** zu finden: Im Säuglings- und Kleinkindesalter hingegen treten die Bindegewebszonen mehr in der oberen Verschiebeschicht auf, da sich die tiefe Verschiebeschicht erst mit der **Entwicklung** der **Muskulatur** entwickelt.

Wirkungen

Lokale Wirkungen

- Lockerung der betroffenen Bereiche durch mechanisches Lösen der verklebten Schichten der Haut und der darunter liegenden Faszie
- verstärkte Hautdurchblutung durch Freisetzung vasoaktiver Substanzen, die auch noch nach der Behandlung anhält (Dermographismus ruber) [1]
- Stoffwechselbeschleunigung und Besserung der Trophik

Übergeordnete Wirkungen

Bindegewebsmassagen wirken allgemein regulierend („Umstimmung") sowohl bei überhöhtem Parasympathikotonus (z. B. Asthma bronchiale) als auch bei überhöhtem Sympathikotonus (z. B. Neigung zu Vasospasmus, arterielle Hypertonie).

- Spasmolyse oder Verbesserung der Durchblutung an dem die Störung verursachenden Organ durch Umkehrung des viscerokutanen Reflexes. Über die Bindegewebsmassage des Dermatoms bzw. der Head-Zone lässt sich dies über folgende Stationen beeinflussen: Manueller Reiz im Versorgungsgebiet von Spinalnerven aktiviert Sympathikus über A-2 Fasern und nozizeptive C-Fasern → Umschaltung im Hinterhorn des Rückenmarks → vegetatives präganglionäres Neuron im Seitenhorn → Grenzstrangganglion → postganglionäres Neuron → Reaktion am Endorgan.
- Umstimmung bzw. Harmonisierung zugunsten des Parasympathikotonus bei chronischen oder subakuten Zuständen mit erhöhtem stressbedingten Sympathikotonus
- Schmerzreduktion durch Aktivierung der A-β Fasern, die einen hemmenden Einfluss auf die schmerzübertragenden C- und A-δ Fasern haben und durch Endorphinausschüttung [5]

Praxis der Bindegewebsmassage

Vor der Untersuchung sollte keine Behandlung mit Wärme oder Einreibungen mit Öl erfolgen, um Veränderungen im Bindegewebe besser tasten zu können.

Diagnostik

Inspektion und Palpation des Rückens werden am sitzenden Patienten vorgenommen. Er sollte sicheren Halt haben, indem er seine Füße mit der ganzen Sohle auf fester Unterlage abstützt. Die Raumtemperatur sollte angenehm sein.

Betroffene Hautareale fallen durch Konsistenzveränderungen, Aufquellungen oder Einziehungen sowie Änderungen der Verschieblichkeit auf. Verklebungen der Schichten lassen sich durch die Technik der **Kiblerfalte** gut tasten (Bildung und Verschiebung einer Hautfalte bds. paravertebral). Dabei lassen sich insbesondere seitendifferente Befunde feststellen. Die betroffenen Bindegewebszonen sind für den Patienten an sich nicht schmerzhaft, sondern erst bei der Palpation und Therapie. Je nach Ausprägung sind alle Schichten, beginnend von der Oberfläche bis zur Faszie betroffen. Die flächige Ausdehnung kann den bekannten Head-Zonen entsprechen und/ oder es finden sich am Rücken organspezifische segmentale Zuordnungen (➤ Tab. 5.22, ➤ Abb. 5.12)

Bindegewebszonen werden auch bei Patienten ohne Beschwerden gefunden. Bei diesen sog. stummen Bindegewebszonen kann es sich um Residuen früherer Erkrankungen handeln oder ein Hinweis auf eine konstitutionelle Schwäche bzw. Anfälligkeit bezüglich des zugehörigen Organs sein.

Tab. 5.22 Bindegewebszonen am Rücken

Beidseitige Reflexzonen (paarige Organe)	
Pleura, Lunge	T3–T10
Niere, Ureter	T9–L2
Gonaden	T10–L1
Rechtsseitige Reflexzonen (unpaarig)	
Duodenum	T6–T10
Ileum	T8/9–T11
Leber, Galle	C3/4 und T6-T10
Appendix, Colon ascendens	T9–T12
Linksseitige Reflexzonen (unpaarig)	
Herz	T1–T8
Magen	T5–T9
Jejunum	T8–T11
Pankreas	T7–T9
Milz	T7–T10
Colon descendens	T9–L1
Colon sigmoideum	T9–L1

Therapie

Die Therapie erfolgt mit tangentialen Zugbewegungen mit der Fingerbeere des 3. und meist stützenden 4. Fingers oder des Daumens des Therapeuten in den Verschiebeschichten zwischen Kutis und Subkutis (**Hauttechnik**), Subkutis und Faszie (**Unterhauttechnik**) oder auf der Faszie (**Faszientechnik**). Es wird immer oberflächig mit geringer Reizstärke begonnen.

Für tiefere Strukturen werden reizstärkere **Anhakstriche** angewandt. Die Reizstärke kann durch die Intensität des Zuges und Druckes variiert werden.

Die erste Behandlung wird vorsichtshalber wegen potenziell starker Reaktionen mit geringer Intensität im Bereich des Sakrums bis unterhalb des thorakolumbalen Übergangs durchgeführt (**kleiner Aufbau**). Erst bei guter Verträglichkeit und Besserung des Befundes umfasst die Behandlung den ganzen Rücken (**großer Aufbau**).

5

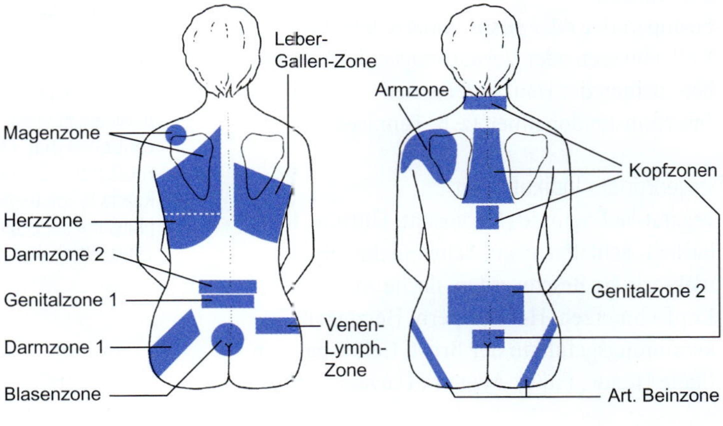

Abb. 5.12 Bindegewebszonen [A300]

PRAXISTIPP

Die Behandlungsfrequenz kann je nach Verträglichkeit zunächst tgl., dann 2–3 ×/Woche mit einer Dauer von 20–30 Min. betragen. Die sich an jede Behandlung anschließende Ruhephase sollte 45 Min. dauern, da vegetative Reaktionen auch noch nach der Therapie anhalten oder auftreten können. Kombinationen mit anderen Massageformen sind möglich. Bei ausbleibendem Therapieerfolg kann die Therapie nach 6 Behandlungen beendet werden.

Bei intensiven tiefen Anhakstrichen und Dehnungen wird der Sympathikus aktiviert und der Patient empfindet ein unangenehmes Schneide- oder Ritzgefühl. Bei oberflächigen Anwendungen wird der Parasympathikus aktiviert, dabei entsteht keine unangenehme Empfindung.

Insgesamt lässt sich beim Ablauf der Bindegewebsmassage eine sympathische Früh- und parasympathische Spätreaktion (Müdigkeit, mitunter vermehrte Blasen-und Darmtätigkeit) beobachten.

Nebenwirkungen, Fehlreaktionen

Diese können während und nach der Behandlung auftreten: Schwindel, Übelkeit, Orthostase, Schwitzen, Herzklopfen, Atembeklemmungen, verstärkter Dermographismus ruber bis zu einer urtikariellen Reaktion

Indikationen

Lokale Indikationen

- tendo-myalgische Gelenks- und Wirbelsäulensyndrome bei degenerativen und statischen Veränderungen
- postoperative oder posttraumatisch bedingte Verklebungen oder Vernarbungen der Verschiebeschichten der Haut und Faszien
- Insertionstendopathien (z. B. Tennisellenbogen)

Übergeordnete Indikationen

- vegetative Dystonie (Nervosität, Unruhe, Reizbarkeit, Schlaflosigkeit, Schwindelgefühl, klimakterische Beschwerden, flache Atmung, Kopfschmerzen, Herzstolpern, Herzjagen, Beklemmungsgefühl in der Brust, Gefäßspasmen [kalte Hände, Füße], Magen-, Darmkrämpfe, Blasenkrämpfe, vermehrtes Schwitzen, Potenzstörungen)
- Spannungskopfschmerz, Migräne
- Gefäßsystem (pAVK I–III [2], venöse Insuffizienz, Ulcus cruris)
- Haut (Vernarbungen Sklerodermie [3])
- Lungensystem (Asthma bronchiale, COPD)
- chronisch regionales Schmerzsyndrom I ab Stadium 2
- Fibromyalgie [4]

Kontraindikationen

- akute Erkrankungen
- Gerinnungsstörungen
- Thrombose, Thrombophlebitis, Lymphangitis
- Infektionen, lokal (im Behandlungsgebiet) und systemisch
- akuter Herzinfarkt
- Menstruation
- Malignome
- Psychosen

LITERATUR

[1] Holey LA, Dixon J, Selfe J. An exploratory thermographic investigation of the effects of connective tissue massage on autonomic function. J Manipulative Physiol Ther. 2011; Sep.34(7): 457–62. Epub 2011 Jul 23.

[2] Castro-Sánchez AM, Moreno-Lorenzo C, Matarán-Peñarrocha GA et al. Connective Tissue Reflex Massage for Type 2 Diabetic Patients with Peripheral Arterial Disease: Randomized Controlled Trial. Evid Based Complement Alternat Med. 2009 Nov 23. Epub 2009 Nov 23.

[3] Bongi SM, Del Rosso A, Galluccio F et al. Efficacy of connective tissue massage and Mc Mennell joint manipulation in the rehabilitative treatment of the hands in systemic sclerosis. Clin Rheumatol. 2009; Oct.28(10): 1.167–73. Epub 2009 Jun 25.

[4] Ekici G, Bakar Y, Akbayrak T, Yuksel I. Comparison of manual lymph drainage therapy and connective tissue massage in women with fibromyalgia: a randomized controlled trial. J Manipulative Physiol Ther. 2009; Feb.32(2): 127–33.

[5] Kaada B, Torsteinbø O. Increase of plasma beta-endorphins in connective tissue massage. Gen Pharmacol. 1989; 20(4): 487–9.

5.7.3 Segmentmassage

Eine weitere reflextherapeutische Massageform ist die Segmentmassage, bei der Haut, Bindegewebe, Muskulatur und Periost innerhalb eines bestimmten Organ-Segments behandelt werden. Sie wurde in den 1920er-Jahren von Gläser und Dalicho entwickelt.

Als Segment wird jenes Körperareal bezeichnet, welches vom gleichen Rückenmarksnerv versorgt wird. Ein Segment besteht demnach aus verschiedenen Geweben: Haut, Muskeln, Knochen, Organen, Gefäßen und Nerven. Innere Organe sind mit bestimmten Hautabschnitten über das Rückenmark miteinander verschaltet [1]. Die Hautareale, die bestimmten inneren Organen zugeordnet werden können, werden als Head-Zonen bezeichnet.

Konzept

Bei der Segmentmassage wird davon ausgegangen, dass unter Ausnutzung des kutiviszeralen Reflexbogens über die Haut direkt auf das entsprechende Organ eingewirkt werden kann. Die Massagereize erfolgen auf periphere Gewebeschichten wie Haut, Muskeln, Bindegewebe und Knochen. Beseitigt werden sollen alle reflektorischen Gewebeveränderungen.

Angewendet werden modifizierte Griffe der klassischen Massage wie Knetungen, Friktionen und Vibrationen.

Wirkungen

Da alle Gewebeschichten miterfasst werden, kommt es zur lokalen Durchblutungssteigerung, Verbesserung der Gewebeverschieblichkeit, Detonisierung des Gewebes und Reduktion der Schmerzen. Gleichzeitig wird die Funktionsfähigkeit der segmental zugeordneten inneren Organe positiv beeinflusst [3].

Praxis der Segmentmassage

Grundsätzlich muss vor Beginn der Behandlung eine ausführliche Befundung der Körperoberfläche mittels Tastbefund erfolgen.

Durchführung

Entsprechend des Gewebebefunds und der reflektorischen Phänomene werden Griffe und Griffkombinationen zur Behandlung eingesetzt. Beispielsweise werden bei einem muskulären Hypertonus mittelfrequente Vibrationen oder feine hautverschiebende Friktionen durchgeführt. Bei periostalen Veränderungen kommen hingegen zirkelnde kleine Friktionen zur Anwendung [1]. Je nach Veränderung des Gewebebefundes wird mit speziellen Griffen, z. B. Anschraubgriff, Zwischendornfortsatzgriff (➤ Abb. 5.13), Schubgriff, Rollgriff (➤ Abb. 5.14), und Griffkombinationen gearbeitet z. B. Daumenballenbehandlung, Interkostalraumbehandlung.

Die Segmentmassage bleibt unter bzw. nahe der Schmerzgrenze. Nach Art der Gewebeveränderung wird die Dosis der Reize festgelegt. Die Druckstärke sollte von der Oberfläche zur Tiefe hin zunehmen. Die Behandlungsdauer beträgt ca. 20 Min.

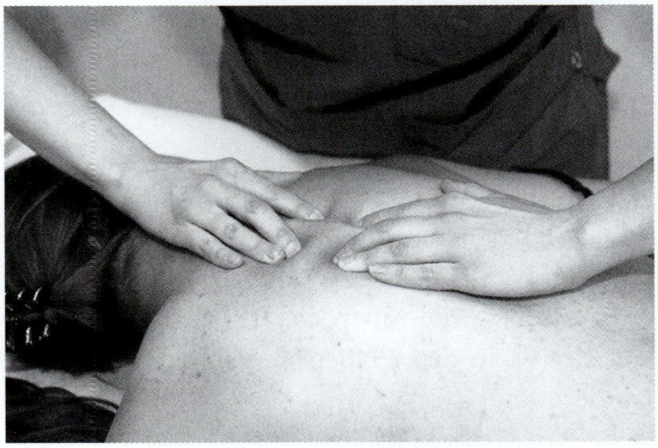

Abb. 5.13 Zwischendornfortsatzgriff [M572]

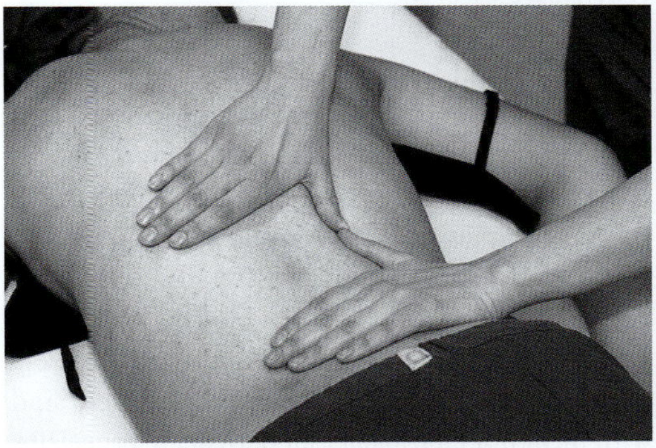

Abb. 5.14 Rollgriff [M572]

Indikationen und Kontraindikationen

- **Indikationen:** arterielle und venöse Durchblutungsstörungen, Folgezustände von Distorsionen und Frakturen, degenerative Erkrankungen der Wirbelsäule und Gelenke, funktionelle und entzündliche Erkrankungen innerer Organe, Dysregulationen des Vegetativums und Endokrinums
- **Kontraindikationen:** fieberhafte Allgemeininfektionen, Appendizitis, Gallenblasenempyem, Peritonitis, Magen-Darm-Perforationen, Thrombose, Thrombophlebitis, akute Entzündung des Gewebes

LITERATUR

[1] Cordes C, Arnold W, Zeibig B. Physiotherapie, Grundlagen und Techniken der Hydro-/Elektrotherapie und Massage. München: Urban & Fischer, 1989.
[2] Krauß H. Leitfaden der Physikalisch-Diätetischen Therapie. 1. A. Berlin: Volk und Gesundheit 1975.
[3] Werner G, Diehl R, Klimczyk K, Rude R. Checkliste Physikalische und Rehabilitative Medizin. 2. A. Stuttgart: Thieme, 2000.

5.7.4 Periostmassage

Zu den reflextherapeutischen Verfahren zählt ebenfalls die Periostmassage – eine Druckbehandlung des Periosts –, die von Vogler 1928 begründet und von Krauss in den 1940er-Jahren weiterentwickelt wurde.

Konzept

Mit Vogler und Krauss davon ausgehend, dass Gewebeveränderungen als Periostverdickungen bzw. dellenartige Defekte getastet werden können, wird bei der Periostmassage eine rhythmische, punktförmige Druckmassage im Bereich von reflektorisch gestörten druckdolenten Periost- und Insertionszonen ausgeführt.

Durch den starken Behandlungsreiz auf das Periost, in dem zahlreiche Rezeptoren lokalisiert sind, wird nicht nur eine lokale, sondern auch ferngeleitete Wirkung hervorgerufen.

Wirkungen

Die Wirkungsweise beruht auf einer lokalen Durchblutungssteigerung und der Anregung von Proliferationsvorgängen der Keimschicht des Periosts [1]. Darüber hinaus werden innere Organe, die über periostviszerale Reflexe miteinander verbunden sind reflektorisch beeinflusst.

Eine weitere Wirkung besteht in der Schmerzreduktion. Es wird zum einen angenommen, dass ein kräftiger „Gegenreiz" den Primärschmerz überdeckt. Zum anderen wird entsprechend der Gate-Control-Theorie von Melzack und Wall diskutiert, dass die Weiterleitung von peripheren Schmerzimpulsen im Rückenmark gehemmt werden kann.

Praxis der Periostmassage

Die Auswahl der Periostpunkte erfolgt nach Lokalisation des unmittelbaren Krankheitsherdes oder druckschmerzhaften Arealen der Knochenhaut, nach segmentalen Gesichtspunkten sowie nach massagetechnischer Eignung der Knochenflächen.

Durchführung

Fingerkuppen von Zeigefinger oder Daumen bzw. Knöchel der proximalen Interphalangealgelenke von Zeige- oder Mittelfinger üben an- und abschwellende Drücke auf die zu behandelnden Periostpunkte aus.

Die Druckintensität sollte individuell der Schmerzempfindlichkeit des Patienten angepasst sein und liegt zwischen ca. 1–15 kg. Die Behandlungsdauer variiert von 2–5 Min. pro Periost- bzw. Insertionszone. Die gesamte Behandlungsdauer liegt bei ca. 15–20 Min., Kombinationen mit anderen Massagetechniken sind möglich.

Eine lokale Behandlung nach Regionen (➤ Abb. 5.15, ➤ 5.16) ist ebenfalls möglich, z. B. Behandlung des Kopfbereiches (Kopfschmerz, Migräne, vasomotorische Rhinitis), Behandlung der Wirbelsäule (chronisch rheumatische Prozesse, funktionelle Blockierungen), Behandlung des Thorax (Angina pectoris, paroxysmale Tachykardie), Behandlung des Abdomens (Schmerzzustände bei Ulcus ventriculi, Gallenleiden).

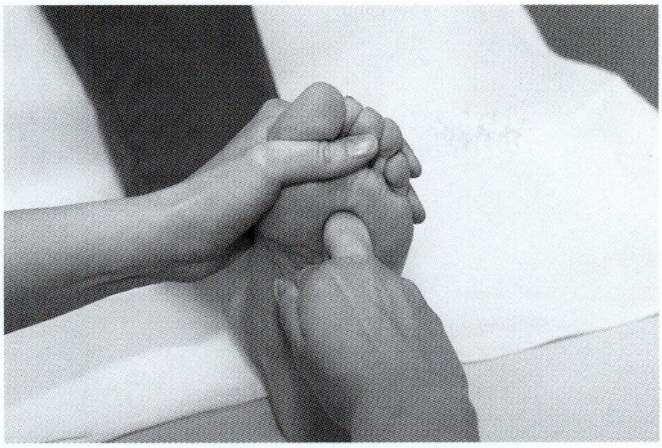

Abb. 5.15 Behandlung Os metatarsale II von plantar [M572]

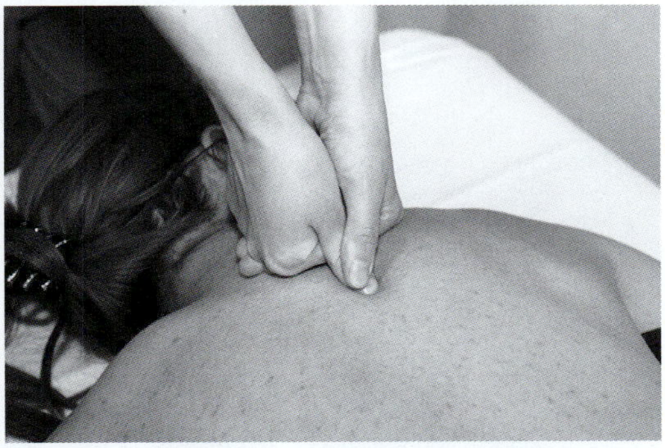

Abb. 5.16 Behandlung obere BWS [M572]

Indikationen und Kontraindikationen

- Indikationen:
  - Arthrosen, Insertionstendopathien, Periarthropathien
  - posttraumatische und postoperative Schmerzzustände, übertragener Schmerz bei funktionellen Organerkrankungen (z. B. Ulcus ventriculi, Angina pectoris, paroxysmale Tachykardie, prämenstruelles Syndrom), vertebragene Schmerzsyndrome, bei Migräne als Intervallbehandlung
  - ankylosierende und arthrotische Kiefergelenkprozesse
  - Hilfsmethode bei der Atemtherapie
- Kontraindikationen: bakterielle Entzündungen der Knochen und Gelenke, traumatische Periostitis, akute Insertionstendinitis, rheumatoide Arthritis, Frakturen, starke Osteoporose, Verdacht auf primäre oder metastatische Knochentumoren.

STUDIEN

Rohde [4] konnte zeigen, dass die Periostbehandlung eine wirksame Methode zur Schmerzlinderung bei vertebragenen Schmerzsyndromen ist.

LITERATUR

[1] Cordes C, Arnold W, Zeibig B. Physiotherapie, Grundlagen und Techniken der Hydro-/Elektrotherapie und Massage. München: Urban & Fischer, 1989.
[2] Ebelt-Paprotny G, Preis R. Leitfaden Physiotherapie. 5. A. München: Elsevier 2008.
[3] Krauß H. Leitfaden der Physikalisch-Diätetischen Therapie. Berlin: Volk und Gesundheit 1975.
[4] Rohde J. Schmerztherapie über das Periost, Manuelle Medizin 2010; 48(6): 447–453.

5.7.5 Kolonmassage

Die Kolonmassage stellt eine reflextherapeutische Form der Behandlung von funktionellen Störungen der Bauchorgane dar. Sie wurde von den Berliner Professoren für Naturheilverfahren, Vogler und Krauss entwickelt, die Anfang der 1950er-Jahre eine Methode zur Behandlung von Verdauungsstörungen suchten.

Konzept

Basierend auf dem Prinzip der viszero-viszeralen Reflexe sollen durch die Behandlung der vegetative Tonus der Abdominalorgane erzielt sowie der Tonus und Peristaltik des Kolons reguliert werden.

Physiologisch erfolgt eine Massage von Rezeptoren des Darms, das Abdomen wird nicht in seiner Gesamtheit einbezogen. Massiert werden nacheinander fünf Kolonpunkte (➤ Abb. 5.17), die wie folgt, lokalisiert sind:

- Punkt 1 (Zökalpunkt): 2–3 QF oberhalb der rechten Spina iliaca anterior superior
- Punkt 2 (Aszendenspunkt): entspricht weitgehend der rechten Kolonflexur, unterhalb des rechten Rippenbogens
- Punkt 3 (linearer Punkt): entspricht weitgehend der linken Kolonflexur, unterhalb des linken Rippenbogens
- Punkt 4 (Deszendenspunkt): ca. 2 cm oberhalb der Spina iliaca anterior superior links
- Punkt 5 (Sigmapunkt): über dem Promontorium

5

Wirkungen

Zusätzlich zur mechanisch-örtlichen Wirkung bewirkt die Massage der Darmrezeptoren reflektorisch eine Tonusregulierung und Anregung der Peristaltik. Beeinflusst werden also Motilität, Sekretion, Durchblutung, Turgor und Trophik des Darms [3].

Praxis der Kolonmassage

Die Kolonmassage kann sowohl bei vorhandenen spastischen Tendenzen als auch bei Tonusverlust des Darms durchgeführt werden [5]. Der Patient kann die Kolonmassage erlernen und danach selbstständig z. B. bei anfallsweisen, spastischen Darmbeschwerden durchführen.

Durchführung

Vorbereitend kommen Handgriffe aus der Bauchmassage (groß- und kleinflächige Ausstreichungen) zur Anwendung.

Die Massage der fünf Behandlungspunkte (➤ Abb. 5.18, ➤ 5.19) erfolgt immer analwärts mit kreisend schaukelnden Bewegungen und leichter Druckgebung in Richtung des Kolons während der Exspiration. Jeder Kolonpunkt wird ca. 2–4 Min. behandelt. Während der Inspiration wird die Hand bei Straffung der Bauchdecke nach oben getragen. Abgeschlossen wird die Kolonmassage mit großen kreisförmigen Ausstreichungen im Kolonverlauf.

Die Dauer der Behandlung insgesamt beträgt ca. 20–30 Min.

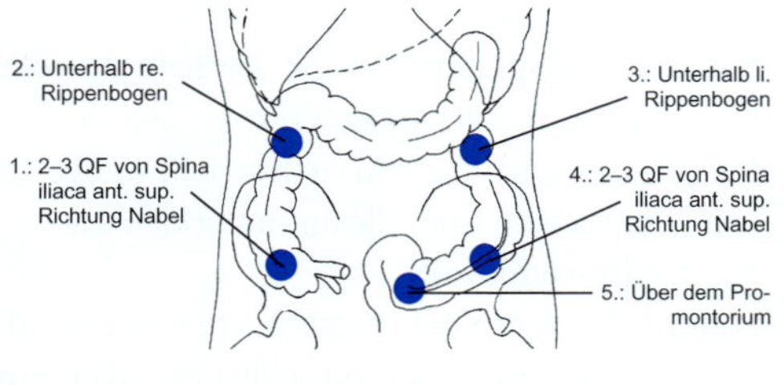

Abb. 5.17 Lokalisation der Kolonpunkte nach Vogler und Krauß [L190]

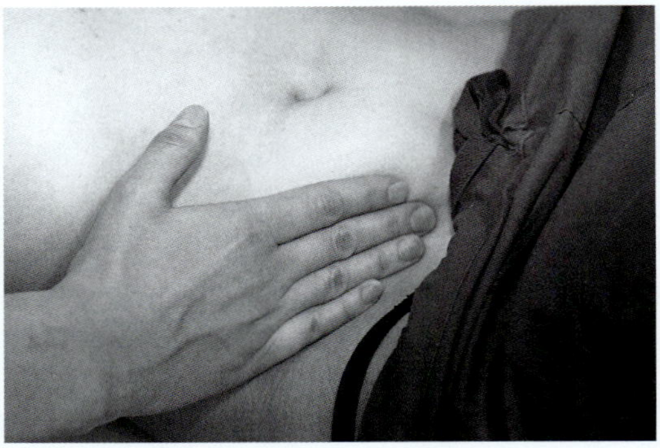

Abb. 5.18 Kolonmassage: Behandlung des Zökalpunkts (Punkt 1) [M572]

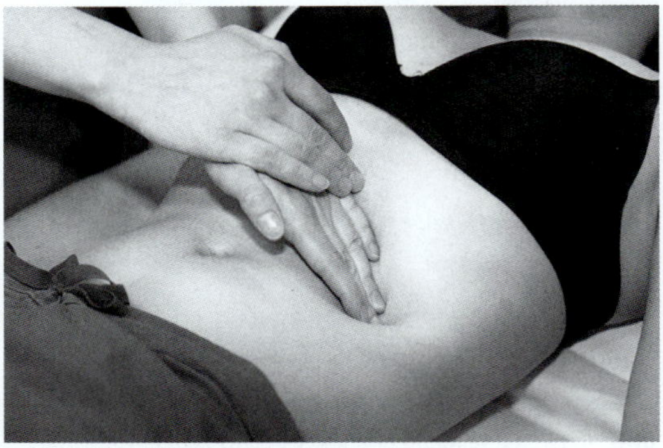

Abb. 5.19 Kolonmassage: Behandlung des linearen Punkts (Punkt 3) [M572]

Indikationen und Kontraindikationen

- Indikationen: chronische Obstipation, gastroenterokardialer Symptomkomplex (Roemheld-Syndrom), Meteorismus, Colon irritable, Gallenwegsleiden, Ulcus duodeni
- Kontraindikationen: entzündliche Prozesse der Bauchhaut und Abdominalorgane, Tumore, Menstruation, Gravidität, extreme Adipositas, Ileus

STUDIEN

Dass die Behandlung einer chronischen Obstipation mittels Kolonmassage wirksam ist, stellte Ernst 1999 [2] in einem systematischen Review von vier Studien fest.
In einer aktuellen Veröffentlichung beschreibt Sinclair [7], dass neuere Studien die Wirksamkeit bezüglich einer Anregung der Darmperistaltik, der Verminderung der Kolontransitzeit, der Anhebung der Stuhlfrequenz und der Verbesserung begleitender Schmerzen und Beschwerden belegen.

LITERATUR
[1] Ebelt-Paprotny G, Preis R. Leitfaden Physiotherapie. 5. A. München: Elsevier 2008.
[2] Ernst E. Abdominal massage therapy for chronic constipation: A systematic review of controlled clinical trials. Forsch Komplementarmed. 1999 Jun; 6(3):149–51.
[3] Hüter-Becker A, Dölken M, Göhring H. Physiotherapie in der Inneren Medizin. 2. a. Stuttgart: Thieme, 2009.
[4] Kraft K. Naturheilverfahren und Homöopathie. Stuttgart: Enke, 1994.
[5] Krauß H. Leitfaden der Physikalisch-Diätetischen Therapie. 1. A. Berlin: Volk und Gesundheit 1975.
[6] Muschinsky B. Massagelehre in Theorie und Praxis. 3. A. Stuttgart: Fischer, 1992.
[7] Sinclair M The use of abdominal massage to treat chronic constipation. J Bodyw Mov Ther. 2011 Oct;15(4): 436–45. Epub 2010 Aug 25.
[8] Vogler P: Physiotherapie. Klinisches Lehrbuch für Studenten, Ärzte, Krankengymnasten und Masseure. Budapest: Verlag der Ungarischen Akademie der Wissenschaften, 1964.

5.7.6 Fußreflexzonentherapie

Die Fußreflexzonentherapie (FRZT) stammt in ihren wesentlichen Ansätzen aus einem vermutlich jahrtausendealten Volkswissen. Vor ca. 5.000 Jahren war in China und Lateinamerika sowie später auch in Ägypten eine Schmerzlinderung durch Druckpunkte bekannt. Um die Jahrhundertwende des 19. Jahrhunderts sammelte der amerikanische Arzt **William Fitzgerald** (1872–1942) die diesbezüglichen mündlichen Überlieferungen, um sie zu systematisieren und durch eigenes Wissen, das auf jahrzehntelangen eigenen Erfahrungen beruhte, zu ergänzen. Er unterwies zwischen 1910 und 1930 interessierte Ärzte und Therapeuten in dieser Methode. Die amerikanische Masseurin **Eunice Ingham** (1889–1974) wandte sich mit ihrer Schrift *Geschichten, die die Füße erzählen können* an ein breites Laienpublikum.

In Deutschland hat sich **Hanne Marquardt** intensiv mit dieser Methode auseinandergesetzt. Sie hat diese Behandlungsmethode im deutschsprachigen Raum bekannt gemacht.

Konzept

Die Fußreflexzonentherapie bedient sich einer speziellen Grifftechnik, die das Ziel hat, eine Normalisierung des Tonus und damit eine Harmonisierung des Menschen herbeizuführen, die sowohl die körperliche als auch die psychische Ebene umfasst.

Längs- und Querzonen

William Fitzgerald, Erstbeschreiber der Zonen-Therapie, teilte den Menschen virtuell in zehn „Sagittalscheiben" auf. Diese Linien vom Scheitel bis zur Sohle, vom Kopf bis in die Finger führenden Linien durchziehen in ihrem Verlauf auch alle Organe. Entsprechend dieser Aufteilung des Körpers werden beide Füße ebenfalls in zehn Längszonen unterteilt.

- Laterale Körperregionen projizieren sich auf den lateralen Fußrand, so z. B. die Schulter.
- Mediale Organe, z. B. die Wirbelsäule, finden sich in ihren Projektionen am medialen Fußrand wieder.

MERKE
Wissenschaftlich kann diese „longitudinale Körperteilung" nicht erklärt werden. Dennoch dient sie als empirische Grundlage einer Therapie analog den Meridianverläufen der Akupunktur.

Marquardt hat diese Längszonen durch drei Querzonen am Fuß ergänzt: Die erste Zone befindet sich distal der Köpfchen der Metatarsalen, die zweite an der Basis der Metatarsalen, entsprechend der Lisfranc-Gelenklinie, die dritte proximal dieser Linie, als Verbindung des äußeren Knöchels mit dem inneren, entlang der Malleolengabel. Dieser Einteilung zufolge ergeben sich für die Organe folgende Zonen:

- Kopf- und Halsorgane: im Bereich der Phalangen
- Brust- und Bauchorgane: im Bereich des Metatarsus
- Bauch- und Beckenorgane: im Bereich des Tarsus projiziert

Das sich aus Längs- und Querzonen ergebende Koordinatennetz dient lediglich dem schnelleren und sicheren Aufsuchen der einzelnen Zonen. Das exakte Aufsuchen der einzelnen Zonen ist Voraussetzung für eine gute Beurteilung der einzelnen Punkte, was für die Therapie unabdingbar ist.

Topografie der Reflexzonen

Die Reflexzonen (➤ Abb. 5.20, ➤ Abb. 5.21, ➤ Abb. 5.22, ➤ Abb. 5.23) überlagern sich gemäß

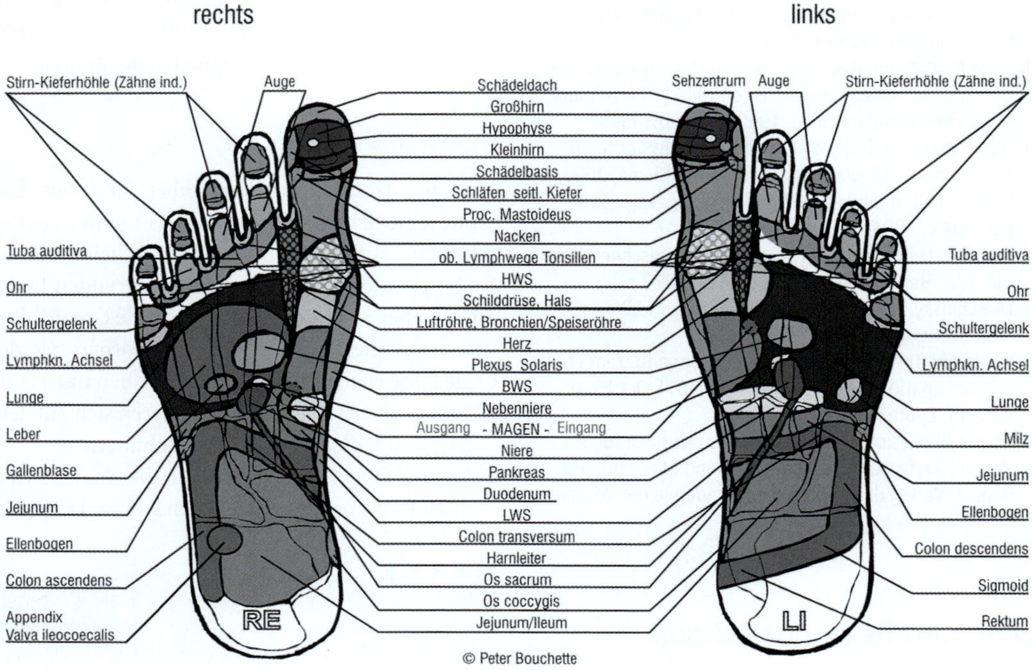

Abb. 5.20 Fußreflexzonentherapie plantar [M573]

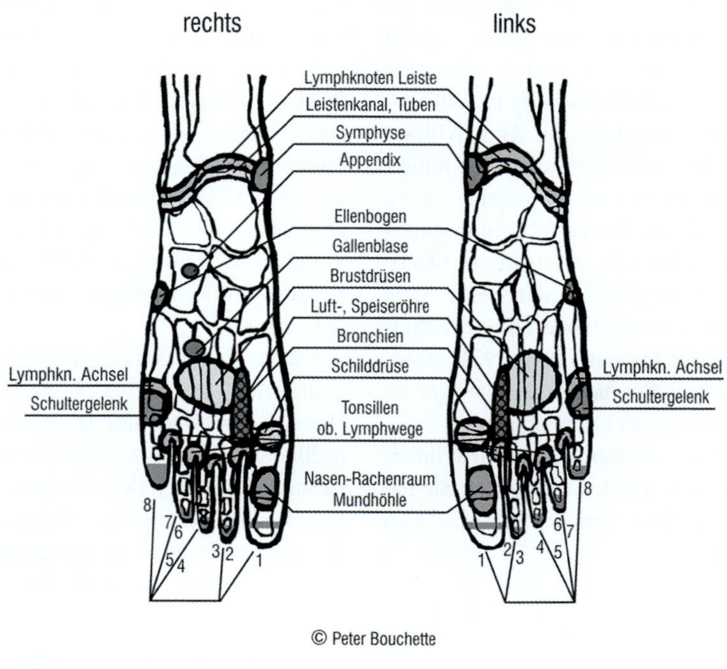

Abb. 5.21 Fußreflexzonentherapie dorsal [M573]

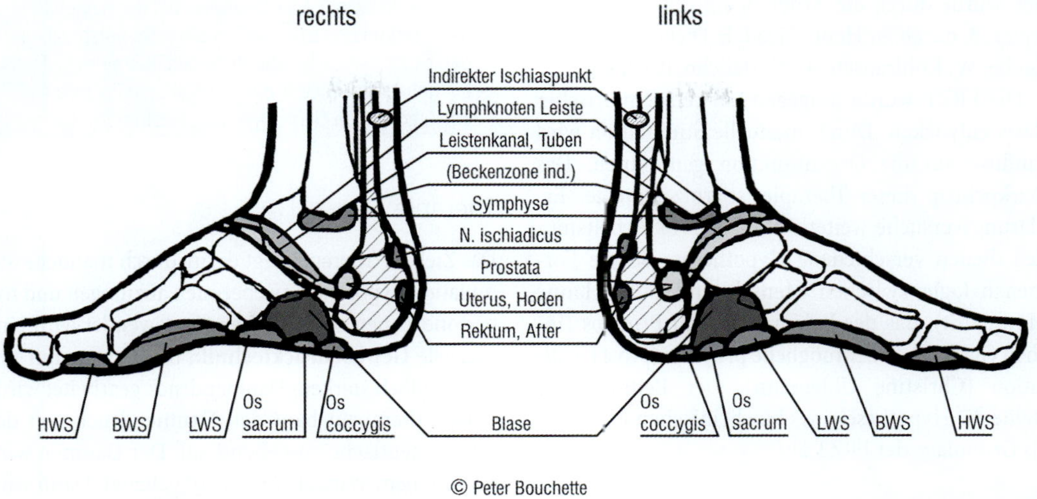

Abb. 5.22 Fußreflexzonentherapie, medial [M573]

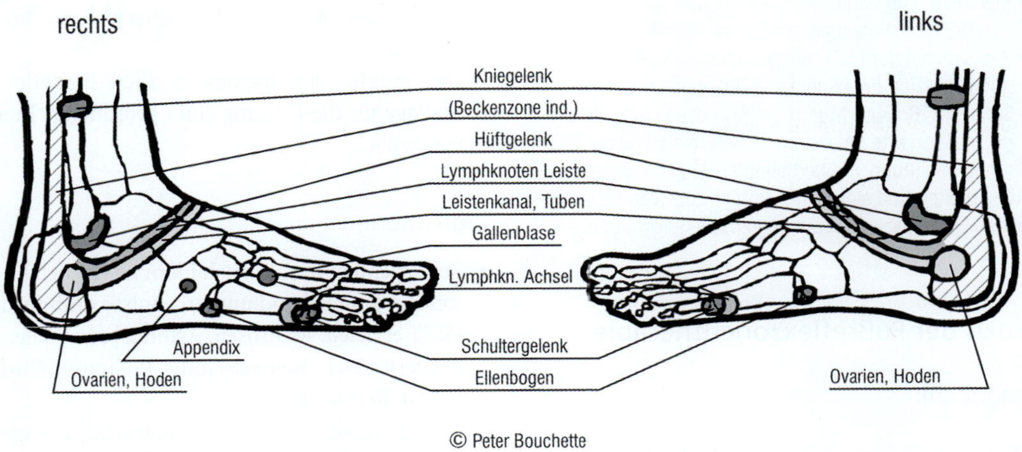

Abb. 5.23 Fußreflexzonentherapie, lateral [M573]

den anatomischen Voraussetzungen, z. B. Herz vor den Lungenflügeln.

- Die rechte Körperhälfte ist dem rechten Fuß zugeordnet, die linke ist am linken Fuß zu finden. Die sagittalen Zonen verlaufen homolateral. Selbst die Kopfzonen kreuzen sich nicht, was bei Kenntnis der Funktion des ZNS vom neurologischen Aspekt her unverständlich erscheint.
- Mittelständige oder paarige Organe sind auf beiden Füßen zu finden. Einzelne Organe je nach ihrer anatomischen Lage auf dem entsprechenden Fuß, z. B. die Milz links oder die Leber rechts.

Die Zonen können je nach individueller Konstitution etwas differieren, der Fußgröße und den Proportionen muss Rechnung getragen werden (z. B. Säugling oder ausgewachsener Mann).

Wirkungen

Das Wirkprinzip der Beeinflussung sämtlicher Organe des menschlichen Körpers durch die Reflexzonen wurde durch die Arbeiten einiger Autoren belegt, z. B. durch Sir Henry Head, E. Dicke, H. Teirich-Leube, W. Kohlrausch, A. W. Dalicho, 0. Gläser.

Die FRZT wurde hingegen auf rein empirischer Basis entwickelt. Durch manuelle Stimulation wird Einfluss auf die Organfunktion genommen. Das Wirkprinzip dieser Therapie ist trotz mancher Erklärungsversuche weiterhin unklar. Als Arbeitsmodell dienen verschiedene Hypothesen: So die Formenanalogie zwischen Mensch und Fuß (Hanne Marquardt), das des holographischen Prinzips (Jochen Gleditsch) oder mögliche propriozeptive Fazilitation (Christine Uhlemann). Der Beitragsautor stellte die Hypothese eines biochemischen Prozesses als Grundlage der FRZT auf.

5

STUDIEN

Hinweise für die Wirksamkeit der FRZT finden sich u. a. in folgenden, zum Teil unveröffentlichten klinischen Studien:

- therapeutische Wirksamkeit einer Fußreflexzonentherapie (FRZT) bei Patienten mit Reizdarmsyndrom (RDS) [5]
- Wirksamkeit der FRZT auf den Schmerz und die Bewegungsfunktion bei Patienten mit Gonarthrosen [4]
- Sudmeier, Bodner, Mur at al. [8] wiesen nach, dass die organassoziierte Reflexzonentherapie am Fuß die Nierendurchblutung vorübergehend positiv beeinflusst.

Alle Arbeiten sind einzusehen unter http://www.bouchette.de/Fussreflexzonentherapie/Veroeffentlichungen.

Praxis der Fußreflexzonentherapie

Diagnostik

Erhoben werden ein Sicht- und ein Tastbefund.

- **Sichtbefund:** Inspektion des knöchernen Fußskeletts, des Gewebes und der Hautveränderungen. Einziehungen, Ödeme, Hautrötungen oder -veränderungen, auch Narben können ein Indiz für einen pathologischen Befund sein.
- **Tastbefund:** Palpation der Zonen zur Einordnung, ob ein kristalliner, teigig-leerer oder hoher Tonus vorliegt.

PRAXISTIPP

- Eine kristalline Konsistenz (sandkornartiges Tastgefühl) verweist bei der Palpation auf einen chronischen Krankheitsverlauf, z. B. Arthrose.
- Eine teigig-leere Konsistenz zeigt bei der Palpation eine Unterfunktion bzw. -versorgung des entsprechenden Organs an, z. B. eine Hypomobilität eines Gelenks.
- Ein hoher Tonus weist auf einen akuten Prozess im entsprechenden Gebiet hin, z. B. Gastritis.

Therapie

Das Ziel der Therapie liegt darin, durch manuelle Stimulation hypotone Gewebezonen anzuregen und hypertone Zonen zu beruhigen. Angewendet wird eine spezielle **Gewebedrucktechnik,** bei der nur mit unterschiedlich starkem Daumendruck gearbeitet wird:

Der Therapeut baut den Daumendruck von der Handinnenfläche ausgehend auf. Der Daumen wird bis zu einem Winkel von ca. 70° gebeugt. Dann wird der Daumen wieder in seine gestreckte Ausgangsposition zurückgenommen und der neue Andruck beginnt. In diesem Rhythmus wird der Fuß millimeterweise bearbeitet. Eine Hautverschiebung findet nicht statt.

Die exakte Dokumentation aller Befunde ist Grundlage für die Planung eines geordneten Therapiekonzepts.

Indikationen

- Bei folgenden Krankheitsbildern lassen sich besonders gute Behandlungsergebnisse mithilfe der FRZT erzielen: Arthrosen, Asthma bronchiale, Kinderwunsch, Neurodermitis, Pollinosis, Obstipation, Reizdarm.
- Gute Behandlungserfolge werden erfahrungsgemäß beobachtet bei: Zephalgie, Diabetes mellitus (Begleittherapie), Dysmenorrhö, Emesis gravidarum, Frozen shoulder, Gallenbeschwerden (chronisch), Commotio cerebri (Begleitbeschwerden), Hämorrhoiden, Hörsturz, Störungen der Geschmacks- und Geruchswahrnehmung, Kälteurtikaria, Migräne, Tinnitus, Prostatabeschwerden (auch postoperativ), Rheuma, Sinusitis (chronisch), Schlafstörungen, vegetativ bedingte Beschwerden.

Kontraindikationen

Die FRTZ ist kontraindiziert bei folgenden Krankheitsbildern:

- infektiöse und fieberhafte Erkrankungen
- akute Entzündungen im Venen- und Lymphsystem, Beinthrombosen
- Morbus Sudeck am Fuß, Knochentuberkulose am Fuß (auch alte Herde)
- Melanome, speziell an Füßen und den Beinen, Gangrän
- großflächige Mykosen, ausgedehnte Ekzeme
- Risikoschwangerschaften
- Psychosen z. B. manisch-depressive Psychosen, Schizophrenie
- rheumatische Erkrankungen im akut-entzündlichen Schub

Behandlungsbeispiele

Bei den folgenden Beispielen zur Anwendung der FRTZ setzt die Therapie immer eine adäquate Stimulation der aufgeführten Zonen voraus.

Arthrose (Koxarthrose)

- **Diagnostik:**
  - visueller Befund am Fuß: Ödem am lateralen Malleolus
  - Palpationsbefund der Hüftgelenkszone: kristalline Konsistenz
- **Therapie:**
  - Zonen aller Gelenke, v. a. des Hüftgelenkes und der Wirbelsäule
  - Zonen der Stoffwechselanregung und Nebennieren
  - Zonen der Lymphabflussanregung und des Plexus solaris

Emesis gravidarum

- **Diagnostik:**
  - visueller Befund am Fuß: häufig Ödem zwischen den Metatarsalen I u. II
  - Palpationsbefund: hoher Tonus zwischen den Metatarsalen I u. II und der Magenzone
- **Therapie:**
  - endokrine Zonen
  - Zonen für den Stoffwechsel
  - Kopfzonen und Zonen des Plexus solaris
  - Zonen der Lymphabflussanregung

Anfangs tägliche Behandlung, bis die Beschwerden deutlich weniger werden, dann Behandlungsintervalle dem Verlauf anpassen.

Neurodermitis

- **Diagnostik:**
  - wichtig: Familienanamnese
  - visueller Befund am Fuß: Veränderungen im Bereich der Metatarsalen (z. B. plantare Hornhaut oder Hautabschuppungen)
  - Palpationsbefund: hoher Tonus im Bereich der Metatarsalen und in den Zonen Hals-, Nasen-, Rachenraum, Bronchien, Lungen sowie eine kristalline Konsistenz in der Zone Leber
- **Therapie:**
  - belastete Körperregionen
  - Zonen der Atmungsorgane, des endokrinen Systems und des Plexus solaris
  - Stoffwechsel- und Lymphabflussanregung

Durch intensive Behandlung der Leber- und der Atmungsorganzonen kann man den Juckreiz schon während der Behandlung deutlich mindern.

Allergische Reaktionen

- **Diagnostik:**
  - wichtig: Familienanamnese
  - visueller Befund am Fuß: Ödem im Bereich der Metatarsalen und/oder der Phalangen
  - Palpationsbefund: hoher Tonus im Bereich der Metatarsalen und in den Zonen Hals-, Nasen-, Rachen-Raum, Bronchien, Lungen sowie eine kristalline Konsistenz in der Zone der Leber
- **Therapie:**
  - Zone des Nasen-Rachenraums, der Stirn- und Kieferhöhlen, der Augen, evtl. der Bronchien und Lungen
  - Zonen des endokrinen Systems, der Milz und des Plexus solaris
  - Stoffwechselanregung, Lymphabflussanregung

Hinweis: Eine Pollinosisbehandlung sollte ca. 4 Wochen vor Beginn der Saison abgeschlossen sein. Es empfiehlt, sich die Behandlungsserie drei Jahre lang zu wiederholen, damit man einen stabilen Erfolg erzielt.

Reizdarmsyndrom

- **Diagnostik:**
  - visueller Befund am Fuß: wechselnd zwischen Ödem und Einziehungen im Bereich der Metatarsalen und der Fußwurzelknochen
  - Palpationsbefund: wechselnd hoher Tonus oder kristallines Gefühl oder beides im Bereich

der Metatarsalen und der Fußwurzelknochen sowie der Leberzone
  - hoher Tonus oder aber teigig-leeres Gefühl oder beides im Wechsel in folgenden Zonen:
    - Hals-, Nasen-, Rachenraum
    - Oesophagus und Magen
    - Duodenum, Jejunum
    - Ileum, Colon ascendens, Colon transversum, Colon descendens, Colon sigmoideus und Rektum
- **Therapie:**
  - Zone des Plexus solaris, der Speiseröhre, des Magens, des gesamten Darmes bis zum After
  - Stoffwechselanregung, Aktivierung der Zonen von Leber, Galle, Pankreas, Schilddrüse, Wirbelsäule, indirekte Beckenzonen
  - Lymphabflussanregung und Plexus solaris

LITERATUR
[1] Bouchette P. Fußreflexzonentherapie. 11 A. Münster: Eigenverlag Ursula Bouchette, 2012.
[2] Gleditsch J. Reflexzonen und Somatotohien. 9. A. München: Elsevier, 2005.
[3] Güttner C. Wirksamkeit der FRZT auf den Schmerz und die Bewegungsfunktion bei Patienten mit Gonarthrosen. Dissertation, Universität Jena, 2006.
[4] Krack N. Die zonale Reflextherapie als Alternativ- und Hilfsbehandlung. Heidelberg: Haug, 1983.
[5] Leidenfrost J. Therapeutische Wirksamkeit einer Fußreflexzonentherapie (FRZT) bei Patienten mit Reizdarmsyndrom (RDS). Dissertation, Universität Jena, 2012.
[6] Marquardt H. Praktisches Lehrbuch der Reflexzonentherapie am Fuß. 7 A. Stuttgart: Thieme, 2012.
[7] Sedlacek E. Die Fußreflexzonen. Wien: Maudrich, 1982.
[8] Sudmeier I, Bodner G, Mur E et al. Änderung der Nierendurchblutung durch organassoziierte Reflexzonentherapie am Fuß gemessen mit farbcodierter Doppler-Sonografie. Forsch Komplementärmed 1999; 6: 129–134.

5.8 Ernährungstherapie

Sabine Poschwatta-Rupp

Ernährungsmedizin ist die präventive oder kurative Behandlung definierter organischer Erkrankungen und Stoffwechselstörungen, die durch eine falsche Ernährungsweise bedingt sind oder begünstigt werden. Als wichtiger und integraler Bestandteil vieler naturheilkundlicher Behandlungskonzepte unterstützt die Ernährungstherapie auch die Wirksamkeit anderer Naturheilverfahren.

5.8.1 Grundlagen

Im Zuge der heutigen Gesellschaftsstruktur und der zu erwartenden demografischen Entwicklung verändern sich Essstruktur und Essverhalten. Etwa ⅓ der heutigen Bevölkerung lebt heute ganz oder teilweise in entstrukturierten Tagesabläufen. Der Faktor „verfügbare Zeit“ bzw. die Situation im Berufs- und Schulalltag bestimmt maßgeblich das Ernährungsverhalten [34]. Ferner hat die durchschnittliche körperliche Aktivität abgenommen, ohne dass die Energiezufuhr entsprechend angepasst wurde [10].

Historische Aspekte

Bereits in der Antike hat der Arzt Hippokrates zu einer ausgewogenen Lebensweise geraten. Die Ernährung hatte schon in der Antike einen zentralen Stellenwert sowohl in der Prävention als auch in der Therapie [22]. Der Ausspruch von Hippokrates *„Unsere Nahrungsmittel sollen Heil-, unsere Heilmittel Nahrungsmittel sein“* [49], wird in der Naturheilkunde weiter befolgt.

Als zusätzlicher Aspekt gewinnt in Zeiten der knapper werdenden Energie- und Rohstoffressourcen die Nachhaltigkeit zunehmend an Bedeutung. Da der Ernährungssektor schätzungsweise 20 % des Primärenergieverbrauchs sowie der Treibhausgasemission verursacht, liegt hier ein bedeutendes Einsparpotenzial [46]. Dieser Aspekt sollte in der naturheilkundlichen Ernährungstherapie berücksichtigt werden.

Die Ernährungstherapie in der modernen Gesellschaft steht heutzutage vor der großen Herausforderung, über die Aufklärung bzw. Wissensvermittlung hinaus zu einer nachhaltigen Verhaltensveränderung der Patienten beizutragen. Diese Aufgabe erfordert neben aktuellem Fachwissen eine pädagogisch-psychologische Professionalisierung des Therapeuten [36].

Physiologische Grundlagen

Alle biologischen Prozesse erfordern Energie, die der Körper durch die Oxidation der mit der Nahrung zugeführten Hauptnährstoffe zur Verfügung gestellt bekommt. Zudem braucht der Organismus für viele Stoffwechselvorgänge Mikronährstoffe – Vitamine, Mineralstoffe und Spurenelemente, weiterhin Wasser und Ballaststoffe.

Hauptnährstoffe und Energiebedarf

Zu den **Nährstoffen** gehören primär die Energielieferanten Kohlenhydrate, Eiweiße und Fette. Ferner benötigt der menschliche Organismus Vitamine, Mineralstoffe, Spurenelemente und Wasser.

Die üblichen Maßeinheiten für die **Energie** sind Kilokalorien (kcal) und Kilojoule, wobei eine Kilokalorie 4,184 Kilojoule entspricht. Folgende Brennwerte gelten für die energieliefernden Nährstoffe:

- Kohlenhydrate: 4 kcal/g
- Eiweiß: 4 kcal/g
- Fett: 9 kcal/g
- Alkohol: 7 kcal/g

Der **Energiebedarf** setzt sich aus Grund- und Leistungsumsatz (bzw. Leistungszuwachs) sowie dem Bedarf für Wachstum, Schwangerschaft und Stillzeit und der Thermogenese nach Nahrungszufuhr zusammen.

- Der **Grundumsatz** (GU), d. h. der Energieverbrauch des entspannt liegenden Menschen 12 Stunden nach der letzten Nahrungsaufnahme bei konstanter Raumtemperatur von 20 °C, entspricht der Energiemenge, die für die Basalfunktionen (Herz- und Atemtätigkeit, Hirnfunktion u. a.) benötigt wird. Dieser Bedarf wird u. a. durch Alter, Geschlecht, Körpergewicht und Körperzusammensetzung, insbesondere die fettfreie Körpermasse bestimmt.
  Bei Frauen der Altersgruppe 25 bis unter 51 Jahre mit 59 kg Körpergewicht liegt der GU bei 1.340 kcal pro Tag, während Männer der gleichen Altersgruppe mit einem Körpergewicht von 74 kg aufgrund ihrer größeren fettfreien Körpermasse 1.740 kcal benötigen, um die Basalfunktionen aufrechtzuerhalten.
- Der **Leistungsumsatz** variiert je nach körperlicher Aktivität. Bei Personen mit vorwiegend sitzender Tätigkeit wird der Grundumsatz mit dem Faktor 1,4–1,5 multipliziert (PAL = physical activity level: durchschnittlicher Energiebedarf für körperliche Aktivität als Mehrfaches des Grundumsatzes). Bei Schwerstarbeit können die täglichen Zuschläge 1.600 kcal oder mehr betragen [12].

Kohlenhydrate

Die Kohlenhydrate sind neben Fetten die wichtigsten Energieträger der Nahrung. Etwa 50 % der Gesamtenergie deckt der Mensch der westlichen Industrieländer aus diesem Nährstoff, wobei etwa 20 % als Zucker, der überwiegende Anteil als Poly- und Oligosaccharide aufgenommen werden [24]. Die Empfehlung, mindestens **50 % der Nahrungsenergie** durch hauptsächlich komplexe Kohlenhydrate zu decken, ist durch epidemiologische Befunde begründet. Der absolute Bedarf hängt vom individuellen Energiebedarf sowie vom Bedarf an Proteinen und den Richtwerten für die Fettzufuhr ab (Referenzwerte für die Nährstoffzufuhr, 2000).

Die enzymatische Verdauung der Kohlenhydrate durch α-Amylase setzt bereits in der Mundhöhle ein und wird im Dünndarm durch dort lokalisierte Disaccharidasen fortgesetzt. Nur als Monosaccharide können die Zuckermoleküle von der Dünndarmschleimhaut resorbiert werden. Das Monosaccharid Glucose ist Ausgangssubstanz für viele lebenswichtige Stoffe, z. B. Nukleinsäuren und Acetyl-CoA, das wiederum Baustein in der Synthese verschiedener Nebennieren- und Sexualhormone sowie der Gallensäuren ist. Alle im Darmlumen verbleibenden Kohlenhydrate werden durch saccharolytische Spezies des Darm-Mikrobioms fermentiert.

Eiweiße

Eiweiße (Proteine) dienen der Deckung des Bedarfs an Aminosäuren zur Synthese körpereigener Eiweiße und kaum der Deckung des Energiebedarfs. Neun Aminosäuren, die **essenziellen Aminosäuren,** können nicht im menschlichen Organismus synthetisiert werden und müssen mit der Nahrung zugeführt werden: Histidin, Isoleucin, Lysin, Methionin, Phenylalanin, Threonin, Tryptophan und Valin. Die nicht-essenzielle Aminosäure Glutamin wird im gesunden Organismus in allen Geweben synthetisiert und abgebaut. Eine Sonderrolle spielt sie in Stresssituationen, z. B. postoperativ bzw. in katabolen Situationen. Dann übertrifft der Glutaminbedarf die Eigensynthese. In diesen Fällen muss die externe Glutaminzufuhr gezielt erhöht werden. Als Hauptsubstrat für die renale Ammoniaksynthese kommt dem Glutamin die zentrale Rolle in der Regulation des Säure-Base-Haushaltes zu. Unter anderem ist Glutamin auch wichtig für die Funktion der Darmmukosa.

Der **Minimalbedarf an Protein** entspricht der Menge, die für eine ausgeglichene Stickstoffbilanz der Zufuhr und Ausscheidung notwendig ist. Er beträgt etwa 0,34 g Protein pro kg Körpergewicht bzw. 24 g/Tag für einen 70 kg schweren Erwachsenen. Da bei Belastungs- und Stresssituationen aufgrund eines gesteigerten Proteinumsatzes mit einem erhöhten Bedarf zu rechnen ist, empfiehlt die FAO/WHO-Expertenkommission einen Sicherheitszuschlag von 30 %. Daraus resultiert ein Bedarf von 0,44 g/kg Körpergewicht bzw. 31 g/Tag für eine Person mit 70 kg Körpergewicht. Basierend auf kalkulierten Verlusten durch unvollständige intestinale Ausnutzung wird ein weiterer Zuschlag von 30 % hinzugerechnet, sodass sich **40 g/Tag** ergeben. Unter Berücksichtigung differierender biologischer Wertigkeiten des Proteins aus gemischter Kost runden die Fachkommissionen (RDA, USA sowie die Deutsche, Österreichische und Schweizerische Gesellschaft für Ernährung) auf 0,8 g Protein pro kg Körpergewicht für den Gesunden auf. Dies entspricht etwa **8–10 % der Energiezufuhr** [12, 24].

Fette

Fette sind mit 9 kcal/g die Nährstoffe mit der höchsten Energiedichte und zugleich die wichtigsten Energiereserven des menschlichen Organismus. Sie erfüllen viele Aufgaben sowohl als Membranbestandteil der Zellen als auch als Baustein von biologisch wirksamen Substanzen, z. B. als lokale Mediatoren und Steroidhormone. Fette (Triglyzeride) bestehen aus Glycerin und drei Fettsäuren, deren Struktur und Länge die biologischen Eigenschaften des jeweiligen Fettes bestimmen.

Maximal **30 %** der **Energiezufuhr** sollten den Fetten entstammen. Einige Fettsäuren, wie z. B. Arachidonsäure, Eicosapentaensäure und Docosahexaensäure sind essenziell und müssen mit der Nahrung zugeführt werden. Sie sind für die Bestandteile von Zellmembranen, des Nervengewebes sowie der Fotorezeptoren der Netzhaut des Auges unverzichtbar (Referenzwerte für die Nährstoffzufuhr, 2000). Je nach Position der Doppelbindungen im Fettsäuremolekül werden die ungesättigten Fettsäuren in n-3- und n-6-Fettsäuren differenziert. Der Erwachsene mittleren Alters sollte etwa 2,5 Energie-% n-6-Fettsäuren sowie 0,5 Energie-% n-3-Fettsäuren aufnehmen [12].

Nach einer Verstoffwechselung, zum Teil Reveresterung in der Mukosazelle gelangen die Fettbestandteile über Blut und Lymphe in die Zielorgane, um dort weiter verwertet oder in den **Adipozyten (Fettzellen)** gespeichert zu werden. Etwa 8–15 kg Fett werden im Fettgewebe des gesunden Mannes gespeichert, bei der Frau circa 10–20 kg [5, 24].

Wasser

Wasser liefert keine Energie, ist dennoch lebenswichtig, da alle **Stoffwechselprozesse** in **wässrigem Milieu** stattfinden. Zudem ist Wasser Bestandteil zellulärer und subzellulärer Verbindungen sowie Hauptkomponente der Schleimstoffe. Als Wärmelei-

Tab. 5.23 Tägliche Wasserverluste in ml (nach Biesalski [5])

Ausscheidungsorgan/-substanz	Normalbedingungen	Warmes Wetter	Schwere körperliche Arbeit
Haut	350	350	350
Lunge	350	250	650
Urin	1400	1200	500
Schweiß	100	1400	5000
Stuhl	100	100	100
Summe	**2300**	**3300**	**6600**

ter zwischen den Geweben und Schutzfaktor vor Überhitzung spielt Wasser eine zentrale Rolle.

Der menschliche Organismus besteht zu etwa 60 % aus Wasser, das sich sowohl im intra- als auch extrazellulären Flüssigkeitsraum befindet. Diese beiden Kompartimente unterscheiden sich wesentlich im Verhältnis der Natrium- und Kaliumionen zueinander. Komplexe Regelkreisläufe zwischen Intra- und Extrazellulärraum ermöglichen eine Konstanthaltung des Blutvolumens bei täglichen Schwankungen der Wasser- und Elektrolytzufuhr. Die **täglichen Wasserverluste** über Haut, Lunge, Urin, Schweiß und Stuhlgang (➤ Tab. 5.23) müssen über die Nahrung ausgeglichen werden.

Der tägliche Wasserumsatz beträgt etwa 6 % des Gesamtkörperwassers beim Erwachsenen, beim Säugling ca. 20 %. Das größte Wasservolumen wird über die Nieren abgegeben. Zum Ausgleich der Verluste ist eine tägliche Wasserzufuhr von **1 ml/kcal** erforderlich. Zusätzlich variiert der individuelle Wasserbedarf erheblich je nach Lebenssituation [12, 41].

CAVE

Bei geringer Nahrungszufuhr oder während des Fastens muss umso mehr getrunken werden, da weiterhin harnpflichtige Substanzen ausgeschieden werden müssen.

Vitamine

Vitamine sind essenzielle organische Verbindungen, die als Coenzyme oder hormonähnliche Stoffe fungieren. Da sie keine Aufgaben im Baustoffwechsel übernehmen, genügen bereits geringe Mengen. Vitamine können mit Ausnahme des Vitamin D (begrenzte Synthesefähigkeit) nicht vom menschlichen Organismus synthetisiert werden.

Bereits 1.500 Jahre v. Chr. erkannte man, dass Nachtblindheit durch den Verzehr von Leber verhindert werden konnte. Zunehmend entdeckte man, dass bestimmte, heute als Vitaminmangelkrankheiten bekannte Erkrankungen durch die Aufnahme spezieller Lebensmittel behandelt bzw. verhütet werden konnten. Heute sind 13 Vitamine bekannt (› Tab. 5.24). Sie werden in fettlösliche (Vitamine A, D, E und K) und wasserlösliche Vitamine klassifiziert (Vitamine B_1,

Tab. 5.24 Vitamine: Herkunft, Quellen, Mangelkrankheiten (nach Biesalski [5] und Bässler [2])

Vitamin	Herkunft	Gute Nahrungsquellen	Mangelkrankheit
Vitamin A (Retinoide)	Pflanzen (Carotinoide)	Vorstufen in gelb-orangen Gemüse- und Obstsorten, Chicorée, Grünkohl, Spinat, Vitamin A in Leber, Lebertran, Aal	Nachtblindheit, Hyperthyreose, Keratinisierung von Haut, Schleimhäuten; Infektanfälligkeit
Vitamin D (Calciferole)	Plankton; durch UV-Licht bei Mensch (Haut) u. Tier	Butter, Margarine, Kalbfleisch, Fettfische, Lebertran, Eier, Champignons	Rachitis
Vitamin E (Tocopherole)	Pflanzen	Gemüse (insbes. grünes Blattgemüse, Fenchel, Spargel), Samenöle, Weizenkeimöl, Olivenöl, Maiskeim- und Rapsöl	keine spezifische Symptomatik; neurologische Dysfunktion bei chronischem Mangel
Vitamin K (Phyllo- und Menachinone)	Bakterien (Darmflora) Pflanzen	grünblättriges Gemüse, Sauerkraut, Eigelb, Käse, Leber, Fisch	Blutgerinnungsstörungen ↑ Osteoporoserisiko
Thiamin (Vitamin B_1)	Pflanzen, einige Hefen, Schimmel, Bakterien	Samen, Nüsse, Weizenkeime und -Kleie, Leguminosen, Kartoffeln, mageres Schweinefleisch	BeriBeri
Riboflavin (Vitamin B_2)	Pflanzen, Bakterien, Pilze	Milch, Innereien, Eier, Nüsse, Samen, Fisch, Pilze, Hefe	Pellagra, hypochrome Anämie
Pyridoxin (Vitamin B_6)	Bakterien (Darmflora), Hefen u. a. Pilze, Pflanzen	Hefe, Leber, Weizenkeime, Hafer, Nüsse, Bohnen, Avocados, Bananen, Milchprodukte, Makrelen, Sardinen	Störungen der Proteinsynthese, seborrhoische Dermatitis
Cobalamin (Vitamin B_{12})	Pilze, einige Darmbakterien	Leber, Nieren, Eier, Käse, Bierhefe	perniziöse Anämie

Tab. 5.24 Vitamine: Herkunft, Quellen, Mangelkrankheiten (nach Biesalski [5] und Bässler [2]) (Forts.)

Vitamin	Herkunft	Gute Nahrungsquellen	Mangelkrankheit
Vitamin C (Ascorbinsäure)	Pflanzen, die meisten Tiere (außer Jungtieren), einige Bakterien	Früchte und Gemüse, v. a. Hagebutten, Preiselbeeren, Schwarze Johannisbeere, Kiwi, Zitrusfrüchte, Paprika, Tomaten, Kohl	Skorbut
Niacin (Nicotinsäure)	Pflanzen, einige Bakterien, Pilze, Hefe	Fleisch, Nüsse, Leguminosen, Grünkohl, Fisch, Hefe	Pellagra
Pantothensäure	Pflanzen, einige Darmbakterien	Hefe, Getreide, Hering, Pilze, Eigelb, Leber, Tomaten	Burning-feet-syndrome
Folsäure	Pflanzen, einige Darmbakterien	Hefe, Leber, Spinat, Weißkohl, Spargel, Tomaten, Roggen	Anämie, Neuralrohrdefekt beim Fetus
Biotin	Bakterien, Hefen, Pilze	Hefe, Leber, Eigelb, Tomaten, Sojabohnen, Reis, Weizenkleie, Vollmilch, Nüsse, Haferflocken	Dermatitis, Glossitis, Anorexie, Übelkeit, Haarausfall (seltener Mangel aufgrund Eiweißschädigung)

B_2, B_6, B_{12}, Biotin, Niacin, Pantothensäure, Folsäure, Vitamin C). Von ihrem Löslichkeitsverhalten hängen Resorption und Verwertung ab [2].

Kein Lebensmittel enthält alle Vitamine in ausreichender Menge und idealem Verhältnis zur Bedarfsdeckung des Erwachsenen. Daher ist eine gute Vitaminversorgung nur mit einer abwechslungsreichen, gemischten Kost möglich. Da Vitamine zum Teil sehr empfindlich gegenüber Luft, Lichteinfluss sowie Hitze sind, sollten die Lebensmittel möglichst frisch und gering oder schonend verarbeitet sein [2].

Insgesamt ist die deutsche Bevölkerung ausreichend mit Vitaminen versorgt, abgesehen von Folsäure und Vitamin D. In einigen Altersgruppen unter den Kindern ist die Versorgung mit Vitamin A und E, bei Senioren in Pflegeheimen mit einigen B-Vitaminen, Vitamin C, D und E als marginal zu bezeichnen. In der Regel hängt dies im Fall der Senioren mit einer ungünstigen Lebensmittelauswahl zusammen. Hier gilt es, Lebensmittel mit einer hohen Nährstoffdichte auszuwählen, da aufgrund der geringeren körperlichen Aktivität weniger Nahrungsenergie benötigt wird [3].

Mineralstoffe

Die anorganischen Mineralstoffe (Mengenelemente) und Spurenelemente sind zum einen Bestandteile des menschlichen Körpers (z. B. Kalzium, Phosphat und Magnesium im Knochen, Phosphat als Phospholipid in Zellwänden), zum anderen erfüllen sie viele Aufgaben im Stoffwechsel, der Signalübertragung sowie im Stofftransport. Aufgrund ihrer elektrochemischen Eigenschaften spricht man auch von **Elektrolyten.** Elektrolyte regulieren ferner das Membranpotenzial der Zellen und sind an der Steuerung des Säure-Basen-Haushalts beteiligt.

Je nach Quantität unterscheidet man Mengenelemente von Spurenelementen. Jedes Mengenelement muss mindestens 0,1 % des Körpergewichts repräsentieren bzw. eine nachgewiesene Essenzialität von >50 mg pro Tag aufweisen. Der erwachsene Organismus enthält beispielsweise 1.000–1.200 g Kalzium, 700 g Phosphor und ca. 24–28 g Magnesium. Natrium und Chlorid sind die häufigsten extrazellulären Ionen und müssen täglich in Mengen von 550 mg (Natrium) sowie 830 mg (Chlorid) zugeführt werden. Die tägliche Zufuhr von Kalium, dem häufigsten Kation der Intrazellulärflüssigkeit, sollte mindestens 2.000 mg betragen [12].

Spurenelemente

Spurenelemente liegen in einem Anteil von < 0,1 % bzw. 50 mg/kg Körpermasse vor und sind für den Menschen in einer Menge von <50 mg/Tag essenziell. Wichtige, essenzielle Spurenelemente sind Eisen (Fe), Jod (J), Fluorid (F), Zink (Zn), Selen (Se), Kupfer (Cu), Mangan (Mn), Chrom (Cr), Molybdän (Mo), Kobalt (Co) und Nickel (Ni), Zinn (Sn). Silicium (Si), Vanadium (V), Arsen (As).

Die **Essenzialität** der Mengen- und Spurenelemente wurde durch den Nachweis von Mangelerscheinungen bei einer Zufuhr unter dem geschätzten Mindestbedarf tierexperimentell belegt. Als Bestandteile von Enzymen, Metalloproteinen und Vitaminen (z. B. Hämoglobin, Cobalamin) sind sie lebenswichtig.

Zur Gewährleistung der ständigen Verfügbarkeit dieser essenziellen Mikronährstoffe ist der Organismus zur Speicherung sowie zur Anpassung der Resorption und Ausscheidung befähigt, um Situationen der Mangelversorgung zu überbrücken. Andererseits kann dies auch dazu führen, dass sich toxische Spurenelemente akkumulieren (z. B. Blei, Kadmium) [5, 24].

Trotz dieser Mechanismen ist der **Eisenmangel** sehr verbreitet, insbesondere bei Frauen aufgrund des monatlichen Eisenverlusts während der Menstruation. Weitere Gründe können die allgemeine Rückläufigkeit des Fleischkonsums bei Kindern, jungen Frauen und Jugendlichen sowie langfristige Zustände der Malabsorption, z. B. bei Erkrankungen des Verdauungstraktes. Eisenmangelanämien sind unter anderem typische Begleiterscheinungen bei Zöliakie und chronisch entzündlichen Darmerkrankungen, die mit einer Malabsorption verbunden sind [20, 24].

Ultraspurenelemente

Eine weitere Gruppe anorganischer Elemente, die Ultraspurenelemente, ist zwar anhand tierexperimenteller Untersuchungen als essenziell geprüft worden, Mangelsituationen sind im Zusammenhang mit diesen Substanzen jedoch nicht bekannt. Zu den Ultraspurenelementen gehören unter anderem Aluminium, Antimon, Lithium, Titan und Quecksilber. Alle sind an biochemischen Funktionen in menschlichen Geweben beteiligt, sie können aber im Falle einer Anreicherung toxisch sein [12].

Sekundäre Pflanzenstoffe

Sekundäre Pflanzenstoffe sind Substanzen, die der Pflanze als Schutz vor Parasiten und Umwelteinflüssen dienen. Sekundäre Pflanzenstoffe sind weit verbreitet in Obst und Gemüse, aber auch in Tee, Kaffee, Kakao und Vollkorngetreide. Bioprodukte enthalten minimal höhere Konzentrationen als vergleichbare konventionelle Sorten. Ein größerer Konzentrationsunterschied liegt zwischen einzelnen Lebensmittelsorten vor. Auch der Reifegrad spielt eine Rolle. Bis heute sind etwa 100.000 verschiedene Stoffe völlig unterschiedlicher chemischer Struktur bekannt. 5.000–10.000 davon werden schätzungsweise mit der Nahrung aufgenommen. Bei einer durchschnittlichen Ernährungsweise nimmt man bis zu 1,5 g am Tag auf, Vegetarier erreichen deutlich mehr. Nur über einige Substanzen liegen Informationen vor: Es sind einige **Flavonoide, Karotinoide, Phytosterine, Glucosinolate** und **Isoflavonoide.** Epidemiologische Daten sowie Hinweise aus in-vitro- und tierexperimentellen Studien deuten auf eine gesundheitsfördernde Wirkung dieser Substanzen hin. Da ihre Bioverfügbarkeit je nach Substanzklasse zum Teil im rohen, teilweise im gegarten Lebensmittel höher ist bzw. von der Zubereitungsweise abhängig ist, sollten Obst und Gemüse etwa je zur Hälfte roh und gegart genossen werden [45].

Ballaststoffe

Ballaststoffe sind unverdauliche Reste pflanzlicher Nahrung, die im Dünndarm nicht enzymatisch abgebaut werden und folglich den Dickdarm erreichen, wo sie den dort ansässigen Bakterien als Substrat zur Verfügung stehen. Während Ballaststoffe noch vor etwa 150 Jahren als Abfall galten und höchstens als Viehfutter Verwendung fanden, werden sie heute als wichtiger Bestandteil unserer täglichen Nahrung (➤ Tab. 5.25) wertgeschätzt. Die DGE empfiehlt eine tägliche Aufnahme von mindestens 30 g Ballaststoffen, die derzeit in der Bevölkerung mit 25 g/Tag (Männer) und 23 g/Tag (Frauen) unterschritten wird [33].

Die Hauptkomponenten der Ballaststoffe sind Nicht-Stärke-Polysaccharide (z. B. Zellulose, Hemizellulose) und Pektine. Da diesen Kohlenhydratpolymeren eine α-Glucosidase-Bindung fehlt, ist eine enzymatische Spaltung durch intestinale Enzyme nicht bzw. kaum möglich [28]. Ein wesentlicher Unterschied liegt allerdings in ihren Löslichkeitseigenschaften und dem Grad der bakteriellen Verwertung durch das Mikrobiom im Darm.

Beim Menschen entfalten Ballaststoffe diverse Wirkungen, abhängig von ihrer Zusammensetzung und Struktur sowie von der Aktivität und Zusammensetzung der Darmflora. Allgemeine **Wirkungen** der Ballaststoffe:

- quellend, wasserbindend
- binden Gallensäuren (leichte Senkung des Cholesterinspiegels)
- Blutzucker regulierend und sättigend
- Beeinflussung der Nährstoffverwertung

Die rasterelektronenmikroskopische Aufnahme zeigt einen wasserunlöslichen Ballaststoffpartikel (➤ Abb. 5.22), der aus einer menschlichen Stuhlprobe isoliert wurde. Die enthaltenen Wachse an der Oberfläche sowie Lignin der Gerüstsubstanzen werden nicht bzw. kaum mikrobiell abgebaut, Hemizellulosen und Cellulose etwa zur Hälfte. Hemizellulose, Hauptbestandteil der Getreidefasern, wird im mittleren bis distalen Colon fermentiert und sorgt somit für eine deutliche Absenkung des luminalen pH-Wertes bei einer ballaststoffreichen Ernährungsweise. Pektin und lösliche Pflanzengummis werden bereits im proximalen Colon fermentiert, Carrageen im gesamten Dickdarm [36].

- **Wasserunlösliche Ballaststoffe,** z. B. Zellulose, Hemizellulose, Lignin, haben folgende Wirkungen:
  - Füllwirkung – erhöhen Stuhlmasse
  - steigern Motilität im Dünn- und Dickdarm
  - werden vom Darm-Mikrobiom teilweise (Zellulose, Hemizellulose) oder nicht fermentiert (Lignin)
- **Wasserlösliche Ballaststoffe,** z. B. Pectin, Pflanzengummis, Psyllinum (Flohsamen), Inulin, haben folgende Wirkungen:
  - Gelbildner, hohes Wasserbindungsvermögen
  - erhöhen Gleitfähigkeit des Stuhls
  - erhöhen die Bakterienmasse im Darm (Fermentation zu kurzkettigen Fettsäuren)
  - regen über Bakterienstoffwechsel Peristaltik an

Tab. 5.25 Vorkommen von Ballaststoffen in pflanzlichen Lebensmitteln

Lebensmittel	Ballaststoffklasse
Vollkorngetreide, Nüsse, Samen	Zellulose, Hemizellulose, Lignin, Glucane
Gemüse, Hülsenfrüchte, Obst	Poly- und Oligosaccharide (z. B. Pektin, Gummi arabicum, Carrageen, Inulin, Galacto- und Fructo-Oligosaccharide)
pflanzliche Zellwände	Wachse, Saponine, Tannine

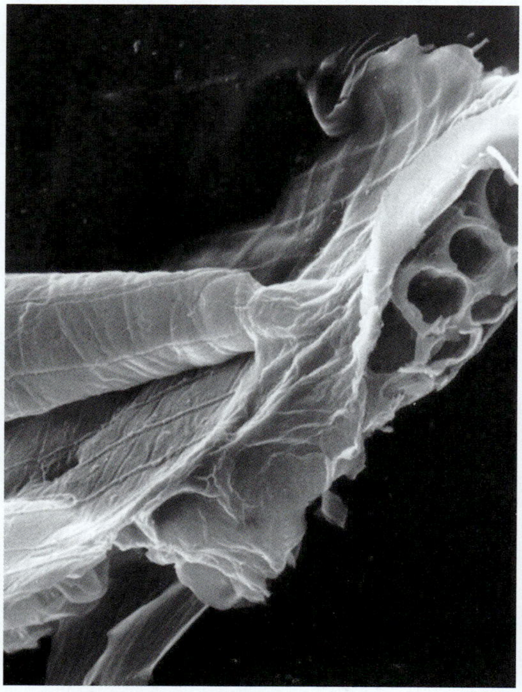

Abb. 5.24 Ballaststoffpartikel, isoliert aus einer menschlichen Stuhlprobe (rasterelektronenmikroskopische Aufnahme © S. Poschwatta-Rupp) [M573]

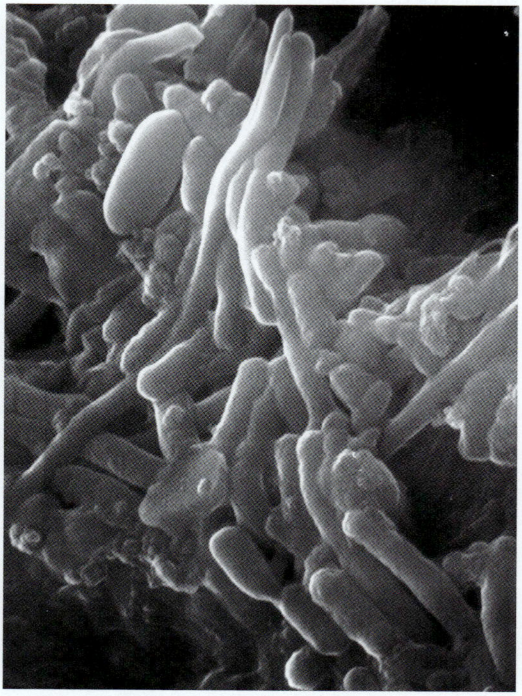

Abb. 5.25 Menschliche Stuhlflora unter dem Mikroskop (rasterelektronenmikroskopische Aufnahme © S. Poschwatta-Rupp) [M573]

Offensichtlich spielen Mikrobiota in diesem Zusammenhang eine wesentliche Rolle. Mindestens 1800 verschiedene Gattungen besiedeln den menschlichen Darm, wobei Artenvielfalt und Besiedlungsdichte nach distal hin zunehmen. Ihre zentrale Funktion liegt in der Unterstützung der Immunabwehr und Aufbau von Immunstrukturen. Die Saccharolyten unter den Darmbewohnern liefern als Stoffwechselprodukte u. a. kurzkettige Fettsäuren, die eine wichtige Energiequelle für die Epithelzellen des Dickdarms darstellen. Sie regen auch die glatte Muskulatur des Darmes an und fördern so die Peristaltik. Ihr osmotischer Effekt trägt zu einem Wassereinstrom in das Darmlumen bei. Der Stuhl wird schneller ausgeschieden. Die Absenkung des intraluminalen pH-Werts und Stabilisierung des leicht sauren Milieus bietet den nützlichen Vertretern des Mikrobioms ideale Lebensbedingungen. Pathogene Keime werden dagegen in ihrem Wachstum gehemmt (› Abb. 5.23).

5.8.2 Ernährungstherapeutische Praxis

Die Ernährungstherapie ist ein wesentlicher Brückenpfeiler zwischen den modernen Lebens- und Ernährungsgewohnheiten und der medizinischen Praxis: Sie kann nur aufklärend und motivierend wirken – gesund und ausgewogen sollte sich jeder selbst ernähren. Sie ist meist nicht als Alternative, sondern als wertvolle Ergänzung zu herkömmlichen Behandlungsmethoden zu betrachten.

Ernährungsberatung

Das Tätigkeitsfeld der Ernährungsberatung ist sehr vielfältig. Bestandteile sind die Ernährungsaufklärung, Ernährungsinformation, Ernährungserziehung, Ernährungsberatung im engeren Sinne sowie die Ernährungstherapie [37] (➤ Tab. 5.26).

In der naturheilkundlichen Praxis können einige Elemente der Ernährungsberatung zum Einsatz kommen. Beginnend mit der Auslage ernährungsbezogener Materialien im Wartebereich über Informations- und Vortragsveranstaltungen für die Patienten bis hin zur individuellen Therapie bietet die naturheilkundliche Praxis viel Gestaltungsfreiheit. Für eine effiziente und Erfolg versprechende Ernährungsberatung bzw. -therapie sind allerdings einige persönliche Voraussetzungen des Beratenden unbedingt erforderlich, um den Patienten wahrnehmen, motivieren und begleiten zu können.

PRAXISTIPP

Die beratende Person sollte über folgende Fähigkeiten verfügen.

- einfühlendes Verstehen: Konzentration auf Wahrnehmungs- und Erfahrungsfeld des Patienten
- Echtheit, Selbstkongruenz: Äußerungen, Verhalten, Maßnahmen, Gestik und Mimik müssen mit dem inneren Erleben, Denken und Fühlen übereinstimmen
- emotionale Wärme, Wertschätzung: aktive Zuwendung, bedingungsloses Akzeptieren des Patienten, nicht besitzergreifendes Sorgen
- Fachkompetenz in der Ernährungsmedizin bzw. Ernährungswissenschaft

Tab. 5.26 Disziplinen/Bereiche der Ernährungsberatung (nach Pudel [37])

Bereich	Maßnahmen	Ziele
Ernährungsaufklärung	zielgerichtete Ansprache über Massenmedien, bildet Grundlage für Ernährungsinformation	Wecken des Ernährungsbewusstseins, Sensibilisierung für Ernährungsfragen
Ernährungsinformation	Angebote zu gezielten ernährungswissenschaftlichen Fragen, z. B. Broschüren, Flyer, Mailservice oder Hotlines durch Fachkräfte, Erstellen individualisierter Ernährungsprogramme	Schließen von Wissenslücken, Korrektur von Fehlinformationen, Klärung günstiger Voraussetzungen für das Ernährungsverhalten
Klassische Ernährungsberatung	persönliche Inanspruchnahme von Einzelpersonen bei subjektiv nicht lösbaren Verhaltens- oder Einstellungsproblemen sowie bei Entscheidungskonflikten	Ernährungsinformationen und Ernährungsverhalten in Übereinstimmung bringen, Verhaltensänderung
Ernährungstherapie	nahtloser Übergang zur Ernährungsberatung: Diät-/Ernährungsberatung für Patienten	verändertes Patientenverhalten zur Minderung krankheits- oder ernährungsbedingter Risiken durch Auswahl geeigneter Nahrungsmittel und Zubereitungsverfahren, Heilung, Linderung
Ernährungserziehung	Anleitung zu bestimmten Verhaltensweisen durch Vorbildfunktion, Lob, Tadel, argumentative Begründungen	frühzeitige Stabilisierung/Förderung eines günstigen Ernährungsverhaltens, Vermeiden ungünstiger Verhaltensweisen

Anamnese

Der erste Schritt der Beratung ist die Anamnese als das zentrale Element in der Ernährungsdiagnostik. Sie soll Aufschluss über die Lebenssituation und das **Ernährungsverhalten** liefern sowie Fragen zum Gesundheitszustand beantworten. Begleitend empfiehlt sich die Führung eines Ernährungsprotokolls, das zum einen Informationen zur Essstruktur liefert, zum anderen softwaregestützt ausgewertet werden kann, um die Versorgung auf der Nährstoffebene annähernd abschätzen zu können.

PRAXISTIPP

Während der Ernährungsanamnese sollten folgende Themen erfragt werden:
- Ernährungsgewohnheiten, Vorlieben, Abneigungen
- bekannte Erkrankungen
- Symptome
- Zeitpunkt des Symptomeintrittes
- Medikamente
- Familienanamnese und -situation
- Beruf, Freizeitaktivitäten
- bei Bedarf Symptomtagebuch

Eine wertvolle Ergänzung der Ernährungsdiagnostik stellt bei vielen Fragestellungen die **Bio-Impedanzmessung** zur Ermittlung der Körperzusammensetzung bzw. des Ernährungsstatus dar, auch im langfristigen Monitoring des Patienten. In der Onkologie sowie im Gewichtsmanagement findet diese Methode oft Anwendung. Auch in der Geriatrie könnte sie sich zunehmend etablieren, wenn die Datenlage dies zulässt [47].

Ernährungstherapie

Auf der Grundlage anamnestischer und diagnostischer Informationen kann die Ernährungstherapie eingeleitet werden. Idealerweise erfolgt dies in Kooperation mit einer qualifizierten ernährungswissenschaftlichen oder ernährungsmedizinischen Fachkraft.

Die Vorgehensweisen und Ziele der naturheilkundlichen Ernährungstherapie unterscheiden sich deutlich von der schulmedizinischen Strategie: Während der schulmedizinische Ansatz in erster Linie bestrebt ist, Funktionsstörungen betroffener Organe auszugleichen, geht es in der naturheilkundlichen Ernährungstherapie als eine tragende Säule der Naturheilkunde primär darum, die Grundfunktionen des Organismus zu regulieren und ein gesundheitsförderndes Ernährungsverhalten zu unterstützen.

MERKE

Ziele der naturheilkundlichen Ernährungstherapie sind:
- Normalisierung der Stoffwechselfunktionen
- Normalisierung des Körpergewichts
- Regulierung der Darmtätigkeit
- Stabilisierung biologischer Abwehrfunktionen

Kernstück der Therapie ist eine eher unspezifisch ausgerichtete, **ausgewogene „Grunddiät"**, die je nach Indikation modifiziert wird [19]. Einleitend oder intermittierend werden bei Bedarf weitere Maßnahmen wie z. B. Fasten, Teilfasten oder vegetabile Rohkost angewendet. So kann eine Entlastung des Stoffwechsels und des Kreislaufs erreicht und die Ausscheidung von Stoffwechselprodukten gefördert werden.

5.8.3 Allgemeine Ernährungsempfehlungen

Die Empfehlungen für den gesunden Menschen orientieren sich an den Referenzwerten für die Nährstoffzufuhr. Diese wurden vom durchschnittlichen Bedarf abgeleitet. Dieser ist definiert als die tägliche Nährstoffzufuhr, von der angenommen wird, dass sie den Bedarf von 50 % einer definierten Personengruppe deckt [4]. Für die Sicherstellung der ausreichenden Nährstoffzufuhr des Einzelnen sollten diese Angaben als Orientierungsgrößen dienen. Aufgrund der Speicherkapazität für Nährstoffe und dem daraus resultierenden Adaptationsvermögen des menschlichen Organismus ist eine tägliche Zufuhr gemäß der Empfehlungen nicht erforderlich. Es genügt die ausreichende wöchentliche Zufuhr [4, 14].

Zur Vereinfachung werden die Empfehlungen für den Verbraucher in der Form 10 einfacher Regeln zusammengefasst. Sie berücksichtigen neben der Lebensmittelebene auch Zubereitungsweise, Essstrukturen und das Bewegungsverhalten. In der Praxis können diese Empfehlungen auch mit den anschaulichen Medien „Ernährungskreis" und „Ernährungspyramide" kommuniziert werden.

PRAXISTIPP

Die *Deutsche Gesellschaft für Ernährung* (DGE) hat auf der Basis aktueller wissenschaftlicher Erkenntnisse 10 Regeln zu einer genussvollen und gesunderhaltenden Ernährungsweise formuliert.

1. **Vielseitig essen**
   Abwechslungsreiche Auswahl, geeignete Kombination und angemessene Menge nährstoffreicher und energiearmer Lebensmittel ist zu bevorzugen.
2. **Reichlich Getreideprodukte – und Kartoffeln**
   Brot, Nudeln, Reis, Getreideflocken, am besten aus Vollkorn, sowie Kartoffeln enthalten reichlich Vitamine, Mineralstoffe sowie Ballaststoffe und sekundäre Pflanzenstoffe. Mindestens 30 g Ballaststoffe, v. a. aus Vollkornprodukten, sollten es täglich sein. Eine hohe Zufuhr senkt die Risiken für verschiedene ernährungsmitbedingte Krankheiten.
3. **Gemüse und Obst – Nimm „5 am Tag" ...**
   Möglichst frisch, nur kurz gegart, oder auch 1 Portion als Saft zu sich nehmen, idealerweise zu jeder Hauptmahlzeit zur Versorgung mit Vitaminen, Mineralstoffen sowie Ballaststoffen und sekundären Pflanzenstoffen (z. B. Carotinoiden, Flavonoiden).
4. **Täglich Milch und Milchprodukte; ein- bis zweimal in der Woche Fisch; Fleisch, Wurstwaren sowie Eier in Maßen**
   Zur Versorgung von z. B. Kalzium (Milch), Jod, Selen und Omega-3-Fettsäuren (Seefische). Fleisch ist Lieferant von Mineralstoffen und Vitaminen (B1, B6 und B12). Mehr als 300–600 g Fleisch und Wurst pro Woche sollten es nicht sein. Zu bevorzugen sind fettarme Produkte.
5. **Wenig Fett und fettreiche Lebensmittel**
   Fett liefert lebensnotwendige (essenzielle) Fettsäuren, und fetthaltige Lebensmittel enthalten auch fettlösliche Vitamine. Die Fettzufuhr sollte jedoch 30 % der Gesamtenergiezufuhr (60–80 g/d) nicht übersteigen. Zu bevorzugen sind pflanzliche Öle und Fette.
6. **Zucker und Salz in Maßen**
   Salz angereichert mit Jod und Fluorid ist sinnvoll.
7. **Reichlich Flüssigkeit**
   Etwa 1,5 l Flüssigkeit jeden Tag, vorzugsweise Wasser und andere energiearme Getränke. Alkoholische Getränke nur gelegentlich und nur in kleinen Mengen zuführen.
8. **Schmackhaft und schonend zubereiten.**
9. **Sich Zeit nehmen und genießen.**
10. **Auf das Gewicht achten und in Bewegung bleiben.**

Text (gekürzt nach DGE): Download am 15.7.2012: http://www.dge.de/modules.php?name=Content&pa=showpage&pid=15

In besonderen Lebenssituationen und im Seniorenalter ändert sich der Nährstoff- und Energiebedarf.

Schwangerschaft und Stillzeit

Während der **Schwangerschaft** steigt der Nährstoffbedarf bei gleichbleibender Relation der Grundnährstoffe (55-Energie%: Kohlenhydrate; maximal 30-Energie%: Fett; 15-Energie%: Protein). Bereits im ersten Trimenon ist eine erhöhte Zufuhr an Mineralstoffen und Vitaminen erforderlich. Dagegen steigt der Energiebedarf erst in der zweiten Schwangerschaftshälfte um 300 kcal/Tag. Somit muss der Mehrbedarf an Mikronährstoffen durch die Auswahl von Lebensmitteln mit hoher Nährstoffdichte gedeckt werden. Dies sind beispielsweise Obst, Gemüse, Kartoffeln, Milch und Milchprodukte sowie Vollkornprodukte. Der Bedarf an essenziellen Fettsäuren sollte durch Kaltwasserfische (z. B. Makrele, Hering, Thunfisch, Lachs) sowie Sonnenblumen-, Distel- und Maiskeimöl gedeckt werden.

In der **Stillzeit** erhöht sich der Energiebedarf um maximal 1.000 kcal/Tag bzw. etwa 100 kcal/100 ml Muttermilch [38].

Ältere Patienten

Auch im Seniorenalter ist die Anpassung der Kost an den veränderten Bedarf im Sinne einer nährstoffdichten und energieangepassten Ernährung notwendig. Immerhin sind etwa 10–20 % der unabhängig lebenden Senioren **mangel- oder unterernährt.** Bei Senioren in betreuten Einrichtungen steigt die Quote auf 40–60 % [31]. Differenziert man die heterogene Gruppe der Senioren in Altersgruppen, stellt man bei etwa 20 % der „Jungsenioren" im Alter zwischen 69 und 74 Jahren Übergewicht mit assoziierten Erkrankungen wie Diabetes mellitus Typ 2 und Herz-Kreislauf-Erkrankungen fest. Personen im hohen Alter (> 75 Jahre), bei denen ein steigender Hilfebedarf zu erwarten ist, unterliegen zunehmend der Gefahr einer Mangelernährung. Neben einer marginalen **Energie-** und **Flüssigkeitszufuhr** ist die Versorgung mit einigen **Mikronährstoffen** oft **mangelhaft.** Es handelt sich insbesondere um Vitamin B_{12},

5

Folsäure, Vitamin D, Eisen, Magnesium, Zink, Kalzium, Jod [11]. Die Folgen sind erhöhte Infektanfälligkeit und Morbidität, verlängerte Rekonvaleszenzzeiten sowie erhöhte Mortalität.

PRAXISTIPP

Typische Ursachen des reduzierten Ernährungsstatus bei Senioren sind (ergänzt nach [31, 13]):
- Kauprobleme aufgrund des verschlechterten Zahn- und Gebissstatus
- Mundtrockenheit
- Dysgeusie (verringertes Geruchs- und Geschmacksempfinden)
- nachlassendes Durstgefühl
- nachlassende Sehkraft
- oropharyngiale Erkrankungen
- Erkrankungen mit assoziierter Malassimilation
- Medikamentennebenwirkungen
- Altershyperthyreose
- soziale Isolation, Zukunftsängste
- Armut in vielen Fällen
- psychische Erkrankungen, z. B. Depression, Demenz

Zur Feststellung des Ernährungsstatus dienen standardisierte Fragebögen wie der MNA (Mini Nutritional Assessment) oder NuRAs. Sie liefern die notwendigen Informationen, um zeitnah bedarfsgerechte Interventionen einzuleiten (Leitlinie der DGEM [13]).

Bereits einfache allgemeine Maßnahmen können die Situation deutlich verbessern. Abgesehen von der Unterstützung körperlicher Aktivitäten an der frischen Luft sind Speisen mit hoher Nährstoffdichte, kleine, appetitliche und mundgerechte Zwischenmahlzeiten, die Anreicherung der Speisen mit Energieträgern (z. B. Maltodextrin) und individuelle Trinkpläne wichtige Bausteine der seniorengerechten Ernährung. Bereits äußere Faktoren wie eine behagliche Atmosphäre und angenehme Gesellschaft tragen zur Lebensfreude und somit zu einem verbesserten Appetit bei [31].

5.8.4 Naturheilkundliche Kostformen

Die Konzeptionen der **Vollwertkost** und **Vollwert-Ernährung** haben ihre Wurzeln in den Reform- und Gesundheitsbewegungen des 19. Jahrhunderts. Bereits damals zeichnete sich ab, dass der Überfluss der reichen Bevölkerungsschichten mit einer Über- und Fehlernährung verbunden war, während die Arbeiterschicht unter einer Mangelversorgung durch eine kohlenhydrat- und fettbetonte Kost litt.

Naturbelassene Ernährung

Ein Pionier der Vollwertkost war der Arzt **Maximilian Bircher-Benner** (1867–1939), der die geregelte Ernährung als einen wesentlichen Bestandteil der Ordnungstherapie verstand. Unerhitzte, pflanzliche Frischkost, möglichst naturbelassen bzw. werterhaltend verarbeitet, schätzte er als wertvolles Element seiner Ernährungstherapie. Gekochte Speisen, Fleisch und tierisches Fett sowie Genussmittel und Zucker stufte er als minderwertig und krankheitsfördernd ein [6, 48]. Vorbild für eine ausgeglichene, gesundheitsfördernde Lebensweise waren für ihn die Alphirten, die konsequent ihren geregelten Tages- und Jahresrhythmus einhielten und eine hauptsächlich pflanzliche, naturbelassene Kost zu sich nahmen. Aus einem typischen Rohkostgericht leitete er sein „Birchermüesli“ ab.

PRAXISTIPP

Das Original Bircher-Müsli wird wie folgt zubereitet:
- 1 EL Haferflocken
- 3 EL Wasser
- 1–2 Äpfel mit Schale und Kerngehäuse, gerieben
- Saft einer halben Zitrone
- 1 EL gezuckerte Kondensmilch

Zutaten gründlich mischen und 1 EL geriebene Nüsse darüberstreuen.

Maßhalten, ein geregelter Lebensrhythmus und eine pflanzlich betonte, weitgehend naturbelassene Kost waren wesentliche Eckpfeiler seines medizinischen Konzepts [46]. Heute wird die gesunderhaltende Wirkung dieser Grundprinzipien zunehmend erkannt. Ein geregelter Lebensrhythmus mit dosierter physischer und psychischer Belastung, der auch Ruhephasen zur Stressreduktion zulässt, beugt u. a. kardiovaskulären Erkrankungen vor [29]. Chronobiologen konnten nachweisen, dass Menschen mit einer ausgeprägten Nachtaktivität einen veränderten Insulinstoffwechsel aufweisen [42].

Auf eine naturbelassene Nahrung legte der Pfarrer **Sebastian Kneipp (1821–1897),** eher bekannt durch seine Wasserkuren, ebenfalls sehr viel Wert. *„Lasst das Natürliche so natürlich wie möglich. Die Zubereitung der Speisen soll einfach und ungekünstelt sein. Je näher sie dem Zustande kommen, in welchem sie von der Natur geboten werden, desto gesünder sind sie."* Er sprach auch die Empfehlung aus, gründlich zu kauen: *„Die Speise, die du in dich aufnimmst, muss zuerst von den Zähnen gut verarbeitet werden, je gründlicher, desto besser; – denn gut gekaut ist halb verdaut."* [50]

Frischkost nach Bruker

Max Otto Bruker (1909–2001), der stets die seelischen Hintergründe von Erkrankungen mitberücksichtigte, sah im verfehlten Ernährungsverhalten eine maßgebliche Ursache für viele Krankheiten. Die Nahrung wurde von ihm in **„Lebensmittel"** und **„Nahrungsmittel"** klassifiziert. Er war überzeugt, dass „Lebensmittel" uneingeschränkt wertvoll für die Körperfunktionen seien. Zu dieser Gruppe zählte er frisches, noch keimfähiges Gemüse und Kartoffeln, Obst, Samen sowie Rohmilch, Joghurt, Butter und Sahne. Verfaultes oder verschimmeltes Obst und Gemüse bezeichnete er als „tot". „Nahrungsmittel" konnten seiner Ansicht nach zwar den Menschen nähren, seien jedoch bei längerfristigem Verzehr in der Lage, gefährliche Krankheiten zu verursachen. In diese Kategorie ordnete er alle verarbeiteten Produkte ein, z. B. Margarine, Konserven, Auszugsmehle und isolierter Zucker oder Sirup. Seine Empfehlung für den täglichen Verzehr war folgende:

- Frischkost: ⅓ der Gesamtkost – z. B. frisches Obst, Gemüse, Salate, Saaten, Nüsse
- Vollkornprodukte: Vollkornbrot, -Kuchen, Kekse, bei Bedarf gesüßt mit Honig
- naturbelassene Öle und Fette: kalt gepresste, unraffinierte Öle, Butter, Sahne

Brukers Auffassung zufolge war reine **Frischkost** die gesündeste Kost, die er als „Heilkost" bezeichnete. Fleisch und Wurstwaren lehnte er ab. Den Eiweißbedarf könne man decken, wenn man zu gleichen Anteilen Gemüse, das unterirdisch sowie oberirdisch wächst, verzehren würde [40].

Vollwertkost nach Kollath

Werner Kollath (1892–1970) prägte den Begriff der Vollwertkost (1942). Er teilte die Lebensmittel erstmals in **sechs Wertstufen** in Abhängigkeit vom Verarbeitungsgrad ein. Seine Kernaussage war: *„Lasst unsere Nahrung so natürlich wie möglich sein."* Die Lebensmittel sollten nur in dem Maße verarbeitet werden, wie eine gesundheitliche Unbedenklichkeit, Bekömmlichkeit und Genussfähigkeit gewährleistet werden kann. Kartoffeln müssen z. B. erhitzt werden, um die Stärke zu verkleistern. Hülsenfrüchte enthalten toxische Substanzen, die durch den Garprozess zerstört werden [26]. Auch Kollath beurteilte pflanzliche Lebensmittel als wertvoller im Vergleich zu denen tierischer Herkunft, die von ihm als „Nahrungsmittel" bezeichnet wurden. Die Empfehlung einer ovolactovegetarischen Ernährungsweise hatte eher einen ethischen als einen physiologischen Hintergrund [21].

Gießener Konzeption der Vollwert-Ernährung

Das Konzept von Kollath ist auch heute noch aktuell. Die Gießener Arbeitsgruppe um **Karl von Koerber, Claus Leitzmann** und **Thomas Männle** prägte vor etwa 30 Jahren den Begriff der Vollwert-Ernährung unter der zusätzlichen Berücksichtigung der Nachhaltigkeit und Bewahrung der natürlichen Ressourcen. Die Konzeption umfasst **vier Dimensionen:** die gesundheitliche, die ökologische, die ökonomische sowie die gesellschaftliche bzw. soziale Dimension. Weltweit verfolgt sie folgende Ziele:

- hohe Lebensqualität, besonders Gesundheit
- Schonung der Umwelt
- faire Wirtschaftsbeziehungen
- soziale Gerechtigkeit

MERKE

Die Gießener Konzeption der Vollwert-Ernährung lässt sich in den folgenden sieben Grundsätzen zusammenfassen.

1. genussvolle und bekömmliche Speisen
2. Bevorzugung pflanzlicher Lebensmittel
3. Bevorzugung gering verarbeiteter Lebensmittel – reichlich Frischkost*

4. ökologisch erzeugte Lebensmittel
5. regionale und saisonale Erzeugnisse
6. umweltverträglich verpackte Produkte
7. fair gehandelte Lebensmittel

*Die Autoren verwenden den Begriff „Frischkost" statt „Rohkost", um den Qualitätsbegriff der Frische zu berücksichtigen.

Voraussetzung für eine langfristige Umsetzung dieser Lebensweise ist der Genuss und die Freude beim Essen und Trinken. Daher rangiert dieser Grundsatz an erster Stelle. Zur Orientierung für die Lebensmittelauswahl haben die Autoren eine Wertstufentabelle in Anlehnung der Tabelle von Kollath verfasst. In Abhängigkeit vom Verarbeitungsgrad werden die Lebensmittel in **vier Wertstufen** von „sehr empfehlenswert" bis „nicht empfehlenswert" klassifiziert [27].

Vollwertige Grunddiät nach Anemüller

Die Grunddiät nach **Helmut Anemüller** (1920–2000) leitet sich ebenfalls aus dem Konzept Kollaths ab. Der Anspruch an die Grunddiät ist, eine biologisch hochwertige Nahrung zu sein, die für eine unspezifische, auf den ganzen Organismus gerichtete Ernährungstherapie brauchbar ist. Nach Anemüller ist die Vollwertige Grunddiät als **qualitativ** und **quantitativ geordnete Nahrung** zu definieren, die vorrangig auf allgemeine physiologische Ansprüche des Organismus an die Ernährung ausgerichtet ist [1]. Die Grunddiät kann je nach Indikation modifiziert werden.

Nach Anemüller zeichnet sich die Vollwertige Grunddiät durch folgende **Wirkprinzipien** aus:

- Schonung zur Förderung der Erholungs- und Selbstheilungsprozesse
- Regulierung zur Normalisierung funktioneller Abweichungen
- Stimulierung zur Steigerung der Funktionskapazität der Organe

PRAXISTIPP

Das Grunddiätkonzept geht nach folgenden 12 Prinzipien vor:

1. Begrenzung der Energieaufnahme basierend auf den individuellen Grund- und Leistungsenergiebedarf
2. Bevorzugung von Lebensmitteln und Speisen von hoher ernährungsphysiologischer Qualität und Naturbelassenheit (nach Wertstufentabellen)
3. ausreichend große Anteile vegetabiler Frischkost in der Gesamtnahrung, Mengen und Darreichungsformen an die individuelle Toleranz angepasst
4. Auswahl kohlenhydrathaltiger Lebensmittel mit essenziellen Nährstoffen und Ballaststoffen
5. Begrenzung der Aufnahme von raffiniertem Zucker und Zuckeraustauschstoffen
6. Begrenzung der Gesamtfettaufnahme
7. Auswahl der Streich- und Zubereitungsfette
8. Ausrichtung der Eiweiß-Aufnahme: Erwachsene 0,6–0,8 g/kg Körpergewicht, Schwangere 1,5 g/kg, Stillende zusätzlich ca. 20 g/Tag, je nach Milchmenge
9. Ausrichtung der Aufnahme von L(+)-Milchsäure zu D(-)-Milchsäure
10. Begrenzung der Kochsalz- bzw. Natriumaufnahme
11. ausreichende Flüssigkeitsaufnahme
12. wertschonende Zubereitung der Speisen

Risikobefunde, wie z. B. Übergewicht, Hypercholesterinämie und/oder Hypertriglyzeridämie, asymptomatischer Diabetes mellitus, Grenzwerthypertonie, chronische Obstipation (**Cave:** Ursache und Obstipationstyp abklären!) sowie Abwehrschwäche sind mit der Grunddiät bzw. einer entsprechenden Grunddiät-Variante behandelbar. Viele Erkrankungen lassen sich mit den passenden Varianten therapieren, z. B. manifeste Gicht, Adipositas, Arteriosklerose, Hypertonie, Osteoporose, verschiedene Krebserkrankungen und andere [1].

Als **Varianten** der **Grunddiät** stehen zur Verfügung:

- energiereduzierte (Übergewicht, Adipositas) Grunddiät
- kohlenhydratpräzisierte (Diabetes) Grunddiät
- fettmodifizierte (Hypercholesterinämie) Grunddiät
- natriumarme, kaliumarme (Hypertonie, Herz-Kreislauf-Insuffizienz) Grunddiät
- purinarme (Purinstoffwechselstörungen, Gicht) Grunddiät
- leichte Grunddiät (gastroenterologische Erkrankungen, individuelle Empfindlichkeit gegenüber gröberer und ballaststoffreicher Kost)

Jede dieser Varianten kann lactovegetabil geführt oder mit Fleisch und Fisch ergänzt werden.

Konzept der Eiweißspeicherkrankheiten

Zur Behandlung **metabolischer Azidosen** publizierte **Lothar Wendt (1907–1989)** sein Konzept der „Eiweißspeicherkrankheiten". Demnach wird bei hyperkalorischer, sehr eiweißreicher Kost überschüssiges Protein im Körper v. a. in der Basalmembran der feinen Blutgefäße (Kapillaren) und dem Bindegewebe (Grundsubstanz) gespeichert und würde zu Verdickung der Basalmambran und einer Verminderung der Permeabilität der Kapillarwände führen. Die Spätfolgen können Herzinfarkt, Arteriosklerose, Schlaganfall, Hypertonie, Rheuma, Angina pectoris, Arthrose, Typ-2-Diabetes, Nierenentzündung und Autoimmunkrankheiten sein.

Bei Diabetikern sind derartige Verdickungen der Basalmembran bereits nachgewiesen worden. Neuere Untersuchungen liefern Hinweise für eine positive Stickstoffbilanz bei proteinreicher Kost. Daher kann von einer Speicherung ausgegangen werden. Ernährungstherapeutisch kann durch den vermehrten Verzehr von Obst und Gemüse entgegengewirkt werden, da die enthaltenen organischen Kaliumsalze (Malate, Gluconate, Citrate) zu basischem Kaliumbicarbonat metabolisiert werden. Dies ist in der Lage, Säuren zu neutralisieren und somit latenten Azidosen vorzubeugen [43].

5.8.5 Vegetarische Kostformen

Vegetarier verzichten aus ethischen, ernährungsphysiologischen oder sonstigen persönlichen Gründen (z. B. Ekel, Abneigung gegen Fleisch) auf Lebensmittel tierischer Herkunft oder vom toten Tier. Die größte Gruppe der Vegetarier, die **Ovolactovegetarier,** meiden lediglich Fleisch und Fisch, d. h. Produkte vom toten Tier. **Piscovegetarier** verzehren auch Fisch. Eine weitere Gruppe, die **Lactovegetarier,** konsumieren neben pflanzlichen Lebensmitteln lediglich Milch und Milchprodukte. Bei diesen drei Kostformen ist eine optimale Nährstoffversorgung möglich. Die **strengen Vegetarier (Veganer)** müssen bei langfristiger Beibehaltung dieser Ernährungsweise mit einer Mangelversorgung rechnen. Kritische Nährstoffe sind Protein, Vitamin B_{12}, Eisen, Kalzium und Vitamin D. Bei einem relativ hohen Anteil an Leguminosen, Nüssen und Saaten sinkt die Gefahr des Nährstoffmangels, dass eine optimale psychische und physische Leistungsfähigkeit erreicht werden kann [24].

Die **vegetabile Rohkost,** eine weitere Ausprägungsform des Vegetarismus, besteht aus frischen Säften, rohem Obst und Gemüse sowie Salaten, Nüssen und Saaten, Vollkornschrotbrei, kalt gepressten Ölen, Kräutern und Honig. Auch lacto- und ovolactovegetabile Varianten werden praktiziert. Eine optimale Nährstoffversorgung ist auf diesem Wege kaum möglich [25, 30]. Auch die **makrobiotische Ernährung nach Ohsawa,** die in ihrer Extremform ausschließlich aus Vollkorngetreide besteht und eine möglichst geringe Flüssigkeitszufuhr propagiert, ist aus ernährungsmedizinischer Sicht abzulehnen.

5.8.6 Mediterrane Ernährung

Die klassische mediterrane Kost, die bis vor ca. 50 Jahren unter anderem auf Kreta praktiziert wurde, ist für ihre präventiven Wirkungen gegenüber Arteriosklerose bekannt [16]. Weitere Hinweise sprechen für vorbeugende Effekte gegenüber Krebs [44] und Alzheimer-Demenz [15].

Diese Kostform zeichnet sich durch einen **sehr hohen Obst- und Gemüseanteil** sowie einen reichlichen Verzehr an **Getreideprodukten, Hülsenfrüchten** und **Nüssen** aus. Fleisch, Milch und deren Produkte werden mäßig, **Fisch** dafür relativ häufig genossen. Charakteristisch sind die Speisenzubereitung mit **Olivenöl** und der regelmäßige Genuss von **Rotwein.**

Welche Komponenten letztlich für die präventiven Effekte verantwortlich sind, ist abschließend noch nicht geklärt. Es liegen Hinweise auf die positive Wirkung der Polyphenole vor, insbesondere der Flavonoide des reichlich konsumierten Obsts und Gemüse sowie der Flavonoide des Rotweins, die das Gehirn schützen sollen. Möglicherweise sind auch Inhaltsstoffe von Gewürzen beteiligt [15]. Zudem ist eine Senkung des Homocysteinspiegels durch die aufgenommenen B-Vitamine (B_6, B_{12} und Folsäure) denkbar [16]. Nicht zu vernachlässigen sind die ungesättigten Fettsäuren des Olivenöls mit ihren protektiven Wirkungen auf das kardiovaskuläre System und den Arachidonsäurestoffwechsel.

5.8.7 Nahrungsmittelunverträglichkeiten und -allergien

Unter Nahrungsmittelunverträglichkeiten versteht man alle reproduzierbaren und unerwünschten Reaktionen, die nach dem Verzehr von bestimmten Lebensmitteln auftreten. Nach der Systematik der European Academy of Allergy and Clinical Immunology (EAACI, 1995 und 2001) werden die Reaktionen wie folgt klassifiziert:

- toxische Reaktionen, z. B. durch bakterielle Kontaminationen
- Hypersensitivitäten (pseudoallergisch)
- Hypersensivitäten (allergisch, unter Beteiligung des Immunsystems)
- psychosomatische Reaktionen (z. B. Aversionen)
- Enzymdefekte (Störung der Verdauung und Verwertung bestimmter Inhaltsstoffe)
- Malabsorption (z. B. bei Schädigungen der Darmschleimhaut)

Da die Pathomechanismen völlig unterschiedlich sind, liegen keine einheitlichen diagnostischen und therapeutischen Maßnahmen vor. Tragende Säule der Diagnostik ist die Anamnese, verbunden mit der Führung eines Symptomtagebuches, ggfs. eine zeitlich begrenzte diagnostische **Eliminationsdiät** und im Idealfall eine **kontrollierte Provokation** [35]. Ergänzend stehen in Abhängigkeit vom initialen Verdacht anhand der anamnestischen Daten Blut- und Hauttests bzw. Atemgastests zur Verfügung. Die Diagnostik und Therapie sollte sich immer an den aktuellen Leitlinien orientieren, die online verfügbar sind.

Das diätetische Prinzip bei manifesten Nahrungsmittelallergien sowie bei der Glutenenteropathie und einigen hereditären Enzymdefekten besteht in einer strikten Karenz der unverträglichen Substanzen. Bei anderen Unverträglichkeiten, deren Symptomatik individuell und dosisabhängig auftritt, muss das ernährungstherapeutische Regime je nach individueller Toleranz geführt werden. Die Ziele der Ernährungstherapie sind neben der Symptomfreiheit eine bedarfsgerechte Nährstoffversorgung [39].

5.8.8 Nahrungsergänzungsmittel

Nahrungsergänzungsmittel sind nach Richtlinie 2002/46/EG definiert als *„Lebensmittel, die dazu bestimmt sind, die allgemeine Ernährung zu ergänzen und ein Konzentrat von Nährstoffen oder sonstigen Stoffen mit ernährungsspezifischer oder physiologischer Wirkung allein oder in der Zusammensetzung darstellen“* [17]. Sie liegen als Mono- und Multipräparate vor. Die Inhaltsstoffe können diverse Mikronährstoffe, Aminosäuren, Fettsäuren, Ballaststoffe oder probiotische Bakterien sein. Ihre Unbedenklichkeit muss nachgewiesen sein.

Beim gesunden, ausgewogen ernährten Menschen besteht keine Notwendigkeit der Zufuhr von Nahrungsergänzungen [32, 33].

STUDIEN

Der Nutzen einer Supplementierung von Antioxidanzien zur Prävention kardiovaskulärer Erkrankungen, Krebs und Diabetes mellitus geht aus Metaanalysen der Interventionsstudien seit den 1990er-Jahren nicht hervor [7, 8]. Lediglich für Angehörige von bestimmten Risikogruppen kann eine gezielte und kontrollierte Supplementierung sinnvoll sein, wenn sie evidenzbasiert ist.

Ein erhöhter Bedarf an bestimmten Nährstoffen kann zum Beispiel in folgenden Situationen vorliegen (nach [17]):

- chronische Malassimilation
- Appetitverlust im Alter, Kachexie
- erhöhter Bedarf während Schwangerschaft und Stillzeit
- regelmäßiger Gebrauch von Arzneimitteln
- vegane oder einseitige Kostform

LITERATUR

[1] Anemüller H. Ernährungstherapie. In: Hentschel HD (Hrsg.): Naturheilverfahren in der ärztlichen Praxis. 2. A. Köln: Deutscher Ärzte-Verlag, 1996.
[2] Bässler K-H, Golly I, Loew D et al. Vitamin-Lexikon für Ärzte, Apotheker und Ernährungswissenschaftler. 3. A. München: Elsevier, 2002.
[3] Bechthold A, Albrecht V, Leschik-Bonnet E et al. Beurteilung der Vitaminversorgung in Deutschland, Teil 2: Kritische Vitamine und Vitaminzufuhr in besonderen Lebenssituationen, Ernährungs-Umschau 2012; 7(59):396–401.
[4] Bechthold A, Albrecht V, Leschik-Bonnet E et al. DGE-Stellungnahme: Beurteilung der Vitaminversorgung in Deutschland, Teil 1 : Daten zur Vitaminzufuhr, Ernährungs-Umschau 2012; 6(59):324–336.
[5] Biesalski H-K, Fürst P, Kasper H et al. (Hrsg.). Ernährungsmedizin. Nach dem Curriculum Ernährungsmedizin der Bundesärztekammer. 3. A. Stuttgart: Thieme, 2007.

[6] Bircher-Benner MO. Ernährungsfragen vom Standpunkt der Erfahrungsheilkunde. In: Adam C. (Hrsg.). Die natürliche Heilweise im Rahmen der Ganzheitsmedizin: Stuttgart: Gustav Fischer; 1938: 61–84.
[7] Birringer M, Ristow M. Effektivität und Risiken der Supplementierung mit Antioxidanzien, Teil 1. Ernährungsumschau 2012; 59(1): 10–14.
[8] Birringer M, Ristow M. Effektivität und Risiken der Supplementierung mit Antioxidanzien, Teil 2. Ernährungsumschau 2012; 59(3): 142–146.
[9] Bruijnzeel-Koomen C, Ortolani C, Aas K et al. European Academy of Allergology and Clinical Immunology Subcommittee. Allergy 1995; 50: 623–35.
[10] Deutsche Gesellschaft für Ernährung (DGE). Ernährungsbericht. Bonn, 2008
[11] Deutsche Gesellschaft für Ernährung (DGE). Fit im Alter, gesund essen, besser leben. Kritische Nährstoffe. Download am 4.6.2010 von www.fitimalter-dge.de.
[12] Deutsche Gesellschaft für Ernährung, Österreichische Gesellschaft für Ernährung, Schweizerische Gesellschaft für Ernährungsforschung, Schweizerische Vereinigung für Ernährung. Referenzwerte für die Nährstoffzufuhr. Frankfurt am Main: Umschau/Braus, 2015.
[13] Deutsche Gesellschaft für Ernährungsmedizin (DGEM). AWMF-Leitlinie S3: Ernährungszustand, Energie- und Substratstoffwechsel im Alter. Aktuelle Ernährungsmedizin 2004; 29: 190–197.
[14] Deutsche Gesellschaft für Ernährung (DGE): Die 10 Regeln der vollwertigen Ernährung nach DGE. http://www.dge.de/modules.php?name=Content&pa=showpage&pid=15 (download 15.7.2012).
[15] Eckert GP. Mediterrane Kost zur Prophylaxe der Alzheimer-Demenz. Ernährungs-Umschau 2008; 55: 480–485.
[16] Gebbers J-O. Atherosklerose, Cholesterin, Ernährung und Statine – eine kritische Übersicht. GMS Ger Med Sci 2007; 5: Doc04.
[17] Großklaus R. Nahrungsergänzungsmittel – Vertrieb über Ärzte und Apotheker. Fortbildungsveranstaltung 2007 für den öffentlichen Gesundheitsdienst, Berlin, 21. März 2007.
[18] Guyton AC, Hall JE: Textbook of medical physiology. 9th ed. Philadelphia: WB Saunders, 1995.
[19] Hentschel HD (Hrsg.): Naturheilverfahren in der ärztlichen Praxis. 2. A. Köln, Deutscher Ärzte-Verlag, 1996.
[20] Herold G: Innere Medizin. Eine vorlesungsorientierte Darstellung. Köln: Eigenverlag Dr. Gerd Herold, 2011.
[21] Hoffmann I. Kollath und Vegetarismus. In: Werner-und-Elisabeth-Kollath-Stiftung (Hrsg): Tagungsband zur 7. Werner-Kollath-Tagung „Lasst unsere Nahrung so natürlich wie möglich: Zur Aktualität Kollaths". November 2008, Bad Soden, 2008.
[22] Jauch KW: Was ist Ernährungsmedizin? Ihre Ziele und Aufgaben. In: Biesalski H-K et al., 2007: 1–3.
[23] Johansson SGO, Hourihane JOB, Bousquet J et al.: A revised nomenclature for allergy. Allergy 2001; 56: 813–24.
[24] Kasper H: Ernährungsmedizin und Diätetik. 9. A. München: Urban & Fischer, 2000.
[25] Koebnick C Dorries S, Fuhrmann P et al. Ernährungs- und Gesundheitsverhalten von Menschen mit überwiegender Rohkost-Ernährung. Der Vegetarier 1997; 48(6):252–257.
[26] Koerber K. von, Männle T, Leitzmann C. Vollwert-Ernährung – Konzeption einer zeitgemäßen Ernährungsweise. 8. A. Heidelberg: Haug, 1994.
[27] Koerber K. von, Männle T, Leitzmann C. Vollwert-Ernährung – Konzeption einer zeitgemäßen und nachhaltigen Ernährung. 11. A. Stuttgart: Haug, 2012.
[28] Krammer H, Kolac C, Köhler U, Bischoff SC: Tabuthema Obstipation: Welche Rolle spielen Lebensgewohnheiten, Ernährung, Prä- und Probiotika sowie Laxanzien. Aktuel Ernaehr Med 2009; 34: 38–46.
[29] Kröger K: Lebenserwartung: Der Mythos vom Rotwein. Deutsches Ärzteblatt 2003; 100(42): A-2706/B-2260/C-2120.
[30] Kwanbunjan K, Strassner C, Dörries S et al. Eisenstatus von Rohköstlern. Z Ernährungswiss 1996; 35(1):90.
[31] Löser C, Lübbers H, Mahlke R et al. Der ungewollte Gewichtsverlust des alten Menschen. Deutsches Ärzteblatt 2007; 104(49): A 3411–20.
[32] Max Rubner-Institut, Bundesforschungsinstitut für Ernährung und Lebensmittel: Nationale Verzehrsstudie II, NVS-Ergebnisbericht Teil 1: Die bundesweite Befragung zur Ernährung von Jugendlichen und Erwachsenen. Karlsruhe: Max Rubner-Institut: 2008.
[33] Max Rubner-Institut, Bundesforschungsinstitut für Ernährung und Lebensmittel: Nationale Verzehrsstudie II, NVS-Ergebnisbericht Teil 2: Die bundesweite Befragung zur Ernährung von Jugendlichen und Erwachsenen. Karlsruhe: Max Rubner-Institut: 2008.
[34] Nestlé (Hrsg): Nestlé-Studie 2011: So is(s)t Deutschland. Frankfurt am Main: Matthaes, 2011.
[35] Poschwatta-Rupp S: Pseudoallergien: Das Phantom unter den Unverträglichkeiten. In: Verband für Ernährung und Diätetik e. V. (VFED: Hrsg.) Nahrungsmittelallergien und -unverträglichkeiten in der Ernährungsberatung. Aachen: 2012: 27–31.
[36] Poschwatta-Rupp S: Untersuchungen zur Stuhlflora: Methodik der Stuhlfraktionierung und rasterelektronenmikroskopische Pilotstudie der isolierten Bakterien und Ballaststoffe. Inaugural-Dissertation JLU Gießen. Langgöns: Fleck-Fachverlag, 1996.
[37] Pudel V. Praxis der Ernährungsberatung. 2. A. Heidelberg: Springer, 1993.
[38] Quaas L. Ernährung in Schwangerschaft und Stillzeit. In: Biesalski et al., 2007, S. 224–230.
[39] Raschke K. Basiswissen. In Verband für Ernährung und Diätetik e. V. (VFED: Hrsg.) Nahrungsmittelallergien und -unverträglichkeiten in der Ernährungsberatung. Aachen: 2012: 4–13.
[40] Rowghani R: Beitrag anlässlich des Todes von Dr. Max-Otto Bruker: Krankheiten, die durch das Leben bedingt sind – mehr als ein Nachruf; in: Menschen und Medien: Kudamm Kurier, Zeitschrift für Kultur und Kommunikationspsychologie, Berlin 2002.

[41] Schek A. Top-Leistung im Sport durch bedürfnisgerechte Ernährung. Deutscher Sportbund, Bundesvorstand Leistungssport, Trainerbibliothek. Münster:Philippka Sportverlag, 2002.
[42] Semler E. Chronobiologie: Übergewicht vermeidbar? UGB-Forum 2010; 6: S. 295–297.
[43] Semler E. Eiweiß unter Verdacht. UGB-Forum 2003; 3: 122–124.
[44] Trichopoulos D. Mittelmeerkost senkt Krebsrisiko dosisabhängig. Deutsches Ärzteblatt, 2. Juli 2008; http://www.aerzteblatt.de/v4/news/news.asp?id=32913.
[45] Watzl B. Sekundäre Pflanzenstoffe – viel hilft viel? Ernährungs-Umschau 2008; 8: 486–487.
[46] Weizsäcker EU von. Geleitwort. Berlin, 2004 in v. Koerber et al., 2012, S. XXV.
[47] Wirth R. Stellenwert der bioelektrischen Impedanzanalyse im Ernährungsassessment geriatrischer Patienten. European Journal of Geriatrics 2006: 8(1): 96–99.
[48] Wirz A. Doktor Birchers neue Weltordnung. Das Müesli als Stabilitätsfaktor. NZZ Folio 4/97; Thema: Kost und Körper; Download am 16.7.2012; http://www.nzzfolio.ch/www/d80bd71b-b264–4db4-afd0–277884b93470/
[49] Zitate und Sprüche von Hippokrates: ww.gutzitiert.de/zitat_autor_hippokrates1563.html, 2012
[50] Zitate aus kneipp-meilen.ch/zitate.htm, Download 16.7.2012.

5.9 Evidenzbasierte Ernährungsempfehlungen

Gunter Frank

Gesunde Ernährung soll nicht nur Gesunden ein bekömmliches Essen ermöglichen und den Kranken stärken, gesunde Ernährung soll heute auch vor Krankheiten wie Krebs oder koronare Herzerkrankung schützen. Nun ist jeder Mensch Experte darin, ob ihm das, was er gerade gegessen hat, bekommt oder ob er danach unter Blähungen, Durchfall und Müdigkeit leidet. Bei der Frage aber, ob man durch das, was gerade auf dem Teller liegt, in 20 Jahren Krebs bekommt oder ob dies vor Krebs schützt, muss die Urteilskraft des Einzelnen kapitulieren. Diese Fragen können nur durch aussagekräftige epidemiologische und klinische Studien beantwortet werden. Solche Studien durchzuführen ist komplex und die vorschnelle Interpretation der Ergebnisse hat schon vielfach zu Missverständnissen und Fehleinschätzungen geführt. In den 1980er-Jahren führte eine Expertengruppe um den kanadischen Wissenschaftler David Sackett ein Bewertungssystem ein, in dem Güte-Kriterien für klinische und epidemiologische Studien geschaffen wurden, mit denen die Aussagekraft von Studien schnell erkennbar wird [1]. Dieses System nennt sich Evidenzbasierte Medizin (EbM). Auf der Basis der bestmöglichen externen Evidenz, sprich Studienlage, erfolgt dann eine Einschätzung, ob ein therapeutisches Verfahren klinisch eingesetzt werden sollte. Dabei ist den Vertretern der EbM wohl bewusst, dass Menschen nicht aus statistischen Mittelwerten bestehen, sondern weitgehender Biodiversität unterworfen sind. Deshalb gibt die EbM nur den Behandlungskorridor vor, in dem der Therapeut aufgrund der internen Evidenz, d.h. seiner auf therapeutischer Erfahrung fußenden Einschätzung, individuelle Patientenbesonderheiten bei seiner Therapieentscheidung berücksichtigen sollte.

Wissenschaftliche Evidenz

Das grundsätzliche Problem bei Ernährungsstudien besteht in ihrer Komplexität. Medikamente lassen sich aufgrund der häufig vorhandenen Monokausalität relativ einfach auf ihren Nutzen testen. Ein derart einfacher Versuchsaufbau ist bei der Vielfalt von Einflussfaktoren bei Ernährungsfragen nicht möglich. Dennoch ist die Forderung berechtigt, auch im Falle von Ernährungsempfehlungen prospektive klinische Studien, auch mit Interventionen, vorzulegen, die langfristig eine Empfehlung auch durch eine hohe externe Evidenz absichert. Bisher liegt jedoch keine einzige Studie mit solch hoher Evidenz vor, die den Nutzen aktueller Empfehlungen bestätigt. Es ist vielmehr so, dass systematische Übersichtsarbeiten [2, 3] oder große prospektive Studien [4] nicht zeigen konnten, dass eine als gesund definierte Ernährungsform anderen Ernährungsformen überlegen ist. Studien mit geringer methodischer Qualität können dieses Manko nicht ausgleichen, weil ihre generelle Aussagekraft ungenügend ist. Dies beweist nicht, dass heutige Empfehlungen falsch sein müssen. Jedoch lässt sich im umgekehrten Fall heutzutage nicht behaupten, dass der Nutzen, z.B. einer Mittelmeerdiät, von 5-mal Obst und Gemüse oder auch einer vollwertigen Ernährung wissenschaftlich belegt ist. Nicht zuletzt hat der Medizin-Nobelpreisträger Harald zur Hausen, der als früherer Chef des Deutschen Krebsforschungszentrums ganz maßgeblich für den Verzehr von Obst und Gemüse als Krebsprävention eingetreten ist, in einem Interview zugestanden, dass die Erwartungen diesbezüglich leider nicht erfüllt worden sind [5]. Der Behandlungskorridor ist also unklar.

Therapeutische Erfahrung

Deshalb spielt im Falle der Ernährung eine individuelle, auf Erfahrung fußende Beratung eine besonders große Rolle (interne Evidenz). Und genau hier liegt die Stärke von naturheilkundlichen Ansätzen. Im Gegensatz zu einem in Konferenzen ausgehandelten Expertenkonsens zur Empfehlung moderner Therapien existieren in der Naturheilkunde vielfältige therapeutische Erfahrungen, die auch in Form sehr alter Konzepte vorliegen. Hier konkurrieren im Prinzip zwei verschiedene, zum Teil gegensätzliche Ansätze. Zum einen Empfehlungen sehr alter heilkundlicher Verfahren, wie des indischen Ayurveda oder der Chinesischen Medizin, die sehr stark von der Vorstellung einer individuellen „Verdauungskraft" ausgehen und z. B. das starke Durchkochen von Nahrungsmitteln favorisieren und eher vor Rohkost warnen. Auf der anderen Seite gibt es einen Ernährungsansatz, der sich auf die Lebensreform Mitte des 19. Jahrhunderts bezieht und eher naturbelassene Nahrung bis hin zu Rohkost empfiehlt, und der sich aktuell bei offiziellen Ernährungsempfehlungen durchgesetzt hat. Es gibt sowohl Argumente für die eine wie auch die andere Richtung. So argumentieren die Vollwert-Befürworter, dass im wenig gekochten Zustand viele Nährstoffe und Vitamine in der Speise erhalten bleiben und damit den Stoffwechsel des Menschen bereichern, während die Gegner einer allgemeingültigen Vollwertkost anführen, dass Pflanzen auch Giftstoffe besitzen, mit denen sie sich gegen das Gefressenwerden wehren, und die ungekocht oder ungeschält Schaden im Körper anrichten können. In Lehrbüchern der ökologischen Biochemie firmieren solche Schadstoffe unter der Rubrik „ sekundäre Pflanzenstoffe", die wiederum in der Vollwertrichtung als positiv angesehen werden [6].

Da es jedoch für beide Ansätze noch keine belastbaren Daten im Sinne einer EbM gibt, muss letztendlich die endgültige Bewertung in der Befindlichkeit des Patienten liegen. Klagt ein Patient über Reizdarmbeschwerden, sollte er seine Ernährungsform überdenken, egal ob sie hypothetisch gesund oder ungesund sein sollte. Ich habe Patienten erlebt, die hervorragend mit vollwertiger Ernährung zurechtkommen und sich dadurch fitter fühlen. Genauso habe ich Patienten erlebt, die durch das Umstellen auf „gesunde" Ernährung eine deutliche Dyspepsie entwickelten, die in Kürze wieder verschwand, nachdem die Patienten wieder zu Weißmehl und durchgekochten Speisen zurückgefunden haben.

Wichtig ist, dass der Therapeut undogmatisch und aufmerksam die Befindlichkeit des Patienten beobachtet und seine Rückschlüsse zieht. Hilfreich dabei ist es auch, die Bauchdecken des Patienten zu palpieren, um entzündliche Veränderungen in die therapeutischen Überlegungen einfließen zu lassen.

Weitere Entwicklung

Es gibt bisher nur wenige wissenschaftlich aussagekräftige Studienergebnisse, die eine allgemeingültige Aussage zum Nutzen spezifischer Ernährungsempfehlungen in modernen Gesellschaften ermöglichen. Dies zu ändern ist die aktuelle Herausforderung. Bis dahin sollte man allgemeine Erwartungen bezüglich Prävention oder sogar Heilung schwerer Erkrankungen durch Ernährungsempfehlungen deutlich reduzieren, auch weil sie nicht selten Ängste auslösen. Man darf gespannt sein, wie sich die Forschung hier weiterentwickelt. Bis dahin bietet die Naturheilkunde durch ihre individualisierte, auf einen reichen Erfahrungsschatz begründete Beratung einen plausiblen Ansatz zur Steigerung der individuellen Bekömmlichkeit.

MERKE

Die Evidenzlage zu vielen spezifischen Ernährungstherapien ist derzeit unklar. Es besteht daher relativ viel Spielraum für die persönliche Erfahrung des Therapeuten und individuelle Beratungsinhalte. Gerade hier liegt die Stärke naturheilkundlicher Ansätze, wenn sie die individuelle Bekömmlichkeit und Konstitution des einzelnen Patienten zum Maßstab nimmt. Entwickelt man jedoch daraus allgemeingültige Empfehlungen und möchte diese auch durchsetzen, müssen diese auch wissenschaftlich belegbar sein.

LITERATUR
[1] Sacket D. Evidence-based medicine: What it is and what it isn't. British Medical Journal 1996; 312: 71–72.
[2] Siehe auch Rapid Reports des IQWiG-Instituts zu verschiedenen Ernährungsempfehlungen z. B. Salz (Rapid Report A05–21B) auf www.iqwig.de.
[3] Hooper L Summerbell CD, Higgins JP et al. Dietary fat intake and prevention of cardiovascular disease: systematice review. BMJ 2001; 322 :757–63.
[4] Howard BV, van Horn L, Hsia J et al. Low-fat dietary pattern and risk of cardiovascular disease: the Women's Health Initiative Randomized Controlled Dietary Modification Trial. JAMA 2006; 295(6): 655–66.
[5] zur Hausen H. Wie Sie sich am besten vor Krebs schützen. Bildzeitung vom 17.2.2010. http://www.bild.de/ratgeber/gesund-fit/medizin/der-deutsche-nobelpreistraeger-so-schuetzen-sie-sich-am-besten-gegen-krebs-6097008.bild.html.
[6] Schlee D. Ökologische Biochemie. 2. A. Stuttgart: Gustav Fischer, 1992.

5.10 Heilfasten

Françoise Wilhelmi de Toledo

Fasten ist der freiwillige Verzicht auf feste Nahrung und Genussmittel während einer bestimmten Zeit. Um die Körperzellen dabei ausreichend mit Energie weiter zu versorgen, werden die Fettreserven, mobilisierbare Eiweißstrukturen sowie gespeicherte Mikronährstoffe verstoffwechselt.

Der Begriff „Heilfasten" wurde 1935 von **Otto Buchinger** (1878–1966) [1] eingeführt. Er bezeichnet nicht nur den freiwilligen temporären Nahrungsverzicht, sondern ist ein ganzheitliches interdisziplinäres therapeutisches Konzept, das auch spirituelle und mitmenschliche Dimensionen miteinbezieht. Somit betrifft Heilfasten den Menschen in seiner Einheit von Körper, Seele und Geist.

5.10.1 Historische Aspekte

Der zeitbegrenzte und freiwillige Verzicht auf Nahrung war schon immer Bestandteil **religiöser Praktiken.** Für die Christen [2] fängt am Aschermittwoch die 40-tägige Fastenzeit an. Die Tage bis zur Osternacht gelten als eine Zeit der Buße, Besinnung und Umkehr hin zu einer Lebenskohärenz. Muslime üben sich während des Fastenmonats Ramadan von Sonnenaufgang bis Sonnenuntergang in Enthaltsamkeit. Buddhistische Mönche und Nonnen fasten täglich ab zwölf Uhr mittags und auch im Hinduismus spielt die kontrollierte und reduzierte Nahrungsaufnahme eine große Rolle. So unterschiedlich die Zeiten auch sind, zu denen die Gläubigen fasten, sie alle versprechen sich davon Ähnliches: innere Einkehr und Stärke. Der Verzicht auf materielle Bedürfnisse soll eine größere Nähe zum Göttlichen bringen.

Ende des 19. Jahrhunderts erlebte das **medizinische Fasten** in den USA und in Europa eine Renaissance: Einige praktizierende Ärzte veröffentlichten ihre Beobachtungen, manchmal sogar sehr systematisch (z. B. Benedikt, Tanner, Dewey, Möller, Riedlin, F.-X. Mayr, O. Buchinger) [3]. Zur Entschlüsselung der Fastenphysiologie trugen auch die wissenschaftlichen Beobachtungen an Tieren [4], etwa dem Königspinguin, den Zugvögeln und den Winterschlaf haltenden Tieren bei.

Buchinger-Fasten

Unter dem Einfluss von Otto Buchinger entstand die Buchinger-Schule, eine Fastenschule, die im deutschen Sprachraum wesentliche Impulse zur Fastentherapie gab und von Anfang an sowohl naturheilkundliche Elemente als auch schulmedizinische Diagnostik und physiologisches Verständnis in sich vereinte. Heute wird dieser Ansatz als integrativmedizinisches Konzept bezeichnet.

Wie bei vielen traditionellen Heilmethoden ist die Erfahrung einer Selbstheilung der Ursprung des Buchinger-Heilfastens. Der Arzt Otto Buchinger (1878–1966) erlitt eine schwere Gelenkerkrankung, die er erfolgreich mit Fasten behandelte [5]. Aufgrund dieses Erlebnisses widmete er sein Leben der Entwicklung einer Methodik, die zur Prävention, Therapie und auch als spirituelle Übung diente. Drei Generationen Buchinger-Ärzte erweiterten den klinischen Erfahrungsschatz und entwickelten die Fastenmethodik zu einer zeitgenössischen Fastentherapie. Angelehnt an das Buchinger-Konzept entstanden im Expertenkonsensus die „Leitlinien der Fastentherapie" [6]. Ebenso entstand eine nicht ärztliche Bewegung, das „Fasten für Gesunde", bei der kurze Fastenperioden durch ausgebildete Fastenleiter begleitet werden können.

Weitere Fastenformen

Beim Buchinger-Fasten werden neben Wasser auch Kräutertees, Gemüsebrühe und Säfte verabreicht. Andere Zusätze können zusätzlich angeboten werden: Molke [7] oder Getreideschleime. Die früher oft bei Adipositas durchgeführte **Nulldiät** (➤ 5.10.4), bei der ausschließlich Tee oder Wasser mit oder ohne Zugabe von Vitaminen und Mineralsalzen verabreicht wurden, wurde durch industrielle proteinsubstituierte Diäten ersetzt. In der Naturheilkunde, besonders in der Bewegung der „natural hygiene" gibt es heute noch das **klassische Tee- oder Wasserfasten** (➤ 5.10.4), bei dem weder die Bewegung noch die Darmreinigung empfohlen wird. Es hat sich dennoch gezeigt, dass die Supplementierung gewisse Vorteile gegenüber dem klassischen Wasserfasten bietet: Sie führt geringe Mengen natürliche Makro- und Mikronährstoffe zu, wirkt der Übersäuerungstendenz entgegen und bremst die Eiweißkatabolie.

MERKE

Monodiäten wie „Traubenkuren" oder spezielle Ernährungsformen, wie z. B. „Basenfasten", werden oft irrtümlicherweise als Fasten bezeichnet. Sie sind Diäten mit dem Ziel der Gewichtsreduktion oder der „Entschlackung", die einige der Fastenwirkungen aufweisen. Sie sind nicht als Dauerernährungsform zu praktizieren, um Mangelzustände zu vermeiden. Allgemein werden Kalorienrestriktion, das Auslassen von einzelnen Mahlzeiten sowie intermittierendes Fasten in der „Longevity (Langlebigkeits-)Forschung" positiv bewertet.

Der österreichische Arzt Franz Xaver Mayr (1875–1965) entwickelte eine dreistufige Darmsanierungskur, die sog. **F. X. Mayr-Kur** (➤ 5.10.4) [8], bestehend aus Tee-Saft-Fasten, einer Milch-Semmel-Diät und einer milden Ableitungsdiät. Mayr ging davon aus, dass Essgewohnheiten wie unzureichende Kautätigkeit oder der Verzehr faserreicher Mahlzeiten (Frischkornkost, grobes Vollkornbrot, Rohkost) oder üppige Mahlzeiten am späten Abend Darmstörungen hervorrufen. Die Mayr-Kur beruht auf einem Ernährungskonzept, bei dem Gesundheit und Wohlbefinden in einer gesunden Nahrungsaufnahme und leistungsfähigen Verdauung liegen sollen, der Darm von Grund auf regeneriert und dabei der Weg zu einer natürlichen und bewussten Ernährung gefunden werden soll.

F. X. Mayr und O. Buchinger haben beide ihre jeweilige Schule gegründet, Bücher und Publikationen veröffentlicht sowie eine Ärztegesellschaft und Weiterbildungsangebote ins Leben gerufen.

5.10.2 Fasten als ganzheitliches interdisziplinäres Konzept

Fasten beruht auf der Fähigkeit des Stoffwechsels, für eine begrenzte Zeit aus den gespeicherten Vorräten an Makro- und Mikronährstoffen die Funktionsfähigkeit eines Organismus aufrechterhalten zu können. Diese für Menschen und Tieren unentbehrliche Fähigkeit kann als Anpassungsleistung an die klimatischen Gegebenheiten gesehen werden, die das Überleben in Zeiten des Nahrungsmangels garantiert. In diesen Fällen wird das kalorische Defizit hauptsächlich durch Mobilisierung der Fettreserven gedeckt.

So gesehen liegen in unseren Genen zwei Ernährungsprogramme: Das Erste erlaubt die Verdauung und Verstoffwechslung von äußerer Nahrung. Das Zweite, Fasten genannt, erlaubt die Verstoffwechslung der gespeicherten Energievorräte (Fett, Glykogen und mobilisierbare Eiweißstrukturen).

Das Buchinger-Heilfasten legt auch Wert auf die Harmonie zwischen Bewegung und Entspannung und das Unterbrechen der alltäglichen Verhaltensmuster. Es wird ergänzt durch die sog. Hilfsmethoden (z. B. Gymnastik, Wanderungen, Massagen, Bäder, Psychotherapie, Meditation). Den Grundgedanken des Fastens formulierte Heinz Fahrner, Fastenarzt in der Tradition von Buchinger, wie folgt: *„Das Fasten ist der stärkste Appell an die eigenen Regenerationskräfte, sowohl leiblich als auch seelisch."*[9]

MERKE

Das Heilfasten nach Buchinger stellt die umfassendste Version einer stationären Fastentherapie dar [10]. Es hat eine therapeutische und eine präventive Intention und wird durch ein ganzheitliches, interdisziplinäres Team aus Medizin, Bewegung, Massage und Physiotherapie, Ernährung und Psychotherapie begleitet.

5.10.3 Physiologische Wirkungen und Wirkmechanismen

Während des Fastens stellt sich der Stoffwechsel schrittweise in 2–4 Phasen (s. unten) um – von der Nutzung äußerer Nahrungsquellen auf die Nutzung innerer Reserven. Nährstoffe werden nicht mehr – oder nur in geringen Mengen – als Nahrungsmittel über den Verdauungstrakt aufgenommen. Schließlich wird das Fasten beendet und die Nahrungsaufnahme wieder eingeleitet.

Wirkungen

Etwa 12 Stunden nach der letzten Mahlzeit stellt sich der Stoffwechsel allmählich auf die Nutzung gespeicherter Energieträger um. Das Hauptsignal stellt die Senkung der Glukose- und Insulinkonzentration im Blut dar. Die Glykogenolyse und die Lipolyse setzen dann ein und die freie Fettsäurekonzentration steigt unmittelbar. Zugleich wird eine geringe Menge Eiweiß in die Glukoneogenese eingeschleust, einerseits um Glucose für das zentrale Nervensystem und andere wenige Gewebe zur Verfügung zu stellen, und andererseits um den Protein-Turnover aufrechtzuerhalten. Von Tag zu Tag gewöhnen sich alle Gewebe an die Verstoffwechslung von Fettsäuren und deren Metaboliten, den Ketonkörpern, was eine wichtige Eiweißsparmaßnahme darstellt: Die Glukoneogenese geht zurück zugunsten des Fettabbaus [11].

In der Spätphase (mehr als 40 Tage nach Anfang des Fastens bei Normalgewichtigen) ist die Lipidreserve meist aufgebraucht. Der Energiestoffwechsel wird dann hauptsächlich durch den Proteinabbau gedeckt. Um die Dystrophie und den Tod zu vermeiden, muss nun wieder Nahrung aufgenommen werden.

Neurohormonale Regulation des Fastenstoffwechsels

Auf der Grundlage tierexperimenteller Untersuchungen unterscheidet man vier Phasen im Fastenzyklus [12]:

- **Phase 1:**
  - Phase 1 a: Auf die Senkung des Blutzuckers, wenige Stunden nach der Einnahme der letzten Mahlzeit, folgen die Drosselung der Insulinproduktion und die Glykogenolyse. Nach einer kurzfristigen Ausschüttung von Adrenalin und Cortisol übernehmen Glukagon, Wachstumshormon und tendenziell der Parasympathikus die Regulierung des Fastenstoffwechsels.
  - Phase 1b: Die eigenen Energiereserven werden zur Energieproduktion und zur Aufrechterhaltung des Energie-Turnovers herangezogen. Verwendet werden in dieser Phase von wenigen Tagen ca. 75 % Fett und ca. 25 % Eiweiß aus mobilisierbaren Proteinstrukturen. Dieses Eiweiß wird in Glukose umgewandelt, um das zentrale Nervensystem zu versorgen. Endogene Speicher an Vitamine und Mineralien kommen sparsam zum Einsatz.
- **Phase 2** – Energie- und Eiweißsparphase: Ein zentraler Mechanismus zum Einsparen der Proteine setzt nach wenigen Fastentagen ein: Das Zentralnervensystem stellt sich auf die Verbrennung von freien Fettsäuren und Ketonkörpern (β-Hydroxy-Buttersäure, Oxalacetat) um, sodass nur noch 5 % des Energieumsatzes aus endogenem Eiweiß verbraucht wird. Der Energieverbrauch wird gedrosselt durch das quasi Aussetzen der Verdauungs- und Assimilationsvorgänge, die beim Essenden ca. 20 % des gesamten Energieverbrauches darstellen.
- **Phase 3** – schnelle Eiweißkatabolie: Die Fettreserven sind beim normalgewichtigen Menschen nach ca. 40 Tagen aufgebraucht. Beim Tier können die Fettreserven Wochen oder Monate – je nach Spezies – ausreichen. Der Organismus braucht jetzt innerhalb weniger Stunden Nahrung, um dystrophische Prozesse und ggf. Tod zu vermeiden.
- **Phase 4** – auch Aufbau genannt: Während dieser Phase wird die Nahrung langsam wieder zugeführt. Die Verdauungsvorgänge setzen wieder ein, die Proteinstrukturen werden rasch neu synthetisiert – zunächst die Verdauungsschleimhäute, die während des Fastenprozesses stark abgebaut worden sind [13]. Eine neurohormonale Gesamtrückschaltung geschieht, um Vorräte und Körperstrukturen wieder aufzubauen.

Glykogenabbau

Die aus der Leber zur Verfügung stehenden Glykogendepots (Glykogen ca. 0,5 kg; ca. 1.600 kcal) können innerhalb eines Tages verbraucht werden. Zwar stellt sich der Körper nach Abbau des Glykogens sehr rasch auf Fettstoffwechsel um, doch müssen ca. 25 % des Energiebedarfes (für einige Gewebe) weiterhin durch Glukose gesichert werden.

Fettabbau

Nach Abbau des Glykogens werden hauptsächlich und vermehrt im Laufe der Zeit Fettsäuren aus dem Fettgewebe und deren Metaboliten, den Ketonkörpern, zur Energiegewinnung herangezogen. Die meisten Körperzellen in wichtigen Organen (z. B. Skelett und Herzmuskulatur, Leber, Nieren) stellen sich rasch auf Fettsäureoxidation um.

MERKE

Am Anfang des Fastens erfolgen ca. 75 % der Energiegewinnung aus der Fettsäureoxidation und nach 2–3 Wochen ca. 95 %. Die Angst vor Protein- und Muskelabbau ist bei einer Fastendauer von 3–4 Wochen nicht gerechtfertigt.

Einerseits bremsen sie die Proteolyse aus der Muskulatur und unterbrechen andererseits die Betaoxidation der Fettsäuren auf der Ketonstufe. Damit wird die Nachlieferung des Hauptbrennstoffs gesichert und der Eiweißverbrauch stark eingeschränkt. Ebenso bremsen in der Buchinger-Methode die verabreichten Obstsäfte und der Honig die Glukoneogenese.

Proteinabbau

Wenige, aber lebensnotwendige Gewebe und Organe (Gehirn, Nervengewebe, Erythrozyten und Nierenmark) brauchen mehr Zeit, um sich auf den Fettstoffwechsel umzustellen. Sie benötigen noch die aus dem Proteinabbau gewonnen Glukose: Der tägliche Verbrauch am Anfang des Fastens beträgt ca. 75 g Protein (ca. 400 kcal) und reduziert sich nach 2–3 Wochen auf ca. 20 g (ca. 100 kcal) (Eiweißsparphase). Aminosäuren aus dem Eiweißpool (Alanin, Glutamin) werden als Substrat für die Glukoseneubildung genutzt, zunächst in der Leber (aus Alanin) und im Laufe der Tage zunehmend in der Niere (aus Glutamin). Diese Organverlagerung beschleunigt die Entsäuerung des Körpers durch die Bildung und Ausscheidung von Ammonium (NH4) durch die Nieren.

Wirkmechanismen

Die Fastentherapie kann bei einer großen Vielfalt an Krankheitsbilder eingesetzt werden, denn sie greift in viele Stoffwechselvorgänge und somit verschiedenste Organsysteme sowie die Psyche ein [14]. Die im Folgenden genannten Wirkmechanismen führen zu spezifischen Indikationen. Die Fastentherapie muss besonders in diesen Fällen multidisziplinär betreut werden.

Insulinsenkung und Fettabbau durch Ausbleiben der Glukosezufuhr

Adipositas, Hyperlipidämie, Hypercholesterinämie, Fettleber, Diabetes mellitus Typ II bilden sich tendenziell zurück. Die Rückbildung frischer arteriosklerotischer Gefäßablagerungen kann durch die beobachtete Verbesserung der Symptomatik angenommen werden.

STUDIEN

Neueste Studien belegen eine Verhinderung des Tumorwachstums während des Fastens. Nach tierexperimentellen Befunden scheint das Fasten eine vergleichbare Wirkung wie eine Chemotherapie zu haben [15]. Die Glukose, der Hauptnährstoff der Krebszelle, wird zur Mangelware und die Insulinsenkung führt zur Reduktion des IGF1 (Insulinlike growthfactor), der unter anderem für das Tumorwachstum verantwortlich ist. Hinzu kommt, dass die katabole Stoffwechsellage das Tumorzellwachstum nicht unterstützt. Neueste Publikationen machen Hoffnung auf die Verwendung von kurzen Fastenperioden (3–5 Tage) zur Komplementärtherapie bei Tumorerkrankungen [16]. Patienten, die während der Chemotherapie gefastet haben, weisen signifikant weniger Nebenwirkungen auf, wie Übelkeit, Durchfall und Müdigkeit [17]. Allerdings muss die Indikation zum Fasten bei onkologischen Erkrankungen sorgfältig ärztlich gestellt werde, Kontraindikationen (z. B. Kachexie) sind zu beachten, der Verlauf der Behandlung ist sorgfältig zu kontrollieren.

Ruhigstellung des Magen-Darm-Trakts und Immunmodulation

Die fastentypische Verminderung entzündlicher Prozesse, z. B. bei Gelenkschmerzen, Allergien oder Asthma und sogar rheumatoider Arthritis [18] ist auf verschiedene Erklärungsansätze zurückzuführen:

- Die Ruhigstellung des Magen-Darm-Trakts geht einher mit Veränderungen in der Zusammensetzung der Darmbakterien. Es führt zur Unterbrechung der Bildung von endogenen Darmtoxinen.
- Während des Fastens wird dem Immunsystem eine Pause in der Zufuhr von Nahrungsantigenen und entzündungsfördernden Substanzen, z. B. der Arachidonsäure, die in der durchschnittlichen „westlichen" Nahrung reichlich vorhanden sind, gegönnt.
- Zudem entfällt die postprandiale zelluläre Stressreaktion mit Aktivierung des Transkriptionsfaktor NF-KB, ein starker Entzündungsmediator [19].

Eine interessante Folge der Ruhigstellung des Verdauungstraktes ist die fastenbedingte vorübergehende Rückbildung der Schleimhaut, die jedoch während der Aufbauphase, mit Rückkehr der Nahrung, schnell wieder aufgebaut wird. Dieses Phänomen kann bei chronischen Erkrankungen des Verdauungstrakts (Magen, Darm) therapeutisch genutzt werden.

Entwässerung/Entsalzung

In den ersten Tagen des Fastens kommt es zu einer Ausscheidung von Mineralstoffen, wie z. B. von Natrium, die nicht durch die Zufuhr von Nahrung kompensiert wird. Infolgedessen wird Wasser vermehrt ausgeschieden und vermehrt Aldosteron gebildet, um die Natriumausscheidung zu drosseln. Zusätzlich wird das an Glykogen und Proteinen gebundene Wasser befreit. Diese Entwässerung erklärt zum Teil die Reduktion des Blutdrucks und den oft eindrucksvollen Rückgang von Ödemen sowie des interstitiellen Ödems. Letzteres soll auch durch den Abbau eingelagerter Eiweißreste im Bindegewebe reduziert werden. Es folgt eine Besserung der arteriellen und venösen Mikrozirkulation und somit des Gas- und Nährstoffaustauschs zwischen Zellen und Mikrogefäßen [20].

Eiweißabbau (intrazellulär und extrazellulär)

Der fastenspezifische Eiweißabbau, der oft als Gefahr missverstanden wird, bietet die Möglichkeit pathologische Eiweißstrukturen – etwa den Rheumafaktor, pathologische Immunkomplexe oder intra- und extrazelluläre Eiweißreste – durch die Stimulation der selektiven Autophagie (Lysosom- und Proteosombildung) zu verstoffwechseln. Nach dem Fasten führt die vermehrte Protein-Resynthese zur „Verjüngung" des Eiweißpools.

Neurohormonale Gesamtumschaltung

Die kurze Stressphase am Anfang des Fastens wechselt zwischen dem 2. und 7. Tag – je nachdem, wie gelassen man sich auf das Fasten einlässt – in eine parasympathikotone Phase: Normalisierung von Bluthochdruck und Puls, Stressabbau, Entschleunigung und Harmonisierung der Stimmung sind die Folgen.

Psychische Auswirkungen

Die Beobachtung der antidepressiven, angstlösenden und harmonisierenden Wirkung des Fastens kann durch die potenzierte Wirkung des Serotonins an den Synapsen erklärt werden. Im Fasten scheint der Serotoninreuptake-Mechanismus gebremst. Fastende befinden sich daher oft in einer leicht gehobenen Stimmung, sind kreativer und empfindsamer als sonst. Der Schlaf ist eher leicht, die Träume sind intensiver.

Verbesserung der Fließeigenschaften des Bluts

Durch einen Abfall des Fibrinogenspiegels verbessern sich die hämorheologischen Eigenschaften des Blutes. Diese gut dokumentierte Wirkung [21] zeigt eine mögliche antithrombogene Wirkung des Fastens. Bei gleichzeitiger Einnahme von gerinnungshemmenden Medikamenten besteht eine erhöhte Blutungsgefahr.

5.10.4 Fastenpraxis

Das Besondere an der Fastentherapie nach der Methode Buchinger ist die „Dreidimensionalität" des Ansatzes. Zusätzlich zur körperlich-medizinischen Dimension gibt es eine mitmenschliche Dimension – die Dimension der Gruppendynamik, des Bezugs zum Anderen sowie das Bewusstwerden, dass wir Teil der Menschheit sind und ethische Verantwortungen haben: z. B. Nahrung und Wasser auf der Erde gerecht zu teilen. Schließlich die spirituelle Dimension, die heute noch der christlichen Fastenzeit, der jüdischen Yom Kippour oder des islamischen Ramadân-Monats zugrunde liegt. Die Übung des Verzichts soll den Fastenden öffnen für Präsenz und Achtsamkeit, einen Impuls setzen, die eigene Lebenskohärenz auf den Prüfstand zu stellen, um einen möglichen Kurswechsel vorzunehmen.

PRAXISTIPP

Die optimale Dauer des therapeutischen Buchinger-„Fastenprozesses" liegt zwischen 2 und 4 Wochen. Diese Dauer beinhaltet die Entlastungstage als Übergang zum Fastenbeginn, das Fasten selbst und eine Phase der stufenweisen Heranführung an eine Vollwerternährung. Oft können kürzere Fastenperioden von Vorteil sein, im Sinne von intermittierendem Fasten besonders bei untergewichtigen oder schwerkranken Menschen.

Unverzichtbar für das Fasten sind:

- eine ausreichende (mindestens 2,5 l pro Tag) kalorienfreie Flüssigkeitszufuhr (Mineralwasser, Tee) sowie natürliche Anteile in flüssiger Form wie Gemüsebrühe, Obst- und Gemüsesäfte und Honig, maximal 1.000 KJ (ca. 150–200 kcal) pro Tag
- Förderung der Ausscheidungsvorgänge über Darm, Leber, Nieren, Lungen und Haut
- Einstellen eines Gleichgewichtes zwischen Bewegung und Ruhe
- sorgfältiger Kostaufbau und Hinführung zu einem gesünderen Lebensstil

Bei entsprechender Indikation können auch längere Fastenzeiten angebracht sein. Neuerdings weist die Anti-Aging-Medizin sogar auf die Vorteile des Auslassens einzelner Mahlzeiten sowie der Kalorienrestriktion bis auf 30 % hin, vorausgesetzt die Nahrung ist vollwertig.

PRAXISTIPP

Neben dem Buchinger-Heilfasten kann Fasten auch in den folgenden Varianten durchgeführt werden.

F. X.-Mayr-Kur

Die Mayr-Kur dauert in der Regel 3–4 Wochen und bietet Teefasten und die für die Kur typische Substitution mit trockenen Semmeln und frischer Milch an. Die Eckpfeiler seiner Kur nannte Mayr die drei „S":

- **S**chonung: Entlastung des Verdauungssystems durch Heilfasten, Milch- und Semmeldiät, alternativ Reisdiät
- **S**äuberung: Reinigung und Entsäuerung sowie Entgiftung des Verdauungstraktes mit Hilfe von Bitterwasser und Basenpulver, dazu regelmäßige manuelle Bauchmassagen als eine Art Lymphdrainage des Bauchraums
- **S**chulung: Wiederertüchtigung und Training mangelhafter Verdauungsfunktionen mit Kau- und Esstraining sowie Begleitung bei einer neuen dauerhaften Ernährungsumstellung

Die F. X.-Mayr-Kur wird in zahlreichen Kurkliniken durchgeführt.

Wasserfasten

Fastengetränke sind gutes Quell- oder Mineralwasser, 1½ l für Normal-, 2–3 l für Übergewichtige. Das klassische Wasserfasten ist oft statisch: Man empfiehlt wenig Bewegung und betrachtet die Darmreinigung oft als unnatürlich [22]. Die Grundidee liegt darin, die gesamte Kraft des Organismus dem Heilungsprozess zur Verfügung zu stellen. Viele Fastenexperten bevorzugen heute substituierte Fastenformen, bei denen auch die körperliche Aktivität gefördert wird. Dennoch sind die Erfahrungsberichte von Wasserfasten wertvoll.

Nulldiät

Die Nulldiät entspricht dem Wasserfasten, das zur Gewichtsreduktion bei extremem Übergewicht in Krankenhäusern durchgeführt wurde. Heute ist die Nulldiät durch ambulant durchgeführte modifizierte Diäten ersetzt.

Molkekur

Die Molkekur ist eine Fastenkur mit Eiweißzufuhr durch Molke (Diät-Kurmolke oder Trink-Molke). Ergänzend zu 1–1,5 l Molke gibt es bis zu 3 l Kräuter-und Früchtetee, Wasser oder Gemüsebrühe und auch Säfte. Eine Molkekur dauert wenige Tage oder bis zu vier Wochen.

Andere Fastenzusätze

- **Rohsäfte:** Zugeführt werden 3–5 × tgl. 1 Glas frischen Obst- oder Gemüsesaft und zwischendurch etwas Wasser.
- **Schleim:** Bei dieser besonders für Magen- und Darmempfindliche geeigneten Fastenzusatz dient warmer Getreideschleim aus Hafer, Gerste, Buchweizen, Leinsamen oder Reis als einzige Nahrungsquelle. Es soll nur für einen oder wenige Tage durchgeführt werden.

Anamnese und Diagnostik

Fastenmethode und Fastendauer müssen individuell nach Indikation, aktuellem Gesundheitszustand und Konstitution abgestimmt werden. Der Patient muss einfühlsam dazu motiviert werden und ausreichend Gelegenheit für Fragen nach Ziel und Methodik der Fastentherapie erhalten. Es ist von großem Vorteil, angstfrei und motiviert in das Fasten einzusteigen. Freiwilligkeit ist eine besonders wichtige Voraussetzung zum Fasten.

Im ausführlichen Anamnesegespräch sollten auch Essstörungen, die derzeitige psychosoziale Situation sowie die genaue Medikation angesprochen werden.

MERKE

Das Hauptrisiko einer Fastentherapie heute stellt die Einnahme von Medikamenten dar. Folgende Präparate müssen unbedingt in der Dosis adaptiert bzw. abgesetzt werden, um ernsthafte Folgen zu vermeiden:
- nicht-steroidale Antirheumatika
- Systemische Kortikoide
- Antihypertonika (v. a. β-Blocker und Diuretika)
- Antidiabetika einschließlich Insulin
- Kontrazeptiva (eingeschränkte Wirkung)
- Antikoagulanzien
- Psychopharmaka (insbes. Neuroleptika und Lithium)
- Antiepileptika

5

Begleitende Maßnahmen

Neben der eigentlichen Fastenkur – der Vorbereitung, der Fastenphase und des Fastenbrechens – sind weitere naturheilkundliche Therapiemaßnahmen integraler Bestandteil des Fastens, denn das Fasten bewirkt eine Unterbrechung aller Verhaltensmuster und fördert eine Neuausrichtung verschiedener Lebensbereiche.

- **Ernährungstherapie:** Nach der Fastentherapie und dem Kostaufbau sollte die Ernährung nach den Empfehlungen der frischkostbetonten Vollwerternährung [23] erfolgen mit Betonung auf einer ausgewogenen Zufuhr naturbelassener kalt gepresster Öle. Die Menge der Frischkost soll sich an der individuellen Verträglichkeit orientieren.
- **Bewegung:** Die Bewegungstherapie ist grundsätzlich bei jedem Fastenden durchzuführen. Ziel ist es, den Fastenfettstoffwechsel durch eine reichliche Sauerstoffzufuhr zu stimulieren. Man kann den Patienten zu langfristiger körperlicher Aktivität anleiten und motivieren, die Freude an der Bewegung und der Natur wieder zu entdecken.
- **Verhaltensmodifikation:** Fasten kann dazu beitragen, Hunger und Sättigung wieder bewusster wahrzunehmen und das eigene Essverhalten nach nutritiven Bedürfnissen, statt nach Gelüsten zu steuern [24].
- **„Diätetik der Seele“:** *„Während des Fastens geht es dem Körper gut, aber die Seele hungert,“* sagte Buchinger, 1947. Seelische und emotionale Bedürfnisse werden im Alltag oft nicht erfüllt. Durch Essen, Trinken und die Suche nach Ersatzbefriedigungen werden diese Mängel nicht wahrgenommen. Im Fasten dagegen können Trauer, Depressivität, Frustration, Traurigkeit oder Wut plötzlich bewusst werden und die unbefriedigten Bedürfnisse verarbeitet werden. Oft entstehen dabei Lösungsansätze. Fastende werden auch darin unterstützt, an Quellen positiver Emotionen außerhalb der nutritiven Sphäre wieder anzuknüpfen, sei es an Kunst, Natur, mitmenschliche Beziehungen oder Spiritualität.

Vorbereitung des Fastens

Am Tag vor Fastenbeginn wird vegetarische Kost (ca. 4.200 KJ/kg) empfohlen. Kaffee, Alkohol und Nikotin müssen abgesetzt werden. Leichte körperliche Aktivität und geistige sowie seelische Einstimmung stehen auf der Tagesordnung (Gewohnheiten umschalten, neuer Tagesrhythmus, weniger Alltagsaktivitäten, mehr Ruhe, mehr Zeit für sich).

- Kalorienentlastung (vegetarisch, < 4.200 kJ bzw. < ca. 1.000 kcal)
- Weglassen von Genussmitteln
- körperliche Bewegung

Fastenphase

Flüssigkeitszufuhr

Täglich sollten 2,5 l Wasser und die Fastengetränke aufgenommen werden. Damit werden Mikronährstoffe und Kohlenhydrate zugeführt, die die Fettverbrennung aktivieren, die Eiweißkatabolie bremsen und das Allgemeinbefinden verbessern.

- Wasser
- ¼ l Frucht- oder Gemüsesaft (möglichst frisch gepresst)
- ¼ l Gemüsebrühe
- Tees mit 30 g Honig

Anregung der Ausscheidungsvorgänge

- **Darmtätigkeit:**
  - Abführmaßnahmen sind notwendig, weil die Eigenperistaltik des Darmes beim Fasten sehr reduziert wird. Hinzu kommt, dass sich eine Basalsekretion im Verdauungstrakt, z. B. Galle, fortsetzt und sich Magen- und Darmschleimhautzellen abschilfern, wodurch laufend eine gewisse Stuhlmasse produziert wird, die eliminiert werden soll.
  - Fastende erhalten am Morgen des 1. Fastentages 30–40 g (je nach Körpergewicht) Glaubersalz (Natriumsulfat) in einem ½–¾ l Wasser aufgelöst, das innerhalb von 20 Min. getrunken werden sollte. Danach wird jeden zweiten Tag ein Einlauf durchgeführt, sofern keine individuelle Kontraindikation besteht.
- **Nierentätigkeit:** Durch die tägliche Gesamttrinkmenge wird diese angeregt.
- **Lungentätigkeit:** Sie wird durch körperliche Aktivität aktiviert, gasförmige Stoffwechselprodukte und Säuren werden vermehrt abgeatmet und die Sauerstoffextraktion wird durch die Muskelaktivität erhöht. Atemtherapie, Yoga helfen, die physiologische Atembewegung zu erlangen.
- **Lebertätigkeit:** Sie wird durch Phytotherapie gefördert sowie durch tägliche Leberwickel [25] (heiße Wärmflasche auf feuchtes Leinentuch), üblicherweise während der Mittagsruhe über ca. 30 Minuten.
- **Hautdurchblutung** wird durch Schwitzen stimuliert: aktiv über körperliche Bewegung und passiv über heiße Dusche/Bad, Hydrotherapie und andere Kneipp-Anwendungen (Wickel, Packungen). Maßnahmen wie Sauna, Bürstenmassage, heiße Getränke u. a. haben auch den Vorteil, dass sie den leicht frierenden Fastenden Wärme zuführen.

Bewegung

Individuell angepasste ausdauerorientierte Bewegung sollte täglich und ausreichend zur generellen Anregung der Makro- und Mikrozirkulation in allen Organen erfolgen, um damit alle Eliminations- und Regenerationsprozesse zu fördern. Besonders für Fastende wichtig:

- Erhöhung der Leistungsfähigkeit der Muskulatur inklusive des Herzmuskels und Vermeidung der immobilitätsbedingten Eiweißkatabolie
- Erzeugung von Körperwärme, da die Wärmeproduktion aus den ausbleibenden Verdauungsvorgängen stark abnimmt
- Verbesserung des Lymphabflusses
- Verbesserung des Wohlbefindens, des Selbstwertgefühls und der psychosozialen Integration

MERKE

Körperliche Überlastung sollte während des Fastens vermieden werden. Der Schwerpunkt liegt auf ausdauerorientierter regelmäßiger Bewegung.

5

Entspannung und Ruhe

Der Fastende braucht genügend Zeit für Ruhe und Entspannung, Selbsterfahrung und Selbstreflexion, ggf. spirituelle Praxis, Schweigezeiten, Stille und Meditation.

Fastenunterstützende Maßnahmen

- Massagen
- Spezielle individuelle Krankengymnastik – je nach Beschwerden
- Entspannungstherapie
- Supplementierung von Mikro- und Makronährstoffen:
  - Mikronährstoffe: Für eine Fastendauer von 2–4 Wochen ist bei Menschen mit ausgewogenem Ernährungsstatus eine Makro- und Mikronährstoffsupplementierung zu den Säften und Brühen in der Regel entbehrlich. Ausnahme: bei Verdacht auf marginale Versorgung mit gewissen Mikronährstoffen wie Vitaminen, Mineralien und essenziellen Fettsäuren. Bei erhöhtem Bedarf (z. B. Raucher brauchen mehr Vitamin C, Alkoholiker mehr Vitamin B^1, nach

mehreren Schwangerschaften sind Eisen, Kalzium und Folsäure nicht optimal vorhanden). Eine Supplementierung soll dann in medikamentöser Form oder über Säfte und Gemüsebrühen sowie kalt gepresste Öle (z. B. kalt gepresstes Leinöl in Quarkemulsion) durchgeführt werden.
- Makronährstoffe: In Einzelfällen kann eine Eiweißzufuhr mit naturbelassenen Produkten (Buttermilch, Joghurt, sonstigen Milchprodukten bzw. Mandel- oder Sojamilch) sinnvoll sein.

Fastenende (Fastenbrechen) und „Aufbau-Zeit"

Das Fastenbrechen geschieht am letzten Fastentag. In der Regel wird mittags ein gut reifer Apfel gegessen. Am Abend gibt es eine Kartoffelsuppe. Die „Aufbau"-Kost ist eine leichte, ovo-lacto-vegetarische Kost, reich an Omega-3- und Omega-6-Fettsäuren, im richtigen Verhältnis als kalt gepresste Lein- und Sonnenblumenöle faserstoffreich, nach individueller Verträglichkeit. Es sollte langsam gegessen und bewusst gekaut werden.

In der Regel werden vier progrediente Aufbautage (von etwa 3.300–6.700 kJ, d. h. etwa 788–1.600 kcal) durchgeführt bis zur Rückkehr des normalen Transits und spontaner Darmentleerung.

MERKE

Gelegentlich kann es während eines Fastens vorübergehend zu folgenden leichten Symptomen bzw. physiologischen Veränderungen kommen: Kreislaufschwäche, leichte Unterzuckerung, Störungen im Elektrolythaushalt, Kopfschmerzen, Lumbago, Muskelkrämpfe, Schlafveränderungen. Allgemeinmaßnahmen wie empathische Zuwendung und naturheilkundliche Maßnahmen genügen meist.

Indikationen

Das Buchinger-Heilfasten mit ärztlicher Betreuung wird bevorzugt bei chronisch entzündlichen Erkrankungen, Stoffwechselerkrankungen (v. a. metabolisches Syndrom) sowie bei physischen und psychischen Erschöpfungszuständen eingesetzt.

Andere Indikationen, bei denen gute Erfahrung und Forschungsergebnisse vorliegen [19], sind Epilepsie, Alzheimer, Migräne und sogar Krebs.

Die Leitlinien für Fastentherapie [6] nennen folgende Indikationen:
- Herz- und Kreislauferkrankungen: KHK, Herzinsuffizienz, arterielle Durchblutungsstörungen, venöse Insuffizienz, Ödeme
- Erkrankungen des Bewegungsapparats: Arthrose, Arthritis, rheumatoide Arthritis, M. Bechterew
- Erkrankungen des Verdauungstrakts: funktionelle Magen-Darm-Erkrankungen, chronisch entzündliche Darmerkrankungen, chronische Obstipation, chronische Lebererkrankungen
- psychosomatische und neurologische Erkrankungen: psychische und körperliche Erschöpfung, depressive Verstimmung, chronische Müdigkeit, Migräne und Kopfschmerzen, Fibromyalgie
- Atemwegs- und Hauterkrankungen: Infektanfälligkeit, Allergien (Asthma, Heuschnupfen, Nesselsucht), Neurodermitis, Akne
- Weitere Erkrankungen:
  - gynäkologische und urologische Erkrankungen: Infertilität und Sterilität, Störungen in der Menopause, prämenstruelles Syndrom
  - Glaukom

Risikoindikationen

Das Fasten kann im Einzelfall bei folgenden Erkrankungen indiziert sein – vorausgesetzt das Fasten wird in einem spezialisierten Zentrum mit medizinischer Versorgung durchgeführt.
- Suchterkrankungen
- Diabetes mellitus Typ I (zur Vorbeugung der Spätfolgen)
- Psychosen
- Tumorerkrankungen
- fortgeschrittene KHK
- Netzhautablösung
- Ulcus ventriculi und duodeni

Absolute Kontraindikationen

- Kachexie
- Anorexia nervosa

- dekompensierte Hyperthyreose
- fortgeschrittene zerebro-vaskuläre Insuffizienz bzw. Demenz
- fortgeschrittene Leber- oder Niereninsuffizienz
- Schwangerschaft (beiden letzten Trimester) und Stillzeit

MERKE

Abbruchkriterien für eine Fastentherapie sind:
- Non-Compliance
- höhergradige Herzrhythmusstörungen
- therapierefraktäres Erbrechen
- Störungen im Elektrolythaushalt
- symptomatische Kreislaufdepression über mind. zwei Tage

LITERATUR

[1] Buchinger O. Das Heilfasten. Stuttgart: Hippokrates, 1958.
[2] Brantschen N. Fasten neu erleben. 5. A. Freiburg: Herder, 1999.
[3] Wilhelmi de Toledo F, Klepzig H. Kurze Geschichte des Fastens. ZÄN. Ärztezeitschrift für Naturheilverfahren.1994; 35(4): 250–258.
[4] Le Maho Y. Metabolic adaptations to longterm fasting in antarctic penguins and domestic geese. J. Therm. Biol.1983; 8: 9.196.
[5] Klepzig H, Otto Buchinger: Ein Leben für das Heilfasten. Friedrichshafen: Gessler, 2000.
[6] Wilhelmi de Toledo F, Buchinger A, Stange R. et al. Leitlinien zur Fastentherapie. 2002. Forsch Komplementärmed. 2002; 9: 189–198.
[7] Wechsler J. Ergebnisse der Adipositasbehandlung mit angereicherter Molke. 1986; 11: 71–79.
[8] Rauch E. Lehrbuch der Diagnostik und Therapie nach F. X. Mayr. 3.A. Stuttgart: Hippokrates, 2005
[9] Fahrner HA. Fasten als Therapie. Stuttgart: Hippokrates, 1985.
[10] Wilhelmi de Toledo F. Buchinger Heilfasten – die Originalmethode. Stuttgart: Trias, 2009.
[11] Ditschuneit H. Der Stoffwechsel bei Fettsucht und bei komplettem Fasten. Medizin und Ernährung. 1971; 8: 160–177.
[12] Le Maho Y, Robin JP, Cherel Y. Starvation as a treatment for obesity: the need to conserve body protein. News Physiol.1988; Sci. 3: 21–24.
[13] Habold C, Foltzer-Jourdainne C, Le Maho Y. et al. Intestinal apoptotic changes linked to metabolic status in fasted and refed rats. Pflugers Arch.2006; 451: 749–759.
[14] Wilhelmi de Toledo F. Fastentherapie. In: Stange R, Kraft K. Lehrbuch für Naturheilverfahren. Stuttgart: Hippokrates, 2009. S. 322–339.
[15] Lee C, Raffaghello L, Longo V et al. Fasting cycles retard growth of tumors and sensitize a range of cancer cell types to Chemotherapy. Sci Transl Med 2012; 4: 124ra27
[16] Raffaghello L, Safdie F, Longo V et al. Fasting and differential chemotherapy protection in patients. Cell Cycle 2010 Nov 15; 9(22): 4.474–6.
[17] Safdie F, Dorff T, Longo V et al. Fasting and cancer treatment in humans: A case series report. Aging 2009 December; 1(12): 988–1.007.
[18] Müller H, Wilhelmi de Toledo F, Resch KL. et al. A systematic review of clinical studies on fasting and vegetarian diets in the treatment of rheumatoid arthritis. Scand. J. Rheumatol; 2000; 30: 1–10.
[19] Michalsen A. Ernährungstherapie und therapeutisches Fasten in der Naturheilkunde, Schweiz. Zschr. GanzheitsMedizin 2007; 19(5): 260–268.
[20] Wendt L. Eiweißfasten. Mit einer Einführung in die wissenschaftliche Begründung der Eiweißspeicher-Krankheiten. Heidelberg: Haug, 1984.
[21] Drinda S, Wilhelmi de Toledo F. Heilfasten erhöht die „international normalized Ratio bei Gesunden stärker als eine ovo-lacto-vegetarische Diät. Schweizerische Zeitschrift für Ganzheitsmedizin 2012; 14(1): 46–49.
[22] Shelton H. Fasten kann Ihr Leben retten. 2. A. Ritterhude: Waldthausen, 1991.
[23] von Koerber K, Männle T, Leitzmann C. Vollwert-Ernährung – Konzeption einer zeitgemäßen Ernährungsweise 12. A. Heidelberg: Haug, 2012.
[24] Michalsen A, Hoffmann B Moebus S. et al. Incorporation of fasting therapy in an integrative medicine ward: evaluation of outcome, safety, and effects on lifestyle adherence in a large prospective cohort study. J Altern Complement Med. 2005; 11 (4): 601–7.
[25] Weisser S, Huber R, Lüdtke R. et al. Effects of abdominal hot compresses on indocyanine green elimination – a randomized cross over study in healthy subjects. BMC Gastroenterology 2007, 7: 27.

KAPITEL

6 Erweiterte Naturheilverfahren und ausgewählte komplementärmedizinische Therapieverfahren

6.1 Ab- und ausleitende Verfahren

Rainer Matejka

6.1.1 Grundlagen

Aus- und ableitende Verfahren unterstützen den Organismus darin, Stoffwechselendprodukte auszuscheiden. Ihre theoretischen Grundlagen entstammen der antiken Säftelehre. Danach galt der Mensch als gesund, dessen vier Körpersäfte (Blut, Schleim, schwarze Galle, gelbe Galle) harmonisch verteilt sind (Eukrasie). In einem Zuviel, einer ungleichen Mischung und Verteilung sah die westliche Medizin über 2.000 Jahre hinweg eine Hauptursache für Erkrankungen. Während die konventionelle Medizin diese Konzepte, die früher integraler Bestandteil der Behandlung von Erkrankungen waren, heutzutage nicht mehr anwendet, stellen sie in der Erfahrungsheilkunde ein zentrales Behandlungskonzept in der Therapie chronischer Zivilisationserkrankungen dar.

Historische Aspekte

Die Vermutung, im Organismus gäbe es („unsichtbare") krankheitserregende Stoffe, ist Jahrtausende alt. Schon vor rund 5.000 Jahren versuchte man etwa durch Schröpfverfahren – es wurden z. B. abgesägte Kuhhörner verwendet – derartige Substanzen aus dem Organismus auszuleiten. Auch Verfahren wie Aderlass oder naturheilkundliche bzw. physikalische Therapien mit Bädern und Massagen werden seit Jahrtausenden angewendet. Besonders in China waren physiotherapeutische und Haut stimulierende Verfahren wie das Trockenschröpfen in Kombination mit Massage weit verbreitet. Im Rahmen der indischen Medizin wurden verstärkt diätetische Verfahren eingesetzt. Vergleichbare Konzepte spielten über Jahrhunderte auch in der westlichen Medizin eine große Rolle, bis sie nach und nach von der modernen Pharmakotherapie verdrängt wurden.

EXKURS

„Ausleiten, Entgiften, Entschlacken" – diese Begriffe spielen einerseits in der Erfahrungsheilkunde eine wichtige Rolle, sind andererseits auch dem interessierten Laien geläufig. So volkstümlich derartige Formulierungen in den letzten Jahrzehnten geworden sind, so negativ wird diesen Begriffen in der wissenschaftlichen Medizin begegnet. Nach gängiger Lehrmeinung gibt es im Organismus keine Schlacken und keine Gifte. Vielmehr ist der Stoffwechsel imstande, potenziell anfallende Substanzen unschädlich zu machen, sodass sie für den Organismus keine weitere Gefahr darstellen. Dementsprechend gelten Begriffe wie „Entgiften, Entschlacken, Entsäuern" nach offizieller Lesart als anachronistisch und Ausdruck eines in die Neuzeit hinüber geretteten vollkommen überholten medizinischen Weltbildes.

Ersetzt man diese Begriffe jedoch durch Formulierungen wie „Ausleitung von Stoffwechselendprodukten", lässt sich nach aller Erfahrung die schroffe Ablehnung schnell reduzieren. Denn in der Tat: Die ständige Ausleitung von Stoffwechselendprodukten ist ein Kriterium des Lebendigen. Über Schweiß- und Talgdrüsen der Haut kann der menschliche Organismus z. B. Hunderte chemisch definierbarer Substanzen ausleiten, beispielsweise Schwermetalle, Harnsäurebestandteile, Substanzen aus dem Fettstoffwechsel, Pharmakametaboliten (sofern eingenommen), Indanthrenfarben aus dem Zigarettenrauch.

Als Schlussfolgerung dieses begrifflichen Streites könnte man daher formulieren: Die häufige Verwendung volkstümlicher Begriffe im Rahmen der Komplementärmedizin soll komplexe biochemische Vorgänge dem Laien anschaulicher machen.

Auch der Urvater der westlichen Medizin, Hippokrates von Kos (460–377 v. Chr.) sah Krankheiten nicht nur als von außen bedingtes Phänomen, sondern auch als eine durch innere Überfüllung ausgelöste Problematik. Dementsprechend waren all diejenigen Verfahren therapeutisch geeignet, die entgiftend, ausleitend bzw. „ausleerend" wirken. Einen Schwerpunkt bildeten dabei Verfahren, die über das Verdauungssystem arbeiten, z. B. Einläufe, Abführmittel.

Humoralmedizin versus Zellularpathologie

Die Humoralmedizin war mehr als 2.000 Jahre lang universitäre Schulmedizin im Westen. Nach ihr wurden ca. 100 Ärztegenerationen seit Hippokrates ausgebildet. Bereits im 18. Jahrhundert kündigte sich die Zeitenwende in der Medizin an: Der italienische Anatom Giovanni Battista Morgagni (1682–1771) sah die Ursache von Erkrankungen in den Organen selbst. Davon leitete er sein Konzept der Solidarmedizin ab (lateinisch Solidum = etwas Dichtes, Festes), im Unterschied zur Säftelehre. Die entscheidende Abkehr vom humoralmedizinischen Gedankengut trat jedoch durch die Entdeckung der Zellularpathologie durch Rudolf Virchow (1821–1902) ein.

Humoralmedizin

Die auf Hippokrates zurückgehende Humoralmedizin (lateinisch Humor = Flüssigkeit, Saft) ging von einer fehlerhaften Säftemischung des Körpers als Krankheitsursache aus. Diesen Zustand bezeichnete man als **Dyskrasie** im Unterschied zur **Eukrasie,** dem ausgeglichenen Zustand der Körpersäfte. Antidyskratische Maßnahmen waren demzufolge all diejenigen Verfahren, die das Ziel verfolgten, aus einer Dyskrasie eine Eukrasie zu generieren. In der Antike unterschied man vier Körpersäfte: Blut – Schleim – gelbe Galle – schwarze Galle. Jedem dieser Körpersäfte ordnete man zudem Charaktereigenschaften zu. So wurde der „gelben Galle" ein cholerisches Naturell zugeordnet, der „schwarzen Galle" eine melancholische Stimmungslage, dem Schleim das phlegmatische Element und dem Blut der Sanguiniker.

Die alten hippokratischen Konzepte beherrschten fortan das medizinische Denken bis in die Mitte des 19. Jahrhunderts (➤ 1.5.1).

Historische Aspekte der Zellularpathologie

Rudolf Virchow entdeckte die Zellen als kleinste Bestandteile von Geweben und damit als eine Grundstruktur des Lebens. Dementsprechend galt es fortan, Veränderungen der Zellen sichtbar zu machen und sie nach Möglichkeit gezielt zu behandeln. War der Arzt ursprünglich bezüglich der Diagnostik nur auf seine fünf Sinne angewiesen, vielleicht verstärkt durch primitive Hilfsmittel wie Hörrohre, entwickelten sich seit der Mitte des 19. Jahrhunderts zunehmend technische Hilfsmittel. Angefangen von Erkenntnissen der Mikroskopie bzw. Mikrobiologie – untrennbar verbunden mit Namen wie Robert Koch oder Emil von Behring – kam 1903 die Entdeckung der Röntgenstrahlen durch Wilhelm Konrad Röntgen in Würzburg hinzu. Insbesondere die Zeit nach dem Zweiten Weltkrieg war geprägt durch eine schnell fortschreitende medizintechnische Weiterentwicklung, sodass insbesondere bildgebende Verfahren einen Siegeszug in der modernen Medizin angetreten haben. Ursprüngliche Gedankengänge der Humoralmedizin spielen daher im modernen Medizinbetrieb nahezu keine Rolle mehr.

Möglicher Wirkort der Humoralmedizin: Grundsystem

Vertreter modernerer humoralmedizinischer Denkansätze versuchten Theorien und Nachweise zu entwickeln, die das Konzept der Humoralmedizin auch im wissenschaftlichen Bereich plausibel erscheinen lassen. Ein bekanntes Modell geht auf den Wiener Arzt Alfred Pischinger (1899–1982) zurück. Pischinger weist nicht der Zelle, sondern dem Extrazellulärraum (EZR) und dessen Wechselwirkungen das entscheidende funktionelle Kriterium zu. Demnach kann die Zelle nur durch das sie umgebende Milieu definiert werden – anatomisch als „Interstitium" bzw. der Extrazellulärraum. Über diesen interstitiellen Raum erfolgen Zellernährung und Abtransport von Stoffwechselendprodukten. Gleichzeitig entspringt dort das lymphatische System. Eine Überlastung dieses interstitiellen Raums etwa durch eine zu üppige Ernährung führt zu einem übermäßigen Anfall von Stoffwechselendprodukten in diesem Bereich bzw. zu einer verstärkten bindegewebigen Durchbauung. Auf diese Weise verliert das Interstitium mehr und mehr seine Funktion als eine Art initialer Ort des Stoffwechsels und der Regulation des Immunsystems. Heute sprechen wir vom „Grundsystem nach Pischinger", um diese Vorgänge zu illustrieren.

Das Grundsystem (➤ Abb. 6.1) besteht aus:

- Interzellularsubstanz mit den undifferenzierten Zellen des Bindegewebes (Fibroblasten oder Retikulumzellen)
- extrazellulärer Gewebsflüssigkeit (Grundsubstanz)
- Kapillaren
- vegetativem Nervenfasergeflecht

Der Anatom **Hartmut Heine** (*1941) prägte den Begriff „Matrix". Das Grundsystem ist für den Erhalt der Homöostase verantwortlich und reguliert alle Funktionen, die mit Abwehr oder Ausgleich von Ungleichgewichten zusammenhängen. Jede Reaktion von z. B. den Nerven, Gefäßen oder Hormonen ist auf seine Übertragungsfunktion angewiesen, jeder Reiz und jedes Stoffwechselgeschehen verläuft darüber. Zelle und EZR stellen eine funktionelle Einheit dar. Pischinger formulierte: *„Das Meerwasser ist das primäre Regulationssystem des Einzellers; dem entspricht die ionale Zusammensetzung des strukturierten Extrazellularraumes mehrzelliger Organismen. Das eine Zelle umgebende Milieu bildet beim Mehrzeller eine strukturierte Grundsubstanz (Matrix), die wesentlich die genetische Expressivität einer Zelle bestimmt."* Pischinger verglich das Interstitium mit dem Meerwasser.

Während moderne Konzepte der Zellularpathologie, beispielsweise die Notfallmedizin und die Prothetik bei schweren degenerativen Erkrankungen einen wichtigen Stellenwert im heutigen Gesundheitswesen einnehmen, scheinen sich humoralmedizinische Konzepte v. a. bei chronischen Zivilisationskrankheiten („metabolisches Syndrom") und den verbreiteten funktionellen Störungen, wie Erschöpfungssyndromen, chronischer Infektanfälligkeit als Therapieform anzubieten (➤ Tab. 6.1). Dabei finden auch diätetische Verfahren im Sinne der klassischen Naturheilverfahren Anwendung. Sie beschränken sich aber nicht nur auf Ernährungsoptimierungen, etwa eine stärker vegetarisch ausgerichtete Kost beim übergewichtigen Arthrosepatienten, sondern beinhalten auch pflanzliche Arzneien, zur Stimulation der Funktion wichtiger Organe etwa von Leber, Lymphe und Niere. Hinzu kommen Methoden, die schon seit Jahrhunderten eingesetzt werden, wie etwa der Aderlass und das Schröpfen. Im Unterschied zur konventionellen Medizin stehen hierbei weniger schematische Vorgehensweisen, sondern mehr auf den einzelnen Patienten und seinen Zustand bezogene individuelle Vorgehensweisen im Mittelpunkt.

Moderne Humoralmedizin: Vor- und Nachteile

Chronische Zivilisationskrankheiten lassen sich ohne humoralmedizinische und naturheilkundliche Behandlungsstrategien kaum positiv beeinflussen, da rein medikamentöse Ansätze meist zu kurz grei-

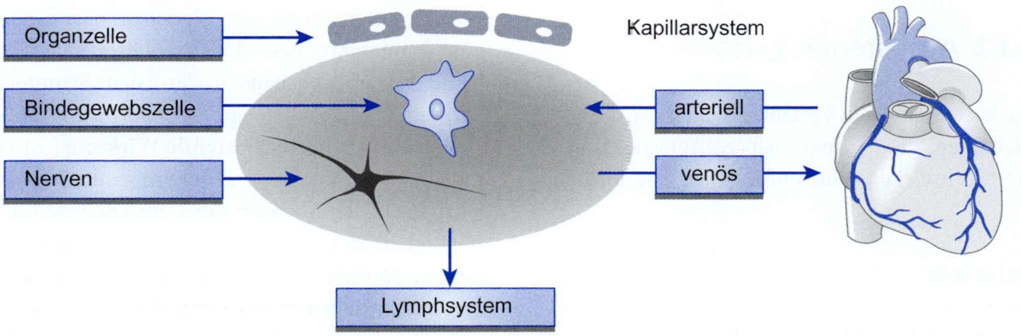

Abb. 6.1 Interstitieller Raum als zentrale Brücke zwischen Gewebe, Blutbahn und Lymphsystem (Schemazeichnung) [L157]

Tab. 6.1 Grundprinzipien der Zellularpathologie (Grundlagen der Schulmedizin) und der Humoralmedizin (Grundlagen der Naturheilkunde)

Zellularpathologie	Humoralmedizin
Vorteile	
hohe Spezifität	oft kausal
oft einfache Durchführung („Tablette"…)	seltener Nebenwirkungen
Nachteile	
oft nur symptomatisch	oft unspezifisch
häufiger Nebenwirkungen	komplizierte Durchführung (z. B. Lebensstiländerung)

fen und viele Erkrankungen eine Veränderung der Lebensführung fordern. Dies kann im Einzelfall bedeuten, die bisherige Lebensführung nicht nur zu überdenken, sondern mehr oder weniger erheblich umzustellen. In dieser Forderung der aktiven Mitgestaltung stehen auch die naturheilkundlichen Therapieverfahren und somit auch die ausleitenden Verfahren im Besonderen: Sie sind keine Verfahren, die man bloß passiv über sich ergehen lässt, sondern aktives Mittun ist erforderlich. Ein Hang zur Bequemlichkeit entspricht im Sinne von **Karl Pirlet** (1921–2010) aber genau der menschlichen Natur. Im engeren Sinne sind nach Pirlet nur diejenigen Verfahren naturgemäß, die seiner „eigenen Natur" gemäß sind. Diese Argumentationskette mag auch beleuchten, warum Umfragen regelmäßig zeigen, dass 80 % der Deutschen sehr positiv gegenüber Naturheilverfahren eingestellt sind, wenn es aber zum Schwur kommt, dann doch lieber auf chemische Pharmaka zurückgreifen, weil es eben „einfacher" ist und Symptome zunächst oft rascher verschwinden.

6.1.2 Ausleitende Verfahren

Zu den ausleitenden Verfahren zählen v. a. diejenigen Methoden, die die unmittelbare Ausscheidung von Stoffwechselendprodukten bewirken bzw. fördern.

Aderlass

Bei dem zu den ausleitenden Therapieverfahren zählenden Aderlass erfolgt eine therapeutische Blutentnahme aus einer Vene, um v. a. die Rheologie zu verbessern und einen Fülle-Zustand zu beseitigen, der mit vielen Beschwerdebildern einhergeht.

Historische Aspekte

Frühere Vertreter der Humoralmedizin wie Hippokrates, Paracelsus, Boerhave, Friedrich Hoffmann und Hufeland bezeichneten den Aderlass als Kardinalheilmittel. Besonders bei allen Arten von „Stauungen", ehedem als „Kongestion" bezeichnet, war er indiziert. Gleichwohl führte die in früheren Jahrhunderten offensichtlich exzessive und nicht indizierte Anwendung des Aderlasses auch bei nicht gegebener Indikation zu Schädigungen und Todesfällen. Nicht zuletzt die Komödien von Molière („Le malade imaginaire"[Der eingebildete Kranke]) greifen eine derartige missbräuchliche Verwendung des Aderlasses in kritisch – ironischer Weise auf. Den Aderlass deshalb als mittelalterliche Methode zu bezeichnen, erscheint aber abwegig. Wer sich an dem etwas rustikalen Wort „Aderlass" stört, möge von einer hypovolämischen Hämodilution sprechen.

Wirkungen

Als blutentziehendes Verfahren wirkt der Aderlass entstauend und leitet eine bestehende Blutfülle ab. Aus dem Interstitium strömt ein eiweißarmes Exsudat nach, um den Volumenverlust auszugleichen, und führt dadurch zu einer **Hämodilution.** Die v. a. in präventivmedizinischer Sicht wichtigste Wirkung liegt dabei in der **Verbesserung der Blutrheologie.**

Die **vor- und nachlastsenkende Wirkung** machte den Aderlass seit jeher zu einem Kardinalmittel bei verschiedenen Formen der Herzinsuffizienz. Bei einem Hämatokrit über 42 % ist dieser daher auch heute bei entsprechenden kardialen Symptomen wirksam.

Die **stoffwechselentlastende Wirkung** (und damit antidyskratische = säftereinigende Wirkung) wird durch den Abstrom intra- und extrazellulärer Flüssigkeit in das Gefäßsystem erklärt. Somit induziert der Aderlass eine Art Drainagewirkung auf den interstitiellen Stoffwechsel. Dies trägt auch zur Reduktion von Entzündungsmediatoren bei. Chronischer Juckreiz wird humoralmedizinisch als

Ausdruck einer Überlastung des Organismus mit Stoffwechselendprodukten interpretiert. Die allgemein **antisthenische, „lebensschwächende" Wirkung** bietet zudem die Möglichkeit, auf eine breite Palette sthenischer (Sthenie = Fülle, Kraftfülle) Erkrankungen und hypersympathikotoner Symptombilder Einfluss zu nehmen.

Durchführung

- Bevorzugt einzusetzen ist eine großvolumige Venenpunktionskanüle mit einem Durchmesser von 1,5–1,8 mm. Da diese nicht immer leicht zu beschaffen ist, können auch herkömmliche Bestecksysteme zum Blutspenden Verwendung finden.
- Meist wird das Blut aus der V. cubitalis entnommen. Nach Bernhard Aschner (1889–1960) lässt man 250–300 ml frei in ein Gefäß ablaufen.
- Herkömmlicherweise können 2–4 Aderlässe pro Jahr, je nach Krankheitsbild auch häufigere, durchgeführt werden.

STUDIEN

Eine jüngere Studie der Universität Innsbruck aus dem Jahr 2001 zeigt, dass Menschen, die über mehrere Jahre hinweg zweimal jährlich einen Aderlass à 250 ml durchführen lassen, eine signifikant niedrigere Herzinfarkt- und Schlaganfallrate haben [12].

Indikationen

PRAXISTIPP

Der ideale Aderlasspatient ist mittleren Alters und weist zahlreiche Symptome des metabolischen Syndroms auf, v. a. Hypertonie, Dyslipidämie und/oder Hyperurikämie, zusätzlich ggf. auch eine Polyglobulieneigung. Er zeigt das klassische Bild einer Kongestion.

Im Einzelnen zählen zu den denkbaren Indikationen:

- akute Entzündung, wie z. B. Arthritis
- Plethora – Schwitzen
- cholerisches Temperament
- akuter Hörsturz
- Asthma bronchiale, besonders bei fülligen Typen
- Hämatokritwerte über 42 % bei Männern, über 40 % bei Frauen – je nach klinischem Bild
- Thromboseneigung
- Herzinsuffizienz
- arterielle Hypertonie
- klimakterisches Syndrom mit Hitzewallungen
- Hyperlipidämie
- Hyperurikämie
- chronischer Pruritus
- Kopfdruck ohne organischen Befund
- Schwindel
- Nikotinabusus, der in der Regel mit deutlichen Hämatokriterhöhungen einhergeht

Kontraindikationen

Während die oben genannten sympathikotonen und pyknisch-plethorischen Zustände, wie z. B. Übergewicht mit metabolischem Syndrom, eine besonders günstige Indikation für den Aderlass darstellen, resultieren Kontraindikationen aus den gegenteiligen Krankheitszuständen: ausgeprägte Asthenie, Hypotonie, Neigung zu frieren, Exsikkose, Erschöpfungszustände, Diarrhö und fortgeschrittenes Lebensalter.

Auch bei schwerer koronarer Herzkrankheit mit Angina pectoris ist Zurückhaltung mit Aderlässen geboten.

Bei über 70-Jährigen gilt der Aderlass als kontraindiziert, wobei diese Frage sicher eher vom klinischen Bild und Konstitutionszustand des Patienten abhängig ist. Sicherheitshalber empfehlen sich bei höherem Alter aber kleinere Aderlassmengen, z. B. lediglich 125–150 ml bzw. die Verwendung einer isovolämischen Hämodilution: Am anderen Arm sollte parallel zum Aderlass eine Infusion mit einer Kochsalz- oder Ringerlösung von 250 ml durchgeführt werden. Dieses Konzept lässt sich nach eigener Erfahrung sehr gut auch bei Patienten jenseits des 70. Lebensjahres, bei denen eine Indikation besteht, durchführen.

Blutegeltherapie

Bei diesem ausleitenden Therapieverfahren werden Blutegel (Hirudo medicinalis) zu therapeutischen Zwecken auf der Hautoberfläche angesetzt, um lokale Fülle-Zustände auszuleiten oder reflektorisch innere Organe zu beeinflussen.

Historische Aspekte

200 v. Chr. berichtete Nikander von Colophon (197–130 v. Chr.) als Erster von der Blutegelbehandlung, während die Methode von Hippokrates noch nicht erwähnt wurde. Galen beschrieb die Blutegelbehandlung als mögliche Alternative anstelle des Schröpfens. Friedrich Hoffmann erwähnte im 18. Jahrhundert die Blutegelbehandlung als effektiv zur Entlastung des Pfortadersystems und auch bei Hämorrhoiden. Auch **Christoph Wilhelm Hufeland** (1762–1836) setzte sich intensiv mit der Methodik der Blutegelbehandlung auseinander. Wie auch andere klassische ausleitende Verfahren geriet diese Methode nach der zunehmenden Verbreitung der konventionellen Medizin zunehmend in den Hintergrund, bis sie von Bernhard Aschner (1889–1960) wieder populär gemacht wurde.

Wirkungen

Aschner beschrieb die Wirkungen der Blutegeltherapie als blutverdünnend, entstauend und „zerteilend (resolvierend)“. Bei ausgedehnter Anwendung können auch systemische blutverdünnende Effekte auftreten. Die Wirkungen der Blutegeltherapie entsprechen denen eines lokalen Aderlasses – durchschnittlich werden 15 ml pro Blutegel abgesaugt, hinzu kommt eine Nachblutung im Umfang von 20–40 ml – sowie den pharmakologischen Wirkungen der Blutegelwirkstoffe.

- Lokaler Aderlass: Entstauung und Lymphentlastung, der anschließende Flüssigkeitsausgleich durch Zustrom aus dem Intrazellulärbereich verbessert die Blutrheologie (vgl. auch Aderlass).
- Wirkstoffe aus dem Speichel der Blutegel verstärken diese Effekte:
  - Der selektive Thrombinantagonist **Hirudin** wirkt nicht nur blutgerinnungshemmend, sondern auch leicht diuretisch, antibiotisch und auf das lokale Gefäßsystem entkrampfend. Darüber hinaus entsteht eine lymphdrainierende Wirkung.
  - Das fibromolytische Enzym Plasmin wird durch **Bdellin** gehemmt. In lysosomale Vorgänge bzw. bakterielle Verdauungsenzyme, die v. a. bei traumatischen oder entzündlichen Prozessen aktiv werden, wirkt der Blutegelwirkstoff **Eglin** hemmend.
  - Die Substanzen **Orgelase** und **Hementin** induzieren eine durchblutungsfördernde Wirkung, können sogar dazu beitragen, den Abbau vorhandener Blutgerinnsel zu beschleunigen. Darüber hinaus ist eine lokal anästhesierende wirkende Substanz beschrieben, die einen schmerzlindernden Effekt während des Saugvorgangs induziert.

Durchführung

Eine Blutegeltherapie ist zeitintensiv, sie erfordert eine ruhige Umgebung und den Einsatz beträchtlicher Wund- und Verbandsmaterialien. Deshalb ist die Durchführung während einer Routinesprechstunde ungünstig. Besser ist es, spezielle Sprechstundenzeiten hierfür vorzusehen, in denen die Behandlung und Nachbehandlung in aller Ruhe erfolgen kann.

PRAXISTIPP

- Der Patient ist über evtl. auftretende ausgedehnte Nachblutungen im Vorhinein zu informieren.
- Die Erfahrung zeigt: Ein ruhiges Umfeld ist entscheidend, denn Hektik und Nervosität des Anwenders übertragen sich offensichtlich auch auf die Blutegel und führen dazu, dass der Anbeißvorgang verzögert bzw. erschwert wird.
- Ist ein sofortiger Einsatz der (rezeptierten) Blutegel nicht möglich, sollen sie an einem schattigen Platz aufbewahrt und stets mit frischem Wasser versorgt werden, z. B. stilles Mineralwasser oder frisches Leitungswasser.

- Normalerweise kommen 5–10 Blutegel pro Behandlung zum Einsatz.
- Der Patient soll vor der Behandlung wenig getrunken haben.
- Hautstelle reinigen und ggf. rasieren, evtl. das Behandlungsgebiet mit einer Blutlanzette anritzen, um Bissfreudigkeit der Blutegel zu erhöhen (wenngleich es dazu unter den Anwendern unterschiedliche Auffassungen gibt)
- Blutegel mithilfe einer stumpfen Pinzette ansetzen.
- Der Saugvorgang dauert 10–60 Min. Normalerweise fallen die Blutegel dann von selbst ab.
- Der anschließend anzulegende Verband sollte saugfähig sein und ggf. nach einigen Stunden gewechselt werden.

Eine erneute Blutegelbehandlung sollte frühestens nach 5–8 Tagen stattfinden.

MERKE

Dringend vermieden werden soll ein Abreißen der Egel mit Gewalt. Dadurch könnte es zu Entleerung des Mageninhaltes des Egels kommen und möglicherweise zu bakteriellen Kontaminationen.

Indikationen

- Formen der chronisch venösen Insuffizienz, v. a. bei Neigung zu thrombotischen Zuständen bzw. Phlebitis; auch Hämorrhoidalleiden (Ansetzen der Egel im Afterbereich)
- Erkrankungen des Bewegungsapparats: v. a. Arthrosen, verschiedene Untersuchungen, bei dieser Indikation wurden kontrollierte, randomisierte Studien durchgeführt mit dem Nachweis der Wirksamkeit z. B. bei Gonarthrose. Auch rheumatisch arthritischer Prozesse können positiv durch die Blutegeltherapie beeinflusst werden.
- Erkrankungen der Ohren: v. a. akute und chronische Mittelohrentzündung (Ansetzen der Blutegel im Mastoidbereich), Tinnitus v. a., wenn eine rheologische Ursache vermutet wird
- Herpes zoster: bei postzosterischen Neuralgie versuchsweise, evtl. in Kombination mit Cantharidenpflaster

Weitere Indikationen sind arterielle Hypertonie bzw. präapoplektische Zustände sowie der akute Gichtanfall.

Die frühere wesentlich umfangreichere Indikationsliste, die u. a. auch Zustände wie Commotio oder diverse Formen von Zephalgien bis hin zu Psychosen umfasste, wird heute zurückhaltender beurteilt.

Kontraindikationen

- Medikamenteneinnahme: gleichzeitige Gabe von Antikoagulanzien, wie z. B. Cumarinpräparate, Heparin, Clopidogrel und ASS
- hämorrhagische Diathese
- periphere AVK sowie die diabetische Mikroangiopathie
- Hauterkrankungen am geplanten Applikationsort, v. a. Ekzeme und Wundheilungsstörungen
- Immunsuppression (etwa Einsatz von MTX, Cortison bzw. krankheitsbedingter Immunsuppression etwa im Rahmen von HIV-Infektionen)

PRAXISTIPP

- Bei asthenischer Konstitution ist die Blutegeltherapie sehr vorsichtig einzusetzen.
- Oft liegt insbesondere bei Neigung zu Allergien eine Überempfindlichkeit auf Hirudin vor. Im akuten Fall können Antiallergika gegeben werden bzw. es muss auf das Verfahren verzichtet werden.
- Jeder 4.–5. Patient neigt zu einer Lokalreaktion, die das sorgfältige Abwägen einer Blutegeltherapie erforderlich machen. Entsprechende Reaktionen können zum einen sofort, mitunter aber erst nach einigen Tagen auftreten.
- Möglich sind Narbenbildungen an der Bissstelle. Auch Lymphentzündungen im Sinne eines Erysipels sind, wenn auch selten, als Komplikation beschrieben.

6.1.3 Hautreizende ableitende Verfahren

Die Haut gilt mit einem Gewicht von 15 kg und einer Oberfläche von näherungsweise zwei Quadratmetern als das schwerste Organ des menschlichen Körpers. Da sie nicht nur als Hülle fungiert, sondern auch ein wichtiges Ausleitungsorgan ist, wird die Haut im Volksmund auch als dritte Niere bezeichnet: Über die Schweiß- und Talgdrüsen der Haut werden Hunderte chemisch definierbarer Substanzen ausgeleitet. Im Regelfall verdunstet der Körper ca. 0,5–1 Liter Schweiß am Tag. Dieser Ausscheidungsvorgang kann durch unterstützende Maßnahmen, z. B. die Sauna, bis auf 5 l gesteigert werden.

Besonders bekannt, heute noch relativ häufig durchgeführt und in vielen medizinischen Traditionen beheimatet ist die Methode des Schröpfens. Weniger bekannt sind dagegen die mehr historischen, sog. hautreizenden Methoden. Zwei Verfahren haben auch heute noch eine gewisse Bedeutung: das Cantharidenpflaster und das Baunscheidt-Verfahren.

Schröpfen

Schröpfen ist ein seit der Antike eingesetztes Verfahren, das zu den hautreizenden Therapien gezählt wird. Es hat lokale, segmentale und reflektorische Wirkungen.

Historische Aspekte

Schon in primitiven Kulturen bzw. alten Kulturvölkern soll es bei Wunden, Schlangenbissen eine „Instinktbehandlung des Saugens" gegeben haben, wie von Bernhard Aschner dargestellt. Daraus entwickelte sich das Schröpfen, wie es in den unterschiedlichsten Kulturkreisen weitgehende Verbreitung fand. Auch für Hippokrates zählte das Schröpfen zu einem wichtigen Verfahren bei zahlreichen akuten und chronischen Schmerzen. So wurden schon damals akute Entzündungen wie etwa Pneumonien, Anginen oder Otitiden, ebenso wie Rückenleiden und Kopfschmerzen mit Schröpfen behandelt. Der italienische Arzt Horatio Orgenius schrieb in seinem Werk *De* rationi curandi die *„Entleerung, Revulsion, Schmerzlinderung und Umstimmung sowie die Attraktion von Körpersäften (Blut und Lymphe) als entscheidende Ziele des Schröpfens."* Im 16. Jahrhundert vertraten führende Mediziner die Auffassung, Schröpfen eigne sich besonders, um ein Gleichgewicht zwischen „Blutüberfüllung und Blutstockung" wiederherzustellen ganz im Sinne einer antidyskratischen Methode. Bereits im 19. Jahrhundert verlor offenbar das Schröpfen seine wichtige therapeutische Bedeutung. Christoph Wilhelm Hufeland (1762–1836) beklagte, es handele sich um ein *„wirksames, jetzt zu sehr vernachlässigtes, hautreinigendes Mittel".*

Im 20. Jahrhundert wurde Schröpfen mit dem Siegeszug der konventionellen Medizin aus dem klinisch medizinischen Alltag verdrängt, es wurde nur als Trockenschröpfen in der Volksmedizin eingesetzt. Doch mit der Verbreitung der Komplementärmedizin hat das Schröpfen seit den 1980er-Jahren wieder eine größere Bedeutung erlangt. Wegen seiner rationellen Methodik lässt es sich sehr gut in den Praxisalltag integrieren, sodass es von den klassischen Ausleitverfahren nach wie vor seine Berechtigung hat.

Wirkungen

Segmentale Beziehungen

Die Hauptwirkungen des Schröpfens können auf die Verbindungen zwischen dem Körperinnern und der Körperoberfläche zurückgeführt werden, die sich durch das horizontale und vertikale Funktionsprinzip zeigt:

- **Horizontales Funktionsprinzip:** Innere Organe sowie Haut und Muskelzonen sind über Reflexbögen miteinander verschaltet. Dies führt beispielsweise bei Fehlfunktionen innerer Organe zu Änderungen der Haut und Unterhautbeschaffenheit bzw. der Temperaturregulation. Diese viscerokutanen bzw. kutiviszeralen Reflexverbindungen werden als Prinzip einer Innen-/Außenkopplung des Schröpfens beschrieben.
- **Vertikales Funktionsprinzip:**
  - Reflexbahnungen über spinomedulläre Leitungsbahnen als vertikale Kopplung zwischen ZNS, Sympathikus und Vagus.
  - Möglicherweise bilden Akupunktur-Meridiane ein weiteres **vertikales Vernetzungssystem.** Zahlreiche Schröpfzonen (➤ Abb. 6.2) befinden sich im Bereich des Blasenmeridians der traditionellen chinesischen Medizin und entsprechen dort vielfach den Shu-Punkten.

Um diese komplexen, bislang höchstens ansatzweise erforschten Wechselwirkungen unterschiedlicher Teile des Organismus untereinander und deren gegenseitige Beeinflussung besser beschreiben zu können, hat man den Begriff des **kybernetischen Modells** geprägt. Das kybernetische Modell geht von **Fernwirkungen** aus. In diesem Sinne behandelt die Schröpftherapie unter Berücksichtigung entsprechender empirisch gefundener Schröpfzonen am Rücken.

PRAXISTIPP

Das Trockenschröpfen entlang dieser Shu-Punkte ist eine bewährte Methode bei allgemeiner Erschöpfung und vegetativer Dystonie.

Schröpfzonen – Gelosen

Die Schröpfzonen stellen **Schnittstellen** des horizontal und vertikal vernetzten Kommunikationssystems im Organismus dar. Die meisten von ihnen befinden sich am Rücken und sind durch ihre Unterhautveränderungen besonders in Form von Gelosen mit ein wenig Übung leicht aufzufinden.

MERKE

- Gelosen sind pflaumengroße prall-elastische, in der Regel druckempfindliche Verhärtungen (heiße Gelosen = Füllegelosen) bzw. reis- bis haselnussgroße scharfkantig begrenzte Verhärtungen mit oft eingezogener Haut (kalte Gelosen = Leeregelosen).

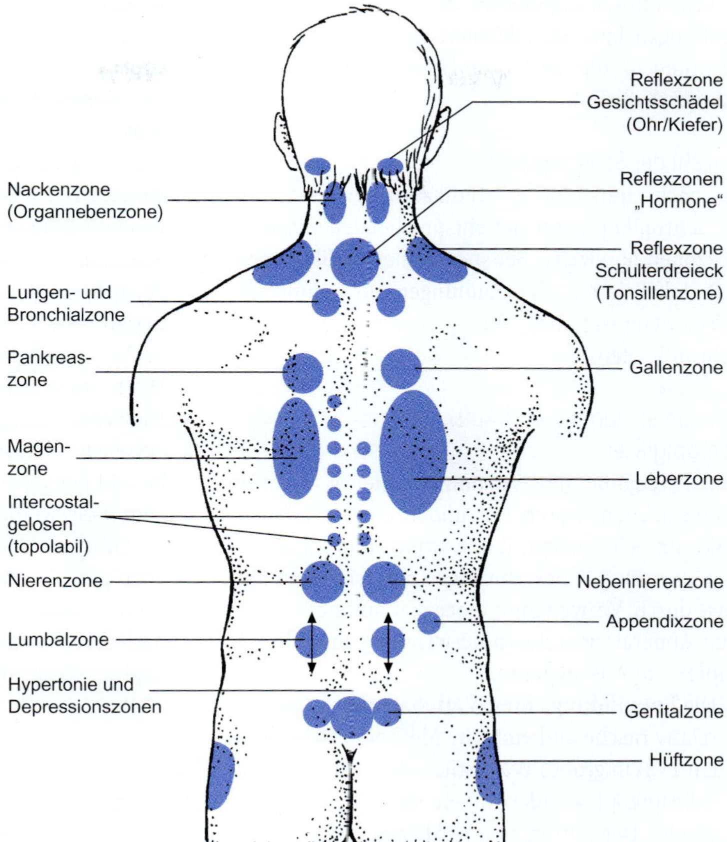

Abb. 6.2 Schröpfzonen nach Abele
[L190]

- Wo sich Gelosen finden, kann davon ausgegangen werden, dass der Funktionskreis der jeweiligen Reflexzone kybernetisch nicht ausgeglichen ist. An diesen Stellen (Schröpfzonen, ➤ Abb. 6.2) können Schröpfköpfe aufgesetzt werden.
- Der Lokalbefund stellt jedoch nur ein wichtiges Kriterium dar. Übergeordnet ist immer der Konstitutionsaspekt. Mehr pyknisch-athletisch polyglobulienämische Patienten benötigen tendenziell eher blutiges Schröpfen. Bei asthenischen Patienten mit Neigung zu Hypotonie ist das Trockenschröpfen zu bevorzugen.

Nach **Johann Abele** (1940–1999) sind Füllegleosen Ausdruck einer „Übersäuerung" des Gewebes und werden grundsätzlich blutig geschröpft. Erzielt werden soll eine lokale Verbesserung der Blutrheologie und Lymphentlastung. Die reiskorn- bis haselnussgroßen und eher scharfkantig begrenzten kalten Gelosen werden hingegen trocken geschröpft.

PRAXISTIPP

- In der Regel werden 6–14 Schröpfköpfe platziert, die je nach Empfindlichkeit des Patienten und des Hauttyps 10–20 Min. verbleiben.

Durchführung

Der Patient sitzt mit vornüber gebeugtem Oberkörper seitlich auf der Untersuchungsliege bzw. auf einem Hocker. Der von hinten herantretende Untersucher palpiert unter leichtem bis mittlerem Druck zwischen Daumen und Zeigefinger die Rückenpartie von distal nach proximal. Die Untersuchung wird durch Verwenden eines Massageöls erleichtert, weil die Finger besser über die verschiedenen Hautabschnitte gleiten können, und das Tasten subkutaner Veränderungen sensibler erfolgen kann.

Leeregelosen imponieren in der Regel durch Einsenkungen bzw. eher kleinere härtere Gewebsverdichtungen, die auch auf heftigen Druck kaum schmerzhaft sind.

Anzahl der Schröpfgläser

Je nach individueller Indikation werden 10–14 Schröpfköpfe auf die entsprechenden Organreflexzonen appliziert. Bei spezifischen Indikationen, z. B. lokalisierten Verspannungen im Schulterbereich, genügen auch eine geringere Anzahl von Schröpfköpfen.

Vakuumerzeugung und Aufsetzen der Schröpfgläser

Zur Erzeugung des Vakuums bestehen mehrere Möglichkeiten: Durch Entzünden eines Wattebausches im Schröpfkopf, durch Erhitzen des Schröpfkopfes mittels eines spiritusgetränkten Wattefidibus, durch Verwendung einer Vakuumpumpe (Itting-Apparat) oder durch Verwendung von Schröpfköpfen mit Ansauggummi.

- Die **Entzündung eines Wattebausches** ist eine relativ **rasche** und **einfache Methode.** Dabei wird ein 1–2 cm großes Wattestück, das sich bereits im Schröpfkopf befindet, mit einem Feuerzeug entzündet. Der Schröpfkopf wird danach unmittelbar auf die Haut aufgebracht.
  Der **Nachteil** dieser Methode kann darin bestehen, dass es durch Vorfallen der Watte zu lokalen Verbrennungen kommen kann. Daher sollte diese Technik nur beim sitzenden Patienten durchgeführt werden. Durch Tränken eines Endes des Wattebausches mit etwas Wasser kann dieser an der Innenwand des Schröpfkopfes angeheftet werden. Dadurch wird das Problem der vorfallenden, noch brennenden Watte verhindert.
- Verbreitet ist die Verwendung eines **spiritusgetränkten Fidibus** (Watteträger). **Wichtig** ist, beim Einführen des Fidibus bereits darauf zu achten, dass die Flamme nicht die Ränder des Schröpfkopfes berührt, weil auf diese Weise lokale Überhitzungen bzw. Brandwunden erzeugt werden können.
- Die Verwendung einer **Unterdruckvakuumpumpe** wurde bereits von Aschner hervorgehoben. In seinem Standardwerk beschrieb er den Itting-Apparat, der in modifizierter Form heute wieder erhältlich ist. Bei diesem Verfahren wird durch eine Art Luftpumpe ein Vakuum im jeweiligen Schröpfkopf erzeugt.
  Der **Vorteil** dieser Methode: Es können keine Brandwunden entstehen und eine individuelle Steuerung der Vakuumstärke ist möglich. Auf der anderen Seite sind die Anschaffungskosten wesentlich höher als bei den herkömmlichen Schröpfköpfen, so dass im Einzelfall sicherlich abzuwägen ist, welche Verfahren sich als optimal herausstellen. Dem Anfänger sei empfohlen, zunächst einmal die Methode mit der entzündeten Watte am sitzenden Patienten zu probieren.
- Die Verwendung von **mit Unterdruckgummis** versehenen **Schröpfköpfen** ist sehr einfach. Es besteht jedoch die Gefahr, dass bei zunehmendem Porös werden des Gummis die Saugwirkung nachlässt und damit die Haftfähigkeit des Schröpfkopfes. Auch die Sterilisierbarkeit (insbesondere nach blutigem Schröpfen) ist problematisch. Die Verwendung dieser Art von Schröpfköpfen hat sich daher allgemein nicht durchgesetzt.

Saugvorgang

Die Einwirkdauer beträgt je nach Empfindlichkeit des Patienten 10 Min., meist jedoch 20 Min. Dabei empfindet der Patient ein „Kneifen", zusätzlich ein wohlig-warmes Gefühl im Rückenbereich, manchmal auch Juckreiz oder leichtes Brennen.

Abnehmen der Schröpfgläser

Mit dem Daumen oder Zeigefinger der linken Hand (beim Linkshänder umgekehrt) wird die Haut am Schröpfkopfrand leicht eingedrückt und gleichzeitig mit der anderen Hand der Schröpfkopf abgehebelt.

Reaktionen

Nach erfolgter Schröpfung treten je nach Hauttyp und Stoffwechselsituation unterschiedliche Reaktionen auf. Besonders bei empfindlichen hellhäutigen Hauttypen ist eine mitunter heftige Hyperämie im Sinne einer erythematösen Rötung festzustellen, es sind zudem die typischen scheibenartigen Ringe zu erkennen, zusätzlich können auch Blutergüsse auftreten.

In zahlreichen Fällen kann auch beim trockenen Schröpfen **seröses Exsudat** durch die Haut hindurch austreten. Es handelt sich dabei um lymphatische Flüssigkeit. Manche Patienten entwickeln massive **bläschenförmige Erscheinungen,** die teils lymph-, teils blutgefüllt sind. Der Patient ist darauf hinzuweisen, dass dies kein Zeichen einer misslungenen Schröpfung darstellt, sondern vielmehr ein Ausdruck eines massiv belasteten Unterhaut- und Bindegewebsstoffwechsels ist und somit erst recht einen Grund darstellt, das Schröpfen nach Abklingen der lokalen Reizung zu wiederholen.

Ein **erneutes Schröpfen** kann nach 3 Tagen erfolgen, bei stärkeren Reaktionen (heftige Blutergüsse, Bläschen) auch erst nach 1 Woche oder später.

Indikationen

Blutiges Schröpfen

Blutiges Schröpfen bewährt sich überall dort, wo eine **Verbesserung** der Mikrozirkulation und des **Lymphflusses** angestrebt wird. Bewährte Indikationen (Auswahl) sind:

- Schulter-Arm-Syndrom
- Lungenerkrankungen: COPD, Pneumonie (unter Einbeziehung eines Schröpfgebiets in Höhe von TH3, das dem Akupunkturpunkt Blase 12 entspricht)
- arterielle Hypertonie (Nieren- und Hypertonie-/Depressionszone)
- akute Magen- und Pankreaserkrankungen (Region linkes Schulterblatt)
- akute und chronische Obstipation (entlang des Colons, bevorzugt ventral)
- Gallenwegsdyskinesie (sog: „Gallengelose" im Bereich des rechten Schulterblattwinkels)
- Zephalgien, insbesondere im Zusammenhang mit Kongestionen, unscharfem Sehen, Tinnitus (Schulterdreieck, Nackenzone, C7, Nierenzone)
- Klimakterium mit Hitzewallungen (v. a. Behandlung des Hormonbuckels über C7 sowie Depressionszone)
- Lumbalgien im Schmerzbereich (in Höhe der LWS)
- Verstimmungszustände (über Os sacrum – sog. Depressionszone und Leber/Gallenzone)
- nephrogene Erkrankungen (in Höhe der Nieren – dorsal)
- Dysmenorrhö (in Höhe der LWS)

Trockenes Schröpfen

Trockenes Schröpfen aktiviert die Durchblutung von Haut, Unterhaut und Bindegewebe. Es kommt nach Abele zur **Verbesserung** der **Stoffwechselaktivität, Sauerstoffversorgung** und zur unspezifischen **Immunstimulation.** Darüber hinaus erfolgt eine allgemeine Tonisierung. Insbesondere asthenische Konstitutionstypen sind besonders geeignet für das trockene Schröpfen. Als besonders geeignet gelten (Auswahl):

- Erschöpfungszustände mit Asthenie (paravertebrales Schröpfen von der Nacken- bis zur Sakralregion)
- polytope Insertionstendopathie/Fibromyalgie (im Bereich der Schmerzonen)
- Osteoporose (paravertebrales Schröpfen am Rücken meist im Abstand von 5–10 cm zur Wirbelsäule)
- Enteroptose (ein durchhängendes Colon – führt oft zu Dyspepsie, Reizdarmsyndromen und „Verdauungsschwäche")
- funktionelle abdominelle Beschwerden („Drüsenschwäche")
- Oberbauchbeschwerden mit Dyspepsie (in Höhe untere BWS)
- Obstipation (Oberschenkelaußenseite, Bauchdecke und parallel zur Lendenwirbelsäule)
- Durchblutungsstörungen (paravertebral entlang der Wirbelsäule)
- Hypotonie und ständige Müdigkeit (entlang des Blasenmeridians im Rückenbereich)
- akute und chronische Atemwegsinfekte (Magenzone)
- Arthrosen wie z. B. Gonarthrose oder Koxarthrose

Kontraindikationen

- trockenes Schröpfen: akute Hautentzündungen, akute allergisch bedingte Hautveränderungen, z. B. im Rahmen einer Neurodermitis oder anderweitige Hautschädigungen, etwa im Rahmen einer Radiatio
- blutiges Schröpfen: ausgeprägte Asthenie, Anämie und Blutgerinnungsstörungen; kein blutiges Schröpfen über Knochen, also etwa Dornfortsätzen bzw. in der Leberzone (rechtes Schulterblatt, vgl. Schröpfzonen nach Abele)

6

Cantharidenpflaster

Das Cantharidenpflaster gehört zu den blasenziehenden Mitteln („Vesikantien"), die schon in der Volksmedizin in verschiedenen Formen zur Anwendung kamen. Bei dieser Methode wird Cantharidenextrakt eingesetzt, der aus der Laufkäferart „Spanische Fliege" (Lytta vesicatoria) stammt.

Historische Aspekte

Schon die altgriechische und römische Medizin kannte sog. Scharfstoffpflanzen mit blasenziehender Wirkung. Das ebenfalls blasenziehende Cantharidenpflaster wurde erstmalig im 7. Jahrhundert n. Chr. von Alexander Dralianos zum Einsatz gegen rheumatische Krankheitsbilder beschrieben. Auch in der arabischen Medizin wurde es eingesetzt, etwa als Stimulationsmittel nach schweren Infektionserkrankungen. Paracelsus (1494–1541) verwendete es sogar bei Epilepsien und anderen neurologischen Erkrankungen und – wie überliefert – nicht ohne Erfolg. **Christoph Wilhelm Hufeland** (1762–1836) bezeichnete das Cantharidenpflaster als eines der wirksamsten Behandlungsmethoden überhaupt.

Wirkungen

Alle Anwender erklären die Wirkung über den Entzug von Serum und zusätzlich vegetativen Reizeffekten über Reflexbögen. „Weiße Schwester der Schröpfkunst" nannte Aschner (1889–1960) das Cantharidenpflaster. Während beim blutigen Schröpfen der Blutentzug im Vordergrund steht, wirkt das Cantharidenpflaster v. a. auf die **Lymphe.**

Die Wirkweise des Cantharidenpflaster basiert vermutlich auf vier Haupteffekten:
- antientzündlicher und schmerzlindernder Effekt durch die „Ausleitung" der Schmerzmediatoren
- entstauender Effekt im Sinne einer Lymphdrainage
- immunologischer Effekt durch lokale und systemische Aktivierung immunkompetenter Zellen und hydrolytischer Enzyme
- Hyperämisierung als reaktives Phänomen in Folge der Hautreizung

Durchführung

Cantharidensalbe

Verwendet wird eine Paste, die aus der Spanischen Fliege, einem grünlichen Käfer von der Größe einer Stubenfliege aufbereitet wurde. Die Paste enthält Cantharidin, das eine künstliche Verbrennung 2. Grades erzeugt sowie histaminartige Substanzen. Die Beschaffung der Cantharidensalbe ist heutzutage problematisch, während sie im 19. Jahrhundert in allen Apotheken vorrätig war.

Anlegen des Cantharidenpflasters

Lokale Beschwerden oder der Palpationsbefund (Schmerzzone, nichtentzündliche Stauung) bestimmen den Ort, an dem das Pflaster aufgebracht wird:
- Die zu behandelnde Hautstelle wird rasiert und gereinigt.
- Die Größe des Cantharidenpflasters orientiert sich an der Indikation und am Hauttyp. Je empfindlicher der Hauttyp, umso vorsichtiger ist die Anwendung zu wählen: Bei retroauriculärer Anwendung im Rahmen einer Mittelohrentzündung hat das Pflaster die Größe einer halben Briefmarke. Im Rückenbereich können dagegen größere Areale bedeckt werden bis zur Größe eines Rezeptblocks. Im Gelenkbereich erfolgt die Applikation v. a. im Schmerzbereich. Dort sollte jedoch (z. B. im Kniebereich) die Größe eines halben Rezeptblocks nicht überschritten werden, da die erzielte Hautreizung und Rötung über die ursprünglich aufgetragene Salbenfläche noch hinausgeht.
- Die im Kühlschrank aufbewahrte Cantharidensalbe sollte rechtzeitig vor der Anwendung an die Raumtemperatur angepasst werden. Dadurch wird sie geschmeidig und lässt sich leicht auftragen.
- Die Cantharidensalbe wird mit einem Mundspatel aufgetragen.
- Anschließend wird ein entsprechender **Verband** mit sterilen Kompressen und darüber einer Folie angelegt und mit einem Pflaster außen herum befestigt (Fensterrahmenverband).

MERKE

Es empfiehlt sich, das Pflaster morgens anzulegen. Bei möglichen Überreaktionen kann es nach wenigen Stunden noch im Lauf des Tages entfernt werden.

- Die normale Verweildauer beträgt 12–24 Stunden, bei Kindern bzw. bei Auflagen hinter dem Ohr höchstens zwei Stunden.
- Bei kurzzeitiger Anwendung entwickelt sich in dieser Zeit eine milde Hautrötung, bei Anlage über 12–24 Std. eine Verbrennung 2. Grades (s. u.), die vom Patienten i. d. R. nur als harmloses leichtes Brennen wahrgenommen wird.

Reaktionen

- Bei v. a. nächtlich auftretenden **Schmerzen** können bei Bedarf NSAR Analgetika, z. B. Aspirin® Tabletten oder Paracetamol, eingesetzt werden. Extreme Schmerzen sind aber in jedem Fall ein Grund, das Pflaster ggf. auch vorzeitig zu entfernen.
- Nach 12–24 Stunden ist eine **Brandblase** entstanden. Sie enthält eine klare bis **bernsteinfarbene Flüssigkeit** serösen bzw. lymphatischen Inhalts. Nach Abnahme des Verbands wird die Blase am besten mit einer großkalibrigen Kanüle, mindestens Nr. 1, angestochen bzw. leicht aufgeritzt, damit das Sekret abfließen kann. Es hat sich bewährt, die Blasenhaut nicht zu entfernen, sondern stattdessen lediglich die Reste der Cantharidensalbe mit 0,9-prozentiger Kochsalzlösung vorsichtig abzutupfen.
- Im Weiteren erfolgt eine **Wundbehandlung** wie bei einer Brandwunde 2. Grades. Mit einer sterilen Kompresse wird die Wunde abgedeckt. Als Brandsalbe haben sich Traumeel® S Salbe, Hametum® Creme oder Bepanthen® Wund- und Heilsalbe gut bewährt.
- Ein **weiteres Pflaster** an derselben Stelle darf frühestens nach 4 Wochen bzw. nach völligem Abheilen der Wunde verordnet werden. Um eine Pigmentverschiebung zu vermeiden, soll der Patient für mindestens 6 Wochen UV-Strahlen meiden.

Indikationen

Das Cantharidenpflaster eignet sich bei folgenden Erkrankungen (Auswahl):

- chronische Sinusitis
- Otitis media (Pflaster auf Mastoid)
- Pleuraergüsse und Verschwartungen
- Neuralgien, Interkostalneuralgie, postzosterische Neuritis
- Morbus Bechterew
- Depression im Klimakterium (Pflasteraufbringung im Bereich L5/S1)
- degenerative Wirbelsäulenveränderungen
- Schulter-Arm-Syndrom
- Arthrosen aller Art

Kontraindikationen

Wegen der beschriebenen nephrotoxischen Wirkung sollte das Cantharidenpflaster zumindest in großflächiger Ausdehnung nicht bei akuter Zystitis und Pyelonephritis, außerdem nicht bei Stauungsödemen, Gangrän bzw. pAVK eingesetzt werden. Auch bei akut entzündlichen Gelenkveränderungen ist die Verwendung obsolet, Gleiches gilt selbstverständlich für offene Wunden, für den Bereich der Schleimhäute bzw. die Gelenkbeugen. Auch bei Diabetes mellitus ist aufgrund der veränderten Hauttrophik Vorsicht geboten.

MERKE

Der Einsatz des Cantharidenpflasters kann eine Hyperpigmentierung hinterlassen, die über Wochen, Monate, manchmal auch langfristig anhalten kann. Darauf ist der Patient vor Anwendung des Cantharidenpflasters hinzuweisen.

Baunscheidt-Verfahren

Bei diesem großflächigen hautreizenden Verfahren werden mithilfe des „Lebensweckers" und eines speziellen Öls therapeutische Reize zur Umstimmungstherapie gesetzt.

Historische Aspekte

Der aus Bonn stammende Feinmechaniker und Naturwissenschaftler **Karl Baunscheidt** (1809–1872) entdeckte das nach ihm benannte Verfahren zufällig. Im Bereich des Daumensattelgelenks wurde der an Rhizarthrose Leidende eines Tages von Mücken gestochen. Nach einer reaktiven starken Hyperämie mit Juckreiz waren die bis dahin anhaltenden arthritischen Beschwerden dauerhaft verschwunden.

Auf Basis dieser Erfahrung entwickelte Baunscheidt in Nachahmung des Mückenstichs den

6

„Lebenswecker", ein spezielles Instrument mit kleinen Nadeln mit dem Ziel, die oberste Hautschicht an mehreren Stellen anzuritzen.

In diese so bearbeitete Haut wird eine hautreizende Ölmischung eingerieben. Sie bestand ursprünglich aus Krotonöl. Da dieses als Kokarzinogen in den letzten Jahren nicht mehr erhältlich ist, werden heute meist krotonölfreie Baunscheidtöle verwendet, die aber nicht an die Wirkung des ursprünglichen Baunscheidtöls heranreichen. Möglich ist allerdings die Nachproduktion einer geeigneten Salbe mit Marmorsand. Sie umfasst folgende Rezeptur: Vaselinum album 1.000,0; Acidum formicidi 50,0; Olium crotoni 75,0; Fructus capsici pulvis 50,0; Olium lauri 50,0; Marmor pulvis groß 250,0; Tinktura kantharidis 50,0; M. F. Paste

Wirkungen

Das Baunscheidt-Verfahren stellt ein flächenhaft wirkendes **reflextherapeutisches Verfahren** dar, das zusätzlich hautausleitende Effekte verwendet, und eine Art **Immunstimulation,** wodurch blockierte Antigen-Antikörper-Komplexe reaktiviert werden. Die Anwendung findet an einer „Stellvertreterstelle" statt, die in der Regel durch kutiviszerale Reflexbeziehungen mit einem inneren Organ in Wechselwirkung stehen. Grundsätzlich ähnelt das **Wirkprinzip** dem des Cantharidenpflasters (s. o.). Nach Johann Abele [1] wird neben durchblutungs- und lymphanregenden Effekten die Phagozytoseaktivität erhöht und der lokale pH-Wert reguliert. Die inneren Organe werden angeregt, wodurch eine allgemeine Kräftigung erreicht wird.

Durchführung

- Die zu behandelnden Areale desinfizieren und anschließend mit dem Lebenswecker ansticheln.
- Die bearbeiteten Hautareale mit dem Baunscheidt-Externum einreiben (Handschuhe tragen). Nach dem Einreiben bildet sich eine rasche Rötung, stellenweise auch kleine Quaddeln.
- Zone mit einem Verband abdecken; Vorsicht: durch leicht derbes Material, z. B. Mullbinden oder Zemuko, entsteht ein zusätzlicher Reibeeffekt. In der Folge treten meist hirsekorngroße papulopustulöse, teilweise auch nodöse Hauterscheinungen auf.

Indikationen

Die folgende Auswahl an Indikationen gibt empirischer Erfahrungen wieder.

- Schmerzen im Bereich der Wirbelsäule, Arthrose (dabei großflächige Behandlung im Gelenkbereich bzw. der dazu gehörigen Muskelgruppen), Polyarthritiden/Morbus Bechterew
- neuralgieforme Erkrankungen
- innere Erkrankungen, bei denen jeweils in der Reflexzone behandelt wird
- Lungen- und Bronchialerkrankungen
- Sodbrennen, Dyspepsie, Blähungen, Hämorrhoidalleiden (Entlastung Pfortaderkreislauf)
- Gallenerkrankungen und exokrine Pankreasinsuffizienz
- rezidivierende Nephropathien

PRAXISTIPP

- Bei Migräne wird im Bereich C4 und der Schulterblattregion, bei sog. Organmigräne, z. B. „Gallenblasenmigräne" – laut chinesischer Medizin liegt eine Störung im Energiekreislauf „Galle" vor – es gibt zudem z. B. eine „Leber-", „Blasen-" und „Magen"-Migräne – über den korrespondierenden Reflexzonen im Bereich der mittleren Brustwirbelsäule behandelt.
- Bei Schlaflosigkeit erfolgt die Behandlung im Rücken zwischen den Schulterblättern. Nach Baunscheidt lässt sich durch seine Methode eine chronische Schlaflosigkeit innerhalb von zehn Tagen beseitigen!

Kontraindikationen

Die Kontraindikationen ähneln denen des Cantharidenpflasters:

- Erkrankungen aus dem allergischen Formenkreis
- Autoimmunerkrankungen
- akute entzündliche Erkrankungen mit fiebrigen Zuständen
- Vorsicht auch bei Behandlung im Bereich von Naevi

6.1.4 Diaphoretische Verfahren: Sauna

Die Sauna stellt als **Heißluftbad** eine intensivierte Form des Luftbads mit anschließender Kaltapplikation dar. Zum Einsatz kommen Temperaturen zwischen **80–120 °C** bei einer **Luftfeuchtigkeit von 1–10 %.** Im Bedarfsfall kann die Luftfeuchtigkeit durch **Aufgüsse** mit verschiedenen Zusätzen, je nach Indikation kommen in der Regel ätherische Öle zum Einsatz, bis auf 25 % gesteigert werden.

Wirkungen

Der **sympathikotone Effekt** der Sauna führt zu einer Steigerung der Pulsfrequenz und des Herzminutenvolumens. Durch Verminderung des peripheren Gefäßwiderstands wird eine Senkung des diastolischen Blutdrucks erzielt. Die gleichzeitig eintretende verstärkte Hautdurchblutung aktiviert die Schweißsekretion. Im Lungen- und Bronchialbereich tritt eine Bronchialerweiterung mit spasmolytischen Effekten ein. Der Atemwegswiderstand sinkt. Die Schleimhautsekretion im Respirationstrakt wird angeregt.

Die **Wärmeaufnahme** bei der Sauna erfolgt über dreierlei Wege: Durch Strahlung, Konvektion und Leitung (durch die heiße Unterlage). Die **Hauttemperatur** steigt von 38 °C auf 42 °C, dagegen steigt die Körperkerntemperatur nur geringfügig. In der Folge kommt es zur Schweißabsonderung mit Verdunstungskälte.

MERKE

- Zu beachten ist, dass beim Aufenthalt mehrerer Personen in einer Sauna die Luftfeuchtigkeit durch die verstärkte Ausdünstung steigt. Pro Saunagang werden im Schnitt 200 ml Flüssigkeit über den **Schweiß** abgesondert.
- Insbesondere bei Atemwegsinfekten wie dem sinubronchialen Syndrom hat sich die finnische Trockensauna empirisch jedoch als nicht so günstig herausgestellt. In diesen Fällen ist eine höhere Luftfeuchtigkeit bei gleichzeitig niedrigeren Absoluttemperaturen, wie sie beispielsweise in einer Dampfgrotte („Irisch-Römisches Dampfbad") herrschen, besser geeignet.

Durchführung

- Vor dem Betreten der Sauna muss der **Körper** gleichmäßig **erwärmt** sein. Dies kann z. B. mit einer warmen Regenbrause erfolgen. Dabei wird der Körper gleichzeitig mit Seife **gereinigt** und anschließend abgetrocknet.
- Der Saunaaufenthalt sollte auf der untersten Stufe beginnen und erst nach und nach, je nach Lufttemperatur und Luftfeuchtigkeit gesteigert werden. Der erste Saunagang sollte 12–15 Min. (spätere Saunagänge dauern kürzer) nicht überschreiten. Die jeweils letzten Minuten eines Saunagangs sollten im Sitzen verbracht werden, weil ansonsten bei plötzlichem Aufstehen eine Kollapsgefahr droht.
- Anschließend erfolgt ein mehrminütiger Aufenthalt an frischer Luft, der durch einen kalten Abguss beendet wird. Komplette Tauchbäder sollten allerdings nur bei robuster Konstitution durchgeführt werden. Eher kreislauflabile Menschen sollten lediglich Schenkelgüsse oder Tauchbäder bis zum Oberschenkel durchführen, um keine zu starke Vagusreaktion zu erzeugen.

MERKE

- Zwischen den Saunagängen sollte reichlich Flüssigkeit, z. B. Tee, Mineralwasser (kein Alkohol) zugeführt werden. Das Saunabad endet mit einer Ruhezeit von 15–30 Min. im Warmen, da sonst Erkältungsgefahr droht.
- Ein tgl. Aufenthalt von 30 Min. in der Sauna sollte nicht überschritten werden.
- Im Winter sind 1–2 Saunabesuche pro Woche sinnvoll.

Indikationen

- chronische Atemwegsinfekte (hier bevorzugt Dampfgrotte)
- leichtere Formen der Hypertonie (wegen des sinkenden Gefäßwiderstandes keine Kontraindikation!)
- Förderung des Allgemeinstoffwechsels im Sinne einer „Entgiftung"
- Hautreinigung
- arthritisch-rheumatische Erkrankungen
- muskuläre Verspannungen
- vegetative Umstimmung
- Stressbelastungen
- Steigerung der Infektabwehr durch allgemeine Abhärtung

Kontraindikationen

- alle akut entzündlichen Erkrankungen
- Neigung zu Thrombosen und Lungenembolien
- strukturelle Erkrankungen des Herzens, etwa fortgeschrittene Herzinsuffizienz ab NYHA-Stadium III
- ausgeprägte Hypo- und Hypertonie

- Malignome
- Glaukom
- Anfallskrankheiten

6.1.5 Weitere Verfahren nach Aschner

Von den zuvor beschriebenen Verfahren, die vorzugsweise an und über die Haut arbeiten – den „externen" Verfahren – unterscheidet die Humoralmedizin interne Verfahren, die auf eine Aktivierung innerer Organe und Stoffwechselvorgänge abzielen. Zu ihnen zählen v. a. Behandlungen des Darmes, aber auch unterstützende Verfahren für Leber/Galle, Niere sowie eine Förderung der Schwitzneigung.

Diuretische Verfahren

6

Die Niere ist im System der Ausscheidungsorgane das einzige Organ, das aktiv Säure ausscheiden kann. Die Begriffe „Übersäuerung" bzw. „Entsäuerung", die v. a. im Bereich der Volksmedizin gebraucht werden, erlangen daher im Zusammenhang mit der Niere besondere Bedeutung. Neben der aktiven Säureausscheidung regulieren die Niere den Stoffwechsel über das Bikarbonatsystem, den Phosphatmechanismus, Kationenaustausch und Ammoniummechanismus. Ziel ist die Aufrechterhaltung einer Homöostase im Blut.

Grundlagen

Der Urin-pH-Wert schwankt beim gesunden Menschen normalerweise zwischen pH 5 und 8. Säure- und Basenfluten treten in Abhängigkeit von der Ammoniakbildung und der Bikarbonatausscheidung auf: In der Regel besteht am frühen Morgen ein saurer pH-Wert, am späteren Vormittag ein neutraler oder leicht alkalischer pH-Wert, der wiederum am Nachmittag von einem sauren Wert gefolgt wird, während am frühen Abend erneut ein alkalischer Wert auftritt. So ergibt sich für das normale pH-Wert-Tagesprofil des Urins eine M-förmige Konfiguration.

Die im Volksmund so bezeichnete Übersäuerung ist aber bei genauer Betrachtung keine echte Säureüberschüssigkeit, sondern eher ein rückläufiger Basenüberschuss. Der pH-Wert des Blutes liegt im Mittel bei 7,45. Der Neutralwert des Blutes – einer mineralstoff- und eiweißreichen Lösung – liegt bei knapp über 6. Somit ist von einer erheblichen Basenüberschüssigkeit auszugehen, die bei chronischer und akuter Übersäuerung etwas absinkt. Ursachen hierfür sind meist eine zu stark säurebildende Ernährung, wozu in erster Linie Aminosäuren, also eine eiweißreiche Nahrung beiträgt. Inwieweit auch Mono- und Disaccharide, Kaffee, Stress zu einer Übersäuerung beitragen, ist durchaus umstritten, wird aber in der Volksmedizin im Allgemeinen postuliert.

Maßnahmen

Um das Inlösungbringen ausleitungspflichtiger Substanzen durch die Niere zu erleichtern, empfiehlt sich eine **basenüberschüssige Ernährung.** Diese ist durch eine pflanzlich betonte Kost gewährleistet, die schwerpunktmäßig auf Kartoffeln und Gemüse aufbaut. Eine Basenkost im engeren Sinne gibt es nicht, denn sämtliche Lebensmittel liegen im sauren Bereich. Wären sie „basisch", würden sie alle nach Seife schmecken. Lediglich einige Mineralwässer befinden sich in einem basischen Milieu, schmecken aber auch nicht besonders gut.

Ernährungstherapie

Je nach Situation kann eine derartige basenüberschüssige Ernährungsweise durch sog. Basenmischungen unterstützt werden. Bekannte Präparate heißen Basosyx®, Basentabs pH Balance® Pascoe, Alkala N®, Neukönigsförder Mineraltabletten NE®, Bullrichs vital®.

PRAXISTIPP

Eine bloße Bicarbonatmischung bewirkt noch keine echte Entsäuerung. Die Präparate sollten zusätzlich basisch wirkende Mineralstoffe enthalten. Insbesondere Kalium, das das Wasserstoff-Ion als Träger der Säure aus der Zelle treibt.

Flüssigkeitszufuhr

Welche Trinkmenge ausreichend ist, hängt von der Ernährungsweise ab. Eine frischkostbetonte Ernährung führt automatisch erheblich mehr Flüssigkeit zu als eine auf Fertigprodukte ausgerichtete Ernährungsweise. Als Orientierungsmaßnahme wird meist eine Trinkmenge von tgl. 1,5–2,5 l als sinnvoll angesehen. Neuerdings werden 30 ml pro Kilogramm Körpergewicht empfohlen. Zugeführt werden sollte viel „freies Wasser". Besonders Quellwasser erfüllt diese Eigenschaften. Geeignet sind ferner mineralarme Wässer.

PRAXISTIPP

- Als akratische Heilwässer werden spezielle mineralarme Tiefenwässer bezeichnet, die durch ihren geringen Mineralgehalt die Ausleitung über die Niere positiv beeinflussen und somit zur „Durchspülungstherapie" geeignet sind.
  Bekannte akratische Heilwässer sind die Adelholzener Primusquelle oder Volvic.
- Der auf Mineralwässern angebrachte Zusatz „für die Säuglingsernährung geeignet" garantiert Kochsalzarmut und Nitratfreiheit und somit meist ein für die Durchspülungstherapie geeignetes Mineralwasser. Typische Nierenheilwässer eignen sich ebenfalls. Meist werden sie in der Heilwasserkunde unter dem Begriff „Kalzium-Magnesium-Hydrogenkarbonat-Säuerlinge" klassifiziert. Sie sind natriumarm, eignen sich zur Entlastung bei Stoffwechselproblemen, etwa im Zusammenhang mit Hyperurikämie, bei Steinleiden oder auch Diabetes mellitus.
  Bekannte diesbezügliche Quellen sind Bad Dürrheimer Bertoldsquelle, Bad Wildunger Georg Viktor Quelle und Reinhardsquelle, Bad Driburger Caspar-Heinrich-quelle, Imnauer Fürstenquelle, Wernarzer Wasser (Bad Brückenau).
- Ungeeignet als Durchspülungstherapie sind rote und schwarze Teesorten aufgrund ihrer Gerbsäure- und Fruchtsäurebelastung. Kaffee gilt als Genussmittel und Milch aufgrund des Eiweißgehaltes als Nahrungsmittel. Von Limonaden und Colagetränke ist wegen des Zusatzes von Zucker und diversen synthetischen Produkten abzuraten. Fruchtsäfte eignen sich nur in begrenzten Mengen und am besten in verdünnter Form.

Die immer wieder geäußerte These, Leitungswasser sei vollkommen unbedenklich und als das am besten untersuchte Lebensmittel ebenfalls zum Durchspülen besonders geeignet, gilt möglicherweise nur eingeschränkt. Fachleute aus der Wasserbauwirtschaft konzedieren, dass selbst moderne Kläranlagen nicht imstande sind, Hormone und Medikamentenrückstände adäquat herauszufiltern. Insofern kann Leitungswasser durchaus eine diesbezügliche Belastung enthalten. Wer dies umgehen will, hat die Möglichkeit, durch Wasseraufbereitungssysteme – am meisten verbreitet ist die Umkehrosmose – ein maximal gereinigtes Wasser zu erzielen. Zu diesem Zweck stehen spezielle Umkehrosmosegeräte zur Verfügung, die als Untertischgeräte an einer Spüle installiert werden können bzw. aber auch als Auftischgeräte im Haushalt eingesetzt werden können.

Pflanzliche Diuretika

Kräutertees gelten als altbewährte Hausmittel und stellen durch die Verwendung von Mite-(= mild wirksame)Phytotherapeutika nach **Rudolf Fritz Weiss** (1985–1991) klassische Naturheilverfahren dar. Eine milde Diurese fördern beispielsweise Brennnessel, Löwenzahn oder Ackerschachtelhalm. Auch diese milden Pflanzen sind jedoch im engeren Sinne als Arzneimittel zu betrachten, sodass von einer Dauertherapie über Monate mit immer den gleichen Tees abzuraten ist. Mögliche Nebenwirkungen bestehen z. B. in gastrointestinalen Reaktionen.

Bei den pflanzlichen Diuretika werden **Ätherisch-Öl-Drogen** (➤ Tab. 6.2) von **Flavonoid- und Saponindrogen** (➤ Tab. 6.3) unterschieden. Bekannte ätherische Öldrogen mit milder diuretischer Wirkung sind Liebstöckelwurzel, Petersilie und Wacholder. Besonders bei Neigung zu Nierengrieß, aber auch zur Durchspülungstherapie bei infektiösen Erkrankungen des Harnwegstrakts werden sie eingesetzt. Sie wirken v. a. durch eine reflektorische Aktivierung der Nierendurchblutung, gleichzeitig durch Reizung des Nierenepithels. Darüber hinaus ist eine spasmolytische, antientzündliche und antibakterielle Wirkung beschrieben.

Präparate:

- Monopräparate: Kneipp-Petersilie® Tbl., Cystinol® long Kps., Solidago® Steiner Tbl., Carito mono® Kps., Orthosiphonblätter indischer Nierentee® Fides, Roleka Wacholder® extrastark 100 mg
- Kombinationspräparate: Asparagus P® Filmtbl. (Petersilienkraut, Spargelwurzelstock), Nephrologes® Flüssigkeit zum Einnehmen (Petersilienwurzel, Schachtelhalmkraut, Goldrutenkraut, Hauhechelwurzel), Aqualibra Filmtbl. (Goldrutenkraut, Orthosiphonblätter, Hauhechelwurzel), Nephroselect® M Liquidum (Liebstöckelwurzel, Birkenblätter, Schachtelhalmkraut, Hauhechelwurzel), Sabal Früchte (Goldrutenkraut, Kapuzinerkressenkraut), Nierentee 2000® (Orthosiphonblätter, Birkenblätter, Wacholderbeeröl, Fenchelöl)

Tab. 6.2 Diuretisch wirksame Ätherisch-Öl-Drogen

Droge	Stammpflanze	Indikationen
Levistici radix (Liebstöckelwurzel)	Levisticum officinale (Liebstöckel)	• Nierengrieß • Durchspülungstherapie bei bakteriellen oder entzündlichen Erkrankungen der ableitenden Harnwege
Petroselini fructus/radix/herba (Petersilienfrüchte/wurzel/kraut)	Petroselinum crispum (Petersilie)	• Nierengrieß • Durchspülungstherapie bei bakteriellen oder entzündlichen Erkrankungen der ableitenden Harnwege
Juniperi fructus (Wacholderbeeren)	Juniperus communis (Wacholder)	• Nierengrieß • Durchspülungstherapie bei bakteriellen oder entzündlichen Erkrankungen der ableitenden Harnwege, Dyspepsie

Tab. 6.3 Aquaretisch wirksame Flavonoid- und Saponindrogen

Droge	Stammpflanze	Indikationen
Betulae folium (Birkenblätter)	Betula pendula, Betula pubescens (Hängebirke, Moorbirke)	• Nierengrieß • Durchspülungstherapie bei bakteriellen oder entzündlichen Erkrankungen der ableitenden Harnwege • rheumatische Beschwerden
Solidaginis herba, Virgaureae herba (Goldrutenkraut)	Solidago virgaurea, Solidago gigantea, Solidago Canadensis (verschiedene Goldrutenarten)	• Nierengrieß • Durchspülungstherapie bei bakteriellen oder entzündlichen Erkrankungen der ableitenden Harnwege • rheumatische Beschwerden
Ononidis radix (Hauhechelwurzel)	Ononis spinosa (Hauhechel)	• Nierengrieß • Durchspülungstherapie bei bakteriellen oder entzündlichen Erkrankungen der ableitenden Harnwege
Orthosiphonis folium (Orthosiphonblätter = Indischer Nierentee = Koemis Koetjing)	Orthosiphon aristatus, Orthosiphon spicatus (Orthosiphon)	• Nierengrieß • Durchspülungstherapie bei bakteriellen oder entzündlichen Erkrankungen der ableitenden Harnwege

Flavonoid- und Saponindrogen entwickeln wahrscheinlich gefäßerweiternde und gefäßabdichtende Wirkungen. Auch sie entfalten ähnlich wie Ätherisch-Öl-Drogen gewisse Reizungen des Nierenepithels. Nachgewiesen sind antibiotische, entkrampfende und antientzündliche Effekte. Deswegen werden sie besonders gern zur Durchspülungstherapie bei Harnwegsinfekten und zur Vorbeugung gegenüber Urolithiasis eingesetzt. Auch bei leichteren Formen der Herzinsuffizienz sind sie indiziert. Im Gegensatz zu chemischen Diuretika bewirken Flavonoid- und Saponindrogen durch eine Verbesserung der glomerulären Filtrationsrate und eine erhöhte Primärharnproduktion. Als Pendant zu chemischen Diuretika bezeichnete der Phytopharmakologe Schilcher (*1930) pflanzliche Diuretika als „Aquaretika".

Indikationen

Aus humoralmedizinischer Sicht sind diuretische Verfahren überall dort angezeigt, wo es im weitesten Sinne auf eine Ausleitungstherapie ankommt. Hierunter fallen dermatologische Erkrankungen ebenso wie rheumatologische Erkrankungen, aber auch Erschöpfungssyndrome.

- Urolithiasis
- Durchspülungstherapie bei entzündlichen Harnwegserkrankungen
- milde Formen der Herzinsuffizienz
- rheumatische Beschwerden
- arterielle Hypertonie
- Hauterkrankungen

Kontraindikationen

- fortgeschrittene Herz- und Niereninsuffizienz
- **Cave:** erhöhte Flüssigkeitszufuhr

Bei Wacholderpräparaten sollte zudem der Anwendungszeitraum wegen des potenziell nephrotoxischen Effektes auf 5–6 Wochen begrenzt werden. Dabei gelten Nephrosen ebenso als weitere Kontraindikationen wie akute und chronische Nephritiden sowie Schwangerschaft.

Laxierende Verfahren

Die Ausleitung über den Darm durch Einsatz von Laxanzien hat eine lange medizinische Tradition. Abführmittel wurden u. a. bereits zu hippokratischer Zeit intensiv eingesetzt. Teilweise kamen heute längst obsolete Substanzen, wie z. B. Quecksilberverbindungen, zum Einsatz.

Laxanzien dienen der Beschleunigung der Darmpassage und sollen den Patienten schonend und möglichst bald abführen lassen. Zwei Arten von Laxanzien finden traditionell Anwendung:

- „kühlende" Abführmittel vom salinischen Typ (v. a. Magnesiumsulfat [Bittersalz] und Natriumsulfat [Glaubersalz])
- „erhitzende" phytotherapeutische Abführmittel mit Anthrachinonderivaten

Laxanzien entfalten im Verdauungstrakt einen zweifachen Effekt: Die infolge der choleretischen Wirkung freigesetzten Gallensäuren aktivieren die Darmmotilität und fördern eine beschleunigte Passage. Darüber hinaus verhindern die Sulfationen der verabreichten Laxanzien die Rückresorption von Wasser. Damit der Darminhalt mit der Gewebsflüssigkeit isoton ist, bleibt eine relativ große Wassermenge im Darmlumen zurück. Das dadurch erzeugte große Volumen **regt** die **Peristaltik an** und führt zu einer beschleunigten Passage und Ausscheidung.

MERKE

Aus Sicht der Humoralmedizin haben Laxanzien folgende Wirkungen:

- Entfernen toxischer Stoffe bzw. potenziell toxischer Stoffe (z. B. Gärungs- und Fäulnisprodukte) aus dem Darmtrakt
- antientzündliche und antipyretische Wirkung, etwa bei infektiösen Erkrankungen durch Entfernung der Toxine
- Ableiten krankhafter Funktionen anderer Organe, z. B. krampfartige Zustände, da der Darm nervös-reflektorische und humorale Wechselbeziehungen mit allen Körperteilen hat (etwa im Zusammenhang mit Nasennebenhöhlenentzündungen oder Migräne)
- Kühlender Effekt bei salinischen Abführmitteln, sodass sie bei pyknisch athletischer Konstitution mit Neigung zu Vollblütigkeit besonders geeignet sind. Im humoralmedizinischen Sinn erfolgt eine Ausleerung und antidyskratische Wirkung.

Salinische Abführmittel

Durchführung

- 1–2 TL im Einzelfall auch mehr Bittersalz in Wasser auflösen und über Nacht stehen lassen. Diesen Ansatz am folgenden Tag mit 250 ml Wasser aufgießen und zügig trinken. Oder: 10–15 g Glaubersalz in 250 ml Wasser auflösen und tgl. 1–2 × trinken.
- Unter Berücksichtigung möglicher Kontraindikationen ist eine solche Maßnahme über 2–4 Wochen problemlos möglich.
- Bei beiden salinischen Abführmitteln ist nach spätestens 2–4 Std. mit einer wässrigen schmerzlosen Stuhlentleerung zu rechnen. Im Rahmen von Fastenkuren ist der Einsatz salinischer Abführmittel traditionell üblich. Auch im Rahmen sog. Entlastungstage (Gemüsetag, Reistag), die beispielsweise 1 ×/Woche durchgeführt werden kann, ein salinisches Abführmittel zum Einsatz kommen. Die moderne Gastroenterologie setzt Varianten der salinischen Abführmittel auch zur Vorbereitung auch für Darmspiegelungen ein.

Indikationen

Die hier aufgeführten Indikationen haben heute eher historischen Charakter, wären es jedoch aus empirischer Sicht wert, häufiger berücksichtigt zu werden:

- COPD (chronisch obstruktive Lungenerkrankungen) im Zusammenhang mit Plethora
- arterielle Hypertonie und KHK mit Angina pectoris
- Obstipation bei plethorischen Typen
- Hämorrhoidalleiden als Ausdruck einer Pfortaderhypertonie

- Hepatopathien, bei denen choleretische Effekte erwünscht sind
- Sinusitiden
- Zephalgien
- Migräne
- früher traditionell auch unterstützend angewendet bei Neurosen und psychiatrischen Erkrankungsbildern

Kontraindikationen

Wegen des deutlichen choleretischen Effektes stellen v.a. die Cholelithiasis mit kleineren Gallensteinen und Gallenwegsdyskinesie, eine Kontraindikation dar, wie auch folgende Erkrankungen:

- akute und chronische Pankreatitis
- Ulcera ventriculi et duodeni
- akute und chronische Cholitiden
- Morbus Crohn, auch im beschwerdefreien Intervall
- fortgeschrittene Herz- und Niereninsuffizienz

6

Antrachinonderivate

Antrachinonderivate werden aufgrund ihrer durchblutungsanregenden und tonisierenden Wirkung nach Aschner (1889–1960) auch als „erhitzende" Abführmittel bezeichnet.

Es handelt sich um pflanzliche Glykoside, die primär dickdarmwirksam sind und die Rückresorption von Wasser und Natriumionen aus dem Dickdarm in die Blutbahn hemmen und den Darminhalt nicht eindicken. Gleichzeitig werden durch eine Erhöhung der aktiven Chloridsekretion vermehrt Elektrolyte und Wasser in den Darm sezerniert. Beide Mechanismen führen zu einer Volumenzunahme des Stuhls. Der so gesetzte Dehnungsreiz verursacht eine reflektorische Steigerung der Darmperistaltik sowie eine Verkürzung der Darmpassagedauer.

Nach heutigem pharmakologischem Kenntnisstand ergibt sich ein dreifacher Wirkmechanismus (Wagner, Wiesenauer):

- neuromuskuläre Aktivierung durch Histamin- und Prostaglandinfreisetzung
- Dehnungsreiz durch Hemmung der Wasser- und Natrium-Resorption aus dem Darmlumen bei gleichzeitig verstärktem Wasser- und Elektrolyteinstrom aus den Darmwandepithelien infolge gesteigerter Permeabilität
- Aktivierung der Schleimsekretion im Kolon

Anwendung

Im Vordergrund stehen Pflanzenextrakte, die nach Wirkstärke geordnet von Extractum aloes über Sennesfrüchte und -blätter, Faulbaumrinde, Rhabarberwurzel bis zu Kreuzdornbeeren reichen (➤ Tab. 6.4).

Bei Beachtung der Kontraindikationen ist ein kurmäßiger Einsatz über einige Tage bis wenige Wochen in der Regel harmlos. Ein langfristiger Gebrauch über Monate oder gar Jahre kann folgende Nebenwirkungen hervorrufen:

- reversible Pseudomelanosis coli – wird oft im Rahmen von Koloskopien festgestellt
- Spastik
- kolikartige Reaktionen

Tab. 6.4 Abführend wirkende Anthranoid-Drogen. Die Anwendungsdauer sollte 2 Wochen möglichst nicht überschreiten.

Droge	Stammpflanze	Indikationen
Extractum aloes (Aloe-Extrakt)	Aloe barbadensis, Aloe capensis und Hybriden (Curacao-Aloe, Kap-Aloe)	• Obstipation • akute Darmträgheit
Sennae folia und fructus (Sennesblätter und -schoten)	Cassia angustifolia, Cassia senna (Senna)	• Obstipation • akute Darmträgheit
Frangulae cortex (Faulbaumrinde)	Rhamnus frangula (Faulbaum)	• Obstipation • akute Darmträgheit
Rhei radix (Rhabarberwurzel)	Rheum palmatum, Rheum officinale (Rhabarber)	• Obstipation • Erkrankungen der Mund- und Rachenschleimhaut
Rhamni catharticae fructus (Kreuzdornbeeren)	Rhamnus catharticus (Kreuzdorn)	• Obstipation • akute Darmträgheit

- Nierenschädigungen
- Darmatonie im Sinne einer „Outlet- und Slow-transit-Constipation"
- Elektrolytverlust, insbesondere von Kalium und Natrium mit Gefahr eines sekundären Hyperaldosteronismus

Der in der Fachliteratur beschriebene Kaliumverlust wurde empirisch selten beobachtet.

Indikationen

Im Sinne der klassischen Humoralmedizin gelten die Anthranoide als **erhitzende** Abführmittel, die besonders bei **asthenisch-vagotonischen** Naturen geeignet sein sollen. Anthranoide wirken v. a. im Unterleib **gefäßstimulierend** und kongestionierend. Hypo- und Amenorrhö (ohne pathologischen Organbefund) können daher eine Indikation darstellen, wenngleich diese Vorgehensweise heute als antiquiert gilt und kontrovers diskutiert wird.

Ansonsten entsprechen Indikation und auch Kontraindikationen weitgehend denen salinischer Abführmittel.

Kontraindikationen

Als Kontraindikation im Speziellen sollte der starke emmenagoge und abortive Effekt, insbesondere von Extractum aloes berücksichtigt werden.

Füll- und Quellmittel

Füll- und Quellmittel (➤ Tab. 6.5) sind Polysaccharide mit einem Molekulargewicht von 50–200.000 Dalton. Sie werden im Darm **nicht resorbiert** und unterliegen nur geringfügigen Abbauprozessen. Neben Ihrer **Quellwirkung,** die über Dehnungsreize eine Anregung der Peristaltik induziert, verbessern Schleimstoffe den Gleiteffekt des Stuhls und begünstigen somit eine „reizlose" Stuhlentleerung. Adsorptive Effekte führen zu einer besseren Aufnahme von Gärungs- und Fäulnisprodukten sowie von Schwermetallen, darüber hinaus sorgt der Ballaststoffeffekt für eine forcierte Resorption von Gallensäuren.

Durchführung

Optimalerweise sollte die Einnahme von Flohsamen oder Leinsamen **zwischen den Mahlzeiten** und nicht zu den Mahlzeiten erfolgen. Verwendung finden die **ungeschroteten Samen.** Auf eine **ausreichende Trinkmenge** ist zu achten, da ansonsten durch „Verkleisterung" des Darms ein Ileus entstehen kann. Auf die Einnahme von 2 EL Floh- oder Leinsamen erfolgt unmittelbar eine Flüssigkeitsaufnahme von mindestens 500 ml Kräutertee oder Wasser erfolgen.

Als Fertigarzneimittel können eingesetzt werden: Agiocur® Granulat, Flosa® Granulat, Flosine® oder Mucofalk®.

Indikationen

Füll- und Quellmittel eignen sich sowohl zur Behandlung von Obstipation, als auch wegen der toxinadsorbierenden Effekte bei Diarrhö und bestimmten Stoffwechselstörungen wie Dyslipidämie mit LDL-Erhöhung. Sie sind ebenfalls geeignet beim Reizdarmsyndrom. Inwieweit ein Einsatz ballaststoffreicher Substanzen bei Divertikeln wirklich so vorteilhaft ist, wie immer wieder beschrieben, ist unklar – denn insbesondere grobe Getreideanteile können sich in den Divertikeln festsetzen und Entzündungen auslösen. In diesen Fällen ist eine fast ausschließlich gemüseorientierte Kost zu bevorzugen, Getreide sollte nur in feinkrumiger Form zugeführt werden.

Kontraindikationen

Kontraindikationen sind bei sachgerechter Anwendung nicht zu erwarten. Bei Kleie, insbesondere Weizenkleie, ist allerdings auf den Glutengehalt zu achten, der eine Kontraindikation bei Zöliakie darstellt.

Tab. 6.5 Abführend wirkende Füll- und Quellmittel

Droge	Stammpflanze	Indikationen
Psyllii semen (Flohsamen)	Plantago afra, indica, ovata und psyllium	• habituelle Obstipation • chronische Darmträgheit • Colon irritabile
Lini semen (Leinsamen)	Linum usitatissimum	• habituelle Obstipation • Colon irritabile • Divertikulitis

Weizenkleie hat allerdings im Vergleich zu Lein- und Flohsamen nur ein geringes Quellvermögen.

Colon-Hydro-Therapie

Auch die Colon-Hydro-Therapie (CHT) wird zur Ausleitung von Stoffwechselprodukten aus dem Gastrointestinaltrakt eingesetzt. Das Verfahren greift auf alte medizinische Konzepte der Darmspülungen zurück, die bereits zu hippokratischen Zeiten durchgeführt wurden.

Einen besonderen Aufschwung erlebten Darmspülungen im deutschsprachigen Raum ab der ersten Hälfte des 20. Jahrhunderts: Der k. u. k. Stabsarzt Anton Brosch entwickelte 1912 einen „Enterocleaner", der 1922 von dem Tropenmediziner Gottlieb Olpp zum subaqualen Darmbad (Sudabad) weiter entwickelt wurde. Die Apparatur besteht aus verschiedenen Wannenbottichen, Schläuchen, Zu- und Ableitungen. Das Darmbad wurde in staatlichen und städtischen Kliniken eingesetzt, darüber hinaus in Privatkliniken und Standortlazaretten. Man schätzt, dass hunderttausende Sudabäder in diesen Jahren an den entsprechenden Kliniken durchgeführt wurden.

6

In der Zeit nach dem Zweiten Weltkrieg geriet das Sudabad zunehmend in Vergessenheit. Mit Zunahme der Zivilisationskrankheiten in den späten 1960er- und 1970er-Jahren waren intensive ausleitende Verfahren wieder gefragt. Anfang der 1980er-Jahre wurde die Colon-Hydro-Therapie in Deutschland eingeführt. Angeblich wurde sie von der US-Weltraumbehörde NASA entwickelt, um Astronauten vor und nach Raumflügen einer intensiven Darmreinigung unterziehen zu können.

Wirkungen

Mithilfe der Kolon-Hydro-Therapie können Wirkeffekte erzielt werden, die über die eines reinen Einlaufs weit hinausgehen. Vordergründig ist die mechanische **Beseitigung von Kotablagerungen** das Ziel, gleichzeitig werden aber auch günstige **Effekte auf die Darmflora** postuliert, indem dysbiotische Anteile der lumenständigen Darmflora entfernt werden. Dadurch erfolgt eine Allergen- und Toxinreduktion.

Durch **wechselnde Wassertemperatur** soll eine Art **innerer Kneippguss** und damit eine Anregung der Darmmuskulatur und Durchblutung der Darmschleimhaut erzielt werden. Dazu wird die Wassertemperatur mehrmals kurzzeitig von den üblichen 38 °C auf 25 °C hinunterreguliert.

Aller Wahrscheinlichkeit nach dürfte der maßgebliche Wirkeffekt der CHT auf einer generellen **Entlastung des Extrazellularraums** beruhen.

Fehlerhafte Ernährung, Stress und Bewegungsmangel führen oft zu Störungen der Verdauung. Eine Folge davon ist die Obstipation. Die erhöhte Verweildauer des Stuhls im Darm begünstigt die Resorption von dabei entstehenden Fäulnis- und Gärungsstoffen. Dadurch kommt es zur Autointoxikation des Körpers. Abführmittel schädigen die Darmschleimhaut zusätzlich. Die CHT kann eine Unterbrechung dieses Kreislaufs einleiten und zur Entfernung auch von hartnäckigen Stuhlablagerungen im Darm beitragen. Damit erfolgt eine **Entgiftung** des Körpers.

Postulierte Haupteffekte der CHT sind:

- Entfernung alter Kotreste (Kotsteine)
- Teil-Entfernung unerwünschter Darmkeime (einschließlich pathogener Hefen)
- Milieukorrektur
- Durchblutungsanregung der Darmschleimhaut
- reflektorische Anregung der (glatten) Darmmuskulatur und dadurch Motilitätssteigerung
- Drainage des Extrazellularraums mit allgemeiner Toxinentlastung

Durchführung

Der **Colon-Hydro-Automat** (➤ Abb. 6.3) besteht aus folgenden Teilen: Wasserfilter, Sichtrohr, Mischbatterie, Druckmanometer und Zeitschaltuhr.

Der Patient liegt entspannt in Rückenlage auf einer Liege. Er muss nicht vollständig entkleidet sein, aber Bauch- und Analregion sind frei.

Die Verbindung mit dem Kolon-Hydro-Automaten erfolgt durch ein **doppelläufiges Schlauchsystem,** das in ein Y-Stück einmündet. Verwendung findet ausschließlich Einmalmaterial. Möglichen Ängsten des Patienten bezüglich Infektionsgefahren und Hygieneansprüchen wird dadurch Rechnung getragen, ferner durch Rückhalteventile.

Das **Disposible** wird ausreichend mit Gleitgel oder Vaseline bestrichen, um ein schmerzloses Einführen zu ermöglichen. Während der Patient auf der

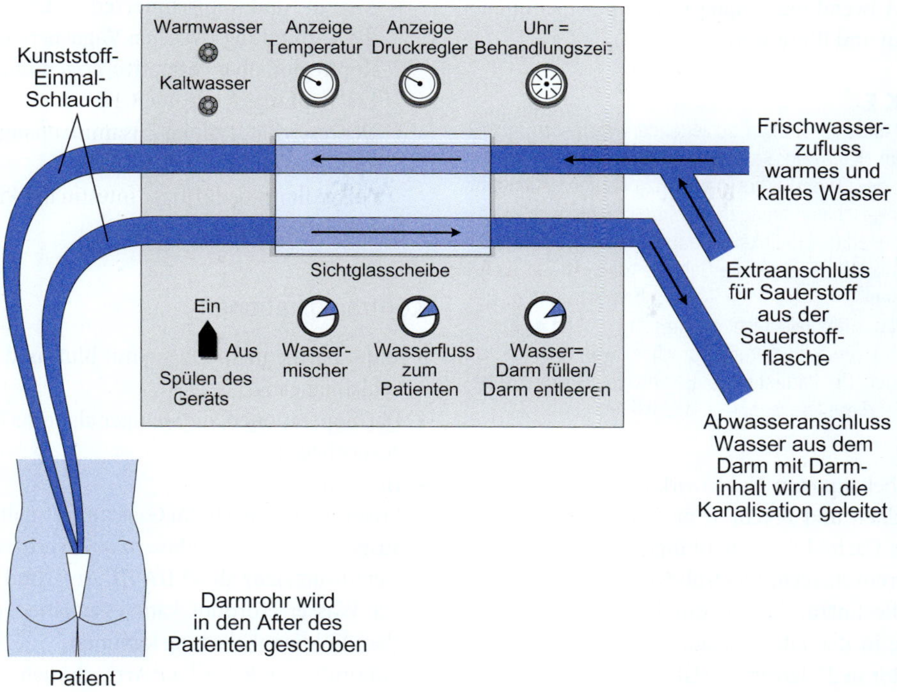

Abb. 6.3 Schematische Darstellung eines Colon-Hydro-Automaten. Durch die Sichtglasscheibe kann man sehen, wie viele Stuhlanteile ausgeleitet werden. [L217]

Seite liegt, wird es ca. 4–6 cm **in das Rektum eingeführt.** Bei empfindlichen Patienten können lumenengere Disposibles („Kinderspekula") mit einem entsprechend geringeren Durchmesser zum Einsatz kommen. Dann dreht sich der Patient in Rückenlage und entspannt sich.

Der Therapeut öffnet den Wasserzulauf und lässt zunächst im **offenen System** unter sanfter **Massage** des linken Unterbauchs **Wasser einlaufen.** Offenes System bedeutet, dass auch der Wasserablauf des Kolon-Hydro-Automaten geöffnet ist, sodass das einfließende Wasser sich nicht im Darm staut.

Die Wassertemperatur beträgt **38 °C.** Bei der ersten Therapiesitzung wird ausschließlich mit dieser Temperatur behandelt. Bei weiteren Sitzungen kommen **kurzzeitige Kaltphasen** mit Wassertemperaturen um **25 °C** unter Einsatz der Mischbatterie zur Anwendung. Dadurch sollen auf dem Wege eines inneren Kneippgusses die Durchblutung der Kolonschleimhaut sowie die Darmmotilität angeregt werden.

PRAXISTIPP

Bei Patienten mit rezidivierender Zystitis oder Prostatitis sollte man grundsätzlich auf Kaltphasen verzichten.

Je nach Situation können dem Spülwasser mithilfe eines speziellen Einlasssystems **Zusätze** beigefügt werden. Bei Tendenz zu Darmspastiken hat sich Kamille gut bewährt (vorher evtl. Kamillenunverträglichkeit erfragen). Bei allgemein stark „übersäuerten" Patienten, etwa bei Allergikern, Rheumatikern oder Herzpatienten, ist der Zusatz basischer Substanzen, z. B. Kaiser Natron Btl. Pulver, sinnvoll. Im Bedarfsfall können auch mehrere Zusätze gleichzeitig verabreicht werden.

Die **Dauer** einer Behandlungssitzung beträgt **45–50 Minuten.** Je nach Krankheitsindikation sind **6–10 Behandlungen** notwendig. Die Behandlungen erfolgen in der Regel 2–3 × wöchentlich, im Bedarfsfall auch an mehreren Tagen hintereinander. Aussagen, dass erst nach 50–100 Behandlungen ein ausreichender Effekt zu erzielen sei, können wir nicht nachvollziehen. Im Gegenteil: Durch eine derart häufige Anwendungsfrequenz drohen Schleimhautreizungen und Blutungen.

MERKE

Wie bei anderen starken ausleitenden Verfahren auch, etwa dem Heilfasten, kann es zu Beginn einer Behandlung mit der Colon-Hydro-Therapie zu vorübergehenden Symptomverschlimmerungen kommen. Dies kann sich durch verstärkte Müdigkeit, Hautreaktionen, Kopfdruck oder das Gefühl äußern, die Gelenke tun verstärkt weh. Aus diesem Grunde sollten – wie oben erwähnt – die Behandlungsintervalle recht engmaschig gesetzt werden, um die Erstverschlimmerung so schnell wie möglich zu überwinden. Der Patient ist vor Beginn einer solchen Therapie über diese Geschehnisse aufzuklären.

Zu den behaupteten Nebenwirkungen gehören neben Übelkeit und Brechreiz auch vereinzelt Bauchkrämpfe, Darmblutungen, blutige Durchfälle, Herz- und Nierenversagen, Elektrolytverschiebungen und bakterielle Entzündungen durch Keimpenetration. All diese in der Literatur aufgeführten Dinge sind dem Autor in 25-jähriger Erfahrung mit der Methode jedoch nie begegnet.

6

Indikationen

Die folgende Auswahl an Indikationen geben v. a. empirische Erfahrungen wieder.

- lokale Indikationen:
  - chronische Obstipation [3, 4, 8]
  - Meteorismus
  - atonisch/spastisches Colon
  - Reizdarm
  - Divertikulose
  - Morbus Crohn und Colitis ulcerosa: einige wenige Colon-Hydro-Therapien evtl. unter Zusatz von Kamille sind möglich, allerdings nicht im akuten Schub
- systemische Indikationen: Erkrankungen, die aus Sicht der Komplementärmedizin Stoffwechselendprodukten in Verbindung stehen und durch ausleitende Verfahren gebessert werden, z. B.:
  - rheumatische Erkrankungen wie chronische Polyarthritis bzw. Polyarthrose
  - sämtliche allergischen Erkrankungsbilder und Dermatosen
  - Infektanfälligkeit – hier ist die Beeinflussung des darmassoziierten Immunsystems wichtig
  - Migräne und Kopfschmerzen – man beachte die Verbindung zwischen Vagusnerv und Kopfregion über vegetative Trigeminusfasern
  - Erschöpfungssyndrome/CFS
  - Depressivität, evtl. im Zusammenhang mit emotionalen Leberbelastungen
  - behandlungsbedürftiger intestinaler Pilzbefall
  - Lebererkrankungen

Kontraindikationen

- akute Darmentzündungen mit Blut- und Schleimabgang
- Darmoperationen, die weniger als sechs Monate zurückliegen
- Hernien
- Fissuren und Fisteln im Gastrointestinaltrakt
- ausgeprägte Divertikulose bzw. Divertikulitis
- Herzinsuffizienz ab NYHA III. Aufgrund der hohen Wasserresorption kann es zu einer gefährlichen Volumenbelastung kommen.
- intermittierende kardiale Arrhythmien, die ebenfalls durch erhöhte Volumenbelastungen erneut ausgelöst werden können. Auch die Leberzirrhose gilt als Kontraindikation.
- Fortgeschrittene Niereninsuffizienz, obwohl in Einzelfällen von verlängerten Dialyseintervallen unter Kolon-Hydro-Therapie berichtet wurde.

STUDIEN

Obwohl sogar einige Doppelblindstudien [3, 4, 8] über das Verfahren vorliegen, ist die Colon-Hydro-Therapie trotz ihrer historischen Tradition in der modernen Medizin in keiner Weise anerkannt. Im Gegenteil: Sie wird als obskur, unwirksam oder gefährlich abgelehnt. Ein Verweis auf die Tradition der subaqualen Darmbäder an praktisch allen deutschen Universitätskliniken bis vor wenigen Jahrzehnten bringt jedoch einige aufgeschlossene Vertreter der klinischen Medizin zumindest zum Nachdenken.

LITERATUR

[1] Abele J. Propädeutik der Humoralmedizin: Heidelberg: Haug, 1992.

[2] Aschner B. Lehrbuch der Konstitutionstherapie. Stuttgart: Hippokrates, 1999.

[3] Chang KJ, Erickson RA, Schandler S, et al. Per-rectal pulsed irrigation versus per-oral colonic lavage for colonoscopy preparation: a randomized, controlled trial. Gastrointest Endosc 1991; 37: 444–8.

[4] Gilger MA. Treatment for Rectal Impaction in Children: An Efficacy, Comfort, and Safety Trial of the Pulsed-Irrigation Enhanced-Evacuation Procedure. Journal of Pediatric Gastroenterology and Nutrition. 1994; 18: 92–95.
[5] Kraft K, Stange R. Lehrbuch Naturheilverfahren. Stuttgart: Hippokrates, 2010.
[6] Matejka R. Ausleitende Therapieverfahren. 3. A. München: Elsevier, 2009.
[7] Pischinger A, Heine H. Das System der Grundregulation. 10. A. Stuttgart: Haug, 2004.
[8] Puet T, Phen L, Hurst D. Pulsed irrigation enhanced evacuation: new method for treating fecal impaction. Arch Phys Med Rehabil 1991; 72: 935–936.
[9] Schmiedel V, Augustin M : Handbuch Naturheilkunde: Heidelberg: Haug, 1997.
[10] Wagner H, Wiesenauer M. Phytotherapie. Stuttgart: Gustav Fischer, 1995.
[11] Zissner H, Zissner T. Die Baunscheidt-Therapie. München: Pflaum, 2006.
[12] Meldung des Byerischen Rundfunks im Sommer 2001.

6.2 Elektro- und Ultraschalltherapie und andere apparative Verfahren

Johanna Hübscher (6.2.4), Uwe Lange (6.2.1, 6.2.3), Hans-Jörg Ohlert (6.2.2)

6.2.1 Elektrotherapie

Die Elektrotherapie umfasst die Anwendung von differenten Stromformen zur Schmerzlinderung, Verbesserung der Durchblutung sowie zur Tonisierung bzw. Detonisierung der Muskulatur.

Konzept

Die Anwendungen von Strom in der physikalischen Therapie nennt man Elektrotherapie. Erstmalig wurden elektrotherapeutische Anwendungen in der modernen Medizin von Christian H. E. Bischoff an der Universität Jena um 1801 in der Behandlung neurologischer Erkrankungen beschrieben.

Zur Anwendung kommen (➤ Tab. 6.6) im Niederfrequenzbereich die **Gleichstromtherapie** (Galvanisation, 0 Hz) und **Impulsstromtherapie** (Reizstromtherapie). Bei der Mittelfrequenztherapie werden Wechselströme angewandt. Die hochfrequenten Ströme werden für medizinische Zwecke in Kurzwellen, Dezimeterwellen und Mikrowellen unterteilt.

Die allgemeinen Wirkungen des Stromes führen im menschlichen Körper durch Ionentransport zu Verschiebungen des Zellmembranpotenzials. Hyperpolarisation bewirkt eine Erregbarkeitsdämpfung, Depolarisation hingegen eine Erregbarkeitssteigerung und Impulsströme führen zu Muskelkontraktionen. Da es bei den hochfrequenten Strömen zur Absorption der zugeführten Energie mit Wärmewirkung in tieferen Gewebeschichten kommt, kann die hf-Therapie als reine Wärmetherapie mit deutlichem Penetrationsvermögen angesehen werden. Die nieder- und mittelfrequenten Ströme (nf, mf) induzieren eine intensive neuromuskuläre Wirkung. Die Tiefenwirkungen sind stärker bei den Kurzwellen und geringer bei den Mikrowellen [1, 2, 3, 5, 6].

Formen der Elektrotherapie

Die Verfahren der Elektrotherapie unterscheiden sich physikalisch und biologisch voneinander. Nieder- und Mittelfrequenzströme wirken intensiv neuromuskulär, die Hochfrequenztherapie ist eine reine Wärmetherapie mit erheblichem Penetrationsvermögen.

Galvanisation

Die Gleichstrombehandlung (Galvanisation) hat hauptsächlich eine **analgesierende Wirkung,** die bevorzugt unter der Anode resultiert. Ferner kommt es zu einer Hyperämisierung und Dämpfung oder Steigerung der motorischen Erregbarkeit und der Sensibilität (in Abhängigkeit von der Polung).

Medikamentöse Wirkungen können durch den Einsatz der Iontophorese verstärkt werden (perkutanes Einbringen von Antiphlogistika, Lokalanästhetika). Bei hydroelektrischen Teil- oder Vollbädern (2- und 4-Zellenbad, Stangerbad) kommt es zusätzlich zu thermischen und muskeldetonisierenden Effekten.

Tab. 6.6 Elektrotherapeutische Verfahren, Wirkungen und Indikationen (nach [6])

Niederfrequenztherapie (nf-Therapie; 0–1.000 Hz)	Mittelfrequenztherapie (mf-Therapie; 1–100 kHz)	Hochfrequenztherapie (500–5.000 MHz)
Formen		
• Behandlung mit Gleichstrom: – Galvanisation – Iontophorese – 2-, 4-Zellenbad – Stangerbad	Interferenzstrom (Nemec)	Kurzwellendurchflutung (gute Tiefenwirkung)
• Reizstromtherapie: – diadynamische Ströme – Ultrareizstrom – Transkutane elektrische Nervenstimulation (TENS) – Hochvolttherapie – Exponentialstrom – Schwellstrom – Myofeedback – funktionelle Elektrostimulation	Wechselstromtherapie (Wymoton®) Therapie mit modulierten Mittelfrequenzströmen	Dezimeterwelle (gute Tiefenwirkung) Mikrowelle (gut zur Behandlung der Muskulatur, paravertebrale Weichteile)
Erwünschte Wirkungen		
Hypalgesie, Hyperämie, Erregbarkeitszunahme des Nerv-Muskel-Systems	ähnlich der nf-Therapie, geringe analgetische Wirkung: Ziel ist Muskelbehandlung bei relativ geringer sensibler Belästigung Wymoton®: großflächige, schmerzlose Muskelkontraktion	keine elektrische/chemische bzw. sensible/motorische Reizwirkung aufgrund der hohen Impulsfrequenz

Niederfrequenztherapie

Bei der nf-Therapie erzielt man eine **selektive motorische Reizung** einzelner Nerven und/oder Muskeln. Durch Variation der Stromstärke, Anstiegssteilheit, Impuls- und Pausendauer können sie sowohl diagnostisch als auch therapeutisch genutzt werden. Bestimmte Stromformen wie diadynamische Ströme (Impulsströme in 5 unterschiedlichen Halbwellenimpulsen nach Bernard), Reizstrom nach Träbert (Ultrareizstrom) oder die transkutane elektrische Nervenstimulation (TENS) wirken hauptsächlich analgesierend.

Mittelfrequenztherapie

Die mf-Ströme bewirken eine **motorische Reizung** mit Muskelkontraktion(en) und **verbesserte Muskeldurchblutung.** Im Vergleich zur nf-Therapie geht die mf-Therapie mit weniger sensiblen Begleitphänomenen und Schmerzen einher und wird somit meist besser toleriert. Durch Reizströme und Wymoton®-Applikation (Wechselstromtherapie: mf 11 kHz + nf 250 Hz Wechselstrom) besteht die Möglichkeit der gezielten Muskelkontraktion [1, 3, 5–7].

Elektrotherapeutische Praxis

Alle Formen der Elektrotherapie sind gut mit Massagebehandlungen und Krankengymnastik kombinierbar. Gerade bei älteren Menschen sind nf- und mf-Therapie aufgrund fehlender Belastung für das Herz-Kreislauf-System bestens zur Analgesie indiziert.

Indikationen

Zu den Indikationen zählen Schmerzzustände, besonders des Nervensystems und des Bewegungssystems (Arthrosen, chronische Arthritiden), Resorptionsförderung, posttraumatische Zustände, arterielle Durchblutungsstörungen (außer AVK Stadium III/IV).

Impulsströme sind indiziert bei Atrophie und peripheren Paresen nicht denervierter Muskeln, bei muskulärer Denervation bis zur Reinnervation (Überbrückung) und unter bestimmten Bedingungen bei zentralen Lähmungen und neurogenen Blasenstörungen.

Die **hf-Therapie** findet ihren Einsatz bei nichtentzündlichen Gelenk- und Wirbelsäulenerkrankungen, weichteilrheumatischen Beschwerden (ohne Entzündungskomponente), Schmerzsyndromen, spastischen Zuständen/Paresen, chronisch entzündlichen Erkrankungen und funktionellen arteriellen Durchblutungsstörungen.

Kontraindikationen

Die Kontraindikationen umfassen im Behandlungsgebiet befindliche Metalle (Nägel, Endoprothesen, Metallplatten) und Herzschrittmacher, Sensibilitätsstörungen der Haut, Hauterkrankungen und Wunden (herabgesetzter Widerstand!), fieberhafte/infektiöse Erkrankungen, akute Entzündungen und hf-Therapie im Beckenbereich bei Schwangerschaft [1–3, 5, 6].

CAVE

Bei der Galvanisation und der nf-Therapie besteht im Elektrodenbereich Verätzungsgefahr durch Elektrolyse (an der Anode saure und an der Kathode alkalische Reaktion), daher Metallelektroden nie direkt auf die Haut aufbringen! Schutz bieten hier eingebrachte Stoffe (z. B. im Leitungswasser angefeuchtete Schwämmchen). Bei Metallimplantaten sind Gleichstromverfahren zu meiden und hf-Therapie kontraindiziert.

STUDIEN

Bisher gibt es basierend auf neueren Metaanalysen und der Cochrane Database nur wenige Hinweise für die Wirkung von nf- und mf-Elektrotherapie [4].

LITERATUR

[1] Berliner MN. Methoden, Teilgebiete und Therapiemittel in der Physikalischen Medizin. In: Lange U (Hrsg.). Physikalische Medizin in der Rheumatologie unter Berücksichtigung evidenzbasierter Daten. Stuttgart: Ligatur; 2008. S. 15–26.
[2] Brosseau L, Wells GA, Tugwell P. Ottawa panel evidence-based clinical practice guidelines for electrotherapy and thermotherapy interventions in the management of rheumatoid arthritis in adults. Phys Ther 2004; 84(11): S. 1016–43.
[3] Glaesener JJ. Elektro- und Ultraschalltherapie. In: Gutenbrunner C, GlaesenerJJ (Hrsg.). Rehabilitation, Physikalische Medizin und Naturheilverfahren. Heidelberg: Springer; 2007. S. 69–74.
[4] Hulme J, Robins V, DeBie R et al. Electromagnetic fields for the treatment of osteoarthritis. Cochrane Database of Systematic Reviews 2002, Issue 1. Art. No.: CD003523. DOI: 10.1002/14651858.CD003523.
[5] Lange A. Elektrotherapie. In: Lange A (Hrsg.). Physikalische Medizin. Heidelberg: Springer; 2003. S. 53–167.
[6] Lange U. Elektrotherapie. In: Uhlemann C, Lange U, Seidel E (Hrsg.) Grundwissen Rehabilitation, Physikalische Medizin, Naturheilverfahren. Bern: Huber; 2007. S. 99–101.
[7] Müller T. Antiinflammatorische und analgetische Stromformen. Evidenz in der Rheumatologie? Z Rheumatol 2009; 68: 530–3.

6.2.2 Ultraschalltherapie

Unter Ultraschalltherapie versteht man die Applikation mechanischer Schwingungen (Longitudinalwellen) mit einer Frequenz von mehr als 16 kHz. Bei den Behandlungen liegen die Frequenzen üblicherweise zwischen 0,7 und 3 MHz. Die Energie der Schallwellen wird im Gewebe unter Wärmeentwicklung resorbiert. Durch Mikrovibrationen und Wärmeentwicklung können Schmerzen reduziert und eine Verbesserung des Gewebestoffwechsels erreicht werden.

Ultraschallbehandlungen werden häufig mit anderen Verfahren wie Krankengymnastik, Wärme, Kälte und Elektrotherapie synergistisch kombiniert.

Konzept

Die handelsüblichen Geräte sind mit 1–2 Schallköpfen ausgestattet, in denen piezoelektrische Kristalle elektrische Signale in Ultraschallwellen umwandeln. Die Longitudinalwellen dringen durch die Haut in tiefer gelegene Gewebe ein und werden unter Wärmeentwicklung absorbiert. Dabei wird das Gewebe im niederfrequenten Bereich mit bis zu 0,12 MHz und im hochfrequenten Bereich mit ca. 0,7–4 MHz komprimiert und expandiert (Mikrovibration). Da Luft Schallwellen reflektiert, muss ein Kontaktmedium (Gel, Wasser oder Öl) benutzt werden, damit die Schallwellen eindringen können.

Je höher die Frequenz, desto geringer ist die Eindringtiefe. Bei 0,8 MHz beträgt sie je nach Gewebe etwa 1,5–3,5 cm. Bei oberflächennahen Behandlungen werden 3 MHz eingesetzt.

6

Die Schallstärke (Intensität) liegt bei niederfrequentem Ultraschall zwischen 0,1 und 0,5 W/cm² und bei hochfrequentem zwischen 0,5 und 1,5 W/cm². Zum Vergleich werden bei der bildgebenden Ultraschalldiagnostik Frequenzen zwischen 1 und 40 MHz mit einer Intensität von 100 W/cm² angewendet.

Wirkungen

Thermische Effekte

Die Wirkung der Ultraschalltherapie entspricht den bekannten physiologischen Wirkungen der **lokalen Wärmetherapie** und **Diathermie:** Vasodilatation, Verbesserung der Durchblutung, Zunahme der Dehnbarkeit des Bindegewebes, Schmerzreduktion, Viskositätssenkung der Synovia und Detonisierung der Muskulatur.

Die Absorption des Ultraschalls und die nachfolgende Wärmeentwicklung erfolgen am stärksten im Knochen bzw. am Periost und in abnehmender Intensität im Sehnen-, Haut-, Muskel- und Fettgewebe.

Mechanische Effekte

Durch die Mikrovibrationen wird das Gewebe im Abstand einer halben Wellenlänge komprimiert und expandiert, wodurch Druckschwankungen entstehen. Das Zellvolumen schwankt um etwa 0,02 %. Nachfolgend treten **Permeabilitätsänderungen** der **Zellmembran** und **Resorptionsverbesserungen** auf, die den interstitiellen pH-Wert in den alkalischen Bereich ansteigen und den Tonus der behandelten Muskulatur sinken lassen.

Praxis der Ultraschalltherapie

Bei allen Formen der Ultraschalltherapie liegt die Therapiedauer liegt bei 5–15 Min. und mindestens bei ca. 1 Min./cm². Bei der zu behandelnden Fläche ist zu berücksichtigen, dass die bauliche Fläche des Schallkopfes größer ist als die s. g. ERA (effective radiating area). Diese wird daher bei den Schallköpfen angegeben und muss bei der Abschätzung der zu behandelnden Fläche berücksichtigt werden. Bei akuten Beschwerden erfolgt die Behandlung tgl., bei chronischen 2–3 ×/Woche.

Möglichkeiten der Ultraschallapplikation

Kontinuierlicher Ultraschall

Beim kontinuierlichen Ultraschall steht die Wirkung der **Wärme** im Vordergrund. Vorsicht, am Periost und in der Muskulatur können Temperaturen bis 46 °C erreicht und so Schmerzen ausgelöst werden. Daher den Schallkopf ständig über dem zu behandelnden Gebiet dynamisch (in Bahnen) oder semistatisch (kreisförmig über einer Stelle) bewegen, um die verabreichte Energie besser im Gewebe zu verteilen. Bei den seltenen statischen Behandlungen (konstante Beschallung einer Stelle) eine niedrige Intensität oder besser den Impulsschall wählen.

Gepulster Ultraschall (Impulsschall)

Bei gepulster Technik kommen bevorzugt die **mechanischen Effekte** zur Wirkung, während die Wärmeproduktion durch die Pausen zwischen den Impulsen verringert ist. Beim gepulsten Ultraschall können somit höhere Intensitäten eingesetzt und tiefere Gewebeschichten erreicht werden.

PRAXISTIPP

Bei der Auswahl der geeigneten Ultraschallapplikation sind folgende Grundregeln zu berücksichtigen.

- Bei chronischen Erkrankungen steht eher die thermische Wirkung im Vordergrund, die mit kontinuierlichem Ultraschall erzeugt werden kann.
- Bei akuten Erkrankungen ist Wärme eher ungünstig, mechanische Effekte sind wirksamer. Dies ist durch die Gabe von Impulsschall zu erreichen.
- Liegt die Tiefe des zu behandelnden Gewebes bei maximal 3–4 cm, ist eine Frequenz von1 Mhz zu wählen. Liegt die Tiefe des zu behandelnden Gewebes bei maximal 1 cm, sind 3 Mhz die geeignete Frequenz.
- Die Intensität (W/cm²) des Ultraschalls richtet sich generell nach der Lokalisation und der Verträglichkeit – so viel wie nötig und so wenig wie möglich. Bei Impulsschall können wegen der Pausen und dadurch ausbleibender Wärmeentwicklung höhere Intensitäten eingestellt werden. Hier steht die Wirkung der Mikrovibration im Vordergrund.

Behandlung im Wasserbad

Die Behandlung im Wasserbad eignet sich zur Behandlung von hautoberflächennahen Strukturen und unebenen Oberflächen, z. B. bei Händen und Füßen. Durch das Wasserbad ist gewährleistet, dass die Vorlaufstrecke vergrößert wird und sich die Schallwellen besser im Gewebe verteilen können. Diese Methode wird auch genutzt, wenn der direkte Kontakt des Schallkopfes mit der Haut zu schmerzhaft wäre, z. B. bei **Wunden** oder **Ulcus cruris.**

- Anwendungsbeispiel: Ulcus cruris
- Durchführung: Der Abstand zur Haut beträgt 1–2 cm. Die Wassertemperatur ist indifferent oder kühler bei entzündlichen Veränderungen bzw. wärmer bei chronischen Zuständen zu wählen. Der Therapeut schützt seine Hände im Wasserbad vor reflektierten Schallwellen mit Gummihandschuhen. Im Wasser und auf der Haut sollen sich keine Luftbläschen befinden, um die Schallwellen nicht abzuschwächen. Der Behälter darf nicht aus Metall sein.

Segmentale Behandlung

Neben den lokalen Anwendungen sind auch segmentale Beschallungen wie bei der Reflexzonentherapie möglich, um Myotome und Viszerotome der entsprechenden Spinalnerven anzusprechen.

Radikuläre Behandlung

Bei der radikulären Behandlung erfolgt die Behandlung auf der Höhe der Austrittstellen der Spinalnerven semistationär mit niedriger Intensität, z. B. 3 Min. im Bereich der HWS und BWS mit max. 0,2 W/cm^2, LWS max. 0,3 W/cm^2.

Reflexzonenbehandlungen im neuraltherapeutischen Aufbau

Hier erfolgt die Reihenfolge der dynamischen Beschallung wie bei der Bindegewebsmassage im neuraltherapeutischen Aufbau: unterer Kreuzbeinrand – Sakroiliakralgelenke – Beckenkamm – dorsale Trochanterpartie – M. erector spinae bis TH 8 – Nackenpartie mit jeweils 0,05–0,3 W/cm^2 (im Bereich des Nacken nicht über 0,2 W/cm^2).

PRAXISTIPP

Vor jeder Behandlung ist der Patient nach der Verträglichkeit der vorangegangenen Behandlung zu befragen. Bei Angabe von schmerzhaften Beschwerden oder vegetativen Störungen muss die Intensität reduziert und ggf. auf Impulsschall gewechselt werden.
Es ist sinnvoll, die Behandlungen mit Dehnungen des Gewebes zu kombinieren.

Kombinierte Ultraschallapplikation

- Bei der **Phonophorese** handelt es sich um eine Kombination aus Ultraschall und der Applikation topischer Medikamente (z. B. NSAR), die dem Kontaktgel beigemischt werden können. Die Resorption wird durch den Schalldruck und die Wärmebildung verbessert.
- Weiterhin gibt es die Möglichkeit Ultraschall mit nieder- oder mittelfrequenten Strömen zu kombinieren. Der Ultraschallkopf fungiert dann als Elektrode (Kathode). Auch hier ist ein Medikamentenzusatz möglich (**Jontophonophorese**).

Nebenwirkungen

Bei allen Formen der Ultraschalltherapie können folgende Nebenwirkungen auftreten, wobei die Intensität individuell sehr unterschiedlich sein kann:

- lokal: Schmerzen bei zu starker Erhitzung des Gewebes, Hautrötung und Schwellung. Gewebeschädigung durch Kavitationen (Bildung von Spannungsblasen)
- allgemein: gelegentlich Nervosität, Müdigkeit, Befindlichkeitsstörungen, Verdauungsbeschwerden

Indikationen

- Störungen und Erkrankungen des Bewegungsapparats:
  - Verspannungen der Muskulatur, Myogelosen
  - Tendopathien (z. B. Achillodynie)
  - Insertionstendopathien (z. B. Tennis-, Golferellenbogen)
  - Periarthropathien, Impingementsyndrom der Schultergelenke
  - Arthrosen

6

- Zustände nach Kontusion, Distorsion, Luxation, Fraktur (frühestens 24 Std. nach Verletzung)
  - Unterstützung von verzögerten Frakturheilungen
  - Kontrakturen (z. B. Dupuytren-Kontraktur)
- Hauterkrankungen:
  - Sklerodermie
  - Hautwunden, Ulcus cruris
- neurologische Erkrankungen:
  - Nervenkompressionen (z. B. Karpaltunnelsyndrom, Wurzelreizsyndrome)
  - regionales Schmerzsyndrom
- Reflexzonenbehandlungen im neuraltherapeutischen Aufbau (z. B. bei chronischer Bronchitis, funktionellen Magenbeschwerden)

STUDIEN

Bei inzwischen zahlreich durchgeführten Studien zeigten sich widersprüchliche Ergebnisse. So wurde bei den Cochrane-Reviews [3, 4] häufig die mangelnde Aussagekraft der Studien kritisiert und auf die Notwendigkeit weiterer Untersuchungen mit entsprechendem Design hingewiesen. Mit Ausnahme von „low back pain“[1] zeigen sich bei Indikationen des Bewegungsapparates (Periarthropathien, Insertionstendopathien [2], Arthrosen [3]) die besten Effekte.

Bei einem weiteren Cochrane-Review wurde von den Autoren aufgrund der bisherigen Studienlage keine Evidenz für die Wirksamkeit der Ultraschalltherapie bei venös bedingten Ulcera festgestellt [4]. Bei einer jüngeren Untersuchung ließ sich zumindest eine verbesserte Mikrozirkulation und Oxygenierung durch niederfrequenten Ultraschall von 35 KHz zeigen [5].

Beim Karpaltunnelsyndrom zeigte sich eine Schmerzreduktion durch Phonophorese mit Ketoprofen, die mit Ultraschall allein nicht zu erreichen war [6].

Kontraindikationen

- Wachstumsfugen bei Kindern
- arteriosklerotische Gefäße, Gerinnungsstörungen, Varizen, Thrombophlebitis, Thrombosen
- Schwangerschaft: unterer Rumpf
- Herzschrittmachergegend, Herzsegment und entsprechende Head-Zone bei Koronarsklerose
- Osteomyelitis, Arthritis (Wärme kontraindiziert)
- Metallimplantate (Sicherheitsabstand 15 cm), Laminektomienarben
- Sensibilitätsstörungen wegen verminderter Schmerzwahrnehmung
- Ganglium stellatum, C1, C2 (Medulla oblongata im Schallbereich)
- Tumorerkrankungen
- Anwendung an Augen, Genitalien
- Infektionen (systemisch und lokal)
- fieberhafte Erkrankungen
- schlechtes Allgemeinbefinden

Bei Kombinationen mit Reizströmen und Medikamenten sind die entsprechenden Kontraindikationen zu beachten.

LITERATUR

[1] Seco J, Kovacs FM, Urrutia G. The efficacy, safety, effectiveness, and cost-effectiveness of ultrasound and shock wave therapies for low back pain: a systematic review. Spine J. 2011 Oct; 11(10): 966–77. Epub 2011 Apr 9.

[2] Andres BM, Murrell GA. Treatment of tendinopathy: what works, what does not, and what is on the horizon. Clin Orthop Relat Res. 2008 Jul; 466(7): 1539–54. Epub 2008 Apr 30.

[3] Rutjes AW, Nüesch E, Sterchi R, Jüni P. Therapeutic ultrasound for osteoarthritis of the knee or hip. Cochrane Database Syst Rev. 2010 Jan 20; (1): CD003132. Epub 2010 Jan 20.

[4] Cullum NA, Al-Kurdi D, Bell-Syer SE. Therapeutic ultrasound for venous leg ulcers. Cochrane Database Syst Rev. 2010 Jun 16; (6): CD001180. Epub 2010 Jun 16.

[5] Wollina U, Heinig B, Naumann G et al. Effects of low-frequency ultrasound on microcirculation in venous leg ulcers. Indian J Dermatol. 2011 Mar; 56(2): 174–9.

[6] Yildiz N, Atalay NS, Gungen GO et al.Comparison of ultrasound and ketoprofen phonophoresis in the treatment of carpal tunnel syndrome. J Back Musculoskelet Rehabil. 2011; 24(1): 39–47.

6.2.3 Transkutane elektrische Nervenstimulation (TENS)

Das TENS-Verfahren wird v. a. zur Behandlung von Schmerzen und zur Muskelstimulation eingesetzt. Über Elektroden werden die elektrischen Impulse auf die Hautoberfläche übertragen, dabei werden die Elektroden meist in der Nähe der schmerzenden Stellen platziert.

Konzept

Die TENS ist eine elektromedizinische Reizstromtherapie, die über Elektroden auf die Hautoberfläche übertragen wird. Die Kosten für die Miete eines Therapiegerätes und in Einzelfällen auch für die Anschaffung werden von der Krankenkasse erstattet.

Eingesetzt werden **mono-** oder (meist) **biphasische Rechteckimpulse** (Impulsbreite 0,1–0,5 ms; Stromstärke 0–60 A, Frequenz 1–100 Hz), die eine selektive motorische Reizung einzelner Nerven und/oder Muskeln mit konsekutiver Schmerzreduktion (Analgesie) und Muskelkontraktion erzielen. Es sind auch folgende TENS-Varianten verfügbar:

- konventionelle TENS („high frequency-low intensity"-TENS)
- acupuncture like-TENS (APL-TENS) als Einzelimpulse („low frequency-high intensity"-TENS) oder als Burst
- Hyperstimulations-TENS („brief intense stimulation", auch „high frequency-high intensity"-TENS)

Ziel der TENS-Behandlung ist es, afferente Nervenbahnen zu beeinflussen und damit die **Schmerzweiterleitung** zum zentralen Nervensystem zu **verringern** („Heraufsetzung der Schmerzschwelle"). Gemäß der Gate-Control-Theorie [6] bzw. dem Verdeckungseffekt nach Lullies geht man davon aus, dass rasch leitende afferente A-δ-Fasern stimuliert werden und auf Rückenmarksebene Hemmmechanismen aktiviert werden (Blockierung von Interneuronen), sodass Schmerzimpulse von langsam leitenden C-Fasern keinen Eingang mehr finden, zudem werden efferente hemmende Nervenbahnen angeregt (deszendierende inhibitorische Kontrolle) was anhand einer gesteigerten Endorphinfreisetzung nachgewiesen wurde. Diskutiert wird auch der Effekt einer Aktivierung intrinsischer Schmerzregulationssysteme [4].

Praxis der TENS

Für den Erfolg der TENS-Behandlung ist eine optimale Elektrodenposition essenziell, die individuell variieren kann. Meist werden Weichgummi- oder Klebeelektroden verwendet. Bei der Elektrodenanlage sollten folgende Positionen ausgetestet werden:

- Elektroden im Schmerzgebiet (direkt im Schmerzareal)
- Elektroden proximal des Schmerzgebietes entlang der peripheren Nerven
- Elektroden auf spezifische Schmerzpunkte
- Elektroden in das betroffene Segment (Dermatom, Myotom, paravertebral-segmental), Elektrodenanlage zur Längsdurchflutung eines Muskels oder Querdurchflutung eines Gelenks

CAVE

Die Elektroden sollten nicht im Areal gestörter Hautsensibilität angelegt werden, Vorsicht ist auch bei Schrittmacher-Implantaten gegeben (keine Anwendung im Schrittmachergebiet, Frequenz nur 70 Hz oder höher, Mindestabstand zum Schrittmacher 70 cm).

Weitere Möglichkeiten der Therapiemodulation sind neben der Elektrodenanlage die TENS-Variante (s. o.), Frequenz, Impulsdauer, Intensität, Behandlungsdauer und -intervall, die empirisch in Anwendungssitzungen auszutesten sind [5].

PRAXISTIPP

Die Behandlungsdauer variiert je nach TENS-Variante: konventionelle TENS – initial 20–30 Min., bis zu mehrmals täglich, Steigerung auf 1–2 Stunden möglich; Hyperstimulations-TENS, APL-TENS – mindestens 20 Min. [5, 7].

Je nach Schmerzart und Lokalisation sowie vorheriger Austestung der optimalen Einstellung kann anschließend eine Verordnung als Heimgerät erfolgen (Vorteile: dauernde Verfügbarkeit, Anwendung des batteriebetriebenen Kleinstimulators im Taschenformat mehrmals täglich und auch nachts). Der Reiz-/Impulsstrom selbst ist nicht schmerzhaft, subjektiv wird meist ein oberflächliches Hautkribbeln verspürt. Die Reizintensität sollte bis zum Auftreten von Parästhesien im Schmerzareal reguliert werden (keine schmerzhaften Dauerkontraktionen).

Indikationen und Kontraindikationen

- Indikationen: kausal nicht zu beeinflussende akute und chronische Schmerzen, u. a. Status

nach Amputation, Neuralgien, degenerative und entzündliche Erkrankungen des Bewegungssystems, postoperative Schmerzen, chronisches regionales Schmerzsyndrom, Tumorschmerzen, Migräne
- Kontraindikationen: primär psychogene Schmerzen, larvierte Depression und zentral ausgelöste Schmerzen (Thalamus-Schmerzsyndrome)

STUDIEN

Bei der Gonarthrose wurde für TENS gegenüber einer Placebo-Intervention ein analgesierender Effekt beschrieben [9]. Ferner belegen klinische Beobachtungen die analgetische Wirksamkeit. Dagegen wird bei chronischem Rückenschmerz die Wirksamkeit von TENS kontrovers diskutiert [1]. Der Wirksamkeitsnachweis für die TENS-Therapie ist ferner bei Patienten mit rheumatoider Arthritis mit Handbefall gegeben [2, 3].
Insgesamt sprechen initial etwa 50 % der Patienten positiv an, bei Langzeitanwendung ist ein gutes Ansprechen nur noch bei 15–20 % gegeben.

LITERATUR
[1] Brosseau L. Efficacy of the Transcutaneous Electric Nerve Stimulation for the treatment of chronic Low Back Pain: A Meta-Analysis. Spine 2002; 27(6): 596–603.
[2] Brosseau L, Yonge KA, Robinson V et al. Transcutaneous electric nerve stimulation (TENS) for the treatment of rheumatoid arthritis in the hand. The Cochrane Database for Systematic Reviews 2003, Issue 3. Art. No.: CD004377. DOI:10.1002/14651858.CD004377.
[3] Brosseau L, Wells GA, Tugwell P. Ottawa panel evidence-based clinical practice guidelines for electrotherapy and thermotherapy interventions in the management of rheumatoid arthritis in adults. Phys Ther 2004; 84(11): 1.016–43.
[4] Cheng RS, Pomeranz B. Electroacupuncture analgesia could be mediated by at least two pain relieving mechanisms; endorphin and non-endorphin systems. Life Sci 1979; 25(23): 1.957–62.
[5] Lange A. Elektrotherapie. In: Lange A (Hrsg.). Physikalische Medizin. Heidelberg: Springer; 2003. S. 53–167.
[6] Melzack R, Wall PD. Pain mechanisms: a new theory. Science 1965; 150(699): 971–9.
[7] Müller T. Antiinflammatorische und analgetische Stromformen. Evidenz in der Rheumatologie? Z Rheumatol 2009; 68: 530–3.
[8] Nnoaham KE, Kumbang J. Transcutaneous electric nerve stimulation (TENS) for chronic pain. The Cochrane Database for Systematic Reviews 2008, Issue 16. Art. No.: CD003222. Review. PMID 18646088.
[9] Osiri M, Welch V, Brosseau L et al. Transcutaneous electrical nerve stimulation for knee osteoarthritis. The Cochrane Database for Systematic Reviews 2000, Issue 4. Art. No.: CD002823. DOI:10.1002/14651858.CD002823.

6.2.4 Magnetfeldtherapie

Die Anwendung von Magnetfeldern zur Gesundheitsförderung und in der Therapie basiert auf der Annahme, dass therapeutisch induzierte Magnetfelder unterschiedlicher Stärke und verschiedenartiger Frequenzen das Milieu der Zelle beeinflussen.

Historische Aspekte

Blickt man in der Geschichte zurück, so kann festgestellt werden, dass Magnetfelder seit jeher die Menschheit faszinierten. Bereits in den frühen Hochkulturen vor über 2.000 Jahren, bei den Indern, Ägyptern und Chinesen (Chinesische Medizin), wurde die Kraft von Magneten in der Heilkunde eingesetzt.

Von der Antike über das Mittelalter bis zur heutigen Zeit, mit unterschiedlich starkem Interesse, unterschiedlichem Wissensstand über Nutzen und Wirkung der magnetischen Kräfte, wurden sie zur Vorsorge und zur Heilung von Krankheiten herangezogen.

Auch gegenwärtig vertrauen immer mehr Menschen dieser natürlichen, nicht invasiven Behandlungsmethode. Das Anwendungsspektrum ist heute größer denn je. So hat sich die Magnetfeldtherapie (MFT) in vielen Bereichen fest etabliert, dennoch stehen zahlreiche Skeptiker den beschriebenen positiven Wirkungen, die unter Magnetfeldanwendungen beobachtet werden, kritisch gegenüber und sehen darin lediglich einen Placeboeffekt. Zahlreiche Studien zum Wirkungsnachweis der Magnetfelder liegen vor. Als problematisch für eine indikationsbezogene wissenschaftliche Evaluierung erweist sich die Uneinheitlichkeit in der Methodik dieser Studien (unterschiedliche Magnetfeldstärke, -formen und -frequenzen), deswegen fällt eine Vergleichbarkeit schwer.

kung, schwere Hypotonie (< 95 mmHg systolisch), schwere Bradykardie (< 50 Pulsschläge pro Minute), wechselnde Einstellungen auf immunsuppressive Medikamente, maligner Tumor, Thrombose (frisch), Psychose, extreme Überempfindlichkeit gegen elektromagnetische Felder

LITERATUR

[1] Cebrián JL, Gallego P, Francés A et al. Comparative study of the use of electromagnetic fields in patients with pseudoarthrosis of tibia treated by intramedullary nailing. International Orthopaedics (SICOT) 2009.

[2] Fini M, Giavaresi G, Carpi A et al. Effects of pulsed electromagnetic fields on articular hyaline cartilage: review of experimental and clinical studies. Biomedicine & Pharmacotherapy 2005; 59(7): 388–394.

[3] Fischer G, Pelka RB, Barovic J. Adjuvante Behandlung der Gonarthrose mit schwachen pulsierenden Magnetfeldern. Aktuelle Rheumatologie 2006; 31(4): 226–33.

[4] Forestier R, Francon A, Arroman FS et al. Are SPA Therapy and Pulsed Electromagnetic Field Therapy Effective for Chronic Neck Pain? Randomized Clinical Trial First Part: Clinical Evaluation & Second Part: Medicoeconomic Approach Annles de Réadaption et de Médecine Physique 2007; 50(3): 140–147, 148–53.

[5] Funk RHW, Monsees T, Özkucuv N. Electromagnetic Effects – From Cell Biology to Medicine. Progress in Histochemistry and Cytochemistry 2009; 43(4): 177–264.

[6] Giordano N, Battisti E, Ceraci S et al. Effect of electromagnetic fields on bone mineral density and biochemical markers of bone turnover in osteoporosis: A Single-Blind, Randomized Pilot Study. Current Therapeutic Research, Clinical and Experimental 2001; 62: 187–193.

[7] Griffin X, Warner, F, Costa, M. The role of electromagnetic stimulation in the management of established non-union of long bone fractures: What is the evidence? Injury, International Journal of the Care of the Injured 2008; 39: 419–429.

[8] Huang L, He H, He C et al. Clinical update of pulsed electromagnetic fields on osteoporosis. Chinese Medical Journal 2008; 121(20): 2095–9.

[9] Hübscher J, Hartmann J, Illgner M, Hilberg T, Gabriel H. Einfluss elektromagnetischer Felder auf die Durchblutungsverbesserung in Training und Regeneration. Deutsche Zeitschrift für Sportmedizin 2003; 54(7/8): 64.

[10] Krapf U, Gerätefeatures, Wirkmodell und Studienlage der Magnetfeldtherapie. Ein Kompendium für Ärzte und interessierte Fachkreise 2008.

[11] Linovitz RJ, Pathvia M, Bernhardt M et al. Combined Magnetic Fields Accelerate and Increase Spine Fusion: A Double-Blind, Randomized, Placebo Controlled Study. Spine 2002; 27(13): 1.383–9.

[12] Markov MS. Pulsed electromagnetic field therapy history, state of art and future. The Environmentalist 2007: 465–475.

[13] Morris AR, O'Sullivan R, Dunkley P, Moore KH. Extracorporeal Magnetic Stimulation is of Limited Clinical Benefit to Women Idiopathic Detrusor Overactivity: A Randomized Sham Controlled Trial. European Urology 2007; 52(3): 876–83.

[14] Pelka RB, Jaenicke C, Gruenwald J. Impulse Magnetic-Field Therapy for Erectile Dysfunction: A Double-Blind, Placebo-Controlled Study. Advances in Therapy 2002; 19(1): 53–60.

[15] Quittan M, Schuhfried O, Wiesinger GF et al. Clinical effectiveness of magnetic field therapy – a review of the literature. Acta Medica Austriaca 2000; 27(3): 61–8.

[16] Sheffet A, Cytryn AS, Louria DB. Applying Electric and Electromagnetic Energy as Adjuvant Treatment for Pressure Ulcers: A Critical Review. Ostomy Wound Management 2000; 46(2): 28–33, 36–40, 42–44.

[17] Stewart LS, Persinger MA. Pretraining Exposure to Physiologically Patterned Electromagnetic Stimulation Attenuates Fear-Conditioned Analgesia. International Journal of Neuroscience 2000; 100(1): 91–8.

[18] Ziegenfelder T, Hübscher J, Abendroth K et al. Wirkung differenzierter Belastungsreize und elektromagnetischer Felder auf die Knochendichte, die Muskelkraft und die Reaktionsgeschwindigkeit von Osteoporosepatienten. Osteologie 2002; 11(1): 50.

6.3 Mikrobiologische Therapie

Andreas Rüffer

6.3.1 Grundlagen

Die mikrobiologische Therapie umfasst die orale oder parenterale Gabe von Mikroorganismen, deren Bestandteilen oder Stoffwechselprodukten zu therapeutischen Zwecken.

Historische Aspekte

Der medizinische Einsatz von Mikroorganismen hat eine bis ins 19. Jahrhundert zurückreichende Tradition. Doch mit Entdeckung antibiotischer Wirkstoffe geriet diese Therapieform zunächst weitgehend in Vergessenheit. Erst in den 1990er-Jahren wurde das „probiotische" Prinzip wiederentdeckt. Eine Vorreiterrolle übernahm dabei die Veterinärmedizin, die verschiedene Bakterienstämme in Futtermitteln zur Leistungssteigerung bei landwirtschaftlichen Nutztieren einsetzte.

Heutzutage ist die mikrobiologische Therapie fester Bestandteil nicht nur naturheilkundlich orientierter Praxen. Insbesondere in der Pädiatrie findet sie Einsatz bei Infektanfälligkeit und allergischen Erkrankungen. Doch auch Erwachsene profitieren von der Anwendung, v. a. Patienten mit chronischen Erkrankungen (z. B. chronisch-rezidivierende Erkrankungen der oberen Luftwege, des Urogenitaltrakts und des Gastrointestinaltrakts).

Heute gibt es zahlreiche mikrobiologische Präparate zur oralen, perkutanen, intravesikulären, intravaginalen, intramuskulären und intravenösen Applikation. Bevorzugt kommen orale Produkte zur Anwendung. Diese werden auch als „Probiotika“ (griech. „pro bios“ = „für das Leben“) bezeichnet: Zubereitungen, die Mikroorganismen oder deren Bestandteile enthalten, welche – in ausreichender Menge verabreicht – dem Wirtsorganismus einen gesundheitlichen Nutzen bringen. Der Begriff „Probiotikum“ findet erstmals 1954 als therapeutischer Gegenpart zur Antibiose Erwähnung [6]. Die noch heute gebräuchliche Definition geht auf Fuller [3] zurück.

Bedeutung der Darmflora

Der menschliche Darm wird von bis zu 10^{15} Bakterien besiedelt. Das sind 100-mal mehr Keime, als wir an Körperzellen besitzen. Diese bakterielle Standortflora übernimmt im Darm folgende lebenswichtigen Aufgaben.

Schutzfunktion und Immuntraining

300–500 m^2 machen die Darmschleimhaut zur größten Grenzfläche des Körpers. Daher ist hier die Gefahr besonders groß, dass sich fremde, möglicherweise krankmachende Mikroorganismen aus der Nahrung ansiedeln. Dies verhindert die physiologische Darmflora und schützt uns so vor Darminfektionen (sog. „Kolonisationsresistenz“).

Die Darmflora trainiert zudem über spezielle Signalstrukturen das darmassoziierte Immunsystem (➤ s. u.).

Förderung von Darmstoffwechsel und -motilität

70 % des Energiebedarfs der Dickdarmschleimhaut werden durch mikrobiell produzierte kurzkettige Fettsäuren, v. a. Butyrat, Acetat und Propionat gedeckt. Ausgangssubstrat sind die für den Menschen unverdaulichen Ballaststoffe. Insbesondere Butyrat regt zudem die Durchblutung an, hemmt Entzündungsprozesse und wirkt antikanzerogen.

Die mikrobiell produzierten Fettsäuren stimulieren auch die Darmmuskulatur und sind wichtig für die Aufrechterhaltung der Darmmotilität.

Weitere Stoffwechselleistungen

Einige Bakterienspezies der menschlichen Darmflora können **toxische Substanzen neutralisieren,** z. B. Nitrosamine und polyzyklische aromatische Kohlenwasserstoffe. Andererseits werden bestimmte Pharmaka, z. B. Sulfonamide, Sulfasalazin, sowie sekundäre Pflanzeninhaltsstoffe, z. B. Enterodiol, Enterolacton, erst durch die mikrobielle Metabolisierung in die bioaktive Form überführt.

Auch die **Produktion diverser Vitamine** (z. B. Biotin, Folsäure, Vitamin B_2, Vitamin B_{12}, Vitamin K) gehört zu den belegten Stoffwechselleistungen der menschlichen Darmflora. Allerdings trägt dies nach derzeitigem Kenntnisstand nicht entscheidend zum menschlichen Vitaminhaushalt bei. Das liegt u. a. an der geringen Resorptionskapazität des Dickdarms für Vitamine.

Darm und Immunsystem

Der Darm ist wichtiges Immuntrainings- und -koordinierungszentrum für die gesamte Schleimhautabwehr. Da die Darmschleimhaut die größte Kontaktfläche des Körpers mit der Außenwelt darstellt, besteht hier eine besonders große immunologische Präsenz. 70 % der Immunzellen sind im **darmassoziierten Immunsystem** (GALT = Gut Associated Lymphoid Tissue) stationiert. Das wiederum ist eng mit den anderen Schleimhautoberflächen vernetzt. Dieses Netzwerk wird auch als MALT (Mucosa Associated Lymphoid Tissue) bezeichnet (➤ Abb. 6.4).

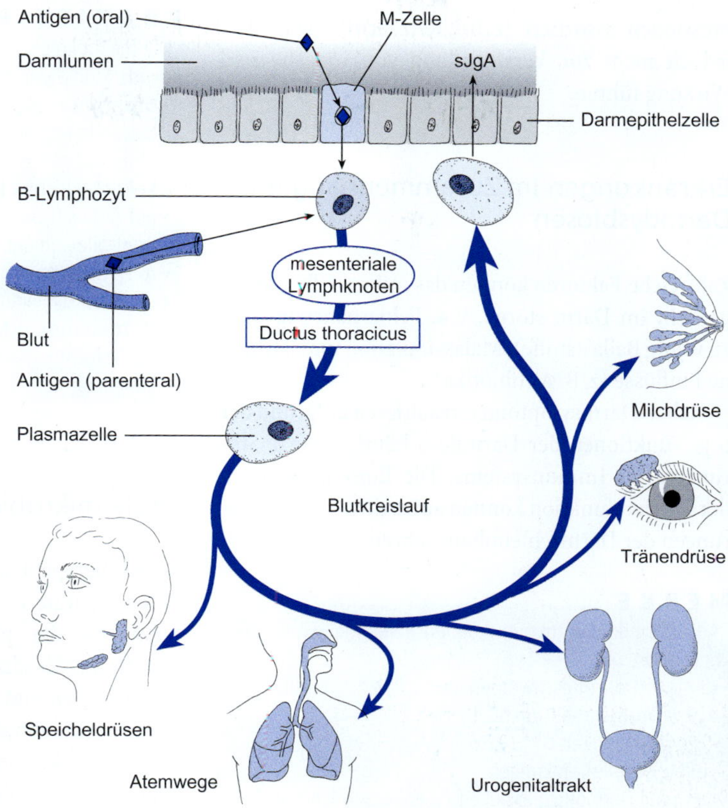

Abb. 6.4 Immunologische Vernetzungen der Schleimhäute (MALT) [L190]

Mikroben als Immuntrainer

Über spezielle Epithelzellen (sog. M-Zellen) kommunizieren die Darmflora und das Immunsystem des Darms. Mikrobielle Signalstrukturen werden von den M-Zellen aufgenommen, konfektioniert und an die Immunzellen in der Submukosa weitergereicht. Diese mikrobiellen Reize dienen dem Training noch unreifer Abwehrzellen, die anschließend auf die anderen Schleimhautoberflächen entsandt werden. Ein Teil kehrt letztlich wieder in den Darm zurück, um auch dort den Schleimhautschutz sicherzustellen.

Das labordiagnostisch messbare Ergebnis dieser Aktivität ist das sekretorische Immunglobulin A (kurz: sIgA; s. u.). Dieser spezielle, vor mikrobiellem Abbau weitgehend geschützte Antikörper überzieht sämtliche Schleimhäute wie ein Schutzanstrich. Dabei fungiert das sIgA als erster „Abfangjäger“ für potenzielle Schadstoffe.

Frühkindliche Immunentwicklung

Besonders wichtig ist die Kommunikation zwischen Mensch und Mikroben für Neugeborene. Nur mithilfe ihrer Darmflora entwickeln diese ein funktionstüchtiges Immunsystem. Auch an der Entwicklung der oralen Toleranz, also der immunologischen Tolerierung alltäglicher Nahrungsmittel ist die frühkindliche Darmflora beteiligt.

Darm und Gehirn

Die Darmtätigkeit wird von einem autonomen Nervensystem gesteuert, dessen Zahl an Nervenzellen der des Rückenmarks entspricht. Dieses „Darmhirn“ steht in engem Kontakt mit dem Kopfhirn. Der Informationsfluss geht dabei primär vom Darm zum Kopf. Empfänger ist das limbische System. Der Darm beeinflusst so das Unterbewusstsein.

Insbesondere chronische Darmbeschwerden sind daher oft auch mit psychischen Problemen wie Depressionen assoziiert (z. B. „Reizdarm"). Dies darf jedoch nicht zur Verwechslung von Ursache und Wirkung führen.

Erkrankungen im Zusammenhang mit Darmdysbiosen

Zahlreiche Faktoren können das mikrobielle Gleichgewicht im Darm stören, v. a. Fehlernährung (u. a. zu wenig Ballaststoffe), Malassimilation und iatrogene Einflüsse (z. B. Antibiotika).

Neben Darmsymptomen resultieren aufgrund der o. g. Funktionen der Darmflora häufig diverse Störungen des Immunsystems. Die Einschränkungen der Barrierefunktion können außerdem zu Veränderungen der Darmschleimhaut führen.

MERKE

Auf Darmflorastörungen können folgende Symptome hinweisen:

- Magen-Darm-Beschwerden (z. B. „Reizdarm", Blähungen, Obstipation, Durchfall)
- Infektanfälligkeit
- allergische Erkrankungen
- erhöhte Darmdurchlässigkeit („Leaky Gut-Syndrom"), u. a. bei
  - Nahrungsmittelunverträglichkeiten
  - Zöliakie
  - Migräne
  - rheumatoiden Erkrankungen
- (chronisch-)entzündliche Darmerkrankungen
- erhöhtes Darmkrebsrisiko

6.3.2 Praxis der mikrobiologischen Therapie

Diagnostik

Störungen der Darmökologie lassen sich nicht-invasiv über eine Stuhluntersuchung diagnostizieren. Neben der quantitativen Darmflora-Analyse stehen dazu verschiedene Schleimhaut-, Immun- und Verdauungsparameter zur Verfügung. Als erste Suchparameter bei den o. g. Störungen eignen sich folgende Stuhlmarker.

PRAXISTIPP

Die mikroökologische Primärdiagnostik erfolgt durch folgende Stuhlparameter:

- **Stuhlflora:** quantitative Analyse aerober, mikroaerober und anaerober Leitkeime, inklusive Pilze und Stuhl-pH
- **sekretorisches Immunglobulin A (sIgA):** Hinweis auf Aktivität des darmassoziierten Immunsystems und Kontrolle immunmodulatorischer Therapiemaßnahmen
- **α-1-Antitrypsin:** Hinweis auf erhöhte Durchlässigkeit der Darmschleimhaut („Leaky Gut")
- **Verdauungsrückstände:** Untersuchung auf unverdaute Nahrungsmittelbestandteile als Hinweis auf Malassimilation

Orale mikrobiologische Therapie

In der therapeutischen Praxis werden mikrobiologische Präparate v. a. oral verabreicht. Probiotika unterstützen die physiologischen Funktionen der Darmflora. Zusätzlich verbessern oral applizierte Laktobazillen und Bifidobakterien durch ihre eigene Lactase-Aktivität die Lactose-Toleranz.

Orale mikrobiologische Präparate (Probiotika) haben folgende Wirkungen:

- **Beeinflussung** der **Darmflora:** Förderung der physiologischen Flora, antagonistische Wirkungen auf Fremdkeime
- **Immunmodulation:** u. a. Makrophagenaktivierung, Aktivierung von Granulozyten und NK-Zellen, lymphozytäre Stimulation, Induktion der Interferonbildung, Anregung der sIgA-Produktion auf den Schleimhäuten
- **antidiarrhoische Wirkung:** Keimkonkurrenz und Immunmodulation bei infektiösen Diarrhöen, Prophylaxe Antibiotika-assoziierter Diarrhöen
- **antientzündliche Wirkung:** Remissionserhaltung bei Colitis ulcerosa und chronischer Pouchitis; bislang keine eindeutigen Daten zur Remissionserhaltung bei Morbus Crohn sowie zum Einsatz im akuten Schub bei chronisch-entzündlichen Darmerkrankungen
- Verbesserung der Lactose-Toleranz

Eine gute Übersicht über die Studienlage zum therapeutischen und prophylaktischen Einsatz von Probiotika gibt Bischoff [2].

Auswahl der Präparate

Am effektivsten ist die gezielte Anwendung von Probiotika auf Basis eines mikroökologischen Stuhlbefunds (s. o.). Dafür stehen sowohl mikrobiologische Arzneimittel als auch probiotische Nahrungsergänzungsmittel zur Verfügung, die sich in ihrer grundsätzlichen Wirksamkeit nicht unterscheiden.

- **Welche Keime?** Für die Auswahl anhand des Stuhlflorabefunds ist zunächst die Keimzusammensetzung entscheidend. E.-coli-Präparate sind nur als Arzneimittel erhältlich. Laktobazillen, Bifidobakterien, Enterokokken und Hefen sind in beiden Formen verfügbar.
  Immun- bzw. Schleimhauteffekte sind nicht an die Lebensfähigkeit der eingesetzten Keime gebunden. Dafür sind auch inaktivierte Keime bzw. mikrobielle Stoffwechselprodukte einsetzbar.
- **Erstattungsfähigkeit:** Auch die Erstattungsfähigkeit sollte im Sinne der Patienten berücksichtigt werden. Probiotische Arzneimittel werden im Gegensatz zu Nahrungsergänzungsmitteln meist von privaten Krankenversicherungen erstattet. Bei Selbstzahlern kann dagegen – soweit möglich – auf günstigere Nahrungsergänzungsmittel ausgewichen werden.
- **Passende Formulierung:** Probiotika sind als Tabletten, Kapseln, Pulver und Lösungen erhältlich. Einige Produkte müssen im Kühlschrank aufbewahrt werden.
  - Bei kleinen Kindern haben sich Pulver und Lösungen aufgrund der einfachen Einnahme bewährt.
  - Berufstätige Erwachsene schätzen dagegen häufig eher Tabletten oder Kapseln, da diese ohne weitere Hilfsmittel eingenommen werden können.
  - Außerdem sind mögliche Unverträglichkeiten gegenüber Hilfsstoffen (z. B. Lactose) zu beachten.
  - Einige mikrobiologische Präparate enthalten zusätzlich Ballaststoffe, die als „Präbiotika" das Bakterienwachstum fördern sollen. Solche Kombinationspräparate werden als „Synbiotika" bezeichnet.

Durchführung

Die folgende Auflistung (➤ Tab. 6.7) bezieht sich nur auf die orale Anwendung mikrobiologischer Arzneimittel und erhebt keinen Anspruch auf Vollständigkeit.

Tab. 6.7 Mikrobiologische Präparate zur oralen Applikation (* = rezeptpflichtig) aus Rote Liste 2016

Handelsname	Darreichungsform	Hersteller	Keimart/en	Keimmenge
Stoffwechselprodukte von Mikroorganismen				
Colibiogen® oral	Lsg.	Laves	E. coli	10^8/ml
Colibiogen® Kinder	Lsg.	Laves	E. coli	10^8/ml
Hylak® N	Lsg.	Recordati Pharma	Lactobacillus sp.	1023 mg/ml
Hylak® plus acidophilus	Lsg.	Recordati Pharma	Lactobacillus sp.	617 mg/ml
Synerga®	Lsg.	Laves	E. coli	10^8/ml
Bifidobakterien/Laktobazillen				
InfectoDiarrstop® LGG Mono	Pulv.	Infectopharm	Lactobacillus sp.	10^9/Btl.
Lacteol®	Kps., Pulv.	ADARE/Pohl-Boskamp	Lactobacillus sp.	10^{10}/Kps., 10^{10}/Btl.
Paidoflor®	Kautbl.	Ardeypharm	Lactobacillus sp.	10^8–10^9/Tbl.

Tab. 6.7 Mikrobiologische Präparate zur oralen Applikation (* = rezeptpflichtig) aus Rote Liste 2016 (Forts.)

Handelsname	Darreichungsform	Hersteller	Keimart/en	Keimmenge
Enterococcus (Ec.)				
Pro-Symbioflor®	Lsg.	SymbioPharm	Ec. faecalis, E. coli	10^7/ml
Symbioflor® 1	Lsg.	SymbioPharm	Ec. faecalis	10^7/ml
Escherichia (E.) coli				
Mutaflor®	Kps.	Ardeypharm	E. coli	10^9–10^{10}/Kps.
Mutaflor® mite	Kps.	Ardeypharm	E. coli	10^8–10^9/Kps.
Mutaflor® Suspension	Suspension	Ardeypharm	E. coli	10^8/ml
Pro-Symbioflor®	Lsg.	SymbioPharm	E. coli, Ec. faecalis	10^7/ml
Symbioflor® 2	Lsg.	SymbioPharm	E. coli	10^7/ml
Uro-Vaxom®*	Kps.	Vifor Pharma	E. coli	6 mg/Kps.
Saccharomyces				
Eubiol®	Kps.	CNP Pharma	Sacch. cerevisiae	375 mg/Kps.
Hamadin®	Kps.	Schwabe	Sacch. cerevisiae	250 mg/Kps.
Perenterol® 50 mg/ forte 250 mg	Kps.	Medice	Sacch. cerevisiae	50 mg/Kps. 250 mg/Kps.
Perenterol® Junior 250 mg	Pulv.	Medice	Sacch. cerevisiae	250 mg/Btl.
Yomogi®	Kps.	Ardeypharm	Sacch. cerevisiae	250 mg/Kps.
Sonstige				
Broncho-Vaxom® Erwachsene*	Kps.	Vifor Pharma	Branh. catarrhalis, Haem. influenzae, Klebs. pneumoniae, Klebs. ozaenae, Sc. pneumoniae, Sc. pyogenes, Sc. viridans, Staph. aureus	7 mg/Kps.
Broncho-Vaxom® Kinder*	Kps.			3,5 mg/Kps.
Broncho-Vaxom® Tropfen 3,5*	Lsg.			3,5 mg/Dosis
Luivac®*	Tbl.	Daiichi Sankyo	s. Broncho-Vaxom®, (außer Kl. ozaenae)	3 mg/Tbl.
Ribomunyl® uno*	Gran., Tbl.	Pierre Fabre Pharma	Haem. influenzae, Klebs. pneumoniae, Sc. pneumoniae, Sc. pyogenes	1,9 mg/Btl. 1,9 mg/Tbl.

- **Dosierung:** Die Behandlungsdosis richtet sich nach den Angaben der Hersteller. Insbesondere nach der Einnahme von E. coli oder Saccharomyces sp. berichten empfindliche Patienten teilweise über abdominelle Beschwerden wie Blähungen. Um dies zu vermeiden, ist eine einschleichende Dosierung zu empfehlen.
- **Behandlungsdauer:** Diese ist abhängig von Art und Schwere der Erkrankung. Grundsätzlich sollte aber der Einsatz von Probiotika aufgrund der Trägheit der Darmmikroökologie nicht die Dauer von 4 Wochen unterschreiten.

Indikationen

Orale Mikrobiologika werden bevorzugt bei Darmflorastörungen (s. o.) eingesetzt, die mit folgenden Erkrankungen einhergehen können:

- **allergische Erkrankungen:** z. B. Neurodermitis, Heuschnupfen, Asthma, Urtikaria, Nahrungsmittelallergien; Allergieprophylaxe für das Ungeborene bei Schwangeren mit Allergieneigung
- **akute und chronische Infekte:** z. B. des Respirationstrakts und Urogenitaltrakts, chronische Gingivitiden und Gastritiden; chronisch(-rezidivierende) Mykosen, z. B. Haut- und Vaginalmykosen, Mundsoor, intestinaler Candida-Befall
- **Darmerkrankungen:** Diarrhö (akute Enterokolitis, Reisediarrhö, Antibiotika-assoziierte Diarrhö), chronisch-entzündliche Darmerkrankungen (Morbus Crohn, Colitis ulcerosa), Obstipation, Reizdarm-Syndrom, Divertikulose und Divertikulitis, Laktoseintoleranz
- **Förderung der kindlichen Entwicklung:** als mikroökologische „Starthilfe" bei Kaiserschnittkindern und Flaschenmilchkindern, Allergieprophylaxe
- **rheumatische Erkrankungen:** z. B. rheumatoide Arthritis, Fibromyalgie
- **Chemo- bzw. Strahlentherapie:** zur Minderung deren gastrointestinaler Nebenwirkungen

STUDIEN

Zum Einsatz von Probiotika in der Infektprophylaxe, bei Darmerkrankungen sowie zur Förderung der kindlichen Entwicklung liegen diverse klinische Studien vor (Übersicht bei Bischoff [2]). Für die anderen Indikationen ist die Studienlage noch nicht so fundiert, es gibt jedoch langjährige positive Erfahrungen in der naturheilkundlichen Praxis.

Kontraindikationen

Abgesehen von abdominellen Beschwerden sind stärkere Nebenwirkungen nach Einnahme von Probiotika sehr selten. Allerdings sind folgende Kontraindikationen zu beachten:

- Autoimmunerkrankungen
- immunsupprimierte Patienten

Explizit ist die Einnahme von Saccharomyces-Präparaten bei geschwächter Immunabwehr (z. B. HIV-Patienten, Organtransplantierten, Leukämie, malignen Tumoren, Bestrahlung, Chemotherapie, langzeitige hochdosierte Kortisonbehandlung) sowie bei Patienten mit Zentralvenenkatheter wegen des bisher nicht einschätzbaren Risikos einer Saccharomyces-Infektion kontraindiziert.

Weitere Formen der mikrobiologischen Therapie

Autovakzinetherapie

Auch sog. Autovakzinen mit patienteneigenen Mikroorganismen werden zur mikrobiologischen Therapie angeboten. Diese vergleichsweise teuren Präparationen weisen allerdings nach derzeitigem Kenntnisstand keine therapeutischen Vorteile gegenüber den herkömmlichen und deutlich günstigeren Handelspräparaten auf.

Probiotische Milchprodukte

Im Lebensmittelhandel sind zahlreiche probiotische Sauermilcherzeugnisse, insbesondere Joghurts erhältlich. Auch diese haben nachweislich eine Wirkung auf die Darmökologie. Allerdings handelt es sich dabei eher um ungezielte Effekte, die sich außerdem nicht von denen klassischer Sauermilchprodukte unterscheiden. Ein Ersatz für eine gezielte probiotische Therapie sind diese Produkte nicht.

LITERATUR

[1] Beckmann G, Rüffer A. Mikroökologie des Darmes. 3. A. Bad Bocklet: Labor L+S, 2010.

[2] Bischoff SC (Hrsg.). Probiotika, Präbiotika und Synbiotika. Stuttgart: Thieme, 2009.

[3] Fuller R. Probiotics in man and animals. J. Appl. Bacteriol. 1989; 66: 365–378.

[4] Knoke M, Bernhardt H. Mikroökologie des Menschen. Mikroflora bei Gesunden und Kranken. Weinheim: VCH edition medizin, 1985.

[5] Schulze J, Sonnenborn U, Ölschläger T et al. Probiotika. Mikroökologie, Mikrobiologie, Qualität, Sicherheit und gesundheitliche Effekte. Stuttgart: Hippokrates, 2008.

[6] Vergin F. Anti- und Probiotika. Hippokrates 1954; 25: 116–119.

6.4 Manuelle Medizin

Joachim Buchmann, Marina Heidrich

6.4.1 Grundlagen

Manuelle Medizin ist im besten Sinne des Wortes „handgemachte“ Medizin. In einem Positionspapier der *Deutschen Gesellschaft für Manuelle Medizin (DGMM)* aus dem Jahr 2006 ist festgehalten: *„Die Manuelle Medizin ist die medizinische Disziplin, in der unter Nutzung der theoretischen Grundlagen, Kenntnisse und Verfahren aller medizinischen Gebiete die Befundaufnahme am Bewegungssystem – dazu gehören alle Strukturen, die in neuroreflektorisch-humoraler Wechselwirkung zum Bewegungsorgan stehen – sowie die Behandlung ihrer Funktionsstörungen mit der Hand unter präventiver, kurativer und rehabilitativer Zielsetzung erfolgt. Diagnostik und Therapie beruhen auf biomechanischen und neurophysiologischen Prinzipien.“*

6

Eine der Wurzeln der Manuellen Medizin, die in der zweiten Hälfte des 20. Jahrhunderts in Deutschland eingeführt wurde, ist die von **Still** (1828–1917) Ende des 19. Jahrhunderts begründete Osteopathie. Still verstand unter Osteopathie das Leiden von Patienten im Zusammenhang mit Knochen. Dem Zug seiner Zeit folgend setzte er diese Bezeichnung aus zwei altgriechischen Begriffen, nämlich „Knochen“ und „leiden“, zu einem Wort zusammen, was in der Folgezeit leider allzu häufig, und das bis heute, zu Missverständnissen Veranlassung gab und gibt. Moderne Osteopathie versteht sich neben den auf das Bewegungssystem zielenden parietalen Vorstellungen mit ihrem viszeralen Anteil als Lehr- und Behandlungsansatz für in ihrer Bewegungsmöglichkeit beeinträchtigte innere Organe. Im kraniosakralen Ansatz beurteilt sie den Rhythmus von Bildung und Resorption von Liquor cerebrospinalis und die damit verbundenen Bewegungsvorgänge am menschlichen Körper. Außerdem gibt sie Anleitung für die therapeutische Beeinflussung der in diesem Zusammenhang gestörten rhythmischen Tätigkeit. Somit ergeben sich drei verschiedene osteopathische Bezüge:

- **parietale Osteopathie:** für Beurteilung und Beeinflussung von Bewegungen im eigentlichen Bewegungssystem
- **viszerale Osteopathie:** für Beurteilung und Beeinflussung von gestörter Bewegung innerer Organe
- **kraniosakrale Osteopathie:** für Beurteilung und Beeinflussung von Störungen im Verhalten der Liquor-Produktion mit ihren Auswirkungen auf andere Körpersysteme

Manualmedizinisch-osteopathisches Grundverständnis

Still, dem Begründer der Osteopathie, wird die Bemerkung *„Leben ist Bewegung“* zugeschrieben. Von diesem Wort ausgehend kann eine Darstellung der manualmedizinisch-osteopathischen Betrachtungsweise versucht werden.

Bewegung findet nicht nur im landläufigen Sinne in dafür evolutionär entwickelten Gelenken des Körpers statt, sondern kennzeichnet auf jeder Existenzebene alle am Leben beteiligten Strukturen und steht für deren aktuelle Lebendigkeit. Somit ist Leben wahrnehmbar und das am sinnfälligsten als taktile Empfindung. Daraus ist zu schlussfolgern, dass ein definierbares Bewegungsmaß für ungestörte oder aber für beeinträchtigte Lebensvorgänge als charakteristisch erkannt werden kann. Nimmt man die Zeit als zusätzliches Kriterium hinzu, ergibt sich ein Rhythmus als Möglichkeit, palpativ erkannte Bewegung zeitlich einzuordnen und zu bewerten. Damit bietet sich als Definition des vorliegenden Arbeitsgegenstandes folgende Feststellung an:

- **Manualmedizin** als einhellig anerkannter Teil der Osteopathie prüft und bewertet Bewegungsmöglichkeiten am menschlichen Bewegungssystem. Sie gibt Auskunft über die körperliche Integrität eines Menschen oder über funktionelle Beeinträchtigung. Überprüft wird die Änderung von Gewebespannung im Zusammenhang mit dem Bewegungsausmaß und dem Bewegungsendgefühl.
- **Osteopathie** im weiteren Sinne ist gekennzeichnet ebenfalls durch Bewegungsbeobachtung und Bewegungsbeurteilung, wobei neben dem Bewegungssystem auch das viszerale und kraniosakrale System Aufmerksamkeit finden. Dabei beurteilt man nicht nur Gewebespannung und Bewegungsausmaß, sondern auch deren zeitliche

Abfolgen. Dieses Vorgehen bedeutet Rhythmusverfolgung. Unter solchen Bedingungen dient therapeutische Einwirkung der Bewegungsnormalisierung und Rhythmusharmonisierung.

Historische Aspekte und erste Konzepte

Frühe Zeugnisse manueller Medizin reichen zurück ins klassische Griechenland, nämlich zu Hippokrates (um 460–370 v. Chr.); es finden sich Hinweise auf diese Therapieform in allen uns heute erschlossenen Kulturen des Mittelmeerraums. Aus der europäischen Medizingeschichte sind spätere sporadische Mitteilungen bekannt, die allerdings keine kontinuierliche Entwicklungsverfolgung zulassen.

Es bedurfte des multinationalen Sammelbeckens der Vereinigten Staaten von Nordamerika, um eine herausragende medizinische Persönlichkeit wie Still hervorzubringen, der sich am Ende des 19. Jahrhunderts mit der Propagierung der von ihm so benannten **Osteopathie** hervortat. Es gelang ihm eine ebenso umfassende wie funktionellen Vorstellungen folgende Bewertung der vom Bewegungssystem abgeleiteten medizinischen Erfahrungen.

Neu war dabei der durchgehende Gebrauch der Hände sowohl zur Befunderhebung als auch in der therapeutischen Anwendung. Wahrscheinlich indirekt durch Still beeinflusst entwickelte **Palmer** (1845–1913) zu gleicher Zeit **manualmedizinisch** orientierte Techniken, vordergründig fokussiert auf die Behandlung funktioneller Störungen der Wirbelsäule.

Gelenkspiel und Blockierung

Still und Palmer hatten Gelenke, nämlich die der Wirbelsäule und der Extremitäten, zum Ausgangspunkt ihrer diagnostischen und therapeutischen Bemühungen gemacht. Möglicherweise haben die provozierbaren Knackgeräusche der Gelenke dazu beigetragen, dass beide Autoren sich bevorzugt diesen anatomischen Strukturen widmeten. Sie begriffen die Gelenke nicht nur, wie zur damaligen Zeit üblich, als Region biomechanischer Kraftumsetzung, sondern als Ereignisorte weitreichender Systemverknüpfung.

Setzt man ein Gelenk einer gezielten äußeren Krafteinwirkung aus, ändert sich an ihm, palpativ wahrnehmbar, die Weichteilspannung. **Mennell** (1880–1957) lieferte für diesen Zusammenhang die heute akzeptierte Erklärung des joint play, des **Gelenkspiels,** als passive Beweglichkeit von Gelenkpartnern gegeneinander bei Einwirkung einer äußeren Kraft.

Bei funktioneller, also reversibler, Bewegungseinschränkung ist das Gelenkspiel in einer oder in mehreren Richtungen beeinträchtigt. Für diesen Gelenkstörzustand hat Biedermann den Begriff **„Blockierung“** eingeführt.

MERKE

Der Begriff „Blockierung" wird im deutschen Sprachbereich für eine reversible Gelenkbewegungsstörung verwendet. Er kennzeichnet allerdings heute nicht nur eine partielle Bewegungsbeeinträchtigung eines Gelenkes, sondern zusätzlich Auswirkungen auf segmental neurologisch verknüpfte Strukturen.

System segmentaler Strukturen

Funktionsbehindernde pathophysiologische Eigenheiten des Bewegungssystems wurden von **Hansen** und **Schliack** 1962 in Verbindung zu anderen Systemkreisen gebracht. Sie formulierten, dass phylogenetisch zusammenhängende Bereiche von Haut, Muskulatur, Faszie, Wirbelsäulensegment und innerem Organ einheitlich auf Störreize reagieren. Die jeweiligen Strukturen bezeichneten sie als Dermatom, Myotom, Sklerotom, Enterotom und Neurotom und fassten diese unter dem Begriff **Segment** zusammen. Das Irritationsverhalten besteht in einem palpativ mehr oder minder gut erfassbaren Spannungszuwachs. Da unterschiedliche, jedoch evolutionär zusammenhängende Strukturen sich gleichsinnig auf Irritationsreize verhalten, muss, so schlussfolgerten sie, das verbindende Nervengewebe die unterschiedlichen Segmentanteile zu einer Verhaltenskonformität zwingen.

Heute weiß man, dass es sich bei dem **System segmentaler Innervation** um die evolutionär älteste Form eines allgemein umfassenden Nervensystems handelt. Die gegenwärtig diskutierten erweiterten neurophysiologischen Vorstellungen dieser Art gehen im Wesentlichen auf den amerikanischen Neurophysiologen Korr zurück.

Biomechanische Gegebenheiten

Empirisch ist seit Langem bekannt, dass bei der Behandlung funktionsgestörter Wirbelsäulengelenke daraus resultierende klinische Störbilder beeinflusst werden können. Ursprünglich wurden solche von der Lendenwirbelsäule, später auch von der Halswirbelsäule ausgehend beschrieben und als entzündlich entstanden gedeutet. Später erkannte man deren mögliche Abhängigkeit von mechanischem Druck auf Nervengewebe mit Herausbildung einer erfassbaren neurologischen Defizitsituation. 1934 wurde von Mixter und Barr erstmalig ein lumbaler Bandscheibenvorfall erfolgreich operativ behandelt.

Mit stärkerer Beachtung biomechanischer Gegebenheiten der Wirbelsäule wuchs auch das Interesse an funktionell gestörten, also blockierten Wirbelsäulengelenken samt deren Auswirkungen.

Wirbelgelenke

In den paarigen Gelenken der Wirbelsäule unterhalb der Kopfgelenke können segmental ausschließlich entweder Beuge- oder Streckbewegungen ausgeführt werden. Bei der Streckung oder Rückbeuge kommt es zum Ineinandergleiten der Wirbelgelenkflächen, zu **Gelenkflächenkonvergenz,** bei Vorbeuge hingegen zu einem Auseinandergleiten, zu **Gelenkflächendivergenz.** Von dieser Vorstellung ausgehend, erfordern Seitneige- und Rotationsbewegungen in einem Wirbelsäulensegment einseitig Konvergenz und gegenseitig Divergenz der Gelenkflächen. Verfolgt man die biomechanischen Tatsachen weiter, geht die Blockierungsvorstellung an der Wirbelsäule davon aus, dass immer nur eine der Bewegungsrichtungen, also entweder Divergenz oder Konvergenz beeinträchtigt ist. Daraus resultiert im betroffenen Segment entweder eine Vor- oder eine Rückbeugebehinderung. Für die Komplexbewegung der Rotation und Seitneige gelten folgende Einzelheiten:

- **Konvergenzbeeinträchtigung** erzeugt auf der betroffenen Seite Einschränkung sowohl der Seitneige als auch der Rotation.
- **Divergenzbeeinträchtigung** hingegen erzeugt eine Einschränkung der Seitneige- und Rotationsfähigkeit in die Gegenrichtung.

MERKE

Verständlich ist der scheinbar schwierige biomechanische Zusammenhang nur dann, wenn für die Blockierung die Tatsache akzeptiert wird, dass sie lediglich **eines** der paarigen Gelenke im Segment betrifft.

Kopfgelenke

Die sog. Kopfgelenke, also die Bewegungsebenen Okziput/C1 und C1/C2 verfügen über Bewegungsbesonderheiten:

- In Höhe von Okziput/C1 findet im Wesentlichen nur eine Kopfvor- und Rückbeuge relativ geringen Ausmaßes statt.
- Auf der Ebene C1/C2 erfolgt eine Rotation, bei welcher der Kopf über dem Rumpf zu beiden Seiten um jeweils etwa 30 Grad gedreht werden kann.

Beide Bewegungsebenen sind Verwirklicher menschlicher Kommunikation. Sie werden weltweit beinahe einheitlich benutzt: Kopfnicken bedeutet Zustimmung, Kopfschütteln Ablehnung für Aussagen und Handlungen.

Neurophysiologische Verknüpfungen im menschlichen Bewegungssystem

Die **Gesamtkörperhaltung** wird **reflektorisch** über **propriozeptive Informationen** gesteuert, deren Rezeptoren in den Anteilen des Bewegungssystems verankert sind [26]. Die Rezeptorenleistung der Wirbelsäule bestimmt als propriozeptive Information weitestgehend die Anpassung des Menschen an die Ansprüche, die die Gravitation an lebende Wesen stellt. **Lewit** ging so weit, der propriozeptiven Leistungsverwirklichung der Wirbelsäule Wahrnehmungsfunktion zuzubilligen. **Myers** führte in diesem Zusammenhang den Begriff der **kinästhetischen Intelligenz** ein.

Jegliche funktionelle oder strukturelle Störung im Bewegungssystem hat neben biomechanischen Auswirkungen solche für neurophysiologische Informationsaufnahme und daraus abzuleitende Informationsverwertung.

Besonderheiten spezieller Übergangszonen

Biomechanische Besonderheiten der Wirbelsäule bieten die Kopfgelenke sowie andere sog. Übergangszonen oder Schlüsselregionen.

Kopfgelenke

Die biomechanische Anbindung des Kopfes an den Rumpf, also die Kopfgelenke, spielen eine offensichtlich herausragende Rolle. Bausteine dieser Gelenke sind **Rezeptorenträger** und damit **neurophysiologische Wahrnehmungsstrukturen** für die Mechanismen der tonischen Nackenreflexe. Sie verbinden reflektorisch Kopfhalte- und Bewegungsleistungen mit seitendifferenter Muskelspannung des Gesamtkörpers.

MERKE

Bedeutung der Kopfgelenke: Blockierungen im Kopfgelenksgefüge sind in der Lage, Muskelspannungsvorgänge am Gesamtkörper zu stören und damit sowohl biomechanisch als auch reflektorisch wirksam zu werden.

Wahrscheinlich noch ohne Kenntnis der mit Kopfgelenksblockierungen verbundenen neurophysiologischen Konsequenzen waren frühe Manualtherapeuten – die Chiropraktoren der Prägung nach Palmer – durch ihre therapeutischen Bemühungen um diese Region erstaunlich erfolgreich. Manualtherapeuten oder Osteopathen, wie sie sich einem Vorschlag von Still folgend, bald nannten, bemühten sich zu dieser Zeit v. a. um statische Belange.

Knöcherner Thorax und angrenzende Übergangszonen

Der **zervikothorakale Übergang** ist eine wichtige Übergangsregion von den beweglicheren Strukturen des Kopfes und Halses zum weniger beweglichen Bereich des knöchernen Thorax. Hier finden Bewegungen bei der Atmung, aber auch die Rumpfrotation im Dienst der Richtungsorientierung für Sinnesleistungen statt. Letzteres geschieht ausgeprägter in der unteren als in der oberen Brustwirbelsäule, begünstigt durch die hier nur wenig hemmenden unteren Rippen.

Der **thorakolumbale Übergang** ist derjenige Bereich, der als Begrenzungszone der Rumpfrotation zur Lendenwirbelsäule gilt.

Lumbosakralregion

Die Lendenwirbelsäule ist der Bereich weiter Vorbeuge und wesentlich geringerer Rückbeuge. In der Lumbosakralregion endet die Wirbelsäulenbewegung abrupt, weil das Becken im Gegensatz zur insgesamt gut beweglichen Wirbelsäule verhältnismäßig starr auf Bewegungsanforderung reagiert. Allerdings sind auch hier Bewegungen möglich, die nicht von eigenständiger Muskulatur direkt erzeugt werden, sondern in Form zumeist gravitationsabhängiger Vorgänge geringen Ausmaßes ablaufen. Das gilt für die Mobilität von Iliosakralgelenken und Symphyse sowie für ante- und retroflexionsähnliche Bewegungen des Kreuz- und Steißbeins. Die dabei zu berücksichtigenden Achsen sind kompliziert und nicht ohne Weiteres verständlich, aber als osteopathisch aufbereiteter Lehrstoff von erstaunlicher praktischer Anwendungsmöglichkeit.

Störmöglichkeiten spezieller anatomischer Strukturen

An einigen Stellen der Wirbelsäule bewirken Residuen phylogenetischer Entwicklung weit übergreifende Störmöglichkeiten aufgrund besonderer anatomischer Verhältnisse.

Segmentale Höhe C3/C4/C5

Aus den Rückenmarksegmenten C3/C4/C5 erfolgt die vorwiegend motorische Befehlsgebung für das **Zwerchfell** als ursprünglichem Kiemenmuskel.

Während der Einatmung lässt das Zwerchfell Abdominalorgane gegen die Elastizität des Beckenbodens nach kaudal gleiten. Ist die dafür notwendige Verschieblichkeit innerer Organe durch strukturelle Beeinträchtigungen (z. B. Narben), aber auch schon durch funktionelle Störzustände behindert, muss das Zwerchfell Mehrarbeit verrichten. Das kann zu Irritationszuständen an dessen neurophysiologischer Befehlszentrale, also an den Segmenten C3/C4/C5 führen. Da die Mehrzahl wichtiger Schulter- und Oberarmmuskeln ebenfalls Segmentanteile der genannten Myelonregion als Innervationsursprung aufweist, können diese indirekt über die Afferenz des Zwerchfells Beeinträchtigung in Form von Spannungszunahme finden.

Lendenwirbelsäule

Die Lendenwirbelsäule ist über ihre stato-dynamische Bedeutung hinaus gemeinsamer Ursprung für **absteigende Hüftbeugemuskulatur** und aufsteigend für den lumbalen Ursprung des **Zwerchfells.** Das bringt mit sich, dass beide Muskelsysteme, in enger biomechanischer Abhängigkeit zueinander stehend, gegenseitige Störmöglichkeit aufweisen können. Viszerale Störungen können über Beeinträchtigung des Zwerchfells Spannungszunahme des M. iliopsoas und damit eine Funktionsbehinderung der unteren Extremität zur Folge haben.

Gesamtwirbelsäule

Über das vegetative Nervensystem sind **innere Organe** an die Wirbelsäule angebunden. Die sympathische Verbindung zwischen Enterotomstrukturen und dem Bewegungssystem geschieht über Nervenwurzeln aus den Segmenten C8–L2, und zwar immer mehrsegmental. Die parasympathische Anbindung erfolgt für die obere Körperhälfte an den N. vagus mit biomechanischem Bezug zu den Kopfgelenken und für die untere an die neurologischen Segmente S 2–4, also in biomechanischer Verbindung zu den Iliosakralgelenken.

6

MERKE

Funktionsstörungen innerer Organe sind in der Lage, die Biomechanik des Rumpfes in Mitleidenschaft zu ziehen. Dabei wirken sie irritierend immer auf mehrere Stellen ein, nämlich über sympathische Anbindung auf Bewegungssegmente der mittleren Wirbelsäule und parasympathisch entweder auf den Kopfgelenksbereich oder die Iliosakralgelenke.

Myofasziale Aspekte des menschlichen Bewegungssystems

Sherringtons Untersuchungen über die Muskulatur des Menschen bildeten Anfang des vorigen Jahrhunderts die Grundlage für die Beschäftigung der Medizin mit diesem Thema. Das Prinzip der Agonisten-/Antagonistenabstimmung, wonach ein Muskel nach Ende der jeweiligen Agonistenleistung vom Antagonisten in seine Ausgangssituation zurückgezogen wird, wurde von Sherrington als neurophysiologischer Vorgang der **reziproken Innervation** bezeichnet. Bald ergab sich die Beobachtung, dass diese Rückführung eines Muskels in Ausgangsposition am leichtesten direkt nach seiner Tätigkeit gelingt. Für seine Arbeiten erhielt der Neurophysiologe 1932 den Nobelpreis.

Aus Sherringtons Grunderkenntnis entwickelten sich Jahrzehnte später therapeutische Strategien zur **Muskelspannungslösung.** Man fand, dass ein Relaxationseffekt am sichersten unmittelbar nach einer Muskelanspannung, und zwar nach einer isometrischen Muskelkontraktion zu erwarten ist. Diese Gegebenheiten wurden zielstrebig verfolgt und zu Methoden weiterentwickelt, die unter anderem als **Muscle Energy Technik** (Mitchell [15]) und als **postisometrische Relaxation** (Lewit [13]) zum unentbehrlichen Handwerkszeug moderner Physiotherapie gehören. Zusätzlich erkannte man, dass die so erreichte Muskelentspannung auch auf Gelenke wirkt und deren Funktionsbeeinträchtigung lösen kann. Damit erwies sie sich als leicht einsetzbare Methode, Blockierungssituationen an muskelverschalteten Gelenken zu beseitigen. Eine ähnliche Funktionswiederherstellung an blockierten Gelenken gelingt häufig auch durch aktive Bewegungswiederholung oder durch passive sog. repetitive Mobilisationsbewegungen. Solche weichen, nicht invasiven Handgriffe gehören als sanfte Techniken zum Ausbildungsstandard aller manualmedizinisch-osteopathisch orientierten Schulen.

Arten und Aufgaben der quer gestreiften Muskulatur

Janda hat am Ende des vorigen Jahrhunderts dazu beigetragen, die Rolle der quer gestreiften Muskulatur in die Überlegungen zu Funktionsbeeinträchtigungen des Bewegungssystems einzubeziehen. Ausgangspunkt sind die beiden unterschiedlichen Fasertypen der quer gestreiften Muskulatur.

- Die **tonische Muskulatur** ist evolutionär sehr alt, hatte ursprünglich, nämlich im Wasser, Festhaltefunktion und ist jetzt an gravitationsbedingte Halteaufgaben angepasst. Bei Irritation geraten Muskelfasern dieses Typs in Mehrspannung.
- Der zweite Muskelfasertyp ist evolutionär wesentlich jünger und wurde entwickelt für kurzzeitig benötigte Bewegungsleistungen. **Muskelfasern** dieser Bauart werden **phasisch** genannt. Bei Irritation geraten sie in eine Abschwächungssituation.

In der Entwicklungsgeschichte prägte jeder Fasertyp Einzelmuskeln je nach Aufgabenstellung. Während der evolutionären Zeitfolge ergab sich an einem bestimmten Punkt die Notwendigkeit eines Kompromisses. Dessen Grund lag in einer Optimierung der Energiebereitstellung. Davon ausgehend existieren in jedem menschlichen Muskel beide Faserarten nebeneinander in einem individuell gestalteten Gleichgewicht.

Dieses Individualgleichgewicht allerdings ist heute in einigen Muskeln, jeweils abhängig von deren Aufgabe, in Richtung eines Mehr an tonischen Faserzügen, in definierten anderen Muskeln eines Mehr an phasischen Faserzügen verschoben. Der Grund dafür wird in evolutionär entstandenen Folgen langdauernder Arbeitsteilung gesehen. Muskeln mit mehr tonischen Faserzügen dienen jetzt der Abarbeitung von Gravitationskräften. Solche mit mehr phasischen Faserzügen werden, in vier Gruppen zusammenwirkend, für schnelle Bewegungsabläufe benutzt.

Es sind dies die Gruppe von Fluchtmuskeln der unteren Extremität, also die Glutealmuskeln, die Bauchmuskeln als gezielt segmental wirkende Wirbelsäulenbeuger, die sog. unteren Schulterblattstabilisatoren, die eine rasche Überkopfbewegung der Arme ermöglichen und die tiefen Halsbeuger. Als Einzelmuskel kommt hinzu der Vastus medialis des M. quadriceps femoris, der für rasche Kniestreckung beim Gehen und Laufen sorgt.

MERKE

Es kann nach Janda das folgende prinzipielle Muskelfaserverhalten unterschieden werden.

- Die evolutionär älteren **tonischen Muskelfasern** reagieren langsam und haben vorwiegend **Haltefunktion.**
- Der **phasische Muskelfasertyp** reagiert rascher, ist schneller ermüdbar und für **schnelle Bewegungsleistungen** zuständig.

Jeder menschliche Muskel besitzt beide Fasertypen nebeneinander. Je nach Aufgabenstellung kann einer der bei den Fasertypen dominieren, was den Gesamtcharakter des Muskels bestimmt.

Schlussfolgerungen für die Funktionspathologie

Für die Funktionspathologie des Bewegungssystems ist also wichtig: Der tonische Muskelfasertyp entstand phylogenetisch sehr früh. Er bleibt mit seiner Irritationsanpassung systembestimmend. Diese besteht in einer Spannungsvermehrung. Um die dafür heute übliche Befundbezeichnung zu gebrauchen: Er gerät in einen Verspannungszustand und bei dessen längerem Bestehen durch Mitbeteiligung faszialer Strukturen sogar in Verkürzung. Damit wird seine passiv erreichbare Länge beeinträchtigt. Dieser Umstand führt dazu, dass antagonistisch tätige Muskeln, wenn sie phasisch geprägt sind, nicht genügend Kraft entfalten können, also abgeschwächt wirken.

PRAXISTIPP

Die Irritation tonischer Muskulatur hat im Störungsgefüge Priorität. Die praktische Schlussfolgerung: Scheint eine Stärkung eines phasisch geprägten Muskels therapeutisch notwendig, muss zunächst sein tonischer Gegenspieler auf Länge gebracht, relaxiert, vielleicht sogar gedehnt werden. Erst dann gelangt phasisch geprägte Muskulatur unter Bedingungen, die deren Kräftigung ermöglichen.

Myofasziale Dysbalance

Ist im Gesamtverhalten des Bewegungssystems die muskuläre Balance, gestört spricht man von **myofaszialer Dysbalance.** Dieser von Janda geprägte Begriff meint ein Ungleichgewicht, das durch die Spannungsvermehrung von tonisch konfigurierter Muskulatur hervorgerufen wird. Ein auf solche Art erzeugtes Dysbalance-Verhalten bedeutet ein Kräfteungleichgewicht und hat hohen pathogenetischen Wert für Erkrankungen des Bewegungssystems.

Exemplarisch sei das **obere gekreuzte Syndrom** nach Janda genannt. Dabei liegt eine myofasziale Dysbalance zwischen folgenden Muskelgruppen vor:

- Verspannung der tonischen oberen Schulterblattstabilisatoren (M. trapezius/pars descendens, M. levator scapulae) und Abschwächung der phasischen unteren Schulterblattstabilisatoren (Mm. rhomboidei, M. trapezius/pars ascendens, M. serratus anterior)
- Verspannung der tonischen Pectoralisgruppe und Abschwächung der phasischen unteren Schulterblattstabilisatoren
- Verspannung der tonischen oberflächlichen Nackenstreckmuskulatur (zervikaler Anteil des M. longissimus und des M. iliocostalis) und

Abschwächung der phasischen tiefen Halsbeuger (M. longus colli, M. longus capitis)

Daraus können sowohl eine Fehlsituation der Scapula mit Beeinträchtigung der Armbewegungsmöglichkeit als auch Verstärkung der thorakalen Kyphose und vermehrte Lordose der Halswirbelsäule resultieren. Letztere ist in der Lage, die Sinnesleistung des visuellen und vestibulären Systems in Unordnung zu bringen. Die Ausbildung entsprechender Symptomatik beim betroffenen Patienten ist ableitbar.

Triggerpunkte

Es ist das Verdienst der US-amerikanischen Ärztin Travell, später unterstützt durch den ebenfalls US-Amerikaner Simons, palpativ eruierbare Muskelspannungszonen innerhalb eines Muskels entdeckt, akribisch beschrieben und in ein klinisches Einordnungsschema gebracht zu haben. Travell und Simons schlossen – ausgehend von Parästhesie- und Schmerzzonen an der Körperoberfläche – zurück auf oft vom Ursprungsort weit entfernt liegende lokale Muskelverspannungsbereiche. Letztere nannten sie **Auslösezonen** oder auch **Triggerpunkte.**

Triggerpunktreferenzzonen

Die aus Triggerpunkten resultierenden Parästhesie- und Schmerzzonen, von Travell und Simons als **Referenzzonen** bezeichnet, erzeugen vielfältige klinische Bilder. So können beispielsweise Triggerpunkte der Wadenmuskulatur Fersenschmerz auslösen, solche der Gesäßmuskulatur einen ischialgiformen Schmerz produzieren und die der Kaumuskulatur erhebliche Anteile für Kopfschmerzsymptomatik liefern. An der Ausbildung von Kopfschmerzen ist häufig auch der M. sternocleidomastoideus beteiligt, der als weitere Besonderheit Schwindel erzeugen oder verstärken kann. Triggerpunkte beider Pectoralismuskeln können bei Befall der linken Seite pectanginöse Beschwerden vortäuschen und bei Rückenschmerzen sind Triggerpunkte des M. rectus abdominis sehr häufig auffindbar und sinnvoll in die Behandlung einzubeziehen.

Lokalisation der Triggerpunkte

Die von Travell und Simons erstellte Kartografie der auf Triggerpunkte bezogenen Schmerzbereiche konnte von späteren Untersuchern nur bestätigt werden. Sie gilt heute als immer noch viel zu wenig genutzte Grundlage für erfolgreiches diagnostisches und therapeutisches Vorgehen bei funktionellen Störungen im Bewegungssystem.

Mutmaßlich sind diese Zusammenhänge als Ausdruck einer **intramuskulären Dysbalance,** einem Ungleichgewicht zwischen tonischen und phasischen Faserzügen innerhalb eines Muskels zu werten [3]. Die neurophysiologischen Übertragungsmechanismen zwischen Triggerpunkt und Referenzzone gelten noch als strittig, folgen aber wahrscheinlich der segmentalen Nervenversorgung.

Behandlung von Triggerpunkten

Travell und Simons behandelten diese Muskelauffälligkeiten durch eine gezielte Beeinflussung des neurophysiologischen Übertragungsvorgangs in Form von Injektionen mit Lokalanästhetika oder örtlicher Kälteanwendung. Beide Vorgehensweisen sind relativ aggressiv.

Mithilfe von Lewits lokaler postisometrischer Relaxation, als **Triggerpunkt-Relaxation** bezeichnet, kann ebenfalls erfolgreich auf muskuläre Triggerpunkte eingewirkt werden. Darüber hinaus ermöglicht ein solches Vorgehen ein Delegieren der Behandlung an sachkundige nichtärztliche Therapeuten.

PRAXISTIPP

Die intramuskuläre Dysbalance in Form von Triggerpunkten ist häufig Auslösesituation für Schmerzen im Bewegungssystem; sie kann viszerale Störungen vortäuschen und in eine systemische muskuläre Dysbalance münden.

Myogelosen

Auch in Deutschland waren die als Verquellung tastbaren Muskelspannungszonen früh Ziel therapeutischer Bemühungen; sie wurden in den Zwanzigerjahren des vorigen Jahrhunderts von Schade als „Myogelosen" bezeichnet. Als handwerkliche Konsequenz entwickelten in den Folgejahren M. und F. Lange die Gelotripsie, bei der ohne Kenntnis der muskelphysiologischen Zusammenhänge die tastbaren Gewebeknoten mit einem harten Gegenstand zerdrückt wurden.

6.4.2 Manualmedizinisch-osteopathische Praxis

Die osteopathisch-manualmedizinische Diagnose basiert auf Methoden der Spannungswahrnehmung und der Beurteilung passiver Gelenkbeweglichkeit einschließlich deren Endgefühls – also unter Nutzung des Tastsinns. Die daraus abgeleitete Therapie ist gerichtet auf Spannungsminderung und das wieder mit der Fertigkeit von Hand und Fingern.

Üblicherweise beschreitet ein Arzt nach erfolgter Regionaldiagnose und dann häufig ohne pathogenetisch weitergehende Differenzierung zwei Behandlungswege gleichzeitig.

- Der eine gilt der Bekämpfung des Schmerzes mit geeigneten Pharmaka.
- Der zweite besteht in physiotherapeutischer Behandlung, die häufig genug dem Ermessen des Ausführenden überlassen bleibt.

Nutzt der Untersucher und Behandler von Anfang an manualmedizinisch-osteopathisch ausgerichtete Untersuchungsverfahren, welche nicht nur lokal auf den Schmerzort im Bewegungssystem gerichtet sind, sondern viszerale und gegebenenfalls kraniosakrale Vorstellungen integrieren, liegt seine Zielgenauigkeit der Diagnose höher. Das trifft sowohl für funktionelle als auch für strukturell ausgelöste Störungen zu.

Anamnese und Untersuchungstechniken

Für die manuelle Medizin sind Erkrankungszeichen am Bewegungssystem Glieder einer Störkette oder besser eines Vernetzungsablaufs. Das aktuelle Krankheitsbild wird bestimmt durch ein Nebeneinander von **Störfaktoren** und **Anpassungsmechanismen.**

Nach Janda schwindet gewöhnlich ein funktionell entstandener Schmerz im Bewegungssystem nach spätestens zehn Wochen, und das sowohl unbehandelt als auch behandelt. Der Grund dafür liegt in einer sich ausbildenden Anpassungs- oder Adaptationskette. Solche Anpassungsmechanismen können den Körper zumindest vorübergehend in eine ausreichende Leistungsfähigkeit zurückbringen. Diese jedoch ist labil und kann beispielsweise beim nächsten banalen Infekt zusammenbrechen. Häufig genug lassen sich ursprüngliche Funktionsstörung und Anpassungsmechanismen hinsichtlich ihrer Wertigkeit in der Symptomverursachung nicht voneinander differenzieren.

Anamnese

In der Anamneseerhebung sind **Schmerzen** des Patienten und von ihm empfundene **Funktionsdefizite** zu erfragen. Das anschließende Untersuchungsschema geht zweckmäßigerweise den Weg vom Allgemeinen zum Besonderen, also von der Orientierung zur gezielten Vorgehensweise.

Orientierende Untersuchung

- **Rumpf- und Beckenkonfiguration:** Es ist sinnvoll, zunächst die allgemeine Rumpf- und Beckenkonfiguration, und zwar besser von hinten als von vorn, zu betrachten. Eine seitliche Beurteilung im Stehen lässt Schlussfolgerungen auf reflektorisch organisierte Lastverteilung von Kopf und Rumpfabschnitten zu.
- **Wirbelsäule:**
  - **Cave:** Bei Verdacht auf ein die Funktionsstörung verursachendes strukturelles Problem sollten isometrische Tests einer orientierenden Untersuchung der Wirbelsäulenabschnitte vorausgehen. Dabei auftretender Schmerz ist Hinweis auf notwendige strukturell weiterführende Diagnostik.
  - Orientierende Untersuchungen gelten an der Halswirbelsäule den Kopfgelenken und dem zervikothorakalen Übergang.
  - An der Brustwirbelsäule ist deren Globalrotation für die Übersichtsuntersuchung wichtig.
  - An der Lendenwirbelsäule interessieren die Rückbeugefähigkeit und Seitneige mehr als die Vorbeuge.
  - Nur scheinbar entfernt von der Wirbelsäule muss die Notwendigkeit einer Symmetrie des Kieferschlusses bedacht werden.
- **Extremitäten:**
  - Orientierende Betrachtungen an **der unteren Extremität** betreffen am Hüftgelenk Innenrotation im Seitenvergleich, am Kniegelenk die volle Streckung.

- Gleiche Untersuchungen der **oberen Extremität** beurteilen die Seitensymmetrie bei Außenrotation in den Schultergelenken. An den Ellenbogengelenken gilt die Aufmerksamkeit der vollen Extension sowie der Seitengleichheit von Pro- und Supination.

PRAXISTIPP

Ein erfahrener Untersucher achtet bei der orientierenden Untersuchung auch auf folgende Besonderheiten:

- Überprüfung des **Einbeinstands:** Der Patient schließt die Augen, wobei der Untersucher die Patientenhände hält. Unsicherheit des unter Wegnahme der optischen Kontrolle erschwerten Einbeinstandes verweist auf mögliche **Kopfgelenksstörungen** mit Propriozeptionsdefizit, die eine gezielte Kopfgelenksuntersuchung unumgänglich machen.
- **Aktiv-passive Kopfrückbeuge:** Der Behandler lässt bei aktiv-passiver Kopfrückbeuge an deren Bewegungsende den Mund öffnen. Ermöglicht das eine passive Weiterführung der Kopfrückbeuge, sind mutmaßlich **Halsfaszien in Fehlspannung** und können die Bewegung des zervikothorakalen Übergangs beeinträchtigen.
- Anschließend erfolgt unter **maximaler Kopfrückbeuge** eine vorsichtige seitenvergleichende Kopfrotation, was bei Seitenungleichheit Rückschlüsse auf den **zervikothorakalen Übergang** als Beeinträchtigungsort erlaubt. Voraussetzung dafür ist, dass der Patient die ihm ungewohnte und gelegentlich schmerzprovozierende Situation kurzzeitig toleriert.
- Hinweise auf **neurologische Defizite** in Afferenz und Efferenz werden auf klassische Art und Weise weiterverfolgt.

Bei Beurteilung des **Gesamtmuskelsystems** hat Spannungserhöhung an tonisch konfigurierten Muskeln Priorität für Störmuster. Hinweise auf den Spannungszustand der tonischen Muskulatur im Becken-Beinbereich gibt ein Schnelltest: Die passive Seitverschieblichkeit der Patella beim zwangslos stehenden Patienten. Bewegungseinschränkung erlaubt Rückschlüsse auf die Gesamtsituation der tonischen Muskulatur in der unteren Körperhälfte sowie bei Asymmetrie auf die Störseite.

Die **Verlängerbarkeit tonischer Muskulatur** sollte an folgenden Muskeln überprüft werden: M. triceps surae, M. rectus femoris, sämtliche Adduktoren, Ischiokruralmuskulatur, M. piriformis, M. tensor fasciae latae, M. iliopsoas, lange Rückenstreckmuskulatur, Pars descendens des M. trapezius zusammen mit dem M. levator scapulae sowie beide Pectoralismuskeln. Zur genauen seitenvergleichenden Beurteilung des Befundes macht sich dabei eine sichere Fixation des jeweiligen Muskelursprungs erforderlich.

Gezielte Untersuchungen

Gezielte Untersuchungen betreffen immer die Kopfgelenke, da deren Störung über den Mechanismus der tonischen Nackenreflexe Spannungsasymmetrie im gesamten Körper erzeugen kann. Daneben müssen zervikothorakaler und thorakolumbaler Übergang sowie die lumbosakrale Übergangsregion einschließlich Iliosakralgelenken gezielt beurteilt werden. Damit gelingt gleichzeitig Einordnung von **Störverkettungen.** Aufsteigende Ketten haben ihren Ausgangspunkt oft in Funktionsstörungen der Füße und der tibiofibularen Verbindung.

Absteigende Ketten beginnen häufig im craniomandibulären System bei dessen asymmetrischer Arbeitsleistung.

MERKE

Die Muskulatur wirkt als pathogenetischer Faktor sowohl bei Dysbalance-Zuständen systemischer Art als auch bei intramuskulärer Dysbalance in Form von Triggerpunkten. In den Referenzzonen solcher Triggerpunkte treten an der Körperoberfläche Parästhesie und Schmerzempfindung auf. Schlussfolgernd sollte bei derartigen klinischen Bildern nicht zwangsläufig sofort an eine Bedrängungssituation für Nervenstrukturen gedacht, sondern nach zugehörigen Triggerpunkten gesucht werden. Als klares differenzialdiagnostisches Kriterium zur Abgrenzung einer echten neurologischen Bedrängungssituation gilt ein Defizit an Sensibilität, Muskelkraft und Reflexaktivität.

Behandlungstechniken

Die ersten Behandlungstechniken an Gelenken wurden manipulativ ausgeführt, das heißt mit einer plötzlichen gezielten Krafteinwirkung. Später ergab sich, dass gleiche Erfolge mit wesentlich weniger aggressiven Techniken erzielt werden können, nämlich mit Mobilisationen.

Manipulation

Manipulation bedeutet gezielte **Krafteinwirkung** mit kurzzeitiger Verschiebung eines Gelenkpartners, und zwar über den Grenzbereich der physiologischen Barriere hinaus, jedoch nicht die anatomische Barriere überschreitend. Eine solche Vorgehensweise ist, zumindest an der Wirbelsäule, spezifisch ausgebildeten Ärzten vorbehalten. Die damit verbundene reflektorische Einwirkung auf das Gelenk und segmental verbundene Strukturen sind allerdings oft beeindruckend.

Mobilisation

Mobilisation bedeutet sanfte Krafteinwirkung auf blockierte Gelenke, die im Bereich der physiologischen Barriere abläuft. Reflektorische Auswirkungen sind meist denen einer Manipulation gleichwertig, allerdings bei Weitem nicht so spektakulär. Mobilisationen bedienen sich vielfältiger **Hilfstechniken.** Genannt werden sollen hier die **postisometrische Relaxation,** auf die weiter oben bereits eingegangen wurde, die **Atemfazilitation** und, an der Wirbelsäule, die **Blickwendefazilitation.** Fazilitieren heißt erleichtern und steht im therapeutischen Sprachgebrauch für bahnen. Dabei macht man sich bei der Atemfazilitation die physiologische Tatsache zunutze, dass bei Einatmung die Spannung nahezu aller Skelettmuskeln zunimmt und unter Ausatmenbedingungen eine Entspannung eintritt. Blickwendefazilitation basiert auf einer Synkinese, d. h. einer unwillkürlichen Mitbewegung, zumindest aber einer Spannungszunahme der Muskulatur an Hals und Rumpf in Richtung der Augenbewegung.

Vorgehen bei der Behandlung der Muskulatur

Sind wesentliche Teile der therapeutischen Absicht auf die Muskulatur gerichtet, muss diese in einer bestimmten **Reihenfolge** behandelt werden.

- Zunächst sollen am zu behandelnden Muskel **Triggerpunkte** gesucht und gelöscht werden.
- Als nächster Schritt erfolgt eine **Relaxation** des **betreffenden Muskels.** Am zweckmäßigsten geschieht diese in Form der postisometrischen Relaxation. Nur in den Fällen, in denen damit eine ausreichende Verlängerbarkeit des Muskels nicht gelingt, also das Muskel-Faszien-System nicht therapeutisch erreicht wird, ist der Einsatz von **Dehntechniken** notwendig. Diese können schmerzhaft sein und sollten nur von entsprechend Ausgebildeten vorgenommen werden. Dabei ist an den Verknüpfungs- beziehungsweise Verkettungscharakter derartiger Störungen zu erinnern, so dass meist mehrere Muskeln einer solchen Behandlung unterschiedlicher Ausprägung unterzogen werden müssen.

Kräftigung

Eine Kräftigung von im Rahmen einer myofaszialen Dysbalance abgeschwächten Muskeln ist erst dann möglich, wenn im System zugehörige tonische Antagonisten in normale Verlängerbarkeit gebracht worden sind. Häufig genug normalisieren sich abgeschwächte Muskeln danach durch Gebrauch ohne weitere therapeutische Maßnahmen.

Der Versuch einer Kräftigung abgeschwächter Muskulatur durch Training vor Behandlung der tonischen Gegenspieler verbessert zwar die Kraft der beteiligten Muskeln, beseitigt jedoch nicht automatisch deren Dysbalance. Das bedeutet: Ein solches Vorgehen hebt das bestehende muskuläre Missverhältnis lediglich auf ein höheres Kraftniveau.

MERKE

Nach Janda sollte die Behandlung von Muskulatur bei myofaszialer Dysbalance nach folgendem Algorithmus ausgeführt werden:
- Triggerpunkt-Relaxation
- postisometrische Relaxation tonisch konfigurierter Muskulatur
- ggf. Dehnung bei vorhandener faszialer Beteiligung
- erst danach Kräftigung phasisch konfigurierter Muskulatur, wenn überhaupt noch nötig

Zwerchfell als wichtige myofasziale Struktur

Eine zentrale myofasziale Struktur stellt das Zwerchfell dar, das immer mit beurteilt werden sollte. Über die enge anatomische Beziehung zum **M. psoas** ist Spannungsübertragung absteigend zur unteren Extremität oder bei Störungen im Bereich der unteren Extremität aufsteigend zum Zwerchfell und von dort aus in die Schultermuskulatur möglich. Über den **N. phrenicus** und die neurologischen Segmente C 3, C 4

6

und C 5 besteht eine neurophysiologische Verbindung zum Schultergürtel. Eine weitere wichtige Rolle spielt das Zwerchfell zusammen mit dem Beckenboden im Rahmen der tiefen Rumpfstabilisation als wichtiges Sicherungselement für die Lendenwirbelsäule [13].

Hinweise auf eine Funktionsstörung des Zwerchfells ergeben sich aus der direkten Spannungspalpation oder auch der seitenvergleichenden Rumpfrotation. Findet man bei der Untersuchung Anzeichen für eine Fehlspannung, ist die von Chapman angegebene Behandlungstechnik der **neurolymphatischen Reflexpunkte** ventral und dorsal an der Körperdecke sinnvoll und rasch ausführbar.

Im Zusammenhang mit dem Zwerchfell ist immer auch die Spannungssituation des M. **iliopsoas** zu überprüfen und gegebenenfalls in die Behandlungsplanung aufzunehmen.

Tractus iliotibialis

Ein besonderer pathogenetischer Faktor im faszialen System ist der Tractus iliotibialis. Zeigt er sich deutlich schmerzhaft irritiert, kann das ein Hinweis auf eine Gesamtspannungserhöhung des Bindegewebes sein. Diese kann betreffen: Muskulatur, Aufhängung innerer Organe und, nach neueren Erkenntnissen, die bindegewebige Einbettung und Verlängerbarkeit von peripheren Nerven. Häufig ist der Tractus iliotibialis über biomechanische Zusammenhänge auch an der Entstehung funktionspathologischer Zustände am Kniegelenk beteiligt.

6

Indikationen und Kontraindikationen

Die **Indikation** für osteopathisch-manualmedizinisches Vorgehen besteht in der **reversiblen Bewegungsstörung.** Dies meint im engeren Sinn Gelenke des Bewegungssystems mit ihren segmental verknüpften Strukturen, im weiteren Sinne aber auch Bewegungsstörungen viszeraler Organe und faszialer Gewebe. Dabei ist nicht das klinische Beschwerdebild entscheidend, sondern immer der Stellenwert der reversiblen Bewegungsstörung in der Pathogenese eines Erkrankungsbilds.

Als **Kontraindikationen** gelten die nicht abgeklärte Strukturkrankheit, Schmerz und Abwehrspannung bei der Einstellung von Behandlungs- oder gar Untersuchungstechniken sowie die Mobilisation eines hypermobilen Bewegungssegments. Lewit formuliert kurz und bündig: *„Eine eigentliche Kontraindikation bzw. die Möglichkeit, dass man Patienten gefährdet, gibt es nicht. Kontraindiziert ist lediglich eine inadäquate Technik."*

Gefahren und Risiken

Immer dann, wenn manualtherapeutisch-osteopathisches Vorgehen diagnostischer oder therapeutischer Art zu Schmerzen führt, ist das ein Signal mit Hinweischarakter auf Strukturbeeinträchtigung. Gefährdet sind strukturgestörte Abschnitte des Bewegungssystems v. a. dann, wenn manipulativ, das heißt mit Impulstechniken, an ihnen gearbeitet wird. Eine Sicherungsmaßnahme dagegen ist eine Bewegungsprüfung ohne eigentliche Bewegung, nämlich die Untersuchung mit isometrischer Anspannung. Kommt es dabei zu Schmerz, liegt die Vermutung nahe, dass eine Strukturstörung vorliegt.

Bei Manipulationstechniken im Kopfgelenksbereich muss zusätzlich bedacht werden, dass die A. vertebralis unterhalb und oberhalb des Atlas nicht knochengeschützt verläuft und von einem Manipulationsstoß direkt getroffen werden kann. Solche Gefahren bestehen weder bei Anwendung mobilisierender Art noch bei Positionierungstechniken.

Bei Behandlung faszialer Strukturen lässt sich ein Behandlungsschmerz manchmal nicht vermeiden. Dieser Schmerz pflegt jedoch während der Behandlung geringer zu werden und muss vom Behandler sorgfältig beobachtet und eingestuft werden. Dies gilt für Techniken, wie sie beispielsweise von Typaldos mit dem von ihm so bezeichneten Fasziendistorsionsmodell angegeben wurden.

Ganz allgemein gilt: Die heutige manualmedizinisch-osteopathische Anschauungsweise verlässt mehr und mehr manipulatives therapeutisches Vorgehen, zieht sich auf weiche Techniken unter Ausnutzung der Patientenmuskulatur oder auf Tasten und Ordnen von Bewegungsrhythmen zurück und schließt somit eine Gefährdung des Patienten weitestgehend aus.

6.4.3 Diagnostisches und therapeutisches Vorgehen bei speziellen Verkettungen

Exemplarisch werden einige Störverkettungen dargestellt, die als Leitlinien für diagnostische Abläufe und als Grundlage für daraus ableitbare therapeutische Schlussfolgerungen dienen können.

Fersenspornsyndrom

Das Schmerzproblem beim sog. Fersenspornsyndrom zeigt sich an der Unterseite des Rückfußes und ist aufzufassen als Kulminationspunkt folgender Störketten:

- **Referenzzonen bei Triggerpunkten** einiger Unterschenkel- und Fußmuskeln, nämlich von M. quadratus plantae, M. abductor hallucis, M. soleus, M. gastrocnemius, M. tibialis posterior und, wenn vorhanden, M. peroneus tertius.
- Zum **engeren Störkreis** gehören außerdem Spannungsvermehrung der Plantaraponeurose, Blockierungen des oberen und unteren Sprunggelenks sowie der tibiofibularen Verbindung und Stellungsauffälligkeiten des Kalkaneus, wie sie von Jones in die Positionierungsvorstellungen aufgenommen worden sind.
- Als **fernere Beteiligungsfaktoren** gelten Funktionsstörungen von Kopfgelenken, lumbosakralem Übergang, Iliosakralgelenken sowie Spannungsvermehrung an Lumbalfaszie und Beckenboden.

Knieschmerz

Im Zeitalter der Arthroskopie ist es leider üblich, Knieschmerz als strukturell bedingt zu deuten. Aus manualmedizinisch-osteopathischer Sicht ist in der Reihenfolge der Aufzählung wesentlich häufiger an nicht strukturelle Störungen zu denken.

Knieschmerz durch Referenzzonen von Triggerpunkten

Die erste und häufigste funktionelle Schmerzursache liegt in muskulären **Triggerpunkten,** deren Referenzzonen die Kniegelenksumgebung betreffen. Es sind dies ventral der M. quadriceps femoris mit seinen Anteilen, M. adductor longus und brevis und dorsal die Ischiokruralmuskulatur, der M. popliteus und der M. gastrocnemius. Die therapeutische Konsequenz besteht in Triggerpunkt-Relaxation.

Pseudomeniskussyndrom

Der zweithäufigste Grund liegt in einem spezifischen **Muskeldysbalancezustand,** der nahezu immer eine durch Triggerpunkte bedingte Mehrspannung im **M. biceps femoris** aufweist. Diese sorgt dafür, dass der proximale Unterschenkel minimal lateralisiert wird und gleichzeitig in eine Außenrotation gerät, was einer Vorwegnahme der Schlussrotation am Kniegelenk entspricht. Die daraus resultierende Inkongruenz der Kniegelenkspartner mit Fehlspannung der Kniegelenkskapsel äußert sich als Schmerz und bedeutet Hinweis auf drohenden Strukturschaden. Der Zusammenhang wurde von dem italienischen Osteopathen Forte als **Pseudomeniskussyndrom** sinnfällig beschrieben. Therapeutisch versucht man, dem Vorschlag von Forte folgend, in Einzelschritten unter Relaxationsbehandlung der Ischiokruralmuskulatur den Unterschenkel zu medialisieren.

Tensor-Mechanismus

An dritter Stelle in der Häufigkeit steht beim Knieschmerz der sog. Tensor-Mechanismus. Die erforderliche Spannung des Tractus iliotibialis zur Funktionsrealisierung der Fascia lata als Umhüllungsstruktur der Oberschenkelmuskulatur wird gewährleistet durch den M. tensor fasciae latae. Ist dieser durch Triggerpunkte irritiert, gerät der Tractus dauerhaft unter Fehlspannung. In Kniegelenkshöhe ist der Tractus über querverlaufende Bindegewebszüge des Retinaculum patellae mit Patella und Lig. patellae verbunden. Über diese biomechanische Anbindung verursacht der gespannte Tractus einen Lateralisierungszug auf Patella und Lig. patellae. Das verlagert die Knorpelbelastungszone der Patella nach lateral. Im klassischen medizinischen Sprachgebrauch bezeichnet man diesen Zustand als **Chondropathia patellae** und ordnet ihn dem Degenerationskreis zu. Die strukturbezogene therapeutische Schlussfolgerung lautet: Arthroskopie mit Knorpelglättung. Ein

6

Versuch der Spannungsminderung im funktionell gestörten System sollte jedoch vorher unbedingt unternommen werden. Vorstellungen von Janda folgend sind therapeutische Konsequenzen in der Reihenfolge Triggerpunkt-Relaxation, postisometrische Relaxation und gegebenenfalls Dehnung des M. tensor fasciae latae sinnvoll. Häufig genug entsteht dadurch ein Spannungsgleichgewicht, was den nozizeptiven Reiz zu beseitigen in der Lage ist.

Pes-anserinus-Syndrom

Als Nächstes in der Reihenfolge, und das besonders bei Kindern, resultiert Knieschmerz aus einer Reizsituation am ventromedialen Tibiakopf, im medizinischen Sprachgebrauch auch als Pes-anserinus-Syndrom bezeichnet. Am Pes anserinus inserieren der M. semitendinosus, der M. gracilis und der M. sartorius. Alle drei haben ihren Ursprung am **Becken.** Kommt es dort zu Asymmetrien funktioneller oder struktureller Art, wird die damit verbundene Spannungsvermehrung an den Ansatz der genannten Muskeln, also an den Tibiakopf weitergegeben. Schmerzhaftigkeit an diesem zwingt also zur Beurteilung der Beckensituation.

Knieschmerz bei Blockierung

Der letzte Punkt in der Reihenfolge funktionell entstandener Knieschmerzen kann in **Blockierungen** des Gelenks selbst und denen der Nachbargelenke liegen, nämlich in **Gelenkspielbeeinträchtigung** des femorotibialen Gelenks, häufiger des femoropatellaren Gelenks und im oberen Anteil der tibiofibularen Verbindung. Diese Störungen sind über manualtherapeutische Mobilisationstechniken ausreichend suffizient beeinflussbar.

Knieschmerz bei Meniskusfunktionsstörung

Aus osteopathischer Sicht gehören in diesen Störkreis auch funktionelle Lageveränderungen von **Innen- und Außenmeniskus,** am Innenmeniskus beispielsweise durch Mehrspannung des M. semimembranosus erzeugt. Meniskusstörungen sind durch osteopathische Mobilisationstechniken gut beeinflussbar. Gegebenenfalls muss bei funktionsgestörtem Innenmeniskus durch muskuläre Verkettung mit dem M. semimembranosus dieser über Triggerpunkt-Relaxation und postisometrische Relaxation entspannt, nur selten gedehnt werden.

Kopfschmerz und Schwindel

Haben Kopfschmerz und Schwindel einen wesentlichen Ursprungsanteil im Bewegungssystem, sind Gelenkfunktionsstörungen an Kopfgelenken und im kraniomandibulären System wahrscheinlich. Ihnen liegen aus osteopathischer Sicht oft aufsteigende **Störketten** zugrunde, die als Adaptationsleistungen in den jeweiligen Übergangsregionen der Wirbelsäule zu suchen sind.

Kraniomandibuläres System

Das kraniomandibuläre System weist neben seiner Gelenkfunktion eine kompliziert organisierte Muskulatur auf. Dieser sind vielfältige **Triggerpunkte** zuordenbar, die entweder über Leistungsasymmetrie oder als Auslöser von Referenzzonen Anteile am Kopfschmerzgeschehen haben können.

Fasziale Dysbalancen

In gleicher Weise zu sehen sind fasziale Dysbalancen im **vorderen und seitlichen Halsbereich** sowie am intrathorakalen Fasziensystem, das mit dem Zwerchfell in Verbindung steht.

Halte- und Bewegungsmuskulatur des Kopfes

Die Halte- und Bewegungsmuskulatur des Kopfes ist stark störbar und dann durch Leistungsbeeinträchtigung oder Triggerpunkte auffällig. Beispielsweise wirken so die Pars descendens des M. trapezius und der Spannmuskel der Galea aponeurotica, der M. occipitofrontalis.

M. sternocleidomastoideus

Eine besondere Rolle spielt der M. sternocleidomastoideus. Er hat **Balancierfunktion** für den aufrecht gehalten Kopf im Zusammenhang mit der Realisierung von Sinnesleistungen, was über Gewährleistung einer horizontalen Situation für visuelle und vestibuläre Wahrnehmungsebene geschieht. Bei Triggerpunktbesatz weist der Muskel Beziehungen zu umschriebenen Kopfschmerzformen und v. a. engen Zusammenhang zu Gleichgewichtsstörungen auf, die mit Schwindel verbunden sind.

Weitere funktionelle Asymmetrien

Auch andere funktionelle Asymmetrien am Bewegungssystem sind im Zusammenhang mit Schwindel zu berücksichtigen. Dazu gehören: Einseitige Spannungserhöhung des M. quadratus plantae, einseitige Funktionsbeeinträchtigung der tibiofibularen Verbindung, einseitige Spannungserhöhung des Tractus iliotibialis und Funktionsstörungen an allen Wirbelsäulenübergangsgebieten. Durch die Wirkung der Schwerkraft muss das Bewegungssystem die aus den genannten Störungen resultierende **Asymmetrie ausgleichen.** Dabei bildet der **kraniozervikale Übergang** die letztmögliche Ausgleichsebene. Adaptationsbedingte Asymmetrien in dieser Höhe können über seitenungleiche Rezeptoreninformation aus den Kopfgelenken Kopfschmerz und Schwindel verursachen, zumindest aber potenzieren.

6.4.4 Ergänzende Techniken und Betrachtungen

Kraniosakrale Osteopathie

Neben der parietalen Osteopathie, welche Funktionsstörungen im Bewegungssystem untersucht und behandelt, beschäftigt sich die viszerale Osteopathie mit Bewegungsstörungen innerer Organe und deren faszialen Aufhängungen. Zwischen beiden Systemen bestehen mannigfaltige Zusammenhänge mit entsprechend vielfältig möglichen Störverkettungen. Als dritte Säule der Osteopathie wird nach den Beobachtungen **Sutherlands** (1873–1954) die **kraniosakrale Osteopathie** unterschieden. Diese ist Vorstellungen der klassischen Medizin am wenigsten konform.

Sutherland beschrieb einen palpativ erfassbaren Rhythmus am Schädel, der als „Aufquellbewegung“ mit nachfolgendem „Zusammenfallen“ wahrnehmbar ist. Er nannte ihn **primären Atemmechanismus** und schrieb diesen Pulsationsvorgang dem Entstehen und Sistieren der Liquorproduktion in den menschlichen Hirnkammern zu. Die damit erfühlbare minimale Druckfolge wirkt nach Vorstellung Sutherlands auf Propriozeptionsstrukturen in den Schädelnähten, wodurch die Liquorproduktion bei Erreichen eines individuellen Grenzwertes gestoppt wird. Ein solcher Rhythmus führt über die neuralen Hüllstrukturen von Rückenmark und peripheren Nerven zu rhythmischen Bewegungen am gesamten Körper. Diese gelten an Kreuzbein und Extremitäten als besonders gut wahrnehmbar. Rhythmusveränderung wird als gleichbedeutend mit Funktionsstörung von Kopf und gesamtem Körper, also auch des Bewegungssystems bewertet. Mittels manueller Techniken ist therapeutischer Zugang in das kraniosakrale System mit dem Ziel von Spannungsoptimierung und Rhythmusharmonisierung möglich.

Strain-Counterstrain

Mehr und mehr gewinnen die **Positionierungstechniken** nach **Jones** (1913–1996), v. a. solche mit Fazilitationselementen, in der Behandlung des Bewegungssystems an Bedeutung.

Jones beschrieb ein Netz von Mehrspannungszonen am menschlichen Körper, die für definierte Bewegungsstörungen an Wirbelsäule und Extremitäten kennzeichnend sind. Er nannte sie **Tenderpoints,** Berührungszonen, und machte sie zum Ausgangspunkt gerichteter Behandlungsschritte.

Diese bestehen aus von Jones empirisch gefundenen passiven Gelenkbewegungen, die in ihrer Summe zu einer Spannungsverminderung am Tenderpoint führen. Im Deutschen spricht man von „Positionierung“. Jones selbst nannte die Methode **„strain-counterstrain“.** Verharren in der von Jones gefundenen Position führt nach etwa 90 Sekunden zu einer Spannungslösung am Tenderpoint. Eine solche ist gewöhnlich gleichbedeutend mit einer Bewegungsbefreiung des zum Tenderpoint gehörenden Gelenks. Diese Behandlungstechnik ist zuverlässig, aber zeitaufwendig. Nach Angaben von Schiowitz und Chaitow führen zusätzliche **Faziliationselemente** zu einer wesentlichen Verkürzung der

Positionierungszeit bei uneingeschränkter Wirksamkeit.

Diese Angaben aufgreifend bemüht sich gegenwärtig ein Arbeitskreis mit den Verfassern dieses Beitrages um zeitoptimierte Tenderpunktbehandlung an Strukturen des Bewegungssystems.

Rolle des Bindegewebes

Einer vereinfachenden, allerdings griffigen und überzeugenden Faustregel nach Janda folgend ist menschliches Körpergewebe aus etwa zu zwei Dritteln Wasser aufgebaut. Das verbleibende Festgewebe ist wiederum mit einer Drittel-Regel betrachtbar: ein Drittel besteht aus zweckdifferenziertem Spezialgewebe, aus dem jeweiligen Parenchym. Weitere zwei Drittel machen deutlich weniger differenziertes, dafür aber formstabilisierendes Verbindungsgewebe aus. Man bezeichnet dieses als **mesenchymales Bindegewebe.** Es grenzt ein und ab, realisiert die Stoffwechselzu- und -abfuhr, leitet Informationsvorgänge humoraler und neurophysiologischer Art und bildet den Ereignisort immunologischer Abläufe.

6

Besonders in Form der Faszien besitzt dieses Gewebe formenden und damit prägenden Charakter für das Bewegungssystem.

Myers hat die Faszien als System in physiologische und pathophysiologische Zusammenhänge gebracht, indem er **myofasziale Züge** an Rumpf und Extremitäten mit hohem Störpotenzial für Funktionsabläufe im Bewegungssystem beschrieb. Von ihm stammt der oben zitierte Begriff der **kinästhetischen Intelligenz** eines Menschen.

Fasziendistorsionsmodell nach Typaldos

Von Typaldos stammen Ansichten über ein von ihm inauguriertes **Fasziendistorsionsmodell,** die bemerkenswert eigenwillig, auch nicht durchgängig erkenntnistheoretisch nachvollziehbar sind. Allerdings zeigt die praktische Verwirklichung seiner Vorstellung erstaunliche Effektivität bei stoffwechselbedingten oder traumatisch herbeigeführten Funktionsabweichungen faszialer Strukturen.

Bewegungsstörungen peripherer Nerven

Im letzten Jahrzehnt wurde einer wachsenden Zahl osteopathisch-manualmedizinisch arbeitender Therapeuten die **Rolle des Bindegewebes** in peripheren Nerven bewusst. Dies führte zu unerwarteten diagnostischen und therapeutischen Schlussfolgerungen: Therapeutische Ansätze bieten myofasziale Strukturen des den Nerven einbettenden Nachbargewebes oder das Bindegewebe des Nervs selbst [1, 4, 19].

Kraniomandibuläres System

Das Kiefersystem oder kraniomandibuläre System – eine auch heute noch allzu oft vernachlässigte Struktur – verwirklicht eine erstaunliche Funktionsvielfalt mit symmetrieabhängiger Tätigkeit des Haltens und Reißens, betont asymmetrisch ausgerichteten Vorgängen des Mahlens und Schlingens und feinmotorischer Leistungsrealisierung der sprachlichen Artikulation. Nicht zuletzt wegen seiner Spannungskonformität zu emotionalen Abläufen ist dieser Bewegungskomplex häufiger Kulminationspunkt für Funktionspathologie. Insgesamt ist das Kiefersystem damit ein integraler Bestandteil des Gesamtbewegungssystems.

LITERATUR

[1] Barral JP, Croibier A. Manipulation peripherer Nerven. München: Elsevier, 2005.

[2] Biedermann F. in Cramer A, Doering J, Gutmann G. Geschichte der manuellen Medizin. Berlin: Springer, 1990.

[3] Buchmann J. Triggerpunkte erkennen, Triggerpunkte behandeln. Lehrunterlagen der Ärztegemeinschaft Manuelle Medizin (ÄMM), 2010.

[4] Butler DS. Mobilisation des Nervensystems. Berlin: Springer, 1995.

[5] Chaitow L. Positional Release-Techniken in der manuellen Medizin und Osteopathie. München: Urban & Fischer, 2003.

[6] Chapman F. in Owens C. An Endocrine Interpretation of Chapman's Reflexes. Chattanooga Printing and Engraving, 1937.

[7] Forte M. Das „scheinbare Meniskussyndrom" bei frontalem Fehlgleiten im Menisko-Tibialgelenk. Manuelle Medizin 25: 86–88,1987.

[8] Hansen K, Schliack H. Segmentale Innervation. Stuttgart: Thieme, 1962.

[9] Janda V. Manuelle Muskelfunktionsdiagnostik. 5. A. München: Elsevier, 2009.
[10] Jones LH. Strain Counterstrain. München: Elsevier, 2003.
[11] Korr IM. The Collected Papers of Irvin M. Korr. Vol. I 1995; Vol. II 1997. American Academie of Osteopathy Indianopolis.
[12] Lange M, Lange F. o. T. In: Travell JG, Simons DG. Handbuch der Muskeltriggerpunkte. München: Elsevier, 2003.
[13] Lewit K. Manuelle Medizin bei Funktionsstörungen des Bewegungsapparates. 8. A. München: Elsevier, 2007.
[14] Mennell JM. o.T. In: Greenman PE. Lehrbuch der osteopathischen Medizin. Stuttgart: Thieme, 2005.
[15] Mitchell FL. o.T. In: Chaitow L. Muskelenergietechniken in der Osteopathie und manuellen Medizin. Stuttgart: Karl F. Haug, 2004.
[16] Mixter WJ, Barr JS. Rupture of the intervertebral Disk with involvement of the Spinal Canal. N Engl J Med 210: 210–214, 1934.
[17] Myers TW. Anatomy Trains. 2. A. München: Elsevier, 2010.
[18] Palmer DD. in Lewit K. Manuelle Medizin bei Funktionsstörungen des Bewegungsapparates. 8. A. München: Elsevier, 2007.
[19] Shacklock M. Angewandte Neurodynamik. München: Elsevier, 2008.
[20] Schade H. in Travell JG, Simons DG. Handbuch der Muskeltriggerpunkte. München: Elsevier, 2003.
[21] Schiowitz S. in Chaitow L. Positional Release-Techniken in der manuellen Medizin und Osteopathie. München: Urban & Fischer, 2003.
[22] Still AT. Das große Still-Kompendium. Pähl: Jolandos, 2004.
[23] Sutherland WG. Das große Sutherland-Kompendium. Pähl: Jolandos, 2004.
[24] Travell JG, Simons DG. Handbuch der Muskeltriggerpunkte. München: Elsevier, 2003.
[25] Typaldos S. Orthopathische Medizin. Kötzting: Verlag für Ganzheitliche Medizin Dr. Erich Wühr, 1999.
[26] Wolff HD. Neurophysiologische Aspekte des Bewegungssystems. Berlin: Springer, 1996.

6.5 Neuraltherapie

Dominik Irnich

Die klassische Neuraltherapie ist die Therapie über das Nervensystem mit Hilfe von Lokalanästhetika (LA), um krankhafte Zustände des Organismus heilend zu beeinflussen. Die Injektion gilt dem Nachweis oder der Ausschaltung von Störungsimpulsen in der vegetativen Regulation [4].

6.5.1 Grundlagen

Die Neuraltherapie versteht sich als Reiz-Regulationsverfahren. Sie kann in zwei Bereiche geteilt werden:

- **Segmenttherapie** als lokale Behandlung mit Lokalanästhetika im erkrankten Segment: umfasst intrakutane Injektionen (Quaddel) und tiefere Injektionen an Muskeln, Sehnen, Bänder und Knochen, welche (druck)-schmerzhaft imponieren
- **Störfeldtherapie** als ubiquitär mögliche Nutzung von Lokalanästhetika: Durch die Injektion mit LA wird das Störfeld, definiert als chronisch gereiztes Gewebe, welches an entfernter Stelle Beschwerden induziert oder aufrechterhält, „ausgeschaltet und damit auch die von ihm unterhaltene Pathologie

Abzugrenzen von der Neuraltherapie ist die „Therapeutische Lokalanästhesie" (TLA), die sich nach Tilscher als Infiltrationsbehandlung reiz (schmerz)-tragender Strukturen mit Lokalanästhetika präsentiert, und wie die Neuraltherapie lokale und segmentale Wirkungen der LA-Injektion nützt, aber im Gegensatz das neuraltherapeutische Konzept des Störfeldes nicht kennt.

Historische Aspekte und Konzept

1884/85 beschreiben Carl Koller und William Steward Halsted die Lokal- bzw. Leitungsanästhesie mit Kokain. Ab 1925 verwendeten Ferdinand und Walter Huneke das Lokalanästhetikum Procain zu therapeutischen Zwecken. Dabei wurde unter anderem Procain intravenös bei Migräne verabreicht und Injektionen im den Beschwerden zugehörigen Nervensegment angewendet (**Segmenttherapie**). 1940 beschrieb Ferdinand Huneke erstmals das Sekundenphänomen. Er beobachtet bei einer Patientin eine unmittelbare Besserung von Schulterschmerzen nach Unterspritzung einer Osteomyelitisnarbe am Unterschenkel. Diese außerhalb des Segments liegende Erkrankungsursache wurde dann in der Folge als „**Störfeld**" bezeichnet.

Unter dem Eindruck der Erkenntnisse der Brüder Huneke und gleichlautender Ergebnisse tierexperimenteller Arbeiten Speranskis schlug von Roques für die neue Therapieform den Namen „Neuraltherapie" vor, der sich rasch einbürgerte. In der Folge sorgten bedeutende Neuraltherapeuten wie E. Adler, P. Dosch und F. Hopfer für ihre weitere Verbreitung und Entwicklung [5].

Wirkungen

Die physiologischen Grundlagen der Neuraltherapie selbst sind weitgehend unerforscht. Das physiologische Verständnis der Neuraltherapie stützt sich auf Kenntnisse zu Wirkungen der LA, der (Patho-)Physiologie des vegetativen Nervensystems, der segmental-reflektorischen Zusammenhänge sowie auf verschiedene Annahmen und Theorien, die allerdings gemessen an den heutigen wissenschaftlichen Standards nicht als erwiesen angesehen werden können.

STUDIEN

Die Wirkung der Lokalanästhetika im Rahmen der anästhesiologischen Forschung ist gut untersucht. Ausreichende Studien für den Nachweis der klinischen Wirksamkeit der Neuraltherapie liegen dagegen nicht vor. Dies gilt auch für die Grundlagenforschung zu den Annahmen der Neuraltherapie, die über die verfügbaren physiologischen Erkenntnisse hinausgehen.
Dem gegenüber ist die Neuraltherapie eines der am häufigsten in Deutschland angewandten komplementären Verfahren mit einer großen Anzahl von positiven Erfahrungsberichten.

6

Pharmakologie der Lokalanästhetika

Lokalanästhetika (LA) entfalten ihre Wirkung durch Bindung an spannungsabhängige Na-Kanäle in der Nervenmembran. Die LA treten in ihrer ionisierten Form mit den Aminosäuren Phenylalanin und Tyrosin in Wechselwirkung und bewirken eine Blockade des Natrium-Einstroms. Zudem werden bei hohen Konzentrationen weitere Ionenkanäle blockiert. Die Blockade der Natrium-Permeabilität führt zu einer Unterdrückung der Depolarisation mit Hemmung der Fortpflanzung der Erregungswelle mit der Folge der Unterdrückung der Reizweiterleitung.

Die Verweildauer des Lokalanästhetikums am Applikationsort und damit auch dessen pharmakologische Wirkung wird bestimmt durch:

- pH-Wert, welcher wiederum den Grad der Lipidlöslichkeit bestimmt – je weiter vom physiologischen pH-Wert von 7,4 abweichend, desto schlechter ist das Lokalanästhetikum wirksam, z. B. bei Entzündung
- lokale Durchblutung
- enzymatische Hydrolyse bei Lokalanästhetika vom Ester-Typ

In der Blutbahn werden die LA vom Ester-Typ wie Procain und Tetracain durch die Plasmacholinesterase gespalten. Die Spaltprodukte sind lokalanästhetisch unwirksam und in der entstehenden Konzentration nicht toxisch. Der Abbau in der Leber ist von untergeordneter Bedeutung.

Neben der Schmerzstillung werden Procain auch antientzündliche, antihistaminerge, lymphagoge und kapillarabdichtende Eigenschaften zugesprochen.

Einflussnahme auf Regelkreise

Es wird angenommen, dass die Neuraltherapie nicht nur über direkte Effekte der LA wirkt, sondern auch lokale und übergeordnete Regelkreise beeinflusst. Diese Wirkung ist vom korrekten Applikationsort und der richtigen Reizqualität abhängig. Folgende Annahmen liegen der Wirkung der Neuraltherapie zugrunde:

- Das Nervensystem reguliert und kontrolliert übergeordnet humorale und zelluläre Regelkreise und bietet damit eine Eingriffsmöglichkeit an übergeordneter Stelle (Neuralpathologie nach Speranski).
- Erkrankungen stehen im Zusammenhang (Relation) mit der Reizung perivasaler Sympathikusgeflechte und können über diese entscheidend beeinflusst werden (Relationspathologie nach Ricker).
- Segmentale Verschaltungen auf Rückenmarkebene verknüpfen Haut, Strukturen des Bewegungssystems und die inneren Organe (z. B. der kutiviszerale Reflex) und spielen bei der Entstehung und Aufrechterhaltung von myofaszialen Triggerpunkten eine wichtige Rolle.

MERKE

Es wird vermutet, dass die Unterbrechung der Reizweiterleitung dem Organismus die Möglichkeit gibt, autoregulativ zu wirken und wieder in den Zustand der Homöostase zu gelangen.

Störfeld

MERKE
Das Störfeld ist definiert durch einen asymptomatischen, chronischen, pathologischen Reizzustand, von dem Dauerimpulse in das vegetative Nervensystem sowie in das nozizeptive System abgegeben werden. Eine besondere Bedeutung wird dem Sympathikus zugeschrieben, der sich dabei ebenfalls in einem dauergereizten Zustand befindet.

Die von Pischinger entwickelte und später von Heine weiter ausgeführte Theorie des Grundsystems (➤ 1.3.1, ➤ 6.3.2) beschreibt die Bedeutung der Interzellularsubstanz als Netzwerk hochpolymerer Zucker-Proteinkomplexe, welche zusammen mit den umliegenden kapillären, zellulären, humoralen und nervösen Strukturen das Grundsystem bilden. In diesem Zelle-Milieu-System werden alle lebenswichtigen Funktionen gesteuert. Störungen im Grundsystem z. B. im Sinne einer verminderten Informationsübermittlung durch eine Dauerdepolarisation der Zellmembran führen dann zu einer Regulationsstarre mit weitreichenden Folgen. Es bildet sich ein **Störfeld** aus. Die Applikation des LA soll zu einer „Entstörung" durch Unterbrechung des Reizzustandes führen.

6.5.2 Neuraltherapeutische Praxis

Die Indikationsstellung und Durchführung der Neuraltherapie erfordert eine ausführliche Anamnese und körperliche Untersuchung.

Die Aufklärung des Patienten erfolgt nach den üblichen Kriterien und in Abhängigkeit der Invasivität der Injektion – tiefe Injektionen an Ganglien, Nerven und Wirbelsäule erfordern eine schriftliche Aufklärung und das schriftliche Einverständnis des Patienten – und sollte dokumentiert werden. Der Patient sollte insbesondere über mögliche allergische Reaktion aufgeklärt werden.

Diagnostik

Die **Anamnese** erfasst neben der medizinisch üblichen Befragung die Frage nach Operationen, Unfällen, vorbestehenden Erkrankungen, Symptomen im Kopfbereich und Zahnbereich (z. B. Weisheitszähne, Wurzelbehandlungen, Parodontitis) und nach durchgemachten Infektionen. Wichtig ist ebenfalls die Frage nach Krankheiten oder Operationen vor Ausbruch des jetzigen Leidens. Diese Fragen sind auch notwendig, um sich ein Bild über potenzielle Störfelder zu machen.

Die **Inspektion** erfasst die Suche nach Schwellungen, Rötungen, Atrophien, Narben, das Bewegungssystem (Haltung) sowie die Mundhöhle (Zähne, Füllungen, Zahnfleisch). Beschwerden des Bewegungssystems erfordern eine symptomorientierte Untersuchung von Muskeltonus, Beweglichkeit, Kraft und Sensibilität

- Auf eine **segmentale Beteiligung** kann in vielen Fällen die Kiblerfalte hinweisen. Segmentale Mitreaktionen der Haut, des Bindegewebes und der Muskulatur sind durch sorgfältige Palpation zu erfassen. Besondere Hinweise geben Hyperästhesie auf sensorische Reize, bindegewebige Verquellungen, erhöhter Muskeltonus und sympathische Mitbeteilung (Sudo-, Pilo- und/oder Vasomotorik).
- Muskuläre Verhärtungen im Nackenbereich deuten ipsilateral auf Störungen der Nasennebenhöhlen, Tonsillen und Zähne. Sie wurden systematisch als Adler-Langer-Druckpunkte beschrieben und können auf **Störfelder** hinweisen.

Therapie

Für das weitere Vorgehen werden aus den Untersuchungsergebnissen Hypothesen generiert, die zu den entsprechenden Zielstrukturen für die Injektion führen:

- Zuordnung des Segmentes bei segmentalen Störungen für die segmentale Quaddelung
- Zuordnung von Störfeldern und/oder Ganglien bei komplexen Störungen
- Zuordnung von lokalen Strukturen (Sehnenansätze, Gelenkblockaden)
- Zuordnung projizierter Schmerzen zu myofaszialen und anderen Triggerpunkten oder ausstrahlenden Gelenken (z. B. Sakroiliakalgelenk)

Die damit aufgestellte Hypothese zur Zuordnung der Erkrankung bzw. der Beschwerden zu der entsprechend irritierten Struktur wird dann durch die erste Injektion im Sinne einer Neuraldiagnostik überprüft.

Die Behandlung sollte in der Regel auf einer Liege stattfinden, um vasovagalen Reaktionen vorzubeugen. Der Patient ist für einen optimalen Zugang sorgfältig zu lagern, insbesondere bei tieferen Injektionen. Es erfolgt die übliche Desinfektion nach den standesrechtlichen Vorgaben. Bei exakter Durchführung der Injektion ist eine Beschwerdebesserung zu erwarten. Diese kann in sehr seltenen Fällen unmittelbar und vollständig sein (sog. **Sekundenphänomen**). Im Allgemeinen kommt es aber bei richtiger Zuordnung zu einer spürbaren Besserung, die auch die Wirkung des Lokalanästhetikums überdauern sollte.

Ist dies der Fall, wird eine Serie von 6–10 Injektionen geplant. Bei akuteren Beschwerden kann diese im 2–3 Tagesabstand erfolgen, bei chronisch komplexen Beschwerden kann bis zu einer Woche zwischen den einzelnen Injektionen geplant werden.

Eine Verlaufsdiagnostik bzw. die Überprüfung des Befunds ist einzuplanen.

Wahl des Lokalanästhetikums

Als LA stehen Procain und Lidocain zur Verfügung. Für viele Neuraltherapeuten ist der Ester **Procain** in 1-prozentigeriger Lösung aufgrund seines schnellen Wirkungseintrittes, seiner kurzen Wirkdauer, dem ubiqitären Abbau durch Esterasen, seiner direkten vasodilatatorischen Wirkung und guten Gewebegängigkeit das Lokalanästhetikum der Wahl. Seine beiden Metaboliten Paraaminobenzoesäure und Diäthylaminoäthanol sollen eigene Wirkungen v. a. im Grundsystem entfalten. Darüber hinaus wird dem Procain eine besondere membranstabilisierende Wirkung zugeschrieben, jedoch auch eine höhere allergische Potenz.

Vergleichende klinische Untersuchungen liegen jedoch nicht vor, sodass auch Lokalanästhetika vom Amid Typ wie **Lidocain** Verwendung finden können.

Indikationen

- vegetative Regulationsstörungen und Funktionsstörungen innerer Organe und des Immunsystems
- Durchblutungsstörungen v. a. durch Injektionen an sympathische Ganglien
- symptomatische und adjuvante Schmerztherapie bei akuten und chronischen Schmerzen z. B.
  - Kopfschmerzen
  - Schmerzen des Bewegungssystems
  - Gesichtsschmerzen
  - viszerale Schmerzen
  - tumorbedingte Schmerzen
  - neuropathische Schmerzen

MERKE

Wie für viele Regulationsverfahren gilt: Neuraltherapie heilt, was gestört ist, nicht was zerstört ist.

Kontraindikationen

Die Kontraindikationen ergeben sich aus der Verwendung von LA und der Invasivität der gewählten Injektion:

- Allergie auf Lokalanästhetika
- tiefe Injektionen bei Gerinnungsstörungen oder Antikoagulation
- in Abhängigkeit der Invasivität und der verwendeten LA-Menge können ausgeprägte internistische Erkrankungen eine Kontraindikation darstellen
- Angst vor Spritzen

Eine besondere Situation stellt die Schwangerschaft dar. Hier ist die Indikation eng zu stellen.

Besondere Umsicht erfordern auch chronisch kranke Patienten mit hohem somatoformen Anteil. Dabei ist auf die Einbettung der Neuraltherapie in ein umfassendes Therapiekonzept unter Wahrnehmung der bio-psycho-sozialen Zusammenhänge zu achten. Ansonsten besteht die Gefahr einer iatrogenen Somatisierung. Dies ist v. a. dann der Fall, wenn die Injektion von Arzt und Patient als rein körperliche Behandlung verstanden wird, und von der notwendigen Auseinandersetzung mit belastenden psycho-sozialen Krankheitsfaktoren ablenkt.

Unerwünschte Wirkungen (UEW)

Schwerwiegende unerwünschte Wirkungen treten sehr selten auf.

- Allergische Reaktionen bis hin zum anaphylaktischen Schock sind für alle LA beschrieben. Sie treten nach Literaturangaben häufiger bei den Estern auf.

- Verletzungen der inneren Organe sind dokumentiert, insbesondere der Pneumothorax und die versehentliche Injektion in die Niere mit Hämaturie.
- Toxische Wirkungen von Lokalanästhetika auf ZNS (Krampfauslösung) und kardio-vaskuläres System können bei höherer Konzentration und intra-arterieller Injektion auftreten. Sie sind aber ebenfalls sehr selten bei regelhaftem Vorgehen.
- Nervenverletzungen und Infektionen sind selten und treten vorwiegend bei unsachgemäßem Vorgehen auf. Eine vegetative Spritzenreaktion mit Hypotonie bzw. vasovagaler Reaktion ist dagegen häufig. Sie kann aber durch sofortiges Abbrechen der Injektion und Lagerungsmaßnahmen leicht abgefangen werden.
- Geringfügige unerwünschte Wirkungen wie kleine Blutungen, Blutergüsse, lokale Hautreaktionen und lokale Nachschmerzen treten relativ häufig auf, vergehen aber in der Regel ohne weitere Behandlungen.

CAVE

Aufgrund möglicher schwerer unerwünschter Wirkungen sind notfallmedizinische Basiskenntnisse mit entsprechender Ausrüstung (Notfallkoffer) wichtige Voraussetzungen für die Durchführung der Therapie.

6.5.3 Injektionsschemata

Wesentlich für den Erfolg ist eine entspannte Behandlungsatmosphäre ohne Hektik und mit Rücksichtnahme auf die Besonderheit des Patienten bezüglich seiner aktuellen Kondition und seiner grundsätzlichen Konstitution.

Injektion

Injektionen an tiefliegende Strukturen wie beispielsweise den lumbalen Grenzstrang erfordern ein entsprechendes Monitoring (z. B. EKG, nicht-invasive Blutdruckmessung), um Komplikationen frühzeitig zu erkennen. Dies gilt insbesondere für Patienten mit kardio-vaskulären Vorerkrankungen. Die Bildwandler-oder CT-gestützte Durchführung erhöht in speziellen Fällen die diagnostische Sicherheit z. B. bei Injektionen in die Facettengelenke. Hierfür existieren entsprechende Standards.

PRAXISTIPP

Mit der nicht-injizierenden Hand Zielstruktur soweit wie möglich fixieren. Die neben der Injektionsstelle aufgelegte Hand sorgt für einen möglichst schmerzarmen Einstich durch Gegenirritation (Aktivierung von Aβ-Fasern).
Die injizierende Hand sollte aufgestützt werden, um eine exakte Nadelführung zu ermöglichen. Je nach anvisierter Struktur und Tiefe der Injektion ist die Probeaspiration zur Vermeidung einer intravasalen Kanülenlage obligatorisch.

Spezielle Techniken

Quaddeltechniken

Die Quaddel ist streng intrakutan zu setzen und verursacht einen leichten Brennschmerz. Sie entfaltet ihre Wirkung vorwiegend über segmentale Hemmung. Eine zusätzliche Aktivierung der deszendierenden Hemmung ist anzunehmen.

Erfolgt eine **segmentale Behandlung** mittels Quaddelung, hat es sich bewährt, die Quaddeln ca. 2 Querfinger neben den Dornfortsätzen der Wirbelsäule zu platzieren. Mittels der **Very-point-Technik**® nach Gleditsch lassen sich sehr gut weitere sensible Areale für die Quaddelung im Segment identifizieren. Dabei wird die Haut mit der Nadel tangential leicht beklopft bzw. gestichelt und nach besonders sensiblen Punkten abgesucht. Die Reaktion des Patienten (mimisch, verbal), und der Widerstand des Gewebes führen den Therapeuten zum optimalen Punkt des Reizinputs. Eine Orientierung an Akupunkturpunkten kann hilfreich sein.

Die zusätzliche kontralaterale oder heterosegmentale Quaddelung an benachbarten Segmenten ist aufgrund der teilweisen Überlappung der Innervation häufig wirkungsverstärkend.

Es werden verschiedene Quaddelmuster beschrieben:

- Bei Kopfschmerzen der **Dornenkranz nach Hopfer** als zirkulär ungefähr 2–3 Querfinger über der Ohrspitze um den gesamten Kopf gesetzte Quaddeln.

- Die sog. **Flohleiter** – Quaddeln werden 2 Querfinger paravertebral entlang der gesamten Wirbelsäule bei diffusen Beschwerden des Bewegungssystems gesetzt.
- Der **Bauchkranz nach Hopfer** als zirkuläre Quaddelung um das gesamte Abdomen vom Rippenbogen bis zur Leiste bei abdominellen Beschwerden.
- Bei **urogenitalen Beschwerden** wird eine horizontale Quaddelreihe oberhalb der Symphyse gesetzt, ergänzt um Quaddeln über den Foramina sacralia.
- Bei **Augenbeschwerden** periorbitale Quaddelung, eventuell orientiert an den entsprechenden Akupunkturpunkten (Tai-Yang, Yin-Tang, Ma 2, Gb 14).
- Am **Bewegungssystem** können Quaddeln jeweils über und um das betroffene Areal gesetzt werden.

Injektion an myofasziale Triggerpunkte

Voraussetzung ist die Kenntnis der Diagnostik myofaszialer Triggerpunkte (mTrP), welche insbesondere auf Anamnese und funktionell-anatomischer Untersuchung beruht. Die Identifikation aktiver mTrPs gelingt anhand der klinischen Symptomatik mit den entsprechenden Ausstrahlungsmustern der mTrPs. Als Beispiel sei hier auf die Funktionsuntersuchung der HWS zur mTrP-Identifikation hingewiesen (➤ Tab. 6.8).

- **Diagnostik:** Ist der Muskel identifiziert, wird der Muskel auf Hartspannstränge untersucht, in welchen sich regelhaft mTrPs finden lassen.
- **Therapie:**
  - Die Injektion erfordert das gezielte Aufsuchen des mTrPs mit der Nadelspitze, gegebenenfalls durch vorsichtiges Sondieren des Muskels mit der Nadel.
  - Wenn möglich wird der mTrP mit dem Zangengriff zwischen Daumen und Zeigefinger oder dem Y-Griff zwischen Zeigefinger und Mittelfinger fixiert.
  - Bei tiefliegenden mTrPs ist der Hartspannstrang, in dem sich der mTrP befindet, durch Druck gegen das umliegende oder darunter liegende Gewebe soweit wie möglich zu fixieren.
  - Wird der mTrP getroffen, ist häufig eine lokale Muskelzuckungsreaktion (➤ Abb. 6.5) auszulösen, welche als therapeutisch wertvoll angesehen wird.
- **Zusatzmaßnahmen:** Eine anschließende Dehnung ist wichtig und kann das Behandlungser-

Tab. 6.8 mTrP-Identifikation durch Funktionsuntersuchung der HWS [3]

Eingeschränkte Funktion	mTrP-Suche mittels passiv-assistiver Untersuchung (der wichtigste Muskel ist jeweils kursiv gedruckt)
Rotation in Flexion	• *M. levavtor scapulae* (c+i)* • *M. trapezius descendens* (i+c)* • *M. splenius capitis et cervicis (c)* • M. semispinalis capitis (i) • suboccipitale Muskeln (M. obliquus capitis inferior, M. rectus capitis posterior major et minor, alle [c])
Rotation in Normal-Null-Position	• Rotation in Flexion • M. sternocleidomastoideus (i) • M. splenius cervicis (c) • Mm. multifidi (i) • M. rotatores (i) • M. scalenius anteror
Flexion	• *M. trapezius descendens** • *M. levator scapulae** • *gesamte dorsale paravertebrale Muskulatur* (lateraler und medialer Trakt nach Palpationsbefund incl. M. splenius, suboccipitale Muskeln)
Seitneigung speziell unter leichter Flexion	• *M. trapezius descendens** • *M. levator scapulae** • gesamte paravertebrale Muskulatur (lateraler > medialer Trakt), alle (c)
Seitneigung speziell unter leichter Extension	• M. scalenus medialis und posterior • M. sternocleidomastoideus
Extension	• M. sternocleidomastoideus • M. scalenus anteror • Ventrale Halsmuskulatur (M. sternohyoideus)
Retraktion	• suboccipitale Muskeln (M. obliquus capitis superior • Mm. recti capitis posteriores) • M. sternocleidomastoideus • paravertebrale Muskeln

* Besserung per passives Anheben der Schulter auf der schmerzhaften Seite

gebnis optimieren. Bei länger bestehenden myofaszialen Beschwerden sind flankierende Maßnahmen wie regelmäßige Selbstdehnung oder Haltungsschulung für einen lang anhaltenden Behandlungserfolg notwendig.

Myofasziale Schmerzen und Funktionsstörungen sind z. B. bei chronischen Rückenschmerzen häufig der dominante körperliche Anteil bei chronischen Schmerzen des Bewegungssystems. Da die Entstehung und Aufrechterhaltung chronischer Schmerzen aber nur in einem bio-psycho-sozialen Gesamtkontext zu verstehen sind, erfordert ihre Behandlung ein interdisziplinäres, Berufsgruppen übergreifendes multimodales Therapiekonzept. Dabei kann die Triggerpunktinfiltration nur ein Baustein des Behandlungskonzeptes sein.

Injektion an Gelenke

Chronisch Gelenkerkrankungen können durch neuraltherapeutische Injektionen gelindert und positiv beeinflusst werden.

- **Periartikuläre Injektionen** sind an einigen Gelenken einfach und sicher durchzuführen, z. B. am Ellenbogen-, Kiefer-, Sprung- und Kniegelenk.
- Die **intrartikuläre Injektion** erfordert dagegen die Beachtung steriler Kautelen und muss entsprechend den fachärztlich vorgegebenen Standards durchgeführt werden.

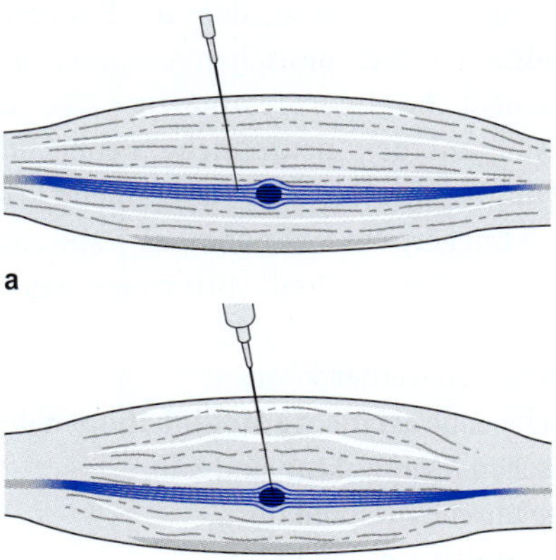

Abb. 6.5 Auslösung der lokalen Muskelzuckungsreaktion durch exaktes Treffen des Triggerpunkts [L106]

Injektion an Nervenaustrittspunkte

Die Injektion an Nervenaustrittspunkte (NAP) hat sich bei einigen Indikationen empirisch als hilfreich erwiesen. Dazu gehören die Injektion an die NAP des N. supra- und infraorbitalis bei chronischen Sinusitiden, an den N. mentalis bei Unterkieferbeschwerden und an den N. occipitalis major bei der „echten" Okzipitalneuralgie durch Kompression des N. occipitalis.

Injektion an Nerven

Grundsätzlich können alle peripheren Nerven, die als Ursache für neuropathische Schmerzen identifiziert werden, umspritzt werden. Die Injektion dient der Desensibilisierung des irritierten Nervs und der sich daraus ergebenen Symptome.

Eine weitere Indikation ergibt sich für Gelenk versorgende Nerven. So kann die Injektion an den N. suprascapularis bei der „frozen shoulder" Schmerz lindern und die physiotherapeutische Behandlung erleichtern.

Das praktische Vorgehen ergibt sich aus dem anatomischen Nervenverlauf.

Injektion an Ganglien

Die Injektionen an Ganglien stellen eine Domäne der Neuraltherapie dar. Die Techniken müssen fachgerecht erlernt werden.

- Die Injektion an das **Ganglion stellatum ist** bei allen Beschwerden des Kopfes und der oberen Extremität indiziert, die durch eine Funktionsstörung des Sympathikus bedingt sind oder unterhalten werden.
- Die Injektion an das **Ganglion pterygopalatinum** ist bei temporo-mandibulären Dysfunktionen indiziert, die Injektion an den lumbalen Grenzstrang bei Beschwerden der unteren Extremität.

Störfeldinjektion

Störfelder wie Zähne und Narben sind in der Regel leicht zugängig. Hier besteht die Neuraltherapie aus der Umspritzung der entsprechenden Struktur, die durch eine erhöhte Sensibilität auffällt.

6

Die Injektion an die häufigen Störfelder Tonsille oder Tonsillektomienarbe erfordert eine gute Beleuchtung (z. B. Stirnlampe) und das Verdrängen der Zunge mit einem Spatel. Das kleine LA-Depot wird intramukös (Narbe) oder submukös (Tonsille) gesetzt.

Intravasale Injektionen

- Durchgeführt werden **intraarterielle Injektionen** bei Gefäßerkrankungen (pAVK) und bei Migräne. Es werden nur geringe Dosierungen gewählt, zudem muss eine angemessene Überwachung erfolgen.
- Eine Besonderheit stellt die **Procain-Basen-Infusion** dar. Chronische subklinische Entzündungen mit vegetativer Symptomatik sind hier häufig die Indikation.
- Ca. 50–200 mg Procain werden dabei in 500 ml physiologischer Kochsalzlösung über ca. 30–60 Min. langsam intravenös infundiert. In der Regel werden der Infusion 10–20 ml 8,4-prozentige Natrium-Bikarbonatlösung beigemischt. Teilweise werden deutlich höhere Dosierungen verwendet, eine Empfehlung kann wegen zunehmender Gefahr der UEW nicht ergehen.

Injektionen an Viszeralorgane

Bei vegetativen Funktionsstörungen wird häufig die neuraltherapeutische Injektion an die Schilddrüse durchgeführt. Dabei wird ein kleines Depot (z. B. 0,5 ml Procain 1 %) an die Kapsel gesetzt, eventuell begleitet von Quaddeln kurz oberhalb des Jugulums und medial des M. sternocleidomastoideus. Bei therapieresistenter Migräne und bei gynäkologischen Beschwerden wird die Injektion an den Uterus empfohlen. Die Durchführung erfordert wie viele neuraltherapeutische Injektionen eine fundierte Ausbildung.

LITERATUR

[1] Dosch P. Lehrbuch der Neuraltherapie. 14. A. Heidelberg: Haug, 1995.
[2] Fischer L. Neuraltherapie nach Huneke. Neurophysiologie, Injektionstechnik und Therapievorschläge. 3. A. Stuttgart: Hippokrates 2007.
[3] Irnich D (Hrsg.). Leitfaden Triggerpunkte. München: Elsevier, 2009.
[4] Lübben H. Die Neuraltherapie nach Huneke. 12. A. Gießen: Pascoe, 1989.
[5] Weber K. Neuraltherapie. In: Augustin, Schmiedel V, Augustin M (Hrsg.) Leitfaden Naturheilkunde 6. A. München: Elsevier, 2012. S. 391–406.
[5] Weinschenk S (Hrsg.). Handbuch Neuraltherapie. München: Elsevier, 2010.

6.6 Akupunktur

Dominik Irnich

6.6.1 Grundlagen

Akupunktur ist das Stechen definierter Punkte der Körperoberfläche mit Nadeln zu therapeutischen Zwecken. Der chinesische Begriff „zhen jiu“ bedeutet **„stechen, brennen“** und bezieht damit die Erwärmung der Haut (Moxa) mit ein.

Historische Aspekte

Akupunktur ist das im Westen bekannteste Therapieverfahren der Chinesischen Medizin. Zu dieser gehören zudem die Chinesische Arzneitherapie (CAT [Chinese Herbal Medicine, CHM]), Tuina, als manuelles Behandlungsverfahren, die meditativen Bewegungsformen Tai-Chi und Qigong, sowie die Ernährungs- und Gesundheitslehre im Sinne einer Diätetik.

Heutzutage können verschiedene Akupunkturformen unterschieden werden, die basierend auf der traditionellen chinesischen Akupunktur durch unterschiedliche Interpretationen (z. B. japanische Akupunktur), neuzeitliche Beobachtungen (z. B. Ohrakupunktur) oder funktionelle Erkenntnisse (Triggerpunktakupunktur) abweichende Anwendungsformen und -prinzipien entwickelt haben.

Unterschieden werden können:

- verschiedene **asiatische Modifikationen** der chinesischen **Akupunktur** sind z. B.:
  - japanische Akupunktur
  - koreanische Akupunktur
  - taiwanesische Akupunktur

- **US-amerikanische Rezeptionen** traditioneller Akupunktur:
  - Acupuncture Energetics (aufbauend auf der französischen Schule)
  - 5 Elements Acupuncture
- **Mikrosystemakupunktur** sind u. a.:
  - Ohrakupunktur (Frankreich)
  - Yamamoto Neue Schädelakupunktur (Japan)
  - koreanische Handakupunktur
  - Mundakupunktur nach Gleditsch (Deutschland)
- **westliche moderne Akupunkturformen:**
  - Triggerpunktakupunktur
  - Laserakupunktur

Konzept

Die theoretischen Grundlagen der traditionellen chinesischen Akupunktur basieren auf dem altchinesischen philosophischen Gedankengebäude, das sich durch eine Wesentliches beschreibende, phänomenologische Vorgehensweise ohne ein kausal-analytisches Beziehungsgebäude auszeichnet. Im Laufe der Zeit haben sie Entwicklungen im Spannungsfeld zwischen Konfuzianismus und Taoismus und in Abhängigkeit von naturwissenschaftlichen Erkenntnissen, sozio-ökonomischen Erfordernissen sowie politischen und religiösen Strömungen erfahren. Grundlegende Prinzipien sind:

- das Entsprechungssystem „Yin und Yang", als ein historisch gewachsenes dialektisches System zur Interpretation von Naturphänomenen
- die „Theorie von Qi, Blut und Körperflüssigkeiten" als Vorstellung zur Physiologie und Pathophysiologie des menschlichen Organismus
- die Organlehre (Zang Fu) als erweitertes Organfunktionsbild auf der Basis der 5 Elemente Theorie der chinesischen Philosophie

Entsprechungssystem Yin und Yang

Yin und Yang stellen Gegensätze dar (z. B. Tag – Nacht, Wasser – Feuer, Bewegung – Ruhe), die sich gegenseitig bedingen und somit einander ergänzen und zusammen Ganzheit erzeugen. Yin und Yang können ineinander übergehen (z. B. der Übergang des Tags in die Nacht), sie enthalten immer den Keim seines Gegensatzes.

Die Yin- und Yang-Aspekte finden sich nicht nur in der Natur, sondern lassen sich, wie bereits erwähnt, auf alle Phänomene übertragen. So auch auf den Menschen, auf anatomische Strukturen, Symptome und Krankheitszeichen. Auch hier wird die wechselseitige Bedingtheit von Yin und Yang deutlich: Alle physiologischen Prozesse sind das Resultat der Gegensätzlichkeit und der gegenseitigen Abhängigkeit von Yin und Yang (➤ Tab. 6.9). Auch Organe und Leitbahnen werden entweder dem Yin oder dem Yang zugeordnet.

PRAXISTIPP

Krankheit kann grundsätzlich als ein Überwiegen von Yin oder Yang interpretiert werden: Bei chronischen Erkrankungen, Leere- und Kälteerkrankungen überwiegt Yin, akute, Fülle- und Hitzerkrankungen entsprechen Yang.

Tab. 6.9 Wechselseitige Bedingtheit von Yin und Yang

Yang	Yin
oben (wie Kopf)	unten (Rumpf)
außen (wie Haut, Muskeln)	innen (Organe)
Rücken	Vorderseite
Yin-Organe: Herz, Lunge, Milz, Leber, Niere	Yang-Organe: Gallenblase, Magen, Dickdarm, Dünndarm, Blase, 3-Erwärmer
Qi (Energie)	Xue (Blut)
Funktion der Organe	Struktur der Organe
Yang-Charakter der Krankheitsbilder	Yin-Charakter der Krankheitsbilder
akut	chronisch
schneller Beginn	langsamer Beginn
Wärme, Hitze	Kälte
laut	leise
voller Puls	schwacher Puls
viel Durst	kein Durst
dunkler Urin	blasser Urin
rote Zunge, rote Zungenränder, gelber Belag	blasse Zunge, geschwollene Zunge

Theorie von Qi, Blut und Körperflüssigkeiten

Qi, Blut (Xue) und Körperflüssigkeiten (Jin-Ye) sind fundamentale Substanzen, welche die Funktionen des Organismus aufrechterhalten und im gesamten Organismus verteilt sind. Qi entspricht Yang, Blut entspricht Yin. Die Körperflüssigkeiten (Jin-Ye) stehen im funktionellen Zusammenhang mit Qi und Blut.

Qi

Qi wird häufig mit Energie oder Lebenskraft übersetzt. Dabei wird aber vergessen, dass in der Chinesischen Medizin Qi sowohl als Materie als auch als Energie verstanden wird. Es definiert sich in seiner Funktion und kann auch nur als diese wahrgenommen werden.

Qi ist dynamisch und zirkuliert im Körper. Es kann schwach, in seinem Fluss gestaut sein („Blockade", die zu Schmerzen führt) oder nicht ordnungsgemäß verlaufen. Folglich muss Qi in der Therapie gestärkt, entstaut oder gelenkt werden.

- Qi hält die Funktionen der Organe, Leitbahnen, Gewebe und Flüssigkeiten aufrecht und hat wärmende, bewegende, kontrollierende, abwehrende, erhaltende, ernährende und aktivierende Funktionen.
- Qi wird unterteilt in angeborenes Qi (Yuan-Qi, Wurzeln in der Niere), Atmungs-Qi (Zongqi, Speicherung in der Lunge), Nahrungs-Qi (Ying-Qi, Produktion in Magen und Milz) und Abwehr-Qi (We-Qi, Körperoberfläche).
- Leitbahnen und Organe besitzen teilweise spezifisches Qi.

MERKE

- Ein lokalisierter, stechender Schmerz sowie pathologische Gewebeansammlungen (z. B. Hämatom, Tumor) werden als Blutstagnation bezeichnet.
- Ein diffuser, ausstrahlender und kolikartiger Schmerz entspricht einer Qi-Stagnation.
- Erbrechen oder Husten wird als gegenläufiges (rebellisches) Qi klassifiziert.

Blut (Xue)

Das Blut (Xue) lässt sich nicht auf den Begriff „Blut" der westlichen Medizin reduzieren, sondern umfasst auch Qualitäten des Qi. Es hat im Gegensatz zum Qi eher Yin-Charakter und somit eine materielle, substanzielle Qualität. Das Qi bringt Leben ins Blut, ohne Qi wäre das Blut (Xue) eine träge Flüssigkeit.

- Blut (Xue) wird als rote Flüssigkeit in Milz und Magen aus der Nahrungsessenz gebildet und zirkuliert in den Gefäßen.
- Blut (Xue) wird vom Herz bewegt, von der Milz kontrolliert (z. B. in den Gefäßen gehalten); die Leber speichert das Blut und kontrolliert das Blutvolumen.
- Blut (Xue) nährt und befeuchtet Gewebe und Organe, ist zuständig für die Bewegungen der Extremitäten und der Augen und für mentale Funktionen.

Körperflüssigkeiten

Zu den Körperflüssigkeiten (Jin-Ye) werden außer dem Blut alle weiteren Flüssigkeiten wie z. B. Speichel, Tränenflüssigkeit, Magensaft gerechnet. Sie werden in klare (Jing) und trübe (Ye) Flüssigkeiten unterteilt. Die Körperflüssigkeiten Jin-Ye haben die Aufgaben, den Körper zu befeuchten und zu nähren. Da auch durch die verschiedenen Organ-Qi Säfte entstehen, besteht zwischen Jin-Ye und Blut (Xue) eine enge Beziehung.

Fünf Wandlungsphasen

Die „Fünf Wandlungsphasen", die auch als Lehre der Fünf Elemente bezeichnete daoistische Theorie zur Naturbeschreibung, ist neben der Yin-Yang-Lehre ein ebenso wichtiger theoretischer Grundpfeiler der Chinesischen Medizin. Die Lehre basiert auf den fünf Grundelementen Holz, Feuer, Erde, Metall und Wasser, denen alle Naturphänomene zugeordnet wurden. Die Qualität der verschiedenen Elemente lässt sich auch auf andere Phänomene übertragen, so z. B. auf die Körpergewebe, auf Emotionen und Sinnesempfindungen.

Die Lehre der Fünf Elemente ist ein dynamisches Modell mit definierten Beziehungen und Interaktionen, das einem zyklischen, prozesshaften Geschehen folgt. In der Medizin lassen sich sowohl die physiologischen Beziehungen als auch die pathologischen Veränderungen im menschlichen Körper mithilfe der Fünf Elemente bzw. Wandlungsphasen erklären (> Tab. 6.10).

- **Speicher-Zang-Organe:** Die fünf Speicherorgane Herz, Leber, Nieren, Milz, Lunge sind verant-

Tab. 6.10 Entsprechungen der Fünf-Elementen-Lehre

Entsprechungen	Holz	Feuer	Erde	Metall	Wasser
Himmelsrichtung	Ost	Süd	Zentrum	West	Nord
Jahreszeit	Frühling	Sommer	Spätsommer	Herbst	Winter
Tageszeit	Morgen	Mittag	Nachmittag	Abend	Nacht
Klima	windig	heiß	feucht	trocken	kalt
Wandlungsphase	schwaches Yang	starkes Yang	Ausgeglichenheit	schwaches Yin	starkes Yin
Farbe	Grün	Rot	Gelb	Weiß	Schwarz
Geschmack	sauer	bitter	süß	scharf	salzig
Gefühl	Zorn	Freude	Sorgen	Trauer	Angst
Sinnesorgan	Auge	Zunge	Mund	Nase	Ohr
Körperflüssigkeit	Tränen	Schweiß	Speichel	Schleim	Urin
Körpergewebe	Sehnen	Blutgefäße	Fleisch	Haut	Knochen
Yin-Organ (Fu)	Leber	Herz	Milz	Lunge	Niere
Yang-Organ (Zang)	Gallenblase	Dünndarm	Magen	Dickdarm	Blase

wortlich für die Bildung, Umwandlung, Speicherung, Freisetzung und Regulation der reinen Substanzen wie Qi, Blut-Xue, Essenz-Jing, der Körperflüssigkeiten Jin-Ye und des Shen. Sie repräsentieren den Yin-Aspekt des Körpers.

- **Hohl-Fu-Organe:** Die sechs Hohlorgane Dünndarm, Dickdarm, Harnblase, Magen, Gallenblase, Drei Erwärmer sind verantwortlich für die Aufnahme und Speicherung von Nahrung und Flüssigkeiten, für die Weiterleitung und Absorption der Umwandlungsprodukte sowie für die Ausscheidung der Abfallprodukte und gehören in Relation zu den Zang-Organen eher zum Yang-Aspekt des Körpers.

Theorie der Zang-Fu-Organe

Den Organen werden in der traditionellen chinesischen Medizin bestimmte physiologische Funktionen zu geordnet und haben primär nichts mit den Organen der westlichen Medizin zu tun: Die **Speicherorgane** (Zang-Organe) gehören dem Yin an, die **Hohlorgane** (Fu-Organe) werden dem Yang zugeordnet (➤ Tab. 6.10). Im System der Zang Fu sind nach der Yin-Yang-Koppelung zwei in diesem Sinn zugeordnete Organfunktionen als Funktionskreise zugeordnet. Diese Funktionskreise und ihre verschiedenen Aspekte sind im Rahmen der chinesischen Medizin in der inneren Medizin besonders wichtig.

Krankheitslehre

In der Chinesischen Medizin werden auch in Anlehnung an die Theorie der Fünf Wandlungsphasen folgende **Krankheitsfaktoren** unterschieden:

- sieben innere, emotionalen Krankheitsfaktoren (Ärger, Übererregung, Sorge, Kummer, Schreck/Schock, Angst)
- sechs äußere, klimatische Krankheitsfaktoren (Wind, Kälte, Sommerhitze, Feuchtigkeit, Trockenheit, Feuer)
- Schleim- bzw. Flüssigkeits-Retention
- Fehlernährung
- Überarbeitung und körperliche Überbeanspruchung
- Traumata

Mithilfe der **acht diagnostischen Kriterien** werden zudem Differenzierungen nach dem Reizort (Innen/Außen), der Reizart (Kälte/Hitze), Reizstärke (Leere/Fülle) sowie der allgemeinen Situation (Yin/Yang) vorgenommen. Sie geben Aufschluss darüber, ob eine Störung in den äußeren Körperschichten (und damit der Akupunktur relativ leichter zugänglich) oder im Inneren angesiedelt ist, ob sich die Punkte, Leitbahnen, inneren Funktionen und Emotionen krankhaft überschießend oder schwach reagierend darstellen („Fülle/Leere“) und ob Hitze oder Kälte das Zustandsbild dominiert.

Nach dem Konzept der Chinesischen Medizin können sich Krankheiten bzw. Symptome in den Leitbahnen (eher oberflächlich) bemerkbar machen (Kopfschmerzen, Bewegungssystem) oder die Organe betreffen (= innere Erkrankung). Somit unterscheidet die TCM zwischen Außen- und Innenerkrankungen. Dabei kann einer äußeren Leitbahnstörung auch eine innere Organdysfunktion zugrunde liegen. Innere Störungen werden dabei häufig nach der komplexen Zang-Fu-Theorie (chinesische Organlehre) differenziert.

Krankheiten können auch durch allgemeine Krankheitsursachen wie Trauma, Überlastung, Stress, Diätfehler, falsche Lebensweise hervorgerufen werden. In bestimmten Fällen ist auch eine Differenzierung nach äußeren (Kälte, Wind, Feuchtigkeit, Hitze, Trockenheit, Sommerhitze) oder inneren Faktoren (Furcht, Angst, Grübeln, Trauer, Ärger, Freude, Kummer) möglich. Je nach Symptom und Befunden kann auch eine Störung von Blut, Qi oder den Essenzen vorliegen.

Wirkungen

Analgetische Wirkungen der Akupunktur wurden vielfach nachgewiesen. Kurzfristige Effekte der akupunkturvermittelten Schmerzlinderung werden durch Aktivierung der endogenen opioidvermittelten Antinozizeption und durch deszendierende Schmerzhemmsysteme vermittelt. Ein Teil der Wirkungen kann über spinale segmentale und heterosegmentale Inhibitionsmechanismen erklärt werden [3]. Eine Aktivierung supraspinaler diffuser Schmerzhemmung (DNIC) durch Akupunktur wird angenommen [2].

Experimentelle Untersuchungen v. a. im Tierversuch konnten verschiedene Neurotransmitter und Hormone identifizieren, die an der Akupunkturwirkung beteiligt sind. Dazu gehören Endorphine, Serotonin, Noradrenalin, CGRP, ACTH und Östrogene [6]. Die Nadelung wird darüber hinaus als **vegetativ regulierend, entzündungshemmend, immunmodulierend** und **muskulär detonisierend** beschrieben. Hierzu fehlen jedoch noch weitgehend wissenschaftliche Nachweise.

Die Wirkung der Akupunktur beim myofaszialen Schmerz beruht wahrscheinlich auf den genannten spinalen, reflektorischen und systemischen Inhibitionsmechanismen. Hinzu kommt die lokale Nadelwirkung beim Treffen des myofaszialen Triggerpunktes.

MERKE

Versteht man die Akupunkturserie als repetitiven Reiz, so wird darauf aufbauend angenommen, dass sie den Organismus zur Adaptation nach dem naturheilkundlichen Reiz-Reaktions-Prinzip anregt.

Unbestritten ist, dass viele weitere **psychologische Faktoren** an der Akupunkturwirkung beteiligt sind. Diese sind u. a. die intensive Arzt-Patienten-Beziehung, die Annahme der Subjektivität des Befindens des Patienten, Behandlungskontext, Erwartungshaltung, Modulation der Körperwahrnehmung.

Potenzielle längerfristige Wirkungen sind mit den vorliegenden Ergebnissen nicht ausreichend erklärbar, jedoch liegen Hinweise vor auf spinale, neuromodulatorische Wirkungen und auf eine Beteiligung des limbischen Systems [2].

Die klassischen Annahmen der Akupunktur wie die Existenz spezifischer Punkte und die als Punktketten über den Körper laufenden Leitbahnen sind Gegenstand intensiver Forschung.

Während für den Akupunkturpunkt Korrelationen gefunden werden können wie beispielsweise zu myofaszialen Triggerpunkten, Fasziendurchtrittstellen oder oberflächlichen Nervenverläufen ist der Nachweis der Leitbahn (Meridian) bisher nicht gelungen. Hierbei handelt es sich wohl eher um ein relativ regelhaft gefundenes, aber subjektives Ausstrahlungs- oder Projektionsphänomen.

6.6.2 Punkte und Leitbahnen

Die klassische Akupunkturlehre benutzt vorwiegend die Systematik der Leitbahnen für die Wahl der jeweils wirksamsten Punkte.

Akupunkturpunkte

Die ca. 360 **klassischen Akupunkturpunkte** liegen perlschnurartig auf der Körperoberfläche, vertikal geordnet im Schema von Yin und Yang. Der klassische Akupunkturpunkt ist durch eine mehr oder minder exakte anatomische Lokalisation definiert.

Er ist der Ort der Reizübertragung. Jeder Akupunkturpunkt besitzt lokale Wirkungen, kann deshalb auch lokal eingesetzt werden. Einige Leitbahnpunkte haben eine besonders starke Wirkung entlang der Leitbahn und werden als Fernpunkte benützt. Darüber hinaus werden bestimmten spezifische Wirkungen entlang der Leitbahn, auf Funktionen des Gesamtorganismus oder eines seiner Teilbereiche zugeschrieben.

Neben diesen klassischen Akupunkturpunkten gibt es folgende Punkte, die genadelt werden:

- **Nahpunkte:** lokale Punkte, „Ashi"-Punkte (drucksensible Punkte in der schmerzhaften Region, welche nicht an klassischen Lokalisationen liegen, aber aufgrund ihrer Sensibilität Teil eines Punktkonzeptes; entsprechen oft den Triggerpunkten), Triggerpunkte
- **Fernpunkte:** regionale Fernpunkte, Leitbahnfernpunkte
- **Steuerungspunkte:**
  - Leitbahnen: z. B. Yuan-Ursprungs-Qi-Punkt (➤ Tab. 6.11), Luo-Vernetzungs-Punkt, Xi-Spalten-Punkt
  - übergeordnete Bedeutung: untere He-Punkte, Punkte der Kreuzung mit den Acht außerordentlichen Gefäßen, Schlüsselpunkte
- **Shu-** und **Mu-Punkte** (➤ Tab. 6.11) am Rumpf: Rücken-Shu-Transport-Punkt, Mu-Versammlungs-Punkt
- **symptomatische Punkte**

Quell-Punkte (Yuan-Punkte)

Quell-Punkte haben eine besondere Wirkung auf das zugehörige Organ. Bewährt hat sich die kombinierte Anwendung mit dem entsprechenden Shu-Punkt. Quell-Punkte liegen im Bereich der Hand- oder Sprunggelenke.

Tab. 6.11 Yuan-Punkte

Punkt	Lokalisation	Chinesischer Organbezug	Indikationen/Einflussgebiet
Lu 9	in der queren Handgelenksfurche, radial der A. radialis	Lunge	Atembeschwerden, Handgelenk
Di 4	auf dem Handrücken, am höchsten Punkt des Muskelwulstes zw. Metacarpale I u. II	Dickdarm	Schmerzen, v. a. Kopfschmerzen, Dyshidrosis, Einfluss auf Darm- und Uterusfunktion
Ma 42	auf dem höchsten Punkt des Ristes (A. dorsalis pedis)	Magen	Magenschmerzen, Meteorismus, Fuß
Mi 3	knapp proximal vom Großzehengrundgelenk, auf der Sehne des M. abductor hallucis	Milz	Dysenterische und gastritische Beschwerden, Verdauungsstörungen
He 7	ulnare Handgelenksfalte, radiale Seite des Os pisiforme	Herz	Funktionelle Herzbeschwerden, vegetativ regulierend, leichte Anxiolyse
Dü 4	Hand ulnar, Übergang rotes/weißes Fleisch, an der Basis des Os metacarpale V/Gelenkspalt zum Os hamatum	Dünndarm	Handgelenk
Bl 64	lateraler Fußrand, hinter der Tuberositas ossis metatarsalis V, am Farbumschlag der Haut	Blase	Lumboischialgie, Augen
Ni 3	zwischen stärkster Vorwölbung des Malleolus medialis und Achillessehne	Niere	LWS-Beschwerden, Knie, Ohr
Pe 7	in der Mitte der palmaren Handgelenksfurche zwischen d. Sehnen der Mm. flexor carpi radialis und palmaris longus	Perikard	Herzbeschwerden, psychosomatische Störungen
3E 4	Grübchen lateral der Sehne des M. extensor digit. long. in Höhe Handgelenksfurche	Drei Erwärmer	Schulter, Rücken, Handgelenk
Gb 40	am Schnittpunkt einer Horizontalen durch die Spitze und einer Senkrechten vorne, durch die größte Zirkumferenz des Außenknöchels, über dem Calcaneocuboidgelenk	Gallenblase	Augen, Oberbauch, Sprunggelenk
Le 3	im proximalen Winkel zw. Os metatarsale I u. II, auf dem Fußrücken	Leber	Hypertonus, Dysmenorrhö, Schmerzen v. a. Kopfschmerz

Tab. 6.12 Mu- und Shu-Punkte (DFS = Dornfortsätze, For. sacr. = Foramen sacrale)

Alarmpunkt (Mu-Punkt)	Zustimmungspunkt (Shu-Punkt)	Chinesischer Organbezug	Segment	Indikation/Einflussgebiet
Lu 1	Bl 13	Lunge	DFS Th3	Husten, zerviko-thorakaler Übergang, Schulter
Ren Mai 17	Bl 14	Perikard	DFS Th4	Engegefühl
Ren Mai 14	Bl 15	Herz	DFS Th5	Engegefühl
Le 14	Bl 18	Leber	DFS Th9	Schmerz/Völlegefühl, Intercostalneuralgie
Gb 24	Bl 19	Gallenblase	DFS Th10	Schmerz im oberen Abdomen
Le 13	Bl 20	Milz	DFS Th11	Schmerz im Thorax, Intercostalneuralgie
Ren Mai 12	Bl 21	Magen	DFS Th12	Schmerz und Schwere epigastral
Ren Mai 5	Bl 22	Drei Erwärmer	DFS L1	Bauchschmerzen
Gb 25	Bl 23	Niere	DFS L2	Intercostalneuralgie
Ma 25	Bl 25	Dickdarm	DFS L4	Schmerz und Spannungsgefühl im Abdomen
Ren Mai 4	Bl 27	Dünndarm	For. sacr. 1	Unterbauchschmerzen
Ren Mai 3	Bl 28	Blase	For. sacr. 2	Unterbauchschmerzen

Shu- und Mu-Punkte (Alarm- und Zustimmungspunkte)

Shu- und Mu-Punkte werden eingesetzt bei viszeralen Schmerzen, segmentalen Funktionsstörungen der Wirbelsäule und insbesondere bei Organdysfunktion i. S. der chinesischen Medizin (➤ Tab. 6.12).

PRAXISTIPP

Eine besondere Stärke der Akupunktur ist die Ausnutzung von Reizen, die möglichst entfernt vom Störungsgeschehen gesetzt werden (z. B. Handpunkte zur Abschwellung der Nasenschleimhaut, Fußpunkte zur Behandlung von Kopfschmerzen), Behandlung von ventralen Schmerzen über dorsale Punkte (segmentaler Zugang) oder Behandlung exakt kontralateral.

Leitbahnsystem

Das Leitbahnsystem (jing luo) besteht im Wesentlichen aus 12 Hauptleitbahnen und 8 außerordentlichen Leitbahnen (Sy: Sondermeridiane, Wundermeridiane).

Hauptleitbahnen

Es gibt folgende 12 Hauptleitbahnen, die entsprechend ihres Verlaufs, wie folgt, zugeordnet werden können:

- 3 Yin-Leitbahnen der Hand: Verlauf vom Thorax zu den Fingerspitzen (Innenseite):
  - **Lungenmeridian (Lu):** 11 Punkte, Verlauf innen vorne (radialseitig)
  - **Perikardmeridian (Pe):** 9 Punkte, Verlauf innen medial
  - **Herzmeridian (He):** 9 Punkte, Verlauf innen hinten (ulnarseitig)
- 3 Yang-Leitbahnen der Hand: Verlauf von den Fingerspitzen zum Kopf (Außenseite)
  - **Dickdarmmeridian (Di):** 20 Punkte, Verlauf außen vorne (radialseitig)
  - **Dreifacher Erwärmer Meridian (3 E):** 23 Punkte, Verlauf außen medial
  - **Dünndarmmeridian (Dü):** 21 Punkte, Verlauf außen hinten (ulnarseitig)
- 3 Yang-Leitbahnen des Fußes: Verlauf vom Kopf zu den Zehenspitzen
  - **Magenmeridian (Ma):** 45 Punkte, Verlauf außen vorne
  - **Gallenblasenmeridian (Gb):** 44 Punkte, Verlauf außen medial
  - **Blasenmeridian (Bl):** 67 Punkte, Verlauf außen hinten
- 3 Yin-Leitbahnen des Fußes: Verlauf von den Zehenspitzen zum Thorax
  - **Milzmeridian (Mi):** 21 Punkte, Verlauf innen vorne
  - **Lebermeridian (Le):** 14 Punkte, Verlauf innen medial
  - **Nierenmeridian (Ni):** 27 Punkte, Verlauf innen hinten

In den Leitbahnen folgt die Zirkulation des Qi in verschiedenen Umläufen durch den Körper. Ein Umlauf beinhaltet 4 Leitbahnen, die energetisch und anatomisch zusammengehören und jeweils im Rhythmus Yin – Yang – Yang – Yin verlaufen.

- vorderer Umlauf: Lu – Di – Ma – Mi
- hinterer Umlauf: He – Dü – Bl – Ni
- seitlicher Umlauf: Pe – 3 E – Gb – Le

Außerordentliche Leitbahnen

Die acht außerordentlichen Leitbahnen werden in den klassischen Schriften als eine Art energetisches Reservoir beschrieben, die Überschüsse an Yang, Qi, Yin oder Blut aufnehmen und bei Bedarf wieder an das System der Haupt-Leitbahnen abgeben können.

Zwei unpaarige Leitbahnen haben eine besondere Funktion.

- Konzeptionsgefäß (KG/Ren Mai): 26 Punkte, Verlauf von ventral des Anus bis zur Unterlippe über die vordere Körpermittellinie
- Lenkergefäß (LG/Du Mai): 28 Punkte, Verlauf von dorsal des Anus entlang der gesamten Wirbelsäule über den Kopf bis zur Oberlippe

Diese beiden Leitbahnen sind die einzigen unpaarigen Leitbahnen. Die anderen außerordentlichen Leitbahnen bestehen aus einer Kombination von Punkten verschiedener Hauptmeridiane. Sie besitzen eine untergeordnete Funktion.

6.6.3 Akupunkturpraxis

Eine Akupunkturbehandlung sollte nach definierten Qualitätskriterien durchgeführt werden. Vorausgesetzt wird die angemessene konventionelle medizinische Abklärung und Indikationsstellung zur Akupunktur, z. B. die Information über den Ablauf der Behandlung, Aufklärung über eventuell auftretende Schmerzen, Hämatome oder sonstige Reaktionen (Aufklärung dokumentieren).

MERKE

Vor jeder Anwendung der Akupunktur ist darauf zu achten, dass eine exakte Diagnose im konventionellen Sinne gestellt wird. Dabei muss medizinisch abgewogen werden, ob die Akupunktur als Therapie oder adjuvant zu anderen Therapieverfahren der konventionellen oder komplementären Medizin eingesetzt werden kann. Dabei stellt sich immer die Frage, ob eine andere Therapie effektiver ist und deshalb angewendet werden sollte.

Ein Vorteil für die Anwendung der Akupunktur kann ihre relativ hohe Sicherheit in Bezug auf unerwünschte Wirkungen sein. Medizinisch notwendige Maßnahmen dürfen keineswegs durch die Anwendung der Akupunktur verzögert oder ausgelassen werden.

Aus diesem Grund ist die Akupunktur als ärztliche Therapieform zu verstehen.

Diagnostik

Die Erstbefragung dauert in der Regel 60 Min., eine kürzere Anamnese erfolgt bei unkomplizierten Beschwerden. Anschließend wird eine Untersuchung nach den Prinzipien der Chinesischen Medizin durchgeführt.

- Inspektion: Konstitution, Haltung, Hautkolorit, Schleimhäute, Zunge, Sinnesorgane
- Auskultation und Geruch: Sprache, Atmung, Gerüche
- Hören: Anamnese zu Krankheitsgeschichte, Beschwerden, Lebensweise
- Tasten: Palpation/Untersuchung: Puls, Schmerzgebiet, Leitbahnen, Akupunkturpunkte, funktionelle Untersuchung Muskeln, Gelenke, Wirbelsäule, Neurologie

Daran schließt sich evtl. eine naturheilkundliche und weiterführende vegetative Diagnostik an.

Auswahl der Akupunkturpunkte

Voraussetzung einer effektiven Akupunkturbehandlung ist ein guter Arzt-Patienten-Kontakt – Arzt und Patient sollten so entspannt wie möglich sein. Beim Nadeln wird häufig ein **„De-Qi"-Gefühl** ausgelöst, das allerdings nicht Garant für eine gute Akupunkturbehandlung ist: Als „De-Qi"-Gefühl bezeichnet man die subjektiven Empfindungen, die beim Treffen bzw. Aktivieren des Akupunkturpunktes ausgelöst werden. Es umfasst verschiedene Empfindungen, welche als dumpfes, ziehendes Gefühl, Schwere-, Wärme- oder Taubheitsgefühl oder leichter Schmerz vorwiegend entlang der zugehörigen Leitbahn beschrieben werden (PSC = propagated sensation along the channels).

MERKE

- Je nach Indikation kann die Stimulation der Nadeln wiederholt werden.
- Die Nadeln sollten in der Regel 20–30 Min. liegen bleiben.
- Ein Effekt der Akupunktur sollte sich i. d. R. spätestens nach 5–6 Behandlungen einstellen. Über 15 Behandlungssitzungen bedürfen einer besonderen Begründung.

Voraussetzungen der Akupunkturbehandlung

Wichtige Voraussetzungen für eine erfolgreiche Akupunkturbehandlung sind auch:

- Patienten ausreichend entkleiden lassen.
- Patienten stabil, warm und bequem lagern, sodass Akupunkturpunkte gut zugänglich sind.
- Der Behandlungsraum sollte ausreichend warm sein.

Nadelung

PRAXISTIPP

Wichtiges Auswahlkriterium für die infrage kommenden Punkte ist die palpatorisch festgestellte erhöhte Sensibilität auf Druck. Zum Nadeln nur sterile Einmalnadeln verwenden.

- **Auswahl der Akupunkturpunkte:** Anzahl und Auswahl der Punkte erfolgen individuell nach:
  - überlieferter Wirkung
  - Lokalisation der Schmerzen
  - Schmerzqualität, -intensität und zeitlichem Auftreten
  - palpatorischer Druckschmerzhaftigkeit der Punkte
  - Zustand des Patienten
  - lokalem Befund und nach aktuell im Vordergrund stehenden Symptomen
  - bevorzugt Beginn mit Fernpunkten (distale Leitbahnpunkte, Mikrosystempunkte, allg. analgetisch wirksamen Punkte wie Di 4, Ma 36, Le 3)
- **Nadellänge:**
  - so lang wie nötig – in der Regel 30 mm, bei tiefer Nadelung, z. B. Lenden-Becken-Hüftregion bis 80 mm
  - im Gesicht, in Geweben mit wenig Unterhautfettgewebe oder Muskulatur und für Mikrosysteme nur kurze, dünne Nadeln verwenden (10–15 mm, 0,10–0,20 mm Durchmesser), ggf. tangential nadeln und/oder Hautfalte bilden
- **Nadeleinstich:**
  - Nadel mit den ersten drei Fingern greifen, mit der anderen Hand Daumen oder Dig. II und III mit leichtem Druck neben dem Akupunkturpunkt legen, die nadelnde Hand leicht aufstützen (ulnare Handkante, kleiner Finger), schneller Einstich bis subkutan, mit leichter Rechts-Links-Rotationsbewegung in die Tiefe sondieren (je nach Gewebe und Punkt) und Nadelgefühl de Qi auslösen
  - am Thorax tangential nadeln (cave Pneumothorax)
- **Intensität der Nadelreize:**
  - Intensität orientiert sich am Zustand des Patienten nach Fülle-Leere-Regeln
  - schmerzende Nadeln entfernen oder Lage korrigieren
  - Intensität der lokalen Behandlung orientiert sich an der Reaktion der Patienten

Indikationen

STUDIEN

Es gibt mehrere Hundert randomisierte kontrollierte Studien zur Wirksamkeit der Akupunktur, vorwiegend bei Schmerzen, aber auch zur Sucht, Allergie, inneren Erkrankungen und vielen weiteren Indikationen (➤ Tab. 6.13).
Nachweise für eine Wirksamkeit der Akupunktur liegen nach EBM-Kriterien für postoperativen Zahnschmerz und Übelkeit und Erbrechen vor (Evidenzlevel 1A [4]).
Bei Kopfschmerzen, LWS-Schmerzen, temporomandibuläre Dysfunktion, Fibromyalgie, Arthrose (Osteoarthritis) des Kniegelenks und Epicondylopathie gibt es deutlich positive Hinweise für die Wirksamkeit der Akupunktur (➤ Tab. 6.13).
Bezüglich weiterer Indikationen besteht bisher nach EBM-Kriterien eine unklare Datenlage.

Haupteinsatzgebiete der Akupunktur aus Überlieferung und Erfahrung sind Kopfschmerzen sowie schmerzhafte Störungen des Bewegungssystems (Nozizeptorschmerz). An zweiter Stelle stehen allergische Störungen der Atemwege, besonders bei saisonaler allergischer Rhinitis. Auch chronische Infekte der Atemwege (besonders chronische Sinusitis) und viele funktionellen Störungen (z. B. Schlafstörungen, Reizdarm, funktionelle abdominelle und thorakale Störungen) stellen erfahrungsgemäß eine gute Indikation dar.

Zur **adjuvanten Behandlung** der Herzinsuffizienz liegen wissenschaftliche Hinweise vor. Im Drogenentzug wird Akupunktur wegen der Wirkung auf das Endorphinsystem eingesetzt.

In der **Palliativmedizin** kann die Akupunktur zur Symptomlinderung adjuvant angewendet werden, für die Notfallmedizin sind erste Fallserien veröffentlicht.

Prophylaktisch wird Akupunktur im Sport zur Leistungssteigerung und in der Geburtsvorbereitung zur Entspannung eingesetzt.

MERKE

Unterschiedliche Indikationslisten (WHO, nationale und internationale Fachgesellschaften) gehen über die genannten Indikationen hinaus.

Kontraindikationen

Es sind keine echten Kontraindikationen für die Akupunktur bekannt. Allerdings gibt es besondere Situationen, die speziell bewertet werden müssen. Dies sind unter anderem:

- manifeste Gerinnungsstörungen
- relevante Gerinnungsstörungen erlauben allenfalls oberflächliche Nadelung (Cave: muskuläre Logen) und erfordern sorgfältige Abwägung
- lebensbedrohliche Erkrankungen
- keine Behinderung medizinisch notwendiger Maßnahmen
- Psychosen

Tab. 6.13 Studien zur Wirksamkeit der Akupunktur

Indikation	Autor + *Journal*	Jahr	Anzahl der Studien	Outcome	Bemerkung
Migräne	Linde et al. *Cochr. Dat. baseSyst Rev*	2009	22 (n=4419)	• Überlegenheit gegenüber Routine- und nicht-prophylaktischer Behandlung • keine signifikant bessere Wirkung als Placebo-Akupunktur (hohe Variabilität zwischen den einzelnen Studien) • geringe Überlegenheit zu medikamentöser prophylaktischer Therapie (weniger Nebenwirkungen)	• Akupunktur kann als wirksame Therapieform zur Prophylaxe und ergänzenden Behandlung von Migräne gelten. • Problematik der Interpretation des starken Effekts verschiedener Placebo-Akupunkturarten, da Variablen wie Punktlokalisation und Stichtiefe von begrenzter Bedeutung sein könnten.
Spannungskopfschmerz	Linde et al. *Cochr. Dat. baseSyst Rev*	2009	11 (n=2317)	• Überlegenheit gegenüber Routine und akuter Schmerzbehandlung • gering aber signifikant größerer Therapieerfolg als Placebo-Akupunktur • Vergleich mit Physiotherapie, Massage, Entspannung auf Grund methodischer Mängel nicht möglich	• Akupunktur kann als wertvolle, nicht-pharmakologische Therapiemethode in der Behandlung von Patienten mit episodischem oder chronischem Spannungskopfschmerz betrachtet werden.
Rückenschmerz (RM)	Manheimer et al. *Ann Intern Med*	2005	33	• Akupunktur hinsichtlich kurzfristiger Schmerzsenkung wirksamer als Placebo-Akupunktur oder keine Behandlung • starke Variabilität der Quantität und Qualität der betrachteten Studien	• keine interpretierbaren Ergebnisse zum Vergleich der Akupunktur mit anderen aktiven Behandlungsmethoden

Tab. 6.13 Studien zur Wirksamkeit der Akupunktur (Forts.)

Indikation	Autor + *Journal*	Jahr	Anzahl der Studien	Outcome	Bemerkung
Rückenschmerz (RM)	Furlan et al. *Cochr. Dat. baseSyst Rev*	2005	35	• nur 2 Studien zu akutem RM, die keine eindeutige Schlussfolgerung zulassen • bei chronischem RM kurzfristig stärkere Verbesserung als durch Placebo-Akupunktur und keiner Behandlung	• auch Studien zu Triggerpunktakupunktur (dry-needling) miteinbezogen • keine klare Schlussfolgerung auf Basis der zusammengetragenen Studien möglich
Kniegelenksarthrose	Manheimer et al. *Cochr. Dat.baseSyst Rev*	2010	16	• klinisch relevante und statistisch Signifikante Verbesserung durch Akupunktur gegenüber keiner Behandlung • nicht klinisch relevante Überlegenheit gegenüber Placebo-Akupunktur • gleiche Effektstärken wie Heimübungsprogramme/Beratungsbroschüren • als adjuvante Therapie zu Physiotherapie kein weiterer Benefit	• auch 3 Studien zu Hüftgelenksarthrose und eine gemischte Studie eingeschlossen • verwendete Placebokontrollen werden physiologisch als nicht inert erachtet
Kniegelenksarthrose	Selfe, Taylor *Fam Comm Health*	2008	10	• Akupunktur verbessert effektiv Schmerz und Funktionseinschränkung bei Kniegeleksarthrose	• Studien zur manuellen und Elektroakupunktur eingeschlossen
Schulterschmerz	Green et al. *Cochr. Dat. baseSyst Rev*	2005	9	• wegen geringer Anzahl von Studien mit variierender Qualität konnte keine endgültige Schlussfolgerung getroffen werden • Hinweise auf Kurzzeiteffekte hinsichtlich Schmerzstärke und Funktionseinschränkung	• auch quasi-randomisierte Studien eingeschlossen • Notwendigkeit gut geplanter klinischer Studien
Schulterschmerz	Molsberger et al. *Pain*	2010	1 (n = 424)	• signifikant stärkere Schmerzreduktion direkt und 3 Monate nach Therapie im Vergleich zu konventioneller orthopädischer Therapieende und zu Sham-Akupunktur • zeigt stärkere Verbesserung der Schultermobilität im Vergleich zu beiden Kontrollgruppen direkt und 3 Monate nach Therapieende	• sehr gute Evidenz für Wirksamkeit der Akupunktur bei Schulterschmerzen • pragmatische, kontrollierte, Patienten verblindete Multicenterstudie • Sham-Akupunktur = Off-Point-Nadelung (beidseitig im medialen Teil der Tibia)
Fibromyalgie (FM)	Langhorst et al. *Rheumatology*	2010	7	• deutlicher Hinweis auf Schmerzlinderung direkt nach Akupunktur • keine Veränderungen weiterer FM assoziierter Beschwerden • keine positiven Effekte im Langzeit-Follow-Up • signifikante Verbesserungen nur in Studien mit hohen Bias-Risiko	• Akupunktur nicht für die Behandlung von FM empfohlen • Vergleich mit anderen Therapieformen nötig (generell geringe Effektstärken)
Fibromyalgie (FM)	Mayhew, Ernst *Rheumatology*	2006	5	• 3 RCTs deuten auf kurzzeitige positive Effekte hin, 2 erzielten negative Ergebnisse hinsichtlich eines Akupunktureffekts • in allen positiven Studien wurde Elektroakupunktur eingesetzt	• unterschiedliche Deutung von Akupunktur und Elektrostimulationsakupunktur

- strenge Indikationsstellung, Beherrschung der Exazerbation muss gesichert sein
- Schwangerschaft
- besondere Erfahrung notwendig, Vermeidung gewisser Stimulationstechniken

Unerwünschte Wirkungen (UEW)

Schwerwiegende unerwünschte Wirkungen treten bei der Akupunktur nur sehr selten auf. Als schwerwiegende UEW ist der Pneumothorax (ca. 1–2 : 100.000) beschrieben, selten beobachtet wurden die Auslösung eines Asthmaanfalles, eines epileptischen Anfalles, relevante Hypo- oder Hypertension oder vaso-vagale Synkopen. Einzelne in der Literatur beschriebene andere Organverletzungen (z. B. Perikardtamponade) und Übertragung von infektiösen Erkrankungen (z. B. Hepatitis B und C) sind auf unsachgemäße Anwendung zurückzuführen.

Geringfügige unerwünschte Wirkungen wie kleine Blutungen, Blutergüsse, lokale Hautreaktionen, lokale Nachschmerzen treten relativ häufig auf, sind aber wie lokaler Schmerz teilweise als auch therapeutisch erwünscht anzusehen.

6.6.4 Spezielle Therapiekonzepte

Grundsätzlich können verschiedenen Formen der Akupunktur kombiniert werden. Der erfahrene Akupunkteur wählt je nach Ausbildung, Patientenkonstitution und -kondition und nach aktuellem Beschwerdebild das Behandlungsschema aus.

Bei Schmerzerkrankungen empfiehlt sich, zu Behandlungsbeginn Punkte zu wählen, die entfernt vom Schmerzort liegen. Nach aktueller Lehrmeinung gilt, dass je komplexer die Beschwerden sind, desto differenzierter muss akupunktiert werden. Diese Auffassung ist jedoch nicht von klinischer Forschung unterlegt.

- **Locus Dolendi:** Das alleinige, lokale Stechen schmerzhafter Punkte kann zur Schmerzlinderung führen, da jeder Nadelstich eine physiologische Wirkung hat. Man muss jedoch von schlechteren Wirkungen ausgehen im Vergleich zur vollständigen Akupunkturbehandlung.
- **Triggerpunkte:** Die Triggerpunktnadelung (Dry needling) ist eine funktionell-anatomisch orientierte lokoregionale Stichtechnik zur Behandlung myofaszialer Beschwerden. Ziel der Nadelung ist das exakte Treffen der mTP und damit das Auslösen einer lokalen Muskelzuckungsreaktion. Der Therapeut sollte durch manuellen Kontakt versuchen, diese Reaktion wahrzunehmen und sie als Zeichen der Effizienz seiner Nadelung betrachten.
  - Vom Patienten kann diese Muskelzuckungsreaktion in Abhängigkeit von der individuellen Schmerzempfindlichkeit als überraschend und unangenehm aber auch als „Wohlschmerz" empfunden werden. Es handelt sich um ein kurzes drückend-ziehendes (Schmerz-Gefühl im Sinne einer kurzen Faszikulation, das nach der Behandlung in ein Muskelkatergefühl oder aber auch ein Schweregefühl (post treatment soreness) übergehen kann. Diese Sensation kann unmittelbar nach Abschluss der Behandlung auftreten, kann sich aber auch innerhalb der ersten 24 Stunden nach der Behandlung entwickeln. Seine Maximaldauer beträgt in der Regel 48 Stunden.
  - Empfindet der Patient diesen Nachschmerz, so wird er die betroffene Muskulatur in entspanntem Zustand halten. Grundsätzlich handelt es sich bei diesem Nach-„Schmerz" also um ein positives, therapeutisch sinnvolles Phänomen.
- **Leitbahnen/Meridiane:** Die Ordnung der Leitbahnen, ergänzt durch das Drei-Achsen-Konzept der Auswahl der zu behandelnden Punkte, bildet die Basis der Behandlung.
- **Zang-Fu-Konzepte:** Konstitutionelle „innere" Störungen werden den fünf inneren Organen zugeordnet und entsprechende Punkte in das Konzept aufgenommen. Für die tägliche Routine gibt es eine Reihe bewährter Punktkombinationen, die das gängige Repertoire für Akupunkturbehandlungen darstellen. Die Auswahl erfolgt als gleichzeitige Behandlung von Symptom, Konstitution und Emotion.
- **Weitere Konzepte:** Dazu gehören die Theorie von Qi, Blut und den Körperflüssigkeiten, verschiedene Schichtenmodelle, welche die Eindringtiefe von Krankheiten beschreiben, Zuordnung von Beschwerdekonstellationen zu Syndromen (z. B. spezifische Gelenkschmerzen – Bi-Syndrom)

- **Mikrosystem-Akupunktur:** In der zweiten Hälfte des letzten Jahrhunderts wurden mehrere Mikrosysteme der Akupunktur entdeckt: Dabei repräsentiert ein Körperareal auf kleinem Raum (Topos) ein Abbild des gesamten Körpers (Soma) mit seinen Funktionen. Die bekannteste und wirksamste Form ist die Ohrakupunktur und die Schädelakupunktur. Vorteil ist die oft schnelle therapeutische Reaktion des Patienten. Da es sich um jeweils relativ kleine Areale handelt, empfiehlt sich die Punktlokalisation mit der Very-point-Technik nach Gleditsch®: leichtes tangenziales Beklopfen von Akupunkturpunkten/Arealen mit der Akupunkturnadel. Der Patient kann in der Regel einen besonders sensiblen Punkt (very point) angeben, der sofort genadelt wird.
  Vorteile dieser Methode: Sie erlaubt eine exakte Lokalisation des sensibelsten Punktes v. a. bei Mikrosystemen (Ohr, Schädel) und sie ist schnell, weil die Nadel diagnostisch und therapeutisch genützt wird.

PRAXISTIPP

Die Mikrosystem-Akupunktur ist einfach zu erlernen, da die Kenntnis der CM nicht Voraussetzung zur Anwendung ist. Die Wirkungen lassen sich jedoch in Kombination mit klassischer oder moderner Körperakupunktur optimieren, insbesondere für längere Effekte scheint diese notwendig.

[1] Berman BM, Langevin HM, Witt CM et al. Acupuncture for chronic low back pain. N Engl J Med. 2010; 363(5): 454–61.
[2] Irnich D, Beyer A. Neurobiological mechanisms of acupuncture analgesia. Schmerz 2002; 16: 93–102.
[3] Lang P, Stoer J, Irnich D et al. Bilateral acupuncture analgesia observed by quantitative sensory testing in healthy volunteers. Anesth Analg. 2010; 110(5): 1448–56.
[4] Lee H, Ernst E Acupuncture analgesia during surgery: a systematic review. Pain 2005; 114: 511–517.
[5] Stör W, Irnich D. Acupuncture: basics, practice, and evidence. Schmerz 2009; 4: 405–17. Quiz 418.
[6] Zhao ZQ. Neural mechanism underlying acupuncture analgesia. Prog Neurobiol. 2008; 85(4): 355–75.

III Naturheilverfahren bei ausgewählten Erkrankungen

KAPITEL

7 Naturheilverfahren bei ausgewählten Erkrankungen

7.1 Herz-Kreislauf-Erkrankungen

Eberhard Volger

Am Beispiel der Herz-Kreislauf-Erkrankungen lässt sich besonders gut belegen, wie sinnvoll und hilfreich das Zusammenwirken von anerkannten Naturheilverfahren mit der konventionellen Medizin sein kann. Sowohl in der Primär- wie auch in der Sekundärprävention sind die klassischen Naturheilverfahren, insbesondere die Bewegungstherapie, die mediterrane Kost und Methoden zur Kompensation von Alltagsstress allgemein anerkannt, da sie die Morbidität und Mortalität senken können.

Da sich die klinische Kardiologie jedoch hauptsächlich mit den akuten Krankheitsbildern beschäftigt, ist von dieser gelungenen Integration in den einschlägigen kardiologischen Lehrbüchern wenig zu finden.

7.1.1 Kardiovaskuläre Risikofaktoren

Lange bevor sich die Atherosklerose klinisch manifestiert, entwickelte sie sich allmählich und unbemerkt nicht selten schon bei jungen Menschen. Ihre Folgekrankheiten haben längst epidemische Ausmaße erreicht, nicht nur in den Industrieländern. Angesichts einer immer älter werdenden Gesellschaft ist offensichtlich, wie wichtig eine frühzeitige präventive Behandlung der kardiovaskulären Risikofaktoren ist. Oft handelt es sich gleich um mehrere, deren schädigende Wirkung sich fatal potenziert. Daher sollten die Risikofaktoren integrativ erfasst werden, wie dies verschiedene Score-Systeme ermöglichen, um eine rasche Abschätzung des individuellen Risikos zu ermöglichen (z. B. Procam-Score oder ESC-Score, www.chd-taskforce.de, www.CARRISMA-pocket-LL.de).

Die Behandlung der kardiovaskulären Risikofaktoren ist eine Domäne der klassischen Naturheilverfahren, beginnend mit einer Lebensstilmodifikation auf der Grundlage einer bewussten Wertschätzung des eigenen Lebens.

- Das Zigarettenrauchen, die **arterielle Hypertonie** und **Hypercholesterinämie** sind diejenigen Risikofaktoren, deren Prävention und Behandlung eindeutig zu einer verbesserten Prognose und einer gesteigerten Lebenserwartung führen. Alles spricht dafür, dass dies auch für die abdominelle Adipositas, den Diabetes mellitus, niedriges HDL-Cholesterin mit erhöhten Triglyzeriden und auch die zu geringe körperliche Aktivität gilt [3].
- Kein eindeutiger Nachweis für eine protektive Wirkung liegt hingegen für die Behandlung einer **Homocysteinämie** oder erhöhter Lp(a) Werte vor. Die postmenopausale Hormonsubstitution hat sogar entgegen früherer Erwartungen auch im Hinblick auf kardiovaskuläre Ereignisse eine eher ungünstige Prognose und ist daher nur noch in begründeten Einzelfällen indiziert.

Die hierarchische Beurteilung der Risikofaktoren bietet nun eine klare evidenzbasierte Grundlage für die Behandlung.

Raucherentwöhnung

Rauchen beschleunigt Alterungsprozesse und erhöht das Letalitätsrisiko. Das kardiovaskuläre Risiko hängt mehr von der Zahl der pro Tag gerauchten Zigaretten, als von den Raucherjahren ab. Bei 20 Zigaretten pro Tag verliert ein Raucher bis zum 60. Lebensjahr statistisch 15 Jahre. Obwohl es neuerdings Hinweise gibt, wie die schädlichen Einflüsse des Rauchens möglicherweise gemildert werden könnten (z. B. Alkohol und Coenzym Q_{10}), so sind dies selbstverständlich medizinisch gesehen keine Alternativen zum Rauchverzicht.

Naturheilverfahren können bei der so schwierigen Raucherentwöhnung eine motivierende Rolle spielen. Es gibt Untersuchungen zu den Einflüssen körperlichen Trainings, von Entspannungsverfahren, der Hypnotherapie, der Akupunktur und von Elektrostimulationen. Für keines dieser Verfahren konnte jedoch trotz zahlreicher Studien ein überzeugender klinischer Wirksamkeitsnachweis erbracht werden [4]. Entscheidender als das Verfahren scheint im Einzelfall der Einfluss des behandelnden Arztes zu sein. Bei jedem Arztbesuch mit freundlichen Worten zum Rauchverzicht zu ermuntern, stellt eine der kostengünstigsten Maßnahmen in der Behandlung von Herz-Kreislauf-Erkrankungen dar. Kognitive Kurzinterventionen und eine schriftliche Selbstverpflichtung zum Rauchverzicht sind hilfreich.

Gute Erfolgsraten können mit den konventionellen Methoden einer Nikotinersatztherapie oder mit Bupropion erzielt werden.

Hypercholesterinämie

In Abhängigkeit ihrer Plasmakonzentration durchtränken die Lipoproteine den subendothelialen Gefäßraum. Insbesondere das oxidierte LDL-Cholesterin triggert eine Kaskade von pathophysiologischen Reaktionen, an deren Ende die Entwicklung von atherosklerotischen Plaques steht.

Obwohl es keinen eigentlichen Schwellenwert gibt, gelten als pathologisch erhöht Gesamtcholesterinwerte > 240 mg/dl und LDL-Cholesterinwerte > 160 mg/dl. HDL-Cholesterin hat eine besondere Bedeutung für den Rücktransport des in der Gefäßwand abgelagerten Cholesterins. Daher ist ein niedriges HDL-Cholesterin < 40 mg/dl ein unabhängiger Risikofaktor. Anzustreben ist ein Gesamtcholesterin < 200 mg/dl, ein LDL-Cholesterin < 100 mg/dl ist optimal, auch wenn es bei Erwachsenen nur sehr selten zu beobachten ist.

Mit nicht-medikamentösen Maßnahmen können die Cholesterinwerte um 2–20 % gesenkt werden. Diese großen Unterschiede hängen nicht nur mit der Compliance zusammen, sondern sind auch genetisch bedingt („good and bad responder"). Wenn die von den Fachgesellschaften empfohlenen Zielwerte nicht zu erreichen sind, ist die Gabe von Lipidsenkern erforderlich, da sie nachweislich in der Lage sind die Prognose zu verbessern.

MERKE

So wichtig die im Folgenden aufgeführten Maßnahmen zur Basisbehandlung sind, so ist deren ausschließliche Anwendung bei den genetisch bedingten Formen der primären LDL-Hypercholesterinämie und der gemischten Hyperlipoproteinämie nicht ausreichend, um die Cholesterinwerte in den Bereich der Normwerte abzusenken.

Ernährungstherapie bei LDL-Erhöhung

Das Meiden cholesterinhaltiger Nahrungsmittel im Rahmen einer fettarmen Kost bewirkt nur in begrenztem Ausmaß eine Senkung des LDL-Cholesterins, da nur 50 % des Cholesterins in der Nahrung resorbiert wird. Weit mehr wird durch Eigensynthese in der Leber produziert, angepasst an die jeweilige exogene Zufuhr. Ein besserer Effekt wird durch eine veränderte Fettsäurezusammensetzung erzielt. Dies ist das Ziel einer fettmodifizierten Kost.

Fettmodifizierte Kost

Liegt eine Erhöhung des LDL vor, wird eine fettnormalisierte und -modifizierte Ernährung angestrebt, die folgendermaßen aufgebaut sein sollte.

- Fett < 30 % der Nahrungsenergie (durchschnittlich ca. 40 %)
- gesättigte Fettsäuren < 10 %
- einfach ungesättigte Fettsäuren (z. B. in Olivenöl) –15 %
- mehrfach ungesättigte Fettsäuren < 10 %
- Cholesterin < 300 mg/d

Ohne sich einem Diätzwang unterwerfen zu müssen, kann eine derartige **fettmodifizierte Kost** erreicht werden, wenn man sich an der Zusammenstellung der traditionellen Mittelmeerküche orientiert, in der bevorzugt Olivenöl zur Zubereitung der Speisen verwendet wird und der Konsum von Fleisch- und Wurstwaren geringer ist als in Mittel- und Nordeuropa, dafür aber mehr frischer Salat, Gemüse, Getreideprodukte und Fisch auf den Tisch kommen. Diese Nahrung enthält einen geringeren Anteil an gesättigten Fettsäuren, Transfettsäuren, weniger Omega-6- und dafür mehr Omega-3-Fettsäuren, wodurch nicht nur das LDL gesenkt wird, sondern über den Prostaglandinstoffwechsel auch Entzündungsreaktionen gehemmt und ein gewisser Gefäßschutz erreicht werden kann.

Mediterrane Kost

Mit einer Ernährung, die sich an der mediterranen Kost orientiert, kann die kardiovaskuläre Ereignisrate unabhängig von der Absenkung des LDL-Cholesterins bei Patienten nach Herzinfarkt um bis zu 45 % abgesenkt werden.

Cholesterinsenkend wirkende Nahrungsmittel

- **Sojaeiweiß** kann ebenfalls zu einer Senkung des LDL-Cholesterins beitragen.
- **Lösliche Ballaststoffe** wie sie im Hafer oder als Pektin in Äpfeln und Zitrusfrüchten enthalten sind, bewirken eine geringe, aber ebenfalls signifikante Senkung des Gesamtcholesterinspiegels.
- **Rotreis** ist ein Fermentationsprodukt des normalen Reises und kann neueren Studien zufolge das Gesamtcholesterin und das LDL-Cholesterin bis zu 20 % verringern.
- **Sulfat- und Magnesiumwässer** wirken vermutlich über eine beschleunigte Darmpassage und eine dadurch verminderte Gallensäuren-Rückresorption cholesterinsenkend.

Bewegungstherapie

Regelmäßig durchgeführtes Ausdauertraining senkt zwar nicht das LDL-Cholesterin, wohl aber den Anteil an den besonders atherogenen „small dense LDL-Partikeln". Darüber hinaus erhöht es signifikant die Werte für HDL-Cholesterin und reduziert die Triglyzeride. Es trägt zur Gewichtsnormalisierung bei und schützt so vor der Entstehung eines metabolischen Syndroms.

Phytotherapie

Knoblauch, der am besten klinisch untersuchten Heilpflanze, wird eine antiatherogene Wirkung nachgesagt. Das in ihm enthaltene Allicin kann zur Absenkung des LDL-Cholesterins durch eine geringe Hemmung der HMG-CoA Reduktase beitragen und verringert als Antioxidans die LDL-Oxidation. Am besten untersucht sind Trockenpulverpräparate in einer Tagesdosis von 900–1.200 mg (z. B. Beni-Cur® Drg., Kwai® N Drg., Sapec® Drg.). Diese Wirkungen sind allerdings so gering, dass an der klinischen Relevanz gezweifelt wird. Ähnliches gilt für Artischocken- und Bockshornkleepräparate. Auch Flohsamen (Psyllii semen) bewirkt durch seine löslichen Ballaststoffe eine leichte Cholesterinsenkung. All diese Phytopharmaka können jedoch eine Kostumstellung und sofern notwendig eine medikamentöse Lipidsenkung nicht ersetzen. In Ergänzung zu einer fettmodifizierten Kost können Phytosterine, die einer Margarine (z. B. Becel protect) zugesetzt sind, zu einer weiteren Verbesserung der Lipidwerte beitragen.

Ordnungstherapie

Dauerhafte starke psychische Belastungen können über erhöhte Stresshormonkonzentrationen die LDL-Cholesterinwerte ansteigen lassen. Umgekehrt sinken sie bei Entspannung und Ruhe, so auch meist im Urlaub wieder ab. Durch eine allgemeine Lebensstilmodifikation und ein Stressmanagement können auf diese Weise auch Fettstoffwechselstörungen günstig beeinflusst werden.

Körperliche Inaktivität

Ein inaktiver Lebensstil ist ein typisches Merkmal vieler Bevölkerungsschichten. Die allgemeine Steigerung der körperlichen Leistungsfähigkeit zählt daher zu einem wichtigen Bestandteil der kardiovaskulären Prävention. Die Zunahme der körperlichen Fitness um 1 MET (Metabolic Equivalent = etwa 15 Watt) senkt die Mortalität um 12 % [1].

Der **maximale präventive Effekt** wird bei einem zusätzlichen Energieverbrauch von etwa 3.000 kcal/Woche durch **körperliche Aktivität** erreicht. Dies bedeutet etwa eine Stunde Sport/Tag bei mittlerer Intensität. Empfohlen werden wenigsten > 30 min/Tag mit einer Aufteilung in etwa 80 % dynamische Ausdauersportarten und 20 % Krafttraining. Aber auch mit kürzeren Zeiten sind präventive Effekte nachweisbar.

Arterielle Hypertonie

Die arterielle Hypertonie ist weltweit eine der häufigsten Erkrankungen. In Deutschland ist diese Volkskrankheit bei etwa 20 % der Bevölkerung bekannt. Die Dunkelziffer dürfte deutlich höher sein und bei bis zu 50 % der Erwachsenen liegen. Die Prävalenz dieser Krankheit nimmt mit dem Alter zu.

Das geringste kardiovaskuläre Risiko besteht für Erwachsene bei durchschnittlich systolischen Blutdruckwerten < 120 mmHg und einem diastolischen Wert < 80 mmHg.

Nach den aktuellen Leitlinien soll der Zielblutdruck bei Typ-II-Diabetikern bei 130–139/80–85 mmHg und bei Hypertonikern mit Niereninsuffizienz <130/80 mmHg liegen.

Entgegen früheren Empfehlungen ist eine antihypertensive Therapie auch schon bei hoch normalen Blutdruckwerten ratsam, wenn ein hohes kardiovaskuläres Gesamtrisiko besteht.

Ordnungstherapie

Unter ordnungstherapeutischen Gesichtspunkten ist die Änderung des Lebensstils die Basis jeder Hypertoniebehandlung.

PRAXISTIPP

Hinsichtlich ihrer blutdrucksenkenden Wirkung sind folgende Maßnahmen durchzuführen:

- Steigerung der körperlichen Aktivität
- Gewichtsnormalisierung, v. a. Reduzierung des Bauchumfangs wegen der endokrinen und proinflammatorischen Wirkung des viszeralen Bauchfettes
- regelmäßige hydrotherapeutische Anwendungen mittlerer Reizstärke
- Begrenzung des Kochsalzverbrauchs
- Reduktion des Alkoholkonsums auf < 30 g/Tag bei Männern und < 20 g/Tag bei Frauen
- Verminderung von Stress- und Lärmbelastung

Die Umsetzung dieser Empfehlungen senkt den Blutdruck vergleichsweise wie eine medikamentöse Monotherapie.

Ernährungstherapie

Durch eine konsequente Ernährungsumstellung lässt sich der Blutdruck von Hypertonikern zweifelsfrei senken. Erwiesen ist es für eine Ernährung nach den Prinzipien der **Mittelmeerkost** – u. a. wird Knoblauch, Zwiebeln, Olivenöl, Omega-3-Fettsäuren aus Seefisch eine blutdrucksenkende Wirkung zugeschrieben – oder in ähnlicher Weise für die **DASH-Diät** (**D**ietary **A**pproaches to **S**top **H**ypertension) mit reichlich Früchten, frischem Gemüse (erhöhtes Angebot an Kalium, Kalzium, Magnesium) und der Reduktion von gesättigten Fettsäuren durch fettarme Milchprodukte und wenig Fleisch [11].

Zusätzlich zu diesen Basismaßnahmen sollte auf Folgendes geachtet werden:

- Wichtig ist die Beschränkung des täglichen **Kochsalzverbrauchs** auf 6 g (Durchschnitt 13 g). Dies lohnt sich umso mehr, je höher der Ausgangsblutdruck ist. Neuere Untersuchungsergebnisse bestreiten diesen Zusammenhang allerdings und überdies ist nur jeder zweite Hypertoniker salzsensitiv.
- Falls keine Gewichtsprobleme bestehen, soll der Blutdruck durch den Genuss von 50 g **dunkler Schokolade** pro Tag leicht gesenkt werden können, da die Flavonoide im Kakao den peripheren Gefäßwiderstand senken.
- **Heilfasten** nach F. X. Mayr oder Buchinger lässt den Blutdruck durch eine gesteigerte Natriurese relativ schnell abfallen. Eine vegetative Umstimmung und die Stressreduktion unterstützen diesen Effekt. Nicht ratsam ist dagegen eine Schroth-Kur wegen der Trinktage mit Alkohol. Eine ähnliche Wirkung wie mit dem Heilfasten kann auch zu Haus mit regelmäßigen Obst-, Reis- und Safttagen erzielt werden.
  Empfehlenswert ist ansonsten reichlich zu trinken (1,5–2,0 l Mineralwasser oder Kräutertee). Mehr als 2 Tassen grüner Tee pro Tag vermag den Blutdruck ebenfalls leicht zu senken.

Bewegungstherapie

Vor Beginn einer aktiven Bewegungstherapie sollte bei Hypertonikern eine fachärztliche Untersuchung einschließlich eines Belastungs-EKGs durchgeführt werden, um die Belastungsgrenzen zu ermitteln und eine ischämische Herzerkrankung weitgehend auszuschließen.

Aktive Maßnahmen

Ausdauertraining kann den systolischen und diastolischen Blutdruck senken. Gleichzeitig dient es der Prävention und Behandlung von Übergewicht und beugt einem atherosklerotischen Gefäßumbau vor.

Nach den neueren Leitlinien wird ein **moderates Ausdauertraining** von 30 Min. Dauer empfohlen, möglichst täglich oder wenigstens 4 ×/Wo. Während der Belastung soll der Puls auf etwa 70–85 % der maximalen Herzfrequenz (maximale Herzfrequenz = 220 minus Lebensalter) ansteigen.

- Dafür besonders geeignete Bewegungsarten sind zügiges Gehen, Nordic Walking, Joggen und Fahrradfahren. Schwimmen ist auch geeignet, wenn keine Hinweise auf eine Herzinsuffizienz vorliegen.
- Im Gegensatz zu früheren Empfehlungen ist in gewissem Umfang zusätzlich zum Ausdauertraining ein Fitnessprogramm mit dynamischen Kraftbelastungen erlaubt.

MERKE

Entscheidend ist es, bisher körperlich nicht aktive Hypertoniker dazu zu motivieren, sich mehr zu bewegen, denn sie werden den größten gesundheitlichen Nutzen davon haben.

Passive Maßnahmen

Als passive Maßnahmen, die reflektorisch von nachgewiesener antihypertensiver Wirkung sind, können auch serielle Massagen empfohlen werden, wenn gleichzeitig auffällige muskuläre Verspannungen zu beobachten sind. Bewährt haben sich neben den **klassischen Massagen** v. a. die **Bindegewebsmassagen** oder auch **Schröpfmassagen.**

Bürstenmassagen werden ebenfalls zur Unterstützung empfohlen.

Hydrotherapie

Durch Warmreize kommt es zu einer Vasodilatation. So kann durch ein **temperaturansteigendes Armbad** ein erhöhter Blutdruck akut gesenkt werden. Ein ähnlicher Effekt wird mit **CO_2- Bädern** erreicht, die bei kurmäßiger Anwendung auch einen länger anhaltenden Effekt haben.

Ein **Dampf- oder Saunabad** lässt den Blutdruck aus den gleichen Gründen abfallen. Hypertoniker sollte jedoch zu Abkühlung keinesfalls in ein kaltes Tauchbad steigen, da hierbei ein Blutdruckanstieg bis > 300 mmHg systolisch droht.

STUDIEN

Beobachtungsstudien zeigten immer wieder, dass erhöhte Blutdruckwerte im Lauf einer Kur auch mit seriellen hydrotherapeutischen Kaltanwendungen abgesenkt werden konnten. Der Effekt wurde als eine adaptive Normalisierung durch die Reiztherapie gedeutet, obwohl nicht auszuschließen war, dass mehr die Erholung und die Bewegung als die Wasseranwendungen den Blutdruck reduzierten.

Eine neue randomisierte und kontrollierte Studie bei Hypertonikern in Stadium I und II bestätigt nun tatsächlich einen blutdrucksenkenden Effekt schon durch kleinere Wechselgüsse und Wassertreten nach 2–3 Wochen [7]. Die erwartete Blutdrucksenkung infolge der Bewegungstherapie, der Ernährungsumstellung und Entspannungsverfahren wurde dadurch signifikant übertroffen und trug zudem zu einer erhöhten körperlichen Leistungsfähigkeit bei. Wiederholte hydrotherapeutische Anwendungen ermöglichten nicht nur eine bessere Blutdruckeinstellung, sondern in manchen Fällen auch eine Reduktion oder das Absetzen von Blutdruckmitteln. Dies ist deshalb von besonderer Bedeutung, weil derartige Anwendungen zu Hause ohne großen Aufwand praktiziert werden können.

Ordnungstherapie

Auch Methoden zum Stressabbau und zur Entspannung können bei belasteten Hypertonikern den Blutdruck senken. Geeignet und effektiv sind:

- transzendentale Meditation
- kognitive Restrukturierung und Stress Coping
- Biofeedback
- Yoga
- progressive Muskelrelaxation nach Jacobson
- autogenes Training
- Qigong

Kontrollierte Studien zeigen auch hier, dass es mit Hilfe dieser Verfahren in vielen Fällen möglich sein kann, die Medikation zu reduzieren (➤ 5.1).

Phytotherapie

Eine klinisch relevante Blutdrucksenkung ist von pflanzlichen Arzneimitteln nicht zu erwarten. Standardisierte **Weißdorn-Extrakte** können zwar durch eine geringgradige Vasodilatation leicht antihypertensiv wirken, werden aber in erster Linie bei einer beginnenden Herzinsuffizienz im Alter gegeben.

Auch **Knoblauch** hochdosiert als Trockenpulver kann eine Grenzwerthypertonie günstig beeinflussen. Mit synthetischen Antihypertensiva ist eine additive Wirkung nachgewiesen worden [13].

Erweiterte Naturheilverfahren

- Von alters her wurden **ausleitende Verfahren** zur Behandlung von Fülle-Zuständen (Plethora) eingesetzt. Bis zur Einführung der ersten blutdrucksenkenden Medikamente Mitte des 20. Jahrhunderts waren Aderlässe und Schröpfen gängige Methoden zur Blutdrucksenkung. Blutentziehende Maßnahmen kommen heute nur noch in Ausnahmefällen in der Behandlung der Hypertonie zum Einsatz. Bei Patienten mit Polyglobulie und Hypervolämie sind sie jedoch durchaus indiziert.
  - **Aderlass:** Ein wiederholter Aderlass kann bei pykno-athletischen Hypertonikern mit einem Schlafapnoesyndrom und einer Polyglobulie nicht nur zur Blutdrucksenkung beitragen, sondern auch das Allgemeinbefinden verbessern. Mit 1–2 Blutentnahmen von 150–250 ml pro Woche sollte der Hämatokrit allmählich auf Werte um ca. 40 % eingestellt werden. Da es hierbei nicht zu einem Erythropoetinanstieg kommt, hält die Hämatokritabsenkung meist mehrere Wochen an.
  - **Schröpfen:** Ein ähnlicher Effekt kann durch blutiges Schröpfen erzielt werden, wobei die Schröpfköpfe auf die „Hypertoniezone" gesetzt werden (➤ 6.1.3).
- **Akupunktur:** Eine blutdrucksenkende Wirkung der Akupunktur bei milder Hypertonie ist durch Studien belegt. Allerdings ist zu berücksichtigen, dass der Effekt nach dem Beenden der Akupunktursitzungen wieder rasch verschwindet und eine Langzeitbehandlung kaum praktikabel sein dürfte.

7.1.2 Koronare Herzkrankheit (KHK)

Die KHK ist die Manifestation der Atherosklerose an den Koronararterien. Als multifaktorielles Geschehen schreitet sie in Jahren und Jahrzehnten zu lebensbedrohlichen Zuständen mit Myokardischämie, Myokardinfarkten, Herzrhythmusstörungen und Herzinsuffizienz fort. Als besonders gefährlich gelten die atheromatösen Plaques, können sie doch auch ohne das Gefäßlumen höhergradig einzuengen, rupturieren und zu einem akuten thrombotischen Verschluss führen. Das Plaquewachstum erfolgt oft schubweise, wobei nicht nur die Risikofaktoren, sondern auch Entzündungsprozesse eine Rolle spielen. Neben einer Progression ist auch eine Regression an den Plaques möglich. Erstmals konnte dies durch eine radikale Änderung des Lebensstils [12] mit extrem fettarmer vegetarischer Kost, körperlichem Training und Entspannungsübungen nachgewiesen werden – und zwar unabhängig von einer pharmakologischen Beeinflussung.

Dies zeigt, welches Gewicht den **klassischen Naturheilverfahren** bei der Behandlung der chronischen KHK zukommt. Auch wenn koronarangiografisch keine Regression nachgewiesen werden sollte, können diese Maßnahmen dennoch durch eine verminderte Gefahr einer Deckplattenruptur wesentlich zur Stabilisierung von Plaques beitragen und somit die Prognose der KHK entscheidend verbessern. Bewegungstherapie, Ernährungsumstellung, Stressbewältigung, Entspannungsübungen und Motivation zu einem gesundheitsfördernden Lebensstil sind daher seit Langem auch fester Bestandteil der kardiologischen Rehabilitation einschließlich der Nachbehandlung nach akuten koronaren Ereignissen, Interventionsbehandlungen und Bypass-Operationen.

Aus naturheilkundlicher Sicht liegt das langfristige Behandlungsziel bei Patienten mit KHK nicht nur darin, die Atheromatose zu stabilisieren oder zu bessern, sondern auch in der Besserung der Herz- und Kreislaufregulation und Patienten zu einem verantwortlichen Umgang mit sich selbst anzuhalten. Die Ordnungstherapie trägt wesentlich zu Verhaltensänderungen und einer Verminderung der psychosozialen Risikofaktoren bei.

Ordnungstherapie

Ein niedriger sozioökonomischer Status, soziale Isolation, außergewöhnliche familiäre und berufliche Belastungen, vermehrte Reizbarkeit und Feindseligkeit erhöhen einzeln und in Kombination das kardiale Risiko. Depressionen, die im Laufe der Erkrankung häufig auftreten, verschlechtern nachweislich die Prognose. Auf diesem Hintergrund sind im Rahmen einer modernen kardiologischen und naturheilkundlich orientierten Therapie folgende klinisch überprüfte Methoden erfolgversprechend.

Psychosomatische Grundversorgung

Sie kann wesentlich dazu beitragen, das Gesundheitsverhalten und die Compliance durch folgende Maßnahmen zu verbessern:

- offene und vorurteilsfreie Zuwendung, um eine tragfähige therapeutische Beziehung aufbauen zu können
- Zusammenhang zwischen Verhalten und Gesundheitsrisiko verständlich herstellen
- Berücksichtigung und Überwindung innerer Barrieren
- gemeinsame Entwicklung realistischer Therapieziele
- fürsorgliche und verständnisvolle Verlaufskontrollen

Multimodale Rehabilitation

- Die **multimodale Rehabilitation** mit **Einzel- und Gruppenangeboten** hat sich v. a. bei Patienten mit niedrigem sozioökonomischen Status und Mangel an Rückhalt in der Familie bewährt. Bei Belastungen innerhalb einer Partnerschaft und in der Familie kann eine Paartherapie weiterhelfen.
- **Frauenspezifische Rehabilitation:** Frauen nehmen kardiale Beschwerden anders wahr und sind beim Herzinfarkt durchschnittlich zehn Jahre älter als Männer. Sowohl körperlich wie psychosozial bewältigen sie dieses Ereignis schlechter. Erste Untersuchungen zeigen, dass sie von einer spezifischen Betreuung profitieren [6].
- Bei Überforderung am Arbeitsplatz oder auch nach dem Verlust der Arbeit hilft ein qualifiziertes **Stressmanagement-Training.** Eine **kognitive Restrukturierung** trägt dazu bei, mit verbliebenen Stressoren besser leben zu lernen.

MERKE

In diesem Zusammenhang darf nicht übersehen werden, dass eine erfolgreiche Raucherentwöhnung die wichtigste Einzelmaßnahme zur Risikoreduktion ist.

Entspannungsverfahren

Einige strukturierte Entspannungsverfahren und Anregungen zur Modifikation des Lebensstils wurden im Zusammenhang mit der Behandlung einer chronischen KHK untersucht [9]. Sie tragen zu einer besseren Lebensqualität und Stressresistenz bei und zeigen eine vergleichbar gute Wirksamkeit, wie eine etablierte medikamentöse Therapie.

- Meditation: als konzentrative Wahrnehmung der Atmung, eines Mantras oder von Lauten und Worten, die im Geist wiederholt werden; auch ähnliche Formen wie Zen-Meditation, Licht/Klang-Meditationen und Achtsamkeitsmeditationen
- Mindfulness-Based-Stress-Reduktion (MBSR ➤ 5.1.2): um Durchführung einer sinnvollen Lebensstiländerung zur erleichtern
- entspannende Atemübungen
- Qigong
- progressive Muskelrelaxation nach Jacobson: Schulung zur besseren Wahrnehmung des eigenen Muskeltonus
- autogenes Training, Autosuggestion mit formelhaften Vorsätzen

Depressionsbehandlung

Bei Patienten, die ein akutes koronares Ereignis überstanden haben, entwickelt sich häufig eine nachvollziehbare Depressivität, die jedoch einen eigenen Krankheitswert entwickeln kann und dann umgehend behandlungsbedürftig ist. Depressionen bei KHK verschlechtern die Prognose, wozu im Wesentlichen drei psychobiologische Pathomechanismen beitragen.

- Hyperregulation des autonomen Nervensystems mit chronisch erhöhter Herzfrequenz
- überschießende Stressantwort der Hypophysen-Nebennieren-Achse mit ungünstigen metabolischen Auswirkungen
- subklinisch aktiviertes Gerinnungssystem und erhöhte Spiegel von Entzündungsmediatoren

Hydro- und Thermotherapie

Die Hydrotherapie hat sich bei der Behandlung der chronischen KHK bewährt. Die Kreislaufbelastung der einzelnen Anwendungen reicht von 25 Watt (ebenerdiges Gehen) bis 75 Watt (langsames Radfahren). Analog zur Bewegungstherapie wird zunächst mit niederen Reizstärken begonnen (Oberkörperwaschung, Trockenbürstung, wechselwarme Fußbäder) ehe in wöchentlichen Abständen die Reizstärken angehoben werden können. Maximal können über den

Tag verteilt drei **Kneipp-Anwendungen** gegeben werden. Entscheidend ist nicht, welche Reizstärke schließlich erreicht wird, sondern ob die Maßnahmen regelmäßig durchgeführt werden.

Neben einer vegetativen Umstimmung in Richtung Parasympathikotonie werden eine verbesserte Kreislaufregulation mit Blutdrucknormalisierung, ein leichter Anstieg der Leistungsfähigkeit und ein gehobenes subjektives Befinden erzielt.

Die **Sauna** ist durchaus für Patienten mit stabiler KHK geeignet. Die Kreislaufbelastung entspricht etwa 50 Watt, sofern man nicht unter die kalte Schwallbrause oder ins Tauchbecken geht.

STUDIEN

Die Rehabilitation von Herz-Kreislauf-Patienten ist eine etablierte multimodale Intervention auf somatischer (Bewegungstherapie, Ernährungsumstellung), psychologischer (Lebensstilmodifikation, Stressbewältigung), edukativer und sozialer Ebene. In aktuellen Studien konnte nachgewiesen werden, dass die stationäre Anschlussheilbehandlung nach akutem Herzinfarkt und nach Bypass-Operationen die Reinfarktrate, die Hospitalisation und die Gesamtmortalität im Verlauf von 1–2 Jahren signifikant reduziert. Diese positiven Ergebnisse wurden zusätzlich zu einer evidenzbasierten medikamentösen Behandlung erzielt [14]. Einen ähnlichen Ansatz hat das ein Jahr dauernde Safe-Life-Programm, das ein moderates aerobes Training mit modifizierter mediterraner Kost, täglichen Entspannungsverfahren und häuslichen hydrotherapeutischen Anwendungen kombiniert [10].

Phytotherapie

Es gibt keine pflanzlichen Arzneimittel, deren therapeutischer Nutzen bei einer KHK erwiesen wäre. Baldrian- und Melissenpräparate können zur Behandlung von Schlafstörungen, Unruhe- und Erregungszuständen nützlich sein, ohne mit konventionellen Mitteln zu interferieren.

Bewegungstherapie

Angepasstes regelmäßiges **aerobes Ausdauertraining** führt bei klinisch stabiler KHK nachgewiesenermaßen [1] zu folgenden Veränderungen:

- verbesserte körperliche Leistungsfähigkeit
- reduzierte belastungsabhängige Beschwerden
- gesteigerte Lebensqualität
- Senkung der Gesamt- und der kardialen Mortalität

Der günstige prognostische Effekt der körperlichen Aktivität erklärt sich durch folgende positive Mechanismen:

- verbesserte koronare Endothelfunktion
- Ökonomisierung der Herzarbeit
- Stabilisierung der Koronarläsionen
- Kollateralbildung
- verbesserte maximale Sauerstoffaufnahme
- reduziertes Thromboserisiko

So zeigte sich in einer Vergleichsstudie, dass körperliches Training bei stabilen Patienten mit signifikanten Koronarstenosen ein besseres Langzeitergebnis bringt als eine Koronarangioplastie alleine [5].

Planung des Trainingsprogramms

In Anlehnung an die Risikoklassifizierung der *American Heart Association* ist die Bewegungstherapie nach dem Schweregrad der KHK zu untergliedern. Neben Anamnese und körperlicher Untersuchung sind hierfür aktuelle kardiologische Untersuchungsbefunde nötig. Eine Spiroergometrie kann bei kardio-pulmonaler Insuffizienz noch genauere Hinweise auf die Leistungsgrenze geben. Die Notwendigkeit einer ärztlichen Überwachung und eines Monitorings ist nach der aktuellen Leitlinie geregelt [1].

Bei der Planung des Trainingsprogramms für KHK-Patienten sollten individuelle Gesichtspunkte berücksichtigt werden. Im Rahmen der Sekundärprävention sollte es folgende **Elemente** beinhalten:

- aerobes Ausdauertraining
- dynamisches Kraft(ausdauer)training
- Koordinations-/Flexibilitätstraining

Geeignete **Trainingsformen** sind:

- Spazierengehen
- Wandern
- Nordic Walking
- Laufen (Jogging)
- Radfahren/Fahrradergometertraining
- Tanzen
- Ausdauertraining an Kardio-Fitnessgeräten

Auch das **Schwimmen** zählt zu den geeigneten Sportarten. Obwohl es eine günstige dynamische Bewegungsform mit Beteiligung größeren Muskelgruppen darstellt, darf der Effekt der Wasserimmer-

7

sion nicht übersehen werden, der zu einer intrathorakalen Volumenverschiebung führt. Zusätzlich steigt die Herzarbeit durch die thermoregulatorischen Prozesse und einen erhöhten peripheren Widerstand. Bei allem spielt auch die Schwimmtechnik eine Rolle. So drohen eine kardiale Dekompensation und Herzrhythmusstörungen. Auch bisher stabile Herzpatienten sollten beim Schwimmen daher immer unter Aufsicht sein. Eine Mindestleistung von 1,5 Watt/kg bei guten und 2 Watt/kg bei schlechten Schwimmern ist Voraussetzung.

Trainingsdauer und -häufigkeit

Zur allmählichen Verbesserung der körperlichen Leistungsfähigkeit sollte zunächst die Trainingsdauer und -häufigkeit und erst dann die Intensität gesteigert werden. Dabei ist zu berücksichtigen, dass es unterschiedliche Anpassungsgeschwindigkeiten für die Organsysteme gibt. So adaptieren sich das Herz-Kreislauf-System und die Muskulatur schneller als Sehnen und Gelenke.

- Untrainierte sollten sich anfänglich nur 5–10 Min. belasten und im Lauf der Zeit auf 30 Min. steigern. Ein aerobes Ausdauertraining sollte mindesten 3 ×/Woche, am besten täglich über 30 Min. erfolgen.
- Als Hinweis, dass die Belastung nicht die aerobe Schwelle überschreitet, gilt eine konstante Herzfrequenz. Die Ausdauerherzfrequenz sollte in der Regel mehr als 80 % der maximalen symptomlimitierten Herzfrequenz betragen. Die subjektive Einschätzung nach dem Motto „laufen, ohne zu schnaufen“, korreliert gut mit dieser Zielfrequenz.

Körperliches Training hat sich auch nach **Katheterinterventionen** als sinnvoll erwiesen, da hierdurch die kardiale Ereignis- und die Rehospitalisierungsrate reduziert werden kann. Es ist erwiesen, dass eine Trainingstherapie nach **Bypass-Operation** nicht nur die Leistungsfähigkeit, sondern auch die Lebensqualität und die Langzeitprognose verbessert.

Massagetherapie

Massagen können reflektorisch den peripheren Gefäßwiderstand und damit auch die Herzarbeit senken. Über eine Verbesserung der Prognose bei KHK ist nichts bekannt. Da im Rahmen dieser Erkrankung häufig muskuläre Verspannungen am Thorax auftreten, können sie zu einer Beschwerdelinderung beitragen.

Ernährungstherapie

Zu einer Lebensstiländerung bei KHK gehört in den meisten Fällen auch eine Änderung der Ernährungs- und Trinkgewohnheiten. Seit 1999 ist bekannt, dass mit einer Kost, die sich an der traditionellen mediterranen Küche orientiert, die Reinfarktrate von Patienten nach Herzinfarkt gesenkt werden kann [2]. Allerdings ist dieses Studienergebnis bisher durch keine weitere verifiziert worden. Die Leitlinien geben dennoch klare Empfehlungen (➤ 7.1.1). Zudem ist nachgewiesen, dass Omega-3-Fettsäuren aus Fischöl bei KHK-Patienten das Risiko an einen plötzlichen Herztod zu versterben, vermindern können.

PRAXISTIPP

Im Alltag lassen sich diese Empfehlungen und Erkenntnisse am besten mit der mediterranen Kost oder einer daran orientierten Vollwerternährung umsetzen.

- tgl. 5 abwechslungsreiche Einheiten von Obst, Blatt-, Kohl- und Wurzelgemüse, Tomaten (auch als Direktsäfte), Salat, Hülsenfrüchte, Avocados
- Kartoffeln, Reis und Hartweizen auch als Vollkornprodukte
- Olivenöl und Rapsöl zur Speisenzubereitung
- reichlich Zwiebeln, Kräuter, Knoblauch, wenig Salz
- fettreduzierte Milch maximal 0,5 l/Tag
- Geflügelfleisch, Süßwasserfisch
- nur 1–2 ×/Woche rotes Muskelfleisch, wenig Wurst und fetten Käse
- 1–2 ×/Woche fetter Seefisch
- Mandeln, Walnüsse, selten Süßigkeiten, wenig Alkohol
- schonende Zubereitung
- möglichst keine Fertig- und Convenienceprodukte

Weiter Möglichkeiten zur gezielten LDL-Cholesterinsenkung ➤ 7.1.1.

Heilfasten

Eine Fastentherapie, z. B. das Fasten nach Buchinger, Fasten nach F. X. Mayr, sollte nur bei Patienten mit einer stabilen KHK und nur unter stationären Bedingungen durchgeführt werden. Je nach Ausgangsgewicht beträgt die Fastendauer 1–4 Wochen, wobei während dieser Zeit auch Bewegungstherapie und Entspannungsübungen angeboten werden. Angezeigt ist eine schonend umstimmende Fastentherapie nicht nur für adipösen Koronarpatienten, sondern auch für solche mit Verdauungsbeschwerden.

Erweiterte Naturheilverfahren

Ab- und ausleitende Verfahren: Kardiovaskuläre Risikofaktoren, akute koronare Ereignisse und Interventionen wirken sich ungünstig auf die rheologischen Eigenschaften des Blutes aus. Dies verstärkt sich bei hohen Hämatokritwerten. Insofern ist es plausibel, bei einer Polyglobulie mit mehrfachen kleinen **Aderlässen** von 150–250 ml pro Woche den Hämatokritwert allmählich bis auf etwa 40 % abzusenken.

MERKE

Für folgende Verfahren fehlen Wirksamkeitsnachweise bzw. sind eher nachteilige Wirkungen bei der Behandlung der KHK zu befürchten:
- Sauerstofftherapie
- Chelattherapie
- Homöopathie
- Mikronährstoffmedizin
- peri- und postmenopausale Hormonsubstitution

7

7.1.3 Herzinsuffizienz

Die Herzinsuffizienz ist überwiegend eine Erkrankung des höheren Alters (> 75 Jahren). Dieser Erkrankung liegt ein in Ruhe und unter Belastung vermindertes Herzminutenvolumen trotz ausreichender diastolischer Füllung zugrunde.

Auch hier ist grundsätzlich die Reduktion oder das Ausschalten von Risikofaktoren, wie Rauchen, Hypercholesterinämie und Übergewicht ein entscheidender erster Schritt. Sinnvollerweise sollte möglichst eine Kausaltherapie angestrebt werden. Die **Therapieziele** verbesserte Belastbarkeit (kardial, pulmonal, muskulär), verbesserte Lebensqualität (seltenere Krankenhausaufenthalte), Abnahme von Herzrhythmusstörungen und erhöhte Lebenserwartung sind in vielen Fällen ohne die moderne Pharmakotherapie nicht erreichbar.

Die Kardiologie erkennt jedoch durchaus auch den Nutzen von Naturheilverfahren an, soweit sie wissenschaftlich belegt sind.

Ordnungstherapie

Herzinsuffiziente Patienten werden mehr oder weniger ständig daran erinnert, dass sie Leistungseinschränkungen im Alltag hinnehmen müssen. Dies und die oft ungünstige Prognose führen nicht selten zu depressiven Verstimmungen und sozialer Isolation.
- Neben den verschiedenen Maßnahmen zur Verbesserung der körperlichen Leistungsfähigkeit sind daher eine **psychosomatische Grundversorgung** und soziale Unterstützung in vielen Fällen nötig.
- Im Übrigen empfiehlt sich ein geregelter Tagesablauf mit ausreichenden Ruhepausen.
- Als **Entspannungsverfahren** eignet sich erfahrungsgemäß das Autogene Training weniger, da die Wahrnehmung von Palpitationen eher beunruhigend sein kann. Günstiger sind meditative und atemorientierte Verfahren.

Hydro-, Balneo-, Thermotherapie

Zur Aufrechterhaltung des Blutdrucks bei verminderter Auswurfleistung des Herzens wird der periphere Gefäßwiderstand durch Vasokonstriktion erhöht. Dadurch nimmt die myokardiale Wandspannung zu, wodurch die Auswurfleistung des Herzens weiter sinkt. Da eine Vasodilatation diesen Teufelskreis durchbrechen kann, gehören Vasodilatatoren zur Standardmedikation bei Herzinsuffizienz. Da eine periphere Vasodilatation auch durch Naturheilverfahren auf physikalischem und chemischem Weg hervorgerufen werden kann, können diese zu einer nachweislichen Verbesserung der Klinik bei herzinsuffizienten Patienten beitragen.

Warmbäder/Saunen

Ein warmes Sitz- oder Halbbad (Herzbad) führt nicht nur zu einer peripheren Vasodilatation, sondern bewirkt durch den hydrostatischen Druck auch eine venöse Entstauung und Entwässerung. Auch für Dampfbäder oder Biosaunen ist eine Verbesserung der Auswurffraktion selbst bei fortgeschrittenen Stadien der Herzinsuffizienz nachgewiesen worden.

Kohlendioxidbäder, ob in Form von Gas- oder Wasserbädern, bewirken eine starke Vasodilatation der Hautgefäße. Sie sind daher ebenfalls zur Unterstützung in der Behandlung der Herzinsuffizienz sinnvoll.

CAVE

Vollbäder sind wegen einer zu hohen Kreislaufbelastung bei Patienten mit einer mittel- bis höhergradigen Herzinsuffizienz (NYHA III und IV) kontraindiziert.

Ältere herzinsuffiziente Patienten mit gleichzeitiger Bewegungseinschränkung können in zweierlei Hinsicht von einer leichten Gymnastik in warmem Wasser profitieren: Ihre Beweglichkeit nimmt zu und ihre körperliche Leistungsfähigkeit verbessert sich und somit ihre Lebensqualität.

Kneipp-Anwendungen

Serielle Wechselgüsse, Armbäder und Brustwickel können bei Patienten mit Herzinsuffizienz im Stadium NYHA II–III die klinischen Symptome sowie die myokardiale Sauerstoffaufnahme signifikant verbessern [10].

Phytotherapie

Herzglykoside aus dem purpurfarbenen oder wolligen **Fingerhut** oder **Strophanthus-Gewächsen** steigern die Kontraktionskraft und -geschwindigkeit des insuffizienten Herzens.

Auch kardioaktive Steroide, sog. Digitaloide aus der **Meerzwiebel, Maiglöckchenkraut,** dem **Frühlingsadonisröschen** und **Oleanderblättern** haben eine positiv-inotrope Wirkung, werden aber nur schlecht resorbiert. Im Vergleich zu Digitalis wirken Digitaloide nicht bradykard und können auch bei eingeschränkter Nierenfunktion gegeben werden.

MERKE

Wegen ihrer geringen therapeutischen Breite und einer Nebenwirkungsrate von 5–10 % sind Digitalisglykoside heute nur noch indiziert, wenn die Kammerfrequenz bei tachykarden Vorhofrhythmusstörungen gesenkt werden muss, oder wenn zusätzlich zur Standardmedikation eine systolische Herzinsuffizienz weiter verbessert werden kann.

Zubereitungen aus **Weißdornblättern mit -blüten** zeigen bei ausreichend hoher Dosierung (900 mg Crataegus-Extrakt/Tag) ebenfalls eine positiv inotrope Wirkung (z. B. Ardeycordal® mono, Cratae-loges® 450, Crateagutt® novo 450). Darüber hinaus haben sie leicht vasodilatierende und rhythmisierende Eigenschaften, ohne mit anderen Medikamenten zu interagieren. Eine subjektive Besserung und eine klinisch nachweisbare Leistungssteigerung sind allerdings erst nach der Einnahme von einigen Wochen nachweisbar.

Zur Behandlung von Unruhezuständen sind die üblichen **pflanzlichen Sedativa** besonders von Vorteil, da sie keine nachteiligen Effekte auf die Herzleistung haben.

EXKURS: ALTERSHERZ

Ein erhöhter Bindegewebsanteil im Myokard schränkt nicht nur die Kontraktilität, sondern auch die Compliance des Herzens beim älteren Menschen ein und setzt die Kompensationsfähigkeit des alternden Herzens bei Belastung herab. Dennoch ist es erstaunlich, wie gut die Leistungsfähigkeit auch bei älteren Menschen immer noch trainierbar ist. Als einschränkende Erkrankung können die physiologischen Alterungsprozesse am Herz-Kreislauf-System daher nicht gewertet werden.

Bestehen klinische Zeichen einer Herzinsuffizienz, müssen auch beim älteren Menschen zunächst deren mögliche Ursachen eruiert werden. Finden sich keine, lohnt sich ein Therapieversuch mit einem Weißdornpräparat.

Bewegungstherapie

Ein angepasstes Bewegungsprogramm kann bei stabiler Herzinsuffizienz eine Verbesserung der körperlichen Leistungsfähigkeit, der Lebensqualität und der Langzeitprognose erzielen [8]. Deshalb sollte jeder Patient mit chronischer Herzinsuffizienz (NYHA II–III) einer Trainingsintervention zugeführt werden. Zuvor sollte er jedoch mindestens 3 Wochen stabil auf eine Standardtherapie eingestellt worden und frei sein von größeren Gewichtsschwankungen (Normovolämie) sein. Die ersten 1–3 Wochen des Trainingsprogramms sollten zweckmäßigerweise in einer Phase-II-Rehabilitation durchgeführt werden.

- Die Basis der Trainingstherapie ist ein aerobes **Ausdauertraining** auf einem Fahrradergometer mit Monitoring. In den ersten Tagen sollte die Trainingsintensität niedrig gewählt werden (40–50 % der maximalen Sauerstoffaufnahme). In der Aufbauphase kann die Belastung allmählich bis auf 70 % der maximalen Sauerstoffaufnahme gesteigert werden.
- Bei Patienten mit geringer Belastbarkeit empfiehlt sich ein **Intervalltraining.** Dabei wechseln kurze Belastungsphasen (20–30 Sek.) mit doppelt so langen Erholungsphasen, in denen die Belastung auf ein Minimum (Leertreten) heruntergefahren wird.

MERKE

Durch angepasstes dynamisches Ausdauer- und Krafttraining kann bei stabiler Herzinsuffizienz nachweislich eine Verbesserung des Muskelmetabolismus und der Muskelkraft erzielt werden. Die Kombination aus **Ausdauer- und Krafttraining** hat sich als vorteilhaft gegenüber reinem Ausdauertraining erwiesen. Bedarfsweise ist auch eine Ergänzung mit Atemtraining sinnvoll. Langsames tiefes Atmen (z. B. 6 Atemzüge/Min.) verbessern die Sauerstoffaufnahme und die Leistungsfähigkeit.

In der Stabilisierungsphase kann auch Sport auf angepasst niedrigem Leistungsniveau ohne Wettkampfcharakter betrieben werden. Langfristig ist die kontinuierliche Teilnahme in **Herzgruppen** (Koronargruppen) ratsam.

Massagetherapie

Mit leichten Streichmassagen und Lymphdrainagen kann eine antiödematöse, entstauende Therapie wirksam unterstützt werden.

Ernährungstherapie

Bei Übergewicht und Adipositas bewirkt bereits eine **Gewichtsreduktion** eine deutliche kardiale Entlastung und Besserung der klinischen Symptome. Dies kann initial mit einer Heilfastenbehandlung und später zur Aufrechterhaltung mit Entlastungstagen (1 ×/Wo.), als Reis-, Obst-, oder Obsttag geschehen. Zur Entlastung der insuffizienten Herztätigkeit ist Folgendes zu beachten:

- Da Alkohol potenziell kardiotoxisch ist, sollte am besten ganz darauf verzichtet werden, wodurch ggf. auch die Gewichtsabnahme erleichtert wird.
- Die Kost sollte leicht verdaulich, salzarm und reich an Kalium und Magnesium sein.
- Zum Würzen empfiehlt es sich, statt Salz Gewürze und Kräuter zu verwenden.
- Um die Verdauungsarbeit zu reduzieren, sind mehrere kleine Mahlzeiten anstelle weniger großer zu bevorzugen. Die letzte Mahlzeit sollte vier Stunden vor dem Schlafengehen eingenommen werden.
- Zu große einmalige Trinkmengen können eine Volumenbelastung provozieren. Daher sollten regelmäßig kleinere Mengen getrunken werden.
- Um rechtzeitig eine Wasserretention zu entdecken, sollte das Gewicht täglich kontrolliert werden. In manchen Fällen ist eine Beschränkung der Flüssigkeitszufuhr geboten.

Erweiterte Naturheilverfahren

Ab- und ausleitende Verfahren: Bei einer hydropisch dekompensierten Herzinsuffizienz mit normalen oder erhöhten Hämatokritwerten kann ein **Aderlass** von 300–400 ml eine rasche Erleichterung bringen. Wiederholte kleinere Aderlässe können auch bei Patienten, die in Folge einer Diuretikabehandlung eine Hämokonzentration erfahren haben, zu einer subjektiven Verbesserung beitragen.

7.1.4 Periphere arterielle Verschlusskrankheit

Wie die KHK ist auch pAVK in den meisten Fällen Folge einer allgemeinen Atherosklerose. In fortgeschrittenen Stadien findet sich daher in 90 % der

Fälle gleichzeitig eine stenosierende KHK und in 70 % relevante Veränderungen an den Karotiden. Die PAVK verläuft zunächst viele Jahre unbemerkt. Erst wenn eine Arterie zu > 90 % stenosiert ist, kann es zu belastungsabhängigen Beschwerden kommen.

PRAXISTIPP

Folgende Allgemeinmaßnahmen sind Basis jeglicher Therapie
- konsequenter Abbau der Risikofaktoren (➤ 7.1.1)
- regelmäßiges Gehtraining
- Vermeiden von engen Schuhen und Strümpfen mit Gummizug
- vorsichtige Fußpflege
- im Stadium III nächtliche Tieflagerung der Beine

Hydro-, Balneotherapie

- **Temperaturansteigende Bäder** wirken stark vasodilatierend. Im Stadium III können sie am kontralateralen Bein oder an den Armen durchgeführt werden, um die konsensuelle Reaktion auszulösen.
- **Kohlendioxidbäder** steigern die Kapillardurchblutung und können die Kollateralbildung bei seriellen Anwendungen verbessern.
- **Güsse:** Kalte Güsse können noch im Stadium II a gegeben werden, sofern danach eine reaktive Hyperämie beobachtet werden kann. Durchblutungssteigerungen regen grundsätzlich eine Kollateralbildung an.
  - Im Stadium II b sollen nur noch Wechselgüsse erfolgen.
  - Im Stadium III und IV sind Kaltanwendungen jeder Art kontraindiziert.
  - Güsse haben grundsätzlich einen ähnlichen Trainingseffekt wie eine körperliche Aktivität und sollten daher regelmäßig durchgeführt werden.

Phytotherapie

Klinische Studien belegen eine verbesserte schmerzfreie Gehstrecke im Stadium II b nach längerer Einnahme von täglich 120–240 mg nativem Trockenextrakt von Ginkgoblättern (z. B. Tebonin® intens 120). Zusätzlich 2–3 Tassen Buchweizenkrauttee (z. B. Fagorutin® Buchweizen-Tee) mögen den Effekt noch verbessern.

Bewegungstherapie

Die Behandlung der Risikofaktoren sind zusammen mit der Bewegungstherapie, insbesondere dem Gehtraining, die beiden entscheidenden Komponenten einer konservativen Therapie für einen nachhaltigen Behandlungserfolg.

Bewährt hat sich ein progressives **aerobes Ausdauertraining** im Intervall oder in Dauerform. Der Trainingsaufbau gliedert sich in eine Adaptationsphase (Wochen), eine Aufbauphase (Monate) und eine Stabilisierungsphase (Jahre). Es gibt unterschiedliche Möglichkeiten, die auch kombinierbar sind:
- **Terraintraining:** Der Patient legt im freien Gelände eine vorgegebene Gehstrecke als Intervalltraining entweder in der Ebene oder in ansteigendem Gelände zurück. Die Schrittgeschwindigkeit kann durch ein Metronom vorgegeben werden. Die Trainingszeiten werden wenn möglich von Woche zu Woche gesteigert. Ergänzt wird das Gehtraining durch Zehenstandsübungen und aktive Wadendehnungen.
- **Laufbandergometertraining:** Gehtraining bei vorgegebener Geschwindigkeit unterhalb der Schmerzschwelle.
- **Lauftraining (Jogging):** Im Stadium II a sofern konditionell zumutbar.
- **Fahrradfahren oder Fahrradergometertraining:** Neben einem allgemeinem Herz-Kreislauf-Training begünstigt es auch die Bildung von Kollateralen am Oberschenkel.
- **Schwimmen/Wassergymnastik**
- **Physiotherapie:** Mit zielgerichteten Methoden lassen sich bestimmte Muskelgruppen trainieren.
  - Ratschow-Rollübungen steigern die Ruhedurchblutung durch die Auslösung einer reaktiven Hyperämie.
  - Bindegewebsmassagen können die Durchblutung ebenfalls steigern.

Im Stadium III lässt sich durch ein Training mit einem Armergometer nicht nur die körperliche Belastbarkeit verbessern, sondern nachweislich langfristig auch die Durchblutung der Beine.

PRAXISTIPP

Empfehlenswert ist, sofern möglich, die Teilnahme in Gefäßsportgruppen analog der Herzgruppen.

Ernährungstherapie

Empfehlenswert ist eine Ernährung wie bei KHK. Es sollte auf eine Flüssigkeitszufuhr vom mindesten 2 l pro Tag geachtet werden.

Erweiterte Naturheilverfahren

Ab- und ausleitende Verfahren: Bei langstreckigen Stenosen oder einer Mehretagen-PAVK im Stadium III kann durch eine Hämatokritsenkung in Form eines **Aderlasses** (isovolämische Hämodilution) über eine verbesserte Rheologie des Bluts eine Beschwerdelinderung erreicht werden, wenn eine chirurgische Intervention nicht möglich ist.

7.1.5 Raynaud-Syndrom

Beim Raynaud-Syndrom kommt es durch Vasospasmen der Arteriolen zu anfallsweisem Erblassen von Fingern, seltener der Zehen oder Nase und Ohren. In der Bevölkerung leiden etwa 5–15 % am Raynaud-Syndrom, Frauen deutlich häufiger als Männer. Es besteht eine erbliche Disposition. Erste Zeichen treten schon in der Jugend auf.

Sowohl für das primäre als auch das sekundäre Raynaud-Syndrom gilt, dass Kälteexpositionen von Händen und Füßen vermieden werden sollten. Bei nasskalter Witterung sollten warme Handschuhe getragen und auf das Rauchen verzichtet werden.

Ordnungstherapie

Anzustreben ist eine geregelte Lebensweise unter Beachtung des Biorhythmus zur Vermeidung eines chronisch erhöhten Sympathikotonus. Als Entspannungsverfahren scheint das autogene Training besonders geeignet zu sein.

Hydro-, Balneo-, Thermotherapie

Mit rechtzeitiger lokaler Wärmezufuhr kann ein Anfall im Beginn meist rasch beseitigt werden. In der **kalten Jahreszeit** wirken warme Fußbäder auch mit Zusätzen von Rosmarin oder heiße Nackengüsse präventiv. Ebenfalls geeignet sind Vollbäder mit Zusätzen von Fichtennadeln oder Rosmarin sowie Biosaunen,

Wechselanwendungen mit temperiertem Wasser tragen zudem **längerfristig** dazu bei, den Sympathikotonus zu senken und können dadurch die Anfälligkeit vermindern.

Bewegungstherapie

Zu empfehlen sind alle Formen von ausdauerorientiertem Sport außer Wassersport oder Klettern, die geeignet sind, den Sympathikotonus zu senken.

Ernährungstherapie

Bevorzugt zuzuführen sind warme bis heiße Getränke, warme Suppen, kräftig gewürzte Speisen, die zu einer peripheren Vasodilatation beitragen können.

7.1.6 Varikosis, chronisch venöse Insuffizienz (CVI)

Venenerkrankungen, insbesondere die Varikosis der Beinvenen, sind eine Zivilisationskrankheit mit steigender Tendenz. Frauen sind 3 × so häufig betroffen wie Männer. Über leichtere Venenbeschwerden klagen in Deutschland > 30 Millionen Menschen.

Mehr als 1,2 Millionen leiden an den Folgen einer lang bestehenden Varikosis, an Ulcus cruris.

MERKE

Folgende Allgemeinmaßnahmen sind bei einer Varikosis/CVI angezeigt:

- Fußende des Bettes um 10–15 cm hochstellen,
- Sonnenbaden vermeiden,
- Bei stehender Tätigkeit regelmäßige das Gewicht von einem auf das andere Bein verlagern, bei längerem Sitzen zwischendurch wippende Fußbewegungen durchführen.

- Keine einengende Kleidung, keine Schuhe mit hohen Absätzen tragen.
- Regelmäßige Hautpflege durchführen.
- 3S-3L-Regel: **S**tehen und **s**itzen **s**chlecht, **l**ieber **l**aufen oder **l**iegen

Jede Art venöser Stauung bedarf einer konsequenten Kompressionsbehandlung (Stütz- bzw. Kompressionsstrümpfe). Ein Ulcus cruris kann so verhindert bzw. zur Abheilung gebracht werden.

Hydro- und Thermotherapie

- Täglich morgens und abends kalte Beinwaschungen durchführen, anfänglich wechselwarme, später kalte Knie- und Schenkelgüsse.
- Beim Wasser- oder Tautreten das Wasser nur abstreifen und durch Bewegung trocknen lassen.
- Bei Rötungen und Schwellungen bzw. einer Varikophlebitis sind Auflagen oder Wickel mit Lehm oder Quark angezeigt.
- Die Sauna kann bei unkomplizierter Varikosis genutzt werden, wenn man die Beine hochlegt und nach jedem Gang einen kalten Schenkelguss durchführt.

Phytotherapie

Präparate der ersten Wahl sind standardisierte **Rosskastanienextrakte** mit einer Tagesdosis von mindestens 100 mg Aescin (z. B. Aescorin® forte, Venopyronum® retard, Venoplant® retard S). Nachgewiesen ist eine antiexsudative Wirkung mit klinischer Beschwerdelinderung. Bei Magenunverträglichkeiten stehen die weniger gut untersuchten Präparate aus **Steinkleekraut, Mäusedornwurzelstock** oder aus **roten Weinlaubblättern** zu Verfügung (z. B. Meli Rephastasan®, bzw. Phlebodril® mono, bzw. Antistax® Venenkapseln). Auch Zubereitungen aus **Buchweizen** können nach einigen Untersuchungen die Beschwerden lindern.

Äußere Anwendungen wirken als Einreibung nur leicht entstauend, es sei denn die Zubereitung besteht aus Arnika: Diese wirkt antiphlogistisch und analgetisch.

Bewegungstherapie

Die Muskel-Venen-Pumpe fördert den venösen Rückstrom am effektivsten, wenn die Kompression mit Bewegung kombiniert wird. Am besten eignen sich hierzu Barfußgehen, normales Spazierengehen am besten nicht auf asphaltierten Wegen, Nordic Walking, Wandern und Skilanglauf. Auch regelmäßige Fußgymnastik mit Zehenstandsübungen, Laufen auf den Fersen und Atemübungen sind nützlich. Beim Schwimmen und Aquajogging wirkt zusätzlich der hydrostatische Druck entstauend.

MERKE

Kraftsport mit Pressatmung ist ungünstig, da hierdurch der venöse Druck erhöht wird und es zu einem venösen Rückstrom kommt.

Massagetherapie

Bindegewebsmassage und klassische Muskelzonenmassage wirken entstauend und fördern die Muskel-Venen-Pumpe. Bei chronischer Ödemneigung sind Lymphdrainagen angezeigt.

Ernährungstherapie

- Gewichtsreduktion durchführen, wo notwendig
- zur Vermeidung von Obstipation ballaststoffreiche Kost bevorzugen
- bei Alkohol Zurückhaltung üben

Erweiterte Naturheilverfahren

Von den **ab- und ausleitenden Verfahren** haben sich folgende Anwendungen bewährt.

- **Aderlass:** indiziert bei Thrombophilie und erhöhten Hämatokritwerten
- **Blutegeltherapie:** schnelle und gute Wirkung der paravenös angesetzten Blutegel bei Thrombophlebitis oder Varikophlebitis

7.1.7 Orthostatische Hypotonie

Bei der orthostatischen Hypotonie fällt nicht nur der systolische Blutdruck im Stehen um 20–30 mmHg, sondern auch der diastolische Druck um 10 mmHg. Unterschieden werden die sympathikotone orthostatische Hypotonie (Herzfrequenzanstieg > 30/Min.), die asympathikotone orthostatische Hypotonie (mit gleich bleibender Frequenz infolge neurologischer Erkrankungen) und die neurokardiogen (vasovagale) Synkopen.

Bei der asympathikotonen orthostatischen Hypotonie bedarf es wegen des Verdachts auf eine autonome Neuropathie einer weiteren neurologischen Abklärung und spezieller Funktionstests. Sie ist meist nur schwer therapeutisch zu beeinflussen. Auch bei der sympathikotonen Form muss zunächst nach Ursachen gefahndet werden, ehe die Ausschlussdiagnose einer eher harmlosen konstitutionellen orthostatischen Dysregulation gestellt werden kann.

PRAXISTIPP

Angezeigt sind folgende Allgemeinmaßnahmen:
- ausreichende Flüssigkeits- und NaCl-Zufuhr
- langsamer Lagewechsel, bei Varikosis Kompressionsstrümpfe vor dem Aufstehen anziehen
- nächtliche Oberkörperhochlagerung von 10°–30° (dadurch Abnahme der nächtlichen Urin- und NaCl-Ausscheidung)

Ordnungstherapie

Bestandteile der Ordnungstherapie sollten folgende Maßnahmen sein:
- geregelter Tagesablauf, ausgewogenes Verhältnis zwischen Anspannung in der Arbeit und Entspannung
- nicht zu lange im Bett liegen bleiben
- positive seelische Impulse setzen
- Aufenthalte in einem Reizklima

Hydro- und Thermotherapie

Regelmäßige Kneipp-Anwendungen können nachweislich zu einer adaptiven Normalisierung des Blutdrucks beitragen. Dies ist mit keiner Pharmakotherapie zu erreichen. Zu empfehlen sind folgende Maßnahmen:
- morgendliche Unterkörper- oder Ganzwaschungen mit kühlem, später kaltem Wasser
- Trockenbürsten
- morgens Wechselduschen oder Wechselwaden- oder -Schenkelgüsse
- Tautreten, Wassertreten
- an warmen Tagen zwischendurch kalte Arm- oder Fußbäder

Bewegungstherapie

Um allgemein tonisierend auf den Körper einzuwirken, sind folgende Maßnahmen zu empfehlen:
- isometrische Anspannung der Beinmuskulatur vor dem Aufstehen, individuell dosierte Morgengymnastik an frischer Luft
- regelmäßig Sport treiben, z. B. Radfahren, Wandern, Schwimmen, Ballspiele, Tanzen, auch der Besuch von Fitnessstudios kann hilfreich sein

Ernährungstherapie

Mindestens 1,5–2,0 l (salzhaltige Mineralwässer) trinken, möglichst wenig Alkohol zuführen. Kleine gut gewürzte Mahlzeiten sind zu bevorzugen, danach eine Tasse Kaffee trinken. Abends wenig essen.

Erweiterte Naturheilverfahren

Von den **ab- und ausleitenden Verfahren** wird das **trockene Schröpfen** über den Dornfortsätzen der oberen BWS von Anwendern positiv beurteilt.

7.1.8 Funktionelle Herzbeschwerden

Funktionelle Herzbeschwerden stellen keine Krankheitsentität dar. Sie sind vielmehr ein Sammelbegriff für unterschiedliche thorakale Missempfindungen, die auf das Herz bezogen werden und mit Angstzuständen und vegetativer Symptomatik einhergehen können. Die Beschwerden reichen von linksseitigem Ziehen und Stechen über Palpitationen, Leistungsschwäche bis zu Hyperventilation und Schwindelzuständen.

MERKE

Patienten mit funktionellen Herzbeschwerden sind nicht nur in Allgemeinpraxen, sondern auch bei Kardiologen und in Notaufnahmen häufig anzutreffen. Sie nur zu beruhigen und über die Harmlosigkeit der Beschwerden aufzuklären, hilft meist nicht. Im Zweifelsfall sind folgende Erkrankungen auszuschließen:

- organische Herzerkrankungen
- pleuro-pulmonale Krankheiten
- mediastinale Krankheitsprozesse
- Hyperthyreose
- muskuloskelettale Krankheiten
- Angststörungen

Funktionelle Herzbeschwerden sollten möglichst frühzeitig umfassend behandelt werden, um eine Chronifizierung zu verhindern. Das Ziel ist, glaubwürdig die Angst vor einer bedrohlichen Herzerkrankung zu nehmen und Methoden anzubieten, mit denen Schmerzen und Blockierungen beseitigt werden können, sodass dauerhaft die physische und psychische Leistungsfähigkeit gestärkt werden kann. Je nach individueller Situation liegt der Behandlungsschwerpunkt in einem Fall auf der Physiotherapie, im anderen Fall mehr auf der Psychotherapie.

Auch in der Behandlung funktioneller Herzbeschwerden zeigt sich der Nutzen, den anerkannten Naturheilverfahren bieten, zumal die konventionelle Medizin kaum Behandlungsoptionen bietet.

Ordnungstherapie

Basis der ordnungstherapeutischen Maßnahmen ist, zu einer individuell sinnvollen Lebensordnung zu verhelfen, Überforderungen zu erkennen und Konflikte zu lösen. Es gilt, den Patienten zu vermitteln, dass sie zwar sicher nichts „am Herzen“, aber möglicherweise etwas „auf dem Herzen“ haben. Hier kann die psychosomatische Grundversorgung erste Hilfen anbieten. Zielführend können auch Entspannungsverfahren, wie die progressive Muskelrelaxation nach Jacobson sein.

Hydro- und Thermotherapie

- Basismaßnahmen: kurzfristig kühle Herzkompresse, heißer Nackenguss, Rückenblitzguss; längerfristig Waschungen, Wechselgüsse von allmählich zunehmender Reizstärke
- zusätzliche Maßnahmen:
  - Entspannungsbäder mit Zusätzen von Baldrian, Melisse, Lavendel
  - Sauna 1 ×/Wo.
  - Heublumensack auf den Rücken

Phytotherapie

Häufig werden schwach wirksame **Kardiaka** als Kombinationspräparate für ein „nervöses Herz“ verordnet, die dem Patienten vermitteln können, er sei doch, wenn auch nicht schwer, herzkrank. Um solch eine Organfixierung zu vermeiden, sind Präparate mit leicht sedierenden Eigenschaften aus Baldrian, Hopfen, Melisse und Passionsblume (z. B. Baldrian-Dispert® Tbl., Boxocalm® Drg., Dormoverlan® Kps.) die Therapie der Wahl. Bei leichten Depressionen sind Zubereitungen aus Johanniskraut zu empfehlen (z. B. Laif® 900).

Bewährt haben sich auch Einreibungen mit **Herzsalben,** die aus Rosmarin-, Fichtennadelöl, Menthol und Campher bestehen und eine hyperämisierende Wirkung entfalten.

Bewegungstherapie

- **aktive Bewegungstherapie:**
  - vorsichtig dosiertes, allmählich zunehmendes ausdauerorientiertes Training, Wandern, Dauerlauf/Jogging, Radfahren, Schwimmen, vorzugsweise Rückenschwimmen
  - Atemgymnastik zur Verbesserung der Atemtechnik und vegetativen Stabilisierung
- **passive Bewegungstherapie:**
  - Einzelgymnastik
  - klassische Massagen, Bindegewebsmassagen
  - Manuelle Medizin, Ausgleich einer evtl. Fehlstatik

Erweiterte Naturheilverfahren

In geeigneten Fällen, in denen muskuläre Verspannungen und Myogelosen ursächlich für die Beschwerden infrage kommen, können auch das **Schröpfen,** die **Neuraltherapie** oder die **Akupunktur** funktionelle Herzbeschwerden beseitigen.

LITERATUR

[1] Bjarnason-Wehrens B, Rauch B, Halle M. Leitlinie körperlicher Aktivität zur Sekundärprävention und Therapie kardiovaskulärer Erkrankungen. Clin Res Cardiol Suppl 2009; 4: 1–44.
[2] De Longeril M, Salen P, Martin JL et al. Mediterranean diet, traditional risk factors and the rate of cardiovascular complications after myocardial infarction: final report of the Lyon Diet Heart Study. Circulation 1999; 99(6): 779–785.
[3] Erdmann E (Hrsg). Klinische Kardiologie. Heidelberg: Springer, 2011.
[4] Ernst E (Hrsg). Praxis Naturheilverfahren, evidenzbasierte Komplementärmedizin. Heidelberg: Springer, 2001.
[5] Hambrecht R, Walther C, Möbius-Winkler S et al. Percutaneous coronary angioplasty compared with exercise training in patients with stable coronary artery disease: a randomized trial. Circulation 2004; 109(11): 1.371–1.378.
[6] Härtel U. Geschlechtsspezifische Unterschiede in der kardiologischen Rehabilitation. In: Hochleitner M (Hrsg.). Gender Medicine. Facultas 2008; 165–182.
[7] Jacob EM, Volger E: Blutdrucksenkung durch Hydrotherapie: Eine randomisierte, kontrollierte Studie bei leichter bis mittelschwerer Hypertonie. Phys Med Rehab Kuror 2009; 19: 162–168.
[8] McAlister FA, Lawson FM, Teo KK et al. A systematic review of randomized trials od disease mamagement programs in heart failure. Am J Med 2001; 110: 378–384.
[9] Michalsen A, Grossmann P, Lehmann N et al. Psychological and quality of life outcomes from comprehensive stress reduction and lifestyle program in patients withe coronary artery disease: results of a randomized trial. Psychother Psychosom 2005; 74: 344–352.
[10] Michalsen A, Lüdtke R, Bühring M et al. Thermal Hydrotherapy improves quality of life and hemodynamic function in patients with chronic heart failure. Am Heart J 2003; 146(4): E 11.
[11] Miller ER, Erlinger TP, Appel LJ. The effect of macronutrients on blood pressure and lipids. An overview of the DASH and OmniHeart trials. Curr Atheroscler Res 2006; 8(6): 460–465.
[12] Ornish D, Brown SE, Scherwitz LW et al. Can lifestyle changes reverse coronary heart disease? The Lifestyle Heart Trial. Lancet 1990; 336(8.708): 129–133.
[13] Schilcher H, Krammer S: Leitfaden Phytotherapie. 4. A. München: Elsevier, 2008.
[14] Schwaab B. Kardiovaskuläre Rehabilitation. Internist 2010; 51: 1.231–1.238.
[15] von Scheidt W: Orthostatische Hypotonie. In: Erdmann E (Hrsg.). Klinische Kardiologie. Springer 2011.

7

7.2 Atemwegserkrankungen

Rainer Brenke

Atemwegserkrankungen gehören neben Herz-Kreislauf-Erkrankungen zu den hauptsächlichen Behandlungsanlässen in der ärztlichen Praxis. Akute Beschwerden verlaufen meist selbstlimitierend, bei chronischen Erkrankungen ist oft eine Dauertherapie notwendig. In beiden Fällen sollten bevorzugt nebenwirkungsarme Therapieformen zur Anwendung kommen. Es sollte auch bedacht werden, dass Naturheilverfahren in den meisten Fällen die aktive Mitarbeit des Patienten erfordern und somit einen selbstbestimmten Umgang mit der Krankheit eher ermöglichen – dieses Umgehen meint nicht nur naturheilkundliche Anwendungen, sondern allgemeine Verhaltensweisen. Dass bei Atemwegserkrankungen der Nikotinkarenz eine überragende Bedeutung zukommt, bedarf keiner näheren Erläuterung.

7.2.1 Häufige Infekte („Infektanfälligkeit")

Chronische Atemwegserkrankungen nehmen zu. Die Ursachen dafür sind nicht endgültig geklärt. Ein Faktor sind gehäufte Infekte im Kindesalter. Diese können zum einen durch Ansteckung in Kindereinrichtungen zustande kommen, andererseits durch Aufenthalt in klimatisierten Räumen und fehlende thermische Reize sowie zu wenig Bewegung begünstigt werden. Ob hier auch – wie für allergische Erkrankungen diskutiert – eine geringere Auseinandersetzung mit Mikroorganismen durch bessere Hygiene und damit ein fehlendes „Training" des Immunsystems eine Rolle spielen, wird vermutet, ist jedoch nicht bewiesen.

Im Kindesalter sollte man bedenken, dass das Abwehrsystem sich noch in der Entwicklung befindet und erst zum 11. Lebensjahr weitgehend ausgereift ist. Das erklärt auch die häufigen Infekte in diesem Alter. Es ist davon auszugehen, dass die Reifung des Abwehrsystems durch hydrotherapeutische Reize wie Kneippkindergärten gefördert werden kann. Auch beim alten Menschen lassen die Leistungen des Immunsystems nach, weshalb hier das Thema „Infektanfälligkeit" erneut Bedeutung erlangt. Oft begleitet die Patienten diese Diagnose aber auch ein Leben lang, ohne dass immunologische Spezialuntersuchungen wirklich weiter gebracht hätten. Nur in den wenigsten Fällen wird man eine immunologische Grunderkrankung oder einen „Immundefekt" finden, der gezielt behandelt werden kann.

MERKE

Wiederholte Atemwegsinfekte können zum Wegbereiter vieler Atemwegserkrankungen werden. Oft spielen dabei auch Foci wie chronische Entzündungen an den Zähnen eine Rolle. Abgesehen von einer Herdsanierung und von Schutzimpfungen gibt es aber kaum erfolgversprechende „schulmedizinische" Behandlungsansätze einer Infektanfälligkeit.
Die sog. **Abhärtung** ist eine Domäne der Naturheilkunde. Ihre Wirkung ist viel umfassender als nur eine Senkung der Infektanfälligkeit. Ein abgehärteter Organismus ist im Allgemeinen gesünder.

Ordnungstherapie

Tabakrauch lähmt unter anderem die Zilien und die mukoziliäre Clearance und beeinträchtigt somit die lokale Abwehr. Dem Patienten sind deswegen Nikotinkarenz und allenfalls moderater Alkoholkonsum zu empfehlen. Da chronischer Stress ebenfalls die Immunabwehr hemmt, sind Maßnahmen zum Stressabbau, ggf. auch psychologische Gespräche sinnvoll.

Bei der COPD spielt neben den Inhalationen die **Atemtherapie** eine entscheidende Rolle – und zwar sowohl unter physiotherapeutischen Zielstellungen als auch im Sinne einer Ordnungstherapie (Übersicht bei [6]).

PRAXISTIPP

Ziele der Atemtherapie

- Einüben eines physiologischen Atemrhythmus und der physiologischen Atemrichtungen
- Verbesserung eingeschränkter Atemphasen und der Thoraxmobilität
- Optimierung des pulmonalen Gasaustausches
- Sekretlösung und Verbesserung der Expektoration
- Prophylaxe einer Pneumonie
- Erhöhung der körperlichen Leistungsfähigkeit
- Beruhigung und Entspannung

Maßnahmen der Atemtherapie

- Förderung der Inspiration und Exspiration
- Erlernen einer geeigneten Hustentechnik
- Sekretlösung und Pneumonieprophylaxe
- Gebrauch von apparativen Hilfsmitteln

Vermittelt wird z. B. der Einsatz der **Lippenbremse** zur Vermeidung des „Air-trapping-Phänomens". Hinzu kommen eine Schulung der Atemwahrnehmung, Lagerungsdrainage, Dehnlagerungen zur Weitung und besseren Belüftung der betroffenen Seite und Maßnahmen zur Verbesserung der Thoraxbeweglichkeit. Ob eine Verschiebung der Atemmittellage sinnvoll ist, scheint nicht abschließend entschieden zu sein. Eine Erhöhung der Atemmittellage verbessert jedenfalls die Blutgase, eine Erniedrigung verschlechtert diese. Sinnvoll ist ein Training der Atemmuskulatur zum Ausschöpfen von Reserven.

Während einer Kur bzw. Rehabilitationsmaßnahme reicht eine mehrmalige Schulung bei chronischen Erkrankungen zur Selbstbehandlung oft aus, bei akuten Erkrankungen ist eine tägliche Atemtherapie angezeigt.

Von Physiotherapeuten wird auch der Gebrauch einfacher **Atemhilfsgeräte** vermittelt, die der Patient zu Hause anwenden kann. Beispiele dafür sind:

- Flowgeräte mit kleinem Ball, der durch den Sog aufsteigt; erreicht wird eine vertiefte und verlängerte Inspiration, wodurch Atelektasen vorgebeugt werden kann
- Gebrauch volumenorientierter Geräte
- zur Vergrößerung des Totraums: Giebelrohr
- zur Sekretmobilisation: Geräte wie z. B. die sog. „Flutter" oder „RC Cornet®" (einfaches Atemhilfsgerät zur Erzeugung von Vibrationen – benannt nach seinem „Erfinder" R. Cegla)
- Nutzung einfacher Hilfsmittel wie Luftballons oder Seifenblasen
- Anwendung von Inhalationsgeräten wie Ultraschallverneblern

Folgende Maßnahmen können aktiv physiotherapeutisch angewandt werden:

- zur Erleichterung des Abhustens: Thoraxklopfmassage
- zur reflektorischen Spasmolyse: Bindegewebsmassage
- zur Verringerung haltungsbedingter Fehlatemformen: Krankengymnastik
- bei Muskelschmerzen und Verspannungen: Massagen und Wärmeanwendungen (Folgen einer Überlastung der Atemhilfsmuskulatur)

Hydro- und Thermotherapie

Im Mittelpunkt der abhärtenden Maßnahmen steht die Hydro-und Thermotherapie. Das hat unter anderem seinen Grund darin, dass die Thermoregulation den meisten anderen Regulationskreisen im Körper übergeordnet ist und diese beeinflussen kann. Außerdem können ein moderates Ausdauertraining, eine vorsichtig dosierte und am Hauttyp orientierte UV-(Sonnen-)Bestrahlung, Klimareize und eine vollwertige Ernährung genannt werden (Darm als wichtigstes Immunorgan!).

Als wesentliche **Wirkungswege** der **Abhärtung** konnten bisher identifiziert werden:

- Optimierung der Durchblutungsregulation an den Akren reflektorisch damit auch im Nasen-Rachen-Raum
- Anregung unspezifischer Resistenzmechanismen
- vegetative sowie psychische Stabilisierung (geringere Stressanfälligkeit)
- biochemische Veränderungen im Sinne einer Stärkung antioxidativer Schutzmechanismen

Zur Abhärtung eignen sich insbesondere Sauna und Fußbäder.

Sauna

Der abhärtende Effekt der Sauna ist sowohl epidemiologisch als auch in seiner Wirkungsweise ausgezeichnet evaluiert. Sowohl im Kindes- als auch im Erwachsenenalter sinkt die Häufigkeit nach ¼ Jahr regelmäßigen Saunabesuchs (1–2/Wo.) signifikant ab, vorausgesetzt es erfolgen weiterhin regelmäßige Saunabesuche. Nachgewiesen sind eine verbesserte Durchblutungsregulation der Akren, eine Anregung unspezifischer immunologischer Resistenzmechanismen wie der Killerzellfunktion oder der Interferonkonzentration im Blut, eine vegetative Stabilisierung sowie eine Steigerung des antioxidativen Schutzpotenzials. Da bei akuten Beschwerden immunologische Komponenten der Abwehr gehemmt werden können, sollte man bei einem beginnenden oder bestehenden Infekt die Sauna meiden.

Fußbäder

Zum Gewöhnen an thermische Reize und zur Pflege des Wärmehaushalts als eine der vegetativen Grundfunktionen bieten sich ansteigende bzw. warme Fußbäder an. Sie verbessern reflektorisch zudem die Durchblutung im Nasen-Rachen-Raum. Langfristig wird dies nur erzielt, wenn Wechselreize appliziert und die Bäder mit einem kurzen Kaltbad der Füße abgeschlossen werden. Eine „Steigerung" stellen Senfmehlfußbäder dar. Bei gut funktionierendem Wärmehaushalt bieten sich auch alleinige kurze Kaltreize wie Wassertreten, Taulaufen und kalte Unterschenkelgüsse an.

PRAXISTIPP

Eine Möglichkeit, die Abwehrsituation rein örtlich zu verbessern, ist die sog. Schleimhautregie nach Vogler mit den Elementen Räuspern, Gurgeln, vorsichtiges Bürsten von Zahnfleisch und Gaumen beim Zähneputzen, Nasenspülungen mit 0,9-prozentiger Salzlösung sowie kalten Gesichtsgüssen. Nasenspülungen sollten nie mit reinem Wasser, sondern stets mit einer Salzlösung erfolgen. Es gibt Hinweise darauf, dass Emser Salz normalem Kochsalz überlegen ist: Lösungen mit Emser Salz waren bei Nasennebenhöhen-Entzündungen besser wirksam als reine NaCl-Lösungen.

Balneo- und Klimatherapie

Bei infektanfälligen Patienten bieten sich Rehabilitationsmaßnahmen in einem allergenarmen Klima (z. B. Hochgebirge oder Meer) an, bei dem auch die spezifischen Reize einer Helio- oder Thalassotherapie wirksam werden.

Phytotherapie

Im Rahmen der Selbstbehandlung ist die Phytotherapie bei Infektanfälligkeit weit verbreitet, obwohl sie nicht zur Abhärtung im klassischen Sinne gezählt werden kann, sondern der Therapieaspekt im Vordergrund steht. Leider werden hierbei auch viele Fehler gemacht. So sollten **Sonnenhutpräparate** (Echinacea purpurea, z. B. Pressaft, Echinacin®) nur für wenige Tage am Beginn eines Infektes genommen werden, da es sonst zu Überstimulation des Immunsystems und möglicherweise zur Provokation von Autoimmunphänomenen kommen kann. In den letzten Jahren erfährt auch Pelargonium sidoides (**Umckaloabo**® – ein Geranienabkömmling) eine zunehmende Verbreitung. Es wird beschrieben, dass dieses Präparat die Adhäsion von Mikroorganismen an der Oberfläche der Schleimhäute reduzieren und zusätzlich durch Bildung von Interferonen und anderen Botenstoffen die Wahrscheinlichkeit einer manifesten Infektion verringert werden kann.

Bewegungstherapie

In den letzten Jahren setzt sich die Erkenntnis durch, dass sich **moderate Bewegung,** wie z. B. intensives Spazierengehen 2 ×/Wo. positiv auf die Gesundheit auswirkt. Zu bevorzugen ist jedoch eine intensivere Trainingstherapie, die allerdings nicht in unmittelbarem zeitlichen Zusammenhang mit der Sauna durchgeführt werden sollte. Die Sportart – die Bandbreite reicht von Schwimmen über Radfahren, Joggen bis hin zum Walking oder Nordic Walking – ist abhängig von der Konstitution, den individuellen Vorlieben und Begleitumständen. Bei guter Anleitung und unter Beachtung der individuellen Grenzen kann auch ein moderater Kraftsport förderlich sein.

PRAXISTIPP

Erschöpfende Belastungen, wie sie im Leistungssport üblich sind, stärken nicht die körperlichen Abwehrkräfte, da das Immunsystem erschöpft wird und die Schleimhäute austrocknen.

Ernährungstherapie

Da der Darm eine Hauptrolle für die Funktionsfähigkeit des Immunsystems darstellt, sind eine vollwertige Ernährung und eine Darmsanierung von großer Bedeutung. Zu Beginn ist bei Fehlen von Kontraindikationen Heilfasten nach Buchinger über 1–2 Wochen oder auch länger sinnvoll. Das Fasten kann den Umstieg in eine vollwertige Ernährung erleichtern. Eine mikrobiologische Therapie (Symbioselenkung) kann unterstützend wirken.

Erweiterte Naturheilverfahren und komplementärmedizinische Therapieverfahren

- Bei entsprechender Ausbildung kann ergänzend **Akupunktur** unter Berücksichtigung konstitutioneller Aspekte zum Einsatz kommen.
- Nahrungsergänzungsmittel mit den Vitaminen C und den Mineralstoffen Kupfer, Eisen und Zink im Rahmen der Mikronährstoffmedizin werden von Ernährungswissenschaftlern zunehmend kritisch gesehen. Nach unserer Meinung wäre eine vorurteilsfreie und wenig emotionalisierte Betrachtung dieses Themas hilfreich, denn bei der Diskussion dieser Frage kann man nicht nur vom Tagesbedarf des Gesunden ausgehen (der sicher durch eine vollwertige Ernährung problemlos gedeckt wird), es sollte vielmehr ein möglicherweise erhöhter Bedarf beim kranken Organismus berücksichtigt werden. Außerdem macht nach Paracelsus „die Dosis das Gift", und es gibt sicher einen Unterschied zwischen unterschiedlichen Vitaminen oder Spurenelementen.
- Vielfach wird auch eine Wirkung durch die Stimulation des Immunsystems durch **Eigenblutinjektionen** postuliert. Zur Vermeidung unerwünschter Reaktionen sollten diese zumindest bei Allergikern ohne Zusatz erfolgen.

7.2.2 Sinubronchiales Syndrom

Chronische Entzündungen der Nasennebenhöhlen können aufgrund des anatomischen und funktionellen Zusammenhangs der oberen und unteren Atemwege sowie wegen des vergleichbaren Aufbaus der Schleimhaut und der nahezu identischen immunologischen Reaktionsmuster der Nasennebenhöhlen und des Bronchialsystems auf das Bronchialsystem wirken und Atemwegserkrankungen auslösen oder verstärken, was in der Diagnose „sinubronchiales Syndrom" zum Ausdruck kommt. Ein Asthma bronchiale kann durch Sinusitiden, Rhinitiden und Polypen verschlechtert werden [4]. Daher ist die Mitbehandlung in diesem Bereich bei Atemwegserkrankungen auch im Sinne einer „Fokussanierung“ immer angezeigt.

Hydro- und Thermotherapie

Die Maßnahmen entsprechen denen bei Infektanfälligkeit. Besondere Bedeutung kommt sicher der dort auch beschriebenen „Schleimhautregie“ nach Vogler zu.

Phytotherapie

Schleimstoffe wie Eibischwurzel oder **Isländisches Moos** (z. B. Isla Moos® Pastillen oder Isla Mint® Pastillen) können die Schleimhaut wie mit einer Schutzschicht überziehen. Saponine aus Primel oder Schlüsselblumenblüten (z. B. Bronchicum® forte N Tr., Sinuforton® Drg., Sinupret® Tr./Tbl.) sollen die Oberflächenspannung von Sekreten herabsetzen und es damit dünnflüssiger gestalten.

Erweiterte Naturheilverfahren

- **Elektro- und Ultraschalltherapie:** Kurzwelle und andere Elektrotherapie-Verfahren aus dem Bereich der Hochfrequenz führen zu einer Tiefenerwärmung z. B. der Nasennebenhöhlen und damit über eine Durchblutungssteigerung zur Verbesserung der Funktionsfähigkeit. Bei der Verordnung ist die Krankheitsphase zu beachten – akute Prozesse erfordern niedrige Dosis, kurze Serien und Behandlungszeiten sowie kurzes Behandlungsintervall, bei chronischen Prozessen ist es umgekehrt.
- **Akupunktur:** Durch Akupunktur kann u. a. die Nasenatmung reflexbedingt verbessert werden.

7.2.3 Chronisch obstruktive Lungenerkrankung (COPD)

Typisch für die chronisch obstruktive Lungenerkrankung (abgekürzt COPD oder COLD) ist die langsam zunehmende Atemnot. Bei Überwiegen des Emphysems findet man oft einen hageren bis kachektischen Habitus („Pink puffer“). Überwiegt die Obstruktion, ist die Atemnot in Ruhe oft geringer ausgeprägt, der Habitus oft adipös. Zyanose und ein Schlaf-Apnoe-Syndrom können begleitend vorhanden sein, ebenso wie eine KHK, Stoffwechselstörungen oder ein Hypertonus („Blue bloater“).

Die nachfolgend beschriebenen naturheilkundlichen Maßnahmen, die neben einer medikamentösen Basistherapie das Grundgerüst der Therapie darstellen, können auch auf die unkomplizierte **chronische Bronchitis** übertragen werden.

Ordnungstherapie

„Ordnungstherapie“ identifiziert man heute weitgehend mit psychosomatischen Ansätzen. Dazu können neben Einzel- auch Gruppenbehandlungen gerechnet werden. Der Umgang mit Nikotin und anderen Genussmitteln muss thematisiert werden. Dieser „verengte“ Begriff der Ordnungstherapie trägt allerdings dem naturheilkundlichen Denken nicht umfassend Rechnung. Denn aus allgemeinärztlicher und naturheilkundlicher Sicht bedeutet „Ordnungstherapie“ auch, Ordnung in die vegetativ gesteuerten Funktionen zu bringen. Diese entsprechen den von Vogler beschriebenen „Grundfunktionen“ und sind bei vielen chronischen Krankheiten gestört. Sie können aber auch zur eigenständigen Krankheit werden. Auf jeden Fall erleichtert ihre ➤ Normalisierung einen Prozess der Gesundung. Zu den **Grundfunktionen** gehören:

- Wärmehaushalt
- Schlaf
- Stuhlgang
- Atmung
- Menstruation

„Atmung“ ist hier nur deshalb angeführt, weil es auch rein „vegetativ“ bedingte Atemstörungen gibt – wie das Gefühl, „nicht richtig durchatmen“ zu können. Bei Atemwegserkrankungen ist diese Funktion primär gestört.

Die Therapie orientiert sich an den vorherrschenden Störungen – ansteigende Fußbäder oder auch Senfmehlfußbäder können das Symptom „kalte Füße“ verbessern. Ob dadurch auch eine COPD oder andere Erkrankung der Atemwege positiv beeinflusst wird, kann vermutet werden, ist aber nicht systematisch untersucht worden.

Hydro- und Thermotherapie

Inhalationen

Die Anwendung von Feuchtverneblern ist ein Kernstück der Behandlung insbesondere auch bei akuten Exazerbationen. Sie werden nicht nur zur Befeuchtung von Atemwegen und der damit verbundenen Erleichterung des Abhustens genutzt, sondern auch zur Applikation von Medikamenten wie Sympathikomimetika eingesetzt, wenngleich sie hierbei der Anwendung von Dosieraerosolen nicht überlegen sein sollen [4]. Wegen der kurzen Halbwertszeit vieler Substanzen sollten dann tgl. 4–6 Inhalationen für jeweils einige Min. erfolgen. Bei Infektnachweis können auch gezielt Antibiotika zugesetzt werden. Sole und Kochsalzlösung haben einen besonders günstigen Effekt auf die Schleimlösung. Es stehen unterschiedliche Inhalationsverfahren zur Verfügung:

- **Düsenaerosole** können z. B. mittels Pressluft erzeugt werden. Sie haben eine ziemlich große Tröpfchengröße und sind daher vorwiegend zur Behandlung der luftführenden Wege geeignet.
- **Ultraschallvernebler** haben hingegen eine kleinere Teilchengröße, wodurch auch die kleinen Luftwege erreicht werden.

Zur häuslichen Behandlung ist der sog. „PariBoy“ oder auch der „RespiJet“ am meisten verbreitet.

Sauna

Leider werden die Möglichkeiten dieser Therapie heute als zu gering eingeschätzt.

Die Sauna galt in naturheilkundlichen Kreisen lange Zeit als nichtmedikamentöse Basistherapie auch der COPD, während sie von Pneumologen zumindest bei Asthma bronchiale aus Furcht vor einem Anfall oft abgelehnt wurde – was aus Sicht des Autors nicht gerechtfertigt ist. Lediglich bei ausgeprägter respiratorischer Globalinsuffizienz oder bei unzureichender kardiopulmonaler Leistungsfähigkeit (unter 75 Watt) sowie bei allen akuten Exazerbationen und beim pulmonalen Hypertonus ist die Sauna nicht indiziert.

Die Sauna bewirkt die langfristige **geringere Anfälligkeit** gegenüber Infekten, außerdem werden die Atemwege weit gestellt und der Atemwegswiderstand verringert. Die Anwendung der Sauna wird regelmäßig wenigstens einmal in der Woche empfohlen. Sie sollte nicht unmittelbar mit sportlichen Aktivitäten verbunden werden, da beide Maßnahmen unmittelbar die Blutviskosität ungünstig beeinflussen und damit das Herz-Kreislauf-Risiko bei Kombination für ½–1 Std. erhöhen können.

Bäder

Eine Rarität stellen heute die **„mechanischen Bäder“** dar. Hierzu zählen die Bürsten- und Schöpfbäder (thermoindifferente Halbbäder). Durch feine Erschütterungen des Brustkorbs kann das Abhusten erleichtert werden. Es kommt bei serieller Anwendung zu einem ausgeglichenen vegetativen Tonus. Diese Bäder werden als Serien 2–3 × /Woche angewandt. Bewährt haben sich zudem tägliche Auflagen mit Thymian auf der Brust.

Phytotherapie

Schleimdrogen wie Eibischwurzel, Isländisch Moos, Malvenblüten oder -blätter (als Tee) sowie Präparate mit Spitzwegerichkraut (z. B. Bronchitussin® Tbl., Isla Moos® Pastillen, Hevert® Husten-Bronchialtee, Broncholind® Saft) sind bei trockenem Reizhusten als Schleimdrogen indiziert. Hustenreizlindernd wirken Sonnentaukraut und auch Eibischextrakt [3], wie z. B. Makatussin® Drosera Saft, Pertussin® Sirup, Bronchitussin® N Tbl., Bronchostad® Tee.

Einen brochospasmolytischen Effekt hat eine Kombination von Thymian und Efeu (z. B. Hedelix® Tr./Saft, Prospan® Tr., Bronchicum® Tr.). Außerdem wird die mukoziliäre Clearance verbessert.

Bewegungstherapie

In den letzten Jahren schätzt man auch in der Pneumologie zunehmend die positiven Effekte von Bewegungstherapie und **Muskeltraining.** Die Methoden sind vielfältig und reichen vom Gehtraining, Walking, Ergometertraining bis hin zum Gerätetraining. Gezielt trainiert werden sollte insbesondere die vermehrt beanspruchte Oberkörpermuskulatur, um durch den Muskelaufbau die nicht-pulmonalen Kompensationsmöglichkeiten zu verbessern. Durch eine gute Kapillarisierung der Muskulatur und hohe Mitochondriendichte wird eine bessere Adaptation an erniedrigte Sauerstoffkonzentrationen und gute Belastbarkeit erreicht.

Gefährdete Patienten sollten überwacht werden, eine vorangehende Spiroergometrie ist sinnvoll. Etabliert hat sich auch der wiederholt zur Therapiekontrolle einfach anzuwendende 6-Minuten-Gehtest, bei dem die Strecke gemessen wird, die der Patient bei selbst gewählter Geschwindigkeit schafft.

Ernährungstherapie

Die intensivste ernährungstherapeutische Maßnahme stellt das **Heilfasten** dar, das sinnvollerweise eine Ernährungsumstellung einleitet. Für einen pneumologischen Patienten ist die immunstimulierende und antiinflammatorische Wirkung des Fastens besonders relevant. Wir bevorzugen die Methode nach Buchinger mit vorgeschalteten Entlastungstagen und anschließenden Aufbautagen über einen Zeitraum von 1–2 Wochen unter ärztlicher Aufsicht.

Anschließend sollte eine vegetarisch geprägte **Vollwerternährung** bevorzugt werden, die ebenfalls immunstimulierend und antientzündlich wirkt und die Zufuhr tierischer Eiweiße reduziert (tierische Eiweiße sollen pathogene Immunreaktionen und Entzündungsprozesse fördern).

Mikrobiologische Therapie: Ergänzt werden kann die Therapie durch eine mikrobiologische Therapie („Symbioselenkung“). Die Funktion des Darms, der als wichtigstes Immunorgan gilt, ist insbesondere bei pneumologischen Patienten nicht nur durch Fehlernährung, sondern auch durch eine oft nicht zu vermeidende antibiotische Therapie beeinträchtigt.

PRAXISTIPP

Bei kachektischen Patienten sollte auf eine hyperkalorische Ernährung geachtet, bei Adipösen hingegen eine Gewichtsreduktion empfohlen werden.

Erweiterte Naturheilverfahren und komplementärmedizinische Therapieverfahren

- **Ab- und ausleitende Verfahren:** Traditionell ist das **Schröpfen** weit verbreitet, das in Abhängigkeit von der Konstitution „blutig“ oder unblutig in den sog. „Schöpfzonen“ des Brustkorbs zur Anwendung kommt (unblutig 2–3 ×/Woche). Eine Variante ist die „Schöpfkopfmassage“.

CAVE

Bei Marcumarisierung oder bei Kortisonhaut des Patienten ist das Schröpfen kontraindiziert.

- **Mikronährstofftherapie:** Vitamine und Spurenelemente haben als Nahrungsmittelsupplemente in der konventionellen Medizin infolge der oft unkritischen Anwendung und Überdosierung keinen guten Ruf. Dennoch sind sie aufgrund ihres antioxidativen Potenzials mit der nachfolgenden entzündungshemmenden Wirkung eine mögliche sinnvolle Ergänzung der Therapie. Zu verabreichen sind Vitamin E (400–800 IE/d), Vitamin C (1–2 g/d im akuten Schub), evtl. auch Selen (300–600/d). Für einen begrenzten Zeitraum sind Nebenwirkungen kaum zu erwarten. Bei der Indikationsstellung sollte differenziert werden, ob man den Tagesbedarf eines Gesunden oder Therapieempfehlungen für einen Kranken im Auge hat.
- **Akupunktur** dient in erster Linie einer Sedierung und „vegetativen Umstimmung“ bzw. der Bronchospasmolyse.
- **Eigenblutbehandlungen** können der „Immunstimulation“ dienen, sind aber in ihrer Wirkung wissenschaftlich nicht bewiesen und sollten daher auf eine risikoarme Weise (möglichst ohne Zusatz) erfolgen.

7.2.4 Asthma bronchiale

Das Asthma bronchiale wird als chronisch entzündliche Erkrankung der Atemwege angesehen mit zumindest am Anfang reversiblen Atemwegsobstruktionen. Da die Pollinosis und die damit einhergehende Hyperreagibilität des Bronchialsystems oft

Vorläufer des Asthmas ist, sollte man auch diese Erkrankungen ernst nehmen.

Neben Entzündung mit Schleimhautödem und Bronchokonstriktion stellt die Dyskrinie mit der Produktion eines zähen und glasigen Schleims ein großes therapeutisches Problem dar.

Standardtherapie sind heute inhalative Kortikoide sowie Sympathikomimetika, in den letzten Jahren werden auch zunehmend Leukotrienantagonisten sowie traditionell Theophyllinpräparate eingesetzt. Mastzellstabilisatoren kommen seltener zur Anwendung.

Zur Fokusausschaltung sollten mögliche Probleme im HNO-Bereich (sinubronchiales Syndrom) und an den Zähnen berücksichtigt werden. Auslösende Faktoren wie Kaltreize – kalte Atemluft nicht mit den (meist positiven) Effekten eines Ganzkörperreizes wie der Sauna oder einem kalten Seebad verwechseln – Nebel, Staub, Allergene sowie verursachende Medikamente müssen erkannt und vermieden werden.

Ordnungstherapie

Entspannungsverfahren

Einen hohen Stellenwert haben Entspannungsverfahren zur **Reduktion** von **Angstsymptomen** und zur vegetativen Umstimmung. Im Einzelnen handelt es sich um folgende Verfahren, die nach Ritz [7], wie folgt, bewertet werden.

- **progressive Muskelrelaxation nach Jacobson:** einfach zu erlernen, wissenschaftlich evaluiert
- **Biofeedback:**
  - zur Entspannung der Atemhilfsmuskulatur: theoretisch gut begründet, aber kaum wissenschaftlich evaluiert
  - bei Sinusarrhythmie: guter theoretischer Hintergrund zum Erreichen einer vegetativen Ausgeglichenheit, gut wissenschaftlich evaluiert
- **autogenes Training:** guter wissenschaftlicher Grundgedanken, aber kaum wissenschaftlich evaluiert
- **Hypoventilationstraining:** interessante theoretische Grundlagen, zum Teil wissenschaftlich evaluiert, Praxispotenzial
- **Hypnose und Suggestion:** gute Grundlagen, wissenschaftlich evaluierte Verfahren

Zusätzlich soll ein Atemfeedback Erwähnung finden, wobei Rückmeldungen über die Atembewegungen des Thorax geliefert werden.

Außerdem können psychologische Gespräche zur Ordnung der Lebenssituation erforderlich sein. Sie helfen beim Erkennen von auslösenden oder den Befund verschlechternden Situationen. Dies trifft auch auf den Abbau von Ängsten zu.

Atemtherapie

Bestimmte Sitzstellungen bzw. Körperhaltungen können im akuten Anfall die Atemarbeit erleichtern und zur **Entängstigung** beitragen. Dies zu vermitteln, ist Aufgabe einer guten Physiotherapie. Dem Patienten sollte der Reit- oder Kutschersitz auf dem Stuhl oder die Knie-Ellenbogen-Lage bzw. im Bett eine „Embryolage" (Seitenlage) gezeigt werden. Massagen können den Schultergürtel lockern. Die Inspiration wird durch Packgriffe an den Flanken gefördert. Bei leichteren Anfällen können gähnendes Ausatmen und Lippenbremse hilfreich sein. Außerhalb eines akuten Anfalls ist die Atemtherapie mit der bei COPD vergleichbar.

Hydro- und Thermotherapie

Große Fortschritte hat die konventionelle Asthmatherapie sicher durch die Entwicklung inhalativer Kortikoide und anderer Präparate wie Leukotrienantagonisten gemacht. Dennoch werden in der Handhabung immer wieder Fehler gemacht. Hien [4] kam zu dem Ergebnis, dass das größte Potenzial in der Verbesserung der Asthma-Therapie in der Verordnung des individuell optimalen Geräts und in dessen korrekter Anwendung liegt. Zur Praxis der **Feuchtinhalation** ➤ 7.2.3.

Ein Therapieansatz bei Asthma bronchiale ist die Pflege des **Wärmehaushalts.** Je nach Symptomatik können ansteigende Fußbäder ebenso wie Senfmehlfußbäder aber auch ansteigende Armbäder hilfreich sein. Kalte Brustwickel haben eine intensive reflektorische Wirkung und sind besonders nach einer vorangegangenen Wärmeanwendung sinnvoll. Sie sollten nicht beim akuten Anfall zur Anwendung kommen. Umstritten ist – wie an anderer Stelle beschrieben – die Sauna. Vom Autor konnte in vielen

Jahren kein Asthmaanfall im Zusammenhang mit der Sauna gesehen werden. „Mechanische Bäder" (Bürsten- oder Schöpfbäder) sind kaum noch verbreitet, besonders in Kombination mit einem abschließenden kalten Brustwickel aber sehr hilfreich.

Phytotherapie

Gut dokumentiert ist die **bronchospasmolytische Wirkung** von Efeupräparaten (z. B. Hedelix® Tr., Psopan® Saft), die besonders wirksam in Kombination mit Thymian (z. B. Bronchicum® Tr., Expectal® N Sirup) sein sollen. Aus der ayurvedischen Medizin stammen Boswellia-Präparate (Weihrauch), die eine kortisonähnliche Wirkung haben: Ihre antientzündliche Wirkung ist weniger stark ist als die von Kortison, sie haben aber auch nicht dessen Nebenwirkungen. Außerdem wirken sie immunstimulierend. Weihrauchpräparate hemmen die Leukotriensynthese (Übersicht bei [1]). Üblich ist die dreimal tägliche Gabe von je 300 mg eines Extrakts, was zu einer Verbesserung der Atemnot und deutlichen Reduktion der Asthmaanfälle geführt hat (Gupta 1998, zitiert bei [1]). In Deutschland ist die Anwendung von Weihrauch bei Atemwegserkrankungen kaum verbreitet und wenig untersucht.

7

Bewegungstherapie

Hat man früher die Asthmapatienten körperlich eher geschont, ist heute – je nach Art des Asthmas – die Bedeutung eines gezielten **Muskeltrainings** außerhalb des **akuten Anfalls** anerkannt. Zunehmende Verbreitung erfährt wie bei der COPD neben dem traditionellen Ausdauertraining das Gerätetraining nach vorheriger spiroergometrischer Testung. Besonders mit dem Ziel einer vegetativen Umstimmung und weniger unter dem Aspekt des Muskeltrainings können Yoga und Shiatsu sinnvolle Ergänzungen sein.

Massagetherapie

Ergänzt werden kann die Therapie durch eine befundgerechte Behandlung von Reflexzonen. Eine Methode ist die **Bindegewebsmassage,** die auch eine intensive Wirkung auf das vegetative Nervensystem hat. Weiterhin ist die **Segmentmassage** zu erwähnen. Eine **Ultraschallbehandlung** im neuraltherapeutischen Aufbau kann ebenfalls die vegetative Versorgung der Atmungsorgane beeinflussen. Verschiedene **manualtherapeutische Interventionen** dienen zur Lösung von Blockierungen und beseitigen periphere Atemhemmnisse.

Ohne dass man ihre Grundlagen bisher kennt, kann man schon alleine wegen ihrer ausgeprägten psychosomatischen Wirkung der Fußreflexzonenbehandlung einen hohen Stellenwert beimessen.

Ernährungstherapie

Bei Pneumologen umstritten, in der Naturheilkunde bewährt ist gerade bei akuten Verschlechterungen das Heilfasten in Abhängigkeit von der Konstitution und unter Berücksichtigung von Kontraindikationen. Anschließend sollte der Patient eine **vollwertige Ernährung** bevorzugen, da sie durch eine Normalisierung der Darmfunktion (Darm als wichtigstes Immunorgan!) und eine Reduktion entzündungsfördernder tierischer Produkte antientzündlich und infektstabilisierend wirkt. Mögliche Nahrungsmittelallergene sollten erkannt und z. B. durch einen stufenweisen Diätaufbau ausgeschaltet werden. Unterstützend kann eine mikrobiologische Behandlung erfolgen.

Erweiterte Naturheilverfahren und komplementärmedizinische Therapieverfahren

Weitere Maßnahmen unterscheiden sich nicht von denen bei COPD oder den übrigen Krankheitsbildern. Das können unter anderem blutiges oder unblutiges **Schröpfen** oder auch **Akupunktur** sein.

7.2.5 Pneumonie

Im Vordergrund der Behandlung steht die gezielte antibiotische oder antimykotische Therapie, sofern diese möglich ist. Neben der medikamentösen Therapie sind **Atemtherapie,** mehrmals tägliche **Inhalationen** sowie ggf. Sauerstoff angezeigt. Bei schwerkranken

Patienten ist zur Verhinderung einer hypostatischen Pneumonie ein häufiges **Umlagern** erforderlich.

Hydro- und Thermotherapie

Zur Förderung der Inspiration kommen **Kaltreize,** z. B. kalte Waschungen oder Abklatschungen bzw. Abreibungen, zum Einsatz. Bei belastbareren Patienten und ausreichender Wiedererwärmung sind kalte Brustwickel hilfreich. Wechselwarme Waschungen sollten immer mit dem Kaltreiz beendet werden. Zur Spasmolyse ist bei weniger akuten Stadien eine heiße Auflage oder eine Senfmehlauflage sinnvoll.

Phytotherapie

Die Anwendung pflanzlicher Präparate spielt bei einer akuten Pneumonie keine große Rolle, sieht man von **Expektorantien** wie Ätherisch-Öl-Drogen oder von der Verordnung hustenlindernder Präparate (Sonnentaukraut oder codeinhaltige Präparate wie Makatussin® Saft/Tr., Codein-CT®, Codipront®) ab. Eine „Immunstimulation" mit Sonnenhutpräparaten oder Ähnlichem ist zumindest bei notwendiger Antibiotikagabe fragwürdig, da beim Einsatz eines Antibiotikums von einem so schweren Krankheitsbild auszugehen ist, dass jegliche „Immunstimulation" zu spät kommen dürfte und allenfalls das naturheilkundliche Gewissen beruhigen würde.

Bewegungstherapie

Bei der akuten Pneumonie dient die Bewegungstherapie der **Thromboseprophylaxe.** Zum Einsatz kommen isometrische Spannungsübungen sowie Pedaltreten in Rückenlage im Bett. Allgemein akzeptiert ist, dass eine zeitgerechte Frühmobilisation die Prognose verbessert.

Ernährungstherapie

Man sollte in der akuten Krankheitsphase auf die Wünsche des Patienten und auf ausreichende Flüssigkeitszufuhr achten.

Physikalische Medizin

Zur Förderung einer abdominalen Atmung und für eine gleichmäßige Belüftung aller Lungenabschnitte haben sich bestimmte Körperhaltungen sowie die Anwendung peripherer Atemantriebe durch mechanische Hautreize bewährt. Dadurch sollen auch die Sekretlösung und das Abhusten gefördert werden. Zur Anwendung kommen auch Nasenstenoseübungen, das Ausatmen auf Strömungslaute und Vibrationen. Eine Hochatmung soll vermieden werden. Bindegewebszonen können je nach Befund gezielt behandelt werden. Nach einer Pneumonie können Restbeschwerden auch mit einer Periostbehandlung an Rippen und Rippenbogen angegangen werden. In sinnvoller Weise wird bei einer Lobärpneumonie je nach betroffenem Lungenabschnitt eine Drainagelagerung verordnet. Bürstenmassagen der Beine regen Kreislauf an.

Erweiterte Naturheilverfahren

Allgemein wird bei schweren Krankheitsbildern vor naturheilkundlichem Aktionismus gewarnt und die Verhältnismäßigkeit der Mittel muss gewahrt bleiben. Denkbar sind u. a. eine unterstützende **Akupunktur** oder **Schröpfen** als ausleitende Maßnahme.

7.2.6 Akute Pleuritis

Bei einer Pleuritis steht heute die konventionelle Behandlung der Grundkrankheit im Vordergrund. Ziel naturheilkundlicher Maßnahmen ist u. a. eine Vermeidung von Verklebungen mit nachfolgenden Verschwartungen. Während der akuten Krankheitsphase steht die Atemtherapie mit Belüftung aller Lungenabschnitte im Vordergrund.

Atemtherapie

Die Atmung soll verlangsamt und vertieft werden. Ein Sandsack auf der kranken Seite kann bei Rückenlage einer Schonhaltung entgegenwirken. Bei Resterguss werden tönende Ausatmung und Nasenstenoseübungen empfohlen. Bei bettlägerigen Patienten helfen isometrische Spannungsübungen der Beine, Bett-„Radfahren" und ggf. leichte Massagen der Beine bei der Thromboseprophylaxe. Spezielle Lagerungstechniken orientieren sich an der Lokalisation eines Ergusses.

Hydro- und Thermotherapie

Früher waren zur Entzündungseindämmung und Resorptionsförderung bei Pleuritis exsudativa lang liegende Brustwickel und Senfmehlauflagen weit verbreitet. Kalte Waschungen oder Abklatschungen fördern den Atemantrieb.

Tiefenerwärmungen des Brustkorbs wie Kurzwelle im Kondensatorfeld können nach Abklingen der akuten Entzündung sinnvoll zur Vermeidung von Verklebungen sein.

Erweiterte Naturheilverfahren

Ab- und ausleitende Verfahren: Über dem am stärksten schmerzenden Gebiet am Thorax angebrachte **Cantharidenpflaster** werden zwar oft beschrieben, mögliche Nebenwirkungen erfordern jedoch einen überlegten und umsichtigen Einsatz. Möglicherweise bewirkt diese Maßnahme eine Anregung des Lymphgefäßsystems und damit eine Entstauung und Förderung der Ergussrückbildung.

7

LITERATUR

[1] Ammon H PT. Arzneimittel der Ayurveda-Medizin. In: Reichling J, Müller-Jahncke WD, Borchardt A (Hrsg.). Arzneimittel der komplementären Medizin. Eschborn: Govi, 2001.

[2] Augustin M, Schmiedel V (Hrsg.). Leitfaden Naturheilkunde. 6. A. München: Elsevier, 2011.

[3] Deters A, Zippel J, Hellenbrand N et al. Aqueous extracts and polysaccharides from Marshmallos roots (Althaea officinalis L.): cellular internalisation and stimulation of cell physiology and human epithelial cells in vitro: J Ethnopharmacol. 2010 Jan 8; 127(1): 62–9.

[4] Hien P. Praktische Pneumologie. Heidelberg: Springer, 2000.

[5] Knauth K, Reiners B, Huhn R. Physiotherapeutisches Rezeptierbuch. 8. A. München: Elsevier, 2002.

[6] Kretzschmar K, Schöne G, Brenke R. Atemtherapie. In: Melchart D, Brenke R, Dobos G et al. (Hrsg.). Naturheilverfahren. Stuttgart: Schattauer, 2002.

[7] Ritz T: Asthma bronchiale. In: Vaitl D, Petermann F. Entspannungsverfahren. 3. A. Weinheim: Beltz, 2004.

7.3 Gastroenterologische Erkrankungen

Jost Langhorst, Andrea Schäfer

Gastroenterologische Erkrankungen sind traditionell sehr häufig Indikationen für naturheilkundliche Therapien. Nicht zuletzt bei der Vielzahl der funktionellen Symptome können komplementäre Therapien eine gute Ergänzung, teils auch die alleinige Therapieform darstellen. Zunehmend kann der naturheilkundliche Therapeut im Bereich gastroenterologischer Erkrankungen auf evidenzbasierte Empfehlungen zurückgreifen.

7.3.1 Reizdarmsyndrom

Das Reizdarmsyndrom (RDS) (s. auch ➤ 8.4.6) ist ein weitverbreitetes Phänomen mit einer Prävalenzrate in den westlichen Industrieländern zwischen 6,6 und 25 %. 50 % aller Patienten mit Magen-Darm-Beschwerden leiden unter einem Reizdarmsyndrom. Nur etwa 20 % der Patienten suchen einen Arzt auf.

MERKE

Nach den aktuellen AWMF-Leitlinien (2011) ist das RDS wie folgt definiert.

- Es bestehen chronische, d. h. länger als 3 Monate anhaltende Beschwerden (z. B. Bauchschmerzen, Blähungen), die von Patient und Arzt auf den Darm bezogen werden und in der Regel mit Stuhlgangsveränderungen einhergehen.
- Die Beschwerden sollen begründen, dass der Patient deswegen Hilfe sucht und/oder sich sorgt und so stark sein, dass die Lebensqualität hierdurch relevant beeinträchtigt wird.
- Voraussetzung ist, dass keine für andere Krankheitsbilder charakteristischen Veränderungen vorliegen.

Die Patienten leiden an folgenden Symptomen:

- **Intermittierende abdominelle Schmerzen:** Ein klassisches Symptom des RDS, oft krampfartig, in der Symptomstärke wechselnd und typischerweise schlecht lokalisierbar, das häufig in Beziehung zur Defäkation (meist Erleichterung durch Defäkation) steht.
- **Veränderung bzw. Wechsel der Stuhlfrequenz und -konsistenz:** Die Defäkation ist in mindes-

tens zwei der folgenden Aspekte verändert – Frequenz, Konsistenz (hart, breiig, wässrig, Veränderung konstant oder wechselnd), Passage (mühsam, gesteigerter Stuhldrang, Gefühl der inkompletten Darmentleerung, Schleimabgang). Es kann entweder eine Neigung zu Stuhlverhärtung mit niedriger Frequenz (sog. Obstipationstyp) vorliegen oder es sind mehrfache, vorwiegend morgendliche, breiige oder wässrige Stuhlgänge möglich (Diarrhötyp). Es ist auch ein Wechsel zwischen beiden Formen möglich, oder es können keinerlei Stuhlunregelmäßigkeiten auftreten. Die Beschwerden können persistierend oder intermittierend sein.

- **Abdominale Distension und/oder Blähungen:** Spannungsgefühl und Blähungen, die häufig nur in geringer Beziehung zum intraabdominalen Gasgehalt stehen, gelegentlich jedoch mit einer objektivierbaren Zunahme des Leibumfangs einhergehen, sind typische Symptome des RDS.
  Das RDS kann einhergehen mit dyspeptischen und extraintestinalen Begleitbeschwerden:
  - dyspeptische Beschwerden: postprandiales Völlegefühl, frühes Sättigungsgefühl, nichtsaures Aufstoßen, Übelkeit/Erbrechen, epigastrische Schmerzen, Sodbrennen
  - mögliche extraintestinale Symptome: Mattigkeit und Schlafstörungen, Kopfschmerzen, Rückenschmerzen, affektive Störungen wie Angststörungen oder Depression, Miktionsbeschwerden, Menstruationsbeschwerden, Dyspareunie und funktionelle Herzbeschwerden

MERKE

Von besonderer Bedeutung ist die Abklärung einer Laktoseintoleranz (hohe Komorbidität, durch konsequente Diät detektierbar) oder einer Fruktosemalabsorption.

Da eine multifaktorielle Genese des Reizdarmsyndroms angenommen wird und konventionelle Therapiemöglichkeiten häufig unbefriedigend bleiben, aber die erreichten unspezifischen Effekte (Placeboraten 50–70 %) ausgesprochen hoch sind, scheint ein integrativer Therapieansatz, bei dem die Aktivierung der eigenen Ressourcen und Selbstheilungskräfte im Zentrum der Therapie stehen, sinnvoll. Der Anteil der Reizdarmpatienten, die komplementäre Verfahren nutzen, ist in der vorliegenden Literatur dementsprechend hoch.

PRAXISTIPP

Folgende Allgemeinmaßnahmen sind zu empfehlen:

- klare Diagnosevermittlung mit Interpretation der Diagnoseergebnisse (Reassurance)
- Aufklärung über Wesen und Ursache der Beschwerden (Krankheitsmodell, Edukation)
- Vermeiden wiederholter Diagnostik
- stabiles Arzt-Patienten-Verhältnis (therapeutisches Bündnis)
- Förderung der Eigenverantwortung
- Konfliktklärung im psychosozialen Bereich
- Aufzeigen von unterstützenden medikamentösen Maßnahmen
- Ernährungsberatung
- einfach erlernbare Entspannungsübungen
- Identifizierung und Abbau von allgemeinen und beruflichen Stressfaktoren
- allgemeine körperlich kräftigende – roborierende – Maßnahmen

Psychotherapie

Eine Indikation zur Psychotherapie kann bestehen, wenn medikamentöse Therapiemaßnahmen keinen ausreichenden Therapieerfolg hatten und ein großer Leidensdruck besteht. Darüber hinaus kann eine Psychotherapie notwendig werden, wenn psychosoziale Faktoren eine Rolle für Entstehung, Aufrechterhaltung und Verlauf des RDS spielen und wenn klinisch relevante psychische Störungen vorliegen.

Positive Therapieeffekte wurden bislang von folgenden Psychotherapierichtungen nachgewiesen:

- dynamische (psychoanalytisch orientierte) Psychotherapie
- Verhaltenstherapie
- Hypnose
- Gruppentherapie
- funktionelle Entspannung

Nur ein geringer Anteil der Reizdarmpatienten wird einem Fachpsychotherapeuten vorgestellt. Dabei wird betont, dass die intensive Zuwendung durch den Arzt („Kleine Psychotherapie“) wahrscheinlich die wirksamste Therapie ist. Zu empfehlen ist ggf. eine Reizdarm-Selbsthilfegruppe.

Ordnungstherapie

Im Zentrum der Ordnungstherapie für Reizdarmpatienten stehen die Module **Ernährung, Bewegung, naturheilkundliche Selbsthilfestrategien, Stressmanagement** und **Entspannungsverfahren** sowie verhaltenstherapeutische Elemente. Den Patienten werden konkrete Handlungsmöglichkeiten zur Selbsthilfe gegeben und die Entwicklung von Krankheitsbewältigungsstrategien unterstützt, die eine „Entchronifizierung" ermöglichen sollen. Der integrative Therapieansatz ermöglicht es dem Reizdarmpatienten zudem, seine verschiedenen Lebensbereiche und Strukturen zu reflektieren. Auf dieser Basis kann er neue Erfahrungen sammeln und Handlungsstrategien entwickeln, die im salutogenetischen Sinn dem Erhalt und der besseren Nutzung der eigenen Ressourcen dienen. Die Ordnungstherapie in Gruppen gibt zudem Raum für die Reflexion und Verbesserung der psychosozialen Kommunikation und der sozialen Unterstützung.

Der Zusammenhang zwischen **psychosozialen Stressoren** und dem Auftreten bzw. einer Exazerbation der Erkrankung wurde häufig beschrieben. So berichten viele Betroffene, dass dem Beginn der gastrointestinalen Symptomatik ein belastendes Lebensereignis vorausging. Zahlreiche Patienten geben an, dass Stress die gastrointestinalen Symptome verschlimmert. Psychosoziale Faktoren scheinen als „Modulatoren" von Bedeutung zu sein. Während Stress nicht alleine chronische gastrointestinale Symptome verursachen kann, so kann er eine gastrointestinale Symptomatik verschlimmern, Symptomepisoden triggern, extraintestinale Symptome bedingen und das Krankheitsverhalten und -erleben beeinflussen.

STUDIEN

Die Datenlage in Hinblick auf eine erhöhte physiologische Stressreaktivität bei Reizdarmpatienten ist widersprüchlich. Eindeutig wissenschaftlich nachgewiesen ist allerdings eine erhöhte affektive Reagibilität.

Der Stellenwert von Entspannungsverfahren als wirksames Therapieverfahren ist vielfach belegt [10]. In mehreren randomisiert-kontrollierten Studien [11] konnte gezeigt werden, dass eine Hypnotherapie beim Reizdarmsyndrom effektiv ist (z. B. 7 Sitzungen in 3 Monaten bzw. 12 Sitzungen in 6 Wochen). Auch für Meditation mit Auslösung der Relaxation Response liegen positive Daten vor.

Als Therapieformen können beispielsweise empfohlen werden: diaphragmales Atmen, Meditation, autogenes Training, progressive Muskelrelaxation, Yoga, Qigong, Achtsamkeitstraining (Mind-Body-Medizin, MBSR), Hypnotherapie.

Hydro- und Thermotherapie

Die Hydrotherapie hat folgende reflektorischen Wirkungen: vegetativ stabilisierend, spasmolytisch, karminativ, gewebestraffend, schmerzlindernd, beruhigend, schlaffördernd. Zur Anwendung kommen als **kalte Anwendungen:**

- Kneipp-Leibwaschungen
- Spiralguss
- kalt-feuchter Leibwickel: durch Stimulierung des kutiviszeralen Reflexbogens Beschwerdelinderung und verbesserte Reaktionsfähigkeit des vegetativen Nervensystems
  Durchführung: kaltfeuchtes Leinen- oder Baumwolltuch zwischen Mammillarlinie bis einige cm oberhalb der Symphyse straff anlegen. Mit einem baumwollenen Zwischentuch und schließlich einem Wolltuch umwickeln. Liegezeit ca. 15–20 Min.

Warme Auflagen dienen der passiven Aufwärmung, sie wirken allgemein entspannend, beruhigend und schlaffördernd.

- Kümmelleibauflage: Einmassieren von Kümmelöl auf dem Bauch, Abdecken mit lauwarmem/feuchtem Baumwolltuch, den Leib mit einem trockenen Baumwolltuch umwickeln, darüber eine Wärmflasche legen, Anwendung für ca. 30 Min.; Wirkung: karminativ
- feuchtwarme Leibwickel oder -auflagen
- Heublumensack

Balneotherapie

Bäder beeinflussen den Parasympathikus und wirken infolge der Vasodilatation entspannend und vegetativ stabilisierend. Zudem haben Badezusätze, die zum Teil über die Haut resorbiert werden, eine zusätzliche Wirkung. Zu empfehlen sind **Sitz**- oder **Halbbäder** mit Heublumen (Cave: Allergie), Melisse oder Zinnkraut, Temperatur 36–38 °C, Dauer 10–20 Min.

Phytotherapie

Zahlreiche phytotherapeutische Zubereitungen aus folgenden Arzneipflanzen können zur Beschwerdelinderung eingesetzt werden:

- **Pfefferminzblätter** *(Menthae piperitae folium):* wirken spasmolytisch, karminativ, choleretisch, antiseptisch; es liegen erfolgreiche klinische Studien bei Reizdarm vor. In einer Metaanalyse von acht randomisiert-kontrollierten Studien wurde konstatiert, dass die Effektivität zur Therapie nicht zweifelsfrei nachgewiesen werden konnte. Es liegen jedoch viele wissenschaftliche Hinweise auf eine positive Wirksamkeit vor. Anwendung als magensaftresistente Kapseln (0,2 ml entsprechen 182 mg Pfefferminzöl); Tagesdosis: 3 × 1 Kps. vor den Mahlzeiten, als ätherisches Öl 3 × 0,2 ml oder in Form von Tees.
- **Kümmelfrüchte** *(Carvi fructus):* wirken spasmolytisch, karminativ, Stomachikum, antimikrobiell; für Enteroplant® (50 mg Kümmelöl mit 90 mg Pfefferminzöl in magensaftresistenten Kps.) liegen positive Ergebnisse in randomisiert-kontrollierter Studie vor; Tagesdosis: 3 × 1 Kps. oder in Form von Tees.
- **Flohsamen** *(Psyllium/Plantago ovata):* Wirkung vermutlich über kurzkettige Fettsäuren Butyrat und Acetat sowie als Gelbildner über Wasserbindung in Gelen und viskösen Lösungen. Es gibt zwei randomisiert-kontrollierte Studien mit positiven Ergebnissen; Tagesdosis: (z. B. Flosa®, Mucofalk®) 1–3 × 5 g (1 Beutel).
- **Echte Kamillenblüten** *(Matricariae flos):* wirken entzündungshemmend, krampflösend, relaxierend, karminativ, mildes Bittermittel; z. B. als Teeaufguss
- **Iberogast®-Tinktur:** Kombinationspräparat aus Schleifenblumen, Kamilleblüten, Pfefferminzblätter, Angelikawurzel, Melissenblätter, Schöllkraut, Süßholzwurzel. Durch die Kombination der verschiedenen Pflanzen besteht ein duales Wirkprinzip: tonisierend und prokinetisch oder spasmolytisch, je nach pathologischer Ausgangslage. Erfolgreiche randomisiert-kontrollierte Studien mit signifikanter Verbesserung von abdominellen Beschwerden sowie der Schmerzsymptomatik liegen vor [12, 13].
- **Anisfrüchte** *(Anisi fructi):* wirken spasmolytisch, karminativ, Stomachikum, mild antimikrobiell; die Anwendung erfolgt in Form von Tee oder als Fertigprodukt.
- **Melissenblätter** *(Melissae folium):* wirken antikarminativ, entspannend, schlaffördernd, antiviral; die Anwendung erfolgt in Form von Tee oder als Fertigprodukt.

PRAXISTIPP

Je nach Beschwerden sind Zubereitungen aus folgenden Arzneipflanzen angezeigt.

- spastische Schmerzen: Pfefferminzöl, Kümmelfrüchte, echte Kamillenblüten
- Obstipation: Flohsamen
- Diarrhö: getrocknete Heidelbeeren oder Heidelbeermuttersaft, Blutwurz (Tormentill, reich an Gerbstoffen), Kaffeekohle (Coffea carbo)
- wechselnde Stuhlkonsistenz: Flohsamen
- Meteorismus, Völlegefühl: Pfefferminzöl, Fenchelfrüchte, Kümmelfrüchte, Anisfrüchte, Melissenblätter
- Karminativa: Kombinationsfertigpräparate aus Kamille, Fenchel, Pfefferminz, Kümmel und Pomeranzenschale (z. B. Carminativum-Hetterich®, Tagesdosierung 3 × 30 Tr.)
- motilitätsbedingte Symptome: Iberogast-Tinktur®

PRAXISTIPP

Appetitlosigkeit

Teemischung aus 20 g Engelwurz, 5 g Enzianwurzel, 10 g zerstoßenen Kümmelfrüchten, 5 g Thymiankraut, 5 g Tausendgüldenkraut; Zubereitung: 1–2 TL, ¼ l kochendes Wasser 5–7 Min. abgedeckt ziehen lassen; tgl. 3 × 1–2 Tassen trinken.

Meteorismus und Flatulenz

- Teemischung aus 10 g Korianderfrüchten, 10 g Kümmelfrüchten, 5 g Anisfrüchten, 10 g Fenchelfrüchten, 10 g Wermutkraut, 10 g Pfefferminzblättern; Zubereitung: 1–2 TL, ¼ l kochendes Wasser, 5–7 Min. abgedeckt ziehen lassen, tgl. 3 × 1–2 Tassen trinken.
- Teemischung aus 20 g Kümmelfrüchten, 20 g Anisfrüchten, 20 g Fenchelfrüchten und 20 g Kamillenblüten; Zubereitung: 1–2 TL, ¼ l kochendes Wasser, 5–7 Min. abgedeckt ziehen lassen, tgl. 3 × 1–2 Tassen trinken.

Diarrhö bei RDS

Teemischung aus 50 g Pfefferminzblättern und 50 g Kamillenblüten; Zubereitung: 1–2 TL, ¼ l kochendes Wasser, 5–7 Min. abgedeckt ziehen lassen; tgl. 3 × 1–2 Tassen trinken.

Heilerde, die aus naturreinem Löss besteht, reich an Mineralien und Spurenelementen ist und über eine große Absorptionsfähigkeit verfügt, kann insbesondere bei Diarrhöen im Rahmen akuter Schübe eingesetzt werden. Für diese Zusammenhänge ist bisher kein wissenschaftlicher Nachweis vorhanden. Sie können aber als wissenschaftlich plausibel und empiriegestützt angesehen werden. Bei Obstipation ist die Gabe von Heilerde eher ungünstig.

PRAXISTIPP

Tagesdosierung der Luvos Heilerde®: 3 × 1 Portionsbeutel – alternativ Kapseln, jedoch erst ab einer Dosierung 3 × 6 Kps. ausreichend wirksam. Kontraindikationen: schwere Nierenfunktionsstörung, Darmverschluss.

Bewegungstherapie

Die positive Wirkung der Bewegungstherapie erklärt sich unter anderem durch eine Verbesserung des Körpergefühls, Training des Beckenbodens und des Zwerchfells, einen Einfluss auf metabolischer und vegetativer Ebene des Gastrointestinaltrakts sowie einen positiven Einfluss auf depressive Verstimmung.

Signifikant positive Effekte auf den Krankheitsverlauf wurden in verschiedenen Studien belegt. Anzustreben ist das regelmäßige, mehrfach wöchentliche Durchführen einer **Sportart.** Die Auswahl der Bewegungs-/Sportart erfolgt individuell abhängig von Konstitution, Neigungen und Trainingszustand, sowie von Beschwerdebild und Verlauf des Reizdarmsyndroms. Geeignet sind Ausdauersportarten, beispielsweise Walking, die Integration und Nutzung von Alltagsbewegung kann ebenfalls sinnvoll sein.

Massagetherapie

- Kolonmassage
- Anleitung zur Selbstmassage Kolon-Ausstreichung
- Reflexzonenmassage bei Befund (Bindegewebszonen)

Ernährungstherapie

Ernährungseinflüsse auf die Erkrankung sind möglich, allerdings fehlen bislang gesicherte Daten in der Literatur. Die Verordnung einer spezifischen Diät ist in der Regel nicht erforderlich – empfohlen wird eine **mediterrane Vollwertkost.** Hilfreich ist meist eine Ernährungsberatung, welche die individuelle Unverträglichkeit bestimmter Speisen berücksichtigt. Für die einzelnen Subtypen ergeben sich für die Ernährungsberatung besondere Schwerpunkte.

Ernährungsfaktoren wie Nahrungsmittel, Ernährungsweise und Essverhalten beeinflussen das RDS. Eine Koinzidenz von Laktoseintoleranz und RDS ist möglich. Bei persistierender Symptomatik kann trotz Elimination des Milchzuckers eine Hypersensibilisierung gegenüber kleinsten Mengen Laktose oder – unabhängig von der Lactose-Intoleranz – eine zusätzliche generalisierte Darmüberempfindlichkeit von Bedeutung sein.

PRAXISTIPP

Da insbesondere bei Reizdarmpatienten die Ernährung für das Beschwerdebild von zentraler Bedeutung sein kann, sollten folgende Empfehlungen eingehalten werden:

- leichte, bekömmliche mediterrane Vollwertkost
- Ernährungsberatung: ballaststoffreiche Kost, arm an Konservierungsstoffen, hoher Gehalt an Omega-3-Fettsäuren
- individuelle Identifizierung von Nahrungsmittelunverträglichkeiten
- achtsames Essen (Mind-Body-Medizin ➤ 5.1)
- kleine Mengen
- gut und gründlich kauen
- mindestens 2 l Flüssigkeit tgl. trinken, bevorzugt Wasser (wenig oder keine Kohlensäure) und Kräutertees, nicht zu den Mahlzeiten trinken. Besonders im Winter ist warmes Wasser häufig besser verträglich als kaltes.

Ballaststoffe werden probatorisch empfohlen bei folgenden RDS-Typen: beim Obstipationstyp, Diarrhötyp und beim Schmerztyp mit Stuhlunregelmäßigkeiten (Leitlinien RDS 2011).

Als Ballaststoffe werden trotz höherer Kosten sog. Gel-Bildner im Vergleich zu Faserstoffen empfohlen aufgrund der geringeren Blähwirkung und höheren

Akzeptanz beim Patienten. Zu den Gel-Bildnern zählen: Pektine, Muzilaginosa, Hemizellulose und Flohsamenschalen, z. B. Flosa®-Beutel, Mucofalk®. Ballaststoffe können besonders beim RDS vom Schmerz- und/oder Gas/Blähtyp die Beschwerden verstärken.

Heilfasten

Bei entsprechender Konstitution (v. a. Fülle-Zeichen, Plethora) ist das Heilfasten, z. B. das Saftfasten nach Buchinger (u. a.) eine sinnvolle und gute Ergänzung eines integrativen Therapiekonzepts. Daten aus wissenschaftlichen Studien liegen jedoch bislang nicht vor.

Erzielt werden soll eine kurzfristige Entlastung des Verdauungsapparats sowie eine psychovegetative Umstimmung, die zudem eine nachfolgende Ernährungsumstellung erleichtert.

Erweiterte Naturheilverfahren

- **Mikrobiologische Therapie:** In den bisher vorliegenden Studien [14, 15] zeigen sich Wirkungen v. a. auf definierte Untergruppen (Leitlinienempfehlung RDS 2011). Alle Präparate sollten einschleichend dosiert werden, da Meteorismus und Flatulenz als Nebenwirkung auftreten können.
  - E. coli Nissle 1917: erste erfolgreiche klinische Studien bei Reizdarm; Dosierung (oral): tgl. 2 × 100 mg, Präparat z. B. Mutaflor®
  - Lactobacillus plantarum: erste erfolgreiche klinische Studien bei Reizdarm, Erfolg v. a. bei der Subgruppe „postinfektiöses RDS"; Dosierung (oral): tgl. 2 × 20 mg (abhängig vom Präparat), Präparat: z. B. Paidoflor® – Lactobacillus acidophilus
  - VSL#3®: erste positive klinische Studien bei RDS vom Diarrhötyp; Dosierung: tgl. 2 × 2,5 g (1 Tütchen)
- **Neuraltherapie:** Umspritzen des Nabels mit 1-prozentigem Procain, Unterspritzen von abdominellen Narben, segmentale Therapie Th 10 – L3 im Sinne von Quaddeln oder Anspritzen der Facettengelenke, Quaddeln Bauchkranz nach Hopfer und der Vogler Punkte (entlang des Rippenbogens), Ganglion coeliacum rechts (nur durch erfahrenen Neuraltherapeuten).

7.3.2 Reizmagensyndrom

Beim Reizmagensyndrom (auch dyspeptisches Syndrom oder funktionelle Dyspepsie, s. auch ➤ 8.4.5) stehen funktionelle Symptome wie Oberbauchschmerzen und -druck, unspezifisches abdominelles Unwohlsein, postprandiales Völlegefühl, Übelkeit, vorzeitiges Sättigungsgefühl, Appetitlosigkeit und teils Sodbrennen im Vordergrund. Eine Abgrenzung zum Reizdarmsyndrom gelingt nur bedingt.

Eine naturheilkundliche und ganzheitliche Therapie sollte immer Lebensstilmodifikationen beinhalten und patienteneigene Ressourcen, z. B. in Form von Selbsthilfestrategien, fördern. Eine ärztliche Anleitung, die auf den klassischen fünf Säulen der Naturheilkunde (Ernährungs-, Ordnungs-, physikalische, Bewegungs- und Phytotherapie) beruht, kann die Therapieerfolge deutlich steigern.

Ordnungstherapie

Reizdarmsyndrom ➤ 7.3.1.

Das Erlernen und regelmäßige Durchführen von **Entspannungstechniken** sowie der sog. Achtsamkeit rufen aufgrund ihres ausgleichenden Effekts auf das vegetative Nervensystem meist eine Symptomlinderung hervor. Bei ausgeprägter Symptomatik und hohem Leidensdruck kann eine stationäre Therapie mit einem multimodalen Konzept indiziert sein.

Physikalische Therapien

Reizdarmsyndrom ➤ 7.3.1.

Phytotherapie

Angezeigt sind insbesondere **lokal antiphlogistisch** und **spasmolytisch** wirkende Pflanzen, wie Kamillenblüten oder Süßholzwurzel, z. B. auch in Form einer sog. Rollkur: reichlich Kamillentee trinken, jeweils 10–15 Min. auf dem Rücken, der rechten und linken Seite sowie dem Bauch liegen.

- Pfefferminzblätter und Melissenblätter wirken spasmolytisch
- gute Evidenz des Kombinationspräparat Iberogast® (➤ 7.3.1)
- Heilerde und Süßholzwurzel: s. unter Refluxösophagitis (➤ 7.3.1)

Bei Übelkeit bietet sich eine Therapie mit Ingwer in Form von Tee oder Kapseln (z. B. Zintona® 3 × 250 mg) an.

Bei Appetitlosigkeit sind Zubereitungen aus Bitterstoffdrogen (Amara) die Therapie der Wahl, um die Magen- und Verdauungssaftsekretion anzuregen. Zu den Bitterstoffen zählen v. a. Iridoidglykoside und Mono- und Sesquiterpenalkaloide. Die Bitterstoffe sind hitzelabil, deshalb die Droge nur kurz überbrühen oder kalt ansetzen. Eine halbe Stunde vor der Mahlzeit trinken – bei nachlassender Wirkung ggf. Wechsel des Präparats.

PRAXISTIPP

Folgende Arzneipflanzen gehören zu den Bitterstoffdrogen:

- Enzianwurzel
- Wermutkraut (auch entblähend und gallesekretionsfördernd)
- Tausendgüldenkraut
- Schafgarbe, zusätzlich auch verdauungsfördernd und krampflösend im Gastrointestinaltrakt
- Zichorie (Wegwarte), wirkt auch verdauungsfördernd, enthalten z. B. in Kaffeesurrogaten
- Artischockenblätter (auch galletreibend)
- Löwenzahnwurzel (auch galletreibend)
- Angelikawurzel (auch spasmolytisch)

Keine Anwendung bei Magen- und Duodenalulzera, relative Kontraindikation bei Galleabflussstörungen.

Bewegungstherapie

Reizdarmsyndrom ➤ 7.3.1.

Ernährungstherapie

Reizdarmsyndrom ➤ 7.3.1.
Rohkost kann nach Verträglichkeit eingesetzt werden, ggf. Gemüse und Obst kurz blanchieren. Fettige und/oder blähende Nahrungsmittel (Hülsenfrüchte, Kohl etc.) sind zu meiden. Mehrere kleine, eher warme Mahlzeiten und ein achtsames Essen mit ausreichendem Kauen können die Symptomatik lindern.

Erweiterte Naturheilverfahren

- **Neuraltherapie** ➤ 7.3.1
- **Akupressur/Akupunktur:** Bei Übelkeit bestehen gute Erfahrungen mit der Nadelung des Akupunkturpunktes Pe 6 (Mitte Unterarm, 2 Cun = 2 Patientendaumenbreiten proximal der Handgelenksbeugefalte; auch mit Dauerkuglen möglich). Der Patient kann in der selbstständigen Durchführung einer Akupressur auf diesem Punkt geschult werden.

7.3.3 Refluxösophagitis und Gastritis

Für ca. 20 % der Bevölkerung westlicher Industrieländer sind die Symptome einer Refluxkrankheit regelmäßig oder gelegentlich störend präsent. Das bewusst wahrgenommene Übertreten von Magensäure in den Ösophagus führt zu Beschwerden wie Sodbrennen, saures Aufstoßen und retrosternales Brennen. Bei prolongiertem Reflux können eine manifeste Refluxösophagitis sowie erosive und ulceröse Läsionen auftreten. Bei der Gastritis stehen Symptome wie Oberbauchschmerzen und -druck, Völlegefühl, Übelkeit und Appetitlosigkeit im Vordergrund.

Aus naturheilkundlicher Sicht kommen bei den Krankheitsbildern oft dieselben Therapiestrategien in Frage. Die Indikation für Protonenpumpenhemmer sollte aufgrund neuerer Erkenntnisse mit Hinweisen auf ein erhöhtes Osteoporoserisiko, Medikamenteninteraktionen (Clopidogrel, Bisphosphonate) und eine vermehrte Fehlbesiedlung des Darms bei Langzeitgabe strenger gestellt werden.

Ordnungstherapie

Ein regelmäßiger **Lebensrhythmus** mit konstanten Wach- und Schlafzeiten kann sich positiv auswirken. Empfohlen wird eine Hochlagerung des Oberkörpers oder eine Rechtsseitenlage während des Schlafes.

Entspannungsverfahren (➤ 7.3.1), regelmäßig angewandt, können über einen harmonisierenden Effekt auf das vegetative Nervensystem zu einer Reduktion der Symptomatik führen.

Hydro- und Thermotherapie

Reizdarmsyndrom ➤ 7.3.1.

- warme Auflagen auf den Oberbauch z. B. mit Zusätzen wie Melissenöl
- Heublumensack: wirkt schmerzlindernd, spasmolytisch, allgemein sedierend; verfügt über langes Wärmehaltevermögen
  Anwendung: im Wasserdampf erwärmen, für ca. 45 Min. auflegen

Phytotherapie

PRAXISTIPP

Leinsamenschleim wird wie folgt hergestellt: 2–3 EL Leinsamen (nicht geschrotet) in 500 ml Wasser mind. 30 Min. köcheln lassen, nicht überkochen. Ist das Kochwasser dickflüssig, kann der Schleim durchsiebt werden. Den ausgekochten Leinsamen verwerfen und den Schleim schluckweise warm trinken. 1–2 Tage in einer Thermoskanne haltbar.

Angezeigt sind Zubereitungen aus folgenden Arzneipflanzen:

- **Leinsamenschleim:** wirkt schleimhautprotektiv
- **Heilerde:** naturreiner Löss mit hohem Gehalt an Mineralien und Spurenelementen bindet überschüssige Magensäure und Produkte abnormer Gärung, Dosierung: tgl. 3 × 1 Portionsbeutel oder 1 TL Luvos® Heilerde mit Wasser einnehmen; Kontraindikationen: schwere Nierenfunktionsstörung, Darmverschluss/-stenosen
- **Süßholzwurzel** (*Liquiritiae radix*): mit dem wirksamkeitsbestimmenden Inhaltsstoff Glyzyrrhizin, auch als Ergänzung der Therapie von Ulzera im oberen Gastrointestinaltrakt und einer Helicobacter-pylori-induzierten Gastritis; antiphlogistische Wirkung, Einnahme in Form von Tee, Fluidextrakt oder Kautabletten; bei längerer Anwendung oder höherer Dosierung des wirksamen Inhaltsstoffes Glycyrrhizin ist aber der mineralokortikoide Effekt (Natrium-Retention mit entsprechenden Folgen) zu beachten – daher Empfehlung: maximal 4–6 Wochen Therapiedauer.

Weiterhin können **Muzilaginosa** (z. B. Eibischwurzel, Isländisch Moos, Malvenblätter) und lokale Antiphlogistika (Kamillenblüten, Ringelblumenblüten, Süßholzwurzel) sowie Adstringenzien (Salbeiblätter, Tormentillwurzelstock) als Teeaufguss bzw. Kaltmazerat oder Fertigpräparat angewendet werden. Bei atrophischer Gastritis können auch Bittermittel eingesetzt werden.

Pfefferminze kann aufgrund einer relaxierenden Wirkung auf den unteren Ösophagussphinkter bei Refluxösophagitis zur Symptomzunahme führen.

Die Küchenzwiebel (Alium cepa) und Knoblauch (Alium satium) zeigen experimentelle Hinweise auf eine antibiotische Wirkung bei Helicobacter-pylori assoziierter Gastritis. Hier liegen nur Grundlagendaten vor.

Bewegungstherapie

Reizdarmsyndrom ➤ 7.3.1.

Ernährungstherapie

Wichtig ist der Verzicht auf Nahrungsmittel und Genussmittel, die anregend auf die Säureproduktion wirken (wie Nikotin, Alkohol, Kaffee, Zitrusfrüchte und scharfe Gewürze). Weiterhin sollte die letzte Tagesmahlzeit nicht zu spät eingenommen werden und aus leicht verdaulichen, kohlenhydratreichen Nahrungsmitteln bestehen. Fettreiche Mahlzeiten sollten vermieden werden. Oft ist eine Aufteilung in mehrere kleine Mahlzeiten sinnvoll.

Eingesetzt werden können auch Schleimstoffe in Form von Leinsamenschleim und Haferschleim mit protektiver Wirkung auf die Schleimhaut des oberen Gastrointestinaltrakts.

Erweiterte Naturheilverfahren

Zur **Neuraltherapie** auch Reizdarmsyndrom ➤ 7.3.1.

7.3.4 Chronisch entzündliche Darmerkrankungen (CED)

In Deutschland leiden etwa 300.000 Menschen unter den chronisch entzündlichen Darmerkrankungen M. Crohn (MC) und Colitis ulcerosa (CU). Die jährliche Inzidenz für Colitis ulcerosa als auch für den M. Crohn liegt bei etwa 5–6 pro 100.000. Entgegen früherer Annahmen wurde eine typische CED-Psychopathologie oder Persönlichkeitsstruktur durch keine Studie belegt. Allerdings scheint psychosozialer Stress einen negativen Einfluss auf den Verlauf der Erkrankungen und die Auslösung akuter Schübe zu haben.

Das Beschwerdebild bei chronisch entzündlichen Darmerkrankungen variiert individuell und je nach Schubschwere und Ausbreitung. Die aufgelisteten Leitsymptome (➤ Tab. 7.1) sind oft klinisch richtungweisend und werden bei 60–80 % aller Patienten v. a. bei Kolonbefall im Verlauf der Erkrankung durch extraintestinale Manifestationen begleitet, z. B. Skelett/Gelenkmanifestationen (Arthralgien, Osteoporose), Augen (Episkleritis, anteriore Uveitis), Haut (Erythema nodosum, Pyoderma gangraenosum), Leber/Gallenwege (primär sklerosierende Cholangitis, Fettleber, Cholezystolithiasis), Pankreas (Pankreatitis).

Das Ausdehnungsmuster zeigt bei Colitis ulcerosa einen kontinuierlichen Befall im Kolon von distal nach proximal (bei 55 % der Betroffenen Proktokolitis, 30 % Ausdehnung bis zur linken Flexur und 15 % Pancolitis mit evtl. Backwash-Ileitis). Im Unterschied dazu kann beim M. Crohn ein diskontinuierlicher Befall des gesamten Gastrointestinaltrakts vorliegen (zumeist Ileum und Kolon, ca. 5–10 % der Betroffenen mit Befall des oberen Gastrointestinaltrakts).

Eine konventionelle Therapie der CED mit Orientierung an den aktuellen Leitlinien sollte im Vordergrund stehen. Ergänzend können bei der individuellen Betreuung naturheilkundliche Therapien zum Einsatz kommen, welche auch zunehmend in den Leitlinien der CED berücksichtigt und zudem von Patienten nachgefragt werden.

Tab. 7.1 Leitsymptome von M. Crohn und Colitis ulcerosa (nach Langhorst [16])

Symptom	Häufigkeit bei M. Crohn (%)	Häufigkeit bei Colitis ulcerosa (%)
Bauchschmerzen	70–80	40–80
Durchfall	70–90	80–90
Darmblutung	20–25	90–100
Analfistel	10–40	0–5
Gewichtsverlust	50–60	20–40
Fieber	25–40	10–20
Anämie	20–30	20–50

Ordnungstherapie

STUDIEN

Den Eindruck, dass Stress einen negativen Einfluss auf die Erkrankung hat und schon einmal unmittelbar zum Auslösen eines Schubes geführt habe, äußerten mehr als 70 % aller Befragten einer großen Studie [17, 18]. Über 80 % erwarteten, dass eine „bessere Stresstoleranz" den Krankheitsverlauf positiv beeinflussen würde.
In der ersten randomisiert-kontrollierten Studie [17, 18] zur naturheilkundlichen Ordnungstherapie/MBSR bei Patienten mit Colitis ulcerosa konnte eine relevante Verbesserung der Lebensqualität nachgewiesen werden. Vor diesem Hintergrund ist die Mind-Body-Therapie in die Leitlinien für Colitis ulcerosa aufgenommen worden.

Die Rolle psychosozialer Faktoren in der Krankheitsgenese und -modulation wird bei chronisch entzündlichen Darmerkrankungen kontrovers diskutiert. Sowohl aus klinischer Sicht als auch vonseiten der Patienten liegt ein unmittelbarer Zusammenhang zwischen psychosozialen Stressoren und einer Exazerbation der Erkrankung jedoch nahe. Trotz einiger gegensätzlicher Ergebnisse stützen wissenschaftliche Untersuchungen die klinische Bedeutung psychologischer Faktoren. So wurde in großen prospektiven und epidemiologischen Untersuchungen [19, 20] an CED-Patienten ein Zusammenhang von **psychosozialen Stressoren** und **Krankheitsaktivität** belegt.

Empfohlene Therapieformen sind z. B. diaphragmales Atmen, Meditation, autogenes Training, progressive Muskelrelaxation, Yoga, Qigong, Achtsamkeitstraining (Mind/Body Medicine, MBSR).

Die Bedeutung des **Rauchens** als Risikofaktor für MC mit einem etwa 2-fach erhöhten Risiko für die Schubausbildung, Notwendigkeit einer Immunsuppression und Operationsraten gilt als gesichert. In Hinblick auf die CU wird nach der aktuellen Studienlage ein gegenteiliger Effekt angenommen, sodass ein Rauchstopp ggf. die Aktivität erhöhen kann.

Hydro- und Thermotherapie

Zur Anwendung kommen Auflagen und Sitzbäder. Die folgenden Therapien haben eine vegetativ stabilisierende, spasmolytische, schmerzlindernde, beruhigende und schlaffördernde Wirkung.

Auflagen

- **Leibwaschungen:** Ein zusammengefaltetes Tuch wird nach Anfeuchten langsam kreisförmig im Uhrzeigersinn beginnend rechtsseitig auf der Höhe des Hüftknochens 30–40-mal über den Leib bewegt. Zunächst 18–22 °C kaltes Wasser, im weiteren Verlauf kälteres Wasser; reflektorische Wirkung: reflektorische, vegetativ stabilisierend, spasmolytisch, karminativ, schlaffördernd; **Cave:** keine Anwendung bei akuten Harnwegsinfekten.
- **Kalter Leibwickel:** Kalt-feuchtes Leinentuch, dann Handtuch und Wolltuch um den Bauch wickeln. Die Erwärmung sollte nach 10 Min. eingetreten sein; reflektorische Wirkung.
- **Kümmel-Leibauflage:** Einmassieren von Kümmelöl auf den Bauch, Abdecken mit lauwarmem/feuchtem Baumwolltuch, den Leib mit trockenem Baumwolltuch umwickeln, darüber eine Wärmflasche legen, Anwendung für ca. 30 Min.
- **Kamillenleibauflage:** 1 TL Kamillenblüten auf ¼ l kochendes Wasser, 10 Min. ziehen lassen, kleines Baumwolltuch tränken, abdecken mit lauwarmem/feuchtem Baumwolltuch, den Leib mit einem trockenen Baumwolltuch umwickeln, darüber eine Wärmflasche legen, Anwendung für ca. 30 Min.
- **Heublumensackauflagen:** Den Heusack zu etwa ⅔ mit Heublumen füllen und verschließen (alternativ als Fertigprodukt erwerben). Anschließend unter fließendem Wasser anfeuchten oder in einem Topf etwa 20 Min. dämpfen. Nach der Entnahme aufschütteln und vorsichtig auf den Bauch legen. Liegedauer 45 Min. bis 1 Std. (bis kein Wärmegefühl mehr vorliegt); anschließend nachruhen; **Cave:** bei zu heißer Anwendung besteht Gefahr des Verbrühens, Allergie denkbar.

Bäder

Bei Analfissuren sind entzündungshemmende und wundheilungsfördernde Sitzbäder aus Kamillenblüten die Therapie der Wahl: 2–3 EL Kamillenblüten mit 1 Liter kochendem Wasser 5 Min. ziehen lassen. Sitzbäder angenehm temperieren und nach Bedarf wiederholen.

Phytotherapie

Phytotherapeutische Zubereitungen

Zur Behandlung der darm- und stuhlassoziierten Beschwerden können phytotherapeutische Zubereitungen aus folgenden Arzneipflanzen zur Anwendung kommen.

- **Flohsamen** *(Psyllii semen):* antientzündliche Wirkung, vermutlich durch die kurzkettige Fettsäuren Butyrat und Acetat, außerdem Wirkung als Quellmittel: als Gelbildner über Wasserbindung in Gelen und viskösen Lösungen, erhöht das Stuhlvolumen, reguliert die Peristaltik; Kontraindikation: Stenosen; Wechselwirkungen: Mögliche Absorption und damit Wirkungsherabsetzung gleichzeitig eingenommener Medikamente, mögliche Nebenwirkungen: Meteorismus, Völlegefühl, in Einzelfällen Überempfindlichkeitsreaktion, ein Fall von Bronchospasmus; Dosierung zur Remissionserhaltung bei Colitis ulcerosa: (z. B. Flosa®; Mucofalk®) tgl. 1–3 × 1 Beutel, In-vitro-Studien sowie erste klinische Studien bei Colitis ulcerosa, Erwähnung in den Leitlinien der AWMF für Colitis ulcerosa, Flohsamen sind bei entsprechender Indikation erstattungsfähig. Keine Studie für M. Crohn.
- **Weihrauch** *(Boswellia serrata):* Wirkstoff aus dem Harz der Rinde: Boswelliasäure; Wirkprin-

zip: In-vitro-Hemmung der Leukotrienbiosynthese; unerwünschte Nebenwirkungen: selten gastrointestinale Beschwerden, allergische Reaktionen. Dosierung: z. B. Boscari®, tgl. 3 × 1–2 Tbl. (400 mg/Tbl.); In-vitro-Studien sowie erste klinische Studien bei M. Crohn, in Leitlinien bisher keine Empfehlung.

- **Myrrhe** *(Commiphora molmol):* Wirkstoff aus dem Harz der Rinde: Commiphora-Säure; Anwendung in Kombination (z. B. Myrrhinil Intest®): Myrrhe (100 mg), Kamille (100 mg) und Kaffeekohle (50 mg); In-vitro-Studien und eine RCT; Dosierung: tgl. 3 × 2–4Tbl.; Myrrhentinktur zur Therapie oraler Aphten oder einer Stomatitis (in vitro Studien). Erste klinische Studie in der remissionserhaltenden Therapie bei Colitis ulcerosa ergab Nichtunterlegenheit im Vergleich zum Goldstandard Mesalazin [32].
- **Heidelbeermuttersaft/getrocknete Heidelbeeren** (Vaccinium myrtillus): sind reich an Gerbstoffen und wirken so adstringierend und mild antiseptisch; eignen sich in Form von Heidelbeermuttersaft oder getrockneten Heidelbeeren besonders für den Einsatz bei akuten Schüben mit Diarrhöen. Es liegen bisher keine Forschungsergebnisse vor, die eine positive Wirksamkeit bei CED beweisen würden. Aufgrund des umfassenden Erfahrungswissens und der wissenschaftlichen Plausibilität kann die Therapie trotzdem empfohlen werden.
- **Blutwurz/Tormentilla,** *Potentilla erecta:* ist reich an Gerbstoffen und wirkt so adstringierend und mild antiseptisch; Darreichung in Form von Tee, Tinktur oder Fertigpräparat, Mittlere Tagesdosis: 1,5–3 g Droge. Es liegen bisher keine Forschungsergebnisse vor. Aufgrund der wissenschaftlichen Plausibilität kann die Therapie trotzdem empfohlen werden.
- **Wermut (Artemisia absinthum):** Wirksamkeit v. a. durch Bitterstoffe zur Appetitanregung, bei Beschwerden des Verdauungstrakts, zur Anregung der Leberfunktion sowie bei krampfartigen Störungen des Darms und der Gallenwege, außerdem bestehen antimikrobielle und wundheilungsfördernde Wirkungen. Es liegt eine Studie vor mit positivem Outcome als komplementäre Therapie bei aktivem M. Crohn. Das untersuchte Fertigpräparat steht in Deutschland nicht zur Verfügung. Einsatz in Form von Tees.
- **Ingwer** *(Zingiberis rhizoma):* Wirkstoffe: Öle und Scharfstoffe der frischen oder getrockneten Wurzelstöcke fördern die Speichel- und Magensaftsekretion und führen darüber hinaus zur Steigerung des Tonus und Anregung der Darmperistaltik; In-vitro-Studien; antidiarrhoische Wirkung, Darreichung in Form von Tee, Tinktur. Mittlere Tagesdosis: 2–4 g Droge, Fertigpräparat (Zintona®) Tagesdosis: 3 × 250 mg.
- **Gelbwurz** *(Curcumae longae rhizoma):* Wirkstoffe: Curcuminoide und das ätherische Öl; In-vitro-Studien: cholagoge und antioxidative Wirkung, antiinflammatorische und tumorprotektive Wirkungen. Darreichung in Form von Tee, Tinktur oder Fertigpräparat; Mittlere Tagesdosis: 1,5–3 g Droge, In Studien 2 × 1 Kps. (81 mg standardisiertes Extrakt). Fertigpräparate (Curcumin®; Curcutruw®); Leitlinien: Curcumin kann in der remissionserhaltenden Behandlung der Colitis ulcerosa komplementär zu einem Aminosalizylat eingesetzt werden.

Zu Zubereitungen bei Appetitlosigkeit, Meteorismus, Flatulenz ➤ 21.1.

PRAXISTIPP

Klysma

Bei Proktitis, Sigmoiditis oder Linksseitencolitis kann folgendes phytotherapeutisches Klysma (1.000 g) angewendet werden:

- Eichenrinde, Dec. Aq. 10 % 125 g
- Blutwurz, Dec. Aq. 10 % 125 g
- Weidenrinde, Dec. Aq. 10 % 125 g
- Aqua dest. 610 g
- Nestargel 15 g

Dosierung: 1 × tgl. über mind. 7 Tage im akuten Schub
Cave: Allergische Reaktion

Diarrhö bei CED

Teemischung aus 20 g Blutwurzwurzelstock, 10 g Pfefferminzblätter, 10 g Kamillenblüten; Zubereitung: 1–2 TL, ¼ l kochendes Wasser, 5–7 Min. abgedeckt ziehen lassen; tgl. 3 × 1–2 Tassen trinken.

Heilerde

Der an Mineralien und Spurenelementen reiche, naturreine Löss verfügt über eine sehr große Absorptionsfähigkeit; Wirkung: adstringierend, antidiarrhoisch, Produkte abnormer Gärung werden gebunden und eliminiert. Heilerde kann besonders bei Diarrhöen im Rahmen akuter Schübe eingesetzt werden. Bei Obstipation ist die Gabe von Heilerde eher ungünstig.

- Tagesdosis Luvos Heilerde®: 3 ×1 Portionsbeutel mit viel Wasser
- Kontraindikationen: schwere Nierenfunktionsstörung, Darmverschluss

Bewegungstherapie

Verschiedene Publikationen weisen v. a. auf einen positiven Einfluss von regelmäßiger Bewegung auf die Lebensqualität hin. Zum Einfluss auf Erstmanifestation und Krankheitsverlauf ist die Datenlage allerdings inkonsistent.

Das Risiko, an einer CED zu erkranken, ist reduziert bei Arbeit an frischer Luft mit körperlicher Aktivität. Das Osteoporosefrakturrisiko wird bei Patienten mit M. Crohn durch regelmäßige körperliche Aktivität reduziert. Auch die Unterstützung stationärer Rehabilitationsbehandlung durch gezielte körperliche Aktivität konnte belegt werden. Beim Einsatz regelmäßiger Bewegungsprogramme bei Patienten mit CED scheinen insbesondere der Ausschluss von Mangelzuständen und eine Vorbeugung vor Mangelernährung wichtig zu sein. In einer Studie fanden sich Hinweis darauf, dass M.-Crohn-Patienten in Remission nach einer **moderaten sportlichen Betätigung** (Aerobic) im Vergleich zu gesunden Probanden eine signifikant höhere Zinkausscheidung über den Urin hatten.

Geeignet sind beispielsweise:

- Alltagsbewegung
- körperliches Training: Ausdauersportart wie Walking, Nordic Walking, Schwimmen, Joggen

Die Auswahl der Bewegungs-/Sportart erfolgt individuell abhängig von Konstitution, Neigungen und Trainingszustand, aber auch vom aktuellen und langfristigen Verlauf der CED. Im hochakuten Schub ist körperliche Schonung empfohlen. Neben dem Ausdauertraining ist auch die Schulung der Körperwahrnehmung von Bedeutung.

Ernährungstherapie

Es gibt keine Kostform, die sich als spezielle Colitis-ulcerosa- oder M.-Crohn-Diät bewährt hat. Die Kost, die generell für alle Patienten mit chronisch entzündlichen Darmerkrankungen empfohlen werden kann – eine der **mediterranen** Küche angelehnte **Vollwertkost** – unterscheidet sich nicht von einer für die Normalbevölkerung empfohlenen gesunden Ernährung.

Besondere Empfehlungen gelten nur für spezielle Situationen wie nachgewiesene Mangelzustände, Beschwerden durch Stenosen, Zustand nach Darmresektion, Störungen der Fettverdauung oder bei Laktoseintoleranz. Bei fulminanter Colitis ulcerosa, bei hochgradiger proximaler Stenose, Subileus/Ileus oder schwerer Malabsorption kann eine totale parenterale Ernährung notwendig werden.

Individuelle Unverträglichkeiten sowie die Aktivität der CED (Schub oder Remission) sollten hier berücksichtigt werden.

PRAXISTIPP

Je nach Stadium der Erkrankung sind folgende ernährungstherapeutische Maßnahmen zu empfehlen:

- In akut entzündlichen Stadien ist eine vollwertige Schonkost als leicht verdauliche Kost zu empfehlen.
- In der Remission sollte eine mediterrane Vollwerternährung mit langsamem Einstieg und individueller Note durchgeführt werden. Sie gewährleistet eine optimale Zufuhr von Vitaminen, Mineralstoffen, Fettqualität und Omega-3-Fettsäuren, ist antioxidantienreich und beinhaltet wenig tierische Fette.

Als allgemeine Empfehlungen gelten:

- Mindestens 1,5 l Flüssigkeitszufuhr pro Tag, z. B. als Mineralwasser, Kräuter- oder Früchtetees, verdünnte Fruchtsäfte; nicht unbedingt zu den Mahlzeiten trinken, sondern 45–60 Min. danach.
- Langes Kauen der Speisen erhöht die Bekömmlichkeit.
- Täglich mehrmals Gemüse und Obst – roh oder kurz gegart – nach der Regel „5-mal am Tag" einplanen.

Bei M. Crohn hat eine ausschließliche Ernährung mit enteral bilanzierten Diäten (Elementardiät oder Oligopeptidnahrung) in einzelnen Studien eine deutliche antientzündliche Wirkung gezeigt, die Patientenadhärenz und die variirenden Verträglichkeiten sind allerdings limitierend.

Der therapeutische Wert von Glutamin, Butyrat (komplexe Fettsäuren) oder Lezithin ist bisher nicht ausreichend in großen Studien belegt [23]. Bezüglich Omega-3-Fettsäuren gibt es einige vielversprechende Daten für die Remissionserhaltung bei M. Crohn – eine Metaanalyse war allerdings negativ [24].

Erweiterte Naturheilverfahren

- **Mikrobiologische Therapie:** Probiotika – apathogene lebende Bakterien, die den Darm besiedeln und von denen der Wirt profitiert – haben in Deutschland eine lange naturheilkundliche Tradition, die Bandbreite an verfügbaren Präparaten ist groß.
  - E. coli Nissle 1917 – Wirkmechanismen: Adhäsionshemmung pathogener Bakterien an der Darmwand, Wiederherstellung von Permeabilitätsdefekten der Darmwand, Hochregulation von IgA, TNF-alpha, IL-6 und IL-10; Reduktion der bakteriellen Translokation bei experimenteller Colitis; In-vitro-Studien, klinische Studien bei Colitis ulcerosa [25, 26], Leitlinien der AWMF (Remissionserhaltung), bisher keine positive Studie bei M. Crohn, Dosierung (oral): tgl. 2 × 100 mg, Präparat: z. B. Mutaflor®
  - Saccharomyces boulardii (lebende Trockenhefe): erwiesene Wirkung zur Prävention antibiotikaassoziierter Diarrhöen, erste klinische Studien bei Colitis ulcerosa sowie zur Remissionserhaltung bei M. Crohn; Dosierung (oral): tgl. 2 × 250 mg, Präparat: z. B. Perenterol®
  - VSL#3® – Kombination aus acht verschiedenen Bakterienstämmen: Streptococcus thermophilus, Bifidobacterium breve, Bifidobacterium longum, Bifidobacterium infantis, Lactobacillus acidophilus, Lactobacillus plantarum, Lactobacillus casei, Lactobacillus bulgaricus; erwiesene Wirkung zur Remissionserhaltung bei Pouchitis; In-vitro-Studien, erste klinische Studien bei Colitis ulcerosa in Remission; Dosierung: tgl. 2 × 2,5 g (1 Tütchen)

MERKE

Bei allen Präparaten empfiehlt sich eine einschleichende Dosierung, da Meteorismus und Flatulenz als Nebenwirkung auftreten können.

- **Manuelle Therapie:** Zur Anwendung kommen reflektorische Verfahren. Die **Bindegewebsbehandlung** kann ergänzend eingesetzt werden bei Wirbelsäulen-Beschwerden mit Bindegewebszonen und „Gelosen" im Bereich der zugeordneten Zonen des Bindegewebes oder der Muskulatur. Die reflektorisch zugeordnete „Darmzone" befindet sich (z. B. nach Aschner) im mittleren LWS-Bereich bds. paravertebral. Wenn hier eine bindegewebige Verspannung (Gelose) z. B. über die Untersuchung der sog. Kibler-Falte festgestellt wird, kann eine Bindegewebsbehandlung (z. B. Schröpfkopf- oder Bindegewebsmassagen) sinnvoll sein.
  Durch eine Besserung des Bindegewebs-Befundes kann aus naturheilkundlicher Sicht eine reflektorische (kutiviszeral vermittelte) Besserung der entzündeten Darmabschnitte möglich sein. Für diese Zusammenhänge ist bisher kein wissenschaftlicher Nachweis vorhanden.
- **Neuraltherapie:** Als unterstützende Maßnahme kann regional (verschiedene Bauchreflexpunkte), segmental, an Ganglien (z. B. Ganglion coeliacum – nur für erfahrene Neuraltherapeuten) oder im Bereich von sog. Neuromodulativen Triggerpunkten (Zähnen, Tonsillen, Nasennebenhöhlen, Narben etc.) Procain® injiziert werden.
- **Akupunktur:** Eine begleitende Akupunktur (mit Moxibustion) als komplementäre Therapie bei leicht- bis mittelgradiger Krankheitsaktivität hat sowohl für M. Crohn als auch für Colitis ulcerosa Eingang in die aktuellen Leitlinien gefunden.

7.3.5 Leber- und Gallefunktionsstörungen

Die Leber ist das wichtigste Stoffwechselorgan des Körpers mit vielfältigen Synthese-, Entgiftungs- und Ausscheidungsfunktionen. Häufigste chronische Erkrankungen sind Virushepatitiden, Fettleberhepatitis und nutritiv-toxische sowie medikamenteninduzierte Leberschäden. Gallefunktionsstörungen sind klinisch häufig von der Dyspepsie oder dem Reizdarmsyndrom schwer abzugrenzen. Naturheilkundliche Verfahren haben bei akuten Cholezystitiden, Cholangio- oder Choledocholiathiasis sowie Cholangitiden keine große Relevanz.

Insbesondere bei den chronischen Lebererkrankungen wie Hepatitis B und C sowie Autoimmunhepatitiden sollte zunächst zur Festlegung des konventionellen Therapieschemas eine spezialisierte hepatologische Betreuung erfolgen. Naturheilkundliche Therapien können komplementär zur Symptomlinderung und auch mit dem Ziel der Reduktion der Transaminasenerhöhung eingesetzt werden.

Bei Erkrankungen der Gallenwege ist die Domäne der Naturheilkunde primär die Behandlung chronischer und/oder funktioneller Beschwerden nach Ausschluss akuter entzündlicher Veränderungen oder einer symptomatischen Cholangio- oder Choledocholithiasis.

Ordnungstherapie

Neuere Studien [27, 28] zeigen sehr günstige Effekt einer **Gewichtsreduktion** im Rahmen einer Lebensstiländerung, bei Hinzunahme von regelmäßiger Bewegung und Ernährung bei der nicht-alkoholischen Steatosis hepatis (NASH).

Hydro- und Thermotherapie

- feuchtwarmer Leberwickel (s. Kasten): Wirkung spasmolytisch, entzündungshemmend, durchblutungsfördernd
- kalte Leibwickel: ➤ 7.3.1
- regelmäßige Bäder: Eine Erhöhung des zentralen Venendrucks führt zu vermehrter Freisetzung von atrialem natriuretischen Peptid, folgend zu vermehrter Diurese, welche sich positiv auf eventuell vorhandene Aszites und Ödeme auswirken kann.

PRAXISTIPP

Der Leberwickel wird 2 ×/Woche bis täglich durchgeführt: Feucht-warmes Leinentuch auf den rechten Oberbauch legen, ein Handtuch darüber und eine Wärmeflasche darauf legen. 30–60 Min. einwirken lassen.

Phytotherapie

Zur Anwendung kommen je nach Symptomatik **Cholagoga** oder **Hepatoprotektiva.**

Cholagoga

Hier kann zwischen Choleretika (steigern hepatische Synthese und Sekretion der Galle) und Cholekinetika (steigern den Gallefluss) unterschieden werden. Die Anwendung sollte erst nach Ausschluss einer Galleabflussstörung und möglichst zwischen den Mahlzeiten erfolgen, damit in der Nüchternphase der verminderte Gallefluss nicht die Gefahr der Steinbildung erhöht. Die cholagenen Phytotherapeutika wirken meist auch spasmolytisch. Zum Einsatz kommen, z. B. als Tee:

- Erdrauchkraut (*Fumariae herba*)
- Gelbwurzwurzelstock (*Curcumae rhizoma)*
- Schöllkraut (*Chelidonium herba*): unter Kontrolle der Transaminasen und des Bilirubins
- Schafgarbenkraut (*Millefolii herba*)
- Artischocke s. u.

Kontraindikation für Schöllkraut, Artischocke, Gelbwurz: Verschlussikterus

Hepatoprotektiva

- **Mariendistelfrüchte** (*Cardui Mariae fructus*) können mit einer Tagesdosis von 200–400 mg Silymarin-Konzentrat adjuvant bei chronischen Lebererkrankungen, als Prophylaxe unter potenziell lebertoxischer Chemotherapie und intravenös als Antidot bei Knollenblätterpilzvergiftungen eingesetzt werden. In vitro und im Tierversuch hepatoprotektive Wirkung. Positiver Effekt auf durch Alkohol und Medikamente verursachte toxische Leberschäden [29, 30]. Bei akuter oder chronischer Hepatitis konnte bislang kein positiver Effekt auf die Viruslast nachgewiesen werden.
- **Artischockenblätter** *(Cynarae folium)* mit leicht lipidsenkender Wirkung sowie Anregung des Galleflusses. Wirkung auf subjektive Parameter (rechtsseitige Oberbauchbeschwerden) [31] nicht jedoch auf objektive Parameter (Transaminasen, Entzündungsaktivität, Fibrose).
- **Mistelpräparate** können bei subkutaner Anwendung Symptome wie Müdigkeit und Abgeschlagenheit bessern, jedoch zeigen sich in Studien diskrepante Ergebnisse bezüglich der Effekte auf Transaminasen und Viruslast.
- **Süßholz** (*Glycyrrhiza glabra*) verfügt über hepatoprotektive Effekte bei intravenöser Anwendung (in Deutschland noch nicht zugelassen).

CAVE

Einige Phytotherapeutika, z. B. Pestwurz, Pelargonium sidoides, dürfen nicht bei Leberinsuffizienz angewendet werden.

Bewegungstherapie

Regelmäßige körperliche Aktivität wirkt sich unterstützend positiv aus.

Ernährungstherapie

- Alkohol strikt meiden, Kaffee und andere Reizstoffe reduzieren.
- Gewichtsnormalisierung anstreben, z. B. bei NASH.
- Kurzzeitiges Heilfasten ist angezeigt bei leichten Lebererkrankungen, bei schweren Hepatopathien (Leberzirrhose etc.) allerdings kontraindiziert.
- Unter stark hypokalorischer Kost erfolgt ein Anstieg der freien Fettsäuren (sowie Transaminasen und Bilirubin), die eine Steatosis hepatis noch verstärken können.
- Vitamin E (tgl. 800–1.000 IU): Hinweise auf positive Wirkung bei chronischer Hepatitis B und Steatohepatitis.
- Natriumselenit (tgl. 50–200 µg) zeigte in Studien eine präventive Wirkung bei Hepatitis C bezüglich der Entwicklung eines hepatozellulären Karzinoms.
- Eine hohe Fruktoseaufnahme (v. a. durch sog. Softdrinks) ist mit einem deutlich erhöhten Risiko für die Entwicklung einer nicht-alkoholischen Leberzirrhose assoziiert.
- Bei Leberfibrose und Leberzirrhose fettreduzierte Kost mit hohem Anteil an mehrfach ungesättigten Fettsäuren bevorzugen, bei Kachexie und Kräfteabfall allerdings auf ausreichende Kalorienzufuhr achten.
- Bei Aszites und hepatischen Ödemen empfiehlt sich eine Salzreduktion (< 6 g/Tag).
- Bei hepatischer Enzephalopathie Eiweißzufuhr reduzieren und auf regelmäßigen Stuhlgang achten (Ammoniakreduktion).

MERKE

Ein guter Ernährungszustand ist bei Leberzirrhose mit einer günstigeren Prognose assoziiert.

7

Erweiterte Naturheilverfahren

- **Ab- und ausleitende Verfahren:**
  - Schröpfen (Magen – und Pankreaszone Th 2–Th 7 links paravertebral; Leber- und Gallenzone Th 2–Th 8 rechts paravertebral) je nach Konstitution (Fülle, Leere) auch blutig
  - Aderlässe sind bei der Hämochromatose Therapiestandard, Indikation auch bei Patienten mit chronischer Hepatitis und erhöhtem Serumferritin, (ca. alle 4 Wochen 100–300 ml Blut), in Studien hier positiver Einfluss auf objektive Kriterien wie Entzündungsaktivität und Fibrosierung.
- **Neuraltherapie:** Vogler-Punkte am Rippenbogenrand zur Symptomlinderung, Narben im Segment, Nabel (Verbindung zur Leber über obliterierte V. umbilicalis), segmentale Therapie Th 6–10, Ganglion coeliacum rechts (nur durch erfahrenen Neuraltherapeuten)

LITERATUR

[1] Dobos G, Deuse U, Michalsen A. Chronische Erkrankungen integrativ. München: Elsevier, 2006.

[2] Kraft K, Stange R. Lehrbuch Naturheilkunde. Stuttgart: Hippokrates, 2010.

[3] Schmiedel V, Augustin M. Leitfaden Naturheilkunde. 6. A. München: Elsevier, 2012.

[4] Langhorst J. Komplementäre Verfahren bei chronisch entzündlichen Darmerkrankungen. zkm 2009; 1(1): 12–19.

[5] Huber R. Mind-Maps Phytotherapie. Stuttgart: Hippokrates, 2010.

[6] Dignass A, Preiß JC, Aust DE et al. Update German Guideline on Diagnosis and Treatment of Ulcerative Colitis. Z Gastroenterol. 2011; 49(9): 1276–341.

[7] Layer P, Andresen V, Pehl C, et al. Irritable Bowel Syndrome: German Consensus Guidelines on Definition, Pathophysiology and Management. Zeitschrift für Gastroenterologie 2011; 49 (2): 237–93.

[8] Hoffmann JC, Preiss JC, Autschbach F et al. Clinical practice guideline on diagnosis and treatment of Crohn's disease. Z Gastroenterol. 2008; 46(9): 1.094–146.

[9] Langhorst J, Kerckhoff A. Was tun bei … Colitis ulcerosa und M. Crohn. 2. A. Essen: KVC, 2010.

[10] Zijdenbos IL, de Wit NJ, van der Heijden GJ et al. Psychological treatments for the management of irritable bowel syndrome. Cochrane Database Syst Rev. 2009 Jan 21;(1):CD006442.

[11] Gaylord SA, Palsson OS, Garland EL et al. Mindfulness training reduces the severity of irritable bowel syndrome in women: Results of a randomized controlled trial. Am J Gastroenterol. 2011 Sep;106(9):1678–88.

[12] von Arnim U, Peitz U, Vinson B et al. STW 5, a phytopharmacon for patients with functional dyspepsia: results of a multicenter, placebo-controlled double-blind study Am J Gastroenterol. 2007; 102: 1.268–1.275.
[13] Rahimi R, Abdollahi M. Herbal medicines for the management of irritable bowel syndrome: A comprehensive review. World J Gastroenterol. 2012 February 21; 18(7): 589–600.
[14] Moayyedi P, Ford AC, Talley NJ et al. The efficacy of probiotics in the treatment of irritable bowel syndrome: a systematic review. Gut. 2010 Mar; 59(3): 325–32.
[15] Brenner DM, Moeller MJ, CheyWD et al. The utility of probiotics in the treatment of irritable bowel syndrome: a systematic review. Am J Gastroenterol. 2009 Apr; 104(4): 1033–49.
[16] Langhorst J. Gastrointestinale Erkrankungen: Chronisch entzündliche Darmerkrankungen. In: Dobos G, Deuse U, Michalsen A. Chronische Erkrankungen integrativ. München: Elsevier, 2006.
[17] Elsenbruch S, Langhorst J, Popkirowa K et al. Effects of mind-body therapy on quality-of-life and neuroendocrine and cellular immune functions in patients with ulcerative colitis. Psychother Psychosom. 2005; 74(5): 277–87.
[18] Langhorst J, Anthonisen IB, Steder-Neukamm U et al. Amount of systemic steroid medication is a strong predictor for the use of complementary and alternative medicine in German patients with Inflammatory bowel disease: Results from a national survey. Inflamm Bowel Dis. 2005 Mar; 11(3): 287–95.
[19] Bernstein CN, Singh S, Graff LA et al. A prospective population-based study of triggers of symptomatic flares in IBD. Am J Gastroenterol. 2010 Sep; 105(9): 1994–2002.
[20] Bitton A, Dobkin PL, Edwardes MD et al. Predicting relapse in Crohn's disease: a biopsychosocial model. Gut. 2008 Oct; 57(10): 1386–92.
[21] Levenstein S, Prantera C, Varvo V et al. Stress and exacerbation in ulcerative colitis: a prospective study of patients enrolled in remission. Am J Gastroenterol. 2000 May; 95(5): 1.213–20.
[22] Levenstein S, Prantera C, Varvo V et al. Psychological stress and disease activity in ulcerative colitis: a multidimensional cross-sectional study. Am J Gastroenterol. 1994 Aug; 89(8): 1.219–25.
[23] Stremmel W, Hanemann A, Ehehalt R et al. Phosphatidylcholine (lecithin) and the mucus layer: Evidence of therapeutic efficacy in ulcerative colitis? Dig Dis. 2010; 28(3): 490–6.
[24] Turner D, Zlotkin SH, Shah PS et al. Omega 3 fatty acids (fish oil) for maintenance of remission in Crohn's disease. Cochrane Database Syst Rev. 2009 Jan 21;(1) CD006320.
[25] Kruis W, Fric P, Pokrotnieks J et al. Maintaining remission of ulcerative colitis with the probiotic Escherichia coli Nissle 1917 is as effective as with standard mesalazine. Gut. 2004 Nov; 53(11): 1617–23.
[26] Rembacken BJ, Snelling AM, Hawkey PM et al. Nonpathogenic Escherichia coli versus mesalazine for the treatment of ulcerative colitis: a randomised trial. Lancet. 1999 Aug 21; 354(9179): 635–9.
[27] Promrat K, Kleiner DE, Niemeier HM et al. Randomized controlled trial testing the effects of weight loss on nonalcoholic steatohepatitis. Hepatology. 2010 Jan; 51(1): 121–9.
[28] Neuschwander-Tetri BA. Lifestyle modification as the primary treatment of NASH. Clin Liver Dis. 2009 Nov; 13(4): 649–65.
[29] Loguercio C, Festi D. Silybin and the liver: from basic research to clinical practice. World J Gastroenterol. 2011 May 14; 17(18): 2288–301.
[30] Rambaldi A, Jacobs BP, Gluud C. Milk thistle for alcoholic and/or hepatitis B or C virus liver diseases. Cochrane Database Syst Rev. 2007 Oct 17;(4):CD003620.
[31] Wider B, Pittler MH, Thompson-Coon J, Ernst E. Artichoke leaf extract for treating hypercholesterolaemia. Cochrane Database Syst Rev. 2009 Oct 7;(4):CD003335.
[32] Langhorst J, Schneider B, Goos KH, Albrecht U, Rueffer A, Stange R, Michalsen A, Dobos GJ. Randomized double-blind, double-dummy trial of a herbal preparation of myth, camomile and coffee coal compared to mesalamine in maintaining remission in ulcerative colitis. Gastroenterology (2011), 5 Supplement 1, S. 264.

7

7.4 Stoffwechselstörungen und endokrine Erkrankungen

Sabine Poschwatta-Rupp

Bei den im Folgenden dargestellten Erkrankungen – besonders dem metabolischen Syndrom und der Adipositas – handelt es sich meist um chron. Erkrankungen mit steigender Prävalenz, bei denen der Lebensstil (z. B. Fehlernährung, Bewegungsmangel) eine wichtige Rolle spielt. So sind schätzungsweise 20–40 % der Bevölkerung westlicher Industrienationen vom **metabolischen Syndrom** betroffen [32].

Im Zuge der zunehmenden Häufigkeit von **Adipositas** und Übergewicht ist auch mit einer Zunahme des metabolischen Syndroms zu rechnen, insbesondere die viszerale Ausprägungsform [15, 16, 32]. Mehr als die Hälfte der deutschen Bevölkerung ist übergewichtig (67 % bei Männern, 53 % bei Frauen) bzw. adipös, wobei der Anteil der Adipösen seit 1998 deutlich angestiegen ist. Bei den Männern sind heute 23,3 %, bei den Frauen 23,9 % betroffen [24]. Ein zu hohes Körpergewicht ist in der Regel der erste Risikofaktor eines metabolischen Syndroms.

Die zunehmende Prävalenz stellt den Therapeuten vor wachsende Aufgaben in der Sekundär- und Tertiärprävention. Die Patienten profitieren besonders von einer intensiven, interdisziplinären Betreuung und langfristigen Behandlungsstrategien.

Die naturheilkundlichen Maßnahmen für die folgenden Krankheitsbilder sind als zusätzliche Maßnahmen zur konventionellen Therapie einzusetzen.

7

7.4.1 Metabolisches Syndrom

Das **metabolische Syndrom** ist eine Kombination von Übergewicht, Bluthochdruck, Fettstoffwechselstörungen und Insulinresistenz. Diese äußert sich durch eine verminderte Insulinwirkung im Organismus und spielt eine wesentliche Rolle bei der Entstehung des Typ-2-Diabetes. Die verschiedenen Risikofaktoren beeinflussen sich gegenseitig, was zu einem deutlichen Risiko für kardiovaskuläre Erkrankungen führt [25].

Die Deutsche Adipositasgesellschaft (DAG) klassifiziert **Übergewicht** und **Adipositas** so (➤ Tab. 7.2):

Tab. 7.2 Klassifikation von Übergewicht und Adipositas (nach [6])

Klassifikation	BMI	Grad des Übergewichts
Übergewicht	≥ 25,0	–
Präadipositas	25–29,9	gering erhöht
Adipositas Grad I	30–34,9	erhöht
Adipositas Grad II	35–39,9	hoch
Adipositas Grad III	≥ 40	sehr hoch

Die viszerale Fettmasse, beurteilbar durch den Taillenumfang, sollte möglichst bei allen Personen mit einem BMI ≥ 25,0 kg/m^2 gemessen werden, um durch präventive Maßnahmen frühzeitig die Entwicklung eines metabolischen Syndroms zu verhindern: Bereits eine Stagnation der Gewichtszunahme kann dazu beitragen [13].

Besonders im Kindes- und Jugendalter sollte Übergewicht vermieden werden, da die Adipozyten bis zum 20. Lebensjahr angelegt werden und ihre Zahl lebenslang konstant bleibt. Dies erschwert später eine Gewichtsabnahme im Erwachsenenalter [31]. In der Entstehung von Übergewicht und Adipositas werden heute neben genetischen und Umweltfaktoren (s. u.) auch Suchtfaktoren diskutiert.

STUDIEN

Untersuchungen konnten am Tiermodell zeigen, dass die Aufnahme von Fast Food eine vermehrte Produktion der Neurotransmitter Dopamin im Gehirn induziert. Es werden analog zur Wirkung von Kokain D2-Rezeptoren des Belohnungssystems im Gehirn stimuliert. Eine Wiederholung des Experimentes löste einen Gewöhnungseffekt aus [10]. Dieser Aspekt kann evt. künftig in der Therapie von Adipositaspatienten an Bedeutung gewinnen.

In der Pathogenese nimmt die Insulinresistenz eine Schlüsselstellung ein [18, 22, 32]. Bedeutend ist eine genetische Prädisposition, für die Manifestation sind Umweltfaktoren entscheidend. Hierzu gehören chronobiologische und psychosoziale Faktoren – so entstehen Schlafstörungen u. a. durch späte/unregelmäßige Mahlzeiten. Die Melatoninproduktion, die im Normfall ab 19 Uhr einsetzt, wird reduziert und die Schlafqualität nimmt ab [29]. Ferner tragen Distress, mangelnde Vitamin-D-Versorgung, teilweise bedingt durch zu geringe Sonnenlichtexposition, aber auch ein Missverhältnis zwischen körperlicher Aktivität und Energiezufuhr sowie qualitative und

Tab. 7.3 Konsensus-Definition eines metabolischen Syndroms nach IDF (nach [2–4])

Kriterium	Mann	Frau
Blutdruck	≥ 130/85 mm Hg oder antihypertensive Pharmakotherapie	
Plasmaglyzeride	≥ 1,7 mmol/l bzw. ≥ 150 mg/dl oder Medikation	
HDL-Cholesterin	< 1,0 mmol/l bzw < 40 mg/l bzw. Medikation	1,3 mmol/l bzw. < 50 mg/l bzw. Medikation
Nüchternglukose	≥ 5,6 mmol/l bzw. ≥ 100 mg/dl oder Diabetes Typ 2 diagnostiziert bzw. Therapie mit oralen Antidiabetika	

quantitative Fehlernährung zur Entstehung des metabolischen Syndroms bei.

MERKE

Bei etwa 50 % der Pat. mit metabolischem Syndrom liegt eine gestörte Glucose-Homöostase vor und bei ca. 80 % der Pat. ein Typ-2-Diabetes. Das Risiko für eine KHK und Apoplexie steigt bei metabolischem Syndrom um das Dreifache, jeder Risikofaktor trägt dazu bei.

Laut IDF (*International Diabetes Federation*) und WHO sollte bei europäischen Männern langfristig ein Bauchumfang von max. 94 cm, bei Frauen von 80 cm angestrebt werden. Wenn zusätzlich mind. zwei der vier genannten Kriterien zutreffen (➤ Tab. 7.3), liegt nach IDF ein metabolisches Syndrom vor [2, 13].

Bei der Behandlung des metabolischen Syndroms steht bei verhaltenstherapeutischer Lebensstilintervention die Ernährungstherapie im Mittelpunkt.

Ordnungstherapie

Elemente der Ordnungstherapie können die Behandlung unterstützen. Hier gilt es besonders, die **Lebensrhythmen** zu **normalisieren.** Es lohnt sich z. B., auf eine ausgewogene Schlafhygiene – immerhin klagt etwa ein ⅓ der Bevölkerung über eine unzureichende Schlafqualität – und regelmäßige Mahlzeiten zu achten. So tragen drei Mahlzeiten mit etwa vier Stunden Esspausen sowie eine möglichst frühe Abendmahlzeit (mindestens 3–4 Std. vor dem Schlafengehen) zur Stabilisierung des Körpergewichts sowie zu einer ungestörten Melatoninsynthese und einer guten Schlafqualität bei [29]. Inwiefern ein Schlafdefizit eine Gewichtszunahme induziert, ist unklar. Ein denkbarer Mechanismus ist das Absinken des Leptinspiegels bei gleichzeitigem Anstieg des Ghrelinspiegels und somit eine Förderung des Appetits. Möglicherweise führt das späte Zubettgehen auch dazu, dass mehr gegessen wird [5].

Da auch Stress zu verändertem Essverhalten führen kann, sollte über Perspektiven des Stressabbaus nachgedacht werden. Einen guten Beitrag leisten Freizeitsport und diverse Entspannungstechniken.

Hydro- und Thermotherapie

Hydro- und thermotherapeutische Anwendungen üben Reizwirkungen auf den Organismus aus, er wird zu Reaktionen gezwungen. Hitze, mehr aber noch Kälte, fördert die Stoffwechselaktivität.

Zur Anwendung können kalte Waschungen, Güsse, Leibwickel oder Packungen kommen. Bei ausgeglichenem Wärmehaushalt (warme Füße) sind auch Tauchsitzbäder geeignet. Halb- oder Vollbäder mit Heublumen, Wacholder oder Rosmarin, Moorschwebstoff und Schwefel mit anschließendem Leibwickel sind eine weitere Option. Ein Saunagang pro Woche kann ebenfalls wohltuend sein.

Phytotherapie

Zur **Cholesterinsenkung** und Gerinnungshemmung können Knoblauchpräparate, z. B. Kwai® N/Kwai forte 300 mg Drg., Sapec® Drg., Anwendung finden [38]. Auch die cholesterinsenkende Wirkung des Artischockenextrakts, z. B. Cynacur® Drg., Cynarix N Drg. konnte belegt werden [14].

Zur Stabilisierung des **Glukosestoffwechsels** tragen pflanzliche Quellstoffe wie Guarkernmehl, z. B. Guar-Verlan Granulat® sowie Inulin (aus Topinambur oder Löwenzahlwurzel), z. B. Recatol® Algin M Lemon Kautabletten bei [38].

Entwässernd wirkt Brennnessel aufgrund ihres hohen Kaliumgehalts, gut geeignet als Tee.

Bewegungstherapie

Ein wesentliches Element der Therapie ist körperliche Aktivität. Es ist erwiesen, dass regelmäßige körperliche Aktivität nicht nur vielen Erkrankungen vorbeugt (z. B. Herz-Kreislauf-Erkrankungen, Adipositas, Typ-2-Diabetes, Darmkrebs, Osteoporose, orthopädischen Beschwerden), sondern sie auch deutlich zu lindern vermag.

Angepasst an die individuelle Situation des Patienten sollten folgende Maßnahmen der Bewegungstherapie einbezogen werden: Atem- und Stoffwechselgymnastik unter physiotherapeutischer Anleitung, Radfahren, Gehtraining sowie Traben im Intervall, Nordic Walking, ggfs. Tanzen sowie weitere Sportarten gemäß ärztlicher Empfehlung [9, 40]. Aquafitness, Schwimmen und Wärmeentzug sind als gelenkschonende Maßnahmen ebenfalls sehr geeignet [40].

Massagetherapie

Massagen wirken wohltuend und zum Teil entwässernd oder durchblutungsfördernd – je nach angewandter Methode. Sie werden im Bereich des Rückens und des Thorax und Nackens sowie als Bindegewebsmassagen angewendet [9]. Da Massagen zu einer passiven Therapieeinstellung des Patienten beitragen können, sollten sie möglichst im Zusammenhang mit bewegungstherapeutischen Maßnahmen angeboten werden.

Ernährungstherapie

Der Ernährungstherapie sollte eine gründliche Ernährungsanamnese (➤ 5.8) vorausgehen, um die Lebens- und Ernährungssituation zu erfassen. Sehr empfehlenswert ist auch die Ermittlung der Körperzusammensetzung mit der Bio-Impedanz-Methode sowie eine EDV-gestützte Ernährungsanalyse eines Wochenprotokolls (➤ Abb. 7.1). Diese ermöglicht einen guten Eindruck über die Nährstoffversorgung, vorausgesetzt, der Patient wurde eingehend in die Protokollführung eingewiesen und die Protokollphase repräsentiert eine typische Wochensituation des Betroffenen.

Das Ziel der Ernährungstherapie ist neben der anzustrebenden **Gewichtsnormalisierung** die **Optimierung** der **Nährstoffversorgung** und **Stoffwechselsituation** durch eine nachhaltige Verhaltensänderung unter Berücksichtigung der begleitenden Risikofaktoren und Erkrankungen. Da eine effektive Gewichtsreduktion bei vielen Patienten nicht möglich ist, gilt es in diesen Fällen, den Gesundheitszustand zu verbessern, eine weitere Gewichtszunahme zu verhindern und die kardiovaskulären Risiken zu vermindern. Dies wird erreicht durch:

- Vermeidung postprandialer Blutzuckerspitzen und somit Reduktion der kompensatorischen Hyperinsulinämie
- Verminderung oder Beseitigung der Dyslipoproteinämie
- Senkung erhöhter Blutdruckwerte

Idealerweise sollen langfristig die Normwerte erreicht werden. Selbst wenn nicht alle Risikofaktoren ausgeschaltet werden können, trägt jeder Teilerfolg zu einer deutlichen Minderung des kardiovaskulären Risikos sowie der Mortalität bei. Der einflussreichste Faktor ist die Reduktion des Körpergewichts [13].

MERKE

Langfristige Ziele der Ernährungstherapie sind (nach [39]):

- Blutzuckerwerte nüchtern: < 100 mg/dl (5,5 mmol/l) und postprandial: < 140 mg/dl (7,8 mmol/l)
- HDL-Cholesterin: > 40 mg% (1,06 mmol/l) für Männer; > 50 mg% (1,32 mmol/l) für Frauen
- Triglyzeride: < 150 mg% (oder 2,0 mmol/l)
- Körpergewicht: BMI 18,5–25 kg/m^2, Taillenumfang < 80 cm bei Frauen und < 94 cm bei Männern
- Blutdruck: < 130/85 mm Hg

Gewichtsreduktion

Der Schwerpunkt der Ernährungstherapie liegt in Maßnahmen zur Gewichtsreduktion. Dieser langwierige Prozess verläuft nur dann erfolgreich, wenn die Verhaltensmodifikationen dauerhaft umsetzbar sind und vom Patienten als neue Gewohnheiten übernommen werden. Dies ist nur dann gewährleistet, wenn der Patient den Gewinn an Lebensqualität kontinuierlich wahrnimmt, z. B. die Freude am liebevoll gedeckten Tisch, neu entdeckte Genusserlebnisse, keine Müdigkeit nach den Hauptmahlzeiten und keine Heißhungerattacken.

So ernähre ich mich

Name: ____________________
Adresse: ____________________
Alter (Jahre): ______
Größe (cm): ______
Gewicht zu Beginn: ______ kg
Gewicht am Ende: ______ kg
Protokolltage: ______

Beachten Sie bitte beim Ausfüllen:

1. Nehmen Sie Ihr Ernährungsprotokoll überall mit hin. Notieren Sie bitte alles. Auch z. B. Nüsse, Bonbons und Snacks beim Fernsehen. Versuchen Sie, während dieser Woche nicht abzunehmen, aber auch nicht zuzunehmen.
2. Machen Sie jeweils einen Strich für die angegebene Portionsmenge.
3. Die Bezeichnung „Tasse" ist ein Maß für die Menge, die in eine normale Kaffeetasse passt.
4. Ändern Sie die Mengenbezeichnungen nicht.
5. Geben Sie Ihr Gewicht vor und nach der Woche an.
6. Nach sieben Tagen zählen Sie bitte Ihre Strichlisten zusammen und tragen in die entsprechenden Kästchen die Summe ein.
7. In der ersten Spalte bewerten Sie bitte alle angegebenen Lebensmittel wie folgt:

Bewertung 0 = Esse ich gar nicht,
Bewertung 3 = Weder große Vorliebe noch Abneigung,
Bewertung 5 = Ist meine Lieblingsspeise.

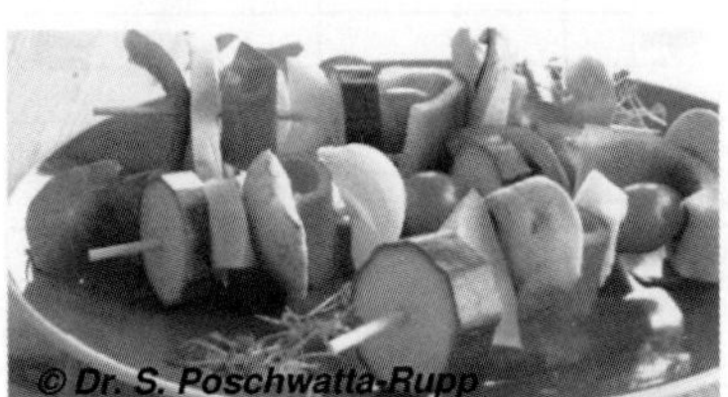

Ernährungsprotokoll

B	Lebensmittel	Anzahl	Sum	Kücheneinheit
	Getreideprodukte und Kartoffeln			
	1/2 Brötchen			Stück 25,0 g
	1/2 Vollkornbrötchen			Stück 25,0 g
	Graubrot			Scheibe 40,0 g
	Vollkornbrot			Scheibe 45,0 g
	Weißbrot, Toast			Scheibe 25,0 g
	Haferflocken, trocken			Eßlöffel 10,0 g
	Knäcke, Zwieback			Scheibe 10,0 g
	Cornflakes, trocken			Tasse 20,0 g
	Müsli, trocken			Eßlöffel 15,0 g
	Nudeln, gekocht			Tasse 100,0 g
	Reis, gekocht			Tasse 100,0 g
	Kartoffeln (gekocht)			Stück 80,0 g
	Obst			
	Apfel			Stück 130,0 g
	Banane			Stück 140,0 g
	Zitrusfrucht			Stück 120,0 g
	Birne, Pfirsich			Stück 120,0 g
	Trauben, Beeren			Stück 100,0 g
	Kompott, Apfelmus			Portion 125,0 g
	Gemüse			
	Gemüse, gebunden			Portion 200,0 g
	Gemüse, gedünstet			Portion 200,0 g
	Gurke			Stück 100,0 g
	Tomaten			Stück 60,0 g
	Gemüsepaprika			Stück 150,0 g
	Hülsenfrüchte			Portion 100,0 g
	Kohlgemüse			Portion 150,0 g
	Rohkostsalat			Tasse 100,0 g
	Blattsalat			Tasse 120,0 g
	Salat, angemacht			Tasse 120,0 g
	Milchprodukte			
	Buttermilch			Becher 250,0 g
	Molke			Becher 250,0 g
	Dosenmilch			Teelöffel 5,0 g
	Joghurt 1,5 % Fett			kleiner Becher 150,0 g
	Joghurt 3,5 % Fett			kleiner Becher 150,0 g
	Hüttenkäse			Eßlöffel 30,0 g
	Käse unter 20% Fett			Portion 30,0 g
	Käse 20-40% Fett			Portion 30,0 g
	Käse über 40% Fett			Portion 30,0 g
	Magerquark			Eßlöffel 30,0 g
	Speisequark			Eßlöffel 30,0 g
	Schlagsahne			Eßlöffel 20,0 g
	Trinkmilch 1,5% Fett			Glas 250,0 ml
	Trinkmilch 3,5% Fett			Glas 250,0 ml
	Fleisch und Fleischprodukte			
	1/2 Hähnchen			Stück 370,0 g
	Braten			Portion 125,0 g
	Eisbein, Haxe			Portion 250,0 g
	Frikadelle, Klops			Stück 100,0 g
	Gulasch, Ragout			Portion 125,0 g
	Kotelett, Schnitzel			Portion 125,0 g
	Mett, Gehacktes			Portion 100,0 g
	Putenschnitzel			Portion 125,0 g
	Speck, Bauchfleisch			Scheibe 50,0 g
	Steak, Schnitzel natur			Portion 160,0 g
	Tatar, Schabefleisch			Portion 100,0 g
	Leber, Herz, Niere			Portion 125,0 g
	Wurst			Portion 25,0 g
	Wurst fettreduziert			Portion 25,0 g
	Fleisch-, Kochwurst			Portion 100,0 g
	Bockwurst			Stück 125,0 g
	Bratwurst			Stück 100,0 g
	Fisch und Fischprodukte			
	Fisch, gebraten			Portion 150,0 g
	Fisch, gekocht			Portion 200,0 g
	Fisch, geräuchert			Stück 70,0 g
	Fischkonserve			Dose 180,0 g
	Fischstäbchen			Stück 30,0 g
	Krustentiere			Portion 100,0 g
	Rollmops, Matjes			Stück 90,0 g

Abb. 7.1a Vorlagen zur Erstellung eines Wochenprotokolls, erstellt mit der Software Optidiet 5.1 (© Poschwatta-Rupp) [M574]

	Getränke			
	Bier			Glas 300,0 g
	Bier alkoholfrei			Glas 300,0 g
	Diätgetränke			Glas 200,0 g
	Fruchtsaft			Glas 200,0 g
	Gemüsesaft			Glas 200,0 g
	Kaffee			Tasse 150,0 g
	Likör, Apfelkorn			Schnapsglas 20,0 g
	Limonade, Cola			Glas 200,0 g
	Mineralwasser			Glas 200,0 g
	Spirituosen			Schnapsglas 20,0 g
	Tee			Tasse 150,0 g
	Wein, Sekt			Glas 125,0 g
	Speisefette			
	Butter			Teelöffel 5,0 g
	Margarine halbfett			Teelöffel 5,0 g
	Margarine			Teelöffel 5,0 g
	Pflanzenöle			Eßlöffel 10 g
	Fertige Gerichte			
	Suppen-Eintopf			Suppentasse 150,0 g
	Klare Suppe			Suppentasse 150,0 g
	Gebundene Suppe			Suppentasse 150,0 g
	Soße			Eßlöffel 15,0 g
	Hackfleischsoße			Eßlöffel 20,0 g
	Bratkartoffeln			Portion 250,0 g
	Pommes Frites			Portion 100,0 g
	Kartoffelpuffer			Stück 70,0 g
	Kartoffelpüree			Portion 150,0 g
	Kartoffelsalat			Tasse 125,0 g
	Klöße, Knödel			Stück 80,0 g
	Pizza, mittelgroß			Portion 300,0 g
	Pfannkuchen			Stück 180,0 g
	Pudding			Tasse 150,0 g
	Obstkuchen			Stück 100,0 g
	Trockenkuchen			Stück 70,0 g
	Sahne-, Cremetorte			Stück 120,0 g
	Fleischsalat			Portion 50,0 g
	Heringssalat			Portion 50,0 g

	Frischkornbrei			Tasse 125,0 g
	Anderes			
	Bonbon			Stück 5,0 g
	Eier			Stück 60,0 g
	Eis			Portion 75,0 g
	Honig			Teelöffel 10,0 g
	Jodiertes Salz			Teelöffel 5,0 g
	Kakao			Tasse 150,0 g
	Kekse			Stück 5,0 g
	Marmelade, Gelee			Teelöffel 10,0 g
	Nüsse			Eßlöffel 25,0 g
	Nußnougatcreme			Portion 20,0 g
	Pralinen			Stück 13,0 g
	Salzige Knabbereien			Tasse 25,0 g
	Schokolade			Stückchen 6,0 g
	Schokoriegel (z. B. Mars, Nuts)			Stück 60,0 g
	Zucker			Teelöffel 5,0 g

Für Lebensmittel, die nicht in dieser Liste aufgeführt sind

B	Lebensmittel	Anzahl	Sum	Kücheneinheit

Anmerkungen und Mitteilungen

Das ausgefüllte Protokoll bitte senden an:

Ernährungskonzepte
Dr. biol. hom. Dipl. oec. troph.
Sabine Poschwatta-Rupp
Lehrbeauftragte der Universität Gießen
Gothaer Straße 17, 35396 Gießen
Tel.: 0641/9502811, Fax: 0641/52514

Abb. 7.1b Vorlagen zur Erstellung eines Wochenprotokolls, erstellt mit der Software Optidiet 5.1 (© Poschwatta-Rupp) [M574]

Ernährungsweise und Essverhalten

Im ersten Schritt sollte der Patient zu einem geregelten **Mahlzeitenrhythmus** motiviert werden. Chronobiologen bestätigen, dass regelmäßige Mahlzeiten und eine frühe, nicht zu üppige Abendmahlzeit, die mindestens 3–4 Stunden vor dem Schlafengehen eingenommen wird, zur Gewichtsreduktion beitragen [29].

Energiedefiziente Kost muss nicht zwangsläufig mit Hungergefühl assoziiert sein. Durch **Kau-** und **Sättigungsübungen** sowie Genussschulungen lässt sich die Wahrnehmung trainieren. Weiterhin fördern voluminöse, energiearme Mahlzeiten eine nachhaltige Sättigung, da das wesentliche Sättigungssignal durch die Dehnung der Magenwand über Dehnungsrezeptoren induziert wird.

PRAXISTIPP

- Auf regelmäßige Mahlzeiten achten – 3–5 Mahlzeiten am Tag, abhängig von der individuellen Situation.
- Esskultur pflegen und auf bewussten Genuss achten.
- Leichtes Energiedefizit von etwa 500–800 kcal/Tag als Orientierung für entsprechende Kalorienzufuhr wählen.
- Nach Gewichtsabnahme Gewichtskonstanz anstreben.

Obst und Gemüse

Da die Mehrheit der Bevölkerung zu wenig Obst und Gemüse verzehrt [16], gilt es, Hilfestellung zu einfachen, niederschwelligen Verhaltensänderungen zu geben. **Wasserreiches Obst** und **Gemüse,** aber auch **mageres Fleisch** und **halbfette Milchprodukte** tragen entscheidend zu einer Senkung der Energiedichte der Nahrung bei. Diese sollte unter 125 kcal/100 g liegen, beträgt in den Industrienationen jedoch zwischen 160 und 180 kcal/100 g Lebensmittel. Mediterrane Speisen weisen neben einem sättigenden Volumen sehr häufig eine niedrige Energiedichte auf [32].

Gemüse und Obst liefern zudem wertvolle, **lösliche Ballaststoffe** (u. a. Pektin, Pflanzengummis und Inulin), die neben ihrer stuhlregulierenden und gelbildenden Wirkung als Substrat für die physiologische Mikroflora im Darm bedeutend sind. Einige, z. B. Pektin, wirken blutzuckerregulierend. Haferkleie senkt das LDL-Cholesterin. **Wasserunlösliche Ballaststoffe,** die in Vollkorngetreide, Nüssen und Samen zu finden sind, werden von der Darmflora teilweise zu kurzkettigen Fettsäuren fermentiert. Im Kolon binden sie Gallensäuren und tragen somit indirekt zur Senkung des Cholesterinspiegels bei [20]. Sie erhöhen zudem das Stuhlvolumen.

PRAXISTIPP

- Anteil pflanzlicher Lebensmittel erhöhen.
- Lebensmittel wählen, die reich an Mikronährstoffen sind, z. B. buntes Obst und Gemüse, Kräuter, Gewürze.

Steigerung des Vollkornanteils

Relativ leicht umsetzbar ist die sukzessive Steigerung des Vollkornanteils in der Nahrung. Bei vielen Patienten passen sich die Geschmackspräferenzen an. Ferner ist der Austausch fetter Wurst- und Käsesorten gegen mittelfette bis fettarme Produkte und pflanzliche Fettquellen schrittweise realisierbar.

PRAXISTIPP

- Mindestens 30–40 g Ballaststoffe/Tag zuführen, die Hälfte als wasserlösliche Ballaststoffe (Vollkornprodukte, Hülsenfrüchte, Nüsse, Saaten, Gemüse, Obst).
- Senkung der glykämischen Last (Produkt aus glykämischem Index und der KH-Menge in 100 g bzw. der verzehrten Portion) anstreben.

Fette

Wertvolle Fette liefern Nüsse und Saaten, die ein vegetarisches Gericht ernährungsphysiologisch und geschmacklich aufwerten. Einige Untersuchungen zeigen günstige Effekte einer **mediterranen Kost** in Verbindung mit dem täglichen Verzehr von Nüssen [27]. Der hohe Gehalt an Vitaminen und sekundären Pflanzenstoffen trägt ferner zu einer Prophylaxe gegen Arteriosklerose bei [7].

PRAXISTIPP

- Je nach zusätzlichen Risikofaktoren Fettmodifikation vornehmen: weniger gesättigte Fettsäuren zugunsten einfach und mehrfach ungesättigter Fettsäuren, insbesondere Omega-3-Fettsäuren, z. B. durch 2 Portionen fetten Seefisch pro Woche, möglichst mit MSC-Siegel (Marine Stewardship Council).
- Nahrungscholesterin sollte maximal 300 mg/Tag betragen, bei erhöhtem LDL-Cholesterin sollte je nach Compliance eine Cholesterinzufuhr von maximal 200 mg/Tag angestrebt werden.
- 40–55 % der Nahrungsenergie sollte aus Kohlenhydraten bestehen, möglichst mit niedrigem glykämischem Index.

Meiden niedrigmolekularer Kohlenhydrate

Saccharose und andere niedermolekulare Kohlenhydrate werden häufig über **Getränke** (z. B. Limonaden, Fruchtsaftgetränke, Nektare, „Eistee") aufgenommen. Immerhin beträgt der Anteil dieser Lebensmittelgruppe mehr als 10 % der täglichen Kohlenhydratzufuhr. Daher sollte der Patient an ernährungsphysiologisch geeignete und geschmackvolle Alternativen herangeführt werden. So werden überflüssige Insulinsekretionen mit nachfolgenden Hungerattacken vermieden.

PRAXISTIPP

- Zufuhr niedermolekularer Zucker und Süßigkeiten begrenzen (maximal 10 % der Tagesenergie), stattdessen Kohlenhydrate mit niedrigem glykämischen Index bevorzugen.
- Fructose nicht als Zuckeraustauschstoff verwenden, da sie das LDL-Cholesterin sowie die Serum-Triglyzeride ansteigen lässt [40].

Weitere Maßnahmen

Dem Patienten sind zudem folgende Empfehlungen zu geben:

- Alkoholzufuhr begrenzen – Frauen maximal 10 g/Tag, Männer 20 g/Tag.
- Bei Hypertonie maximal 6 g Kochsalz am Tag verwenden, ggfs. durch Kaliumsalz ersetzen (Kalium wirkt blutdrucksenkend), statt Salz Gewürze und Kräuter bevorzugen.
- Reichlich Gemüse und Obst zuführen – sie sind kaliumreich.
- Bohnenkaffee in Maßen genießen.

7

Heilfasten

Zu Beginn einer ernährungstherapeutischen Maßnahme kann eine mindestens einwöchige **Fastenkur** oder eine 3–4-wöchige Kur nach F. X.-Mayr, jeweils unter fachlicher Betreuung und nach Ausschluss möglicher Kontraindikationen, sehr hilfreich sein. Abgesehen von ihren Stoffwechselwirkungen schulen diese Methoden den Geruchs- und Geschmackssinn und justieren das natürliche Sättigungsgefühl nach den Mahlzeiten (➤ 5.10).

Gut geeignet sind auch regelmäßige **„Schalttage"** als Obst- oder Rohkosttage, insbesondere für Patienten, die nicht zugänglich für das Fasten sind. Rohkosttage ohne Obst sind auch beim Diabetiker möglich, beim insulinpflichtigen Patienten muss die Insulindosis angepasst werden. Als Getränke werden Sulfatwässer und Brennnesseltee empfohlen [9].

CAVE

- Bei Hyperurikämie und Gicht ist Fasten kontraindiziert!
- Für Diabetiker sind Obsttage nicht geeignet, wohl aber Rohkosttage!

STUDIEN

In den letzten Jahren verdichtet sich die wissenschaftliche Diskussion zunehmend dahin, dass die Reduktion der täglichen Kohlenhydratzufuhr ernährungsphysiologisch förderlich sein könnte. Ein Argument der Autoren ist, dass der Kohlenhydratbedarf des modernen Menschen mit einem eher bewegungsarmen Lebensstil gegenüber früheren Generationen, die von körperlicher Arbeit geprägt waren, gesunken ist [41]. Durch Kostformen mit geringer glykämischer Last können die postprandialen Glucose- und Insulinantworten sowie die Nüchternkonzentration von IGF-1 (Insulin-like growth factor) deutlich gesenkt werden [26]. Insbesondere auf die Risikofaktoren des metabolischen Syndroms scheint eine kohlenhydratreduzierte Kostform einen günstigen Einfluss auszuüben, wie aktuelle Metaanalysen zeigen [28].
Ein zweiter Ansatz ist die Erhöhung des Proteinanteils auf 20–30 Energie-% in Verbindung mit einer Kohlenhydrat- oder Fettreduktion. Ein Argument für einen höheren Proteinanteil ist der gute Sättigungseffekt von Nahrungsprotein [1, 34]. Auch wenn eine Kost mit maximal 35 Energie-% für den gesunden Menschen wahrscheinlich unproblematisch ist, muss die Verträglichkeit bei Patienten mit metabolischem Syndrom überprüft werden.
Hier werden langfristige Beobachtungen zeigen müssen, ob diese Konzepte nachhaltig wirksam und langfristig umsetzbar sind sowie herkömmlichen Ernährungskonzepten überlegen sind.

Erweiterte Naturheilverfahren

- **Ab- und ausleitende Verfahren:** Gute Erfolge können bei plethorischer Veranlagung durch kleine Aderlässe erzielt werden, gegebenenfalls unter zusätzlicher Gabe von Basentherapeutika [9, 12].
- **Mikrobiologische Therapie:** Ob eine mikrobiologische Therapie zur Behandlung des metabolischen Syndroms effizient ist, lässt sich anhand der aktuellen Datenlage noch nicht beurteilen.

Zum einen liefern einige Studien Hinweise auf einen Zusammenhang zwischen dem Mikrobiom und einer vorliegenden Adipositas bzw. eines metabolischen Syndroms, andererseits ist eine Modifikation der Florazusammensetzung durch den gezielten Einsatz von Probiotika sehr begrenzt, wogegen Präbiotika bzw. Ballaststoffe die Stoffwechselaktivität der residenten Flora deutlich beeinflussen [30, 36].

7.4.2 Diabetes mellitus

Die Prävalenz manifester Diabetiker ist altersabhängig und steigt mit zunehmendem Lebensalter auf ca. 20 % bei über 70-Jährigen. 90 % davon sind Typ-2-Diabetiker, die Ursachen sind Überernährung und Bewegungsmangel.

Dem Diabetes mellitus liegt entweder eine Störung der Insulinwirkung, der Insulinsekretion oder eine Kombination beider Phänomene zugrunde. Ursache des Typ-1-Diabetes ist eine Destruktion der β-Zellen des endokrinen Pankreas, die immunologisch oder – in Europa selten – idiopathisch bedingt ist. Der Typ-2-Diabetes ist bedingt durch folgende drei Faktoren: Insulinresistenz, sekretorischer Defekt der β-Zellen, fortschreitende Apoptose der β-Zellen.

Wichtige Bestandteile der Therapie des Diabetikers sind die Förderung der Selbstverantwortung („Empowerment"), Schulungen in praktischer und individueller Diätetik sowie eine Unterstützung zur langfristigen Umsetzung der Ernährungsmaßnahmen [33]. Während beim Typ-1-Diabetes sowie bei der MODY-Form eine Insulintherapie erforderlich ist, wird diese beim Typ-2-Diabetes erst nach Erschöpfung der Insulinreserve notwendig. Hier gilt es, im Sinn des ordnungstherapeutischen Prinzips die Lebensstilfaktoren zu korrigieren.

Ordnungstherapie

Es sollte auf die Regelmäßigkeit der Nahrungszufuhr geachtet werden, um starke Hyper- oder Hypoglykämien zu vermeiden. Evtl. müssen kleine Zwischenmahlzeiten angeordnet werden.

Der Typ-2-Diabetiker profitiert besonders von körperlicher Aktivität, da sie sich positiv auf die Insulinsensitivität, die insulinunabhängige Glukoseaufnahme und die glykämische Kontrolle auswirkt. Jede Muskelkontraktion fördert die Glukoseaufnahme in die Muskelzellen [19]. Bei der Sportausübung muss unbedingt auf Hypoglykämien geachtet werden. Bei Durchblutungsstörungen bietet sich Intervalltraining an. Die Serumtriglyzeride können beim Diabetiker durch moderates Ausdauertraining gesenkt werden. Das Ausmaß des Effektes hängt von der Reduktion des Taillenumfangs ab [19].

Hydro- und Thermotherapie

Zur Unterstützung der Immunfunktion sind tägliche Wechselduschen zu empfehlen [8]. Warme Bäder mit Heublumen- oder Fichtennadelzusätzen wirken stoffwechselaktivierend. Bei peripheren Durchblutungsstörungen infolge von Makro- und Mikroangiopathien kommen temperaturansteigende Arm- und Fußbäder sowie Leibwickel zur Anwendung.

Phytotherapie

Zur Resorptionsverzögerung und Vermeidung postprandialer Blutzuckerspitzen kann **Weizenkleie** oder **Leinsamen** empfohlen werden [9].

PRAXISTIPP

- Die Dosierung der Weizenkleie sollte individuell so eingestellt werden, dass ein geformter, weicher Stuhlgang erreicht wird:
  - Weizenkleie in der Regel tgl. 1–3 × 1–3 EL mit reichlich Flüssigkeit einnehmen.
  - Leinsamen (1–2 EL) haben ebenfalls einen quellenden Effekt im Darm und tragen durch ihren Schleim zur besseren Gleitfähigkeit des Stuhlgangs bei.
  - Der übergewichtige Patient sollte die ungeschroteten Körner bevorzugen, dass das hochkalorische Öl nicht resorbiert wird.
- Ein guter Stimulus des gastrokolischen Reflexes ist ein Glas kaltes Wasser vor dem Aufstehen (schluckweise getrunken) [20].
- Resorptionsverzögernd wirkt ebenfalls als traditionelles Arzneimittel der sog. Diabetiker-Tee (aa. ad 200,0 g) aus Heidelbeerblättern (Myrtilli folia), Bohnenhülsen (Phaseoli pericarpium), Geißrautenkraut und -samen (Galegae herba, Galegae semen) sowie aus Pfefferminzblättern (Menthae piperitae folium).

Phytotherapeutische Zubereitungen aus pflanzlichen **Polysacchariden** und **Quellstoffen** können unterstützend zu den diätetischen Maßnahmen eingesetzt werden. Sie helfen durch die verzögerte Resorption der Kohlenhydrate, postprandiale Hyperglykämien zu vermeiden. Zur Anwendung kommen Zubereitungen aus Guarkernmehl [38], z. B. Guar Verlan®, Figur-Verlan® sowie Zubereitungen aus Alginsäure, z. B. Recatol® Algin M. sowie Inulinpräparate (s. o.).

Versuchsweise können pflanzliche Nahrungsergänzungsmittel eingesetzt werden, um den Blutzucker zu senken: chinesische Zimtrinde, z. B. Diabetruw®/plus Kps. und der Extrakt aus der Copalchi-Rinde, z. B. Sucontral®, tgl. 3 × 30 Tr., Sucontral® D, tgl. 2 × 1 Drg. Zur Cholesterinsenkung eignet sich Artischockenextrakt über 6–8 Wochen [38].

Als natürliches Süßungsmittel ist das südamerikanische Süßkraut Stevia (stevia rebaudiana) geeignet.

Massagetherapie

Bei Meteorismus und Obstipation sind Kolonbehandlungen entlastend.

Ernährungstherapie

Die Hauptnährstoffe sollten sich wie folgt zusammensetzen (nach [33]):

- Bei Patienten (insbesondere Typ-1-Diabetiker) mit einer manifesten Nephropathie muss das Nahrungsprotein auf 0,8 g/kg Sollgewicht beschränkt werden.
- Gesättigte und trans-ungesättigte Fettsäuren sollten < 10 % der Nahrungsenergie (< 8 % bei erhöhtem LDL-Cholesterin) ausmachen.
- Die Menge an Kohlenhydraten sollte 45–60 % der Nahrungsenergie je nach HBA1C und Serumlipiden betragen.
- Saccharose und andere Mono- und Disaccharide: maximal 50 g/Tag

7.4.3 Fettstoffwechselstörungen

Während die primären Fettstoffwechselstörungen genetisch bedingt sind, treten die sekundären Formen als Folge verschiedener Erkrankungen oder nach Einnahme bestimmter Medikamente auf. Je nach der Art und der Höhe der Lipidfraktionen können Hyperlipidämien unterschiedliche Folgekrankheiten, insbesondere kardiovaskuläre Erkrankungen hervorrufen. Die häufigste Mischform der Hyperlipidämie dürfte im Zusammenhang eines metabolischen Syndroms auftreten.

In den westlichen Industrienationen liegen bei mehr als 50 % der über 40-Jährigen erhöhte Cholesterinwerte (> 200 mg/dl) vor. Auch Hypertriglyzeridämien werden häufig beobachtet. Die Behandlungsziele sind durch die Risikostratifizierung des *Adult Treatment Panels* (ATP III) festgelegt. Insbesondere Fettstoffwechselstörungen, die im Rahmen eines metabolischen Syndroms auftreten, sind grundsätzlich gut zu behandeln. Bei bereits bestehender Arteriosklerose muss aggressiv therapiert werden, um das Morbiditäts- und Mortalitätsrisiko zu senken.

Etwa 4–8 Wochen nach Beginn der Ernährungstherapie sollten die Lipide im Serum kontrolliert werden, um ggf. mit einer medikamentösen Therapie die Therapieziele erreichen zu können.

Ordnungstherapie

Im Zentrum stehen die Maßnahmen der Ordnungstherapie. Bei Rauchern ist eine Entwöhnung anzuraten, um das zusätzliche kardiovaskuläre Risiko zu senken. Weiterhin empfiehlt sich eine weitestgehende bis absolute Alkoholkarenz, insbesondere bei erhöhten Triglyzeriden.

Hydrotherapie

Zur Anwendung kommen feuchtkalte Leibwickel, Packungen, Heublumensack sowie ein Saunagang pro Woche, um die Durchblutung zu fördern. Die hydrotherapeutischen Maßnahmen – Waschungen, Güsse und Teilbäder bis hin zu Halb- oder Vollbädern – können durch die Zugabe von stoffwechselanregenden Kräutern (z. B. Latschenkiefernadeln, Kalmus, Heublumen) gesteigert werden.

Wechselbäder (als Arm-, Fuß- oder Sitzbäder) trainieren das Herz-Kreislauf-System. Durch ein temperaturansteigendes Bad können über eine allmähliche Gefäßerweiterung in der Haut eine Entlastung des Herzens und somit eine Blutdrucksenkung erreicht werden [8].

Phytotherapie

Neben Knoblauch (z. B. Kwai® N oder Kwai forte 300 mg Dragees) und Artischockenblättern (z. B. in Cholagogum Artischocke Kapseln oder Liquidum, Hepar SL® forte Kapseln oder/-forte 600 überzogene Tbl.), können Polyphenole, z. B. Resveratrol zur Anwendung kommen [38]. Durch die Förderung der Galleproduktion und -sekretion bewirken sie eine Senkung der Cholesterin- und Triglyzeridwerte. Polyphenole bzw. Resveratrol sind beispielsweise im Kombipräparat TUIM® arteria Kapseln enthalten, das als Nahrungsergänzung erhältlich ist. Es hat neben dem günstigen Effekt auf die Blutfettwerte eine gefäßschützende Wirkung.

Weizen- und insbesondere Haferkleie tragen durch die Bindung von Gallensäuren zur erfolgreichen Therapie bei.

Bewegungstherapie

Moderates, intensives Ausdauertraining (z. B. mind. 3 ×/Woche 30 Min. Radfahren, Walking, forciertes Spazierengehen) wirkt sich positiv auf das Plasmalipidprofil aus. Die Serumtriglyzeride lassen sich um 11–21 % reduzieren. Die LDL-Fraktion sowie das Gesamtcholesterin sinken in Abhängigkeit von der Gewichtsabnahme. Ein HDL-Anstieg kann durch 25–30 km Walking pro Woche, unabhängig von der Intensität, erreicht werden [19, 37].

Ernährungstherapie

Die Ernährung muss je nach Ausprägungsform der Störung angepasst werden. Generell gilt, eine Gewichtsnormalisierung anzustreben bzw. bei normalgewichtigen Patienten auf eine bedarfsgerechte Energiezufuhr zu achten. Bei allen Fettstoffwechselstörungen ist eine seefischhaltige mediterrane Kost günstig.

PRAXISTIPP

- Getreideprodukte bevorzugt aus Hafer wählen, Müsli oder Joghurt mit Haferkleie anreichern.
- Maximal 2–3 Eidotter pro Woche verwenden. Beim Backen Vollei zum Teil durch Eiklar ersetzen.
- Filterkaffee bevorzugen statt ungefilterten oder aufgekochten Kaffee – der Papierfilter hält die LDL-erhöhenden Kaffeeöle zurück.
- Gehärtete Fette (Margarine, Fertigprodukte) meiden, stattdessen Raps-, Walnuss- und Olivenöl einsetzen.
- Gemüse- und Kartoffelportionen zulasten von Fleisch vergrößern.
- Regelmäßig Lachs, Thunfisch, Makrele oder Hering (mit MSC-Siegel) verzehren.
- Sulfatwässer können unterstützend wirken [9].

Hypercholesterinämie

Bei Hypercholesterinämie sollte der Fettanteil auf höchstens 25–30 % Energie beschränkt werden. Folgende Verteilung wird empfohlen:

- max. 7–10 % der Energie gesättigte Fettsäuren
- mind. 10–15 % der Energie einfach ungesättigte Fettsäuren, z. B. aus Olivenöl
- sowie max. 7–8 % der Energie mehrfach ungesättigte Fettsäuren, z. B. aus Raps- oder Leinöl

Der Cholesteringehalt sollte möglichst unter 300 mg am Tag liegen.

Die Kost sollte ballaststoffreich sein (idealerweise 40–50 g) und reichlich lösliche Ballaststoffe, z. B. Guar, Pektin, Hafer, Hülsenfrüchte enthalten.

CAVE

Bei begleitender Hyperurikämie sollte weitestgehend auf Hülsenfrüchte verzichtet werden.

Der Anteil der Mono- und Disaccharide wie z. B. Glukose und Saccharose sollte weniger als 10 % der Energie betragen.

Führen die Ernährungsumstellungen nicht zum gewünschten Erfolg, können die Zufuhr von Cholesterin sowie gesättigten Fettsäuren weiter gesenkt werden – je nach Compliance des Patienten.

PRAXISTIPP

Die diätetischen Vorgaben können komfortabel mit einer professionellen Ernährungssoftware in konkrete Empfehlungen umgesetzt werden. Auch für das Monitoring im Rahmen der langfristigen Betreuung ist die softwaregestützte Methode gut geeignet.

Hypertriglyzeridämie

Bei einer Hypertriglyzeridämie wird eine weitere Fettmodifikation zulasten der gesättigten Fettsäuren vorgenommen:

- Fettreduktion auf maximal 25 % Energie
- maximal 7 % der Energie gesättigte Fettsäuren
- mindestens 10–15 % der Energie einfach ungesättigte Fettsäuren (z. B. aus Olivenöl)
- maximal 7–8 % der Energie mehrfach ungesättigte Fettsäuren, ggfs. Omega-3-Fettsäuren supplementieren

Weiterhin sollten leicht resorbierbare Mono- und Disaccharide noch mehr limitiert werden, ebenso Zuckeraustauschstoffe wie Fruktose, Sorbit, Maltit und andere Zuckeralkohole. Es empfiehlt sich ferner eine Alkoholabstinenz.

Kombinierte Hyperlipidämien

Die Maßnahmen der Fettmodifikation entsprechen denen der Hypertriglyzeridämie (s. o.). Zudem gelten folgende Empfehlungen:

- ballaststoffreiche Kost mit mehr als 30 g/Tag bis zu 50 g (bei guter Compliance)
- Cholesterinzufuhr sollte weniger als 300 mg/Tag, Saccharose nicht mehr als 10 % der Energie betragen
- Alkoholabstinenz

7

7.4.4 Hyperurikämie und Gicht

Eine Hyperurikämie ist definiert als eine Serumkonzentration von >6,4 mg/dl Harnsäure bei 37 °C und einem pH von 7,4. Etwa 20 % der Männer haben in den Industrieländern eine Hyperurikämie, während die Prävalenz bei Frauen erst nach der Menopause ansteigt. Die Gicht ist eine Purinstoffwechselstörung mit einer Prävalenz von 1–2 %. Betroffen sind v. a. Männer zwischen 40 und 60 Jahren, wobei neben der Disposition Übergewicht, purinreiche Kost und Alkohol eine Rolle spielen. Klinisch manifestiert sich die Gicht durch eine Arthritis urica, Uratnephropathie und Nephrolithiasis. Mit zunehmender Höhe der Serumharnsäure steigt das Risiko eines Gichtanfalls sowie der Nierensteingenese. Sehr häufig tritt Gicht im Zusammenhang mit dem metabolischen Syndrom auf.

Die Therapieziele sind eine Normalisierung des Harnsäuretiters sowie bei Vorliegen von Übergewicht bzw. Adipositas eine Gewichtsreduktion, im Idealfall bis zum Normalgewicht. Stets muss auf ausreichende Flüssigkeitszufuhr (mind. 1,5–2 l/Tag) zur Diurese geachtet werden. Dies gilt besonders bei Patienten, die gleichzeitig unter Zytostatikatherapie stehen.

Ordnungstherapie

Zu empfehlen ist eine konsequente Lebensstiländerung mit Ernährungsumstellung, Verzicht auf Alkohol und regelmäßige Bewegung.

Hydro- und Thermotherapie

Im **Anfall** können kalte Quarkauflagen mehrmals bis zur Schmerzlinderung empfohlen werden. Beim Gichtanfall sind ebenfalls kalte Güsse, Kompressen und Auflagen oder Wickel lindernd. Wärme sollte vermieden werden.

Im **symptomfreien Intervall** kommen aufbauende hydrotherapeutische Maßnahmen zur Anwendung, d. h. beginnend mit Waschungen und Güssen und nachfolgenden Halbbädern bis hin zu Vollbädern mit Kräuterzusätzen und einmal wöchentlich Sauna.

Phytotherapie

Im Anfall können standardisierte Präparate der Herbstzeitlose gegeben werden, z. B. Colchystat Bürger Lsg., entsprechend 1 mg Colchicin p. o., dann bis zur Besserung alle 1–2 Std. weiter 0,5–1 mg, wobei 8–10 mg Tagesdosis nicht überschritten werden sollten. Als Dauermedikation sind sie aufgrund der Nebenwirkungen nicht geeignet. Präventiv, d. h. harntreibend und antibakteriell wirken Teezubereitungen aus Brennnessel- und Birkenblättern, aber auch Zinnkraut.

Bewegungstherapie

Körperliche Aktivität trägt nicht nur zur Gewichtsreduktion bei, sie verbessert auch eine eventuell vorhandende Schmerzsymptomatik. Daher empfiehlt sich regelmäßiges Ausdauertraining mit einer Dauer von jeweils mindestens 30 Min.

Ernährungstherapie

Die Ernährungstherapie verfolgt neben der Gewichtsreduktion und ggfs. der Normalisierung weiterer metabolischer Entgleisungen (siehe metabolisches Syndrom) eine Senkung des Puringehalts in der Nahrung zunächst durch eine streng **purinarme Kost** mit < 300 mg Purin/Tag, später eine **purinarme Dauerkost** mit maximal 500 mg Purin/Tag. Dies wird erreicht durch eine fleischarme (möglichst nur eine Fleischportion von ca. 100 g/Woche) oder **laktovegetabile, basenreiche Kost.**

Meeresfrüchte, Sardinen, Innereien, Fleischextrakt und Hefeextrakt sollten gemieden werden.

- Wenn Geflügel verzehrt wird, sollte die Haut verworfen werden.
- Hülsenfrüchte sollen sparsam verwendet werden.
- Obst und Gemüse sind reichlich zu verzehren, wobei auch hier einige purinreiche Sorten nicht in größeren Portionen verzehrt werden sollten. Dazu gehören u. a. Pilze, Artischocken, Brokkoli, Gemüsemais, Rosenkohl, Sauerampfer, Spinat und Schwarzwurzeln.
- Alkohol muss aufgrund seiner ungünstigen Wirkungen auf den Harnsäurestoffwechsel stark eingeschränkt werden. Er hemmt durch eine vorübergehende Laktatazidose die Harnsäureausscheidung und fördert zusätzlich die Harnsäureproduktion. Bier ist zudem purinhaltig [11].
- Ferner können alkalisierende Mineralwässer, z. B. Kalzium-Magnesium-Hydrogenkarbonatwasser, zu einer verbesserten Löslichkeit der Harnsäure beitragen.

Erweiterte Naturheilverfahren

Bei erhöhten Hämatokritwerten, die bei Patienten mit Hyperurikämie und/oder Gicht nicht selten beobachtet werden, können auch wiederholt kleine Aderlässe empfohlen werden.

7.4.5 Hypo- und Hyperthyreose

Für eine ausreichende Schilddrüsenfunktion ist eine tägliche Jodzufuhr von etwa 200 µg erforderlich. Dies ist durch die durchschnittliche Ernährung nicht erreichbar, denn Deutschland ist seit vielen Jahren ein Jodmangelgebiet mit regional unterschiedlicher Strumaprävalenz. Beim Erwachsenen kann mit einem täglichen Joddefizit von etwa 120–150 µg gerechnet werden. Bei einem latenten Jodmangel kommt es kompensatorisch zu einer Gewebsproliferation mit nachfolgender Hyperplasie und Hypertrophie. Persistiert der Mangel, entstehen funktionslose Adenome, sog. „kalte Knoten". Im dauerhaft anhaltenden Mangelzustand können sich aus autonomen Schilddrüsenzellen „heiße Knoten" bilden, die unkontrolliert Thyroxin bilden und die häufigste Ursache der **Hyperthyreose** darstellen. Seltener ist die immunogene Hyperthyreose (Morbus Basedow). Strumen entwickeln sich häufig im Kinder- und Jugendalter sowie in der Schwangerschaft und Stillzeit [11].

Die **Hypothyreose** ist entweder bedingt durch Schilddrüsendysplasie, Athyreose oder genetische Defekte angeboren (bei 1 : 5.000 Neugeborenen) oder erworben. Die meisten erworbenen Fälle sind autoimmun bedingt und möglicherweise zum Teil genetisch determiniert (Hashimoto-Thyreoiditis), seltener sekundär oder tertiär entstanden [23].

Ordnungstherapie

Ordnungstherapeutische Maßnahmen mit dem Ziel der Ruhigstellung beim hyperthyreoten Patienten sind die Nikotinabstinenz sowie eine weitestgehende Regelung des Tagesablaufs und die Vermeidung von Überanstrengung.

Hydro- und Thermotherapie

Um die Stoffwechselaktivität in der Schilddrüse bei Hyperthyreose zu senken, sollen begleitend zur thyreostatischen Therapie kalte Halswickel z. B. mit Quark oder Lehm 1–2 ×/tgl. angelegt werden. Auch Halswickel mit Kohlblättern haben sich bewährt. Nach Abklingen der akuten Symptomatik können kalte Teilwaschungen, Teilgüsse sowie wechselwarme Fußbäder verordnet werden. Im späteren Therapieverlauf bieten sich beruhigende, mildwarme Halb- oder Dreiviertelbäder mit Extrakten aus Melisse, Baldrian, Hopfen und Lavendel bei Gewährleistung der Ruhezeit nach dem Bad an. Ferner werden Luftbäder empfohlen [9].

Phytotherapie

Geeignete Phytotherapeutika sind Wolfstrappkraut z. B. Thyreogutt mono, tgl. 3 × 1 Tbl, zur allgemeinen Beruhigung können auch Präparate aus Passionsblumenkraut, z. B. Hoggar® Balance 425 mg überzogene Tabletten oder Passiflora Curarina® Tropfen verabreicht werden, evtl. zusammen mit Zubereitungen aus Baldrian, Melisse und Hopfen [38]. Bei Palpitationen kann ein Tee aus Herzgespannkraut (Leonurus cardiaca) hilfreich sein.

Bewegungstherapie

Unterstützend können Atemübungen und leichte Gymnastik eingesetzt werden, die zu Beginn eine physiotherapeutische Anleitung erfordern. Entspannungsübungen, Wandern, Schwimmen und Ruhepausen bieten sich ebenfalls an.

Ernährungstherapie

Um dem alimentären Jodmangel und somit den meisten Erkrankungen der Schilddrüse vorzubeugen, empfiehlt sich ein zweimaliger **Seefischverzehr** pro Woche sowie die Verwendung von **jodiertem Salz.** Es sind weder Nebenwirkungen durch Jodsalz zu erwarten noch werden durch dessen Gebrauch Schilddrüsenerkrankungen induziert oder der Verlauf bestehender Erkrankungen verschlechtert. Eine Überdosierung wird bei einem Jodgehalt von 20 mg/kg Kochsalz nicht erreicht, es sei denn, die Ernährungsweise ist extrem einseitig und salzreich [11, 23].

Bei Hyperthyreose empfiehlt sich zusätzlich der sparsame Umgang mit Bohnenkaffee, schwarzem Tee und Alkohol, um keine sympathikotone Stoffwechsellage zu provozieren.

LITERATUR

[1] Abete I, Astrup A, Martez JA et al. Obesity and the metabolic syndrome. Role of different dietary macronutrient distribution patterns and specific nutritional components on weight loss and maintenance. Nutr Rev. 2010; 68: 214–31.

[2] Alberti KG, Eckel RH, Grundy SM et al.: Harmonizing the metabolic syndrome: a joint interim statement of the International Diabetes Federation Task Force on Epidemiology and Prevention; National Heart, Lung, and Blood Institute; American Heart Association; World Heart Federation; International Atherosclerosis Society; and International Association for the Study of Obesity. Circulation. 2009; 120: 1640–5.

[3] Alberti KG, Zimmet P, Shaw J (IDF Epidemiology Task Force Consensus Group).The metabolic syndrome – a new worldwide definition. Lancet 2005; 366: 1059–62.

[4] Alberti KG, Zimmet P, Shaw J. Metabolic syndrome – a new world-wide definition. A Consensus Statement from the International Diabetes Federation. Diabet Med 2006; 23: 469–80.

[5] Carter T, Taylor B, Taylor R et al: Longitudinal analysis of sleep in relation to BMI and body fat in children: the FLAME study. BMJ 2011; 342: d2712

[6] Deutsche Adipositas-Gesellschaft (DAG), Deutsche Gesellschaft für Ernährung (DGE), Deutsche Gesellschaft für Ernährungsmedizin (DGEM). Evidenzbasierte Leitlinie: Therapie und Prävention der Adipositas. 25.5.2007, in Überarbeitung (Stand 30.8.2012).

[7] Gebbers JO. Atherosclerosis, cholesterol, nutrition, and statins – a critical review German Medical Science 2007, Vol. 5, ISSN 1.612–3.174. Unter: www.egms.de/en/gms/2007–5/000040.shtml.

[8] Haug C. Literaturübersicht und Beurteilung von Studien zum Wirksamkeitsnachweis der Kneippschen Hydrotherapie. Dissertation an der Abteilung für Biometrie und Medizinische Dokumentation der Universität Ulm. Ulm, 2003.

[9] Hentschel HD (Hrsg.). Naturheilverfahren in der ärztlichen Praxis. 2. A. Köln: Deutscher Ärzte-Verlag, 1996.

[10] Johnson PM, Kenny PJ. Dopamine D2 receptors in addiction-like reward dysfunction and compulsive eating in obese rats. Nature Neuroscience 2010; doi: 10.1038/nn.2519.

[11] Kasper H. Ernährungsmedizin und Diätetik. 9. A. München: Elsevier, 2000.

[12] Kraft K, Spielberger I. Einfluß einer naturheilkundlichen Kostform (basenreiche Kost) auf die Hämoglobin-Oxygenierung und den Sauerstoffgehalt in Hautkapillaren bei normo- und hypertensiven Patienten Aus: Albrecht, H., Frühwald, M. (Hrsg.). Jahrbuch der Karl und Veronica Carstens-Stiftung, Band 4. Essen: KVC Verlag, 1998. S. 41–59.

[13] Lehmann R. Diagnostik und Pathogenese: Update zum metabolischen Syndrom. Unter: diabetologie.universimed.com/artikel/diagnostik-und-pathogenese.

[14] Linde K. Systematische Übersichtsarbeiten und Metaanalysen. Anwendungsbeispiele und empirische Untersuchungen Habilitationsschrift TU Berlin. Berlin, 2002 (HTML-Version 2004).

[15] Max Rubner-Institut, Bundesforschungsinstitut für Ernährung und Lebensmittel: Nationale Verzehrsstudie II, NVS-Ergebnisbericht Teil 1: Die bundesweite Befragung zur Ernährung von Jugendlichen und Erwachsenen. Karlsruhe: Max Rubner-Institut: 2008.

[16] Max Rubner-Institut, Bundesforschungsinstitut für Ernährung und Lebensmittel: Nationale Verzehrsstudie II, NVS-Ergebnisbericht Teil 2: Die bundesweite Befragung zur Ernährung von Jugendlichen und Erwachsenen. Karlsruhe: Max Rubner-Institut: 2008.

[17] Moebus S, Hanisch J et al. Regional unterschiedliche Prävalenz des metabolischen Syndroms. Deutsches Ärzteblatt 2008; 105(12): A 207–13.

[18] Petersen KF, Dufour S, Savage DS et al. The role of skeletal muscle insulin resistance in the pathogenesis of the metabolic syndrome. Proc Natl Acad Sci U S A. 2007 July 31; 104(31): 12 587–12 594. Published online 2007 July 18. doi: 10.1073/pnas.0705408104 PMCID: PMC1924794.

[19] Pfeifer K (Hrsg.): Entwicklung evidenzgesicherter Konzepte für die Bewegungstherapie in der Rehabilitation. Institut für Sportwissenschaft und Sport. Arbeitsbereich Rehabilitation und Gesundheitssport. Universität Erlangen-Nürnberg. Erlangen, 2010. Unter: http://forschung.deutsche-rentenversicherung.de/ForschPortalWeb/ressource?key=Projekt_Bewegungstherapie.pdf

[20] Poschwatta-Rupp S. Obstipation und Divertikulose: Ein Update unter besonderer Berücksichtigung der Bedeutung der Darmflora und Ballaststoffe. In: VFED Aktuell 2012; 130: 12–22.

[21] Pyykkönen AJ Räikkönen K, Tuomi T et al. Stressful life events and the metabolic syndrome. Diabetes Care 2010; 33: 378–384.

[22] Reaven GM. Insulin resistance: from bit player to centre stage. CMAJ 2011; March 22: 183(5).

[23] Remer T, Johner S, Gärtner R. Kommentar: Zuviel Jod in unserer Nahrung? Zum ZDFneo-Beitrag „Da wird mir übel" vom 16.4.2012. Ernährungsumschau 2012; 8: 429.

[24] Robert-Koch-Institut, Bundesministerium für Gesundheit. Erste Ergebnisse der „Studie zur Gesundheit Erwachsener in Deutschland" veröffentlicht. Gemeinsame Pressemeldung vom 14.6.2012

[25] Robert-Koch-Institut, Statistisches Bundesamt (Hrsg): Gesundheitsberichterstattung des Bundes. Gesundheit in Deutschland. Berlin: Statistisches Bundesamt, Juli 2006.

[26] Runchey SS, Pollak MN, Valsta LM et al. Glycemic load effect on fasting and post-prandial serum glucose, insulin, IGF-1 and IGFBP-3 in a randomized, controlled feeding study. European Journal of Clinical Nutrition 2012: 1–7.

[27] Salvado JS, Fernandez-Ballart J, Ros E et al. Effect of a mediterranean diet supplemented with nuts on metabolic syndrome status. One-Year Results of the PREDIMED Randomized Trial. Archives of Internal Medicine 2008; 168(22): 2449–2458.

[28] Santos FL, SS. Esteves SS, da Costa Pereira A et al. Obesity Comorbidity/Prevention. Systematic review and meta-analysis of clinical trials of the effects of low carbohydrate diets on cardiovascular risk factors. Obesity reviews 2012; International Association for the Study of Obesity, doi: 10.1111/j.1467–789X.2012.01021.xobr.

[29] Semler E. Chronobiologie: Übergewicht vermeidbar? UGB-Forum 2010; 6:S. 295–297.

[30] Schwiertz A, Taras D, Schäfer K et al. Microbiota and SCFA in Lean and Overweight Healthy Subjects. Obesity 2009; 18: 190–195. doi:10.1038/oby.2009.167.

[31] Spalding K, Arner E, Westermark PO et al. Letter: Dynamics of fat cell turnover in humans. Nature 5 June 2008 (5 June); 453: 783–787.

[32] Ströhle A, Worm N. Metabolisches Syndrom. Pathophysiologische Grundlagen und rationale Empfehlungen zur Ernährungstherapie. Deutsche Apotheker Zeitung, 2012; 152.Online-Publikation 5.1.2012: 48–65.

[33] Töller M: Ernährungstherapie bei Diabetes mellitus. Ernährung und Medizin 2007; 1: 116–123.

[34] Truby H, Baxter KA, Barrett P et al. The Eat Smart Study: A randomised controlled trial of a reduced carbohydrate versus a low fat diet for weight loss in obese adolescents. BMC Public Health 2010; 10: 464 Unter: http://www.biomedcentral.com/1471–2458/10/464.

[35] Turban S, Hajduch E. Protein kinase C isoforms: mediators of reactive lipid metabolites in the development of insulin resistance. FEBS Lett. 2011 Jan 21; 585(2): 269–74. Epub 2010 Dec 19.

[36] Vrieze A, van Nood E, Holleman F et al. Transfer of Intestinal Microbiota from Lean Donors Increases Insulin Sensitivity in Subjects with Metabolic Syndrome. Gastroenterology (Jun 2012).

[37] Weizel A: Empfehlungen zur Diagnostik und Therapie von Fettstoffwechselstörungen in der ärztlichen Praxis. Deutsche Gesellschaft zur Bekämpfung von Fettstoffwechselstörungen und ihren Folgeerkrankungen DGFF (Lipid-Liga) e. V., September 2011.

[38] Wenigmann M. Phytotherapie. In: Schmiedel V, Augustin M: Leitfaden Naturheilkunde. 6. A. München, Elsevier, 2012.

[39] Wirth A, Pfeiffer A, Steinmetz A et al. Das metabolische Syndrom. Empfehlungen für die kardiologische Rehabilitation. Herzmedizin 2006; 23(3): 140–144, 187–196.

[40] Wirth A: Nichtmedikamentöse Therapie der Hypertonie bei Adipositas. Adipositas – Ursachen, Klinik und Folgeerkrankungen 2007; 2 88–94.

[41] Worm N: Mehr Fett. Ernährung und Medizin 2012; 27: 57–63.

7.5 Gynäkologische Erkrankungen und Geburtshilfe

Cornelia von Hagens

Frauenärztinnen und -ärzte behandeln die organbezogenen Erkrankungen des Fachgebiets sowie Beschwerden während der Schwangerschaft, der Geburt und des Wochenbetts. Sie betreuen zudem als „Hausärzte der Frauen" Patientinnen jeden Alters bei Störungen des Befindens sowie zur Prävention. Da Frauen Naturheilverfahren gegenüber besonders aufgeschlossen sind und häufig den Wunsch haben, Naturheilverfahren oder auch komplementäre Verfahren ergänzend sowie bei leichteren Erkrankungen oder zur Prävention auch als alleinige Behandlung anzuwenden, sollten moderne Frauenärztinnen und -ärzte über Kenntnisse zu den Möglichkeiten und Grenzen von Naturheilverfahren und den wichtigsten Verfahren der Komplementärmedizin verfügen.

7.5.1 Prämenstruelles Syndrom (PMS)

7

Bis zu 80 % der Frauen leiden einige Tage vor der Menstruation unter typischen physischen und/oder psychischen Symptomen, die als prämenstruelles Syndrom (PMS) bezeichnet werden. Die prämenstruelle dysphorische Störung (PMDS), die als schwere Form des PMS betrachtet wird, findet sich bei 5–8 % der Frauen und kann das Berufsleben, den Tagesablauf und das Familienleben beeinträchtigen. Durch das Führen eines Patiententagebuchs über 2–3 Monate kann die Verdachtsdiagnose bestätigt werden.

Eine umfassende Anamnese sowie verständliche Informationen über das Krankheitsbild und die unterschiedlichen Behandlungsoptionen sind beim Umgang mit den Symptomen bereits hilfreich und die Grundlage für die Entscheidung für eine in der jeweiligen Lebenssituation geeigneten Therapie.

Ernährungs-, Bewegungs- und Ordnungstherapie

Eine vielseitige, bedarfsgerechte vorwiegend pflanzliche Kost, ausreichende körperliche Aktivität (Minimum: 2–3 × /Woche je 20–30 Min.), regelmäßiger Schlaf und Stressreduktion als Bestandteile der Ordnungstherapie haben einen günstigen Einfluss auf die Symptomatik und sind daher immer empfehlenswert.

Phytotherapie

Placebokontrollierte Studien an chinesischen [1, 2] und deutschen [3] Frauen mit PMS zeigten einen Vorteil für die Anwendung von **Mönchspfeffer/Vitus agnus castus** (Agnucaston® [4,0 mg Trockenextrakt, entsprechend 40 mg Droge], Premens™ [20 mg Trockenextrakt]). Die Kombination von Johanniskraut und Vitex agnus-castus führte bei einer Subgruppe von 14 perimenopausalen Frauen mit klimakterischen Beschwerden zu einer Besserung des PMS [4]. Auch ein Trockenextrakt aus Johanniskraut (2 × 450 mg) war bei der Behandlung des PMS dem Placebo überlegen [5].

Ein pollenbasiertes Produkt (Femal™) besserte bei norwegischen Frauen prämenstruelle Schlafstörungen und Reizbarkeit im Vergleich zu Placebo [6].

Erweiterte Naturheilverfahren

- **Mikronährstoffmedizin: Kalzium** [7, 8] und **Magnesium** [9–11] zeigten in placebokontrollierten Studien eine Wirksamkeit beim PMS [12].
- Für die Einnahme von **Vitamin B_6** (Pyridoxin), bis zu 100 mg/Tag fanden sich in kontrollierten Studien Hinweise auf eine Wirksamkeit beim PMS [13], die in weiteren Studien bestätigt wurde:
  - In einer Studie an 60 Frauen mit PMS, die über 3 Monate 100 mg/d Pyridoxin oder 2 × 2,5 mg/d Bromocriptin oder 100 mg/d Eisensulfat (Kontrolle) erhielten, kam es zu einer signifikanten Reduktion der Symptome im Vergleich zur Kontrollgruppe. Bei Pyridoxin war die Ansprechrate höher und es gab weniger Nebenwirkungen als bei Bromocriptin [14].
  - In einer placebokontrollierten Studie an 160 Teilnehmerinnen kam es bei 94 auswertbaren Patientinnen zu einer signifikanten Reduktion der Beschwerden unter 80 mg Pyridoxin und

unter Placebo. Die Reduktion des psychischen und des Gesamtbeschwerdescores war jedoch bei Pyridoxin signifikant deutlicher [15].

- **Akupunktur:** Akupunktur scheint bei PMS eine vielversprechende Therapie zu sein. Die Datenlage sollte jedoch durch methodisch saubere Studien verbessert werden [16, 17].

7.5.2 Dysmenorrhö

Regelschmerzen sind therapiebedürftig, wenn sie die Lebensqualität und die Arbeitsfähigkeit betroffener Frauen stark beeinträchtigen. Die sekundäre Dysmenorrhö bei vorher symptomfreien Frauen ist ein häufiges Symptom der Endometriose, bei der sich auch außerhalb des Cavum uteri endometriales Gewebe findet. Dieses unterliegt ebenfalls zyklischen Veränderungen, was die Bildung von Zysten und Adhäsionen zur Folge hat. Bei der Endometriose können zusätzlich zu den typischen Symptomen Dyspareunie sowie Sterilität und Blutungsstörungen auftreten.

Sowohl bei leichteren, als normal angesehenen Schmerzen, als auch vor der Inanspruchnahme ärztlicher Behandlung werden häufig zunächst traditionelle therapeutische Möglichkeiten zur Selbstbehandlung der Dysmenorrhö eingesetzt.

Ordnungstherapie

Das regelmäßige Praktizieren von **Entspannungsverfahren** kann hilfreich sein. Bei chronischem Verlauf der Endometriose kann eine Stabilisierungskur mit Integration verschiedener Verfahren (Information, Beratung und psychologische Therapie, Physio- und Balneotherapie, Schmerztherapie mit Integration komplementärmedizinischer Verfahren) in einer spezialisierten Rehabilitationsklinik erwogen werden.

Balneotherapie

Ein **ansteigendes Fußbad** (1–3 ×/Tag) mit anschließender Ruhezeit von 15–30 Min. wirkt spasmolytisch, analgetisch und entspannend.

Phytotherapie

Geeignete und häufig angewendete pflanzliche **Spasmolytika** sind Kamillenblüten, Schafgarbenkraut und Schafgarbenblüten. Sie können als Tee getrunken, als Zusätze für feuchte Unterleibswickel oder für Sitzbäder (Dosierungsempfehlung des Herstellers beachten) verwendet oder als ätherische Öle (Aromatherapie) als Bestandteile von Auflagen, Packungen oder zur Massage von Unterbauch und Kreuzregion (Menstruationsöle, Fertigpräparate oder individuelle Mischungen) angewendet werden.

Ernährungstherapie

Da epidemiologische Studien bei niedriger Zufuhr von Omega-3-Fettsäuren und ballaststoffarmer Ernährung eine größere Wahrscheinlichkeit von Dysmenorrhö zeigten, der Verzehr von Transfetten mit einer höheren Wahrscheinlichkeit von Endometriose assoziiert ist (18) und die Langzeitexposition mit Schadstoffen im Tierversuch eine Endometriose hervorrufen kann, wird eine **vielseitige ballaststoffreiche Ernährung** mit reichlicher Aufnahme von ungesättigten Fettsäuren und Meidung von Transfetten und Zusatzstoffen empfohlen.

Erweiterte Naturheilverfahren und komplementärmedizinische Therapieverfahren

- **Mikronährstoffmedizin:**
  - Die Gabe von 100 mg/d **Vitamin B_1** war bei primärer Dysmenorrhö effektiv [19, 20].
  - Auch die Einnahme von **Magnesium** erscheint vielversprechend und sollte weiter untersucht werden, da in den bisher vorhandenen, kleineren Studien Dosis, Dauer und Häufigkeit der Anwendung nicht vergleichbar waren [20].
  - **Vitamin E** (2 × 200 IU/d) führte in einer placebokontrollierten Studie zur Besserung der Beschwerden bei primärer Dysmenorrhö [21].
- **Akupunktur:** Systematische Übersichtsarbeiten zeigten vielversprechende Hinweise für die Wirksamkeit von Akupunktur [22, 23] und Akupressur [24–26] bei primärer Dysmenorrhö.

7.5.3 Klimakterische Beschwerden

Das Nachlassen der reproduktiven und endokrinen Ovarialfunktionen über einen Zeitraum von mehreren Jahren ist häufig mit körperlichen und psychischen Symptomen verbunden, die bei mäßiger oder starker Ausprägung ein Anlass zur Konsultation eines Frauenarztes oder zur Selbstmedikation sind. Klimakterische Symptome treten nur bei einem Teil der Frauen dieser Altersgruppe über eine unterschiedliche Zeitdauer von Wochen, Monaten oder Jahren auf und die Stärke der Beschwerden korreliert nicht mit dem Hormonspiegel.

Nach der Neubewertung von Risiken und Nutzen der Hormon(-ersatz)therapie durch nationale und internationale Fachgesellschaften seit 2002 werden unterschiedliche **nicht-hormonelle Methoden** verstärkt eingesetzt und untersucht. Da die publizierten Studien bei den am häufigsten untersuchten Extrakten aus Cimicifuga racemosa keine Überlegenheit gegenüber Placebo zeigen konnten [27, 28], viele Studien methodische Mängel hatten und Langzeitdaten fehlen, ist auch bei Einnahme naturheilkundlicher, frei zugänglicher Wirkstoffe eine regelmäßige ärztliche Überwachung mit Risiko-Nutzen-Bewertung sinnvoll.

Bei klimakterischen Beschwerden wird aktuell ein ganzheitlicher Therapieansatz im Sinne eines Stufenkonzepts empfohlen, der auf einem gesunden Lebensstil aufbaut, der zur Prävention verschiedener altersassoziierter Erkrankungen geeignet ist [29]. Das **Heidelberger Stufenkonzept** schließt in Abhängigkeit von der Stärke der Beschwerden beispielsweise Möglichkeiten zur Selbsthilfe, unterschiedliche naturheilkundliche und komplementäre Therapieverfahren sowie die Hormontherapie ein (➤ Abb. 7.2).

PRAXISTIPP

Auf Grund der gestiegenen Lebenserwartung verbringen viele Frauen heute mehr als 30 Jahre, das sind 30–40 % ihrer Lebenszeit, in der Postmenopause. Daher ist nicht nur die Besserung klimakterischer Beschwerden, sondern auch die Prävention alterassoziierter Erkrankungen ein wichtiges Therapieziel. Der Beginn des Klimakteriums ist daher ein guter Zeitpunkt, den persönlichen Lebensstil zu überdenken und ggf. Änderungen einzuleiten, um die restliche Lebenszeit möglichst gesund, leistungsfähig und selbstständig verbringen zu können.

Ordnungstherapie

Auch Yoga [32, 33] und andere **Entspannungsverfahren** [34] bewirkten in kontrollierten Studien eine Besserung klimakterischer Beschwerden. Das aktive Entspannungsverfahren wie Tai-Chi [35, 36] sind auch zur langfristigen Sturzprophylaxe gut geeignet.

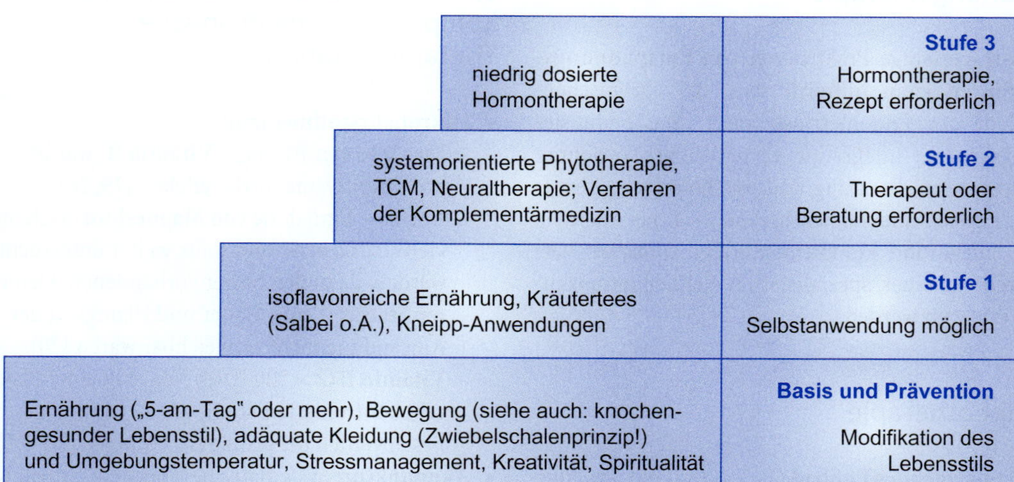

Abb. 7.2 Heidelberger Stufenkonzept zur Prävention und Therapie klimakterischer Beschwerden (nach [30, 31]) [E855]

Hydro- und Thermotherapie

Kneipp-Anwendungen mit kaltem Wasser, die nach kurzer Anleitung selbstständig zu Hause durchgeführt werden können, bewirken eine Besserung klimakterischer Beschwerden, trainieren das vegetative Regulationssystem und können eine Infektneigung vermindern.

Phytotherapie

Am häufigsten werden Extrakte aus dem **Traubensilberkerzenwurzelstock** (Cimicifuga racemosa, z. B. Cefakliman® mono, Klimadynon®, Remifemin®) allein oder in Kombinationspräparaten zur Therapie klimakterischer Symptome eingesetzt. Die Kombination ist nach einer aktuellen Metaanalyse [27] einem Placebo überlegen. Da die Studien und verwendeten Präparate jedoch sehr heterogen sind und Daten zur Sicherheit, insbesondere bei Langzeitanwendung fehlen, sollte die Therapie mit zugelassenen Arzneimitteln erfolgen und wie eine Hormontherapie regelmäßig ärztlich überwacht werden. Auch **Rhapontikrhabarber** (z. B. femi-loges®, Phyto-Strol®) zeigte in placebokontrollierten Studien eine Wirksamkeit bei klimakterischen Beschwerden [37–39].

Bei depressiven Symptomen werden **Johanniskrautextrakte** (z. B. Felis®, Jarsin®, Laif®, Neuroplant®) häufig eingesetzt: Sie sind einem Placebo überlegen, den synthetischen Antidepressiva ebenbürtig und haben eine geringere Rate an Nebenwirkungen [40]. Die Präparate sind nicht einfach untereinander austauschbar und bei der Behandlung multimorbider Patientinnen muss das Risiko von Arzneimittelinteraktionen berücksichtigt werden.

Isoflavonextrakte, z. B. aus Soja und Rotklee haben aufgrund der strukturellen Ähnlichkeit mit Östrogenen eine Wirkung auf den Rezeptor und könnten zur Linderung klimakterischer Beschwerden führen. Eine aktuelle Metaanalyse zeigte einen signifikanten Vorteil gegenüber Placebo [41]. Da sich Fragen zu relevanten Inhaltsstoffen und ihrer Dosis sowie zur Sicherheit bei längerer Einnahme noch nicht beantworten lassen, kann zwar die vermehrte Aufnahme von sojahaltigen Nahrungsmitteln zur Prävention verschiedener alterassoziierter Erkrankungen empfohlen werden, während dagegen die Einnahme von Sojaextrakten (NEM) potenzielle Risiken z. B. bez. der Entstehung eines Mammakarzinoms birgt [42].

Bewegungstherapie

Symptomatische Frauen können durch regelmäßige Bewegung eine Verbesserung der Lebensqualität, Stimmung und Schlafstörungen erreichen. Gleichzeitig wird dadurch der nach der Menopause beschleunigte Knochenabbau, der mit dem Risiko für spätere Frakturen einhergeht, verhindert bzw. verzögert. Daher wird allgemein ein bewegungsfreudiger Lebensstil empfohlen, ein aerobes Training mindestens 30 Min./Tag sowie regelmäßiges Training von Ausdauer, Kraft, Koordination, Beweglichkeit und Balance [35, 36], die bis ins hohe Alter beibehalten werden sollten.

Ernährungstherapie

Es wird eine bedarfsadaptierte vielseitige, vorwiegend pflanzliche Ernährung mit Berücksichtigung isoflavonhaltiger und kalziumreicher Nahrungsmittel sowie der Verzicht auf Nahrungsergänzungsmittel (NEM) empfohlen. NEM sind kein Ersatz für vielseitige Ernährung und können bei bestimmten Personen sogar die Erkrankungsrisiken erhöhen.

Erweiterte Naturheilverfahren

Akupunktur wird häufig bei klimakterischen Beschwerden angewendet und zeigte sich in einer prospektiven kontrollierten Studie wirksamer als die Kontrollintervention [43].

7.5.4 Beschwerden während der Schwangerschaft

Schwangerschaftstypische Beschwerden können sowohl durch körperliche Veränderungen als auch durch die Auseinandersetzung mit der veränderten Lebenssituation verursacht sein. Bei der Behandlung jeder Schwangeren müssen mögliche Risiken der gewählten

Therapie für das ungeborene Kind berücksichtigt werden. Übelkeit und Erbrechen, Harnwegsinfekte, Rückenschmerzen und Schwangerschaftsdepressionen sind häufige Symptome, für die es naturheilkundliche Ansätze zur Prävention oder Therapie gibt.

Von einer unkritischen Anwendung von Phytotherapeutika wird auch bei zugelassenen Arzneimitteln abgeraten, da einige Extrakte, z. T. in Abhängigkeit vom jeweiligen Herstellungsverfahren, in Schwangerschaft und Stillzeit kontraindiziert sind (Teratogenität, Embryotoxizität, Auslösung von Abort oder Frühgeburt, allgemeine Toxizität) oder bei unzureichender Datenlage aus Sicherheitsgründen nicht empfohlen werden können [31]. Außerdem kommen mehr und mehr Nahrungsergänzungsmittel (NEM) mit pflanzlichen Inhaltsstoffen auf den Markt. Da die Qualitätsstandards für NEM nicht denen von Arzneimitteln entsprechen, können Inhaltsstoffe und Zusammensetzung variieren. Deshalb wird besonders in der Schwangerschaft von der Einnahme von solchen NEM abgeraten.

Bei nicht pharmakologischen Therapieverfahren besteht dagegen auch kein Risiko von Arzneimittelinteraktionen, sodass sie besonders bei den Risikoschwangeren, die vor und/oder während der Schwangerschaft eine medikamentöse Therapie benötigen, bevorzugt eingesetzt werden sollten. Außerdem haben einige Nahrungsmittel auch bekannte gesundheitliche Wirkungen, sodass diese auch von Schwangeren genutzt werden können. Daher ist bei entsprechender Symptomatik die besondere Berücksichtigung bestimmter Nahrungsmittel oder Gewürze bei der Ernährung sinnvoll.

PRAXISTIPP

Um Beschwerden vorzubeugen, können folgende Maßnahmen zur Prävention durchgeführt werden:

- Die Ernährung soll Mutter und Kind mit allen erforderlichen Nährstoffen versorgen, wobei die werdende Mutter an den erhöhten Nährstoffbedarf beider Organismen denken muss. Da eine ausreichende Versorgung mit Folsäure, die vor dem Auftreten von Neuralrohr-Verschlussstörungen schützt, und mit Jod auch bei sorgfältiger Zusammenstellung der Ernährung oft nicht gewährleistet ist, sollten 400 µg/d Folsäure und 150–200 µg/d Jod zusätzlich zugeführt werden.
- Während der Schwangerschaft kommt es bei steigendem Sauerstoffbedarf häufig zu einer Eisenmangelanämie. Daher sollte vorbeugend auf eine ausreichende Eisenzufuhr aus tierischen und pflanzlichen Quellen (Hirse, Quinoa, Amaranth, Hülsenfrüchte, Eigelb, Nüsse) geachtet werden, da die Einnahme von Eisenpräparaten in der Schwangerschaft bestehende Verdauungsprobleme verstärken kann.
- Regelmäßige aerobe Bewegung sollte jeder Schwangeren empfohlen werden, da sie zur Prävention verschiedener Schwangerschaftskomplikationen geeignet [44–47] ist.

(Hyper-)Emesis gravidarum

- **Ernährungstherapie:** Ingwer kann in traditionellen Applikationsformen, z. B. als Nahrungsmittel, Gewürz oder Heiltee vorbeugend oder bei leichter Schwangerschaftsübelkeit gegeben werden: Phytotherapeutische Zubereitungen sind nicht zu empfehlen, da ausreichende Daten zur Sicherheit der Gabe von Ingwerextrakten in der Schwangerschaft fehlen.
- **Akupunktur:** Obwohl die Datenlage nach den Kriterien des Cochrane-Reviews [48] noch nicht eindeutig ist, scheint bei (Hyper-)Emesis gravidarum ein Therapieversuch mit Akupunktur oder Akupressur aus Erfahrung gerechtfertigt.
- **Massagetherapie:** Bei Hyperemesis gravidarum wirken Massagen wohltuend und entspannend.

Harnwegsinfekt

Vorbeugend oder bei Frühsymptomen eines Harnwegsinfekts kann Cranberrysaft gegeben werden, da er die Adhäsion von Bakterien an die Blasenschleimhaut vermindert.

Rückenschmerzen

Akupunktur, Wassergymnastik, Physiotherapie und Massage sind hilfreich bei Rückenschmerzen in der Schwangerschaft [49].

Schwangerschaftsdepression

- **Bewegungstherapie:** Für den Einsatz von Bewegungstherapie bei Schwangerschaftsdepression gibt es gute Gründe und die Empfehlung zu regelmäßiger Bewegung lässt sich auch durch eine aktuelle prospektive kontrollierte Studie zur Prävention von Schwangerschaftsdepressionen [50] belegen.

- **Lichttherapie:** Lichttherapie ist auch bei Schwangerschaftsdepression eine erfolgversprechende Therapieoption und sollte frühzeitig in Betracht gezogen werden [51], um Nebenwirkungen pharmakologischer Therapien zu vermeiden.
- **Massagetherapie:** In der Schwangerschaft kann eine Massagetherapie neben Rückenschmerzen auch Depressivität und Ängstlichkeit verringern.

7.5.5 Nachsorge nach Mammakarzinom

Nach der Diagnose Brustkrebs ist die Anwendung von Naturheilverfahren und Komplementärmedizin besonders weit verbreitet. Die meisten Patientinnen wenden sie ergänzend zu ihrer konventionellen Standardtherapie an. Da bisher von keinem Naturheilverfahren ein positiver Einfluss auf den Krankheitsverlauf gezeigt werden konnte, kann keine „Alternative" zu Operation, Bestrahlung, Chemotherapie, endokriner Therapie oder der Therapie mit Antikörpern diskutiert werden. Daher werden hier vielmehr Möglichkeiten zur naturheilkundlichen

Tab. 7.4 Naturheilkundliche Therapien bei Beschwerden während und nach der Therapie eines Mammakarzinoms (nach [52])

Symptom	Wirksamkeit nachgewiesen	Nutzen möglich	Potenziell gefährlich, ggf. in Studien
Angst	Mind-Body-Medizin Energetische Therapien (IB) Massage (IC)	–	intensive (IIB) Massage wird in betroffenen Körperregionen oder bei Blutungsneigung nicht empfohlen
Stimmungsschwankungen	Mind-Body-Medizin	–	–
(chronische) Schmerzen	Mind-Body-Medizin Massage (IC) Energetische Therapien (IC) Akupunktur	–	s. unter Angst
Verbesserung der Lebensqualität	Mind-Body-Medizin Sport, Bewegungstherapie	–	–
körperliche Leistungsfähigkeit	Sport, Bewegungstherapie	–	–
Erschöpfung (Fatigue)	Sport, Bewegungstherapie Energetische Therapien (IC)	Akupunktur (IIC)	–
Übelkeit, Erbrechen	Akupunktur	Hypnose	–
Mundtrockenheit/schmerzhafte Mucositis durch Radiotherapie	Akupunktur (IB)	Hypnose	–
Raucherentwöhnung	–	Akupunktur (IIC)	–
Dyspnoe	–	Akupunktur (IIC)	–
Neuropathie	–	Akupunktur (IIC)	–
Hitzewallungen	Akupunktur (IB)	Hydrotherapie	–
Depression	Mind-Body-Medizin (IB)	Lichttherapie	–
Schlafstörungen	Mind-Body-Medizin (IB)	Lichttherapie	–
Nahrungsergänzungsmittel, Phytotherapie	–	–	abraten, da Interaktionen möglich. Ggf. in Studien sinnvoll

Mind-Body-Medizin: Supportgruppen, kreative Therapien, Meditation, Stress-Management, Hypnose, Entspannungsverfahren, Biofeedback, gelenkte Imagination, Atemtherapie, MBSR, Yoga, Tai-Chi
Energetische Therapien: Magnetfeldtherapie, Reiki, heilende Berührung, Qigong

7

Behandlung von Neben- oder Nachwirkungen der Standardtherapie und zur Verbesserung der Lebensqualität dargestellt. Viele Patientinnen leiden akut oder langfristig an Schmerzen, Übelkeit, Angst, Erschöpfung (Fatigue), Depression, Schlafstörungen sowie schwer behandelbaren Hitzewallungen.

Sowohl in der adjuvanten als auch ganz besonders in der palliativen onkologischen Therapie wird die Lebensqualität inzwischen nicht nur für die Patientinnen, sondern zunehmend auch für Onkologen zu einem wichtigen Kriterium zur Gesamtbeurteilung der vorhandenen Therapieoptionen, das bereits bei der Auswahl der Therapie berücksichtigt werden soll (➤ Tab. 7.4).

Ordnungstherapie

Die im Kapitel Ordnungstherapie (➤ 5.1) genannten Verfahren können nach der Diagnose eines Mammakarzinoms hilfreich sein. Besondere Vorteile bieten allerdings asiatische Verfahren wie Yoga, Qigong und Tai-Chi, da sie durch die Schulung von Beweglichkeit, Flexibilität, Koordination und Gleichgewicht auch zur langfristigen Sturzprophylaxe bei der häufig therapieinduzierten Abnahme der Knochendichte geeignet sind [32].

Hydro- und Thermotherapie

Die Selbstanwendung von **Kneipp-Kaltwasseranwendungen** kann zur Besserung der klimakterischen Beschwerden beitragen und wird auch in einer Studie an Patientinnen mit Mammakarzinom untersucht. Sie kommt dem Wunsch vieler Patientinnen entgegen, selbst etwas zu ihrer Therapie beizutragen.

Balneo- und Klimatherapie

Die Lichttherapie wird zunehmend nicht nur bei Winterdepression eingesetzt. Da Depressionen bei onkologischen Patientinnen häufig unzureichend diagnostiziert und behandelt werden und ein einstündiger morgendlicher Spaziergang eine vergleichbare Wirkung zeigt, sollte besonders bei multimorbiden Patientinnen in den Beratungsgesprächen auf diesen Zusatznutzen von Licht und Bewegung hingewiesen werden, da hiermit auch Arzneimittelinteraktionen vermieden werden können.

Phytotherapie

Die **Misteltherapie** ist in deutschsprachigen Ländern weit verbreitet, obwohl ein günstiger Einfluss auf den Krankheitsverlauf nicht gezeigt werden konnte und es kaum Hinweise auf eine verbesserte Verträglichkeit der Standardtherapie insbesondere der Chemotherapie unter den hier verabreichten supportiven Therapien gibt. Dagegen gibt es Hinweise auf eine verbesserte Lebensqualität von Tumorpatienten durch eine Misteltherapie [53].

Zu Indikationen für **andere Phytotherapeutika:** Bei entsprechender Symptomatik sind Baldrian (Schlafstörungen), Johanniskraut (Depressionen) und Flohsamenschalen (kurzfristig bei Obstipation) indiziert. Allerdings müssen während einer onkologischen Standardtherapie sowie bei multimorbiden Patientinnen mit Einnahme nicht-onkologischer Medikamente potenzielle Arzneimittelinteraktionen berücksichtigt werden.

Bewegungstherapie

Die Motivierung zu einem aktiveren Lebensstil mit einer Beratung zur Auswahl von geeigneten Sportarten soll sich sowohl an bisherigen Erfahrungen und Vorlieben als auch an der aktuellen Leistungsfähigkeit und den vorhandenen Möglichkeiten orientieren und ist ein wichtiges Element jeder naturheilkundlichen Therapie. Speziell nach einer Brustkrebserkrankung ist **moderate** (entsprechend z. B. ½ Std. Walking/Tag), regelmäßige **Bewegung** nicht nur ein wirksames Antidepressivum ohne Risiko von Arzneimittelinteraktionen. Sie trägt auch während der Chemo- und Radiotherapie zur Verbesserung der Verträglichkeit und Lebensqualität bei, ist die primäre Therapie bei Cancer Fatigue und leistet einen wirksamen Beitrag zum Erhalt der Knochendichte nach der, häufig therapieinduzierten Menopause.

Massagetherapie

Massagen können bei Angst, Depressionen und Schmerzen die Symptome lindern und die Lebensqualität verbessern. Auch durch Pflegekräfte können Einreibungen mit aromatischen Ölen als eine Form der Aromatherapie angewendet werden.

Ernährungstherapie

Die Ernährung gilt als modifizierbarer Risikofaktor für Brustkrebs, obwohl hierzu nur wenige prospektive kontrollierte Studien durchgeführt wurden, die einen eindeutigen Vorteil einer Ernährungsumstellung nach der Diagnose zeigen [54, 55]. Während sog. Krebsdiäten, die immer wieder propagiert werden, statt mit dem versprochenen Nutzen meist mit erheblichen Risiken für die Patientinnen verbunden ist, können die Empfehlungen des World Cancer Research Fund (http://www.dietandcancerreport.org/) zu einer **vielseitigen vorwiegend pflanzlichen Mischkost,** das Meiden von Nikotin und Alkohol sowie ein Gewicht im Normalbereich sowohl das Wohlbefinden verbessern [56], langfristig die Risiken für andere Zivilisationskrankheiten senken und möglicherweise die Prognose [57] verbessern.

MERKE

Die Einnahme von Nahrungsergänzungsmitteln wird zur Zeit weder zur Primärprävention noch nach der Diagnose eines Mammakarzinoms empfohlen.

Erweiterte Naturheilverfahren

Die Wirksamkeit der **Akupunktur** bei Schmerzen [58, 59], Übelkeit [56, 57] und klimakterischen Beschwerden [43] wurde nachgewiesen, sodass sie eine weitere nicht-pharmakologische Therapieoption in der Nachsorge des Mammakarzinoms und anderer Tumoren [52] darstellt.

LITERATUR

[1] Ma L, Lin S, Chen R et al. Treatment of moderate to severe premenstrual syndrome with Vitex agnus castus (BNO 1095) in Chinese women. Gynecol Endocrinol. 2010 Aug; 26(8): 612–6.

[2] He Z, Chen R, Zhou Y et al. Treatment for premenstrual syndrome with Vitex agnus castus: A prospective, randomized, multi-center placebo controlled study in China. Maturitas. 2009 May 20; 63(1): 99–103.

[3] Schellenberg R. Treatment for the premenstrual syndrome with agnus castus fruit extract: prospective, randomised, placebo controlled study. BMJ. 2001 Jan 20; 322(7279): 134–7.

[4] van Die MD, Bone KM, Burger HG et al. Effects of a combination of Hypericum perforatum and Vitex agnus-castus on PMS-like symptoms in late-perimenopausal women: findings from a subpopulation analysis. J Altern Complement Med. 2009 Sep; 15(9): 1045–8.

[5] Canning S, Waterman M, Orsi N et al. The efficacy of Hypericum perforatum (St John's wort) for the treatment of premenstrual syndrome: a randomized, double-blind, placebo-controlled trial. CNS Drugs. 2010 Mar; 24(3): 207–25.

[6] Gerhardsen G, Hansen AV, Killi M et al. The efficacy of Femal in women with premenstrual syndrome: a randomised, double-blind, parallel-group, placebo-controlled, multicentre study. Adv Ther. 2008 Jun; 25(6): 595–607.

[7] Ghanbari Z, Haghollahi F, Shariat M et al. Effects of calcium supplement therapy in women with premenstrual syndrome. Taiwan J Obstet Gynecol. 2009 Jun; 48(2): 124–9.

[8] Khajehei M, Abdali K, Parsanezhad ME et al. Effect of treatment with dydrogesterone or calcium plus vitamin D on the severity of premenstrual syndrome. Int J Gynaecol Obstet. 2009 May; 105(2): 158–61.

[9] Fathizadeh N, Ebrahimi E, Valiani M et al. Evaluating the effect of magnesium and magnesium plus vitamin B6 supplement on the severity of premenstrual syndrome. Iran J Nurs Midwifery Res. 2010 Dec; 15(Suppl 1): 401–5.

[10] Quaranta S, Buscaglia MA, Meroni MG et al. Pilot study of the efficacy and safety of a modified-release magnesium 250 mg tablet (Sincromag) for the treatment of premenstrual syndrome. Clin Drug Investig. 2007; 27(1): 51–8.

[11] Walker AF, De Souza MC, Vickers MF et al. Magnesium supplementation alleviates premenstrual symptoms of fluid retention. J Womens Health. 1998 Nov; 7(9): 1157–65.

[12] O'Brien S, Rapkin A, Dennerstein L et al. Diagnosis and management of premenstrual disorders. BMJ. 2011; 342: d2994.

[13] Fugh-Berman A, Kronenberg F. Complementary and alternative medicine (CAM) in reproductive-age women: a review of randomized controlled trials. Reprod Toxicol. 2003 Mar-Apr; 17(2): 137–52.

[14] Sharma P, Kulshreshtha S, Singh GM et al. Role of bromocriptine and pyridoxine in premenstrual tension syndrome. Indian J Physiol Pharmacol. 2007 Oct-Dec; 51(4): 368–74.

7

[15] Kashanian M, Mazinani R, Jalalmanesh S. Pyridoxine (vitamin B_6) therapy for premenstrual syndrome. Int J Gynaecol Obstet. 2007 Jan; 96(1): 43–4.
[16] Kim SY, Park HJ, Lee H. Acupuncture for premenstrual syndrome: a systematic review and meta-analysis of randomised controlled trials. BJOG. 2011 Jul; 118(8): 899–915.
[17] Cho SH, Kim J. Efficacy of acupuncture in management of premenstrual syndrome: a systematic review. Complement Ther Med. 2010 Apr; 18(2): 104–11.
[18] Missmer SA, Chavarro JE, Malspeis S, Bertone-Johnson ER, Hronstein MD, Spiegelman D, et al. A prospecitve study of dietary fat consumption and endometriosis risk. Hum Reprod. 2010 Jun; 25(6): 1528-32.
[19] Gokhale LB. Curative treatment of primary (spasmodic) dysmenorrhoea. Indian J Med Res. 1996 Apr; 103: 227–31.
[20] Proctor ML, Murphy PA. Herbal and dietary therapies for primary and secondary dysmenorrhoea. Cochrane Database Syst Rev. 2001, update 2009(3): CD002124.
[21] Ziaei S, Zakeri M, Kazemnejad A. A randomised controlled trial of vitamin E in the treatment of primary dysmenorrhoea. BJOG. 2005 Apr; 112(4): 466–9.
[22] Cho SH, Hwang EW. Acupuncture for primary dysmenorrhoea: a systematic review. BJOG. 2010 Apr; 117(5): 509–21.
[23] Liu CZ, Xie JP, Wang LP et al. Immediate analgesia effect of single point acupuncture in primary dysmenorrhea: a randomized controlled trial. Pain Med. 2011 Feb; 12(2): 300–7.
[24] Cho SH, Hwang EW. Acupressure for primary dysmenorrhoea: a systematic review. Complement Ther Med. 2010 Feb; 18(1): 49–56.
[25] Gharloghi S, Torkzahrani S, Akbarzadeh AR et al. The effects of acupressure on severity of primary dysmenorrhea. Patient Prefer Adherence. 2012; 6: 137–42.
[26] Mirbagher-Ajorpaz N, Adib-Hajbaghery M, Mosaebi F. The effects of acupressure on primary dysmenorrhea: a randomized controlled trial. Complement Ther Clin Pract. 2011 Feb; 17(1): 33–6.
[27] Laakmann E, Grajecki D, Doege K et al. Efficacy of Cimicifuga racemosa, Hypericum perforatum and Agnus castus in the treatment of climacteric complaints: a systematic review. Gynecol Endocrinol. 2012 Mar 2.
[28] Leach MJ, Moore V. Black cohosh (Cimicifuga spp.) for menopausal symptoms. Cochrane Database Syst Rev. 2012;9:CD007244.
[29] Warnecke E. What works? Evidence for lifestyle and nonprescription therapies in menopause. Aust Fam Physician. 2011 May;40(5):286-9
[30] von Hagens C, Reinhard-Hennch B, Strowitzki T. Alternative therapies for menopausal women. MMW Fortschr Med. 2008 Oct 23; 150(43): 29–32.
[31] von Hagens C. Gynäkologische Erkrankungen und Beschwerden. In: Kraft K, Stange R., editor. Lehrbuch Naturheilverfahren. 1st ed. Stuttgart: Hippokrates Verlag; 2010. p. 602–218.
[32] Cohen BE, Kanaya AM, Macer JL et al. Feasibility and acceptability of restorative yoga for treatment of hot flushes: a pilot trial. Maturitas. 2007 Feb 20; 56(2): 198–204.
[33] Joshi S, Khandwe R, Bapat D et al. Effect of yoga on menopausal symptoms. Menopause Int. 2011 Sep; 17(3): 78–81.
[34] Carmody JF, Crawford S, Salmoirago-Blotcher E, Leung K, Churchill L, Olendzki N. Mindfulness training for coping with hot flashes: results of a randomized trial. Menopause. 2011 Jun; 18(6): 611–20.
[35] Low S, Ang LW, Goh KS et al. A systematic review of the effectiveness of Tai Chi on fall reduction among the elderly. Arch Gerontol Geriatr. 2009 May-Jun; 48(3): 325–31.
[36] Gillespie LD, Robertson MC, Gillespie WJ, Sherrington C, Gates S, Clemson LM, et al. Interventions for preventing falls in older people living in the community. Cochrane Database Syst Rev. 2012; 9: CD007146.
[37] Hasper I, Ventskovskiy BM, Rettenberger R et al. Long-term efficacy and safety of the special extract ERr 731 of Rheum rhaponticum in perimenopausal women with menopausal symptoms. Menopause. 2009 Jan-Feb; 16(1): 117–31.
[38] Heger M, Ventskovskiy BM, Borzenko I et al. Efficacy and safety of a special extract of Rheum rhaponticum (ERr 731) in perimenopausal women with climacteric complaints: a 12-week randomized, double-blind, placebo-controlled trial. Menopause. 2006 Sep-Oct; 13(5): 744–59.
[39] Kaszkin-Bettag M, Beck S, Richardson A et al. Efficacy of the special extract ERr 731 from rhapontic rhubarb for menopausal complaints: a 6-month open observational study. Altern Ther Health Med. 2008 Nov-Dec; 14(6): 32–8.
[40] Linde K, Berner MM, Kriston L. St John's wort for major depression. Cochrane Database Syst Rev. 2008(4): CD000448.
[41] Taku K, Melby MK, Kronenberg F et al. Extracted or synthesized soybean isoflavones reduce menopausal hot flash frequency and severity: systematic review and meta-analysis of randomized controlled trials. Menopause. 2012 Mar 19.
[42] Risikobewertung Bf. Isolierte Isoflavone sind nicht ohne Risiko2007; (039).
[43] Borud EK, Alraek T, White A et al. The Acupuncture on Hot Flushes Among Menopausal Women (ACUFLASH) study, a randomized controlled trial. Menopause. 2009 May-Jun; 16(3): 484–93.
[44] Korsten-Reck U. Physical activity in pregnancy and in breast-feeding period in obese mothers. Z Geburtshilfe Neonatol. 2010 Jun; 214(3): 95–102.
[45] Hui A, Back L, Ludwig S et al. Lifestyle intervention on diet and exercise reduced excessive gestational weight gain in pregnant women under a randomised controlled trial. BJOG. 2012 Jan; 119(1): 70–7.

[46] Nascimento SL, Surita FG, Parpinelli MA et al. The effect of an antenatal physical exercise programme on maternal/perinatal outcomes and quality of life in overweight and obese pregnant women: a randomised clinical trial. BJOG. 2011 Nov; 118(12): 1.455–63.
[47] Mudd LM, Owe KM, Mottola MF, Pivarnik JM. Health Benefits of Physical Activity during Pregnancy: An International Perspective. Med Sci Sports Exerc. 2012 Aug 14.
[48] Matthews A, Dowswell T, Haas DM et al. Interventions for nausea and vomiting in early pregnancy. Cochrane Database Syst Rev. 2010(9): CD007575.
[49] Young G, Jewell D. Interventions for preventing and treating pelvic and back pain in pregnancy. Cochrane Database Syst Rev. 2002(1):CD001139.
[50] Robledo-Colonia AF, Sandoval-Restrepo N, Mosquera-Valderrama YF et al. Aerobic exercise training during pregnancy reduces depressive symptoms in nulliparous women: a randomised trial. J Physiother. 2012; 58(1): 9–15.
[51] Wirz-Justice A, Bader A, Frisch U et al. A randomized, double-blind, placebo-controlled study of light therapy for antepartum depression. J Clin Psychiatry. 2011 Jul; 72(7): 986–93.
[52] Deng GE, Frenkel M, Cohen L et al. Evidence-based clinical practice guidelines for integrative oncology: complementary therapies and botanicals. J Soc Integr Oncol. 2009 Summer; 7(3): 85–120.
[53] Horneber MA, Bueschel G, Huber R et al. Mistletoe therapy in oncology. Cochrane Database Syst Rev. 2008(2): CD003297.
[54] Pierce JP, Stefanick ML, Flatt SW et al. Greater survival after breast cancer in physically active women with high vegetable-fruit intake regardless of obesity. J Clin Oncol. 2007 Jun 10; 25(17): 2.345–51.
[55] Chlebowski RT, Blackburn GL, Thomson CA et al. Dietary fat reduction and breast cancer outcome: interim efficacy results from the Women's Intervention Nutrition Study. J Natl Cancer Inst. 2006 Dec 20; 98(24): 1.767–76.
[56] Morey MC, Snyder DC, Sloane R et al. Effects of home-based diet and exercise on functional outcomes among older, overweight long-term cancer survivors: RENEW: a randomized controlled trial. JAMA. 2009 May 13; 301(18): 1.883–91.
[57] Li CI, Daling JR, Porter PL et al. Relationship between potentially modifiable lifestyle factors and risk of second primary contralateral breast cancer among women diagnosed with estrogen receptor-positive invasive breast cancer. J Clin Oncol. 2009 Nov 10; 27(32): 5.312–8.
[58] Alimi D, Rubino C, Pichard-Leandri E et al. Analgesic effect of auricular acupuncture for cancer pain: a randomized, blinded, controlled trial. J Clin Oncol. 2003 Nov 15; 21(22): 4.120–6.
[59] Crew KD, Capodice JL, Greenlee H et al. Pilot study of acupuncture for the treatment of joint symptoms related to adjuvant aromatase inhibitor therapy in postmenopausal breast cancer patients. J Cancer Surviv. 2007 Dec; 1(4): 283–91.
[60] Ezzo JM, Richardson MA, Vickers A et al. Acupuncture-point stimulation for chemotherapy-induced nausea or vomiting. Cochrane Database Syst Rev. 2006(2): CD002285.
[61] Streitberger K, Diefenbacher M, Bauer A et al. Acupuncture compared to placebo-acupuncture for postoperative nausea and vomiting prophylaxis: a randomised placebo-controlled patient and observer blind trial. Anaesthesia. 2004 Feb; 59(2): 142–9.

7.6 Urologische Erkrankungen

Angelika Sökeland

Naturheilkundliche Behandlungsansätze haben in der Urologie eine lange Tradition, allen voran die Phytotherapie bei der Behandlung der durch die Prostatahyperplasie bedingten Symptome. Somit wurde und wird z. B. in diesem Bereich schon sehr lange – häufig unbewusst – im Sinn der klassischen Naturheilverfahren behandelt. In neueren urologischen Lehrbüchern wird zwar meist die Phytotherapie, andere klassische Naturheilverfahren aber nicht explizit dargestellt. In letzter Zeit ist wieder ein zunehmendes Interesse an naturheilkundlichen Behandlungsansätzen zu verzeichnen, auch weil diese von den Patienten eingefordert werden.

7.6.1 Prostatahyperplasie (BPH) und Prostatasyndrom (BPS)

Die gutartige Prostatahyperplasie ist bei annähernd 50 % der über 50-jährigen Männer nachweisbar. Trotz zahlreicher Anstrengungen in der Grundlagenforschung fehlen bis heute eindeutig exakte Vorstellungen über die Pathogenese der Prostatahyperplasie, sodass ein multifaktorielles Geschehen angenommen wird. Die Prostatavergrößerung kann völlig beschwerdefrei verlaufen oder durch ihre topografische Lage zur Einengung der Harnröhre führen und somit Miktionsstörungen verursachen. Bei Vergrößerung der Prostata mit dadurch bedingten Beschwerden spricht man vom benignen Prostatasyndrom (BPS). Die Beschwerden, die durch die

Tab. 7.5 Terminologie des benignen Prostatasyndroms und assoziierter Symptome/Diagnosen

Abkürzung	Beschreibung
BPH	Benigne Prostatahyperplasie (histologische Diagnose)
LUTS	Miktionsbeschwerden (Lower Urinary Tract Symptoms)
BPE	diagnostische nachweisbare Organvergrößerung (Benign Prostatic Enlargement)
BOO	Blasenentleerungsstörung (Bladder Outlet Obstruction)
BPS	Benignes Prostatasyndrom (BPE + BOO + LUTS)
BPO	Benign Prostatic Obstruction (benigne Prostataobstruktion), durch BPE verursachte BOO

Prostatahyperplasie verursacht werden, werden durch die LUTS (Lower Urinary Tract Symptoms) charakterisiert (➤ Tab. 7.5). Nach den neuesten Leitlinien der Deutschen Urologen zur „Diagnostik und Differenzialdiagnostik des BPS" (http://awmf-leitlinien.de) wird folgende Terminologie zur Charakterisierung des benignen Prostatasyndroms und assoziierter Symptome/Diagnosen verwendet.

Es wird unterschieden zwischen der **irritativen** (Nykturie, Pollakisurie, imperativer Harndrang) und **obstruktiven** Symptomatik (verzögerter Miktionsbeginn, Harnstrahlabschwächung, Gefühl der unvollständigen Blasenentleerung). Die Schwere der Miktionsstörung korreliert jedoch nicht mit der Größe der Prostata.

In der Herner LUTS-Studie wurde gezeigt, dass 40,5 % der Männer über 50 Jahren an behandlungsbedürftigen LUTS leiden, 26,9 % eine vergrößerte Prostata haben (> 25 ml) und bei 17,3 % der maximale Harnstrahl auf eine BOO hindeutet. Etwa 60 % der Männer mit mittelschweren Symptomen (Internationaler Prostata Symptom Score [IPSS] 8–19) und über 90 % der Männer mit schweren Symptomen (IPSS >19) auch einen deutlichen Leidensdruck verspüren. Die Häufigkeit der Symptome und die Zunahme des Prostatavolumens korrelieren mit dem Alter der Männer [4].

PRAXISTIPP

- Bei geringer Symptomatik der Prostatahyperplasie und bei fehlendem Leidensdruck ist ein abwartendes Verhalten gerechtfertigt.
- Konservative Behandlungen sind bei klinisch relevanter BPO oder bei Vorliegen folgender BPS bedingter Komplikationen **nicht** indiziert:
  - rezidivierender Harnverhalt
  - rezidivierende Harnwegsinfektionen
  - konservativ nicht beherrschbare Makrohämaturien
  - Harnblasenkonkremente
  - Dilatation des oberen Harntrakts, eingeschränkte Nierenfunktion oder Niereninsuffizienz durch BPO

Ordnungstherapie

Die Abschwächung des Harnstrahls, ein gelegentliches Nachträufeln zum Schluss des Wasserlassens und das nächtliche Aufstehen können zu den normalen Alterserscheinungen gehören. Dies gilt es, den Patienten zu vermitteln. Den Patienten ist eine regelmäßige Blasenentleerung und die Vermeidung von längeren anspannenden Blasenbelastungen anzuraten. Das Führen eines Trink- und Ausscheidungsprotokolls dient zur Feststellung von Trinkgewohnheiten und objektiviert diese.

Hydro- und Thermotherapie

Empfohlen werden folgende Anwendungen:

- ansteigende Fußbäder
- Sitz- oder Halbbäder
- warme Packungen mit Moor- oder Heilerde auf die Blasengegend
- Moor- und Thermalbäder

Phytotherapie

Die Evidenz der Wirksamkeit von Phytopharmaka bei der Behandlung des BPS wird heute zunehmend nach wissenschaftlichen Kriterien belegt. Ziel einer effektiven Therapie ist die Beseitigung und Linderung der irritativen und obstruktiven Miktionsbeschwerden. Bis 1994 war die Verordnung von Phytotherapeutika die einzige zugelassene Therapieoption zur symptomatischen Behandlung der BPS. Dann kamen α-Blocker und Finasterid als chemisch definierte Substanzen auf den Markt. Der Einsatz der Phytopharmaka deckt bei den meisten Patien-

Tab. 7.6 Phytotherapeutische Fertigarzneimittel bei BPS

Pflanze	Präparatebeispiele	Postulierte Wirkung
Hypoxis rooperi (Wurzelknolle des südafrikanischen Sternengrases)	Harzol®, Prostasal® Azuprostat®	Hemmung der Leukotrien- und Prostaglandinsynthese
Kürbissamen (Cucurbita pepo)	Bazoton® uno, Cysto® urgenin, Nomon mono®, Granu fink® prosta forte	Hemmung der Androgensynthese/Prostaglandinsynthese, Hemmung der DHT-Synthese
Sägepalmenfrüchte (Sabal fructus)	Cefasabel®, Prostagutt® mono, Prostagutt uno, Prosta urgenin uno®, Sabal Sandoz®, Sabal Stada®, Sabal Uno®,Talso uno, Strogen uno®	• Hemmung der 5 α-Reduktase, Hemmung der Aromatase, α-1 Rezeptor-Antagonismus, spasmolytischer Effekt, antiproliferative Effekte, Hemmung der Zyklooxagenase und Lipooxygenase • Studien wurden mit Permixon© durchgeführt (in Deutschland nicht zugelassen), Übertragbarkeit auf deutsche Monopräparate fraglich
Brennnesselwurzel (Urtica dioica)	Bazoton uno®, Prostamed Urtica®, Prosta Stada®,	SHGB-Senkung, Aromatasehemmung, Beeinflussung der Wachstumsfaktorrezeptoren
Sägepalmenfrüchte und Brennnesselwurzel	Prostagutt forte®	s. o.
Roggenpollen	Pollstimol© Kps.	Hemmung der Zyklooxygenase, Hemmung der Lipoxygenase, spasmolytischer Effekt

ten den therapeutischen Bedarf, ist in der Langzeittherapie aufgrund der vergleichsweise geringeren Zahl an Arzneimittelnebenwirkungen gut verträglich und bietet ein günstiges Kosten-Nutzen-Verhältnis.

Phytotherapeutika können angewendet werden bei geringer, mäßiger oder starker Beschwerdesymptomatik, (IPSS < 8 oder Stadium I und II nach Alken/Stadium II und III nach Vahlensieck) wobei ein Therapieversuch mit diesen Mitteln zunächst über 12 Wochen erfolgen sollte. Nach erfolgreichem Einsatz ist eine längere Verordnung empfehlenswert und möglich. Zur Primärtherapie eignen sich besonders **Sabal-** und **Brennnesselwurzelextrakte** (➤ Tab. 7.6), ggf. in Kombination, sitosterinhaltige Präparate (z. B. Azuprostat®, Harzol®) und Kürbiskernextrakte (➤ Tab. 7.4). Regelmäßige Kontrollen sind erforderlich. Pollenextrakte sind eher bei entzündlichen Prostataerkrankungen geeignet. Für Sägezahnpalmfrüchte, Brennnesselwurzel und Kürbissamen liegen positive Monografien der Kommission E (➤ 5.5.5) vor, für Roggenpollenextrakte hingegen nicht. Phytotherapeutische Zubereitungen liegen als Monopräparate (➤ Tab. 7.6) oder als Kombinationspräparate vor.

STUDIEN

Für vier Phytotherapeutika, die aus Sägepalmenextrakten, Kürbissamen, der Wurzelknolle der Afrikanischen Lilie und der Brennnesselwurzel bestehen, gibt es Hinweise auf eine Wirksamkeit aus randomisierten, kontrollierten Studien, die zwischen 1995 und 1999 durchgeführt wurden [3, 5, 6, 11, 14, 16, 17].

Über die Bewertung der Studienlagen der BPS-Phytotherapeutika gehen die Meinungen allerdings auseinander. Die Studien zu den Phytopräparaten wurden zum großen Teil vor der internationalen WHO BPH-Konsensuskonferenz in Paris im Jahr 2005 durchgeführt und entsprachen somit „nicht den aktuell festgelegten Kriterien".

Im Jahr 2010 wurde in Berlin bei dem *Congress of the Society for Medicinal Plant and Natural Product Research* die größte placebokontrollierte klinische Studie vorgestellt, die bisher mit einem pflanzlichen Arzneimittel (Kürbiskerne) zur BPH-Behandlung durchgeführt wurde. Hierbei zeigten sich 3–4 Monate nach Einnahme von Kürbiskernextrakten eine Senkung des IPSS von 3–4 Punkten sowie eine Verbesserung des Leidensdrucks. Somit konnte die G. R. A. N. U. Studie (*German Research Activities on Natural Urologicals*) zeigen, dass Kürbissamen zur Langzeittherapie von BPH-Patienten mit moderaten Symptomen des unteren Harntrakts gut geeignet sind [10].

Hingegen zeigte sich in einer Studie von Barry MJ et al. Sägepalmextrakt einer Placebogabe nicht überlegen [2].

Bei frühen bis mittleren Krankheitsstadien bessern einige Präparate nachweislich die Symptomatik auch langfristig vergleichbar gut wie Alphablocker und 5α-Reduktasehemmer. Die hohe Patientencompliance und die günstige Kostensituation sprechen, gerade unter dem Aspekt einer jahre- bis jahrzehntelang zu veranschlagenden Therapie, zusätzlich für die Phytotherapie. Es sollte besonders auf valide Wirksamkeitsnachweise des gewählten Präparats geachtet werden [15].

Bewegungstherapie

Zu wenig Bewegung kann zur Kongestion der Prostata führen. Extreme Belastung der Dammregion (z. B. Rennradfahren) ist zu vermeiden.

Ernährungstherapie

Epidemiologische Untersuchungen zeigen deutliche geografische Unterschiede bezüglich der Häufigkeit symptomatischer BPH-Patienten. Einwohner westlicher Industriestaaten zeigen eine höhere Inzidenz als Asiaten gleichen Alters. Da asiatische Einwandererfamilien in den USA die gleichen Inzidenzraten bei der symptomatischen BPH zeigen, wird ein Zusammenhang mit der Ernährung vermutet. Zu empfehlen sind folgende Maßnahmen:

- **vollwertige Grunddiät**
- grundsätzlich wenig Fett (statt tierischem besser pflanzliches Fett mit ungesättigten Fettsäuren: Oliven-, Lein- oder Sojaöl oder Margarine statt Butter)
- reichlich Ballaststoffe
- Nahrungsmittel mit Phytoöstrogenen: z. B. Hülsenfrüchte, Sojaprodukte, Cerealien

7.6.2 Harnwegsinfektionen

Der gramnegative Keim E. coli ist der häufigste Erreger von Harnwegsinfekten. Frauen sind wesentlich häufiger betroffen als Männer.

Für Harnwegsinfektionen sind der Nachweis eines uropathogenen Erregers im Harntrakt sowie eine signifikante Bakteriurie (> 100 000) und eine Leukozyturie kennzeichnend.

- **Unkomplizierte Harnwegsinfektion:** Eine Harnwegsinfektion wird laut der Leitlinien der *Deutschen Gesellschaft für Urologie* (*DGU* [2010]) als unkompliziert eingestuft, wenn im Harntrakt keine relevanten funktionellen oder anatomischen Anomalien, keine relevanten Nierenfunktionsstörungen und keine relevanten Begleiterkrankungen vorliegen, die eine Harnwegsinfektion bzw. gravierende Komplikationen begünstigen [18].
- **Rezidivierende Harnwegsinfektion:** Laut DGU wird eine rezidivierende Harnwegsinfektion wird angenommen, wenn eine Rezidivrate von ≥ 2 symptomatischen Episoden pro Halbjahr oder ≥ 3 symptomatische Episoden pro Jahr vorliegen.

Naturheilkundliche Behandlungsansätze bei akuten Entzündungszuständen sind zumeist adjuvante Maßnahmen im Sinne einer die Dauer und Schwere verkürzenden Begleittherapie. Anders ist der Stellenwert von Naturheilverfahren bei subakuten oder chronisch-rezidivierenden Infektionen. Obwohl die Infektion unter einer antibiotischen Therapie abheilt, kommt es nicht selten zu Rezidiven. Bei der dann notwendigen Intervall- oder Langzeitbehandlung mit Chemotherapeutika werden häufig Antibiotikaresistenzen beobachtet, sodass Naturheilverfahren bei chronisch-rezidivierenden Erkrankungen mehr in den Vordergrund treten können.

CAVE
Bei chronischer Zystitis sollte durch eine Zystoskopie ein Karzinom ausgeschlossen werden.

Ordnungs- und Ernährungstherapie

Auf eine regelmäßige und **vollwertige Ernährung** ist zu achten. Regelmäßige Toilettengänge (ggf. Miktionsprotokoll) sind zu empfehlen und es sollte eine möglichst vollständige Entleerung der Blase angestrebt werden. Bei der häufig auftretenden „Honeymoon-Zystitis" sollte die Blase nach dem Verkehr entleert werden.

Eine regelmäßige Flüssigkeitsaufnahme, die mindestens 2 l pro Tag betragen sollte, dient dem Durchspülungseffekt und bewirkt durch die Verdünnung des Harns eine Reduzierung der Reizung der Blasenschleimhaut. Kaffee, Schwarztee sowie stark kohlensäurehaltige Getränke sollten auf 2–3 Tassen pro Tag beschränkt werden. Ebenfalls sollte der Genuss von Alkohol eingeschränkt werden. Eine vollwertige Grunddiät, die mild gewürzt und leicht verdaulich sein sollte, ist anzuraten.

Hydro- und Thermotherapie

- **Akute Zystitis:** Wärmeanwendung, in Form von feuchtwarmen Umschlägen auf die Blasenregion mit Meerrettich oder Eukalyptusöl durchführen, zu empfehlen sind auch warme Sitzbäder mit Lavendel, temperaturansteigende Fußbäder (➤ 6.1.1).
- **Chronisch-rezidivierende Blasenentzündungen:** Wärmeanwendung, z. B. durch ansteigende Fußbäder (36–42 °C/15 Min.), Moorpackungen auf den Unterbauch oder im Sakralbereich. Saunabäder, temperaturansteigende Sitz- oder Halbbäder, Überwärmungsbäder in Form der Moorlaugen- oder Moorschwebstoffbäder sowie ansteigende Bäder, wechselwarme Waschungen zur Anregung der Durchblutung z. B. 4-wöchige Phase mit morgens kalter oder wechselwarmer Ganzwaschung, mittags kaltem Armbad, abends Wassertreten. Zur Abhärtung dienen Saunabaden, Tautreten, Wassertreten, kalte Güsse, kalte Armbäder sowie Trockenbürstungen.

Balneo- und Klimatherapie

Zu empfehlen sind Aufenthalte an Nord- und Ostsee sowie im Hochgebirge zur Roborierung und Stärkung des Immunsystems.

Phytotherapie

Da die Antibiotikaresistenzen immer mehr zunehmen, ist es sinnvoll, Antibiotika gezielter einzusetzen und bei unkomplizierten Infektionen auf pflanzliche Antibiotika auszuweichen. Studien belegen, dass Harnwegsinfekte in vielen Fällen mit einem pflanzlichen Antibiotikum (➤ Tab. 7.7) aus **Kapuzinerkresse** und **Meerrettich** (z. B. Angocin® N) wirksam behandelt werden können – bei einem deutlich geringeren Nebenwirkungspotenzial als bei chemischen Antibiotika. [1, 7, 8]. Für das Benzylsenföl aus der Kapuzinerkresse konnte z. B. eine breite antibakterielle Wirkung im grampositiven und gramnegativen Bereich nachgewiesen werden. Das Allylsenföl aus der Meerrettichwurzel zeigt eine gute Wirksamkeit im grampositiven Spektrum, während das 2-Phenylsenföl ein erweitertes Wirkspektrum im gramnegativen Bereich aufweist. Beide Pflanzenstoffe zusammen bilden somit eine besonders wirkungsvolle pflanzliche Alternative zu den chemischen Antibiotika.

Tab. 7.7 Pflanzliche Präparate bei Harnwegsinfekten

Symptomatik	Arzneidrogen	Präparatebeispiele
häufiges Wasserlassen mit Brennschmerz, allgemeines Krankheitsgefühl	Bärentraubenblätter	Cystinol akut 2–2–2 Drg. (max. 1 Woche) Arctuvan Bärentraubenblätter Tbl., tgl. 2–4 × 2 Tbl.
rezidivierende Entzündungen mit Brennen beim Wasserlassen, auch akut auftretende Beschwerden	Echtes Goldrutenkraut	Cystinol long 1–1–1 Kps. Polbax novo tgl. 3 × 1 Tbl.
zur adjuvanten Basistherapie bei akutem Harnwegsinfekt, zeitlich begrenzt zur Rezidivprophylaxe	Kapuzinerkressenkraut, Meerrettichwurzel	Angocin Anti-Infekt® N 3–3–3 Tbl. Zur Rezidivprophylaxe 2–0–2 Tbl. über 3 Wochen
bei Neigung zu Harnwegsinfekten zur Durchspülung	Birkenblätter, echtes Goldrutenkraut, Orthosiphonblätter	Canephron novo 2–2–2 Tbl. Canephron N (Tausendgüldenkraut, Liebstöckelwurzel, Rosmarinblätter) 2–2–2
zur Unterstützung der Ausscheidungsfunktion der Niere	Schachtelhalmkraut, Goldrutenkraut, Hauhechelwurzel, Petersilienwurzel	Solidagoren® N Tropfen tgl. 3 × 15 Tr.

7

Bewegungstherapie

Bei chronischer Zystitis sind zu empfehlen: rhythmische Gymnastik, leichter Sport und allgemein kräftigendes Training des Beckenbodens.

Massagetherapie

Zur Anwendung kommen die Bindegewebs-, Segment- oder klassische Massage, mit denen über die zugeordnete Head-Zone auf die Harnblase eingewirkt werden kann. Die Bindegewebsmassage erfolgt im Blasensegment Th11–L2 und S2–4.

LITERATUR

[1] Albrecht U, Goos K.-H, Schneider B. A randomised, double-blind, placebo-controlled trial of a herbal medicinal product containing Tropaeoli majoris herba (Nasturtium) and Armoraciae rusticanae radix (Horseradish) for the prophylactic treatment of patients with chronically recurrent lower urinary tract infections. Current Medical Research and Opinion 23, Nr. 10: 2415–2422. (2007). in: Erfolgreiche Prophylaxe rezidivierender Harnwegsinfekte. Zeitschr. f. Phytotherapie 2008; Nr. 29: 130–131.

[2] Barry MJ, Meleth S, Lee JY et al. Effekts of increasesing doses of saw palmetto extract on lower urinary tract Symptoms: A randomized trial. JAMA. 2011 Sep 28; 306(12): 1344–51.

[3] Bauer HW, Casarosa C, Cosci M et al. Saw palxtractmetto fruit extract for treatment of benign prostatic hyperplasia. Results of a placebo controlled double-blind study. MMW Fortschr Med 1999; 141: 62.

[4] Berges R, Pientka L, Hoefner K et al. Male lower urinary tract symptoms and related health care seeking in Germany. Eur Urol 2001; 39: 682–687.

[5] Berges RR, Kassen A, Senge T. Treatment of symptomatic benign prostatic hyperplasia with beta-sitosterol: An 18-month follow-up. BJU Int 2000; 85: 842–846.

[6] Berges RR, Windeler J, Trampisch HJ et al. Randomised, placebo-controlled, doubleblind clinical trial of beta-sitosterol in patients with benign prostatic hyperplasia. Lancet 1995; 345: 1529–1532.

[7] Conrad A, Kolberg T, Engels I. In vitro-Untersuchungen zur antibakteriellen Wirksamkeit einer Kombination aus Kapuzinerkressekraut und Meerrettichwurzel. Arzneim-Forsch./Drug Res. 2006 (56), Nr. 12: 842–849.

[8] Goos K.-H, Albrecht U, Schneider B. Wirksamkeit und Verträglichkeit eines pflanzlichen Arzneimittels mit Kapuzinerkressenkraut und Meerrettich bei akuter Sinusitis, akuter Bronchitis und akuter Blasenentzündung im Vergleich zu anderen Therapien unter den Bedingungen der täglichen Praxis. Arzneim-Forsch./ Drug Res. 2006; 3: 249–257.

[9] Goos K.-H, Albrecht U, Schneider B. Aktuelle Untersuchungen zur Wirksamkeit und Verträglichkeit eines pflanzlichen Arzneimittels mit Kapuzinerkressenkraut und Meerrettich bei akuter Sinusitis, akuter Bronchitis und akuter Blasenentzündung bei Kindern im Vergleich zu anderen Antibiotika. Arzneim-Forsch./Drug Res. 2007; 4: 238–246.

[10] Harkenthal M, Pfitzer E, Theuerer C. Large scale multicentre randomized placebo controlled clinical study proves the efficacy of pumpkin seed in symptomatic Benign Prostatic Hyperplasiy (BPH). Abstract. 58th Congress of the Society for Medical Plant and Natural Product Research, Berlin, 29.8.–2.9.2010.

[11] Klippel KF, Hiltl DM, Schipp B. A multicentric, placebo-controlled, double-blind, clinical trial of β-sitosterol (phytosterol) for the treatment of benign prostatic hyperplasia. Br J Urol 1997; 80: 427–432.

[12] Popa G. Stellenwert der Phytotherapie beim benignen Prostatasyndrom. Pharm. Unserer Zeit 2008; 4: 322–328.

[13] Sökeland A. Urologische Erkrankungen. In Beer AM, Adler M. (Hrsg.) Leitfaden Naturheilverfahren für die ärztliche Praxis. München: Elsevier; 2011. S. 508–520.

[14] Sökeland J, Albrecht J. Kombination aus Sabal- und Urticaextrakt versus Finasterid bei BPH (Stadium I–II nach Alken). Vergleich der therapeutischen Wirksamkeit in einer einjährigen Doppelblindstudie. Urologe A 1997; 36: 327–333.

[15] Sökeland J. Phytotherapie in der Behandlung des Prostatasyndroms. zkm 2010; 1: 36–41.

[16] Stepanov VN, Siniakova LA, Sarrazin B et al. Efficacy and tolerability oft he lipidosterolic extract of Serenoa repens (Permixon) in benign prostatic hyperplasia: a double blind comparison of two dosage regimes. Adv Ther 1999; 16: 231–241.

[17] Swoboda H, Kopp B. Serenoa repens – the saw palmetto or dwarf palm. Wien Med Wochenschrift 1999; 149: 235–240.

[18] Wagenlehner FME, Schmiemann G, Hoyme U et al. Empfehlungen zu Therapie und Management unkomplizierter bakterieller ambulant erworbener Harnwegsinfektionen bei erwachsenen Patienten aus der nationalen S3-Leitlinie „Unkomplizierte Harnwegsinfektionen" Urologe 2011; 50: 153–169.

7.7 Erkrankungen des Bewegungsapparats

Benno Ostermayr

7.7.1 Rheumatoide Arthritis

Obwohl eine kausale Therapie der Rheumatoiden Arthritis (RA) nicht zur Verfügung steht, kann durch ein individuell abgestimmtes und sorgfältig überwachtes interdisziplinäres Behandlungskonzept in vielen Fällen der Krankheitsverlauf günstig beeinflusst werden.

Eine ausschließlich naturheilkundliche Therapie ist lediglich bei milden Krankheitsverläufen oder im chronisch-inaktiven Stadium angezeigt. RA-Patienten mit persistierend hoher Entzündungsaktivität sollten frühzeitig eine etablierte pharmakologische Standardtherapie erhalten, um erosive Prozesse einzudämmen und Gelenkzerstörungen zu vermeiden. Zusätzliche komplementäre diätetische, arzneiliche, physikalische und ordnungstherapeutische Maßnahmen sind aber auch bei dieser Patientengruppe notwendig und sinnvoll, da sie das Erreichen wichtiger Behandlungsziele wie Reduktion von Entzündungen, Linderung von Schmerzen, Erhaltung der Gelenkmobilität, Vermeidung von Kontrakturen, Kräftigung der Muskulatur und Stabilisierung des seelischen Gleichgewichts wesentlich unterstützen können.

MERKE

Für den Einsatz physikalischer und reiztherapeutischer Verfahren wie z. B. Hyperthermie und Segmenttherapie bei entzündlichen Gelenkerkrankungen gilt die therapeutische Maxime, dass diese umso schonender und vorsichtiger anzuwenden sind, je akuter und aktiver das Krankheitsbild ist. Bei chron. schleichendem Verlauf hingegen sind stärkere Reize und Belastungen angebracht, um über eine Anregung des Immunsystems, des Vegetativums und des Stoffwechsels „umstimmende Wirkungen" zu erzielen.

Ordnungstherapie

Die Ordnungstherapie stellt ein übergeordnetes Behandlungsprinzip der Naturheilkunde dar, das einzelne Verfahren zu einem sinnvollen Ganzen verknüpft, und deren Umsetzung im Alltag durch Anleitung und Gespräche unterstützt. Neben dem **beratenden Einzelgespräch** kommen in der ordnungstherapeutischen Praxis häufig auch **psycho- und kreativtherapeutische Methoden** (z. B. Entspannungsübungen, Autogenes Training, Musiktherapie, Malen, Modellieren) in Gruppen zur Anwendung. Diese Verfahren verfolgen das Ziel, nicht ausreichend genutzte Selbstheilungskräfte der Psyche und des Organismus zu stärken und freizusetzen.

Da entzündlich-rheumatische Erkrankungen bei einem Großteil der Betroffenen eine Chronifizierungstendenz aufweisen und mit einer erheblichen Beeinträchtigung der Lebensqualität einhergehen, besitzen ordnungstherapeutische Maßnahmen einen hohen Stellenwert. Für den ganzheitlich orientierten Arzt erwächst die Aufgabe einer übergreifenden Behandlung, die neben Information und Beratung bezüglich therapeutischer Entscheidungen auch die aktive Unterstützung, Führung und ggf. Einleitung weitergehender Behandlungsmaßnahmen (z. B. Psychotherapie, chirurgische Interventionen) umfasst.

Hydro- und Thermotherapie

Akutes Stadium

CAVE

Im akuten entzündlichen Stadium ist eine intensive Wärmezufuhr kontraindiziert.

Kaltanwendungen in Form von Eiskompressen, Kältebeuteln (Kryogel), kühlenden Wickeln oder Peloiden wirken schmerzstillend, antiphlogistisch und fördern die Abschwellung entzündeter Gelenke. Eine intensive Entzündungshemmung ist nur mit längerfristigen Kälteapplikationen erreichbar.

PRAXISTIPP

Kältebeutel sollten mehrmals täglich etwa alle drei Stunden auf die erkrankten Gelenke aufgelegt werden. Die Auflagezeit richtet sich nach der Größe der Gelenke (Fingergelenke ca. 5 Min., Hüft- und Kniegelenke ca. 15 Min.). Um Hautschäden zu vermeiden, werden die Eispackungen vor der Auflage mit einem dünnen Zwischentuch umhüllt.

Inaktives Stadium

Lokale oder systemische Zufuhr von Wärme fördert u. a. die Durchblutung, wirkt entzündungshemmend, muskelentspannend und führt zu einer verbesserten Dehnbarkeit von Bindegewebsstrukturen. Bewährt haben sich feucht-warme **Wickel, Packungen** aus Moor, Fango und Paraffingemischen, weiterhin Vollbäder mit Badezusätzen (Heublumen, Sole, Moor-, Schwefelextrakte). Nachhaltige immunmodulierende und umstimmende Wirkungen lassen sich durch **Hyperthermiebehandlungen** (Überwärmungsbäder, Infrarot-Ganzkörperhyperthermien) erzielen.

Phytotherapie

Das analgetische und antiphlogistische Potenzial der pflanzlichen Antirheumatika ist geringer einzustufen als das der chemisch-synthetischen Präparate. In einem ganzheitlichen Behandlungskonzept stellen sie eine vorwiegend unterstützende Maßnahme dar, die bei milden Verläufen zur Einsparung von NSAR führen kann. Ähnlich wie Basistherapeutika benötigen auch pflanzliche Antirheumatika eine „Vorlaufzeit" und müssen längerfristig verordnet werden.

- Relevante Phytotherapeutika, die in der naturheilkundlichen Rheumatherapie zur **inneren Anwendung** kommen, sind die Einzeldrogen Harpagophytum procumbens (Teufelskralle, z. B. Teltonal®, Rivoltan®), Salicis cortex (Weidenrinde, z. B. Assalix®, Proaktiv®), Urtica dioica/Urtica urens (große und kleine Brennessel, z. B. Hox alpha®, Natu-lind®), Boswellia serrata (Weihrauch, z. B. Boscari®, H 15 Ayumedica®) und eine Drogenkombination aus Fraxinus excelsior/Populus tremula/Solidago virgaurea (Esche, Pappel, Goldrute), z. B. Phytodolor®.
- Zur **topischen Anwendung** eignen sich die Scharfstoffdrogen, z. B. Cayennepfeffer (Capsicum frutescens), Senfsamen (Brassica nigra) und zahlreiche Ätherisch-Öl-Drogen (z. B. Arnikablüten-, Terpentin-, Campher-, Wacholderöl). Diese entfalten ihre analgetischen und antiphlogistischen Wirkungen über kutiviszerale Reflexe.

Die Anwendung von pflanzlichen **Rubefazienzien** zur Erzeugung eines „Gegenreizes" ist ein gebräuchliches Therapieprinzip der Naturheilkunde, das sich in klinischen Situationen bewährt hat. Eine analoge Behandlungsform, die zu länger anhaltenden „Counter-irritant-Effekten" führen kann, ist **die intrakutane Injektion** von Mistelextrakten (z. B. Helixor®, Iscador®). Die Ausprägung der erwünschten Lokalreaktion (Quaddelbildung) lässt sich durch eine vorsichtig ansteigende Dosierung gut steuern.

Bewegungstherapie/Massage

Die krankengymnastische Bewegungstherapie verfolgt sowohl kurative als auch präventive Ziele, wobei die Erhaltung der aktiven und passiven Gelenkbeweglichkeit und die Lockerung und Kräftigung der Muskulatur im Vordergrund stehen.

Akutes Stadium

- Im **hochakuten Zustand** steht die funktionelle Schonung im Vordergrund. Zur Vermeidung von Kontrakturen ist es notwendig, die Gelenke sachgerecht zu lagern und mehrmals am Tag passiv durchzubewegen.
- Während **florider Entzündungsphasen** sollten Massagen nur sehr zurückhaltend (in Form von Streichungen, weichen Knetungen) eingesetzt werden, wobei irritiertes periarticuläres Gewebe, Sehnenansätze ausgespart werden müssen.

Inaktives Stadium

Bei rückläufiger Entzündungsaktivität kann die Bewegungstherapie durch gezielte Dehnungs-, Anspannungsübungen und vorsichtiges isometrisches Muskeltraining intensiviert werden.

- Bei Gelenkergüssen sind langsame und rhythmische Entlastungsbewegungen zur Förderung der Ergussresorption indiziert.
- RA-Patienten mit bevorzugtem Befall der Hände profitieren besonders von ergotherapeutischen Maßnahmen (z. B. Arbeiten mit Ton- und Knetmassen, kreative Papier-, Textilarbeiten). Solche ablenkenden Übungsbehandlungen können bei Patienten mit einem starken Leidensdruck auch einen Beitrag zur psychischen Krankheitsbewältigung leisten.

Durch Schienen, Orthesen und andere Hilfsmittel lässt sich die mechanische Überbelastung insuffizienter Bindegewebs- und Weichteilstrukturen ausgleichen, eine Verbesserung der Gelenkfunktionen bei Alltagsverrichtungen erzielen und die berufliche Rehabilitation fördern.

PRAXISTIPP

Zur Selbstbehandlung von Muskelverspannungen und -schmerzen haben sich Entspannungstechniken wie die sog. Progressive Muskelrelaxation nach Jacobson besonders bewährt. Diese lassen sich gut in ein individuell abgestimmtes, aktives Übungsprogramm integrieren, das der Patient nach entsprechender Anleitung regelmäßig und langfristig absolviert.

Ernährungstherapie

Es kann heute als gesichert gelten, dass gezielte ernährungstherapeutische Maßnahmen wie z. B. die Verabreichung einer **arachidonsäurearmen Kost** und die erhöhte **Zufuhr** von **Omega-3-Fettsäuren** die Entzündungsreaktion bei einer RA positiv beeinflussen können [19]. Die Arachidonsäure wird ausschließlich über tierische Nahrungsmittel, v. a. tierisches Fett, Fleisch, Wurstwaren und Eier aufgenommen und führt im Organismus zur Bildung von Eicosanoiden (z. B. Prostaglandine, Leukotriene), die unter anderem bei der Auslösung von Gelenkentzündungen eine wichtige Rolle spielen. Omega-3-Fettsäuren finden sich vorwiegend in Pflanzenölen (α-Linolensäure u. a. in Lein-, Raps-, Soja- und Walnussöl) sowie in Kaltwasserfischen und Meerestieren (Eicosapentaensäure, Docosahexaensäure). Die Eicosapentaensäure weist eine ähnliche biochemische Struktur wie die Arachidonsäure auf und hemmt kompetitiv die Bildung der Eicosanoide, indem sie die Arachidonsäure von den eicosanoidbildenden Enzymen (Zyklooxygenase, Lipooxygenase) verdrängt.

PRAXISTIPP

Bei der praktischen Umsetzung einer naturheilkundlichen Ernährungstherapie der RA hat sich ein stufenweises Vorgehen bewährt: Nach einem intensiv-diätetischen Eingriff in Form einer Fasten- oder Rohkostperiode wird der Patient auf eine frischkostreiche, überwiegend lakto-vegetabile Vollwerternährung umgestellt. In einem weiteren Schritt werden nach erfolgter Ernährungsumstellung, v. a. bei Patienten mit hoher Entzündungsaktivität, zusätzliche Mikronährstoffe wie Vitamine, Spurenelemente, Fettsäuren und Enzyme verabreicht.

Wegen des chronischen Verlaufs muss die Ernährungstherapie rheumatischer Erkrankungen langfristig angelegt werden und den krankheitsspezifischen Veränderungen der Nährstoffaufnahme, des Metabolismus und des Immunsystems Rechnung tragen.

Wegen der erhöhten Frakturgefährdung der Rheumatiker sollte aus ernährungstherapeutischer Sicht eine konsequente, lebenslange **Osteoporoseprophylaxe** durchgeführt werden. Im Vordergrund stehen die Sicherstellung einer ausreichenden Vitamin D- und Kalziumaufnahme. Die Kalziumzufuhr sollte ca. 1 g pro Tag betragen und vorwiegend durch kalziumreiche Nahrungsmittel wie Milch und Milchprodukte, insbesondere Hartkäse sowie durch frisches Obst und Gemüse (z. B. Grünkohl, Brokkoli, Wirsing) gedeckt werden. Bei der Ernährungsberatung ist darauf hinzuweisen, dass der Verzehr phosphathaltiger Nahrungs- und Genussmittel (z. B. Fleisch, Wurst, Schokolade, Cola-Getränke) die Kalziumaufnahme vermindern und übermäßige Eiweiß- und Kochsalzzufuhr ebenso wie vermehrter Alkohol- und Kaffeekonsum die renale Kalziumausscheidung erhöhen können.

Erweiterte Naturheilverfahren

- **Ab- und ausleitende Verfahren:** Ausleitende Verfahren wie z. B. Aderlass, Blutegel, trockenes und blutiges Schröpfen, Baunscheidt, Cantharidenpflaster nehmen bei der Behandlung rheumatischer Erkrankungen im Rahmen eines multimodalen Behandlungskonzepts traditionell einen wichtigen Platz ein. Bei der Auswahl und Anwendungshäufigkeit der einzelnen Verfahren sind – ähnlich wie in der physikalischen Therapie – z. B. der Allgemein- und Kräftezustand des Patienten, konstitutionelle Merkmale, das Stadium der Entzündung zu berücksichtigen.
  Paravertebrale Schröpfkopfbehandlungen kommen bei RA-Patienten mit chronischen HWS-Beschwerden als unterstützende Maßnahme in Betracht. Liegt palpatorisch eine starke Überempfindlichkeit der Nackenzone vor, sollten die Schröpfköpfe mehr lateral (Tonsillenzone) aufgesetzt werden.
- **Neuraltherapie:** Durch das breite Spektrum praktisch bewährter Injektionstechniken hat die Neuraltherapie bei der naturheilkundlichen Therapie rheumatischer und orthopädischer Erkrankungen große Verbreitung gefunden. Bei rheumatoider Arthritis empfehlen sich besonders Intrakutanquaddeln im Bereich der schmerzhaften Areale, Injektionen an schmerzhaft verändertes Gewebe (Muskeln, Periost, Bänder, Sehnenansätze), Injek-

tionen an Gelenke und evtl. Blockaden der beteiligten sympathischen Ganglien (Grenzstrang).

7.7.2 Spondylitis ankylopoetica (Sp.a)

Die Behandlung des M. Bechterew, reaktiver Arthritiden folgt im Wesentlichen wie beschrieben für die Rheumatoide Arthritis (➤ 7.7.1).

Die Schwerpunkte der Therapie sollten auf umstimmenden Maßnahmen (Heilfasten, Überwärmungsbäder, Infrarot-Ganzkörperhyperthermie, Eigenblut-, Reizkörperinjektionen), Krankengymnastik (passiv lockernde Techniken, Wirbelsäulengymnastik, Atemübungen, Schwimmen), Neuraltherapie und den ab- und ausleitenden Verfahren liegen. Bewährt haben sich bei letzteren u. a. Schröpfkopfbehandlungen sowie Baunscheidt-Stichelungen, die paravertebral vom Okziput bis zum Iliosakralgelenk erfolgen sollten.

7.7.3 Arthrosen der großen Gelenke

Da den Arthrosen kein gemeinsames ätiologisches Prinzip zugrunde liegt, gibt es für die verschiedenen Arthroseformen keine einheitliche kausale Therapie. Im Vordergrund der Arthrosebehandlung stehen daher neben der Elimination von Risikofaktoren (Übergewicht, Störungen des Stoffwechsels, statische Fehlbelastung durch Form- und Funktionsstörungen, körperliche Überlastung durch Beruf und Sport) die Anwendung von symptomatischen Maßnahmen, die den Besonderheiten des betroffenen Patienten Rechnung tragen. Diese ergeben sich u. a. aus Lokalisation, Art und Schwere der Arthrose, Entzündungsaktivität, beruflichem und sozialem Umfeld.

Wichtige Ziele der Arthrosetherapie sind die Herabsetzung des Arthroseschmerzes und der sekundären Entzündung, Funktionsverbesserung des Gelenks und des Muskel- und Bandapparates sowie die Verzögerung der Arthroseprogression durch Hemmung der Knorpeldestruktion und Förderung des Knorpelerhalts. Diese Ziele können langfristig nur durch ein komplexes Behandlungskonzept erreicht werden, das neben medikamentösen und physikalischen Maßnahmen auch Schulungs- und Trainingsprogramme und damit die intensive Einbeziehung des Patienten in den therapeutischen Prozess umfasst.

Ordnungstherapie

Da Arthrosen in der Regel langsam verlaufende, chronische Erkrankungen sind, kommt ordnungstherapeutischen, das Verhalten und den Lebensstil modifizierenden Maßnahmen große Bedeutung zu. Der Behandler muss den Arthrosepatienten über seine Erkrankung und deren Prognose aufklären und die Unterschiede zu den progredient entzündlichen Gelenkerkrankungen deutlich machen. Zudem sollte er ausführlich die Bedeutung von Ruhigstellung und Bewegung, von Belastung und Entlastung, von kalorischen Einflüssen (Feuchtigkeit, Nässe), von falschen Sitz-, Steh- und Gehgewohnheiten darlegen und den Patienten zu Verhaltensänderungen anleiten.

PRAXISTIPP

Dem Arthrose-Kranken ist nahezubringen, dass er die kranken Gelenke möglichst viel bewegen, aber nur maßvoll belasten soll. Diesem Behandlungsprinzip sollte sowohl im beruflichen Alltag als auch bei Freizeitaktivitäten Rechnung getragen werden.

So lassen sich durch Veränderung der Arbeitsgewohnheiten oder durch den sporadischen Wechsel der Arbeitsposition einförmige Überlastungen einzelner Gelenke vermindern. Bei der Freizeitgestaltung sind Sportarten mit gleichmäßigen, fließenden Bewegungsabläufen (Radfahren, Schwimmen, Wandern mit entsprechenden Pausen) zu bevorzugen und solche mit hoher Impuls- und Stoßbelastung (z. B. Tennis, Squash, steiles Bergabgehen, Kampfsportarten) einzuschränken oder auszuschließen. Bei fortgeschrittenen Arthrosen sollte der Patient auf die Vorzüge von orthopädischen Hilfsmitteln (z. B. Gehstöcke, Unterarmkrücken) hingewiesen und über deren richtigen Gebrauch instruiert werden.

Hydro- und Thermotherapie

Bei der aktivierten Arthrose ist eine antiphlogistische Therapie nötig, da eine länger bestehende Synovialitis zu einer Ernährungsstörung und Schädigung des Knorpels führt. Neben einer passageren Ruhigstellung und Entlastung werden die betroffenen Gelenke mit Kälte und kühlender Hydrotherapie behandelt. Nach Abklingen der Entzündungssymptome können hyperämisierende Maßnahmen in Form von **intensiver Wärmezufuhr** durchgeführt werden. Bewährt haben sich besonders heiße Wickel oder Packungen mit Fango oder Moor, die eine intensive und anhaltende lokale Wärmezufuhr erlauben, ohne das Herz-Kreislauf-System übermäßig zu belasten. Eine weitere Möglichkeit bieten **ansteigende Bäder** ohne oder mit Zusätzen (z. B. Heublumen, Schwefel) und die elektrotherapeutischen Verfahren (z. B. diadynamische Ströme, Iontophorese, hydroelektrische Bäder).

Phytotherapie

Pflanzliche Schmerz- und Entzündungsmittel werden in der Komplementärmedizin wegen des geringen Nebenwirkungspotenzials und der Notwendigkeit einer Langzeittherapie häufig alleine oder in Kombination mit niedrig dosierten NSAR zur Behandlung von Arthrosebeschwerden verordnet.

- Zur **inneren Anwendung** kommen Phytopharmaka aus Brennesselkraut/-blättern (Urtica herba/-folium, z. B. Hox® alpha, Natu·lind®, Rheuma Hek®), Teufelskrallenwurzel (Harpagophyti radix, z. B. Teltonal®, Rivoltan®, Doloteffin Sogon®), Weidenrinde (Salicis cortex, z. B. Assalix®, Proaktiv®), Hagenbuttenpulver (Rosa canina, z. B. Litozin®) sowie Kombinationspräparate und Spezialitäten, die u. a. Extrakte aus Heisteria-, Birken-, Eschen-, Pappelrinde, Goldrute enthalten (z. B. Phytodolor®), infrage. Für die einzelnen Stoffgruppen liegen zahlreiche experimentelle und klinische Daten vor, die u. a. die analgetischen, antiphlogistischen und chondroprotektiven Wirkungen belegen.
- Zur **äußeren Anwendung** stehen z. B. Salben, Cremes, Linimente aus Arnikablüten, Beinwellwurzelzubereitungen, Cayennepfefferextrakten (z. B. Kneipp® Arnika Salbe, Kytta Salbe®, Capsamol® Salbe) sowie Breiumschläge aus Senfsamen, Kohlwickel und Heublumenkompressen zur Verfügung. Diese Arzneidrogen entfalten v. a. hyperämisierende Wirkungen, wobei über sog. Counter-irritant-Effekte reflektorisch auch tiefere Gewebestrukturen beeinflusst werden. Rasche und anhaltende Counter-irritant-Wirkungen lassen sich mit Senfbreiumschlägen erzielen.

PRAXISTIPP

Senfmehl mit warmen Wasser (maximal 40–45 °C!) zu einem Brei verrühren, auf ein Leintuch aufbringen und auf die schmerzende Stelle legen. Zu beachten ist, dass durch heißes Wasser (60 °C) das Enzym Myrosinase zerstört wird, welches das therapeutisch aktive Benzylsenföl freisetzt. Senfwickel sollten, abhängig von der Hautempfindlichkeit, nur sehr kurze Zeit (5–15 Min.) appliziert werden. Bei längerer Anwendungsdauer kann es zu Blasenbildung, schlecht heilenden Ulzerationen und Nekrosen kommen.

Bewegungstherapie/Massage

Eine zentrale Stellung in der Behandlung der Arthrose nimmt die aktive und passive Bewegungstherapie in Form von Massagen, Krankengymnastik oder aktivem Bewegungstraining ein. Je nach individuellem Befund streben diese Maßnahmen u. a. eine Dehnung verkürzter Muskeln, den Ausgleich muskulärer Dysbalancen durch Kräftigung schwächerer oder atrophierter Muskelpartien, die Remobilisation von Bewegungseinschränkungen bzw. Kontrakturen und eine Verbesserung in der Koordination der Bewegungsabläufe an.

Um einen nachhaltigen Behandlungserfolg zu erzielen, sollte die Übungsbehandlung nicht nur am befallenen Gelenk und in der unmittelbaren Umgebung erfolgen, sondern mit einer Korrektur der Gesamtstatik und des gesamten Bewegungsverhaltens verbunden werden.

Ein wichtiges Prinzip der Arthrosebehandlung ist die **Bewegung unter Entlastung.** Geeignete Maßnahmen sind hierzu das Bewegungsbad, Aquajogging oder das dosierte Training auf dem Fahrradergometer. Als häusliche Übungsprogramme haben sich einfache Dehn-, Pendel- und Streckübungen nach entsprechender Anleitung durch einen Physiotherapeuten bewährt. Entscheidend ist, dass alle Übungen bewusst, fließend, regelmäßig und über lange Zeiträume durchgeführt werden.

- Bei einseitiger **Hüftarthrose** ist eine Lockerung der Hüftmuskeln und eine Kapseldehnung dadurch möglich, dass nach Platzierung des gesunden Beines auf einer leichten Erhöhung, das kranke Bein frei hin- und herschwingt.
- Für die **Kniegelenke** lässt sich eine analoge extendierende Entlastung schaffen, indem sich der Patient auf einen Tisch setzt und mit den Unterschenkeln hin- und herpendelt.

- Für die **Polyarthrose** der Hände (z. B. Heberden-, Bouchard-, Rhizarthrose) ist das Kneten mit warmem Fango besonders hilfreich, weil sich bei dieser Maßnahme die günstigen Effekte von Thermo- und Bewegungstherapie miteinander verbinden.

Ernährungstherapie

Es kann als gesichert gelten, dass es in präarthrotisch und metabolisch vorbelasteten gewichttragenden Gelenken durch Übergewicht in verstärktem Umfang zur Ausbildung von Sekundärarthrosen kommt. Daher sollten adipöse Patienten mit Sprunggelenks-, Knie-, Hüft- und Wirbelsäulenarthrosen zunächst eine **Gewichtsreduktion** durchführen. Infrage kommen hierzu aus naturheilkundlicher Sicht stark kalorienreduzierte, intensivdiätetische Maßnahmen wie z. B. Heilfasten, Kartoffel-Reisdiät, Rohkosttage. Allein durch diese Maßnahmen lassen sich in vielen Fällen vorbestehende Entzündungen, Schwellungen und Schmerzen deutlich reduzieren.

Langfristig sollten Arthrosepatienten v. a. solche mit aktivierten Arthrosen eine kalorisch und in der Zusammensetzung den individuellen Bedürfnissen angepasste **Vollwerternährung,** die an den Diätempfehlungen für RA-Patienten angelehnt ist, zu sich nehmen.

Die Wirksamkeit von **Chondroprotektiva,** also von Substanzen, die den Knorpelstoffwechsel günstig beeinflussen sollen, wird kontrovers diskutiert. Bei Auswahl und Verordnung ist zwischen zugelassenen Arzneimitteln mit definiertem Wirkstoffgehalt (z. B. Glucosaminsulfat, Dona®) und Nahrungsergänzungsmitteln aus nicht definierten Inhaltsstoffen pflanzlichen und tierischen Ursprungs (z. B. Chondroitin, Kollagenhydrolysat – Orthomolexpert Gelenknahrung®) zu unterscheiden.

Bei aktivierten Arthrosen finden häufig auch **Enzympräparate** pflanzlicher und tierischer Provenienz (Bromelain, Trypsin, z. B. Bromelain POS®, Phlogenzym®) Anwendung.

Erweiterte Naturheilverfahren

- **Ab- und ausleitende Verfahren:** Insbesondere die Therapie mit Blutegeln und Vesikantien (Canthariden-, Senfpflaster) sowie die Nadelung mit Baunscheidtgeräten nehmen bei der naturheilkundlichen Behandlung symptomatischer Arthrosen traditionell einen wichtigen Platz ein. Bei der **Blutegeltherapie** kombinieren sich die Effekte der Gegenirritation durch die Läsion des Blutegelbisses und der lokalen Entstauung mit den vielfältigen pharmakologischen Wirkungen der Inhaltsstoffe des Blutegelspeichels. Den bisher im Blutegelspeichel identifizierten und untersuchten Substanzen werden u. a. durchblutungsfördernde, analgetische und antiphlogistische Eigenschaften zugeschrieben.

PRAXISTIPP

In einer Therapiesitzung werden in Abhängigkeit von der Größe des Gelenks bzw. der betroffenen Region 2–6 Blutegel angesetzt. Die erzielten klinischen Besserungen halten in der Regel mehrere Monate, in Einzelfällen auch länger an. Wiederholungsbehandlungen sind in Abhängigkeit von der individuellen Situation des Patienten jederzeit möglich. Die Blutegeltherapie ist bei Beachtung der Kontraindikationen (z. B. Gerinnungsstörungen, Anämie, allergische Diathese, akute Infektionskrankheiten) eine gut verträgliche und nebenwirkungsarme Behandlungsform.

- **Neuraltherapie:** Degenerative Erkrankungen des Halte- und Bewegungsapparates betreffen in der Regel alle Bestandteile eines „Bewegungssegments“ (Knochen, Knorpel, Kapsel, Bänder, Muskeln, nervale Strukturen). Diese können durch **gezielte lokale** und **übergeordnete segmentale Injektionen** therapeutisch beeinflusst werden. Bewährt haben sich u. a. Injektionen in vorhandene Schmerzpunkte und Gelosen, Umspritzung eines Gelenks mittels Intrakutanquaddelung, Injektionen an Sehnenansätze, Schleimbeutel, periphere Nerven und Nervenwurzeln sowie an die zugehörigen sympathischen Ganglien. Aus funktioneller Sicht ist die Einbeziehung benachbarter Gelenk-, Knochen-, Band- und Muskelregionen in den Injektionsplan sinnvoll und führt zu besseren Behandlungsergebnissen. So sollte beispielsweise der Behandlungsplan einer Koxarthrose neben den lokalen Injektionen (M. trochanter, pericapsulär), ggf. auch Injektionen an Schmerzpunkte im Bereich des M. tensor fasciae latae, des Beckenrings, der LWS und der Iliosakralgelenke umfassen.

7.7.4 Rücken- und Nackenschmerzen

Rücken- und Nackenschmerzen gehören zu den größten Gesundheitsproblemen moderner Industrienationen. In Deutschland leiden etwa 20 % aller Erwachsenen an Rückenschmerzen, die gravierend sind und mit Funktionsbeeinträchtigungen einhergehen. In einem hohen Prozentsatz sind chronische Rückenschmerzen unspezifischer Natur, d. h. den Beschwerden liegen keine ätiologisch eindeutig relevanten pathologischen Veränderungen zugrunde. Spezifische Rückenschmerzen sollten, soweit möglich, kausal behandelt werden. Risikofaktoren für chronische Rückenschmerzen sind Übergewicht (Hyperalimentation), körperliche Inaktivität (Hypomobilität), ungünstige Körperhaltungen bei der beruflichen Tätigkeit, frühere Rückenschmerzen oder Schmerzen in anderen Körperregionen, psychosozialer Stress, Depressivität.

Für eine ganzheitliche naturheilkundliche Behandlung kommen vorwiegend unspezifische akute und chronische Nacken- und Rückenschmerzen sowie diejenigen spezifischen Beschwerden infrage, für die keine erfolgversprechenden oder nur nebenwirkungsreiche schulmedizinische Behandlungsoptionen zur Verfügung stehen. Ziel aller therapeutischen Maßnahmen sollte eine rasche und nachhaltige Schmerzbeseitigung und die Wiederherstellung gestörter Funktionen sein, um dem Patienten die Wiederaufnahme seiner Alltagsaktivitäten zu ermöglichen und die Ausbildung eines Schmerzgedächtnisses zu verhindern.

Es besteht ein allgemeiner Konsens darüber, dass der Schwerpunkt der Therapie auf Maßnahmen liegen sollte, die den Patienten aktivieren und in den therapeutischen Prozess miteinbeziehen. Einseitige, die Passivität fördernde Therapien (Ruhigstellung, Injektionen) sind nur zeitlich begrenzt sinnvoll, da sie bei längerfristiger Anwendung die Chronifizierung der Rückenschmerzen fördern.

Ordnungstherapie

Chronische, unspezifische Rückenschmerzen sind meistens durch eine nicht ausreichende Belastbarkeit des Halteapparats bedingt. Da nur eine **trainierte** und **gut tonisierte Muskulatur** in der Lage ist, eine physiologische Haltung über den gesamten Tagesablauf aufrechtzuerhalten, sind eine regelmäßige stabilisierende Gymnastik, Ausgleichssport und rückengerechtes Verhalten im Alltag die Grundlage eines ordnungs- und bewegungstherapeutischen Konzepts, das vom Patienten regelmäßig und langfristig umgesetzt werden muss. Konsequente Rückenschulung dient dem Ziel, der Chronifizierung der Rückenschmerzen vorzubeugen und kann dazu beitragen, das Vertrauen in die eigene Leistungsfähigkeit wiederherzustellen. Bewegungstherapeutische Maßnahmen sollten durch **Entspannungstechniken** bzw. eine Kombination aus Entspannungs- und Bewegungstechniken (z. B. Progressive Muskelrelaxation nach Jacobson, autogenes Training, Yoga, Qigong, Atemtherapie) sowie durch konfliktzentrierte Beratungen und Gespräche unterstützt werden, um so nachhaltige Verhaltensänderungen zu erreichen, die helfen, das Rückfallrisiko zu limitieren.

Hydro- und Thermotherapie

Wirbelsäulenbeschwerden führen über eine Reizung der Nozi- und Mechanorezeptoren zu einer Tonuserhöhung vorwiegend der paravertebralen Muskulatur. Klinisch äußert sich diese Überaktivität der Muskulatur als „Hartspann" (Myogelose), die zunächst eine stabilisierende Schutzfunktion für das betroffene Bewegungssegment darstellt. Bei längerem Fortbestand kann eine solche Hartspannbildung jedoch selbst zum Ausgangspunkt von chronischen Schmerzen werden und zu einer zunehmenden Funktionsbeeinträchtigung der gesamten Wirbelsäule führen.

- Zur **muskulären Entspannung** haben sich sowohl eine **lokale Erwärmung** der hypertonen Muskulatur als auch die Ganzkörperüberwärmung in der Praxis sehr bewährt. Für lokale Wärmeanwendungen stehen Peloidpackungen (Fango-, Moorpackungen), Heublumensäcke, die heiße Rolle oder Ultraschall- und Elektrotherapie (Hochfrequenzdiathermie, Dezimeterwellen) zur Verfügung.
- Bei **akuten, sehr schmerzhaften Muskelverkrampfungen** ist die kurzfristige **Applikation von Kälte** (Kältespray, Eisabreibungen) hilfreich, da sie durch eine Oberflächenanästhesie gezielte Dehnübungen ermöglicht („Spray- und Stretch-

Technik"). Lokale, **zeitlich begrenzte Kälteanwendungen** (Kryogelpackungen, kalte Lendenwickel) stellen eine auch bewährte Maßnahme zur Schmerzbekämpfung bei Patienten mit nicht operationsbedürftigem akutem lumbalen Diskusprolaps dar, wobei bei der Auflage von kaltnassen Wickeln darauf zu achten ist, dass diese nicht zum Wärmestau führen.

Phytotherapie

Zur unterstützenden medikamentösen Behandlung vertebragener Schmerz- und Entzündungszustände kommen im Wesentlichen die gleichen oral und topisch anzuwendenden Phytopharmaka infrage, die bei der Therapie von Gelenkarthrosen im Gebrauch sind (s. o.). Für Extrakte aus der südafrikanischen **Teufelskralle** (Harpagophyti radix z. B. Rivoltan®, Teltonal®) und der **Weidenrinde** (Salicis cortex, z. B. Assalix®, Proaktiv®) konnte in mehreren Studien (zitiert bei Schilcher) eine gute Wirksamkeit bei unspezifischen Rückenschmerzen, degenerativem HWS- und LWS-Syndrom, Muskelschmerzen nachgewiesen werden. In Fällen, die mit einer psychischen Überlagerung der Beschwerden einhergehen, hat sich die zusätzliche Verordnung von **Johanniskrautpräparaten** (Hyperici herba, z. B. Hyperforat®, Laif®) zur Stimmungsaufhellung und zur psychovegetativen Entspannung in der Praxis oftmals als nützlich erwiesen.

In der Kneipptherapie rheumatischer Erkrankungen und degenerativer Wirbelsäulenleiden spielt traditionell die Anwendung von **Heublumen** (Graminis flos) in Form von Bädern oder Auflagen (Heusack) zur Förderung der Durchblutung, muskulären Entkrampfung und Schmerzlinderung eine große Rolle. Heublumen sind natürlich vorgegebene Mischungen von Gräserblüten, Samen, Blattstückchen verschiedener Poaceen-Arten (Quecke, Lolch, Trespe, Ruch-, Liesch-, Fuchsschwanzgras, Wiesenschwingel), die durch Absieben von Heu gewonnen werden. Die Anwendung von Heublumensäcken erfolgt rein empirisch, wobei neben der thermischen Wirkung auch verstärkende pharmakologische Effekte der Inhaltsstoffe (ätherische Öle, Cumarine, Furanocumarine) diskutiert werden.

PRAXISTIPP

Für die Herstellung eines Heublumensackes zur Behandlung von Rückenschmerzen wird ein grober Leinensack mit Heublumen befüllt und in strömendem Wasserdampf auf ca. 42 °C erhitzt. Anschließend wird der Heusack in ein Tuch eingeschlagen und nach Prüfung der Hitzeverträglichkeit am Unterarm auf die schmerzende Stelle aufgebracht. Zur Fixierung der Auflage und zur Erzielung einer protrahierten Wärmeabgabe wird der Patient noch zusätzlich in ein Baumwolltuch eingeschlagen. Die Behandlungsdauer sollte ca. 30–45 Min. betragen.

Bewegungstherapie

Im Rahmen eines multimodalen Behandlungskonzepts von Wirbelsäulenbeschwerden und -erkrankungen kommt aktiven und passiven Techniken der Krankengymnastik, Extensionen und Massagen ein hoher Stellenwert zu.

- Bei **akuten Bandscheibenvorfällen,** die einer konservativen Therapie zugänglich sind, sollten zunächst entlastende Lagerungen, die den intradiscalen Druck im betroffenen Bewegungssegment vermindern, vorgenommen werden. Die Lagerungen ergeben sich aus der physiologischen Haltung bzw. aus einer Stellung, die vom Patienten als schmerzerleichternd empfunden wird und gleichzeitig eine maximale Erweiterung der Zwischenwirbelräume gewährleisten.
- Bei **HWS-Syndromen** lässt sich dies durch Flachlagerung mit stützender Halskrawatte, bei LWS-Syndromen durch eine Knierolle oder Stufenlagerung erreichen. Durch vorsichtige, gezielte Extensionen (manuell, Glissonschlinge, Perl-Gerät) mit ansteigender Zugbelastung kann die Erweiterung verengter Bewegungssegmente noch verstärkt werden.

Die Krankengymnastik hat die Aufgabe, verspannte Muskeln zu lockern, Kontrakturen zu lösen, schwache Muskeln mit isometrischen Anspannungen und Komplexbewegungen (Kabat-Methode, Klapp-Kriechübungen) zu kräftigen und die Koordination der Bewegungsabläufe zu optimieren. Da die krankengymnastische Behandlung von Wirbelsäulenbeschwerden nur bei langfristiger Durchführung effektiv ist, muss der Patient zu selbstständigen Übungen angeleitet werden, die er in seinen Tagesablauf übernimmt. Wichtig ist, dass die Muskulatur in allen Bewegungsrichtungen beübt wird und auch wirbelsäulenferne Muskelpartien einbezogen werden. So wird z. B. durch eine Tonisierung der Bauchmuskulatur die LWS entlastet und der Druck auf die lumbalen Bandscheiben um etwa ein Drittel reduziert.

Für die **aktive Übungsbehandlung** von Wirbelsäulenbeschwerden eignen sich besonders Bewegungsbäder, die durch eine Verringerung der Eigenschwere Bewegungsabläufe ermöglichen, die im Trockenen nicht durchführbar sind.

Massagetherapie

Massagen haben sich besonders bei Patienten mit diffusen Rückenschmerzen auf Grundlage von fortgeschrittenen Osteochondrosen und Spondylarthrosen bewährt, da sie die muskuläre Hypertonie und schmerzhafte Verspannungen reduzieren und damit eine gute Ausgangsbasis für eine aktive Übungstherapie schaffen.

Erweiterte Naturheilverfahren

- **Ab- und ausleitende Verfahren:** Ausleitende Verfahren, insbesondere Schröpfkopf- und Baunscheidtbehandlungen werden als „kutiviszerale Reflextherapie“ bei Schmerzsyndromen der Wirbelsäule in der naturheilkundlichen Praxis häufig zur Unterstützung physikalischer Maßnahmen eingesetzt. Vor Beginn der Therapie sollte eine sorgfältige Inspektion und Untersuchung der paravertebralen Rückenpartie und eine Lokalisierung von Leere- bzw. Füllegelosen, muskulären Verhärtungen erfolgen.
  - **Leeregelosen** („kalte Gelosen“) imponieren als verhärtete, derbe oder eingesunkene Partien, Füllegelosen („heiße Gelosen“) als prallelastische, druckempfindliche oder als sulzige, manchmal überwärmte Erhebungen oder Areale.
  - **Füllegelosen** finden sich in der Regel eher bei akuten Zuständen und bei plethorischen Konstitutionstypen, Leeregelosen bei chronischen Prozessen und asthenischen Patienten.

MERKE

Als allgemeine Behandlungsregel gilt, dass Leeregelosen trocken und Füllgelosen blutig geschröpft werden sollten. Im Hinblick auf häufig anzutreffende „Mischbilder" hat aber auch ein alternierendes Vorgehen (blutiges Schröpfen im Wechsel mit trockenem Schröpfen) seine Berechtigung.

- **Neuraltherapie:** Beschwerden oder Schmerzen bei funktionellen oder degenerativen Wirbelsäulenerkrankungen sind häufig reflektorischer Natur und lassen sich daher durch neuraltherapeutische Behandlungstechniken häufig gut beeinflussen. Therapieziele sind u. a. die Abschwächung der Nozizeption, die Normalisierung eines erhöhten Muskeltonus, die Verbesserung der Durchblutung, die Optimierung übergeordneter Regelkreise und die Unterbrechung viszero-vertebraler Irritationen.
  Praktisch bewährt haben sich v. a. **Injektionen** und **Infiltrationen** in **hyperalgetische Areale** der Haut, der Muskeln, der Nervenscheiden, des Bandapparates, des Periosts und der Gelenkkapseln. Bei chronischen Verläufen sollten diese durch eine temporäre Ausschaltung der dazugehörigen sympathischen Ganglien, epidurale Injektionen und eine Störfeldsanierung (z. B. Narbenunterspritzung) ergänzt werden.

7.7.5 Weichteilrheumatische Beschwerden, Fibromyalgie-Syndrom

Weichteilrheuma ist ein Oberbegriff für ätiologisch, pathogenetisch und klinisch unterschiedliche Krankheits- und Beschwerdebilder, die mit Schmerzen im Bereich der Weichteile (z. B. Bindegewebe, Unterhautfettgewebe, Bänder, Sehnen, Muskulatur) einhergehen und die nichtentzündlicher (z. B. Pannikulose, Tendinose) oder entzündlicher Natur (Pannikulitis, Tendinits) sein können. Unterschieden werden lokalisierte Formen des Weichteilrheumatismus (z. B. Myalgie, Enthesopathien, Bursitis) und generalisierte Weichteilbeschwerden wie das Fibromyalgie-Syndrom.

Das Fibromyalgie-Syndrom ist ein ätiologisch unklares Krankheitsbild, das durch ausgedehnte chronische Schmerzen sowie einer Vielzahl funktioneller und vegetativer Begleitbeschwerden wie verminder-

7

tes Leistungsvermögen, Durchschlafstörungen, Müdigkeit, depressive Verstimmung, Schwellungsgefühle in den Händen gekennzeichnet ist.

Die Therapie des Fibromyalgie-Syndroms, die im Folgenden kursorisch dargestellt werden soll, ist langwierig und schwierig und erfordert ein multimodales Vorgehen unter Einbeziehung von Gesprächs- bzw. Psychotherapie, Schulungsprogrammen, Trainingstherapie, physikalischen und medikamentösen Maßnahmen. Wichtige Therapieziele sind Beschwerdelinderung, Verbesserung der Lebensqualität, Erhaltung der Funktionsfähigkeit im Alltag sowie Vermeidung einer Dauermedikation mit Schmerzmitteln.

Ordnungstherapie

Grundlage einer erfolgreichen Therapie der Fibromyalgie stellt die gesprächs- und ordnungstherapeutische Beratung und Unterstützung des Patienten dar, die mit einer fortlaufenden beschwerdeassoziierten Anpassung der durchzuführenden Behandlungsmaßnahmen einhergeht. Dies setzt vom Behandler Kenntnis und Akzeptanz des Beschwerdebildes sowie Kommunikationsfähigkeit, vom Patienten Motivation, Entwicklung von Eigenaktivität und den Wunsch nach langfristiger Veränderung voraus.

Hydro- und Thermotherapie

Als vegetativ umstimmende Verfahren kommen sowohl die **Ganzkörperkältetherapie** (Kältekammer) als auch die **Ganzkörperwärmetherapie** (Infrarot-Ganzkörperhyperthermie, Überwärmungsbad) infrage. Für Letztere konnte eine mehrere Monate anhaltende Schmerzreduktion nachgewiesen werden.

Phytotherapie

Aus dem Bereich der Phytotherapie bieten sich als Begleitmedikation v. a. **Johanniskraut-** und **Passionsfruchtpräparate** (z. B. Hyperforat®, Kytta-Sedativum®) wegen ihrer stimmungsaufhellenden, angstlösenden und schlaffördernden Wirkungen sowie Weidenrindenextrakte wegen ihrer analgetischen Eigenschaften an. Einreibungen und Bäder mit Ätherisch-Öl-Drogen (Kampfer, Eukalyptus-, Fichtennadelöl) werden subjektiv oft als sehr wohltuend empfunden.

Bewegungstherapie

Physiotherapeutische Anwendungen sollten bei länger bestehenden Krankheitsverläufen auf Grund der verminderten muskulären Leistungsfähigkeit langsam begonnen und vorsichtig gesteigert werden. Der Schwerpunkt sollte auf aktiven Maßnahmen liegen, die der Patient nach Anleitung selbst durchführen kann. Bewährt hat sich **aerobes Ausdauertraining** (z. B. Fahrradergometertraining, Walking, Muskelkrafttraining, Muskeldehnung), welches an das individuelle Leistungsniveau des Patienten angepasst ist.

PRAXISTIPP

Bei krisenhaften Verschlechterungen können kurzfristig auch passive Maßnahmen (z. B. Massagen, Packungen, Wickel, Bäder, Schröpfkopfbehandlungen) zur Anwendung kommen.

LITERATUR

[1] Abele U, Stiefvater E. Aschner-Fibel. Heidelberg: Karl F. Haug, 1964.
[2] Amelung W, Hildebrandt G. Balneologie und medizinische Klimatologie. Heidelberg: Springer, 1985.
[3] Beer AM. Stationäre Naturheilkunde. München: Urban & Fischer, 2005.
[4] Boessmann U, Peseschkian N. Positive Ordnungstherapie. Stuttgart: Hippokrates, 1995.
[5] Bühring U. Praxis-Lehrbuch der modernen Heilpflanzenkunde. 2. A. Stuttgart: Sonntag, 2009.
[6] Dosch P. Lehrbuch der Neuraltherapie nach Huneke. 7. A. Heidelberg: Karl F. Haug Verlag, 1977.
[7] Dreinhöfer K, Käfer W, Reichel H. Diagnose und Therapie des akuten und chronischen Rückenschmerzes. Klinikarzt 2007; 36: 687–692.
[8] Drexel H, Hildebrandt K, Schlegel K.F, Weinmann G. Physikalische Medizin. Vier Bände. Stuttgart: Hippokrates, 1988–1990.
[9] Gräfenstein K (Hrsg.). Klinische Rheumatologie. 4. A. Landsberg: Ecomed, 2001.
[10] Blaschek W, Ebel S. Hagers Enzyklopädie der Arzneistoffe und Drogen. 6. A. Stuttgart: Wissenschaftliche Verlagsgesellschaft, 2007.
[11] Kolster B, Ebelt-Paprotny G. Leitfaden Physiotherapie. 4. A. München: Elsevier, 2002

[12] Lange A. Physikalische Medizin. Heidelberg: Springer, 2003.
[13] Lennecke K. Gelenkverschleiß: Da kann man nichts machen … oder? – Empfehlungen der Arzneimittelkommission der Deutschen Ärzteschaft zur Arthrosetherapie. DAZ 2010; 150: 1.100–1.109.
[14] Matejka R. Ausleitende Therapieverfahren. 3. A. München: Elsevier, 2009.
[15] Augustin M, Schmiedel V. Leitfaden Naturheilkunde. 6. A. München. Elsevier, 2012.
[16] Mathies H. Handbuch der Inneren Medizin – Rheumatologie. Heidelberg: Springer, 1984.
[17] Michalsen A. Ausleitende Verfahren. ZKM 2009; 5: 31–37.
[18] Miehle W, Fehr K, Schattenkirchner M. et. al. Rheumatologie in Praxis und Klinik. 2. A. Stuttgart: Thieme 2000
[19] Ostermayr O. Ernährungstherapie entzündlich-rheumatischer Erkrankungen. Der Bayerische Internist 2004; 24: 8–14.
[20] Schilcher H, Kammerer S. Leitfaden Phytotherapie. 3. A. München: Elsevier, 2009.
[21] Schmidt KL, Drexl H, Jochheim, KA. Lehrbuch der Physikalischen Medizin und Rehabilitation. 6. A. Stuttgart: Gustav Fischer, 1995.
[22] Schmidt C. O., Kohlmann T. Rückenschmerzen in Deutschland – ein epidemiologischer Überblick. Klinikarzt 2007; 36: 680–684.
[23] Weinschenk S. (Hrsg.). Handbuch Neuraltherapie. München: Elsevier, 2010.
[24] Wiedemann E. Physikalische Therapie. Berlin: Walter de Gruyter, 1987
[25] Wichtl M. Teedrogen und Phytotherapeutika. 5. A. Stuttgart: Wissenschaftliche Verlagsgesellschaft, 2009.
[26] Zeidler H, Zacher J, Hiepe F. Interdisziplinäre klinische Rheumatologie. Heidelberg: Springer-Verlag, 2001.

7.8 Neurologische Erkrankungen

Robert M. Bachmann (7.8.1–7.8.3),
Johannes Pichler (7.8.4–7.8.6)

7.8.1 Spannungskopfschmerz

Die Anlage zu Kopfschmerzen scheint vererbt zu sein. Die Pathogenese des multifaktoriellen Geschehens ist nach wie vor ungeklärt. Eine Rolle spielen z. B. auch Schmerzmittel-, Koffein- und Nikotinabusus, Fehlstellungen im Kiefergelenk, Reizungen und Dislokationen im atlanto-occipital Gelenk sowie Fehlstellungen der Wirbelsäule, insbesondere der HWS. Die Naturheilverfahren bieten zahlreiche Möglichkeiten, auf die Intensität und Dauer, Häufigkeit der Attacken und v. a. die – möglichst geringe – Schmerzmitteleinnahmen Einfluss zu nehmen oder diese sogar zu verhindern. Vor allem lernt der Patient, dass er selbst aktiv eingreifen, die „Sprache" der Schmerzen verstehen und damit umgehen kann.

Behandlungsziele einer naturheilkundlichen Therapie sind:

- Minderung des Tonus der Nacken- und Kopfmuskulatur, Verminderung der Aktivität der Schmerzrezeptoren
- Verbesserung der Vasomotorenaktivität durch hydrotherapeutische Anwendungen (Kneipp-Wassertherapie)
- Sympathikolyse durch Entspannungsmethoden zur Vagusaktivierung
- Muskeldetonisierung im Bereich der HWS durch Massagetherapien und Warmanwendungen
- Verbesserung der vegetativen Regulationsfähigkeit und der vegetativen Reizverarbeitung
- Vermehrung der autonomen Reserven und Alkalireserven

Ordnungstherapie

Bei Kopfschmerzpatienten ist der biologische Rhythmus zwischen Leistung und Erholung, Anspannung und Entspannung, sehr oft verloren gegangen. Dieses natürliche Wechselspiel unterliegt v. a. der aus dem Takt geratenen Steuerung durch das vegetative Nervensystem. Ein Kopfschmerzanfall kann auch durch

7

ein lokales Ungleichgewicht der Neurotransmitter im Gehirn ausgelöst werden. Das gestörte vegetative Nervensystem kann jedoch wieder trainiert und harmonisiert werden, damit es besser mit den Reizen der Umwelt fertig wird, die auch der Kopfschmerzpatient nicht immer zu vermeiden mag. Geeignete Mittel hierzu sind – neben den **Kneipp-Wasseranwendungen** und **angemessener körperlicher Bewegung** im streng aeroben Bereich – **Entspannungsübungen** wie das autogene Training oder die Progressive Muskelrelaxation nach Jacobson, die durch den Wechsel von An- und Entspannung der Muskeln Kopfschmerzen vorbeugen können. Auch maßvolles Yoga und andere Meditationsformen sowie atemtherapeutische Maßnahmen wirken harmonisierend auf das vegetative Nervensystem.

Das „Stressmanagement" im Alltag erleichtern auch Atmungs- und Haltungs-, Lockerungs- und Wirbelsäulenübungen. – im Sinne einer zeitordnenden Therapie (Chronohygiene) bzw. Psychohygiene nach Indikationsstellung (Psychosomatik)

Bewegungstherapie

Neben „passiven" Bewegungsarten wie Massagen, Lymphdrainage, Bindegewebsmassagen und bei Bedarf Rückenschule oder (Kranken-)Gymnastik sind ebenfalls geeignete **aktivierende Ausdauersportarten** wie Wandern, Laufen, Joggen, Nordic Walking, Radfahren oder Schwimmen besonders im Hinblick auf eine optimale Gewährleistung der Sauerstoffversorgung empfehlenswert.

PRAXISTIPP

Die Bewegung der großen Muskelgruppen mit den genannten Sportarten verbessert die Sauerstoffversorgung des Gehirns um bis zu 25 %. Bewegung in Form von Ausdauersportarten hilft eine muskuläre Dysbalance zu beseitigen und ist unterstützend hilfreich. Vorsicht: Übertreibung führt zu gegenteiligen Effekten und löst – durch Laktazidose – häufig Kopfschmerzen aus.

Ernährungstherapie

Eine **laktovegetabile Ernährung** – Gemüse, Kartoffeln sowie, falls vertragen, Milchprodukte –, die dem Organismus zahlreiche Mineralstoffe, Spurenelemente und Vitamine zuführt, in Verbindung mit forcierter Flüssigkeitszufuhr, hat sich bewährt. Unbedingt reduziert werden sollten Genussgifte wie Alkohol und Koffein.

PRAXISTIPP

Am 2./3. Tag kann bei einer Ernährungsumstellung sowie insbesondere beim Fasten und beim Weglassen von Genussmittelen (z. B Kaffee, Tee, Nikotin) eine Erstverschlimmerung (Entzugssyndrom) der Symptome auftreten.

Fasten und Intensivdiätetik

Bei leichteren Kopfschmerzformen kann vorbeugend selbst präventives Fasten erfolgreich sein. Schwere Kopfschmerzformen sind ausschließlich der stationären Fastentherapie (z. B. Buchinger-Fasten, F. X.-Mayr-Kur) vorbehalten.

Hydrotherapie

Um die Gefäße vorbeugend zu trainieren, werden im Sinne der Hydrotherapie nach Kneipp über das Medium Wasser **Wärme-** und **Kältereize** therapeutisch eingesetzt. Da Kopfschmerzpatienten meist besonders kälteempfindlich sind und als Zeichen für eine mangelnde Anpassungsbereitschaft der Gefäße v. a. unter kalten Händen und Füßen, leiden, wird ganz gezielt die Eng- und Weitstellung der Gefäße trainiert. Nach wiederholten Wechselreizen(warm-kalt-warm-kalt!) tritt mit der Zeit die angemessene Reaktion immer schneller und geübter ein.

PRAXISTIPP

Spezielle Kneipp-Maßnahmen bei Kopfschmerzen sind auf die Arteriolen und Venen ausgerichteten, kreislaufanregenden und -optimierenden Anwendungen, wie z. B.:

- Wassertreten
- Trockenbürsten
- Tautreten
- Wechselduschen
- Wechselarmbad
- Wechselschenkelguss oder das ansteigende Fußbad

Durch die Anwendungen werden kurze Kälte- oder Wärmereize gesetzt, die Anwendungen sind stets individuell und fein zu dosieren.

Geeignet sind auch ein temperaturansteigender Nackenguss sowie ein Heusack im Nacken. Hier kommt es über eine konsensuelle Reaktion zur Muskelentspannung in den zugehörigen Segmenten und somit zu einer Durchblutungsverbesserung. Bei Bädern ist generell Vorsicht geboten insbesondere bei niedrigem Blutdruck!

Massagetherapie

- klassische Massage, um Verspannungen an der HWS zu lösen
- Lymphdrainage am Oberkörper
- Bindegewebsmassage zur positiven Beeinflussung der Durchblutung über kutiviszerale Reflexwege
- ggf. Manuelle Medizin

Phytotherapie

Bewährt haben sich **Teezubereitungen** v. a. zur Verbesserung der zerebralen Durchblutung (z. B. Rosmarin), zur Förderung der Ausscheidungsfunktion (z. B. Birke, Brennnessel), zur Verbesserung der Verdauungsleistung – etwa in Form der karminativ wirksamen Anis-, Fenchel-, Kümmelfrüchte – und zur psychovegetativen Entspannung bzw. Schlafförderung (z. B. Hopfen, Melisse, Baldrian). Eingesetzt werden auch zur Stimmungsaufhellung und Antriebssteigerung Teezubereitungen aus Johanniskraut sowie Teezubereitungen aus z. B. Rosmarin und Weißdorn zur Unterstützung des Kreislaufs.

Zur **äußeren Anwendung,** z. B. im Bereich der Schläfen, haben sich ätherische Öle (Pfefferminzöl) bewährt, z. B. Euminz® Lsg., Inspirol Heilpflanzenöl, JHP® Rödler Flüssigk. Bei Spannungskopfschmerzen wirken zudem Zubereitungen aus Teufelskrallenwurzel (Harpagophyti radix) und Weidenrinde (Salicis cortex z. B. Assalix® überzogene Tbl., Optovit actiflex überzogene Tbl., Proaktiv® Hartkps.) schmerzlindernd.

Erweiterte Naturheilverfahren

- **Ab- und ausleitende Verfahren:**
  - Einläufe, v. a. im akuten Anfall
  - evtl. Schröpfen
  - Blutegel, ggf. Therapieversuch mit Cantharidenpflaster im Segment z. B. über dem Proc. mastoideus
- **Mikrobiologische Therapie:** Kopfschmerzen stehen sehr oft im Zusammenhang mit einem beeinträchtigten Verdauungsapparat, der seine Selbstreinigungsfähigkeit verloren hat und damit selbst zur Belastung für den Körper geworden ist. Davon ausgehend, dass der Darm über die zweitgrößte Anzahl von Nervenzellen verfügt – man spricht vom „Darmhirn" – und zudem schmerzstillende Hormone und Glückshormonen (Serotonin) synthetisiert, die auch künstlich durch Medikamente zugeführt werden, kommt dem Darm als therapeutischer Ansatzpunkt, eine große Bedeutung bei. Bei Kindern und schwerer Obstipation hat sich die mikrobiologische Therapie ergänzend bewährt.
- **Neuraltherapie:**
  - im Anfall: Nur für Geübte: Neuraltherapeutikum intra- und paravenös, auch bei reflektorischen Verspannungen der Nacken- und HWS-Muskulatur, ggf. obere BWS
  - bei Gefäßspasmus im Temporalbereich an die A. temporalis superficialis kleines Depot (ca. 0,5 ccm) zur Spasmolyse ausreichend

LITERATUR

[1] Bachmann, RM, Resch KL. Naturheilverfahren für die Praxis. 2. Al. Stuttgart: Hippokrates, 2003.

[2] Bachmann RM, Schleinkofer GM. Natürlich gesund mit Kneipp. Stuttgart: Trias, 2012.

[3] Bachmann RM. Fasten und Heilen nach F. X. Mayr. München: Knaur, 2012.

[4] Bachmann RM. Kneipp-Therapie bei Schmerz. In: Bernatzky G, Likar R, Wendtner F. et al (Hrsg.). Nichtmedikamentöse Schmerztherapie. Heidelberg: Springer, 2007.

[5] Bachmann RM, Schöllmann C. Der Säure-Basen-Haushalt. Stockdorf: Forum-Verlag, 1998.

7.8.2 Migräne

Bei einer diagnostizierten Migräne – die Migräne ist eine Ausschlussdiagnose – muss sich der Patient darauf einstellen, dass sein Leiden oft über mehrere Jahrzehnte verläuft. Er sollte sich nicht nur im Anfall als Patient begreifen, sondern sich gedanklich immer im Stadium der Zweitprävention befinden – ein wichtiger Lernschritt, der besonders in der naturheilkundlichen Behandlung von großer Bedeutung ist. Die therapeutische Strategie bezieht sich also im

Wesentlichen auf das Erlernen geeigneter präventiver Maßnahmen im beschwerdefreien Intervall.

MERKE

Naturheilverfahren bieten komplexe, multimodale Therapieansätze. Ziel ist es, die **Anfallsdauer** zu reduzieren, die **Intensität** zu mindern und die **Anfallsfrequenz** zu senken. Zudem ist die Reduktion der Medikation auf ein notwendiges Minimum anzustreben. Bei der Behandlung muss dabei deutlich unterschieden werden, welche Verfahren für die ambulante und welche für die stationäre Therapie geeignet sind – abhängig vom Schweregrad der Erkrankung.

Die naturheilkundlich ausgerichtete Migränebehandlung macht sich zum einen das Reiz-Reaktions-Prinzip zunutze und stärkt damit die Reaktionsfähigkeit des Organismus auf äußere, ggf. nicht beeinflussbare Reize. Die Reizschwelle wird gewissermaßen angehoben. Dies kommt nicht nur der Toleranz gegenüber Migräneauslösern zugute, sondern auch einer Reihe anderer Reaktionsabläufe im Organismus – vergleichbar einer natürlichen, unspezifischen Sympathikolyse (Stresstoleranz).

Zum anderen sollen die Kompensationsmöglichkeiten des Stoffwechsels (Sauerstoffversorgung, Flüssigkeits- und Mineralienzufuhr) wieder in ihrer ganzen Bandbreite verfügbar gemacht werden. Bei allen Migränepatienten wird der Stoffwechsel durch die ständige Beanspruchung seiner Kompensationsmechanismen überlastet. Dies ist dadurch zu erklären, dass die in unserem Kulturkreis bevorzugte Lebensweise in mehrfacher Hinsicht „unphysiologisch" ist. So fordern z. B. Bewegungsmangel, eine überwiegend sitzende Lebensweise, Ernährung mit minderwertiger Nahrung, Fehlernährung vom Standpunkt des Biorhythmus den Regulationsmöglichkeiten des Körpers mehr ab, als er leisten kann. Dennoch können die Regulationsmechanismen die „Entgleisungen" lange Zeit kompensieren.

PRAXISTIPP

Das naturheilkundliche Behandlungsziel besteht darin, die Reizschwelle durch Training (Konditionierung) der Reiz-Reaktions-Regelkreise anzuheben. Es ist unerheblich, worin der Reiz primär besteht (z. B. Kältereiz, Stoffwechselreiz, psychischer Reiz, Wetter). Bewährt hat sich die Kneipp-Hydrotherapie als Basisbehandlung mit ihrem Reizabstufungssystem. Gut dosierbare Reize machen die Behandlung gezielt steuerbar.

Sympathikolyse

Durch gezielte Sympathikolyse (psychische und muskuläre Entspannungsmaßnahmen, Wärmezufuhr, Beeinflussung des Stoffwechsels in Richtung des basischen Bereichs mit Erhöhung der Alkalireserve) soll die Dysbalance zwischen einer vagusbetonten (trophotropen) und der sympathikusbetonten (ergotropen) Aktivierung wieder harmonisiert und gelöst werden. Als spürbare Folge wird z. B. die Durchblutung und damit die Sauerstoffversorgung verbessert.
Cave: Bei der Migräne ist nicht selten die **parasympathikotone** Gegenregulation überschießend, sodass ein Anfall gerade in der Phase des nachlassenden Stresses eintritt – z. B. die Wochenend- bzw. Urlaubsmigräne, Migräne nach Beilegen einer Stresssituation.

Gefäßtraining

Die adäquate Reaktion auf Reize und die Sympathikolyse kommt auch der vasomotorischen Gefäßregulation zugute. Damit wird bei der Migräne ein pathogenetisch wichtiger Faktor gezielt beeinflusst. Auch hier bewähren sich hydrotherapeutische Kneipp-Maßnahmen, v. a. die thermischen Wechselanwendungen, geringerer Reizstärke darüber hinaus auch eine gut dosierte Bewegungstherapie – streng im aeroben Bereich.

Beeinflussung des Stoffwechsels

Der Darm als größtes Vagus-Organ sollte in die Migränebehandlung einbezogen werden, indem Maßnahmen zur gründlichen Entlastung und Sanierung des Magen-Darm-Trakts und der nachgeordneten Stoffwechselvorgänge (s. u.) durchgeführt werden.

Übersäuerung und Migräne

Der pH-Wert im Blut ist in engen Grenzen reguliert (ca. 7,35–7,42). Bei Näherung an den sauren Bereich tritt eine Strukturstarre der Erythrozyten ein, die zu Minderperfusion und Verminderung der Sauerstoffutilisation führt – ein möglicher Auslöser des „Ischämieschmerzes" bei Migräne, die mit Laktatbildung einhergeht. Der Brechreiz führt zu einer erhöhten Bikarbonatbildung über die Belegzellen und soll der Azidose entgegenwirken. Die Erhöhung der Alkalireserve über basische Heilwässer, basische Nahrungsergänzungsmittel bzw. bilanzierte Diäten soll möglichst prophylaktisch alkalisierend eingreifen.

MERKE

Die naturheilkundliche Migränetherapie ist überwiegend auf die Konstitution und evtl. Auslösefaktoren ausgerichtet – eine Kausaltherapie ist nicht möglich.

7

Eine naturheilkundliche Migränetherapie kann aus folgenden Therapiemaßnahmen bestehen:

- **Stoffwechselentlastung:** durch Fasten oder ein individuell ausgewähltes Ernährungskonzept
- **Hydro- und thermotherapeutische Maßnahmen nach Kneipp** zur Stabilisierung der vegetativen Balance und Durchblutungsverbesserung (Vasomotorentraining, Sympathikolyse). Der Vorteil der Hydro- und Thermotherapie gegenüber anderen balneologischen Maßnahmen besteht darin, dass die Reize individuell dosiert und zudem segmentale Applikationen ausgewählt werden können, um konsensuelle Reaktionen auszulösen, z. B. Nackenguss (temperaturansteigend), Wechselarmbad oder -guss, Gesichtsguss.
- **Entsäuerung und Entgiftung:** Die erhöhte Säurebelastung wirkt sich nicht nur auf den Stoffwechsel der Zellen aus, sondern – bei der Migräne besonders wichtig – meist durch eine Gefäßspastik auch auf die Blutgefäßregulation. Humoralpathologen erklären die Gefäßfehlregulation damit, dass durch eine Vasokonstriktion die Peripherie vor Schad-und Schlackenstoffen geschützt werden soll. Als Folge der Vasokonstriktion sinkt die Sauerstoffversorgung im Gewebe ab, der Metabolismus stellt auf anaerobe Verstoffwechselung um. Laktat häuft sich an, der pH-Wert im Blut steigt und lähmt die Vasomotoren.
  - Entsäuerung des Bindegewebes und der Grundsubstanz (nach Pischinger) durch Säure-Basen-Therapie, Vergrößerung der Alkalireserve
  - Entgiftung durch ausleitende Verfahren (Purgation mit hypo- bis isotonischen salinischen Wässern und Einläufen, diaphoretische Verfahren – erhöhte Flüssigkeitszufuhr, kleiner Aderlass, Schröpfen über den Myogelosen – meist im Nacken-Oberkörper-Bereich)
- **Bewegungstherapie:** Empfohlen werden aktivierende Sport- und Bewegungsarten im trainingswirksamen, aeroben Bereich (Walken, Ausdauersportarten wie z. B. Fahrradfahren, Schwimmen) bei gleichzeitiger Schonung des Bewegungsapparats und Vorsicht vor Auskühlung. Die Anwendungen sollen nach einem auf Konstitution ausgerichteten Therapie- bzw. Kurplan erfolgen, der auch nachfolgende Ruhephasen berücksichtigt. In den ersten 4–6 Behandlungstagen soll – v. a. bei diätetischen und intensivdiätetischen Maßnahmen – körperliche Ruhe dominieren, da infolge eines unerwünschten Harnsäure- und Laktatanstiegs Beschwerden ausgelöst werden können und die Compliance beeinträchtigt werden kann.
- **Entspannungstherapie:** z. B. Autogenes Training, Muskelentspannung nach Jacobson, Yoga
- **Neuraltherapie:** zur Schmerztherapie und zur Beeinflussung etwaiger Irritationszonen im Segment (Störfelder)

Wichtigstes Beurteilungskriterium für den Therapieerfolg sollte der Langzeiterfolg durch befähigende Maßnahmen (Coping) sein. In der Praxis kann z. B. – in der Hand des Geübten – die Akupunktur, die Neuraltherapie, die Chirotherapie empirisch in vielen Fällen zum schnellen Erfolg führen, der jedoch oft nicht lange anhält, wenn die Selbstregulation („Selbstheilungskräfte") des Körpers nicht grundlegend gestärkt werden.

Psychische Störungen scheinen eher Folge als Ursache der Migräne zu sein. Die mehrfach beschriebene „Migränepersönlichkeit" (z. B. ehrgeizig, sehr ordentlich, unfähig, loszulassen, autoaggressiv) ist umstritten. Aber auch psychische Stressoren können, wie alle anderen Stressoren auch, die Regulationsmechanismen überfordern und so einen Migräneanfall auslösen. Ferner können Wechselwirkungen zwischen Psyche und Körper einen Circulus vitiosus unterhalten, da sich die Schmerzen im Anfall und das Vermeidungsverhalten zweifellos auf die Psyche auswirken.

PRAXISTIPP

Eine stadiengerechte Therapie differenziert die Therapiemaßnahmen nach der Aktualität der Beschwerden. Während des akuten Stadiums steht die (konventionelle) medikamentöse Therapie im Vordergrund (Analgetika, Antiemetika, Antidepressiva, Sympathikolytika, Muskelrelaxanzien Infusion), die naturheilkundlichen Methoden und Mittel werden adjuvant eingesetzt.

Akutes Stadium

- forcierte Flüssigkeits- und Elektrolytzufuhr ggf. in Kombination mit Antiemetika (Iberogast, MCP)
- Pfefferminzöl auf die Schläfengegend
- basische Mineralsalze auch als Infusion (Baseninfusion)
- Einlauf, im frühen Schmerzstadium, evtl. mit Koffeinzusatz, Schröpfen im Schulter-Nacken-Bereich
- ansteigende Fußbäder, um Gefäßspasmen über kutiviszerale Reflexe zu lösen, kalter Gesichtsguss im Anfall
- Bewährt hat sich Versuch die Punkte 3 E 21, 3 E 22 und 3 E 23, zu nadeln auch in Kombination mit der

intra- und paravenösen Gabe eines Neuraltherapeutikums (Procain, Lidocain, Xyloneural®) auch intrakutan an die Nackensegmente (Mastoid) sowie an die Arteria temporalis superficialis.
- Einlauf (Irrigator) – hierdurch Flüssigkeitszufuhr und reflektorische Vagusaktivierung

Beschwerdearmes/-freies Intervall

Im beschwerdefreien Intervall kommen vorwiegend verhaltenspräventive, konditionierende Verfahren zur Anwendung (s. u.).

Ordnungstherapie

Auch durch **Entspannungsverfahren** wird eine Sympathikolyse (s. o.) durch konditionierende Maßnahmen angestrebt, die sich günstig auf die Blutgefäßregulation auswirkt. Obwohl Migräneanfälle nicht direkt mit dem Auftreten von Stress korreliert sind, sondern im Gegenteil häufig erst mit dem Ausklingen einer besonderen Erregung oder Belastung auftreten, können mit Entspannungsverfahren beachtliche Erfolge erreicht werden.

Dazu geeignet sind Yogaübungen, Autogenes Training und die Muskelrelaxation nach Jacobson. Die Aufgabe des Arztes besteht unter anderem darin, für jeden Patienten das am besten geeignete Verfahren herauszufinden. Für mehr körperorientierte Patienten könnte die progressive Relaxation am besten geeignet sein, anderen behagen die Suggestionen des Autogenen Trainings, wieder andere sprechen gut an auf fernöstliche Entspannungsverfahren, die stärker in eine Lebensphilosophie eingebettet sind.

Bewegungstherapie

Auch die Bewegungstherapie befähigt den Körper zu einer besseren Adaptation an endogene und exogene Reize. Wichtig ist jedoch v. a. bei der Migräne, dass sich der Patient nicht überlastet: Die Belastung soll deshalb streng innerhalb der Grenzen der aeroben Atmung bleiben. Der Übergang vom aeroben zum anaeroben Stoffwechsel kann bei Belastung mithilfe des Übergangs von der Nasen- zur Mundatmung vollzogen werden. Gewählt werden sollte eine Bewegungs- bzw. Sportart, die dem Patienten Spaß macht, die an der frischen Luft ausgeführt werden kann und die möglichst viele Muskelgruppen trainiert (z. B. Wandern, Nordic-Walking, Joggen, Skilanglauf).

MERKE

- Bei Ausdauersportarten streng im aeroben Bereich bleiben, Vorsicht: kein „work-out" – dies kann schmerzauslösend sein! (Kneipp-Zitat: *„Lieber wenig und häufig als viel und selten."*)
- Jeglicher Leistungsanspruch ist wegen seiner Sympathikus aktivierenden Wirkung strikt abzulehnen. Vor allem bei Fastenden fällt der Beginn des Bewegungstrainings in der zweiten Woche oft mit einem gesteigerten Wohlbefinden bis hin zur Euphorie (durch Endorphine) zusammen, sodass hier besonders darauf geachtet werden muss, dass sich die Patienten nicht überfordern.

Ernährungstherapie

- Ernährung auf eine elektrolytreiche, wertstofferhaltende, möglichst laktovegetabil ausgerichtete, basenbetonte Kost umstellen.
- Nahrungsverteilung über den Tag: morgens reichliches Frühstück, mittags mäßige Portionen, abends kleine Portionen, kein rohes Gemüse und Obst, keine Obstsäfte nach 15 Uhr (schlechtere Verstoffwechselung bedeutet Gärung, Säure- und Fuselalkoholbildung)
- Fleisch, Fisch mäßig zuführen, bevorzugt Getreide, Obst, Gemüse aus kontrolliertem biologischem Anbau verwenden und wertstofferhaltend zubereiten.
- Einhaltung der Ernährungsregeln, z. B. langsam und in Muse essen, gut kauen und damit darmentlastend vorverdauen.
- Flüssigkeitszufuhr: elektrolytreiche, kohlensäurearme Heilwässer unter Beachtung der Indikation/Kontraindikation (z. B. Fachinger, Hirschquelle, Adelholzener) mit Gehalt an Kalium, Kalzium, Magnesium, Natrium sowie Bikarbonat als auch Sulfat. Um die Ausscheidung von 1 – (besser) 2 l hellem klarem Urin zu erreichen, müssen 2,5–3 l gutes Mineralwasser (s. o.), Heilwasser oder basischer Kräutertee zugeführt werden.

MERKE

Große Trinkmengen sollten nicht zu den Mahlzeiten zugeführt werden, sondern zwischen den Mahlzeiten (Abstand 30–90 Min.) erfolgen.

7

Fasten und Intensivdiätetik

Die Patienten unterziehen sich einem individuellen Fastenregime, das zwei Ziele verfolgt: Zum einen den Stoffwechsel zu entlasten, zu „entschlacken", zu entsäuern, und zum anderen, die verschütteten Instinkte dafür wieder wachzurufen, was dem Körper zuträglich ist und was nicht. Als spezielle Fastenform bewährt sich die F. X. Mayr-Kur. Im Gegensatz zum reinen Wasser- oder Teefasten können hier – je nach Konstitution des Patienten – mildere Formen wie das Milch-Semmel-Fasten, Eiweißzulagen, Gemüsezulagen, milde Ableitungsdiät nach Rauch gewählt werden. Auch hier ist die nachfolgende Kauschulung elementarer Bestandteil.

MERKE

Insbesondere Migränepatienten sind oftmals eher asthenisch und sollten nicht komplett fasten. Der große Vorteil der Mayr-Kur liegt darin, dass schon während der Fastenphase eine geeignete Esskultur erlernt wird.

Die Mayr-Kur beruht auf den Prinzipien der Säuberung, Schonung (Entlastung der Verdauungsdrüsen) und Schulung (Reorganisation des Verdauungssystems).

Hydrotherapie

Verschiedene hydrotherapeutische Anwendungen sind bei Migräne geeignet. Sie bewirken v.a. eine Sympathikolyse und trainieren allgemein die Reaktionsfähigkeit auf unterschiedlichste Stressoren und speziell die Blutgefäßregulation. Die wichtigsten Kneipp-Maßnahmen bei Migräne sind:

- temperaturansteigendes Armbad, Wechselarmbad
- Wechselarmguss, temperaturansteigender Nackenguss
- temperaturansteigendes Halbbad: Melissen- (beruhigend) und Rosmarinauszüge (anregend) als Badezusatz. Keine Vollbäder wegen zu großer Reizstärke.
- ansteigendes Fußbad (nach Kneipp oder Schiele), mit abschließendem Kaltreiz, z. B. als Knieguss-Wassertreten
- Trockenbürsten des Oberkörpers und der Nackenmuskulatur
- Wechselduschen im kurmäßigen Ablauf
- Heusack auf Leib und Nacken

PRAXISTIPP

Ein temperaturansteigendes Arm- oder Fußbad (Zusatz: Melisse) sollte bereits im Stadium der Migränevorboten ausgeführt werden, um den Anfall zu kupieren. Migränepatienten sind oft besonders kälteempfindlich. Sie sollten angeleitet werden, immer auf warme Füße und Hände zu achten.

Massagetherapie

Eine verspannte Nacken-und Halsmuskulatur kann über Reflexwege die zerebrale Durchblutung beeinträchtigen. Durch Massage können Verspannungen gelockert werden. Ausdrücklich ist jedoch vor einer zu rigorosen Massage zu warnen, da sie einen Migräneanfall auslösen kann. Die regionale Massage muss daher unbedingt von Geübten ausgeführt werden.

Neben der klassischen Massage haben sich die Lymphdrainage und Bindegewebsmassage bewährt.

Phytotherapie

Bewährt haben sich Tees bzw. zugelassene Phytopharmaka (ESCOP) mit folgendem Wirkprofil:

- diuretische Wirkung: Brennnesselkraut, Löwenzahnwurzel und -kraut (Löwenzahn zusätzlich choleretisch)
- beruhigend und entspannend: Baldrianwurzel, Hopfenzapfen, Melissenblätter, Johanniskraut (antidepressiv), Passionsblume
- kreislaufanregend: Rosmarintee
- antiemetisch: Artischocke

Spasmolytische Wirkungen haben Zubereitungen aus folgenden Heilpflanzen:

- **Pestwurz** (Petasites hybridus): krampflösend, schmerzstillende Wirkung durch Petasin und Isopetasin (als wirkbestimmende Sesquiterpene)
- **Mutterkraut** (Tanacetum partenicum): wirkt durch Synthesehemmung von präinflammatorischen Zytokinen (Leukotriene, Prostaglandine Interleukine) sowie durch Hemmung der Thrombozytenaggregation und serotoninantagonistische Effekten, z. B. Nemagran® Tr.

- **Pfefferminze** als Öl auf die Schläfenregion, z. B. Euminz® Lsg., Inspirol Heilpflanzenöl, JHP® Rödler Flüssigk.

Erweiterte Naturheilverfahren

- **Ab- und Ausleitungsverfahren:**
  - Intestinale Spasmen werden häufig durch den gesteigerten Anfall ausscheidungspflichtiger (Schad-)Stoffe hervorgerufen, zudem liegt bei vielen Migränepatienten eine chronische Überlastung des Darms vor. Hier haben sich zusätzlich Einläufe mit ca. 1 l körperwarmem Leitungswasser bewährt. Die Patienten werden angeleitet und führen den (Irrigator-)Einlauf, auch im Anfall, selbst durch. Patienten berichten, dass ein Einlauf zu Beginn der ersten Vorbotensymptome einen Migräneanfall unterbindet.
  - Geeignet sind weiterhin ein Aderlass im Sinne der Aschner-Verfahren (50–100 ml Blut; zweimal pro Woche über zwei Wochen) oder eine Schröpfbehandlung bei Veränderungen in entsprechenden Segmenten, v. a. in der Schulter-Nacken-Zone.
- **Neuraltherapie:** Wird die Migräne durch ein Störfeld (Irritationszone) unterhalten, wirkt die Neuraltherapie nicht nur anfallskupierend, sondern auch vorbeugend. Bei Migränepatienten häufig beobachtete Störfelder bzw. Irritationszonen gehen von Narben, von Myogelosen in der Nacken- und HWS-Muskulatur, in letzter Zeit aber immer häufiger von der „Irritationszone Darm" aus. Neuraltherapeutisch können folgende Punkte behandelt werden:
  - spontan schmerzhafte Punkte, z. B. in der Schläfengegend oder am Nacken
  - Quaddelung des Dornenkranzes, bei der im Zweizentimeterabstand auf der Hutmaß-Linie Quaddeln gesetzt werden
  - Injektion an die Arteria temporalis superficialis
  - Quaddelung des „Wunderpunktes" in der Mitte der Glabella
  - Infiltration der Nervenaustrittspunkte der Nn. supra- und infraorbitalis
  - Die Injektion in und an die Kubitalvene (isolateral) hat sich bei verschiedenen Behandlern ebenfalls bewährt. Sie hat eine „umstimmende" Wirkung. Weitere mögliche Punkte befinden sich entlang des Konzeptionsgefäßes, auf dem Punkt MP 15 und auf dem sog. Abdomenkranz.

LITERATUR

[1] Bachmann, RM, Resch KL. Naturheilverfahren für die Praxis. 2. Al. Stuttgart: Hippokrates, 2003.
[2] Bachmann RM, Schleinkofer GM. Natürlich gesund mit Kneipp. Stuttgart: Trias, 2012.
[3] Bachmann RM. Fasten und Heilen nach F. X. Mayr. München: Knaur, 2012.
[4] Bachmann RM. Kneipp-Therapie bei Schmerz. In: Bernatzky G, Likar R, Wendtner F. et al (Hrsg.). Nichtmedikamentöse Schmerztherapie. Heidelberg: Springer, 2007.
[5] Bachmann RM, Schöllmann C. Der Säure-Basen-Haushalt. Stockdorf: Forum-Verlag, 1998.

7.8.3 Trigeminusneuralgie

Häufig sind die in der konventionellen Medizin verabreichten peripher wirksamen Analgetika ohne Nutzen. Bei stärksten Schmerzattacken erfolgt die Verabreichung von Phenytoin als Kurzinfusion.

Eine Analyse und das Vermeiden der auslösenden Faktoren sind neben einer Herdsuche (früher als „Focus" bzw. Irritationszone bezeichnet) bevorzugt das Anliegen einer naturheilkundlichen Therapie: So können Erkrankungen der Nebenhöhlen, Halswirbelsäule sowie psychisch-emotionalen Belastungen die Beschwerden verursachen und unterhalten. Eine Milieusanierung durch intensivdiätetische Maßnahmen und Säure-Basen-Balance senken die Schmerzauslösung meist deutlich. Auch ausleitende Verfahren kommen wegen ihrer entzündungsmindernden Wirkung zum Einsatz.

Ordnungstherapie

Unterstützend kommen Entspannungsverfahren wie Autogenes Training, Muskelrelaxation nach Jacobsen, Qi Gong zur Anwendung.

Bewegungstherapie

Zu empfehlen ist mildes, **regelmäßiges Ausdauertraining** streng im aeroben Bereich (Endorphine!).

Ernährungstherapie

- Zu empfehlen ist eine salzarme, fleischreduzierte z. B. ovo-lakto-vegetabile Ernährung – bei ausreichender Erfahrung auch therapeutisches Fasten – unter Nutzung der schmerzlindernden, entzündungshemmenden, abschwellenden Wirkung (auch bei Nervenkompressionssyndromen).
- Ausreichende hydrogencarbonathaltige Heilwasserzufuhr bzw. eine Basensubstitution mit basischen Mineralsalzen (bilanzierte Diäten siehe www.basentherapie.de) können bei Verdacht auf eine falsche, zu säurebetonte Ernährung die Alkalireserve erhöhen.

Hydro- und Thermotherapie

Kneipp-Anwendungen werden präventiv zur unspezifischen Erhöhung der Reizschwelle eingesetzt: Zur Anwendung kommen v. a. Wechselgüsse, Trockenbürsten in nicht direkt betroffenen Körperregionen unter Ausnutzung der konsensuellen Reaktion. Die Anwendungen finden vorzugsweise im beschwerdefreien bzw. -armen Intervall statt. Gewählt werden Anwendungen mit geringer Reizstärke.

Im **Akutstadium** sind bevorzugt **kalte Anwendungen** einzusetzen. Bewährt hat sich ein kalter Kneipp-Gesichtsguss (s. unten) – unter Beachtung der gewünschten positiven Reaktion. Benötigt wird ein Kneipp-Gießhandstück oder Gummischlauch (¾ Zoll Durchmesser, Länge ca. 1,5 m) und ein Frotteehandtuch.

- Handtuch um den Hals legen und leicht nach vorne beugen.
- An der rechten Schläfe beginnen und den Wasserstrahl über die Stirn zur linken Schläfe führen und wieder über die Stirn zurück zur rechten Gesichtshälfte.
- Von dort rechte Gesichtshälfte mit drei senkrechten Strichen begießen (mit dem Wasserstrahl dazu senkrecht auf- und abfahren).
- Dann in gleicher Weise linke Gesichtshälfte mit drei senkrechten Strichen begießen.
- Anschließend das Gesicht mit dem Wasserstrahl dreimal umkreisen.
- Wichtig: Zwischendurch langsam durch den Mund ein- und betont ausatmen, dazu den Guss eventuell kurz unterbrechen.
- Nach dem Guss das Gesicht leicht abtupfen.

Vertrebragene Störungen im Nackenbereich (Myogelosen) sollten durch **Wärmebehandlung** (Kneipp-Heusack, temperaturansteigender Nackenguss, Schröpfbehandlung) ausgeschaltet werden.

Erweiterte Naturheilverfahren

Bewährt hat sich die **therapeutische Lokalanästhesie** bzw. **Neuraltherapie** mit folgenden Maßnahmen:

- Injektionen an Nervenaustrittspunkte: 2–3 × tgl. Injektionen mit ca. 1 ml Xyloneural an die betroffenen Austrittspunkte (meist Foramen supraorbitale, infraorbitale) sowie in die im Anfall dominanten Schmerzareale und Triggerzonen.
- Auch die intravenöse und paravenöse Gabe eines Neuraltherapeutikums ist empfehlenswert. Narbeninfiltration, Zähne, im Rahmen einer gekonnten Neuraltherapie und Störfeldanamnese sind wichtig.
- Baseninfusion mit Ringerlösung, Bikarbonat und einem Lokalanästhetikum (z. B. Procain®) sollte versucht werden (Behandlungszyklus 2 ×/Woche bei insgesamt 6 Behandlungen).

LITERATUR
[1] Adler E. Störfeld und Herd im Trigeminusbereich. 4. A. Heidelberg: Haug, 1990.
[2] Dorsch P. Lehrbuch der Neuraltherapie nach Huneke. 13. A. Heidelberg: Haug, 1994.
[3] Bachmann RM, Schleinkofer GM. Natürlich gesund mit Kneipp. Stuttgart: Trias, 2012.
[4] Bachmann RM, Trautwein W. Vitalkost. Stuttgart: Hippokrates, 1996.
[5] Bachmann RM, Schöllmann C. Der Säure-Basen-Haushalt, Forum Verlag, Stockdorf, 1998.

7.8.4 Schlaganfall

Ein akuter Schlaganfall ist immer ein **Notfall.** Unter der Prämisse „time is brain" wird bis zu 4,5 Stunden nach den ersten Symptomen versucht, über Thrombolyse und/oder mechanische Rekanalisation so viel Hirngewebe zu retten wie möglich.

7

Ganz anders sieht das in der Primärprävention aus: Ein konsequentes Umsetzen der Ordnungstherapie kann das Schlaganfallrisiko erheblich senken. In der Rehabilitation nach Schlaganfall sind naturheilkundliche Ansätze in den beübenden/therapeutischen Verfahren fest verankert. Da Schlaganfallsrehabilitation immer eine interdisziplinäre Teamarbeit darstellt, übernehmen Rehabilitationsmediziner zunehmend Ideen aus den multidisziplinären Teams. Erfahrungen weisen darauf hin, dass komplementäre, auf das Individuum zugeschnittene Ansätze im Einzelfall einen Nutzen bringen können. Diese Effekte in wissenschaftlichen Studien nachzuweisen ist jedoch schwierig, sollte aber wenn möglich angestrebt werden.

Unter dem Begriff Schlaganfall (Syn.: Apoplex) werden alle plötzlich auftretenden zerebro-vaskulären Ereignisse zusammengefasst. Dazu zählen:

- **ischämische Infarkte** (in absteigender Reihenfolge kardio-embolisch, arterio-arteriell oder lokal-thrombotisch bedingt)
- **primär intrazerebralen Blutungen** (ICB)
- **Subarachnoidalblutungen** (SAB)

Nach Angaben des Erlanger Schlaganfallregisters ereigneten sich im Jahr 2008 in Deutschland ca. 196.000 erstmalige und 66.000 wiederholte ischämische Infarkte. Die durchschnittliche Inzidenz von 174/100.000 Einwohnern nimmt mit steigendem Lebensalter zu, etwa die Hälfte der Schlaganfallpatienten ist über 70 Jahre alt. Männer sind in fast allen Altersstufen zu etwa 30 % häufiger betroffen, erst über 85 Jahren erkranken mehr Frauen [4]. Ischämische Infarkte stellen die häufigste Erkrankung in der Neurorehabilitation und häufigste Ursache dauerhafter Behinderung.

Ordnungs- und Ernährungstherapie

Eine vertrauensvolle Arzt-Patienten-Beziehung und ein Dranbleiben am Thema von beiden Seiten ist essenziell in der Primärprävention des Schlaganfalls. Gelingt es, konsequent 3-mal pro Woche mindestens 30 Min. Sport zu treiben und sich obst- und gemüsereich bzw. mediterran zu ernähren, sinkt die Gefahr einen Schlaganfall zu erleiden, so die Guidelines der *American Heart Association/American Stroke Association* [3]. Die **kardiovaskulären Risikofaktoren** müssen nicht nur kontrolliert, sondern bei pathologischem Befund konsequent behandelt werden:

- Patienten mit **arterieller Hypertonie** (RR > 140/90 mmHg, Diabetiker: RR > 130/80 mmHg) können ihr Risiko mit DASH-Diät, Ausdauersport, Gewichtsreduktion und/oder Antihypertensiva senken [1]. Der präventive Effekt der Antihypertensiva geht vom Maß der Blutdruckreduktion aus, das Wirkprinzip der einzelnen Antihypertensiva ist relativ unerheblich.
- **Raucher** sollten ihren Nikotinkonsum einstellen und sich dabei von extern unterstützen lassen: Pharmakologische (Nikotinpflaster und -kaugummi, Anticraving-Therapie mit Trizyklika, Buproprion oder Vareniclin) wie auch nichtpharmakologische Hilfen (Verhaltenstherapie, Gruppenarbeit) sind wirkungsvoll.
- **Diabetiker** sollten mit Diät, regelmäßiger Bewegung, Antidiabetika und bei Bedarf Insulin möglichst durchgehend normoglykämische Werte erreichen.
- Gegen **Bewegungsmangel** hilft nur aktiv werden: Regelmäßige sportliche Betätigung mit Anstieg der Herzfrequenz und vermehrter Schweißproduktion beeinflusst die Blutdruck-, Blutfett- und Blutzuckerwerte, Blutrheologie und Thrombozytenreaktivität positiv. Erzielt wird durch körperliche Aktivität eine relative Risikoreduktion um etwa 40–60 % [9, 14].

PRAXISTIPP

Folgende Maßnahmen sind in der Primärprävention nicht hilfreich.

- Alkohol, Knoblauchpräparate und Nootropika (z. B. Ginkgo biloba, Piracetam, Nicergolin, Cyclandelat, Dihydrergotoxin, Memantin, alle Acetycholinesterasehemmer).
- Eine Hormonsubstitution nach der Menopause erhöht das Schlaganfallrisiko.
- Vitamine, insbesondere Vitamin E, A und C, sind unwirksam. Im Gegenteil können Antioxidantien wie Vitamin E die Wirkung von Statinen negativ beeinflussen.
- Eine Senkung erhöhter Homocysteinspiegel mit Folsäure und B-Vitaminen reduziert das Schlaganfallrisiko nicht.
- Ein polypragmatisches Vorgehen mit Kombinationen aus Vitaminen, ASS, Statinen, Folsäure oder Spurenelementen wird nicht empfohlen.

Nur wenige Patienten sind in der Lage, Verantwortung für ihren Gesundheitszustand zu übernehmen und nicht an andere abzugeben. Dies gilt für Prävention und Rehabilitation gleichermaßen. Der Behandler hat also im Einfordern von Compliance und Selbsttraining, das immer wieder erfolgen sollte, eine stark verhaltenstherapeutisch ausgerichtete Aufgabe.

Da nach Schlaganfällen häufig – für alle erkennbare – Beeinträchtigungen zurückbleiben, ist die Überwindung der Scham für die eigenen Handicaps eine essenzielle Aufgabe der (neuro-)psychologischen Nachsorge. Über das Erkennen und Ausbauen der weiterhin verfügbaren anderen Fähigkeiten wird ein neues, stabiles Selbstwertgefühl erarbeitet, das unabdingbare Voraussetzung für eine größtmögliche Teilhabe an Familie, Freundeskreis, Berufsleben und Gesellschaft darstellt.

Bewegungstherapie

Insgesamt gilt, dass keine der verschiedenen Methoden innerhalb der Physiotherapie in der Rehabilitation von Schlaganfallpatienten einer anderen überlegen ist [12]. Repetitive, aufgabenspezifische aktive Übungen sind einem unspezifischen Training überlegen [8] und bieten v. a. einen Effekt an den unteren Extremitäten [2]. Dabei kann mentales Training kann die Durchführung motorischer Aufgaben verbessern.

An den oberen Extremitäten ist der forcierte Gebrauch (forced use = constraint induced movement therapy, CIMT) in der chronischen Phase bei Vorhandensein einer motorischen Teilfunktion des paretischen Armes der konventionellen Physiotherapie überlegen. Allerdings halten die Patienten das konsequente Einbinden des gesunden Arms, um den Einsatz des betroffenen Arms zu intensivieren, über Wochen im Alltag nur schwer durch.

Motorische Unabhängigkeit erreichen die Betroffenen v. a. durch das Gehen. Dabei gilt: Gehen erlernt man durch Gehen, d. h., es ist wichtiger das Gehen einzuüben als Asymmetrien oder die Entwicklung einer Spastik zu vermeiden. Ideal wäre eine Therapiedauer von mindestens einer Stunde täglich, hilfreich ist zusätzliches Krafttraining [6]. Solange die Patienten noch nicht alleine gehen können, sollen sie auf Fußstützen am Rollstuhl verzichten und diesen mit den Füßen antreiben. Das kräftigt die Beine zusätzlich. Bereits selbstständig gehfähige Patienten können am Laufband ihre Ganggeschwindigkeit und Ausdauer effektiv steigern.

EXKURS

- Einen noch breiteren Ansatz als die Physiotherapie in der Schlaganfallrehabilitation verfolgt die Ergotherapie, die nicht nur ein motorisch-funktionelles Training anbietet (v. a. für die oberen Extremitäten), sondern ein Wiedererlernen der Alltagsverrichtungen (activities of daily live, ADL).
- Nach einem erstmaligen Schlaganfall ist ungefähr ein Drittel der Patienten initial aphasisch, Dysarthrien sind noch häufiger. Die Sprachtherapie soll bereits in der frühen Phase der Spontanerholung beginnen und möglichst täglich stattfinden.

Hydro- und Balneotherapie

- **Prophylaxe** (zur Blutdrucksenkung) :
  - Bürstungen
  - Wassertreten
  - wechselwarme Waschungen und Güsse
  - milde warme Vollbäder (37°)
  - Sauna (ohne kaltes Tauchbad)
  - Teilbäder, als besonders günstig gilt das „kalte Armbad": Dabei erhöhen die Kaltreize anfangs den Blutdruck, nach einer mehrwöchigen Anwendung stellt sich zumeist die gewollte Blutdrucksenkung ein. Bei Hypertonie-Patienten ist eine Gewöhnungsphase an die hydrotherapeutischen Reize unabdingbar.

PRAXISTIPP

Hypertoniker sollten schrittweise an den sehr starken Reiz der Kälte herangeführt werden, um sie an die Kältebelastung zu gewöhnen. Der Blutdruck muss danach gemessen werden. Zuerst werden Kältebäder auf eine Dauer von max. 10 Sek. begrenzt. Es werden Teilbäder mit einer geringere Eindringtiefe (z. B. nur die Füße bis 10 cm über die Knöchel) und Temperaturen von anfangs über > 27 °C gewählt. Frühestens nach 1 Woche können Expositionsdauer und Eindringtiefe erhöht werden.

- **Rehabilitation:**
  - Lokale Wärmeanwendungen (wie Fango) tragen zur Muskelentspannung, z. B. bei begin-

7

nender Spastik bei und machen nachgehende Therapien oftmals erst möglich.
- Das **Bewegungsbad** soll möglichst schon während der **Frührehabilitation** eingesetzt werden. Der Wasserwiderstand stimuliert die Atmung, erhöht die Atemkraft und trainiert das Kreislaufsystem. Zusätzlich dämpft die angenehm empfundene sensorische Stimulation des Wassers die anfangs häufige vegetative Übererregung sowie den erhöhten Muskeltonus (Spastik). Aufgrund des Auftriebs können trotz deutlicher Paresen zuerst das Stehen und dann Gleichgewicht und Koordination beübt werden.

Phytotherapie

- **Prophylaxe:** Es gibt Hinweise darauf [5], dass die zahlreichen Inhaltsstoffe von Heidelbeeren und Cranberries (Flavonoide, Anthocyanine, Proanthocyanidine und Flavonole) sowie Omega-3-Fettsäuren in Fischöl das kardiovaskuläre Risiko senken können. Für Cranberries liegen bislang keine Studien für standardisierte Präparaten vor, für Fischöl war – unter relativ niedrigen Dosen – bislang kein relevanter Nutzen zu beobachten.
- **Rehabilitation:** Die weitverbreiteten Phytotherapeutika auf der Basis von Ginkgo, Eleutherococcus (Acanthopanax) und Sanchi wurden auf ihren Nutzen bei der Erholung nach Schlaganfall in großen Cochrane-Reviews hin untersucht. Ein statistisch belegbarer, durchgängiger Effekt konnte jedoch nicht nachgewiesen werden.

Massagetherapie

Zusätzlich zum tonus- und schmerzsenkenden Effekt, der bei echten Spastiken leider nicht anhält, haben Massagen eine positive Wirkung auf die oft begleitenden **Angstsymptome** und **depressiven Verstimmungen,** die sich bei Schlaganfall-Patienten durchaus mit den Wirkungen psychotherapeutischer Interventionen messen kann [11].

In Zusammenarbeit mit der Physiotherapie arbeiten Massage und manuelle Therapie an der Mobilisation der Gelenke, um Kontrakturen bei drohender Schrumpfung der Gelenkkapseln durch die Immobilität zu verhindern. Besteht nur eine mittelgradige Parese, können Funktionsmassagen helfen, eine neue Wahrnehmung und ein höheres Maß an Bewegungskontrolle für die betroffene Extremität zu erreichen.

Erweiterte Naturheilverfahren

- **Elektrotherapie** beinhaltet sowohl sensible Stimulation als auch die direkte Anregung der Muskelkontraktion. Am besten belegt ist eine Verbesserung der Handgelenkextension durch elektrische Reizung der Unterarm-Extensoren. Für andere Muskelregionen gilt, dass aufgrund der Heterogenität der Studien und der zu geringen Fallzahlen keine allgemeine Empfehlung zum Einsatz von Elektrostimulation zum erneuten Kraftgewinn nach Schlaganfall ausgesprochen werden kann [13].
- **Prophylaxe:** Meditation, Yoga und Atemtherapie können zur Senkung des Blutdrucks beitragen [15].
- **Rehabilitation:** Die Ergebnisse zu **Akupunktur** bei Schlaganfall sind widersprüchlich: Eine Metaanalyse aller Studien – verglichen wurde die Akupunktur mit Schein-Akkupunktur (sham) – zeigte, dass Akupunktur bei der Erholung von Schlaganfällen nicht hilft [7]. Eine andere Metaanalyse von 56 Untersuchungen aus demselben Jahr [16] sieht zwar einen positiven Einfluss auf den Rehabilitationsverlauf, bemängelt jedoch die zumeist schlechte Studienqualität. Obwohl die Leitlinien der *Deutschen Gesellschaft für Neurologie (DGN)* die Akupunktur während der Rehabilitation nach einem Schlaganfall für unwirksam erklären, wird in China Akupunktur in der Frühphase nach Schlaganfall eingesetzt. Erfahrene Anwender hierzulande berichten ebenfalls über Erfolge im Einzelfall.

LITERATUR

[1] Blumenthal JA, Babyak MA, Hinderliter A. et al. Effects of the DASH diet alone and in combination with exercise and weight loss on blood pressure and cardiovascular biomarkers in men and women with high blood pressure: the ENCORE study. Arch Intern Med. 2010 Jan 25; 170(2): 126–35.

[2] French B, Thomas L, Leathley M. et al. Does repetitive task training improve functional activity after stroke? A Cochrane systematic review and meta-analysis. J Rehabil Med. 2010 Jan; 42(1): 9–14.

[3] Goldstein LB, Adams R, Alberts MJ et al.: Primary Prevention of Ischemic Stroke. Stroke 2006, 37: 1583–1633.

[4] Heuschmann PU, Busse O, Wagner M. et al. Frequency and Care of Stroke in Germany. Aktuelle Neurologie 2010; 37: 333–340.

[5] Hollman PC, Geelen A, Kromhout D: Dietary flavonol intake may lower stroke risk in men and women. J Nutr. 2010 Mar; 140(3): 600–04.

[6] Jette DU, Warren RL, Wirtalla C. The relation between therapy intensity and outcomes of rehabilitation in skilled nursing facilities. Arch Phys Med Rehabil. 2005 Mar; 86(3): 373–79.

[7] Kong JC, Lee MS, Shin BC. et al. Acupuncture for functional recovery after stroke: a systematic review of sham-controlled randomized clinical trials. CMAJ. 2010 Nov 9;182(16):1723–29. Epub 2010 Sep 27.

[8] Langhorne P, Coupar F, Pollock A. Motor recovery after stroke: a systematic review. Lancet Neurol. 2009 Aug; 8(8): 741–54.

[9] Lee CD, Folsom AR, Blair SN. Physical activity and stroke risk: a meta-analysis. Stroke. 2003 Oct; 34(10): 2475–81.

[10] Diener HC, Putzki N. Leitlinien für die Diagnostik und Therapie in der Neurologie. 4. A. Stuttgart: Thieme, 2008.

[11] Moyer CA, Rounds J, Hannum JW. A meta-analysis of massage therapy research. Psychol Bull. 2004 Jan; 130(1): 3–18.

[12] Pollock A, Baer G, Langhorne P. et al. Physiotherapy treatment approaches for the recovery of postural control and lower limb function following stroke: a systematic review. Clin Rehabil. 2007 May; 21(5): 395–410.

[13] Pomeroy VM, King L, Pollock A. et al. Electrostimulation for promoting recovery of movement or functional ability after stroke. Cochrane Database Syst Rev. 2006 Apr 19;(2): CD003241.

[14] Reimers CD, Knapp G, Reimers AK. Exercise as stroke prophylaxis. Dtsch Ärztebl Int. 2009 Oct; 106(44): 715–21.

[15] Wahbeh H, Elsas SM, Oken B. S. Mind-body interventions: applications in neurology. Neurology. 2008 Jun 10; 70 (24): 2321–28.

[16] Wu P, Mills E, Moher D. et al.: Acupuncture in post-stroke rehabilitation: a systematic review and meta-analysis of randomized trials. Stroke. 2010 Apr; 41(4): e171–79.

7.8.5 Periphere Paresen

In der Behandlung peripherer Paresen haben die Physio-, Ergo- und Physikalische Therapie oberste Priorität. Operationen sind bei Nervendurchtrennungen (möglichst sofort) indiziert oder bei Therapieversagen der konservativen Maßnahmen. Eine vorhersagbare medikamentöse Einflussnahme auf die Regeneration peripherer Nerven ist weder der Schulmedizin, Nahrungsergänzungsmitteln noch komplementären Ansätzen gelungen.

Das Verteilungsmuster der Lähmung (➤ Tab. 7.8) weist auf den Schädigungsort hin: Entspricht es den Dermatomen der Nervenwurzeln, dem Versorgungsgebiet eines peripheren Nerven oder eines Plexus? Oft lässt sich die Ursache erst in einer differenzierten neurophysiologischen Untersuchung aus Neurografie und Elektromyografie ermitteln, wobei sich im EMG Denervierungszeichen frühestens vier Wochen nach dem schädigenden Ereignis zeigen.

Tab. 7.8 Ursachen peripherer Paresen

Verteilungsmuster	Beispiele häufiger Ätiologien
monoradikulär	Bandscheibenvorfälle, knöcherne und ligamentäre Einengungen der Neuroforamina, Herpes zoster
polyradikulär	Spinalstenosen, Neuroborelliose (Stadium 2), Guillain-Barré-Syndrom (GBS), chronisch inflammatorische demyelinisierende Neuropathie (CIDP), FSME-induzierte Polyradikulitis, HIV-Neuropathie
Plexus	traumatisch, nach Strahlentherapie, neuralgische Schulteramyotrophie, Thoracic-outlet-Syndrom
einzelne Nerven	traumatisch, Kompartment-Syndrom, Nerven-Kompresssions-(Engpass-)Syndrome (Karpaltunnelsyndrom KTS, ulnare Neuropathie am Ellenbogen – UNE), akute exogene Druckschäden nach Narkose oder Koma, Mono-Neuritis, z. B. bei Diabetes mellitus
nach peripher hin zunehmend, handschuh- und/oder strumpfförmig	Polyneuropathien: äthlytoxisch, Diabetes mellitus, Schilddrüsenfunktionsstörungen, Hepatopathien, Vitaminmangel-Erkrankungen (Vit. B_1, B_2, B_6, B_{12}, Vit. E), verschiedenste Medikamente, toxisch (Blei, Quecksilber, Thallium, Hexacarbone in Lösungsmitteln „Schnüffler") nach Chemotherapie, hereditär, Critical-illness-Polyneuropathien nach Langzeitbeatmung und Mehrfachantibiose, Paraproteinamie bei allen Arten von monoklonalen Immunopathien (MGUS, Plasmozytom, M. Waldenstrom), paraneoplastisch

7

Unter allen Engpasssyndromen ist das Karpaltunnelsyndrom (KTS) mit Abstand am häufigsten: Es stellt ca. 45 % aller nichttraumatischen Nervenschädigungen. Frauen erkranken etwa doppelt so häufig wie Männer. Eine zusätzliche diuretische Behandlung kann nur bei symptomatischem KTS während der Schwangerschaft helfen. Liegt eine andere Ursache vor und sind die Beschwerden sehr ausgeprägt, kann die lokale Injektion von Steroiden oder ein systemischer Steroidstoß über 2 Wochen das auslösende Ödem reduzieren.

Im Folgenden soll nur die Therapie von Läsionen einzelner Nerven näher beleuchtet werden. Bei traumatischen peripheren Nervenläsionen (v. a. in den Versorgungsgebieten von N. medianus, ulnaris, radialis und ischiadicus) ist eine konsequente Schmerztherapie essenziell, um die Entwicklung eines chronisch regionalen Schmerzsyndroms (CRPS, früher M. Sudeck) zu verhindern.

Ordnungstherapie

Die Patienten benötigen v. a. nach traumatischen Nervenläsionen für den langen Heilungsverlauf einen zuverlässigen Begleiter, der bereits zu Beginn mit ihnen den Zeitbedarf für die Regeneration des bei ihnen geschädigten peripheren Nerven (0,5–1 mm/Tag) im Detail bespricht. Die Hauptaufgabe des Behandlers liegt darin, die Erkrankten immer wieder zu motivieren, damit sie ihr Übungsprogramm eigenständig und regelmäßig durchführen.

Bei Verlust der Schutzsensibilität gilt es, die Aufmerksamkeit der Patienten für ihre Körperoberfläche zu schärfen. Sie sollten das betroffene Areal täglich auf Verletzungen untersuchen.

Bewegungstherapie: Physio- und Ergotherapie

Unter allen nicht-operativen Maßnahmen bei peripheren Nerven kommt der Physio- und Ergotherapie die Hauptrolle zu. Einerseits erarbeiten die Therapeuten mit den Patienten die Funktionsanbahnung, andererseits leiten sie diese an, täglich ein Eigenübungsprogramm zur Kräftigung paretischer Muskeln durchzuführen: So sollte jeder Patient mit einer peripheren Fazialisparese – unabhängig vom Schweregrad – sofort eine Broschüre zum Beüben der mimischen Muskulatur ausgehändigt bekommen [9].

Engpasssyndrome benötigen zum Abschwellen der beteiligten Gewebe Schonung und die Korrektur von Fehlhaltungen. Das Ruhigstellen des Handgelenks in Mittelstellung mit einer nächtlichen Schiene ist einer lokalen Steroidinfiltration zur Besserung in Studien zwar überlegen [12], viele Patienten halten die Therapie im Alltag aber nicht konsequent durch, weil sie mit der Schiene nicht ausreichend schlafen können. Auch die UNE sollte zuerst mit einer Polsterung tagsüber und einer Schiene zur Nacht behandelt werden. Danach hilft ein Eigenübungsprogramm zusammen mit manuellen Techniken des Therapeuten, die den Nerv gegenüber den umgebenden Geweben mobilisieren.

Phytotherapie

Die Wachstumsbedingungen für die erneute Aussprossung eines abgeschnittenen Nervs zu erleichtern, ist das Ziel vieler chemischer und phytotherapeutischer Ansätze, die aber noch keine reproduzierbaren Erfolge erbringen konnten.

Gegen die Beschwerden bei diabetischer Polyneuropathie werden in China häufig verschiedene Kräuterrezepturen lokal aufgebracht. Eine aktuelle chinesische Studie konnte keinen sicheren Wirksamkeitsnachweis erbringen [3].

Massagetherapie

Massagen haben die Aufgabe, lokale Schwellungen zu reduzieren, die den Nerv zusätzlich komprimieren. Die Lymphdrainage zielt darauf ab, die umgebenden Ödeme zu reduzieren, den Lymphabfluss zu fördern sowie eine effektivere Mikrozirkulation und bessere Trophik des Gewebes zu gewährleisten. Damit lassen sich die Wachstumsbedingungen für die neu aussprossenden Nervenfasern verbessern. Durch die Mobilisation von Faszien werden auch die Durchtrittsstellen weiter oder zumindest elastischer.

Erweiterte Naturheilverfahren

- **Elektrotherapie:** Eine elektrische Stimulation peripherer Nerven galt lange als ineffektiv, selbst die Schmerzen bei diabetischen Polyneuropathien lassen sich mit Elektrostimulation zumeist nicht lindern [10]. Neuere Arbeiten von Gordon und ihren Mitarbeitern an der University of Alberta [6, 7] lassen aber vermuten, dass zumindest im Fall des KTS Elektrostimulation die Heilung messbar fördert.
- Zunehmend wird die **osteopathisch** ausgerichtete manuelle Therapie zur Behandlung des KTS empfohlen [15].
- In der Hand erfahrener Anwender eignet sich die **Neuraltherapie** gegen radikuläre oder periphere Schmerzen durch Kompressionssyndrome, obwohl dazu wenige Studien vorliegen [4].
- **Akupunktur** wird zur rascheren Erholung von peripheren Fazialisparesen in China in großem Umfang eingesetzt, auch wenn die Wirksamkeit bei dieser Indikation bisher nicht eindeutig belegt wurde [2]. Eine Studie an 1.200 Patienten soll nun die Effektivität der Akupunktur in der Kombination mit Cortison klären [17]. Für das KTS konnte bisher keine Wirksamkeit nachgewiesen werden [14, 18], trotzdem empfehlen die Autoren ihre Anwendung.
- Es gibt Hinweise, dass sich **Yoga** sehr positiv auf den Verlauf eines KTS auswirkt.

LITERATUR

[1] Carlson H, Colbert A, Frydl J. et al. Current options for nonsurgical management of carpal tunnel syndrome. Int J Clin Rheumtol. 2010 Feb; 5(1): 129–142.

[2] Chen N, Zhou M, He L. et al. Acupuncture for Bell's palsy. Cochrane Database Syst Rev. 2010 Aug 4;(8): CD002914.

[3] Chen W, Luo Y.F, Liu J. P. Topical herbal medicine for treatment of diabetic peripheral neuropathy: a systematic review of randomized controlled trials. Forsch Komplementmed. 2011; 18(3): 134–45.

[4] Fischer L, Barop H, Maxion-Bergemann S. Health Technology Assessment: Neuraltherapie nach Huneke. Im Rahmenprogramm Evaluation Komplementärmedizin (PEK) des Schweizerischen Bundesamtes für Gesundheit, Januar 2005.

[5] Gordon T, Amirjani N, Edwards D.C, et al. Brief postsurgical electrical stimulation accelerates axon regeneration and muscle reinnervation without affecting the functional measures in carpal tunnel syndrome patients. Exp Neurol. 2010 May; 223(1): 192–202.

[6] Gordon T, Chan K.M, Sulaiman O. A. et al. Accelerating axon growth to overcome limitations in functional recovery after peripheral nerve injury. Neurosurgery. 2009 Oct; 65 (4 Suppl): A132–44.

[7] Gordon T, Sulaiman O.A, Ladak A.: Chapter 24: Electrical stimulation for improving nerve regeneration: where do we stand? Int Rev Neurobiol. 2009; 87: 433–44.

[8] Nakamichi K, Tachibana S, Ida M. et al. Patient education for the treatment of ulnar neuropathy at the elbow. Arch Phys Med Rehabil. 2009 Nov; 90(11): 1839–45.

[9] Paternostro-Sluga T, Herceg M, Frey M. Conservative treatment and rehabilitation in peripheral facial palsy. Handchir Mikrochir Plast Chir. 2010 Apr; 42(2): 109–14.

[10] Pieber K, Herceg M, Paternostro-Sluga T. Electrotherapy for the treatment of painful diabetic peripheral neuropathy: a review. J Rehabil Med. 2010 Apr; 42(4): 289–95.

[11] Rochkind S, Geuna S, Shainberg A. Chapter 25: Phototherapy in peripheral nerve injury: effects on muscle preservation and nerve regeneration. Int Rev Neurobiol. 2009; 87: 445–64.

[12] Sevim S, Dogu O, Camdeviren H. et al. Long-term effectiveness of steroid injections and splinting in mild and moderate carpal tunnel syndrome. Neurol Sci. 2004 Jun; 25(2): 48–52.

[13] Siegenthaler A.: Interventional pain management, indications and results. Ther Umsch. 2011 Sep; 68(9): 527–33.

[14] Sim H, Shin B.C, Lee M. S. et al. Acupuncture for carpal tunnel syndrome: a systematic review of randomized controlled trials. J Pain. 2011 Mar; 12(3): 307–14.

[15] Siu G, Jaffe J.D, Rafique M. et al. Osteopathic manipulative medicine for carpal tunnel syndrome. J Am Osteopath Assoc. 2012 Mar; 112(3): 127–39.

[16] Teixeira L.J, Valbuza J.S, Prado G. F.: Physical therapy for Bell's palsy (idiopathic facial paralysis). Cochrane Database Syst Rev. 2011 Dec 7; (12): CD006283.

[17] Xia F, Han J, Liu X. et al. Prednisolone and acupuncture in Bell's palsy: study protocol for a randomized, controlled trial. Trials. 2011, Jun 21; 12: 158.

[18] Yao E, Gerritz P.K, Henricson E. et al. Randomized Controlled Trial Comparing Acupuncture With Placebo Acupuncture for the Treatment of Carpal Tunnel Syndrome. PM R. 2012 Mar 7. [Epub ahead of print].

7.8.6 Parkinson-Syndrome

Parkinson-Syndrome sind chronisch progrediente Erkrankungen, deren degenerativer Prozess sich nicht aufhalten, bestenfalls verlangsamen lässt. Es kommt oft vor, dass naturheilkundliche Behandlungsansätze von gut informierten Patienten nachgefragt werden, noch häufiger wenden diese naturheilkundliche Maßnahmen an – ohne Wissen der Ärzte. International setzen sich v. a. in den Schwellenländern (z. B. China, Indien, Pakistan, Brasilien, Argentinien) phytotherapeutische Ansätze zunehmend durch, zumal sich einige Präparate sehr günstig produzieren lassen. In unseren Breitengraden essenziell sind die beübenden/therapeutischen Verfahren in der neurologischen Rehabilitation, die ihre Effektivität in Studien beweisen konnten.

Obwohl die Pathophysiologie und das klinische Erscheinungsbild des **idiopathischen** und des **atypischen Parkinson-Syndroms** oft unterschiedlich sind, ist die Behandlung mit nicht-medikamentöser Therapien ähnlich, sodass eine gemeinsame Behandlung in diesem Rahmen gerechtfertigt scheint. Mit einer Prävalenz von 100–200/100.000 Einwohnern ist das idiopathische Parkinson-Syndrom – es macht 75 % aller Parkinson-Syndrome aus – eine der häufigsten neurologischen Erkrankungen in Deutschland. Bei den über 70-Jährigen liegt die Prävalenz sogar bei 2.000/100.000. Die erwarteten Veränderungen der demografischen Struktur in Mitteleuropa lassen mit einer steigenden Zahl an Erkrankten rechnen.

- Außer durch die generalisierte Akinese fallen Parkinson-Syndrome (PS) durch folgende, in unterschiedlicher Gewichtung auftretende, **motorische Kardinalsymptome** auf: Rigor, Ruhetremor, posturale Instabilität.
- Häufige nicht-**motorische Begleitsymptome sind:**
  - sensorische Symptome: Dysästhesien und Schmerzen
  - vegetative Symptome: anhaltendes Absinken des Blutdrucks, plötzliche orthostatische Fehlregulation, Obstipation, Urge-Inkontinenz, Nykturie, Pollakisurie, imperativer Harndrang und sexuelle Dysfunktion
  - psychische Symptome: v. a. Depression
  - kognitive Symptome: frontale Störungen, in fortgeschrittenen Stadien Demenz

In den letzten Jahren stellte sich heraus, dass die nicht motorischen Symptome für Lebensqualität der Betroffenen eine höhere Rolle spielen als die motorischen!

Das **idiopathische Parkinson-Syndrom** (IPS, Parkinson-Krankheit, ca. 75 % aller PS) wird hinsichtlich der klinischen Symptome in folgende Verlaufsformen eingeteilt:

Tab. 7.9 Ursachen symptomatischer Parkinson-Syndrome

Ätiologie	Beispiele
vaskulär	subkortikale vaskuläre Enzephalopathie (SVE) oder strategisch liegende Schlaganfälle
Medikamente	klassische Neuroleptika, Antiemetika, Reserpin, Lithium, Kalziumantagonisten (Cinnarizin, Flunarizin), Valproinsäure
Tumoren	extrem selten, z. B. bei Lymphomen
posttraumatisch	z. B. bei Boxern
Toxine	z. B. Kohlenmonoxid, Mangan, Trichlorethylen, MPTP, TaClo
Entzündungen	AIDS-Enzephalopathie oder seltene Enzephalitiden wie die Enzephalitis lethargica
metabolisch	z. B. Morbus Wilson, Hypoparathyreoidismus

- akinetisch-rigider Typ
- Äquivalenz-Typ
- Tremordominanz-Typ

Auch der monosymptomatische Ruhetremor und die Demenz vom Lewy-Körper-Typ (DLK) könnten seltene Varianten des idiopathischen Parkinson-Syndroms darstellen.

Familiäre Formen des idiopathischen Parkinson-Syndroms zeichnen sich v. a. durch einen früheren Beginn aus. Symptomatischen (sekundären) Parkinson-Syndromen liegen verschiedene Ursachen zugrunde (➤ Tab. 7.9).

Liegen eindeutige Symptome eines Parkinson-Syndroms vor – obwohl noch keine genaue ätiologische Einordnung gelungen ist –, besteht eine Indikation zur Behandlung [7]: Denn erst wenn ca. 70 % der dopaminproduzierenden Zellen in der Substantia nigra zerstört sind, sind die körpereigenen Kompensationsstrategien so überfordert, dass die Symptome von außen bemerkbar sind.

MERKE

Eine medikamentöse Therapie zeitlich hinauszuzögern heißt, den Dopamin-Produktionsstress für diese Zellen weiter hochzuhalten und ein anhaltend rasches Absterben mit Zunahme der Symptomatik in Kauf zu nehmen. Auch wenn das bisher nur für eine Substanz bewiesen ist (Rasagilin, Olanow 2009), geht man aktuell davon aus, dass jegliche Form von dopaminerger Medikation den degenerativen Prozess verlangsamen kann. Dies gilt es, den Patienten – aber leider auch vielen Kollegen – zu vermitteln, die zu Beginn der Erkrankung teilweise immer noch eine abwartende Haltung einnehmen.

Ordnungstherapie

Die Diagnose Morbus Parkinson stellt für jeden Betroffenen und sein ganzes persönliches Umfeld einen Schock dar. Die Krankheitsbewältigung gelingt deutlich besser mit einem Arzt, der sich als zuverlässiger Ansprechpartner erweist und der eine offene Kommunikation anbietet. Das kostet Zeit, wie auch die Behandlung von Parkinson-Patienten grundsätzlich sehr aufwendig ist. Dafür entsteht im Idealfall mit diesen chronischen Patienten ein über Jahre wachsendes, enorm vertrauensvolles Arzt-Patienten-Verhältnis. Dies stellt die Basis für regelmäßige supportive Gespräche dar, zumal durchschnittlich etwa 40 % der Parkinson-Patienten unter **Depressionen** leiden. Zusätzlich zu verhaltenstherapeutisch orientierten Therapieprogrammen haben gegen die Depression Entspannungstechniken als förderlich erwiesen [6]. Explizit wird die progressive Muskelentspannung nach Jacobson empfohlen, auch da sie ihren Ansatz direkt an der Motorik hat. Der Patient soll letztendlich lernen, einzelne Muskelpartien auch in alltäglichen Situationen entspannen zu können. Zur Förderung der Krankheitsbewältigung sollten die Patienten konkret zu lokalen Selbsthilfegruppen vermittelt werden, auch um dort selbst aktiv zu werden. Das reduziert das Gefühl des „Ausgeliefertseins". Unterstützung finden Sie bei der Deutschen Parkinson Vereinigung (DPV).

Parkinsonassoziierte **Schlafstörungen** lassen sich mittels einer konsequent betriebenen Schlafhygiene günstig beeinflussen [10, 16]:

- Regelmäßig gleiche Zubettgeh- und Aufstehzeiten
- Das selbstständige nächtliche Lagern im Bett kann durch eine harte Matratze, leichte Decken und Bettsocken erleichtert werden.
- Reduktion der Trinkmenge ab 18 Uhr wegen der ausgeprägten Neigung zur Nykturie
- Vermeiden von Koffein, Alkohol und physischer Anstrengung am Abend
- Einschlafstörungen: Wer anstehende Probleme abends aufschreibt, um sie am nächsten Tag zu bearbeiten, senkt den Hang zum Grübeln.

Bewegungstherapie

Den Patienten ist regelmäßiger **leichter Ausdauersport** anzuraten, der außer Kräftigung und Erhalt der Beweglichkeit auch die Stimmung hebt, was bei Parkinson-Patienten ganz wichtig ist. Das Führen eines Bewegungsprotokolls dient in der Phase der Wirkschwankungen einerseits der Anpassung der dopaminergen und Begleit-Medikation, andererseits des Bewusstmachens erreichter Erfolge.

Physiotherapie

Physiotherapie ist ein essenzieller Bestandteil der Behandlung des Parkinson-Syndroms. Offene, d. h. nicht verblindete, Studien lassen vermuten, dass ein früher Beginn krankengymnastischer Übungsbehandlungen die erforderlichen Dosen an Dopaminergika reduzieren kann.

Die Therapie hilft, krankheitsspezifische Störungen der Bewegungsinitiierung und -ausführung sowie der Haltungsreflexe zu kompensieren. Laufbandtraining mit partieller Gewichtsabnahme unter einer Ganggeschwindigkeit zwischen 0,5 und 3 km/h fördert Flüssigkeit und Schrittlänge des Gangbildes. Repetitives Training korrektiver Stützreaktionen mittels Posturografie sowie protektiver Reaktionen (z. B. Ausfallschritt) erzielt einen über mindestens 2 Monate anhaltenden Effekt auf posturale Stabilität und Gehgeschwindigkeit [8].

LSVT-BIG – die physiotherapeutische Version des Lee Silvermann Voice Trainings, bei der selektiv möglichst großer Bewegungsamplituden aller Rumpf- und Extremitätenbewegungen repetitiv eingeübt werden, um die verzögerten und kleinräumigen Bewegungen effektiv zu verbessern [4] – versucht, den immer kleiner werdenden Bewegungsamplituden mit großen, weitgreifenden Bewegungen entgegenzuwirken [5]. Die Patienten können durch die Nutzung externer rhythmischer, akustischer (lautes Zählen, Metronom) oder optischer Stimuli (aufgeklebte Leuchtstreifen) lernen, in Freezing-Perioden das Gehen zu initiieren [14, 19]. Die positiven Auswirkungen der Rhythmik macht sich auch die tänzerische Musiktherapie (TMT) zu eigen. Ähnlich verhält es sich mit Qigong, das gut an die Einschränkungen, die Parkinson-Patienten mitbringen, angepasst und in der Gruppe geübt werden kann. In einer gut kontrollierten Studie an 56 Patienten konnte nachgewiesen werden, dass sich die motorischen Symptome damit bessern lassen [13].

Ergotherapie

In der Ergotherapie wird an der Überwindung des Tremors, beispielsweise mit Gewichten an den Handgelenken gearbeitet. Am Wichtigsten ist aber der Erhalt der Selbstständigkeit im Bereich der scheinbar so einfachen Alltagsverrichtungen wie Essen und Trinken, Ankleiden, Zubereitung der Mahlzeiten oder Medikamentenvorbereitung. Im ADL-Training werden Handlungen, die für den einzelnen Patienten subjektiv bedeutsam sind, repetitiv geübt oder zuvor gezielt einzelne problematische Sequenzen herausgegriffen.

EXKURS

- Parkinson-Patienten entwickeln im Krankheitsverlauf fast alle eine hypophone Dysarthrophonie, die sich zusammensetzt aus einer Atemstörung mit reduzierter Lautstärke und fehlender Sprachmodulation, repetitiven Silbenwiederholungen (Palilalie) sowie erhöhter Sprechgeschwindigkeit. Die verbale Kommunikationsfähigkeit nimmt so sehr ab, dass die Erhaltung der sozialen Kontakte immer schwieriger wird. Das „Lee Silverman Voice Treatment" stellt eine Kombination von Sprech- und Atemtherapie dar. In einem hochfrequenten Trainingsprogramm wird das Sprechen schrittweise bis hin zur Ebene freier Konversation trainiert. Die Verbesserung der Verständlichkeit wird über das Erhöhen der Sprechlautstärke („think loud/shout") und ein Sprechen mit tieferer Stimme erzielt. Die Effizienz dieser Methode für IPS und im Einzelfall auch für atypische Parkinson-Syndrome ist gut belegt (LSVT-LOUD [5]).
- Im Rahmen einer Schlucktherapie wird die Schluckmuskulatur gestärkt und die Reinigungsfunktionen werden trainiert (Husten, Räuspern), um so Aspirationspneumonien vorzubeugen.

7

Ernährungstherapie

Nur 40 cm lang ist der Abschnitt im Jejunum, der L-Dopa ins Blut aufnehmen kann. Dort muss es auch noch mit neutralen Aminosäuren um die Kapazitäten der aktiven Transportmechanismen in der Darmwand konkurrieren.

Proteinreiche Nahrung kann zu verminderten Plasmaspiegeln von L-Dopa und einer verminderten zerebralen Verfügbarkeit führen. L-Dopa sollte daher immer zeitlich versetzt zu den Mahlzeiten (d. h. ½ Stunde vor oder 1½ Stunden danach) eingenommen werden. Ergänzend kann man eine Verbesserung der Resorption über eine Steigerung der gastrointestinalen Motilität mit Domperidon erreichen. Zu empfehlen sind folgende Maßnahmen:

- **vollwertige Grunddiät** (➤ Kap. 4.4)
- wenig Fett zuführen: pflanzliches Fett mit ungesättigten Fettsäuren, z. B. Oliven-, Lein oder Sojaöl, bevorzugen
- reichlich Ballaststoffe zur Anregung der Darmmotilität gegen die Obstipationsneigung
- keine zu großen Proteinmahlzeiten zuführen, mehrere kleine Mahlzeiten bevorzugen
- ausreichend trinken: mehr als 2 Liter pro Tag (nicht bei ausgeprägter Herzinsuffizienz)

Hydrotherapie

Empfohlen werden folgende Anwendungen gegen die häufige orthostatische Dysregulation, den tagsüber oft anhaltend niedrigen Blutdruck und die Beinödeme:

- Kneipptherapie mit Wechselgüssen, insgesamt möglichst häufige Wechselbäder
- Lymphdrainage und danach
- Tragen von angepassten Kompressionsstrümpfen der Klasse 2

Hilfreich ist das Training im Bewegungsbad: Parkinson-Patienten genießen die geringe Gelenkbelastung und den konstanten Widerstand im Wasser sowie die fehlende Sturzgefahr. Trainiert werden Körperhaltung, Gleichgewicht und Koordination. Am besten sollte die Temperatur warm sein (30–33°), das wirkt entspannend auf den Muskeltonus, was schmerzhafte Verspannungen lindern kann. Der umgebende Wasserdruck stimuliert die Atmung und erhöht die Atemkraft.

Phytotherapie

Schon 1937 gelang der Nachweis von L-Dopa in der **Juckbohne** (Mucuna pruriens), die als Futterpflanze in den Tropen weit verbreitet ist. Unter dem Namen *Atmagupta* wird sie seit Jahrhunderten in der ayurvedischen Medizin eingesetzt. Die Wirkungsweise ist die gleiche wie bei chemisch hergestelltem L-Dopa. Zudem werden den Inhaltsstoffen der Juckbohne über das L-Dopa hinaus neuroprotektive Effekte zugeschrieben. Das Juckbohnen-Pulver kann in Wasser aufgelöst oder in Form von fertigen Kapseln eingenommen werden. Keines der folgenden Produkte wird in Deutschland hergestellt oder unterliegt hiesigen Sicherheitskontrollen.

- Mucuna-pruriens-Vegi-Kapseln (G & M Naturw. GmbH & Co. KG)
  Ingr.: Mucuna pruriens 20 %, entspricht L-Dopa 480 mg, Folsäure 0,2 mg, Kieselsäure 20 mg
- Jory-Kraut (JoryHerb Ltd.) 1 kg weißes Puder
- Sinoway (Sinoway Industrial Co. Ltd). 1 kg weißes bis cremefarbenes Puder
- Das einzige standardisierte Mucuna-pruriens-Präparat dürfte Zandopa® sein, dessen Vorläuferprodukt HP-200 in mehreren pharmazeutischen Studien getestet wurde (Fa. Zandu der Emami Group, in Kolkata, Indien, www.emamiltd.in). 7,5 g Zandopa® enthalten 250 mg natürliches L-Dopa, sie werden in 100 ml Wasser aufgelöst. Auch wenn Zandopa® kein in Deutschland zugelassenes Arzneimittel ist, kann es ärztlich verordnet und mit nur einer einzigen Einschränkung empfohlen werden: Es enthält laut Angaben des Herstellers keinen Decarboxylasehemmer-Zusatz. Trotzdem wird es zumeist besser vertragen als die pharmazeutischen L-Dopa-Produkte, ausreichende Wirkspiegel sind in Studien nachgewiesen worden (Import durch Apotheker nach § 73/3 AMG, die Auflagen werden von den Bundesländern streng überwacht).

STUDIEN

- Katzenschlager et al. verglichen 2004 in einer Studie L-Dopa/Carbidopa mit zwei verschiedenen Dosen eines **Mucuna-pruriens-Präparats.** Alle eingeschlossenen Patienten befanden sich in einem fortgeschrittenen Stadium des IPS mit bereits kurzer Wirkdauer von L-Dopa und Dyskynesien in der On-Phase. Nach Einnahme des 30 g Mucuna-pruriens-Präparats waren bei den Patienten ein schnellerer Wirkeintritt und eine um 21,9 % längere (37 Min.) On-Zeit zur im Vergleich zu 200 mg/50 mg L-Dopa/Carbidopa ohne Zunahme der Dyskinesien gegenüber L-Dopa zu verzeichnen. Deshalb wird vermutet, dass Mucuna pruriens im Jejunum besser resorbiert wird als die synthetischen Präparate.
- Eine doppelblinde, randomisierte und placebokontrollierte Studie zu den Inhaltsstoffen des in Südamerika weit verbreiteten Getränkes **Ayahuasca** zeigte, dass der pflanzliche Hauptbestandteil – Banisteriopsis caapi, eine Kletterliane – nicht nur wie ein reversibler MAO-Hemmer wirkt, sondern auch einen über vier Stunden anhaltenden Effekt auf Rigor und Akinese hatte [15]. In Deutschland wird es nur als homöopathisches Mittel angeboten. Allerdings versucht eine Forschergruppe an der University of Mississippi [12, 18], die Inhaltsstoffe so aufzubereiten, dass daraus ein Phytotherapeutikum hergestellt werden kann.

Massagetherapie

Detonisierende Massagen fördern bei Parkinson die Entspannung und vermindern verspannungsbedingte Schmerzen. Obwohl die Patienten dies subjektiv sehr wohltuend beschreiben, gibt es keine Studien über einen alltagsrelevanten positiven Effekt auf Beweglichkeit und allgemeines Aktivitätsniveau. Allerdings helfen Kolonmassagen gegen die häufig erhebliche Obstipation. Im Falle einer Kamptokormie, einer unwillkürlichen, ausgeprägten Rumpfneigung nach vorne, welche im Sitzen und Stehen bzw. Gehen auftritt und sich im Liegen weitgehend zurückbildet, wird versucht der Muskelverkürzung der ventralen Muskeln (M. rectus abdominis, M. pect major und minor, M. sternocleidomastoideus) über Dehnung, Entspannung und manuelle Therapie entgegenzuwirken.

LITERATUR

[1] Baruzzi A, Contin M, Riva R et al. Influence of meal ingestion time on pharmacokinetics of orally administered levodopa in parkinsonian patients. Clin Neuropharmacol. 1987 Dec;10(6): 527–37.
[2] Ceballos-Baumann AO, Ebersbach E. (Hrsg.) Aktivierende Therapien bei Parkinson-Syndromen. Stuttgart: Thieme, 2008.
[3] Contin M, Riva R, Martinelli P et al. Effect of meal timing on the kinetic-dynamic profile of levodopa/carbidopa controlled release in parkinsonian patients. Eur J Clin Pharmacol. 1998 Jun; 54(4): 303–38.

[4] Ebersbach G, Ebersbach A, Edler D et al. Comparing Exercise in Parkinson's disease – the Berlin BIG Study. Movement Disorders, 25 (2010): 1902–1908.

[5] Fox C, Ebersbach G, Ramig L. et al. LSVT LOUD and LSVT BIG: Behavioral Treatment Programs for speech and body movement in Parkinson disease. Parkinsons Dis. Volume 2012, Article ID:391946, 12 pages, doi:10.1155/2012/391946.

[6] Frisina PG, Borod JC, Foldi NS et al. Depression in Parkinson's disease: health risks, etiology, and treatment options. Neuropsychiatr Dis Treat. 2008 Feb; 4(1): 81–91.

[7] Jann M.W. Advanced Strategies for Treatment of Parkinson's Disease: The Role of Early Treatment. Am J Manag Care. 2011;17: S315–S321.

[8] Jöbges M, Heuschkel G, Pretzel C. et al. Repetitive training of compensatory steps: a therapeutic approach for postural instability in Parkinson's disease. J Neurol Neurosurg Psychiatry. 2004 Dec; 75 (12): 1682–87.

[9] Katzenschlager R, Evans A, Manson A et al. Mucuna pruriens in Parkinson's disease: a double blind clinical and pharmacological study. J Neurol Neurosurg Psychiatry 2004; 75: 1672–1677.

[10] Leroi I, Baker P, Kehoe P et al. A pilot randomized controlled trial of sleep therapy in Parkinson's disease: effect on patients and caregivers. Int J Geriatr Psychiatry. 2010 Oct; 25(10): 1073–79.

[11] Olanow C.W, Rascol O, Hauser R, et al. A double-blind, delayed start trial of rasagiline in Parkinson's disease. N Engl J Med. 2009; 361: 1268–1278.

[12] Samoylenko V, Rahman M.M, Tekwani B.L. et al. Banisteriopsis caapi, a unique combination of MAO inhibitory and antioxidative constituents for the activities relevant to neurodegenerative disorders and Parkinson's disease. J Ethnopharmacol. 2010 February 3; 127(2): 357–367.

[13] Schmitz-Hübsch T, Pyfer D, Kielwein K. et al. Qigong exercise for the symptoms of Parkinson's disease: a randomized, controlled pilot study. Mov Disord 2006; 21: 543–48.

[14] Schroeteler F, Ziegler K, Fietzek UM, et al. Freezing of gait: phenomenology, pathophysiology, and therapeutic approaches. Nervenarzt. 2009 Jun; 80(6): 693–99.

[15] Serrano-Dueñas M, Cardozo-Pelaez F, and Sánchez-Ramos J.R. Effects of Banisteriopsis caapi extract on Parkinson's disease. The scientific review of alternative medicine Vol. 5, No. 3 (Summer 2001): 129–134.

[16] Thenganatt MA, Frucht SJ. Treatment options for sleep dysfunction in Parkinson's disease. Curr Treat Options Neurol. 2011 Oct; 13(5): 473–87.

[17] Wagner-Sonntag E. Behandlungsverfahren der Dysphagie bei Morbus Parkinson. In: Nebel A, Deuschl G (Hrsg.). Dysarthrie und Dysphagie bei Morbus Parkinson. Symptome, Diagnostik, Therapie. Stuttgart: Thieme, 2008.

[18] Wang Y.-H, Samoylenko V, Tekwani B.L. et al. Composition, standardization and chemical Profiling of Banisteriopsis caapi, a plant for the treatment of neurodegenerative disorders relevant to Parkinson's disease. J Ethnopharmacol. 2010 April 21; 128(3): 662–671.

[19] Ziegler K, Schroeteler F, Ceballos-Baumann A.O.: A new rating instrument to assess festination and freezing of gait in Parkinsonian patients. Mov Disord. 2010 Jun 15; 25 (8): 1012–8.

7.9 Dermatologische, allergologische und Autoimmunerkrankungen

Johannes Ring, Florian Pfab

Naturheilkundliche und komplementärmedizinische Therapieverfahren werden in der Behandlung von entzündlichen Hauterkrankungen zunehmend eingesetzt: In Frankreich bei 49 % der Patienten, in Deutschland bei 46 %, in Australien bei 48,5 % und in den USA bei 34 % [1–4]. Im Folgenden werden v.a. evidenzbasierte Möglichkeiten in der Behandlung mit komplementärmedizinischen Verfahren dargestellt.

7.9.1 Allergische Rhinokonjunktivitis (RCA)

Etwa ⅓ aller RCA-Patienten leiden unter persistierender RCA (mehr als 4 Tage pro Woche oder mehr als 4 Wochen pro Jahr), ⅔ unter intermittierender Rhinitis allergica (weniger als 4 Tage pro Woche und weniger als 4 Wochen pro Jahr) [5]. Die pollenbedingte Rhinitis zeichnet sich v.a. durch Niesen, Sekretion und Begleitkonjunktivitis aus, während milbenbedingte Rhinitiden als wichtigstes Symptom eine Obstruktion verursachen [1]. Bei der persistierenden Rhinitis sind alle Symptome, Niesen, Juckreiz, klare Sekretion und nasale Obstruktion gleichermaßen stark ausgeprägt [5].

Die RCA geht häufig mit Störungen der Lebensqualität und Leistungsfähigkeit (von Schlafstörungen mit Tagesmüdigkeit bis hin zur Verminderung der Lernfähigkeit), Pharyngitis (80 %), Asthma (40 %), atopischem Ekzem (37 %) und Sinusitis (25 %) einher [5].

MERKE

Die besten Hinweise für eine Effektivität in der naturheilkundlichen Behandlung einer allergischen Rhinitis bestehen derzeit für Pestwurz und Akupunktur

Phytotherapie

Zu den folgenden Phytotherapeutika bzw. Kombinationspräparaten liegen klinische Studien vor: Nachgewiesen wurde eine spezifisch immunmodulatorische Wirkung [6–8]. Die Ergebnisse der klinischen Studien werden durch experimentelle und klinische Studien unterstützt.

- Zubereitungen aus **Pestwurz** (Petasites hybridus, z. B. Petadolex oder Tesalin) mit Leukotrien-hemmender Wirkung zeigten in sechs randomisierten kontrollierten Studien im Vergleich zu Placebo eine signifikante Besserung der Symptomatik. Die Wirkung ist mindestens vergleichbar mit dem Effekt nicht-sedierender Antihistaminika bei intermittierender allergischer Rhinitis [9]. Tagesdosis 4–7 g. [108]
  Cave: Risiken aufgrund der Pyrrolizidinalkaloide; bei der Herstellung von Fertigarzneimitteln können diese entfernt werden.
- Für **Aller** 7 [9–12], eine antiinflammatorisch und antioxidativ wirkende indische Kräutermischung, konnten zwei randomisierte kontrollierte Studien einen spezifischen Effekt nachweisen. Aller-7 enthält standardisierte Extrakte aus folgenden Drogen: AMLA-Frucht (Phyllanthus emblica), Nüsse des Myrobalan-Baums (Terminalia chebula), Rinde des Siris-Baumes (Albiuzia lebbeck), Ingwerwurzel (Zingiber officinalis) sowie die Früchte des indischen langen Pfeffers (Piper longum) und des schwarzen Pfeffers (Piper nigrum). Empfohlen werden 330 mg Aller-7 (2-0-2).
- Die Einnahme von **Cinnamomum zeylanicum, Malpighia glabra** und **Bidens pilosa** (z. B. Nutrilite Clearguard) bewirkte im Vergleich zu Placebo eine Symptomreduktion bei nasalem Provokationstest mit Allergenen zusammen mit einer Abnahme der inflammatorischen Substanz Prostaglandin E2 in der Nasallavage [13].
- Die Einnahme des in der chinesischen Medizin traditionell angewandten Krautes Astragalus membranaceus (z. B. Lectranal Kps.; Einnahme 1-0-1 bis 2-0-2) zeigte in einer placebokontrollierten Studie eine Besserung der Symptomatik [14].

Phytotherapeutika, die Resveratrol, Quercetin oder Magnolienextrakt enthalten, können die Ausschüttung inflammatorischer Mediatoren und Zytokine beeinflussen [15].

- **Resveratrol** ist ein Phytoalexin mit antioxidativen Eigenschaften, das zu den Polyphenolen zählt. 1963 wurde die Verbindung erstmals aus dem Japanischen Staudenknöterich (*Polygonum cuspidatum*) isoliert und identifiziert. 1976 gelang der Nachweis in Weinbeeren.
- Der Radikalfänger **Quercetin** (lat. Quercus = Eiche) ist ein Flavonoid und zählt zur Untergruppe der Flavonole, die in vielen Pflanzen, wie der Färbereiche, Zwiebeln, Brokkoli, grünen Bohnen oder im Apfel vorkommen. Ebenso ist es im Wein enthalten. Da Quercetin hauptsächlich in der Traubenschale vorkommt, sind die Gehalte in Rotweinen höher als im Weißwein. Daneben trägt auch eine Holzfasslagerung zum Quercetingehalt bei, da die Substanz während der Lagerung langsam vom Holz in den Wein übergeht.
- **Magnolien** (*Magnolia*) sind eine Pflanzengattung der Familie der Magnoliengewächse (Magnoliaceae). Sie umfassen etwa 230 Arten, die aus Ostasien und Amerika stammen.

Erweiterte Naturheilverfahren

Etwa 20 % der Allergie-Patienten setzen **Akupunktur** ein. Die bisherigen Ergebnisse klinischer Studien zur Wirksamkeit von Akupunktur bei Patienten mit saisonaler allergischer Rhinitis (SAR) [16–20] weisen darauf hin, dass Akupunktur wirksam sein kann. Allerdings fehlen bislang überzeugende und methodisch adäquate placebokontrollierte klinische Studien an einem größeren Patientenkollektiv. Bei perennialer allergischer Rhinitis bestehen laut einer kürzlich erschienenen Meta-Analyse [21] Hinweise für eine Effektivität des Verfahrens.

Hauptpunkte in der Behandlung mit Akupunktur sind folgende Punkte:

- Körperakupunktur: Di 11, Di 4, Di 20 und Yin Tang [22]
- Ohrakupunktur: Allergiepunkt, Thymuspunkt, ACTH, Auge und äußere Nase

7.9.2 Allergisches Asthma bronchiale

Asthma ist eine der häufigsten chronischen Erkrankungen, die bei ca. 10 % der kindlichen und 5 % der erwachsenen Bevölkerung vorkommt [23]. Mischformen zwischen allergischem und intrinischem Asthma sind möglich, so kann v. a. bei initial allergischem Asthma die intrinsische Komponente im Krankheitsverlauf in den Vordergrund treten. Charakteristisch für Asthma ist das Fehlen von Symptomen im beschwerdefreien Intervall. 80 % der Asthmatiker leiden auch unter Rhinoconjunctivitis allergica [24].

MERKE

Die beste Evidenz besteht derzeit für folgende Maßnahmen: Gewichtsreduktion, Nikotinkarenz, Einnahme von Vitamin A und C, Vermeidung eines Vitamin-D-Mangels sowie für die Muskelrelaxationstherapie nach Jacobson.

Ordnungstherapie

Tabakrauchen verschlimmert das Asthma des Rauchers und der passivrauchenden Erwachsenen sowie der Kinder und Jugendlichen, weswegen **Tabakabstinenz** empfohlen wird [25].

Besonders bei den multifaktoriellen schweren Verlaufsformen des Asthmas spielt oft eine **psychische Komponente** eine Rolle. Das psychosoziale Umfeld der Patienten – bei Kindern und Jugendlichen insbesondere das familiäre Umfeld – sollte in die Beurteilung einbezogen und die Betreuung entsprechend ergänzt werden [25].

Physiotherapie

Techniken der physiotherapeutischen Atemtherapie können als flankierende Maßnahmen sinnvoll sein, um die Symptome der Atemnot, des Hustenreizes und der Angst zu reduzieren sowie das Selbstmanagement und die Lebensqualität zu verbessern [25]. Eine Metaanalyse von fünf randomisierten kontrollierten Studien verweist auf spezifische Effekte der Muskelrelaxationstherapie nach Jacobson [26].

Balneo- und Klimatherapie

Aufenthalte am Meer bzw. im Hochgebirge (z. B. Davos) können aufgrund der Veränderung des mikrobiellen bzw. allergenen Umfeldes zu einer deutlichen Besserung der Lungenfunktion und der Lebensqualität führen [27].

Phytotherapie

Folgende Rezepturen der außereuropäischen Phytotherapie zeigten in placebokontrollierten randomisierten kontrollierten Studien spezifische Effekte bei Asthma bronchiale [28]:

- **ASHMI:** Radix Glycyrrhizae, Radix Sophorae Flavescentis, Ganoderma; 4 Kps./d über 4 Wochen (0,3 g/Kps.) [29–31]
- **mMMDT** (modifizierte Mai-Men-Dong-Tang): Radix Glycyrrhizae, Radix Ophiopogonis, Radix Panacis Quinquefolii, Tuber Pinelliae, Herba Tridacis procumbentis; 40 mg/KG/d über 4 Monate [32]
- **Ding Chuan Tang:** Radix Glycyrrhizae, Tuber Pinellia, Gingko Bilboae, Herba Ephedrae, Flos Tussilaginis Farfarae, Cortex Mori Albae Radicis, Fructus Perilla Frutescens, Semen Pruni Armeniacae, Radix Scutellariae Baicalensis; 6 g/d über 3 Monate [33]
- **STA-1:** Radix Glycyrrhizae, Tuber Pinellia, Gingko Bilboae, Herba Ephedrae, Cortex Mori Albae Radicis, Fructus Perilla Frutescens, Semen Pruni Armeniacae, Radix Scutellariae Baicalensis Radix Rehmanniae Preparata, Cortex Moutan Radicis, Fructus Corni Officinalis, Sclerotium Poriae Cocos, Rhizoma Alismatis Orientalis, Radix Dioscoreae Oppositae; 80 g/Kg/d über 6 Monate [34]

Bewegungstherapie

Körperliches Training (z. B. Schulsport, Teilnahme an Lungensportgruppen) kann zur Verringerung der Asthmasymptomatik, Besserung der Belastbarkeit und zur Verbesserung der Lebensqualität durch Verringerung der Morbidität beitragen [25].

Ernährungstherapie

Bei adipösen Asthmapatienten sollte eine Gewichtsreduktion empfohlen werden.

Erweitere Naturheilverfahren und komplementärmedizinische Therapieverfahren

- **Akupunktur:** Einige experimentelle Studien deuten auf eine Wirksamkeit von Akupunktur bei Asthma hin [38–42]. Entsprechende große kontrollierte klinische Studien fehlen aber derzeit.
- **Mikronährstofftherapie:** Da eine zu niedrige Zufuhr von Vitamin A und C mit einem erhöhten Risiko für Asthma assoziiert ist, wird die Einnahme von Vitamin A und C empfohlen [35]. Asthma im Kindesalter kann Folge eines Vitamin-D-Mangels sein, weswegen auf entsprechende Substitution geachtet werden sollte [36, 37].

STUDIEN

In einer placebokontrollierten Studie zur Wirksamkeit einer individualisierten Laserakupunktur in Kombination mit der Gabe von Probiotika bei Schulkindern konnte eine signifikante Reduktion der bronchialen Hyperreagibilität gezeigt werden [40].

7.9.3 Atopisches Ekzem

Das atopische Ekzem weist unterschiedliche Schweregrade auf, wobei die Mehrheit der Patienten unter einer leichteren Form der Neurodermitis leidet. Die Krankheit verläuft wechselhaft mit Krankheitsschüben von unterschiedlicher Dauer und Schwere. Die Erkrankung kann häufig rezidivieren. Auch geringgradig ausgeprägte Manifestationen haben manchmal schwere Beeinträchtigungen und psychische Belastungen zur Folge. Spontanheilung ist jederzeit möglich. Allerdings entwickeln mindestens 30 % aller Kinder, die unter Neurodermitis leiden, zumindest zeitweilig auch im Erwachsenenalter Ekzeme.

Zwischen 50–80 % der Patienten weist IgE-vermittelte Sensibilisierungen gegen Aeroallergene und/oder Nahrungsmittelallergene (z. T. in Assoziation mit einer Rhinokonjunktivitis allergica, einem allergischen Asthma bronchiale oder einer klinisch relevanten Nahrungsmittelallergie) auf (extrinsische Form des AE). Hiervon wird eine Form abgegrenzt, bei der das klinische Bild identisch ausgeprägt sein kann, jedoch keine entsprechende Sensibilisierung nachzuweisen ist (sog. intrinsische Form, nicht IgE-assoziierte Form).

MERKE

Die Basistherapie der gestörten Barrierefunktion sieht folgende Maßnahmen vor:
- Vermeiden der Hauttrockenheit: Triggerfaktoren und Hautirritantien meiden, atmungsaktive Kleidung bevorzugen, Meiden von individuellen Provokationsfaktoren z. B. Allergenen, rückfettende Externa, entsprechende Schulungen (ggf. auch der Eltern)
- Rückfettende Externa bevorzugen: Obwohl aus logistischen Gründen kaum placebokontrollierte Studien zu rückfettenden Externa vorliegen, gelten diese als unverzichtbare Grundtherapie des atopischen Ekzems [43]. Empfohlen werden z. B. Ölbäder wie Balneum Hermal, Balmandol, Kneipp Nachtkerzen Ölbad oder Kamillenbad.
- Cave: Wasser mit Chlorzusatz trocknet aus.

Balneo- und Klimatherapie

Aufenthalte am Meer (z. B. Borkum, Norderney oder Sylt) bzw. im Hochgebirge (z. B. Davos) können aufgrund der Veränderung des mikrobiellen bzw. allergenen Umfelds ebenso wie heliotherapeutische Verfahren zu einer deutlichen Besserung des Hautzustands und der Lebensqualität führen [27, 44].

Phytotherapie

Der klassischen Basistherapie der gestörten Barrierefunktion mit Emollientien können auch Phytotherapeutika eingesetzt werden.

- **Externa** mit einem hohen Anteil an Gamma-Linolensäure sind Borretschsamenöl und Nachtkerzenöl. Calendula-, Teebaum-, Zimt- und Zitronengras-haltige Externa sind aufgrund ihrer antiseptischen Eigenschaften beliebt. Cave: Kontaktallergien sind häufig.

- In Warmwasser getränkte **Schwarzteebeutel** finden besonders im Gesichtsbereich gerne Anwendung; z. B. japanischer Oolong Tee [45].
- Pflanzen, wie der mexikanische Yams, Nachtschattengewächse oder Waschnüsse enthalten **Steroidsaponine** und wirken damit antiinflammatorisch [46].
- **Vitamin B_{12}** und **Avokadoölcreme** (z. B. Regividerm) zeigten als Radikalfänger leicht mildernde Effekte in der Pruritustherapie des atopischen Ekzems [47]. Auch das Blut des im Amazonas vorkommenden Drachenbaums (Sangre de Drago) kann als Inhibitor neurogener Inflammation eingesetzt werden [48].
- Kamillenextrakthaltige Creme zeigte sich in einer doppelblinden Studie der topischen Anwendung von 0,5 % Hydrocortison leicht überlegen [49], eine Creme aus **Johanniskrautextrak**t zeigte ebenfalls einen spezifischen Effekt [50, 51].
- In doppelblinden, placebokontrollierten Studien mit Verlaufsbeobachtung über ein Jahr zeigte eine Mischung (z. B. Zemaphyte) aus zehn chinesischen Kräutern (Potentilla chinensis, Tribulus terrestris, Rehmannia glutinosa, Lophaterum gracile, Clematis armandii, Ledebouriella seseloides, Dictamnus dasycarpus, Paeonia lactiflora, Schizonepeta tenuifolia und Glycyrrhica glabra) eine signifikante Besserung der Ekzemherde sowie des Juckreizes [52–57]. Experimentelle Studien zeigen eine spezifische Beeinflussung der Immunantwort (u. a. die Induktion von IL-10 in humanen dentritischen Zellen) durch Zemaphyte [58].
- Ähnliche Ergebnisse zeigen Studien zu einer Mischung aus fünf Kräutern (2 g Flos lonicerae, 1 g Herba menthae, 2 g Cortex moutan, 2 g Rhizoma atractylodis und 2 g Cortex phellodendri), die nachweislich keine Kortikosteroide enthielten [59–62].

Ernährungstherapie

Von Pauschaldiäten ist abzuraten. Bei relevanten Sensibilisierungen gegenüber Nahrungsmitteln wird eine entsprechende Karenz empfohlen. Hierzu sollte eine fundierte allergologische Abklärung mit Haut-, Blut- und ggf. Provokationstests durchgeführt werden. Ergänzend können entsprechende Schulungen bzw. Beratungen durch Ökotrophologen sinnvoll sein.

- Atopisch vorbelastete Säuglinge sollten über mindestens 4 Monate voll gestillt werden [63]. Danach erfolgt das Zufüttern naturbelassener Nahrungsmittel.
- Eier, Fisch, Milch, Weizen und Zitrusfrüchte sollten erst nach Vollendung des 1. Lebensjahrs verabreicht werden.
- Wenn Stillen nicht möglich ist, sollte hypoallergene Babynahrung eingesetzt werden. Soja- oder Ziegenmilch sind kein Ersatz, da Säuglinge mit Kuhmilchallergie häufig auch eine Sojamilchallergie haben [53].
- Bei Einnahme von Probiotika während der Schwangerschaft reduziert sich wahrscheinlich das Ekzemrisiko des Kindes; für Probiotikaeinnahme bei bestehender Erkrankung gibt es derzeit nicht ausreichend Evidenz [63].

Massagetherapie

Es konnte gezeigt werden, dass Massage durch die Eltern nach der topischen Applikation von Kortikosteroiden im Vergleich zu einer ausschließlichen topischen Kortikosteroidtherapie das Angstlevel der Eltern reduzierte sowie den Juckreiz und Hautveränderungen bei den betroffenen Kindern signifikant verbesserte [64].

Erweiterte Naturheilverfahren

In der Schmerztherapie ist **Akupunktur** eine anerkannte und evidenzbasierte Methode [65–67]. Für das der Schmerzempfindung pathophysiologisch nahestehende Symptom **Juckreiz** liegen Hinweise vor für eine therapeutische und präventive Wirksamkeit der Akupunktur [20, 67–75]: So zeigte sich z. B. der allergeninduzierte Juckreiz (Prick-Test) direkt nach der Akupunktur an den Punkten Mi 10 und Di 4 vermindert im Vergleich zur Placebopunktakupunktur und einer Kontrollgruppe ohne Intervention [72, 76]. In einer weiteren randomisierten placebokontrollierten Studie reduzierten sowohl Verumakupunktur als auch Cetirizin den allergeninduzierten Juckreiz bei Patienten mit atopischem Ekzem im Vergleich zu Placebointerventionen und keiner Intervention signifikant [76]. Der Zeitpunkt der Durchführung der Akupunktur war insofern wichtig, da abortiv durchgeführte Akupunktur den besten Effekt hinsichtlich Juckreizreduktion zeigte. Die Juckreizreduktion durch Cetirizin ging mit verminderter Aufmerksamkeit einher. Ein möglicher Wirkmechanismus könnte die Reduktion des allergenen Potenzials von basophilen Granulozyten sein [75]. In einer experimentellen Studie zeigte Dokukina eine Reduktion von u. a. Beta-Endorphin, ACTH und Somatostatin im Serum nach Akupunkturbehandlung im Vergleich zu Werten vor Behandlung bei Patienten mit Ekzem [77, 78]. Eine ungeblindete klinische Studie an 20 Patienten zeigte eine deutliche Besserung des atopischen Ekzems nach Behandlung mit Akupunktur sowie chinesischen Kräutern [79].

7.9.4 Kollagenosen (SLE, Kollagenosen)

Im Prinzip kann jedes Organ von einer Kollagenose befallen werden. Eine Rolle spielen organunspezifische Autoantikörper gegen Zellkernmaterial (antinukleäre Antikörper). Bei vielen Kollagenosen besteht ein Zusammenhang mit erblichen Faktoren, z. B. HLA-Antigenen, Hormonen (Frauen sind häufiger betroffen), psychischem Stress, Viren und Sonnenbestrahlung. Es ist nicht geklärt, ob die antinukleären Antikörper Ursache, Folge oder Begleiterscheinung der Krankheit sind [80].

Lupus erythematodes

Die Diagnose systemischer Lupus erythematodes wird anhand der ARA-Kriterien (*American Rheumatology Association)* gestellt [81, 82]:

- **Ordnungstherapie:** Da Nikotinabusus direkt mit der Krankheitsaktivität des kutanen Lupus erythematodes korreliert, sollte Nikotin strikt gemieden werden [80]. Bei Nikotinabusus sind entsprechende Entwöhnungstherapien zu vollziehen.
- **Ernährungstherapie:** Bei Patienten mit SLE tritt häufig ein Vitamin-D-Mangel auf, der substituiert werden sollte [83]. Tierexperimentell konnte gezeigt werden, dass ein Vitamin-D-Mangel Autoimmunkrankheiten induzieren kann [84].
- Erweiterte Naturheilverfahren:
  - **Manuelle Medizin:** Eine randomisierte kontrollierte Studie (n = 250) zeigte einen Effekt der manuellen Medizin hinsichtlich Schmerzsymptomatik und Beweglichkeit [85].
  - **Akupunktur:** Wenn der SLE mit Osteoarthritis einhergeht, kann Akupunktur versucht werden [86].

Sjögren-Syndrom

Das Sjögren-Syndrom (SS) betrifft Frauen deutlich häufiger als Männer (9 : 1) und tritt meist nach den Wechseljahren auf. Das SS kann in Assoziation mit rheumatologischen Erkrankungen auftreten (sekundäres SS) wie rheumatoider Arthritis, Lupus erythematodes, Polymyositis, oder Sklerodermie.

- **Phytotherapie:** Folgende in der chinesischen Medizin traditionell angewandten Arzneimittel zeigten tierexperimentell eine Erhöhung des Speichelflusses [87] durch folgende Wirkungen:
  - beruhigend und unterstützend: Rhizoma polygonati odorati, Herba dendrobi, Radix glehniae, Radix ophiopogonis und Radix asparagi
  - flüssigkeitsspendend: Radix puerari und Fructus mume
  - hitzeausleitend: Radix rehmannia, Radix scrophulariae und Radix paeoniae rubra
  - kraftsteigernd: Radix astragali, Radix pseudostellariae und Radix glycyrrhizae
  - blutaktivierend: Radix salviae miltiorrhiza
  - feuchtigkeitsausleitend: Fructus gleditsiae abnormalis, Radix trichosanthis und Radix asteris
  - allgemein ausleitend: Semen persicae und Squama manis
- **Ernährungstherapie:** Die Inzidenz des Sjögren-Syndroms ist in China und Japan, den Ländern mit dem höchsten Grünteegenuss ausgesprochen niedrig. Da mehrere experimentelle Arbeiten eine antiinflammatorische Wirkung von Grüntee nachweisen konnten, wird eine Wirksamkeit von Grüntee beim SS angenommen [88].
- **Erweiterte Naturheilverfahren:** Bezüglich des Hauptsymptoms der Mundtrockenheit wurden einige experimentelle und klinische Studien

durchgeführt, die auf eine mögliche Wirksamkeit von **Akupunktur** bis drei Jahre nach Anwendung hinweisen [89–99]. Der Effekt könnte auf eine erhöhte Ausschüttung von vasoaktivem intestinalem Polypeptid (VIP) und Calcitonine-gene-related peptide (CGRP) zurückzuführen sein.

Sklerodermie

Frühsymptome der generalisierten Sklerodermie sind die Raynaud-Symptomatik und die Verkürzung des Zungenbändchens. Im Verlauf zeigen sich Ödeme an Händen und Füßen, Hautstarre und Atrophie mit wachsartigem Aussehen der dünnen Haut, Verformung der Hände (Krallhand, Madonnenfinger), Maskengesicht, Mikrostomie, Tabaksbeutelmund, sowie Lidschlussproblematik.

- **Bewegungstherapie:** Obwohl nur Einzelberichte zur Wirksamkeit von myofaszialen Techniken bei Sklerodermiepatienten vorliegen [100], ist die Physiotherapie dennoch ein wichtiger Bestandteil in der multimodalen Behandlung der Erkrankung und wird im klinischen Alltag häufig eingesetzt. Insbesondere die lineare zirkumskripte Sklerodermie sollte physiotherapeutisch behandelt werden. Bindegewebsmassage und manuelle Lymphdrainage können im sklerotischen Stadium begleitend zur Systemtherapie oder im Anschluss an eine Systemtherapie durchgeführt werden. Die Leitlinie der Deutschen Dermatologischen Gesellschaft empfiehlt ein- bis zweimal wöchentliche Therapiezyklen für eine Zeitspanne von mindestens drei Monaten [101]. Krankengymnastische Übungen und Muskelaufbau sind bei linear angeordneten Formen der Extremitäten, die zu Kontrakturen und Bewegungseinschränkung geführt haben, notwendig.
- **Phototherapie:** Die Therapie mit ultravioletten (UV) Strahlen gehört zu den effektivsten Behandlungsmodalitäten sklerotischer Hauterkrankungen [102]. Da die langwellige UV-Strahlung bis in die tiefen Anteile der Dermis gelangt, stellt sie laut Leitlinie der Deutschen Dermatologischen Gesellschaft die Therapie der ersten Wahl bei der limitierten Form der zirkumskripten Sklerodermie dar [101]. Im Gegensatz dazu ist die UV-Strahlung bei Formen mit Beteiligung tieferliegender Strukturen (Fettgewebe, Faszien, Muskulatur, Knochen) nicht geeignet.

CREST-Syndrom

Das CREST-Syndrom ist eine lokale Form der Sklerodermie mit folgenden Symptomen:

- Calcinosis cutis
- Raynaud-Syndrom
- ösophageale Dysfunktion
- Sklerodaktylie
- Teleangiektasien

Hinzu kommt eine pulmonale Hypertonie, die spät, aber häufig auftritt.

- **Hydro- und Thermotherapie:** Schwimmen in warmem Wasser sowie ansteigende Arm- und Fußbäder und ggf. Saunagänge können ggf. Linderung bringen, sind derzeit jedoch nicht evidenzbasiert.
- **Ernährungstherapie:** Die Einnahme von Omega-3-Fettsäuren in Form von täglich 12 Fischölkapseln (= 4 g Eicosapentaensäure und 2,64 g Docosahexaensäure) zeigte in einer doppelblinden Studie einen deutlichen Einfluss auf die Kältetoleranz und Verzögerung des Vasospasmus bei Patienten mit primärer Raynaud-Symptomatik [103].
- Erweiterte Naturheilverfahren
  - **Manuelle Therapie:** Es gibt Einzelberichte über eine positive Beeinflussung von Dauer und Stärke der Vasospasmen durch myofasziale Techniken (➤ 6.4) [104].
  - **Akupunktur:** In einer experimentellen Studie (n = 24) zeigte sich durch Elektroakupunktur eine Reduktion des Plasma-Endothelin-Spiegels (hochwirksamer Vasokonstriktor) und eine Erhöhung der peripheren Durchblutung (mittels thermografischer Messung) bei Patienten mit progressiver systemischer Sklerodermie [105].
    - In einer klinischen Studie (n = 19) bei Patienten mit systemischer Sklerodermie und sekundärer Raynaud-Symptomatik zeigte die Nadelung der Verumpunkte Di4, M36, 3E5, LG20, PC6 im Vergleich zu Behandlung von Sham-Punkten keine signifikanten Unterschiede hinsichtlich Anzahl und Dauer durchschnittlicher Raynaud-Anfälle [106].

7

- In einer nicht-kontrollierten Studie berichteten Glavinskaia et al. [107] über gute Effekte bei zirkumskripter Sklerodermie bei 83 % der Patienten die mit Akupunktur behandelt wurden.

Danksagung: Die Arbeit wurde unterstützt von Christine Kühn, Center for Allergy Research and Education (CK-CARE).

REFERENZEN

[1] Fisher P, Ward A. Complementary medicine in Europe. BMJ 1994; 309: 107–11.
[2] Lewith GT, Breen A, Filshie J et al. Complementary medicine: evidence base, competence to practice and regulation. Clinical medicine (London, England) 2003; 3: 235–40.
[3] MacLennan AH, Wilson DH, Taylor AW. Prevalence and cost of alternative medicine in Australia. Lancet 1996; 347: 569–73.
[4] MacLennan AH, Wilson DH, Taylor AW. The escalating cost and prevalence of alternative medicine. Preventive medicine 2002; 35: 166–73.
[5] Bachert C, Borchard U, Wedi B et al. [Allergic rhinoconjunctivitis. Guidelines of the DGAI in association with the DDG]. J Dtsch Dermatol Ges 2006; 4: 264–75.
[6] Tan BK, Vanitha J. Immunomodulatory and antimicrobial effects of some traditional chinese medicinal herbs: a review. Current medicinal chemistry 2004; 11: 1423–30.
[7] Zhao Y, van Hasselt CA, Woo JK et al. Effect of a Chinese herbal formula, Shi-Bi-Lin, on an experimental model of allergic rhinitis. Ann Allergy Asthma Immunol 2006; 96: 844–50.
[8] Zhao Y, van Hasselt CA, Woo JK et al. Effects of the Chinese herbal formula Shi-Bi-Lin on cytokine release from the human mast cell line. Ann Allergy Asthma Immunol 2005; 95: 79–85.
[9] Guo R, Pittler MH, Ernst E. Herbal medicines for the treatment of allergic rhinitis: a systematic review. Ann Allergy Asthma Immunol 2007; 99: 483–95.
[10] Amit A, Saxena VS, Pratibha N et al. Mast cell stabilization, lipoxygenase inhibition, hyaluronidase inhibition, antihistaminic and antispasmodic activities of Aller-7, a novel botanical formulation for allergic rhinitis. Drugs Exp Clin Res 2003; 29: 107–15.
[11] D'Souza P, Amit A, Saxena VS et al. Antioxidant properties of Aller-7, a novel polyherbal formulation for allergic rhinitis. Drugs Exp Clin Res 2004; 30: 99–109.
[12] Pratibha N, Saxena VS, Amit A et al. Anti-inflammatory activities of Aller-7, a novel polyherbal formulation for allergic rhinitis. Int J Tissue React 2004; 26: 43–51.
[13] Corren J, Lemay M, Lin Y et al. Clinical and biochemical effects of a combination botanical product (ClearGuard) for allergy: a pilot randomized double-blind placebo-controlled trial. Nutr J 2008; 7: 20.
[14] Matkovic Z, Zivkovic V, Korica M et al. Efficacy and safety of Astragalus membranaceus in the treatment of patients with seasonal allergic rhinitis. Phytother Res; 24: 175–81.
[15] Mainardi T, Kapoor S, Bielory L. Complementary and alternative medicine: herbs, phytochemicals and vitamins and their immunologic effects. The Journal of allergy and clinical immunology 2009; 123: 283–94; quiz 95–6.
[16] Xue CC, English R, Zhang JJ, Da Costa C, Li CG. Effect of acupuncture in the treatment of seasonal allergic rhinitis: a randomized controlled clinical trial. The American journal of Chinese medicine 2002; 30: 1–11.
[17] Ng DK, Chow PY, Ming SP et al. A double-blind, randomized, placebo-controlled trial of acupuncture for the treatment of childhood persistent allergic rhinitis. Pediatrics 2004; 114: 12.42–7.
[18] Brinkhaus B, Hummelsberger J, Kohnen R et al. Acupuncture and Chinese herbal medicine in the treatment of patients with seasonal allergic rhinitis: a randomized-controlled clinical trial. Allergy 2004; 59: 953–60.
[19] Magnusson AL, Svensson RE, Leirvik C et al. The effect of acupuncture on allergic rhinitis: a randomized controlled clinical trial. The American journal of Chinese medicine 2004; 32: 105–15.
[20] Xue CC, An X, Cheung TP et al. Acupuncture for persistent allergic rhinitis: a randomised, sham-controlled trial. The Medical journal of Australia 2007; 187: 337–41.
[21] Lee MS, Pittler MH, Shin BC et al. Acupuncture for allergic rhinitis: a systematic review. Ann Allergy Asthma Immunol 2009; 102: 269–79; quiz 79–81, 307.
[22] Brinkhaus B, Witt CM, Ortiz M et al. Acupuncture in seasonal allergic rhinitis (ACUSAR) – design and protocol of a randomised controlled multi-centre trial. Forsch Komplementmed; 17: 95–102.
[23] Rees J. ABC of asthma. Prevalence. BMJ 2005; 331: 443–5.
[24] Demoly P, Bousquet J. The relation between asthma and allergic rhinitis. Lancet 2006; 368: 711–3.
[25] Nationale Versorgungsleitlinie Asthma. 2010.
[26] Huntley A, White AR, Ernst E. Relaxation therapies for asthma: a systematic review. Thorax 2002; 57: 127–31.
[27] Eberlein B, Gulyas A, Schultz K et al. Benefits of alpine mountain climate of Bavaria in patients with allergic diseases and chronic obstructive pulmonary disease: results from the AURA* study. J Investig Allergol Clin Immunol 2009; 19: 159–61.
[28] Li XM, Brown L. Efficacy and mechanisms of action of traditional Chinese medicines for treating asthma and allergy. J Allergy Clin Immunol 2009; 123: 297–306; quiz 7–8.

[29] Busse PJ, Schofield B, Birmingham N et al. The traditional Chinese herbal formula ASHMI inhibits allergic lung inflammation in antigen-sensitized and antigen-challenged aged mice. Ann Allergy Asthma Immunol; 104: 236–46.

[30] Kelly-Pieper K, Patil SP, Busse P et al. Safety and tolerability of an antiasthma herbal Formula (ASHMI) in adult subjects with asthma: a randomized, double-blinded, placebo-controlled, dose-escalation phase I study. J Altern Complement Med 2009; 15: 735–43.

[31] Wen MC, Wei CH, Hu ZQ et al. Efficacy and tolerability of anti-asthma herbal medicine intervention in adult patients with moderate-severe allergic asthma. J Allergy Clin Immunol 2005; 116: 517–24.

[32] Hsu CH, Lu CM, Chang TT. Efficacy and safety of modified Mai-Men-Dong-Tang for treatment of allergic asthma. Pediatr Allergy Immunol 2005; 16: 76–81.

[33] Chan CK, Kuo ML, Shen JJ et al. Ding Chuan Tang, a Chinese herb decoction, could improve airway hyperresponsiveness in stabilized asthmatic children: a randomized, double-blind clinical trial. Pediatr Allergy Immunol 2006; 17: 316–22.

[34] Chang TT, Huang CC, Hsu CH. Clinical evaluation of the Chinese herbal medicine formula STA-1 in the treatment of allergic asthma. Phytother Res 2006; 20: 342–7.

[35] Allen S, Britton JR, Leonardi-Bee JA. Association between antioxidant vitamins and asthma outcome measures: systematic review and meta-analysis. Thorax 2009; 64: 610–9.

[36] Lange NE, Litonjua A, Hawrylowicz CM et al. Vitamin D, the immune system and asthma. Expert review of clinical immunology 2009; 5: 693–702.

[37] Litonjua AA. Childhood asthma may be a consequence of vitamin D deficiency. Current opinion in allergy and clinical immunology 2009; 9: 202–7.

[38] Carneiro ER, Carneiro CR, Castro MA et al. Effect of electroacupuncture on bronchial asthma induced by ovalbumin in rats. J Altern Complement Med 2005; 11: 127–34.

[39] Ngai SP, Jones AY, Hui-Chan CW et al. Effect of Acu-TENS on post-exercise expiratory lung volume in subjects with asthma-A randomized controlled trial. Respir Physiol Neurobiol 2009; 167: 348–53.

[40] Stockert K, Schneider B, Porenta G et al. Laser acupuncture and probiotics in school age children with asthma: a randomized, placebo-controlled pilot study of therapy guided by principles of Traditional Chinese Medicine. Pediatr Allergy Immunol 2007; 18: 160–6.

[41] Yin LM, Jiang GH, Wang Y et al. Use of serial analysis of gene expression to reveal the specific regulation of gene expression profile in asthmatic rats treated by acupuncture. J Biomed Sci 2009; 16: 46.

[42] Yin LM, Jiang GH, Wang Y et al. Serial analysis of gene expression in a rat lung model of asthma. Respirology 2008; 13: 972–82.

[43] Ring J. Allergy in Practice. Berlin, Heidelberg, New York: Springer; 2005.

[44] Engst R, Vocks E. [High-mountain climate therapy for skin diseases and allergies- mode of action, therapeutic results, and immunologic effects]. Die Rehabilitation 2000; 39: 215–22.

[45] Uehara M, Sugiura H, Sakurai K. A trial of oolong tea in the management of recalcitrant atopic dermatitis. Archives of dermatology 2001; 137: 42–3.

[46] Guclu-Ustundag O, Mazza G. Saponins: properties, applications and processing. Critical reviews in food science and nutrition 2007; 47: 231–58.

[47] Stucker M, Pieck C, Stoerb C et al. Topical vitamin B12-a new therapeutic approach in atopic dermatitis-evaluation of efficacy and tolerability in a randomized placebo-controlled multicentre clinical trial. The British journal of dermatology 2004; 150: 977–83.

[48] Miller MJ, Vergnolle N, McKnight W et al. Inhibition of neurogenic inflammation by the Amazonian herbal medicine sangre de grado. The Journal of investigative dermatology 2001; 117: 725–30.

[49] Patzelt-Wenczler R, Ponce-Poschl E. Proof of efficacy of Kamillosan(R) cream in atopic eczema. European journal of medical research 2000; 5: 171–5.

[50] Schempp CM, Hezel S, Simon JC. [Topical treatment of atopic dermatitis with Hypericum cream. A randomised, placebo-controlled, double-blind half-side comparison study]. Der Hautarzt; Zeitschrift fur Dermatologie, Venerologie, und verwandte Gebiete 2003; 54: 248–53.

[51] Schempp CM, Windeck T, Hezel S et al. Topical treatment of atopic dermatitis with St. John's wort cream-a randomized, placebo controlled, double blind half-side comparison. Phytomedicine 2003; 10 Suppl 4: 31–7.

[52] Atherton D, Sheehan M, Rustin MH et al. Chinese herbs for eczema. Lancet 1990; 336: 1254.

[53] Atherton DJ, Sheehan MP, Rustin M. Traditional Chinese plants for eczema. Lancet 1991; 338: 510.

[54] Atherton DJ, Sheehan MP, Rustin MH et al. Treatment of atopic eczema with traditional Chinese medicinal plants. Pediatric dermatology 1992; 9: 373–5.

[55] Sheehan MP, Atherton DJ. A controlled trial of traditional Chinese medicinal plants in widespread non-exudative atopic eczema. The British journal of dermatology 1992; 126: 179–84.

[56] Sheehan MP, Atherton DJ. One-year follow up of children treated with Chinese medicinal herbs for atopic eczema. The British journal of dermatology 1994; 130: 488–93.

[57] Sheehan MP, Stevens H, Ostlere LS, Atherton DJ, Brostoff J, Rustin MH. Follow-up of adult patients with atopic eczema treated with Chinese herbal therapy for 1 year. Clin Exp Dermatol 1995; 20: 136–40.

[58] Novak N, Haberstok J, Kraft S et al. Standardized extracts from Chinese herbs induce IL-10 production in human monocyte-derived dendritic cells and alter

their differentiation in vitro. The Journal of allergy and clinical immunology 2001; 108: 588–93.
[59] Chan BC, Hon KL, Leung PC et al. Traditional Chinese medicine for atopic eczema: PentaHerbs formula suppresses inflammatory mediators release from mast cells. Journal of ethnopharmacology 2008; 120: 85–91.
[60] Hon KL, Lee VW, Leung TF et al. Corticosteroids are not present in a traditional Chinese medicine formulation for atopic dermatitis in children. Annals of the Academy of Medicine, Singapore 2006; 35: 759–63.
[61] Hon KL, Leung TF, Ng PC et al. Efficacy and tolerability of a Chinese herbal medicine concoction for treatment of atopic dermatitis: a randomized, double-blind, placebo-controlled study. The British journal of dermatology 2007; 157: 357–63.
[62] Leung TF, Wong KY, Wong CK et al. In vitro and clinical immunomodulatory effects of a novel Pentaherbs concoction for atopic dermatitis. The British journal of dermatology 2008; 158: 1216–23.
[63] Williams HC, Grindlay DJ. What's new in atopic eczema? An analysis of systematic reviews published in 2007 and 2008. Part 2. Disease prevention and treatment. Clin Exp Dermatol 2009.
[64] Schachner L, Field T, Hernandez-Reif M et al. Atopic dermatitis symptoms decreased in children following massage therapy. Pediatric dermatology 1998; 15: 390–5.
[65] Wang SM, Kain ZN, White P. Acupuncture analgesia: I. The scientific basis. Anesthesia and analgesia 2008; 106: 602–10.
[66] Wang SM, Kain ZN, White PF. Acupuncture analgesia: II. Clinical considerations. Anesthesia and analgesia 2008; 106: 611–21, table of contents.
[67] Sun Y, Gan TJ, Dubose JW, Habib AS. Acupuncture and related techniques for postoperative pain: a systematic review of randomized controlled trials. British journal of anaesthesia 2008; 101: 151–60.
[68] Belgrade MJ, Solomon LM, Lichter EA. Effect of acupuncture on experimentally induced itch. Acta dermato-venereologica 1984; 64: 129–33.
[69] Kesting MR, Thurmuller P, Holzle F et al. Electrical ear acupuncture reduces histamine-induced itch (alloknesis). Acta dermato-venereologica 2006; 86: 399–403.
[70] Lundeberg T, Bondesson L, Thomas M. Effect of acupuncture on experimentally induced itch. The British journal of dermatology 1987; 117: 771–7.
[71] Pfab F, Hammes M, Backer M et al. Preventive effect of acupuncture on histamine-induced itch: a blinded, randomized, placebo-controlled, crossover trial. The Journal of allergy and clinical immunology 2005; 116: 1386–8.
[72] Pfab F, Huss-Marp J, Gatti A et al. Influence of acupuncture on type I hypersensitivity itch and the wheal and flare response in adults with atopic eczema – a blinded, randomized, placebo-controlled, crossover trial. Allergy 2010; 65: 903–10.
[73] Che-Yi C, Wen CY, Min-Tsung K et al. Acupuncture in haemodialysis patients at the Quchi (LI11) acupoint for refractory uraemic pruritus. Nephrol Dial Transplant 2005; 20: 1912–5.
[74] Pfab F, Athanasiadis GI, Huss-Marp J et al. Effect of acupuncture on allergen-induced basophil activation in patients with atopic eczema – a pilot trial. Journal of alternative and complementary medicine. New York 2011; 4: in press.
[75] Pfab F, Athanasiadis GI, Huss-Marp J et al. Effect of acupuncture on allergen-induced basophil activation in patients with atopic eczema: a pilot trial. Journal of alternative and complementary medicine. New York 2011; 17: 309–14.
[76] Pfab F, Kirchner MT, Huss-Marp J et al. Acupuncture compared with oral antihistamine for type I hypersensitivity itch and skin response in adults with atopic dermatitis – a patient- and examiner-blinded, randomized, placebo-controlled, crossover trial. Allergy 2012; 67: 566–73.
[77] Dokukina TV, Elkin Iu B, Shal'kevich VB. Acupuncture reflexotherapy in the combined treatment of allergic dermatoses. Vestnik dermatologii i venerologii 1988: 41–4.
[78] Iliev E. Acupuncture in dermatology. Clinics in dermatology 1998; 16: 659–88.
[79] Salameh F, Perla D, Solomon M et al. The effectiveness of combined Chinese herbal medicine and acupuncture in the treatment of atopic dermatitis. Journal of alternative and complementary medicine. New York 2008; 14: 1043–8.
[80] Clarke JT, Werth VP. Rheumatic manifestations of skin disease. Current opinion in rheumatology; 22: 78–84.
[81] Petri M. Review of classification criteria for systemic lupus erythematosus. Rheumatic diseases clinics of North America 2005; 31: 245–54, vi.
[82] Petri M, Magder L. Classification criteria for systemic lupus erythematosus: a review. Lupus 2004; 13: 829–37.
[83] Toloza SM, Cole DE, Gladman DD et al. Vitamin D insufficiency in a large female SLE cohort. Lupus; 19: 13–9.
[84] Fernandes de Abreu DA, Eyles D, Feron F. Vitamin D, a neuro-immunomodulator: implications for neurodegenerative and autoimmune diseases. Psychoneuroendocrinology 2009; 34 Suppl 1: S265–77.
[85] Beyerman KL, Palmerino MB, Zohn LE et al. Efficacy of treating low back pain and dysfunction secondary to osteoarthritis: chiropractic care compared with moist heat alone. Journal of manipulative and physiological therapeutics 2006; 29: 107–14.
[86] Manheimer E, Cheng K, Linde K et al. Acupuncture for peripheral joint osteoarthritis. Cochrane database of systematic reviews (Online): CD001977.
[87] Murakami M, Wei MX, Ding W et al. Effects of Chinese herbs on salivary fluid secretion by isolated and

7

perfused rat submandibular glands. World J Gastroenterol 2009; 15: 3908–15.
[88] Hsu S, Dickinson D. A new approach to managing oral manifestations of Sjogren's syndrome and skin manifestations of lupus. Journal of biochemistry and molecular biology 2006; 39: 229–39.
[89] Deng G, Hou BL, Holodny AI, Cassileth BR. Functional magnetic resonance imaging (fMRI) changes and saliva production associated with acupuncture at LI-2 acupuncture point: a randomized controlled study. BMC complementary and alternative medicine 2008; 8: 37.
[90] Garcia MK, Chiang JS, Cohen L et al. Acupuncture for radiation-induced xerostomia in patients with cancer: a pilot study. Head & neck 2009; 31: 1360–8.
[91] Lu W. Acupuncture for side effects of chemoradiation therapy in cancer patients. Seminars in oncology nursing 2005; 21: 190–5.
[92] Pinkowish MD. Acupressure and acupuncture for side effects of radiotherapy. CA: a cancer journal for clinicians 2009; 59: 277–80.
[93] Jedel E. Acupuncture in xerostomia-a systematic review. Journal of oral rehabilitation 2005; 32: 392–6.
[94] Fox PC. Salivary enhancement therapies. Caries research 2004; 38: 241–6.
[95] Dawidson I, Angmar-Mansson B, Blom M, Theodorsson E, Lundeberg T. Sensory stimulation (acupuncture) increases the release of calcitonin gene-related peptide in the saliva of xerostomia sufferers. Neuropeptides 1999; 33: 244–50.
[96] Dawidson I, Angmar-Mansson B, Blom M et al. Sensory stimulation (acupuncture) increases the release of vasoactive intestinal polypeptide in the saliva of xerostomia sufferers. Neuropeptides 1998; 32: 543–8.
[97] Dawidson I, Angmar-Mansson B, Blom M et al. The influence of sensory stimulation (acupuncture) on the release of neuropeptides in the saliva of healthy subjects. Life sciences 1998; 63: 659–74.
[98] List T, Lundeberg T, Lundstrom I et al. The effect of acupuncture in the treatment of patients with primary Sjogren's syndrome. A controlled study. Acta odontologica Scandinavica 1998; 56: 95–9.
[99] Dawidson I, Blom M, Lundeberg T et al. The influence of acupuncture on salivary flow rates in healthy subjects. Journal of oral rehabilitation 1997; 24: 204–8.
[100] Martin MM. Effects of the myofascial release in diffuse systemic sclerosis. Journal of bodywork and movement therapies 2009; 13: 320–7.
[101] Kreuter A, Krieg T, Worm M, Wenzel J et al. AWMF Guideline no. 013/066. Diagnosis and therapy of circumscribed scleroderma. J Dtsch Dermatol Ges 2009; 7 Suppl 6: S1–14.
[102] Kroft EB, Berkhof NJ, van de Kerkhof PC et al. Ultraviolet A phototherapy for sclerotic skin diseases: a systematic review. Journal of the American Academy of Dermatology 2008; 59: 1017–30.
[103] DiGiacomo RA, Kremer JM, Shah DM. Fish-oil dietary supplementation in patients with Raynaud's phenomenon: a double-blind, controlled, prospective study. The American journal of medicine 1989; 86: 158–64.
[104] Walton A. Efficacy of myofascial release techniques in the treatment of primary Raynaud's phenomenon. Journal of bodywork and movement therapies 2008; 12: 274–80.
[105] Maeda M, Kachi H, Ichihashi N et al. The effect of electrical acupuncture-stimulation therapy using thermography and plasma endothelin (ET-1) levels in patients with progressive systemic sclerosis (PSS). Journal of dermatological science 1998; 17: 151–5.
[106] Hahn M, Steins A, Mohrle M et al. Is there a vasospasmolytic effect of acupuncture in patients with secondary Raynaud phenomenon? J Dtsch Dermatol Ges 2004; 2: 758–62.
[107] Glavinskaia TA, Rezaikina AV, Smirnova AV. The immune status of scleroderma patients undergoing electroacupuncture. Vestnik dermatologii i venerologii 1989: 44–7.
[108] Dumitru AF, Shamji M, Wagenmann M, Hindersin S, Scheckenbach K, Greve J, Klenzner T, Hess L, Nebel S, Zimmermann C, Zahner C, Schmidt-Weber CB, Chaker AM. Petasol butenoate complex (Ze 339) relieves allergic rhinitis-induced nasal obstruction more effectively than desloratadine. Allergy Clin Immunol. 2011 Jun;127(6):1515–21.e6. Epub 2011 Apr 13.

7.10 HNO-Erkrankungen

Walter Gollmitzer

Patienten, die eine allgemeinärztliche Sprechstunde aufsuchen, leiden zu ca. 30 % an HNO-Beschwerden. Diese können häufig allein oder begleitend zu einer schulmedizinischen Therapie gut naturheilkundlich und komplementärmedizinisch behandelt werden, insbesondere entzündliche Erkrankungen. Vor der Anwendung ist eine exakte Diagnostik nötig, um schwere Krankheitsverläufe und Komplikationen zu erkennen.

7.10.1 Erkältung, banaler grippaler Infekt

Differenzialdiagnostisch müssen eine „echte" Grippe (Influenza), andere schwere virale Infekte (z. B. Pfeiffer-Drüsenfieber) oder bakterielle Infekte (z. B. Streptokokken) sowie eine Pneumonie ausgeschlossen werden.

Durch die naturheilkundliche Therapie soll eine Besserung des Allgemeinbefindens, der Symptome und eine Abkürzung der Krankheitsdauer erreicht werden.

Ordnungstherapie

Zusätzlich zu den Allgemeinmaßnahmen – viel trinken, nur leichte, vitaminreiche Kost, evtl. Einlauf machen – sind diese Maßnahmen sinnvoll: Schonung, viel Schlaf, frische Luft, je nach Schwere der Erkrankung/Allgemeinbefinden Einhalten von Bettruhe.

Hydro- und Thermotherapie

Bei Anzeichen eines Infekts empfiehlt sich das Trinken eines Glases kalten Wassers, was (neben Befeuchtung) durch **Kältereiz** als „innerlicher Kneipp-Guss" zur reaktiven Mehrdurchblutung der Schleimhäute führt.

- Wadenwickel bei Fieber, auf warme Füße achten
- Fußbäder mit ansteigender Temperatur: dadurch Mehrdurchblutung mit reflektorischer Wirkung auf die Schleimhäute im Bereich der oberen Atemwege, Senfmehlfußbad
- Halbbad, Dreiviertelbad oder Vollbad (Zusatz: Thymian, Lindenblüten)

Phytotherapie

Für die innere Anwendung eignet sich eine **Schwitzkur** mit Lindenblüten- oder Holunderblütentee, zur Fiebersenkung Mädesüßblüten- oder Weidenrindentee.

PRAXISTIPP

Rp. Erkältungstee (nach Schilcher)

- Tiliae flos conc. (Lindenblüten) 30,0 g
- Sambuci flos tot. (Holunderblüten) 30,0 g
- Filipendulae flos tot. (Mädesüßblüten) 20,0 g
- Cynosbati fruct. conc. (Hagebuttenfrüchte) 20,0 g

M. f. spec. antipyreticae et diaphoreticae, D. S. 1 EL Teemischung mit ca. 150 ml kochendem Wasser übergießen, 10 Min. ziehen lassen, abseihen, mehrmals täglich eine Tasse frisch bereiteten Tee trinken.

Rp. Schweißtreibender Tee (nach Schilcher)

- Tiliae flos conc. (Lindenblüten) 70,0 g
- Filipendulae flos tot. (Mädesüßblüten) 10,0 g
- Menthae piperitae folium conc. (Pfefferminzblätter) 15,0 g
- Aurantii pericarpium conc. (Pomeranzenschalen) 5,0 g

M. f. spec. diaphoreticae, D. S. 1 EL oder 1–2 TL Teemischung mit ca. 150 ml kochendem Wasser übergießen, 10 Min. ziehen lassen, abseihen, mehrmals täglich eine Tasse trinken.

Beschwerdelindernd wirken Zubereitungen aus **ätherischen Ölen** als Tropfen oder Salben zum Einreiben bzw. zum Inhalieren (in heißem Wasser auflösen) durch die Resorption/Aufnahme der Wirkstoffe über Haut/Atmung. Die Zubereitungen enthalten z. B. Anisöl, Campher, Eukalyptusöl, Fichtennadelöl, Kiefernnadelöl, Minzöl, Pfefferminzöl. Mehrmals täglich je nach Präparat einige Tropfen bzw. einen 1–4 cm langen Salbenstrang auf Brust und Rücken auftragen und einreiben. Beispiele für Fertigarzneimittel: Thymipin® N Erkältungsbalsam, Tumarol® Creme, Tumarol® Kinderbalsam, Bronchodurat® Eukalyptusöl Tr., Pinimenthol® Erkältungssalbe, Pinimenthol® Erkältungssalbe mild, Babix® Inhalat, Olbas® Tr.

CAVE

Öle mit Menthol, Campher oder Eukalyptus dürfen bei Säuglingen/Kleinkindern nicht im Gesicht und Hals aufgetragen werden, da Glottiskrämpfe mit Erstickungsanfällen ausgelöst werden können. Vorsicht bei Heißwasserinhalationen – insbesondere bei Kindern – Gefahr der Verbrühung.

7.10.2 Rhinitis

Ein einfacher Schnupfen (häufigste Infektionskrankheit) entwickelt sich meist infolge eines Virusinfekts der oberen Atemwege (➤ 7.10.1) und kann sich zu einer Rhinosinusitis ausweiten.

Neben allgemeinen Maßnahmen (➤ 7.10.1.) gibt es diese **hydrotherapeutischen Anwendungen:**

- **Inhalationen** mit Kamilleblüten und/oder Salbeiblättern bzw. mit ätherischen Ölen. Durch die Dampfinhalation werden die Schleimhäute befeuchtet. Gleichzeitig kommt die heilsame Wirkung der zugefügten Substanzen oder Heilpflanzen zum Tragen. Ätherische Öle (z. B. Eukalyptusöl, Fenchelöl, Minzöl, Pfefferminzöl, Campher) führen zu einer Verbesserung der nasalen Ventilation. Die Anwendung erfolgt mittels Wasserdampfinhalation, wobei 4–8 Tropfen ätherisches Öl mit ca. einem Liter heißem Wasser übergossen und die Dämpfe unter einem Handtuch eingeatmet werden. Vorsicht bei Kindern (s. oben).
- Für **Kleinkinder** ist die Raumverneblung von ätherischen Ölen mit Duftlampen oder die Verstäubung mit einem Ultraschallvernebler wegen der im Vergleich zur Heißdampfinhalation ungefährlicheren Anwendung zu bevorzugen.
- **Nasenspülungen** erleichtern durch die Verflüssigung des Nasensekrets. Zur Anwendung kommen eine physiologische Kochsalzlösung (9 g Salz auf 1 l Wasser) oder salzhaltige bzw. mit ätherischen Ölen versehene Nasensprays (z. B. Emser® Nasenspray, Nisita salin® Nasenspray).
- Die **Raumluft** sollte möglichst feucht gehalten werden und evt. allergieauslösende (bei Pollen-, Hausstaubmilben- oder Tierhaarallergie) oder sonstige Noxen (z. B. Nikotin) müssen vermieden werden.

7.10.3 Sinusitis, Rhinosinusitis

Sinusitiden sind meist die Folge einer sehr starken oder nicht ausgeheilten Rhinitis. Begünstigende Faktoren sind u. a. enge nasale anatomische Verhältnisse (Septumdeviation, Nasenmuschelhyperplasie bei Allergien), Zahnprobleme im Oberkiefer und vergrößerte Adenoide bei Kindern.

Akute Sinusitis

Die akute Sinusitis kann ausschließlich naturheilkundlich oder begleitend zur konventionellen Therapie (z. B. Antibiotika, abschwellende Nasentropfen) behandelt werden. Die Therapiemaßnahmen dienen dazu, die Schleimhäute zur Abschwellung zu bringen, die Sekretolyse zu fördern und einen Sekretstau zu vermeiden. Hierzu gehören Nasenspülungen, Inhalationen, vorsichtige lokale Wärmeanwendungen (z. B. durch eine Rotlichtlampe) sowie die Einnahme von Phytotherapeutika in Form von Tabletten und Dragees sowie von ätherischen Ölen in Gelatinekapseln.

PRAXISTIPP

Nach Schilcher [10] besteht die die optimale Therapiestrategie in der Nutzung der folgenden drei Wirkmechanismen, die eine optimale synergistische Wirksamkeit ergeben:

- Nasenspülungen 1–2 × tgl.
- Inhalation von ätherischem Kamillenöl aus standardisierten Kamillenblütenfertigarzneimitteln (z. B. Kamillin® Konzentrat Robugen Lösung, Kamillosan® Konzentrat Lösung) oder mit zwei aufgeschnittenen Gelatinekapseln, die ätherisches Öl enthalten (z. B. Gelomyrtol®, Soledum®)
- systemische Behandlung mit Phytotherapeutika (z. B. Gelomyrtol®, Soledum®, Sinupret®, letzteres z. B. als Saft auch für Kinder geeignet)

Chronische Sinusitis

Bei chronischen Sinusitiden (mit eventueller Polypenbildung im Bereich der Nasenhaupt- und Nasennebenhöhlen) ist eine fachärztliche Abklärung (Nasenendoskopie, Ultraschall, CT, Allergietest) indiziert, um Ursachen (z. B. Engstellen im Bereich der Nase, allergisch bedingte Schleimhautschwellung, dentogene Sinusitiden, Pilzinfektionen) zu erkennen bzw. drohende Komplikationen (Durchbruch der Entzündung in Orbita oder Gehirn) rechtzeitig zu diagnostizieren. Außerdem muss eine tumoröse Gewebevermehrung als Ursache der Beschwerden ausgeschlossen werden.

Naturheilverfahren werden bei dieser Indikation als Begleittherapie eingesetzt, z. B. als Inhalationen und Nasenspülungen (➤ 7.10.1) nach Operationen zur Schleimhautpflege und zur Stärkung des Immunsystems (➤ 7.10.13).

7.10.4 Nasenbluten

Neben allgemeinen Maßnahmen (aufrecht sitzen, Kühlung im Nacken, Kompression der Nasenflügel über 3–4 Min., Blutdruckkontrolle) kann die lokale Anwendung eines Aufgusses von Hirtentäschelkraut (Bursae pastoris herba) helfen.

PRAXISTIPP

Zu empfehlen sind nach Schilcher folgende Anwendungen:
- Akutes Nasenbluten: 2 TL getrocknetes Hirtentäschelkraut mit ¼ l kochendem Wasser übergießen, 10 Min. ziehen lassen, abseihen, mit dem Sud einen Wattebausch tränken und in das betroffene Nasenloch einbringen.
- Rezidivierendes Nasenbluten: Hirtentäschelkrauttee (1 EL Droge mit 1 Tasse kochendem Wasser übergießen, 15 Min. ziehen lassen, abseihen, bis zu 4 × tgl. 1 Tasse trinken), dann HNO-ärztliche Untersuchung zur Abklärung der Ursache erforderlich.

7.10.5 Akute Tonsillitis, Pharyngitis

Im Rahmen eines Virusinfekts der oberen Luftwege kann sich nach einer bakteriellen Superinfektion (meist Streptokokken der Gruppe A) eine akute Tonsillitis bzw. Pharyngo-Tonsillitis entwickeln mit ausgeprägtem Krankheitsgefühl. Mögliche Komplikationen (z. B. Peritonsillarabszess, Atemnot durch Tonsillenschwellung, septische Streuung) sind dabei zu beachten.

Bei einer starken, bakteriell bedingten akuten Tonsillitis ist eine antibiotische Behandlung (Mittel der Wahl: Penicillin V p. o. über 10 Tage) indiziert, um Komplikationen zu vermeiden.

Eine naturheilkundliche Begleittherapie ist wertvoll, damit die akuten Beschwerden gelindert werden, die Entzündung schneller abklingt und Rezidiven vorgebeugt wird. Zu Beginn der Erkrankung sind allgemeine Maßnahmen (➤ 7.10.1) angezeigt.

Hydro- und Thermotherapie

- Mundspülungen und Gurgeln mit verdünnter Salzwasserlösung bzw. Lutschen von salzhaltigen Halstabletten (z. B. Emser Pastillen®)
- Halswickel: Ein kalter Halswickel – er wirkt durchblutungsfördernd und schmerzlindernd – sollte nur angewendet werden, wenn der Patient sich warm fühlt und nicht fröstelt, ein warmer Halswickel wird angelegt, wenn dem Patienten eher kühl ist und ihn ein Kaltreiz weiter abkühlen bzw. schwächen würde.

Phytotherapie

Geeignet sind folgende phytotherapeutischen Zubereitungen:
- Gurgeln mit **Salbei**- und/oder **Kamillentee**
- **Isländisch Moos** als Tee oder Lutschpastillen (z. B. Isla-Moos® oder Isla-Mint® Pastillen), Dragees und Bonbons mit ätherischem Salbeiöl (auch als Prophylaxe bei starker Stimmbelastung, z. B. bei Sängern, z. B. Kneipp® Brustkaramellen), Pastillen mit Thymianextrakt (z. B. Bronchipret® Thymian Pastillen), Spitzwegerichkraut (v. a. bei Husten) als Teezubereitung oder Saft bzw. Tropfen
- **Kapuzinerkressenkraut,** z. B. in Kombination mit Meerrettichwurzelzubereitung als Angocin® Anti-Infekt N Tbl. zeigt ein gutes antibakterielles Wirkspektrum
- **Kombinationspräparat** aus Eibischwurzel, Eichenrinde, Kamillenblüten, Löwenzahnkraut, Schachtelhalmkraut, Schafgarbenkraut und Walnussblättern (Imupret®), welches bei akuter Symptomatik und zur Rezidivprophylaxe über einen längeren Zeitraum eingenommen werden kann
- **Propolis** (Kittharz der Honigbienen, z. B. Propolisept® Urtinktur), es liegt keine Monografie der Kommission E vor, die Substanz hat jedoch große Bedeutung in der Volksmedizin v. a. der osteuropäischen Länder
- **Umckaloabowurzel** (Pelargonii sidoides radix): Es liegt keine Monografie der Kommission E vor, in Südafrika besitzt die Substanz in der traditionellen Medizin einen hohen Stellenwert, klinische Studien sind bezüglich der antibakteriellen, antiviralen und immunstimulierenden Wirkun-

gen Erfolg versprechend, Anwendung bzw. Empfehlung als Off-Label-Use-Medikament bleibt dem Verordner überlassen [10].

7.10.6 Chronische Tonsillitis

Bei rezidivierender Tonsillitis bzw. hyperplastischen Adenoiden bleibt häufig, falls durch eine naturheilkundliche Therapie insbesondere über eine Stärkung des Immunsystems (➤ 7.10.13) keine Besserung der Beschwerden erreicht wird, nur eine operative Behandlung.

7.10.7 Laryngitis

Besteht eine Heiserkeit länger als zwei Wochen, ist eine differenzialdiagnostische Abklärung durch eine Laryngoskopie beim HNO-Arzt erforderlich. Die Therapiemaßnahmen entsprechen der akuten Tonsillitis bzw. Pharyngitis (➤ 7.10.5), z. B. Inhalationen (➤ 7.10.2) zur Schleimhautbefeuchtung und Entzündungsbehandlung.

Bei Reizungen im Rachen bzw. Kehlkopf, die v. a. durch eine trockene Schleimhaut mit entsprechenden Beschwerden (Kratzen im Hals, Räusperzwang) imponieren, hat sich zur Schleimhautpflege bzw. Schleimhautbefeuchtung folgende Teemischung bewährt.

PRAXISTIPP

Rp:
- Thymi herba (Thymiankraut) 32,5 g
- Foeniculi fructus (Fenchelfrüchte angest.) 12,5 g
- Althaeae radix (Eibischwurzel) 27,5 g
- Plantaginis lanceolatae herba (Spitzwegerichkraut) 27,5 g

M. f. spec. D. S. Halstee 100,0, Tagesbedarf über Nacht quellen lassen, aufbrühen und 5 Min. ziehen lassen, 2–3 EL für 1 l Tee.

7.10.8 Herpes simplex, Stomatitis aphthosa

Bei der Herpes-simplex-Virusinfektion sind neben der Vermeidung der auslösenden Faktoren wie beispielsweise Stress oder starke Sonneneinstrahlung folgende **phytotherapeutischen Maßnahmen** angezeigt:

- Creme aus Melissenblätterextrakt (z. B. Lomaherpan®), Propolis-Salbe (z. B. Propolisept-Salbe®) oder Rhabarber-Salbeicreme bei Herpes labialis, Echinacin-Lippenbalsam zur prophylaktischen Anwendung
- Mundschleimhautpflege: salbeihaltige Präparate. **Cave:** kein Salbeiöl und keine alkoholischen Salbeiextrakte während der Schwangerschaft und Stillzeit wegen des Thujongehalts
- Das Fertigarzneimittel Salviathymol® (Eukalyptus, Pfefferminz, Zimt, Nelken, Fenchel, Anis und Menthol) wirkt antibakteriell und leicht schmerzlindernd.
  - mit reichlich Wasser verdünnte Lösung (5 Tr. auf ½ Glas Wasser) zum Gurgeln
  - unverdünnte Lösung für punktuelle Lokalbehandlungen
- gerbstoffhaltige Pflanzen: z. B. Rathaniawurzel und Tormentillwurzel
  - als Teeabkochung zum Gurgeln und Spülen
  - als Tinktur unverdünnt zur Lokalbehandlung (Pinselung)
  - Spülungen bzw. Pinselungen mit Myrrhentinktur
- wiederkehrende Entzündungen: Maßnahmen zur Steigerung der Abwehrkraft (➤ 7.10.13)

7.10.9 Otitis externa

Die bakterielle, pilzbedingte oder allergische Entzündung des äußeren Gehörgangs entwickelt sich häufig nach Wasserkontakt, u. U. mit Beteiligung des Trommelfells (Myringits) und kann mit der Ausbildung eines Gehörgangsfurunkels einhergehen. Die konventionelle Therapie besteht in Ohrsäuberung, Einbringung von mit Alkohollösung oder antibiotika- bzw. corticoidhaltigen Salben getränkte Gazestreifen, Analgetikagabe, evtl. systemische Antibiose.

Eine naturheilkundliche Begleittherapie ist bei leichteren Formen möglich und sieht die lokale Anwendung von Calendula-Urtinktur und eine milde Wärmebestrahlung (z. B. Rotlichtlampe, Kirschkernkissen) vor.

7.10.10 Otitis media

Das Spektrum der Entzündung reicht von einer leichten Reizung mit erträglichen Schmerzen und einer Hörminderung durch einen meist vorhandenen Paukenerguss bis zu sehr starken Entzündungen mit hohem Fieber, schlechtem Allgemeinbefinden und drohenden Komplikationen (bleibende Hörminderung, Durchbruch der Entzündung ins Gehirn, Mastoiditis, Fazialisparese).

MERKE

Im Säuglings- und Kleinkindesalter äußern sich Mittelohrentzündungen häufig durch untypische Symptome wie Bauchschmerzen oder Erbrechen. Bei Verdacht auf eine Otitis media ist immer eine ärztliche Abklärung erforderlich.

Konventionell wird mit abschwellenden Nasentropfen, Analgetika, Mukolytika und bei starker Entzündung bzw. protrahiertem Verlauf mit Antibiotika behandelt.

Die naturheilkundliche Therapie dient zum einen der Stärkung des Immunsystems v. a. bei rezidivierenden Atemwegsinfekten mit und ohne Mittelohrbeteiligung (➤ 7.10.13). Zum anderen ist sie im Frühstadium einer Otitis media oft erfolgreich (➤ 7.10.1). Eine wirkungsvolle Maßnahme bei beginnenden und leichten Ohrenschmerzen ist der **Zwiebelwickel** (Anwendung s. unten). Durch das Zerkleinern der Zwiebel werden die pharmakologisch aktiven Inhaltsstoffe (z. B. schwefelhaltige Aminosäuren, ätherisches Öl) freigesetzt und durch die Wärme gelangen diese in den Bereich des Trommelfells und des Mittelohrs.

MERKE

Es muss darauf geachtet werden, dass die Nasenatmung frei bleibt. Eine verstopfte Nase begünstigt ebenso wie Unterkühlung am Kopf oder an den Füßen – besonders im Kindesalter – die Ausdehnung einer Entzündung auf die Mittelohren.

PRAXISTIPP

Zubereitung und Applikation eines Zwiebelwickels.

- Benötigt werden Fingerverband aus der Apotheke, eine Zwiebel, Sieb, Topf mit etwas Wasser, Stirnband, Mütze oder Kopftuch.
- Zwiebel schälen und würfeln, im Sieb über Wasserdampf auf dem Herd auf Körpertemperatur erwärmen und in den an einem Ende bereits verknoteten Fingerverband füllen.
- Die „Wurst" sollte so lang sein, dass man sie einmal ganz um das Ohr legen kann.
- Nun das andere Ende des Fingerverbands verknoten und den gefüllten Verband in einer Rolle um das Ohr legen.
- Mit einem Stirnband oder Schal fixieren.
- Dauer der Anwendung: 30–60 Min.

Bei druckschmerzhaftem Ohr kann etwas Watte zwischen Zwiebelpackung und Stirnband bzw. Schal gelegt werden.

Alternativ kann man die Zwiebelstückchen in ein Taschentuch legen, dieses falten und zubinden oder zukleben und dieses Päckchen auf und hinter das betroffene Ohr legen (nach [9]).

7.10.11 Schwindel

Da Schwindel durch sehr unterschiedliche Erkrankungen ausgelöst werden kann (z. B. Innenohrerkrankungen wie Neuropathia vestibularis, M. Menière und Lagerungsschwindel, zerebrale Durchblutungsstörungen, neurologische Erkrankungen), steht die Therapie der Grunderkrankung im Vordergrund.

Vor Anwendung der naturheilkundlichen Therapie ist eine genaue HNO-ärztliche Diagnostik erforderlich (evtl. mit Zusatzuntersuchungen im Bereich Neurologie, Orthopädie, Radiologie, Innere Medizin, Augenheilkunde und Zahnmedizin-Kieferorthopädie). Nach Diagnosestellung erfolgen neben der spezifischen Therapie allgemeine Maßnahmen wie Bewegungstherapie und sportliche Betätigung (z. B. Ballsportarten) zur Förderung der zentralen Kompensation nach Erkrankungen des Vestibularapparats und/oder ggf. psychotherapeutische Begleitung bzw. Entspannungstherapie bei Angststörungen (phobischer Schwankschwindel).

Eine naturheilkundliche Therapie ist durch die Anwendung folgender **Phytopharmaka** sinnvoll und Erfolg versprechend:

- **Basistherapie:** Ginkgoblätterpräparate zur Besserung der Mikrozirkulation und Förderung der Kompensation von Gleichgewichtsstörungen
- **hypotone Kreislaufregulationsstörungen** mit Schwindel: Kombination aus Campher und Extrakt aus Weißdornfrüchten (Korodin® Tr.)
- **Kinetosen:** Ingwerwurzel, z. B. Zintona® Kps., bzw. Scopolamin (Alkaloid der Belladonnablät-

ter) in Form von Scopoderm TTS® transdermales Pflaster oder zur inneren Anwendung (Balladonnysat Bürger® Tr.)

7.10.12 Tinnitus

Vor Anwendung der naturheilkundlichen Therapie ist eine HNO-ärztliche Diagnostik erforderlich (evtl. mit Zusatzuntersuchungen im Bereich Neurologie, Orthopädie, Radiologie, Innere Medizin, Augenheilkunde und Zahnmedizin-Kieferorthopädie), da Tinnitus viele verschiedene Ursachen haben kann. Nach Diagnosestellung ist häufig eine naturheilkundliche Begleittherapie sinnvoll und erfolgreich.

- **Therapie der Grunderkrankung:**
  - z. B. Anpassung von Hörgeräten bei Schwerhörigkeit
  - Retrainingtherapie: Aufklärung und Beratung des Patienten über die Tinnituserkrankung, Hörtherapie mit verhaltenstherapeutischen Aspekten u. U. mit Einsatz eines Tinnitusgeräts, das Geräusche erzeugt um vom eigenen, als unangenehm empfundenen Tinnitus abzulenken, psychotherapeutische Begleitung (z. B. kognitive Verhaltenstherapie), um den Umgang mit den Ohrgeräuschen zu erleichtern
- **Ordnungstherapie:** Stressabbau, Entspannungsverfahren wie beispielsweise Yoga, autogenes Training, progressive Muskelentspannung nach Jacobson
- **Hydrotherapie:** zur Stärkung bei Erschöpfungszuständen
- **Phytotherapie:** Therapieversuch mit Präparat aus Ginkgoblättern über 6–8 Wochen, phytotherapeutische Begleittherapie bei innerer Anspannung, Unruhe- und Angstzuständen sowie Schlafstörungen

7.10.13 Infektanfälligkeit

Die Naturheilkunde als Paradedisziplin für Maßnahmen der Kräftigung und Abhärtung bietet eine Vielzahl an Therapiemaßnahmen zur Stärkung des Immunsystems, um rezidivierenden und chronischen Infekten im Bereich der oberen Atemwege vorzubeugen.

Ordnungstherapie

- Schlaf und Entspannung: Erholsamer und ausreichender Schlaf sind wichtig für die Regeneration des Organismus, falls möglich sollte auch ein kurzer Mittagsschlaf angestrebt werden, Meidung von Elektrosmog im Schlafbereich
- kein Nikotin, wenig Alkohol
- Stressabbau, Entspannungsübungen

Hydro- und Thermotherapie

- **Nasendusche** (nach [5]): Die Nasenspülung mit Salzwasserlösung dient der Reinigung der Nasenschleimhäute von Schmutz, Borken, Pollen, Staub und anderen Schadstoffen, welche die Gesundheit belasten und zu Erkältungen bzw. allergischen Schleimhautreaktionen führen. Außerdem wird die Durchblutung der Nasenschleimhäute angeregt und das Salz wirkt desinfizierend. Die Spülung sollte mit einer isotonischen lauwarmen Kochsalzlösung durchgeführt werden.
- **Hydrotherapie** nach Kneipp, Sauna

Phytotherapie

- **Adaptogene** wirken roborierend, tonisierend und machen den Organismus gegenüber Stressoren widerstandsfähiger (Beispiele: Ginsengwurzel, Kolasamen, Mateblätter, Pollen, Rosenwurzwurzel, Taigawurzel, schwarze und grüne Teeblätter). Für die Ginsengwurzel liegen nach Schilcher [10] die meisten experimentellen und klinischen Studien zur Wirksamkeit und Unbedenklichkeit vor (Anwendungsdauer in der Regel nicht länger als 3 Monate wegen fehlender Langzeitstudien).
- **Immunmodulatoren** beeinflussen das zelluläre Immunsystem positiv und werden bei Erkältungskrankheiten therapeutisch (Abschwächung und Verkürzung des Krankheitsverlaufs) und prophylaktisch eingesetzt, z. B. Zubereitungen aus der Echinacea pallida Wurzel, Propolis, purpurfarbenes Sonnenhutkraut, Taigawurzel (z. B. Echinaceapräparate von zahlreichen Herstellern, Propolisept® Urtinktur, Eleu-Kokk® Drg. bzw. Lsg.). Immunmodulatoren sollten ohne Unter-

brechung nicht länger als zwei Wochen angewendet werden. Zu beachten sind auch die Kontraindikationen.

Bewegungstherapie

Gemäßigte Bewegung an frischer Luft, z. B. ausgedehnte Spaziergänge, Jogging, stärkt das Immunsystem und Herz bzw. Kreislauf.

Ernährungstherapie

Empfehlenswert sind folgende Nahrungsmittel:

- vitaminreiche Kost (z. B. Sanddornsaft als Vitamin C-Spender), viel Obst, Gemüse, (v. a. Äpfel sind zu empfehlen: ein Apfel enthält ca. 20 Vitamine und Mineralstoffe, außerdem für die Verdauung wichtige Ballaststoffe, wie z. B. Pektin)
- Ingwer (z. B. Ingwertee zur „inneren Erwärmung" bei beginnenden Infekten)
- sparsam Salz (lieber Gewürze) und Fette
- Kräutertees, Wasser mit wenig Mineralien
- Lebertran als Öl oder Kapseln (auf die Qualität achten!) in den Monaten mit „r" (Omega-3-Fettsäuren, Vitamin A und Vitamin D)

Nicht verzehrt werden sollten bei Infektanfälligkeit nach Elies et al. [5] folgende Lebensmittel:

- Kuhmilch- und Kuhmilchprodukte (Butter, Käse, Quark, Joghurt)
- Hühnerei und Produkte (z. B. Eiernudeln, Mayonnaise)
- histaminreiches Fleisch (Schwein, Hase) und histaminreicher Fisch (Sardine, Sardelle)
- Nüsse (Ausnahme: Walnüsse)

EXKURS: ÖLZIEHEN

Das Ölziehen (nach [5]) – das Kauen oder Spülen mit Sonnenblumenöl – ist eine Selbsthilfemaßnahme, die angeblich der ukrainischen Volksmedizin entstammt. Es sollte bevorzugt morgens vor dem Frühstück durchgeführt werden.

- 1 EL Sonnenblumenöl im Mund für ca. 10 Min. durch die Zähne ziehen. Das Öl emulgiert mit der Zeit, es wird dünnflüssig.
- Nach dem Ausspucken Zähne und Mundhöhle gründlich reinigen und spülen.

Als Wirkmechanismus wird Folgendes vermutet: Die Mundhöhle stellt die wichtigste Eintrittspforte für Krankheitserreger aus der Umwelt dar. Das Öl vermag als Fett die fettlöslichen Erreger und ihre Stoffwechselprodukte zu binden. Durch die Bewegung durch die Zähne werden diese wie auch das Zahnfleisch und Zahnfleischtaschen mechanisch gespült. Daneben verwandelt sich das Öl allmählich in eine Emulsion, ein Wasser-Fett-Gemisch. Nun ist es in der Lage, auch wasserlösliche Erreger, deren Stoffwechselprodukte und andere Gifte zu binden und entgiftet somit auf zweifache Weise.

Komplementärmedizinische Therapieverfahren

Aus Sicht der **Mikronährstoffmedizin** sind folgende Anwendungen hilfreich:

- 150–200 mg Vitamin E zusammen mit 200–400 mg Vitamin C während der Wintermonate: synergistischer Effekt bezüglich des Immunsystems
- Kombination von Phytopharmaka mit Zink- und Selenpräparaten zur positiven Beeinflussung der zellulären und humoralen Immunreaktionen

LITERATUR

[1] Arnold W, Ganzer U: Checkliste Hals-Nasen-Ohrenheilkunde. 4. A. Stuttgart: Thieme, 2005.
[2] Bachmann R, Schleinkofer G. Die Kneipp-Wassertherapie. 2. A. Mindelheim: Sachon, 1989.
[3] Carstens V. Bewährte Naturheilverfahren bei leichten und schweren Erkrankungen. 2. A. Essen: Natur und Medizin, 1992.
[4] Dorstewitz H. Erkältung und Grippe natürlich behandeln. 2. A. München: Gräfe und Unzer 1987.
[5] Elies M, Kerckhoff A: Infekte und Infektanfälligkeit. Essen: Natur und Medizin, 2004.
[6] Friese KH (Hrsg.). Naturheilkundliche HNO-Praxis. Stuttgart: Hippokrates, 2000.
[7] Kerckhoff A. Die grüne Hausapotheke. Essen: KVC-Verlag, 2006.
[8] Kerckhoff A. Was tun bei … Nasennebenhöhlenentzündung. Essen: KVC-Verlag, 2004.
[9] Kerckhoff A, Kruse S. Was tun bei … Mittelohrentzündung Essen: KVC-Verlag, 2004.
[10] Schilcher H, Kammerer S, Wegener T. Leitfaden Phytotherapie. 4. A. München: Elsevier 2010.
[11] Stellmann, HM. Kinderkrankheiten natürlich behandeln. 7. A. München: Gräfe und Unzer, 1989.

IV Naturheilverfahren bei ausgewählten Patientengruppen

IV

KAPITEL

8 Naturheilverfahren bei ausgewählten Patientengruppen

8.1 Kinderkrankheiten

Daniel Seng

Naturheilverfahren unterschiedlichster Art erfahren in den letzten Jahren v. a. in der Kinderheilkunde eine gesteigerte Nachfrage. Dieser Nachfrage steht mittlerweile ein kaum mehr überschaubares Angebot sog. alternativer Naturheilverfahren gegenüber, die meist weder fundiert noch überwacht sind. Zum Schutz der Kinder ist daher die Indikation sehr kritisch zu sehen und im Zweifel abzulehnen.

Klassische Naturheilverfahren – die Hydro-, Phyto-, Ordnungs-, Ernährungs- und Bewegungstherapie – sind hingegen anerkannte Verfahren, deren positiven Wirkungen zunehmend auch in der Kinderheilkunde durch placebokontrollierte Studien bestätigt werden.

Bei der Behandlung chronischer Erkrankungen und leichter bis mittelschwerer Infektionen, wie sie bei Kindern sehr häufig vorkommen, sind sie eine effektive, kostengünstige und nebenwirkungsarme Ergänzung zu schulmedizinischen Maßnahmen. Darüber hinaus sind sie ein wichtiger Baustein in der Prophylaxe und tragen zu einer bewussten und nachhaltigen Lebensführung bei.

Ordnungstherapie

Die Schulmedizin im Allgemeinen und die Kinderheilkunde im Speziellen haben ihre Diagnostik und Therapien in den letzten Jahrhunderten vor allem an körperlichen Symptomen ausgerichtet. Durch Erkenntnisse vor allem aus der psychosomatischen Medizin, haben die von Pfarrer Kneipp unter Ordnungstherapie zusammengefassten Maßnahmen wieder an Bedeutung gewonnen. Hierunter werden Faktoren, wie ein geregelter Tagesablauf, Rituale, Schlafqualität, positiver Umgang mit Medien, Erziehung oder Umgang mit Stress, subsumiert, die den Kindern Halt und Orientierung geben und somit zu einer gesunden geistigen und körperlichen Entwicklung beitragen. Die praktische Umsetzung wird allerdings durch die gesellschaftlichen Veränderungen zunehmend erschwert, was sich in unterschiedlichen Somatisierungsstörungen widerspiegelt.

Mit modernen Erziehungshilfeprogrammen wie z. B. Triple-P (= positive parenting program, s. Kasten), Entspannungsverfahren wie autogenes Training, positive Muskelrelaxation nach Jacobsen oder kognitiv-verhaltenstherapeutischen Methoden stehen wissenschaftlich evaluierte Maßnahmen zur Verfügung, die eine positive Lebensführung der Eltern und Kinder signifikant unterstützen können.

PRAXISTIPP

Leitlinien einer positiven Erziehung nach Triple P (www.triplep.de).

- Für eine sichere und interessante Umgebung sorgen: Kinder brauchen eine sichere und interessante Umgebung, um sich ohne Gefahren und ständige Verbote gut entwickeln zu können.
- Eine positive und anregende Lernatmosphäre schaffen: Elterliche Unterstützung, Zuwendung und Aufmerksamkeit hilft Kindern, Neues auszuprobieren und sich häufiger angemessen zu verhalten.
- Sich konsequent verhalten: Wenn Eltern konsequent und vorhersehbar reagieren, lernen Kinder Verantwortung zu übernehmen und entwickeln Selbstkontrolle.
- Realistische Erwartungen entwickeln: Realistische Erwartungen der Eltern an sich selbst und an ihre Kinder entlasten die Familie und verhindern, dass Eltern sich und ihre Kinder überfordern.
- Die eigenen Bedürfnisse beachten: Eltern fällt es leichter, geduldig, gesprächsbereit und konsequent auf ihre Kinder zu reagieren, wenn sie auch ihre eigenen Bedürfnisse berücksichtigen. Kompetenzen von Kindern fördern.

Hydro- und Thermotherapie

Kinder lieben Wasser. Daher eignet sich dieser Überträger thermischer Reize optimal für regelmäßige hydrotherapeutische Anwendungen. Bereits ab einem Alter von 6 Monaten können Kleinkinder spielerisch an die Hydro- und Thermotherapie herangeführt werden. Beginnend mit **sanften Reizen** werden sie zunächst an die jeweilige Anwendung und danach an steigende thermische Reize gewöhnt. Wie bei Erwachsenen in Studien nachgewiesen, führt die regelmäßige (2–3 ×/Woche) Anwendung eines hydrotherapeutischen Verfahrens nach 3 Monaten zu einer Immunstimulation [1].

Um bei Kindern einen entsprechenden Effekt zu erzielen, sollte wegen der schrittweisen Heranführung eine Maßnahme ritualisiert möglichst einmal täglich in den Alltag integriert werden. Mit Waschungen, Tau-, Schneelaufen, Wassertreten, Güssen, Wechselbädern und Kindersauna gibt es viele Möglichkeiten einer kindgerechten Umsetzung.

Anders als bei Erwachsenen, können auch mehrere Anwendungen pro Tag durchgeführt werden.

PRAXISTIPP

Gemäß Kneipp gilt: Kein kaltes Wasser auf kalte Gliedmaßen geben, nach einem Kaltreiz muss eine aktive Wiedererwärmung erfolgen. Als weiterer Grundsatz kann gelten: Abhärtende Maßnahmen können solange durchgeführt werden, wie Eltern ihre Kinder mit einem milden Infekt noch in den Kindergarten schicken würden.
Zu beachten sind folgende Richtlinien:

- Beginn ab 6. Lebensmonat
- regelmäßige Anwendung (mindestens 3 × /Woche)
- spielerisch heranführen
- mit sanften Reizen beginnen
- Anwendungen sollen nie schmerzhaft sein
- auf warme Füße/Arme vor und nach Anwendung achten
- Temperatur an jeweilige Verfassung anpassen
- regelmäßige allgemeine Hautpflege

Phytotherapie

Phytotherapeutika gewinnen aufgrund ihres Wirkspektrums und ihrer Verträglichkeit in der Kinderheilkunde an Bedeutung und erfreuen sich einer steigenden Nachfrage. Sie werden von Eltern häufig als Sinnbild der sog. sanften Medizin gesehen. Allerdings erfolgt deren Anwendung oft in unreflektierter und teilweise kommerziell beeinflusster Selbstmedikation – nicht zuletzt aufgrund geänderter Verschreibungsmöglichkeiten. Vielfach wird angeführt, dass Phytotherapeutika eine große therapeutische Breite aufweisen würden, nur schwach bis moderat wirksam seien und daher keine nennenswerten Nebenwirkungen besäßen. Doch es gilt zu differenzieren zwischen sog. „natürlichen Arzneimitteln ohne Nebenwirkungen“ und modernen Phytotherapeutika mit hohen pharmakologischen und toxikologischen Ansprüchen.

Bei der Behandlung von Infektionen im Kindesalter sind rationale Phytotherapeutika (➤ 5.5.1) integrierter Bestandteil einer Pharmakotherapie. Sie besitzen einen hohen Stellenwert in der Therapie viraler Erkrankungen und stellen gleichzeitig eine sinnvolle Ergänzung antibiotischer Behandlungen dar. Ihre Akzeptanz und Verträglichkeit sind im Kindesalter sehr gut.

EXKURS

Um den gewünschten Wirkstoff aus Pflanzen zu extrahieren, wird meist Ethanol als Extraktionsmittel verwendet. Flüssige Phytopharmaka können somit zwischen 7 und 45 Vol% Ethanol enthalten, was bei der Behandlung von Kindern Bedenken auslösen kann. Die sog. Widmark-Formel zur Berechnung des Blutalkoholgehalts zeigt jedoch, dass selbst Therapeutika mit 45 Vol.% Ethanol im therapeutischen Bereich weit unter einer möglichen Toxizität liegen. Das anfallende Ethanol wird durch die Alkoholdehydrogenase so schnell abgebaut, dass es zu keiner Akkumulation kommt. Vorsicht ist allerdings bei Säuglingen bis zum 10. Lebensmonat geboten, da bei ihnen die Alkoholdehydrogenaseaktivität noch nicht ausreichend vorhanden ist [2].

Bewegungstherapie

Kinder haben einen instinktiven Bewegungsdrang. Die gesellschaftlichen und sozialen Veränderungen führten jedoch zu einer weiter zunehmenden Immobilität. Dabei gehört regelmäßige körperliche Bewegung zu den effektivsten vorbeugenden Maßnahmen. Neben einer Optimierung der Durchblutung kommt es zu einer Stimulation des Abwehrsystems. Kinder sollten daher wetterunabhängig täglich mindestens 30–60 Min. aktiv im Freien verbringen. Die klimatischen Reize wie Wind und Wetter tragen außerdem zur allgemeinen Abhärtung bei. Auf funktionale Kleidung ist zu achten.

Ernährungstherapie

Eine ausgewogene Ernährung der Kinder, wie sie von der *Deutschen Gesellschaft für Ernährung (DGE)* empfohlen wird, ist die beste Grundlage für ein gesundes Wachstum sowie für eine körperliche und geistige Entwicklung. Davon ausgehend, dass im Kindesalter ein bestimmtes Ess- und Ernährungsverhalten geprägt wird, das sich später oft nur sehr schwer verändern lässt, kommen dem Elternhaus und den Kindertagesstätten eine entscheidende Bedeutung in der Vermittlung einen natürlichen Umgangs mit gesundem Essen zu. Dieser beginnt mit gemeinsamen Mahlzeiten im Kreise der Familie sowie dem spielerischen Einbeziehen der Kinder in die Zubereitung von Speisen. Fast Food und Fertiggerichte sollten nicht verboten – und damit von besonderem Reiz sein – sondern moderat in den Ernährungsplan eingebunden werden.

Nahrungsmittel und Kalorienzufuhr

Bei der Zusammenstellung einer ausgewogenen und abwechslungsreichen Ernährung hilft das Führen eines Wochenplanes. Er erleichtert das Einkaufen und bringt durch die Planung automatisch Abwechslung und Ausgewogenheit in den Speiseplan.

Eltern machen sich häufig Sorgen, ihr Kind esse zu wenig. Eine Dokumentation und Summierung der zugeführten Kalorien über drei Tage kann hierbei Klarheit schaffen.

MERKE

Die benötigte Kalorienzufuhr lässt sich durch folgende einfache Faustformel bestimmen.

- Kinder bis 10 Jahre 1.000 + Alter × 100
- Mädchen > 10 Jahre ca. 1.600 kcal./Tag
- Jungen > 10 Jahre ca. 2.500 kcal./Tag

Tab. 8.1 Richtwerte des täglichen Flüssigkeitsbedarfs bei Kindern, modifiziert nach *Deutscher Gesellschaft für Ernährung (DGE).* D-A-C-H-Referenzwerte für die Nährstoffzufuhr 2000

Alter	Empfohlene Trinkmenge pro Tag	Umgerechnet in Gläser (150 ml/Glas)
1–4 Jahre	800 ml	etwa 5 Gläser
4–7 Jahre	950 ml	etwa 6 Gläser
7–10 Jahre	1000 ml	etwa 6,5 Gläser

Trinkmenge

Eine ausreichende Flüssigkeitszufuhr ist für die Aufrechterhaltung wichtiger Stoffwechsel- und Regulationsprozesse erforderlich. Für den durchschnittlichen Flüssigkeitsbedarf (➤ Tab. 8.1) von Kindern hat die *Deutsche Gesellschaft für Ernährung (DGE)* folgende Richtwerte herausgegeben: Bei den 2- bis 9-Jährigen decken etwa fünf bis sechs Gläser Flüssigkeit à 150 ml den täglichen Bedarf an Getränken. Befragungen haben jedoch gezeigt, dass die Hälfte der 6- bis 11-Jährigen nicht genug Flüssigkeit zu sich nimmt [3].

Trinkgewohnheiten lernen Kinder vorwiegend von ihren Eltern. Gute Trinkgewohnheiten in der Familie sind daher sehr hilfreich, allerdings sind viele Eltern aufgrund des großen Angebotes häufig unsicher, was sie ihren Kindern zu trinken geben sollen. Aus Sicht der Ernährungstherapie sind Wasser und ungesüßte Kräuter- oder Früchtetees für Kinder die besten Durstlöscher. Als Abwechslung können Wasser mit Geschmack oder auch verdünnte Saftschorlen dienen. Milch hingegen ist ein Nahrungsmittel und kein Getränk.

Zur Vorbeugung einer frühkindlichen Karies sollte darauf geachtet werden, dass die Zähne der Kleinkinder nicht ständig mit gesüßten Säften oder Tees umspült werden.

8.1.1 Infektanfälligkeit

Kleinkinder mit rezidivierenden Infekten stellen eines der häufigsten Probleme in der kinderärztlichen Praxis dar. Neben zahlreichen Arztbesuchen führen die meist viralen Infektionen teilweise zu einer erheblichen Beeinträchtigung und häufigen Fehlzeiten im Kindergarten und in der Schule. Hier sind klassische Naturheilverfahren eine wirkungsvolle Ergänzung zu schulmedizinischen Maßnahmen und können sowohl präventiv als auch therapeutisch zu einer Reduktion der Infekthäufigkeit und -intensität beitragen.

Unter einer Infektanfälligkeit wird im Kleinkindalter das Auftreten von mehr als acht Infektionen pro Jahr verstanden [4]. Die Ursache dieser Häufung ist durch eine partielle Unreife des kindlichen Immunsystems und der altersentsprechenden hohen Keimexposition (z. B. Kinderkrippe, Kindergarten, Geschwister) bedingt [5]. Der alters- und entwicklungsbedingten physiologischen Infektanfälligkeit steht die seltene, aber nicht zu übersehende pathologische Infektanfälligkeit gegenüber. Durch eine gezielte Anamnese, körperliche Untersuchung und eine rationale Diagnostik (s. Kasten) können die häufigsten Immundefekte ausgeschlossen werden [6].

MERKE

Anamnese

- positive Familienanamnese für angeborene Immundefekte
- acht oder mehr eitrige Otitiden pro Jahr
- zwei oder mehr schwere Sinusitiden pro Jahr
- zwei oder mehr Pneumonien innerhalb eines Jahres
- antibiotische Therapie über zwei oder mehr Monate ohne Effekt
- Impfkomplikationen bei Lebendimpfungen (insbesondere BCG und Polio nach Sabin)
- Gedeihstörung im Säuglingsalter mit oder ohne chronische Durchfälle
- rezidivierende tiefe Haut- oder Organabszesse
- zwei oder mehr viszerale Infektionen (Meningitis, Osteomyelitis, septische Arthritis, Empyem, Sepsis)
- Persistierende Candida-Infektionen an Haut oder Schleimhaut jenseits des ersten Lebensjahres
- chronische Graft-versus-Host-Reaktion (z. B. unklare Erythema bei kleinen Säuglingen)
- rezidivierende systemische Infektionen mit atypischen Mykobakterien

Diagnostik

Eine rationale Diagnostik bei Infektanfälligkeit umfasst die Bestimmung folgender Laborparameter (weitere Informationen unter www.immundefekt.de).

- BB, Diff-BB
- IgA, IgG, IgM, IgE
- ggf. sekretorisches IgA
- ggf. IgG-Subklassen 1–4
- ggf. Impftiterbestimmung (Pertussis, Pneumokokken, Diphterie, Masern)

Ordnungstherapie

Aus Studien im Bereich der Psychoneuroimmunologie geht mittlerweile unbestritten hervor, dass akuter oder chronischer psychischer und körperlicher Stress zu einer erhöhten Infektanfälligkeit führt [11]. Zur Stressbewältigung sind **Entspannungsverfahren** wie z. B. autogenes Training oder progressive Muskelrelaxation nach Jacobsen einfach umzusetzende und auch im Kindesalter bewährte Methoden. Für die Unterstützung einer positiven Erziehung liegen evidenzbasierte Programme wie z. B. Triple P (Positiv Parenting Program) vor [12].

Hydro- und Thermotherapie

Neben den von der STIKO empfohlenen Impfungen im Kindesalter, welche derzeit die beste Infektprophylaxe darstellen, nehmen klassische Naturheilverfahren in der Prävention eine wichtige Stellung ein. Hierbei ist die Hydrotherapie von besonderer Bedeutung. Die regelmäßige Anwendung hydrotherapeutischer Maßnahmen bewirkt eine Zirkulationsförderung und eine erhöhte Reagibilität kutaner Gefäße, sodass Kaltreize besser toleriert werden. Es kommt zu einer **unspezifischen Adaptation** – auch als Abhärtung bezeichnet [7]. Die Wirksamkeit der Hydro- und Thermotherapie ist durch Studien an Erwachsenen nachgewiesen [8]. Bei Kindern wurden bisher nur wenige Untersuchungen durchgeführt, sodass weitere Studienergebnisse abzuwarten sind.

Kleinkinder können ab einem Alter von sechs Monaten an die Hydro- und Thermotherapie herangeführt werden. Mit Waschungen, Tau-, Schneelaufen, Kneipp-Wassertreten, Güssen, Wechselbädern und Kindersauna gibt es viele kindgerechte Anwendungen.

PRAXISTIPP

Grundregeln

Eltern sollten sich eine Maßnahme aussuchen, die einmal täglich in den familiären Tagesablauf eingebunden wird. Auch mehrere Anwendungen pro Tag sind möglich.

- Die Anwendungen sollen immer angenehm sein.
- Wassertemperatur der jeweiligen Verfassung anpassen.
- Bei Kleinkindern (1–5 Jahre) mit sanften Reizen beginnen.
- Bei Infekt keine Kaltanwendung oder Sauna.
- Mindestens 1 × tgl. Hautpflege durchführen.

Waschungen

- Zeitpunkt: beliebig; kreislaufstärkende Oberkörperwaschung: morgens im Bett ca. 5–10 Min. vor dem Aufstehen, ausleitende Unterkörperwaschung abends zum Einschlafen.
- Materialien: Waschhandschuh (bevorzugt aus Leinen) Badethermometer, Schüssel mit temperiertem Wasser.
- Temperatur zu Beginn: Kleinkind (35 °C), Kinder (25–30 °C) – Schritt für Schritt kälteres Wasser benutzen.

Oberkörperwaschung

- Beginn am rechten Arm: Vom Handrücken außen mit zügigen Streichungen über den Ellbogen bis zur Schulter und innen am Arm zurück, insgesamt 2 × durchführen.
- Den linken Arm ebenso abwaschen.
- Anschließend Rumpf und Hals kreisend abreiben, Ziel ist ein sanfter Wasserfilm auf der Haut! Gleich wieder anziehen, ohne abzutrocknen.
- Nach Möglichkeit 5–10 Min. ruhen (z. B. Geschichte vorlesen, Tag planen, kuscheln).

Unterkörperwaschung

- Beginn am rechten Bein: Vom Fußrücken außen über das Knie bis etwas über die Hüfte und innen zurück bis zur Ferse, insgesamt 2 × durchführen.
- Linkes Bein ebenso abwaschen.
- Zuletzt beide Fußsohlen waschen.

Knieguss

- Zeitpunkt: beliebig
- Materialien: Duschbrause/Gießkanne/Becher
- Bei kleinen Kindern mit klein-flächigen Teilanwendungen (z. B. Fußrücken) beginnen.
- Durchführung:
  - Kind steht in der Duschwanne. Mit dem Ausatmen beginnend, vom rechten Fußrücken ausgehend außen aufwärts bis etwa handbreit über das Knie gießen, dort kurz verweilen und an der Innenseite langsam abwärts. Insgesamt 2 × durchführen.
  - Anschließend das linke Bein.
  - Zum Abschluss beide Fußsohlen abgießen.
  - Danach Beine und Füße abstreifen, nicht abtrocknen, warme Socken anziehen und durch Bewegung/Spiel für Wiedererwärmung sorgen.

Taulaufen, Schneelaufen, Wassertreten

- Zeitpunkt: beliebig
- Materialien: Handtuch
- Vor Kaltanwendung durch Bewegung/Spiel für warme Füße sorgen.
- Durchführung:
  - Im „Storchenschritt" gemeinsam mit Ihrem Kind ca. 1–3 Min. (je nach Reizstärke) durch das Gras/den Schnee/das Wasser treten.
  - Anschließend Wasser/Schnee abstreifen, warme Socken anziehen und für Wiedererwärmung durch Bewegung/Spiel sorgen.
- Als Wassertretbecken eignet sich auch sehr gut die Badewanne mit rutschfester Fußmatte.

Sauna für Kinder (ca. 70 °C)

- Zeitpunkt: nachmittags
- Voraussetzung: Mindestalter 6 Monate, infektfrei
- Durchführung:
  - Ungeübte Kleinkinder zunächst mit der neuen Umgebung vertraut machen.
  - Der erste Saunagang beginnt auf der untersten Bank für max. 1–2 Min.
  - Anschließend den Körper mit lauwarmem Wasser abduschen und mit kühlem Knieguss beenden. Danach ca. 10–15 Min. ruhen (z. B. Geschichte vorlesen, trinken).
  - Auch geübte Kleinkinder nicht länger als 2 × 5 Min. saunieren lassen. Bitte auf reichlich Flüssigkeit achten.

Phytotherapie

Für phytotherapeutische Immunstimulanzien wie z. B. Echinacea konnten bisher keine eindeutigen Wirknachweise in der Prophylaxe von Infekten erbracht und somit keine Therapieempfehlungen ausgesprochen werden.

Bewegungstherapie

Regelmäßige körperliche Bewegung trägt über eine Durchblutungsoptimierung der Haut und des HNO-Bereichs zur Infektprophylaxe bei. Darüber hinaus stimulieren klimatische Reize durch Wind und Wetter das unspezifische Immunsystem. Kinder sollten sich wetterunabhängig täglich mindestens 30–60 Min. körperlich im Freien bewegen. Auf eine funktionale Kleidung ist zu achten.

Ernährungstherapie

Vitamine, Antioxidantien, Mineralien und Spurenelementen sind für die Funktion des Immunsystems von großer Bedeutung. Eine ausreichende Zufuhr dieser Nährstoffe wird durch eine altersgerechte Mischkost, wie sie von der *Deutschen Gesellschaft für Ernährung (DGE)* empfohlen wird, gewährleistet.

Studien zeigen, dass hoch dosierte Vitamin-C-Gaben bei Extremsportlern einen Einfluss auf die Infektanfälligkeit haben. Inwieweit dies auch für Kinder mit rezidivierenden Infekten zutrifft, ist derzeit noch nicht abschließend geklärt [10].

Erweiterte Naturheilverfahren

Mikrobiologische Therapie: Zur prophylaktischen medikamentösen Therapie stehen bisher nur wenige gut untersuchte Medikamente zur Auswahl. Das bekannteste Therapeutikum dürfte das Bakterienlysat OM 85 BV (Broncho-Vaxom®) sein, dessen Wirkung in prophylaktisch, randomisiert, doppelblind, placebokontrollierten Studien nachgewiesen werden konnte.

STUDIEN

Schaad et al. [9] konnten z. B. an 232 Kindern mit rezidivierenden Atemwegsinfekten im Alter von 36–96 Monaten eine signifikante Reduktion der Infekte durch Verum zeigen. Der Effekt war besonders deutlich bei Kindern, die in der Vorsaison an mehr als drei Infekten erkrankt waren. Darüber hinaus ging der Antibiotikaverbrauch um bis zu 50 % zurück. Relevante Nebenwirkungen waren nicht zu beobachten. Diese Ergebnisse wurden in einer Cochrane-Metaanalyse bestätigt.

8

8.1.2 Akute Atemwegsinfekte

Atemwegsinfekte gehören zu den häufigsten Erkrankungen in der kinderärztlichen Praxis. Die meist viralen Infektionen zeigen eine hohe Selbstheilungstendenz, allerdings birgt die Nichtbehandlung auch das Risiko bakterieller Superinfektionen sowie protrahierter oder chronischer Verläufe. Zusätzlich besteht vonseiten der besorgten Eltern eine hohe Nachfrage nach einer medikamentösen Therapie, um die Krankheitsverläufe positiv zu beeinflussen. In der Behandlung solcher Infektionen gewinnen klassische Naturheilverfahren sowohl als Monotherapie oder in Kombination zur schulmedizinischen Therapie an Bedeutung.

Ordnungstherapie

Unabhängig von beruflichen und gesellschaftlichen Verpflichtungen brauchen Kinder im Krankheitsfall die besondere **Zuwendung** durch nahestehende Personen. Eltern sollten daher soweit möglich, ihrem Bedürfnis nach Durchführung des gewohnten Alltages widerstehen und sich vermehrt ihrem kranken Kind widmen. Zuwendung trägt wesentlich zur Genesung bei. Bei krankheitsbedingten unruhigen Nächten sollte Kindern die Möglichkeit gegeben werden, das Schlafdefizit am Tage nachzuholen – dies gilt auch für die Eltern selbst. Krankheitstage sind besondere Tage und eignen sich nicht, Erziehungsstrategien oder -programme anzufangen oder fortzuführen. Diese sollten erst nach Abklingen der Symptome wieder umgesetzt werden.

Hydro- und Thermotherapie

Die erhöhte Infektanfälligkeit im Kindesalter wird neben dem noch partiell unreifen Immunsystem auch durch eine gestörte Schleimhautdurchblutung im Bereich des Nasen-Rachen-Raumes gefördert. Hierbei kommt der konsensuellen Reaktion zwischen der Durchblutung der akralen Haut und der Nasen-Rachen-Schleimhaut eine besondere Bedeutung zu [13, 14].

Aus einer anhaltenden Minderperfusion, z. B. der Füße, resultiert eine geringere Durchblutung der Schleimhäute im Nasen-Rachen-Raum. Diese wiederum führt zu einer Verminderung der lokalen Sekretproduktion mit Störung der mukoziliären Clearance und zur Erniedrigung der lokalen Temperatur, die die Virusreplikationsbedingungen fördert. In Kombination mit den physikalischen Faktoren der Kälte (Wintermonate) wird eine Adhärenz und Infektion begünstigt.

Eine frühzeitige Anwendung hydrotherapeutischer Maßnahmen kann den Infektverlauf positiv beeinflussen.

- So wird z. B. mit **ansteigenden Fuß-und Armbädern** eine erhöhte Durchblutung des Nasen-Rachen-Bereichs erreicht [14]. Durch allmähliches Ansteigen der Wassertemperatur werden eine optimale Gefäßweite und eine höchstmögliche passive Wärmezufuhr erzielt.
- **Inhalationen** mit warm vernebelter physiologischer Kochsalzlösung sorgen für eine Befeuchtung der Atemwege und unterstützen so die mukoziliäre Clearance.
- Für eine intensivierte Sekretolyse eignen sich **hypertone Kochsalzlösungen** (NaCl 1 oder 3 %), die mittlerweile als Fertiginhalate im Handel erhältlich sind.
- Eine weitere Option bieten speziell für Kinder entwickelte **Nasenduschen** mit einfacher Handhabung. Säuglingen kann Muttermilch oder NaCl 0,9 % über Spritze oder Pipette mehrmals täglich direkt in die Nase verabreicht werden.

Physiotherapeutisch stehen mit autogener Drainage, Kontaktatmung, Valsalva-Manöver, atemerleichternde Stellungen, wirksame und einfach umzusetzende sekretolytische und belüftungsfördernde Maßnahmen zur Verfügung.

Hilfreich sind darüber hinaus eine ausreichende Flüssigkeitszufuhr (Kleinkinder ca. 50 ml/kg/Tag), Zimmertemperaturen von maximal 16–18 °C im Schlafbereich und das Aufhängen feuchter Tücher.

PRAXISTIPP

Ansteigendes Fußbad

Auch bei kalten Füßen, beginnendem Infekt oder als Einschlafhilfe sehr gut geeignet.

- Durchzuführen am Nachmittag, benötigt werden Badethermometer Eimer/Wanne, Gießkanne mit ca. 45 °C warmem Wasser oder Duschbrause, Handtuch.
- Durchführung:
  - Eimer mit angenehm warmem Wasser (ca. 35 °C) bis zu den Knöcheln des Kinds befüllen. Etwa 5 Min. warmes Wasser bis etwa unterhalb des Knies zufließen lassen, die Temperatur soll langsam ansteigen (Ziel ca. 39/40 °C).
  - Füße für weitere 5–10 Min. im Wasser belassen, dann abtrocknen, einölen, warme Socken anziehen und ca. 10–15 Min. nachruhen.
  - Während des Fußbades darf mit Händen und Füßen im Wasser gespielt werden.

Serielle Waschungen bei Fieber

Oberkörperwaschungen alle 20–30 Min. mit einer Wassertemperatur von ca. 2–3 °C unterhalb der Fiebertemperatur. Voraussetzung: warme Extremitäten. Alternativ oder ergänzend können Wadenwickel angewendet werden.

Phytotherapie

Atemwegsinfekte sind mit über 90 % viralen Ursprungs. Bakterielle Superinfektionen entwickeln sich nur bei rund 20 % der Kinder. In einer Cochrane-Metaanalyse konnte gezeigt werden, dass Antibiotika, die beim Vorliegen einer bakteriellen Superinfektion wirksam sind, eine solche kaum verhindern können [15]. Dennoch werden auch in der Kinderheilkunde meist aus Sorge vor bakteriellen Superinfektionen oder Komplikationen in mehr als 60 % der Fälle Antibiotika verabreicht. Dies führt neben möglichen gastrointestinalen Nebenwirkungen und Schädigung der körpereigenen Flora zu einer Resistenzinduktion verbunden mit der Selektion weniger empfindlicher Keime. In diesem Spannungsfeld zwischen minimaler und maximaler Therapie ermöglichen moderne Phytotherapeutika eine effektive Behandlung mit geringen Nebenwirkungen.

Phytopharmaka bei Infekten der oberen Luftwege

STUDIEN

Eine im *American Journal of Pediatrics* veröffentliche prospektive randomisierte, doppelblinde, placebokontrollierte Studie von Paul et al. bestätigte einen signifikanten Effekt ätherischer Öle bei der Behandlung von Infekten der oberen Luftwege.

Die Anwendung eines menthol-, campher- und eukalyptushaltigen Vaporubs führte zu einer eindeutigen Reduzierung nächtlichen Hustens und Verbesserung der Nasenatmung sowie der Schlafqualität der Patientenkinder und deren Eltern.

Wie bei jedem Therapeutikum ist auch hier auf eine sachgerechte Anwendung zu achten. Kinder unter zwei Jahren und/oder Überempfindlichkeiten der Atemwege sollten wegen der möglichen Gefahr eines Laryngospasmus von der Therapie ausgenommen werden [16].

Phytopharmaka bei Rhinosinusitis

Der Sinus maxillaris ist wie der Sinus ethmoidalis bereits bei Geburt angelegt und vergrößert sich v. a. während des Zahnwechsels. Sinusitiden können potenziell in jedem Alter auftreten, sind allerdings vor Abschluss des 2. Lebensjahres eher selten.

In mehr als 80 % der Fälle ist die akute Sinusitis Folge einer Rhinitis, ausgelöst durch Rhino-, Influenza- oder Parainfluenzaviren. Bakterielle Superinfektionen sind im Kindesalter mit < 1 % sehr selten. Das oftmals beobachtete gelblich-eitrige Nasensekret ist vielmehr Zeichen einer ablaufenden Entzündungsreaktion als Ausdruck einer bakteriellen Superinfektion. Die Therapie der Rhinosinusitis ist symptomatisch. Antibiotika werden nur sehr selektiv eingesetzt. Neben hydrotherapeutischen Maßnahmen ist die Behandlung mit **Ätherisch-Öl-Drogen** (z. B. Gelomyrtol® oder Soledum®) und pflanzlichen Kombinationsprodukten (z. B. Sinupret®) seit Langem etabliert und wissenschaftlich gesichert. Sie verfügen über die für die Behandlung der Rhinosinusitis erforderliche sekretolytische, sekretomotorische, antiphlogistische und antimikrobielle Wirkung.

STUDIEN

- Für Myrtol beispielsweise konnten Federspil et al. in einer doppelblinden randomisierten Multicenterstudie an 331 Patienten mit akuter Sinusitis eine klare Überlegenheit gegenüber Placebo zeigen [17].
- Auch 1,8-Cineol als ätherisches Öl des Eukalyptus globulus hat bei der Behandlung der nicht eitrigen Rhinosinusitis eine signifikant bessere Wirkung gegenüber Placebo mit Nasentropfen. Dies erbrachte eine prospektive, randomisierte, doppelblind, placebokontrollierte Studie an 152 Patienten mit akuter Rhinosinusitis [18].

Als Monotherapie oder auch Teil einer Kombinationstherapie mit Antibiotika in der Behandlung einer bakteriellen Rhinosinusitis steht mit der Pflanzenkombination aus Eisenkraut (Verbena officinalis), Schlüsselblume (Primula veris), Enzian (Gentiana lutea), Holunder (Sambucus nigra) und Gartenampferkraut (Rumex acetosa) eine seit Jahren etablierte und wissenschaftlich gut evaluierte Therapieoption zur Verfügung [19, 20].

Phytopharmaka bei akuter Bronchitis

Die Atemwege von Kleinkindern unterscheiden sich sowohl anatomisch als auch funktionell von denen Erwachsener. Bei Säuglingen und Kleinkindern sind die Bronchien noch sehr klein und eng, woraus sich ein erhöhter Atemwegswiderstand ableitet. Die Atemarbeit erfolgt vorwiegend über das Zwerchfell und wird zusätzlich durch fast waagerecht stehende Rippenbögen erschwert. Insbesondere bei Säuglingen und Kleinkindern kann es aufgrund des relativ erhöhten Anteils schleimproduzierender Becherzellen rasch zu einer Obstruktion mit Dyspnoe als Ausdruck einer obstruktiven Bronchitis kommen.

Ein vermehrter Bronchialschleim, wie er therapeutisch durch chemisch-synthetische Sekretolytika (Acetylcystein oder Carbocistein) erreicht wird, kann von Kindern unter 2 Jahren nur schwer abgehustet werden. Wegen vermehrt aufgetretener respiratorischer Komplikationen sind diese Substanzen seit 2010 in Frankreich für dieses Alter nicht mehr zugelassen [21].

Dagegen führen Phytopharmaka, z. B. Umckaloabo®, Bronchipret®, Bronchicum®, Prospan®, über ihre pflanzlichen Inhaltsstoffe zu einer **Wiederherstellung** der **mukoziliären Clearance,** was eine Verbesserung der Sekretomotorik zur Folge hat. Weitere positive Wirkungen wie antientzündliche, antivirale und bronchiolytische sind in zahlreichen Studien nachgewiesen. Phytotherapeutika zur Behandlung der akuten Bronchitis sind meist ab dem ersten Lebensjahr zugelassen und weisen bei Kindern eine gute Akzeptanz und Verträglichkeit auf.

Umckaloabowurzel

Die Umckaloabowurzel (Pelargonium sidoides, Umckaloabo®) ist eine südafrikanische Geranienart (➤ 5.5.5). Das breite Wirkspektrum der Pflanze ist in pharmakologischen Studien nachgewiesen (➤ 5.5.5). Klinisch liegen in der Behandlung der akuten Bronchitis bei Kindern abgeschlossene multizentrische, randomisierte, placebokontrollierte Doppelblindstudien vor, die eine signifikante Überlegenheit des Wurzelextraktes von Pelargonium sidoides gegenüber Placebo zeigen.

STUDIEN

Bei der Anwendung des Wurzelextrakts über 7 Tage konnte bei 200 Kindern im Vergleich zu Placebo eine deutliche Verbesserung des Bronchitis-Severity-Scores beobachtet werden (p< 0,0001). Dabei zeigte sich ein signifikanter Rückgang der Symptome bereits ab dem dritten Behandlungstag. Nach 7 Tagen waren insgesamt mehr als 75 % der Kinder entweder beschwerdefrei oder deutlich gebessert. In der Placebogruppe hingegen waren dies nur rund 25 %. Die Verträglichkeit ist gut [22]. Intermittierende Hinweise auf eine mögliche Hepatotoxizität konnten bisher nicht bestätigt werden [23].

Thymian, Schlüsselblume und Efeu

Für die Wirkstoffkombinationen Thymiankraut (Thymii herba) und Efeublätter (Hederae helicis folium) sowie Thymiankraut (Thymii herba) und Schlüsselblume (Primula veris) in Form des Kombinationspräparats Bronchipret® liegen für Erwachsene abgeschlossene prospektive randomisierte, doppelblinde placebokontrollierte Studien mit positivem Wirknachweis (Evidenzgrad Ib) vor. In allen Studien konnte anhand des Bronchitis Severity Scores (BBS) eine signifikante Reduktion des Scores im Vergleich zu Placebo beobachtet werden (p < 0,0001) [24, 25].

Beide Phytotherapeutika sind Bestandteil der AWMF-Leitlinie der *Deutschen Gesellschaft für Pneumologie.* Die Ergebnisse der Erwachsenenstudien wurden durch Beobachtungen von 1.234 Kindern mit akuter Bronchitis bestätigt. Bereits am vierten Behandlungstag konnte eine Halbierung des initialen Bronchitis Severity Scores festgestellt werden. Beide Kombinationsprodukte sind außerdem sehr gut verträglich.

Therapie des trockenen Reizhustens

Der trockene und v.a. der nächtliche Reizhusten stellt für viele Eltern und auch Kinderärzte eine besondere Herausforderung dar. Meist ist er Ausdruck infektiöser Erkrankungen, kann aber auch im Rahmen von Asthma bronchiale, Fremdkörperaspiration, sinubronchialem Syndrom, Hyperplasie der Adenoide, gastroösophagealem Reflux oder Allergien auftreten. Daher sollte bei Persistenz der Symptome über mehr als 4 Wochen eine weiterführende Abklärung erfolgen.

- Zunächst sollte über **Nasentropfen** mit Koch- oder Meersalz sowie Xylomethazolin bei Bedarf für eine freie Nasenatmung gesorgt werden, um eine Befeuchtung und Erwärmung der Atemluft zu gewährleisten.
- Ansteigende **Fußbäder** und **Halswickel** unterstützen durch eine Durchblutungssteigerung der Schleimhäute des Nasen-Rachen-Bereichs den Heilungsprozess.
- Zur Reduktion der irritierten Hustenrezeptoren haben sich **Warminhalationen** (z. B. Paritherm®) mit Kochsalz und phytotherapeutischen Zusätzen wie Kamille, Salbei oder Thymian bewährt.
- Eine lokale **Hustenstillung** und **Schleimhautregeneration** wird über Muzilaginosa wie Eibisch, Spitzwegerich, Sonnentau oder Königskerze erreicht (z. B. Phytohustil-Sirup®, Isla Moos Pastillen®). Auch sollte, um eine weitere Austrocknung der Schleimhäute zu vermeiden, im Schlafbereich auf eine Luftfeuchtigkeit von mindestens 50 % und eine Zimmertemperatur von maximal 16–18 °C geachtet werden. Darüber hinaus ist eine ausreichende Flüssigkeitszufuhr wichtig.

Ist der Reizhusten trotz dieser Maßnahmen nicht zu kontrollieren oder bereits fortgeschritten, sollte abhängig vom Krankheitsbild eine Erweiterung der Therapie z. B. mit zentralen Hustenstillern wie Noscarpin (Capval©) oder Paracodein (Codicaps®), Salbutamol, systemischem Kortikoid oder durch eine resistenzgerechte antibiotische Therapie erfolgen. Bei Kindern mit bekannter Hyperreagibiliät der Atemwege ist eine frühzeitige Therapie mit einem inhalativen Kortikoid in erhöhter Dosierung zu empfehlen, um einer bronchialen Obstruktion vorzubeugen.

MERKE

Bei Infektionen der Atemwege sind folgende klassische Naturheilverfahren angezeigt:
- Hydrotherapie:
  - ansteigendes Fußbad
  - Waschungen bei Fieber
  - Wickel
  - Physiotherapie zur Sekretmobilisation
  - Gurgeln mit Salbeitee (ab 3–4 Jahre)
  - ausreichend Flüssigkeit
  - feuchte Tücher im Schlafbereich anbringen
  - Inhalationen mit NaCl (0,9–3 %)
- Bewegungstherapie: moderate Bewegung im Infekt

- Phytotherapie:
  - Muzilaginosa: Eibisch, Spitzwegerich, Malve, Isländisch Moos, Königskerze
  - Saponine, Bioflavonoide, Terpene: Thymian, Primel, Efeu, Eisenkraut, Ampfer, Enzian, Holunder, Pelargonium, Menthol, Eukalyptus, Campher u. v. a.

Bewegungstherapie

Kranke Kinder sollten große körperliche Anstrengungen vermeiden, um den Körper nicht zusätzlich zu belasten. **Moderate Bewegung** an der frischen Luft hingegen sorgt durch die bewegungsabhängige Lumenänderung der Bronchien für eine Sekretmobilisation und eine Verbesserung der mukoziliären Clearance. Darüber hinaus ist moderate Bewegung im Freien durchblutungssteigernd, stimmungsaufhellend und appetitanregend. Auf eine freie Nasenatmung ist zu achten, um eine Befeuchtung und Erwärmung der Atemluft zu gewährleisten.

Ernährungstherapie

Säuglinge und Kleinkinder atmen und husten vorwiegend über die Kontraktion des Zwerchfells und der Bauchmuskulatur, da die Atemhilfsmuskulatur (Schulter- und Rippenmuskulatur) noch nicht entsprechend ausgebildet ist. Somit kommt es häufig im Rahmen von Hustenepisoden durch muskulären Druck auf den Magen zu Erbrechen von Speiseresten und Schleim. Eine Ernährungsanpassung auf mehrere kleine, leicht verdauliche Mahlzeiten bringt häufig eine deutliche Besserung.

Der durch fieberhafte Infekte verursachte erhöhte Flüssigkeitsverlust sollte durch eine erhöhte Zufuhr an Wasser oder Tees ausgeglichen werden. Auch für Kinder gut geeignet sind sog. **Bronchialtees** mit den Inhaltsstoffen Süßholzwurzel, Primelwurzel, Eibischwurzel, Malvenblüten oder Anisfrüchte, die auch als Fertigprodukte im Fachhandel erhältlich sind. Bei der Zubereitung von Tees sollte bei Kindern neben einer interessanten Farbe auch auf einen kinderfreundlichen Geschmack geachtet werden. Zum Süßen kann Honig oder Kandiszucker verwendet werden.

Auf kohlensäurehaltige Getränke sollte gänzlich verzichtet werden, da die vermehrte Gasbildung in Magen und Darm über einen Zwerchfellhochstand zu einer Behinderung der Atmung führen kann. Entlastend sind hier Klistiere oder Einläufe.

PRAXISTIPP

Schlucken von serösem und mukösem Bronchialsekret kann zeitweise zu einer schleimig breiigen Konsistenz des Stuhlgangs führen.

8.1.3 Akute Gastroenteritis

In Deutschland wird jedes Kind unter sechs Jahren mindestens einmal jährlich wegen infektiöser Durchfallerkrankung beim Arzt vorgestellt [26]. Da v. a. bei Säuglingen und Kleinkindern eine Dehydratation mit Elektrolytentgleisung droht, ist es wichtig, durch eine genaue Anamnese und körperliche Untersuchung einerseits Differenzialdiagnosen wie die akute Appendizitis zu erkennen, sowie andererseits den Schweregrad der Dehydratation einzuschätzen (➤ Tab. 8.2).

Tab. 8.2 Schweregrade der Dehydratation (nach WHO, 2010)

Dehydratation	Leicht	Mittelschwer	Schwer
Gewichtsverlust	< 3 %	3–8 %	> 9 %
Allgemeinzustand	wach, durstig, unruhig	sehr unruhig oder schwach	somnolent, peripher kalt
Puls	normal-frequent	frequent-vermindert	schwach bis fehlend
Hautturgor	Hautfalten verstreichen sofort	Hautfalten verstreichen verlangsamt, aber < 2 Sek.	stehende Hautfalten > 2 Sek.
Schleimhäute	feucht	trocken	sehr trocken
Fontanelle	im Niveau, leicht eingesunken	eingesunken	sehr eingesunken
Augen	im Niveau, leicht eingesunken	eingesunken	tief eingesunken
Tränen	normal	vermindert	fehlend
Urinproduktion	normal	Oligurie	Oligurie-Anurie

Hydro- und Thermotherapie

Zur Behandlung der krampfartigen Bauchschmerzen empfehlen sich abdominale **Spiralgüsse** mit einer Wassertemperatur um 38 °C sowie **ansteigende Fußbäder** und **Bauchwickel.** Die über die Wärme angeregten Dermatome führen zu einer Entkrampfung und Schmerzlinderung. Von Kindern gerne angenommen und wirkungsvoll sind Wärmflaschen und Kirschkernkissen. Allerdings wird deren Anwendung von den Fachgesellschaften aufgrund möglicher Verbrühungen und Aspirationsgefahr nicht mehr empfohlen. Bauchmassagen im Uhrzeigersinn, Klistiere und Darmrohre helfen bei ausgeprägtem Meteorismus.

Phytotherapie

Aus dem Bereich der Phytotherapie stellt die **Moro-Karottensuppe** eine wirkungsvolle Alternative zur Glukose-Elektrolyt-Lösung dar [30]. Wie in einer Studie gezeigt werden konnte, ist sie sowohl mit der oralen als auch der intravenösen Rehydratation mit einer Glukose-Elektrolyt-Lösung mindestens gleichwertig in Bezug auf die Dauer der Diarrhö, die Gewichtszunahme und Aufenthaltsdauer im Krankenhaus. Die Wirkung erklärt sich über die in der Karotte enthaltenen Pektine. Durch den Kochvorgang werden aus den Pektinen saure Oligogalakturonide freigesetzt, die den Rezeptoren des Darmepithels ähneln, an pathogene Darmkeime andocken und so deren Adhäsion an die Darmwand verhindern. Diese Oligosaccharide kommen auch in der Muttermilch, im Apfel, in Preiselbeeren und Heidelbeeren vor.

PRAXISTIPP

Moro-Karottensuppe

500 g geschälte Karotten mit 1 l Wasser ca. eine Stunde kochen. Anschließend passieren oder pürieren, 3 g Salz zugeben, mit gekochtem Wasser auf 1 l auffüllen und löffelweise verabreichen.

Gerbstoffhaltige Drogen

Getrocknete Heidelbeerfrüchte (Myrtilli fructus), Tormentillenwurzel (Tormentillae rhizoma), schwarzer Tee (Theae folium) oder unfermentierter grüner Tee sind reich an Gerbstoffen, die antidiarrhoisch wirken.

- Extrakt: Zur Herstellung eines Tees Extrakt mit ca. 150 ml gekochtem Wasser übergießen, 15 Min. ziehen lassen und anschließend löffelweise trinken.
- Tee: 1 gehäufter EL getrocknete Heidelbeeren mit 250 ml Wasser übergießen und 10 Min. kochen, nach dem Erkalten abseihen und tgl. 3–5 × löffelweise essen und trinken.

Ernährungstherapie

Grundpfeiler der Behandlung einer Gastroenteritis ist der Ersatz von **Flüssigkeit** und **Elektrolyten** sowie die enterale Zufuhr von Nährstoffen, um eine katabole Stoffwechsellage zu verhindern [27].

In den überwiegenden Fällen liegt eine leichte bis mittelschwere Dehydratation vor, die bei mehr als 90 % der Kinder mit einer oralen Rehydratationslösung erfolgreich ausgeglichen werden kann (Evidenz 1A). Die Menge der zugeführten Flüssigkeit orientiert sich am Gewichtsverlust. Hierzu werden orale Glukose-Elektrolytlösungen verwendet, die als Fertiglösungen in unterschiedlichen Geschmacksrichtungen angeboten werden (z. B. Oralpädon 240®, ORS 200 Karotten-Reisschleim®, Infectodiarrhstop-LGG® oder GES 60®).

MERKE

Eine Bestimmung der Elektrolyte oder des Säuren-Basen-Haushalts ist bei oraler Rehydrierung verzichtbar, da das Vorgehen bei allen Formen der Dehydratation identisch und sicher ist [27].

Nach Sistieren des Erbrechens kann der **Nahrungsaufbau** um einen geriebenen und an der Luft oxidierten Apfel (Pektin), eine geschlagene Banane, Zwieback, Salzstangen, trockenes Weißbrot, Nudeln, Kartoffelsuppe oder Haferbrei erweitert werden. Säfte mit hohem Anteil an Fruktose, Saccharose oder Sorbit sollten aufgrund ihrer osmotischen Wirkung und ihres Mangels an Natrium und Kalium nicht getrunken werden. Auch Cola-Getränke sind u. a. wegen des hohen Zucker- und niedrigen Natriumgehaltes nicht geeignet.

Gestillte Kinder sollten zwischen den Gaben der Glukose-Elektrolytlösung an die Brust gelegt werden. Flaschenernährten Säuglingen ist unverdünnte Säuglingsmilch in jeweils kleinen Mengen zu

8

verabreichen. Eine Umstellung auf sog. Heilnahrung oder andere Spezialformula sollte nicht erfolgen [28].

Die zusätzliche Gabe von **Probiotika** kann zu einer Verkürzung der Durchfalldauer – v. a. wenn sie durch Rotaviren ausgelöst sind – beitragen. Dies zeigen Untersuchungen mit Lactobacillus rhamnosus GG, Lactobacillus reuteri, Lactobacillus acidophilus, Lactobacillus bifidus und Escherichia colli Nissle [29]. Bei initial schwerer Dehydratation oder frustraner oraler Rehydratation ist eine intravenöse Rehydratation indiziert. Im Gegensatz zur Therapie bei Erwachsenen sollte bei Kindern aufgrund der motilitätshemmenden Wirkung und der daraus erhöhten Gefahr eines Ileus kein Loperamid verabreicht werden.

8.1.4 Chronische Bauchschmerzen bei Kindern und Jugendlichen

Akute und chronische Bauchschmerzen gehören zu den häufigsten Beschwerden im Kindesalter und stellen den behandelnden Arzt aufgrund der großen Bandbreite der Krankheitsursachen oftmals vor eine große Herausforderung.

Um den Patienten einer wirkungsvollen Therapie zuzuführen, muss im Vorfeld eine Vielzahl organischer und psychisch-psychiatrischer Ursachen akuter und chronischer Schmerzen ausgeschlossen werden. Der Arzt befindet sich hierbei in einem Spannungsfeld zwischen einer Unter- und einer kostenintensiven Überdiagnostik [31].

Zunächst erfordert die Diagnosestellung eine systematische, einfühlsame und unvoreingenommene Anamnese. Hilfreich sind hierbei die validierten Fragebögen gemäß ROM III Kriterien (Download unter: www.romecriteria.org). Zum Ausschluss organischer Ursachen sollte auf sog. Alarmsymptome geachtet werden (s. Kasten). Zusätzlich sollte eine begrenzte Basisdiagnostik (s. Kasten) durchgeführt werden. Ergeben sich weder in der Anamnese noch in der Basisdiagnostik Hinweise auf eine organische Ursache, kann auf eine weiterführende Diagnostik, wie Endoskopie, pH-Metrie und bildgebende Sonografie verzichtet werden [32].

PRAXISTIPP

Zum Ausschluss organischer Ursachen sind folgende anamnestische und diagnostische Erhebungen zu empfehlen.

Alarmsymptome für organisch bedingte Bauchschmerzen [33]

- Gewichtsverlust >10 %
- auffälliger Untersuchungsbefund
- gastrointestinale Blutung
- anhaltende Beschwerden im oberen oder unteren rechten Quadranten
- persistierendes unklares Fieber
- chronischer Durchfall
- positive Familienanamnese
- rezidivierendes Erbrechen
- Schluckbeschwerden, Sodbrennen
- gynäkologische Auffälligkeiten
- Auffälligkeiten beim Wasserlassen

Basisdiagnostik

- großes Blutbild
- Entzündungsparameter (Blutsenkungsgeschwindigkeit [BSG], C-reaktives Protein [CrP]), Alaninaminotransferase [ALAT], Lipase)
- Zöliakieserologie (Gesamt-IgA, Transglutaminaseantikörper-IgA oder Endomysiumantikörper-IgA)
- Urinstreifentest
- Hämoccult-Test, fäkale Entzündungsmarker (Calprotektin oder Lactoferrin)

Die Therapie chronischer Bauschmerzen mit organischer Ursache erfolgt entsprechend der Grunderkrankung. Bei der Behandlung chronisch funktioneller Bauchschmerzen, die per Definition länger als zwei Monate bestehen, häufiger als einmal pro Woche auftreten und nicht durch strukturelle oder biochemische Erkrankungen erklärt werden können [33] stellen klassische Naturheilverfahren eine wirkungsvolle und zunehmend durch Studien bestätigte Behandlungsoption dar.

Ordnungstherapie

Ein wesentlicher Bestandteil der Therapie chronisch funktioneller Bauchschmerzen ist die **psychologische Unterstützung.** Ziel der Therapie ist nach Bufler et al. die Schmerzsymptomatik zu mindern sowie einen angemessenen Umgang mit der Erkrankung zu fördern, um die Lebensqualität zu verbessern

[31]. In mehreren Metaanalysen konnte gezeigt werden, dass sog. kognitiv-verhaltenstherapeutische Therapiemethoden zu einer signifikanten Verbesserung chronischer Bauchschmerzsituation beitragen können [34, 35, 36]. Hierzu zählen Psychoedukation, Entspannungsmethoden, kognitive Verfahren und verhaltensorientierte Maßnahmen.

Psychoedukation

Der erste Schritt besteht in einer altersgerechten Erklärung und Bewertung der zuvor erhobenen Befunde. Hierbei wird dem Patienten verdeutlicht, dass sein individuelles Schmerzempfinden vorhanden ist, aber keiner organischen Ursache entspringt. Hilfreich ist das Modell der viszeralen Hypersensitivität mit herabgesetzter individueller Schmerzschwelle, die bei physiologischer Darmdehnung im Vergleich zu Kontrollpersonen Schmerzen verursachen kann. Diese Maßnahmen führen bereits bei einer Mehrzahl der Kinder und Jugendlichen zu einer deutlichen Besserung der Symptomatik [37].

Entspannungsmethoden

Zu den wirksamen und einfach umzusetzenden Entspannungsmethoden zählen die Progressive Muskelrelaxation nach Jacobsen, Imagination (Fantasiereisen) und Autogenes Training.

Kognitive Verfahren

Kognitive Verfahren verfolgen das Ziel, dem Patienten Ablenkungstechniken zu vermitteln, die ihm helfen, mit dem auftretenden Schmerz positiv und proaktiv umzugehen [38].

Verhaltensorientierte Maßnahmen

Ziel der verhaltensorientierten Methoden ist die Reduktion des sekundären Krankheitsgewinnes und der Wiederherstellung einer angemessenen Belastbarkeit im Alltag. Hierfür wurden z. B. von der Kinderklinik Datteln mit dem „Bauchtänzer"-Programm und dem Trainingsprogramm „Stopp den Schmerz" von der Universität Potsdam psychologisch orientierte Programme entwickelt [39, 40].

Bewegungstherapie

Chronische Bauchschmerzen können den Alltag von Kindern und Jugendlichen so stark einschränken und belasten, dass weder der Besuch der Schule noch Freizeitaktivitäten wie Sport oder Hobbys möglich sind und soziale Kontakte vernachlässigt werden. Darüber hinaus können die Bauchschmerzen zu körperlichen Schonhaltungen und sekundär zu Fehlhaltungen und damit zu weiteren Beschwerden führen.

Körperliche Bewegung sorgt für Ablenkung, bringt Freude, trägt zu einem verbesserten Körperbewusstsein bei und regt den Verdauungsstoffwechsel an. All diese positiven Effekte werden mittlerweile in der psychosomatischen Behandlung von Kindern mit chronischen Bauchschmerzen genutzt. In Einzel- oder Gruppentherapien lernen die Kinder, ihre Fähigkeiten und Gefühle wieder besser wahrzunehmen und ihr Selbstvertrauen zu stärken. Sport und Bewegung sind nicht nur in der Therapie hilfreich, sondern stellen auch einen wichtigen Schritt bei der Wiedereingliederung der Kinder ins Alltagsleben dar.

Ernährungstherapie

Bei der Ernährung von Kindern mit funktionellen chronischen Bauchschmerzen gelten ebenfalls die Empfehlungen der *Deutschen Gesellschaft für Ernährung (DGE)*. Die Einhaltung einer **lactosearmen** und **faserreichen Kost** kann, wie in Studien nachgewiesen, einen zusätzlichen therapeutischen Effekt haben [35]. Darüber hinaus haben die Probiotika Lactobacillus rhamnosus GG und die Probiotikamischung VSL#3 eine positive Wirkung bei der Behandlung von Kindern und Jugendlichen mit Reizdarmsymptomen gezeigt [41, 42].

Im Alltag werden von Patienten häufig probatorische Eliminationen von einzelnen Nahrungsmitteln oder Inhaltsstoffen wie Koffein, scharfe Gewürze, fettreiche Nahrung oder kohlensäurehaltige Getränke durchgeführt, die im Einzelfall zu einer Besserung der Beschwerden führen. Systematische Untersuchungen liegen hierzu bislang allerdings nicht vor.

Phytotherapie

Bei der phytotherapeutischen Behandlung chronischer Bauchschmerzen kommen Pflanzendrogen infrage, die **spasmolytische,** antiphlogistische, sekretionsanregende, **karminative** und **antimikrobielle Eigenschaften** haben. Geeignet sind Pfefferminzblätter (Menthae piperitae folium), Melissenblätter (Melissae folium) und Kamillenblüten (Matricariae flos) – entweder als Mono- oder Kombinationsprodukte.

Pfefferminzöl

Die Bestandteile Menthol und Menthon der Pfefferminze haben eine experimentell nachgewiesene direkte spasmolytische Wirkung an der Wand der glatten Muskulatur des Verdauungstraktes. Zudem kommt es durch eine Tonussenkung des unteren Ösophagussphinkters zu einem erleichterten Abgang aufgestauter Luft (karminativ). (Medacalm®-Kapseln, Chiana®-Kapseln). Die klinische Überlegenheit des Pfefferminzöls gegenüber Placebo konnten Kline et al. (2001) an 42 Kindern mit Reizdarmsyndrom zeigen [43].

Kamillenblüten

Die wirksamkeitsbestimmenden Inhaltsstoffe der Kamillenblüten sind die ätherischen Öle Chamazulen, Bisabolol und Polyinen. Die entzündungshemmende Wirkung wird Chamazulen und Bisabolol zugeschrieben, die spasmolytische Wirkung den Polyinen und Terpenen.

- Kombinationspräparate: Kamille® N-Spitzner-Lösung, Kamillosan®-Konzentrat-Lösung, Eukamillat®-Lösung
- Teezubereitungen: 1 EL Kamillenblüten (ca. 3 g aus Arzneibuchkamillenblüten) mit heißem Wasser (ca. 150 ml) übergießen, nach 5–10 Min. durch ein Teesieb filtrieren und tgl. 3–4 × 1 Tasse zwischen den Mahlzeiten trinken.

MERKE

Kamillenfilterbeutel enthalten keine Kamillenblüten, sondern Kamillenkraut, welches nur sehr geringe Mengen an ätherischen Ölen und Flavonoiden enthält und somit für die medizinische Anwendung nicht geeignet ist.

Melissenblätter

Melissenblätter (Melissae folium) enthalten unter anderem die ätherischen Öle Citral und Linalool, die eine spasmolytische und choleretische Wirkung haben. Melisse wurde im Rahmen einer prospektiv-doppelblinden Studie kombiniert mit Fenchel, Eisenkraut, Süßholz und Kamille als Tee gegen die sog. Dreimonatskoliken verabreicht. Nach siebentägiger Anwendung war diese Kombination einem Placebo deutlich überlegen [44].

STUDIEN

- Die phytotherapeutische Kombinationstinktur Iberogast®-Tinktur (➤ 5.5.5), zeigte bei insgesamt 595 Patienten mit funktioneller Dyspepsie in drei placebokontrollierten Studien eine statistisch signifikante Überlegenheit. Dieser Effekt wurde auch durch eine Anwendungsbeobachtung an 2.267 Patienten bestätigt [45].
- Aus einer Anwendungsbeobachtung an 1.042 Kindern unter 12 Jahren mit Völlegefühl, Übelkeit, Oberbauchschmerzen und Bauchkrämpfen, ausgelöst durch Schulstress, liegen ebenfalls positive Ergebnisse vor [46]. Die Verträglichkeit dieser Kombinationstinktur sowohl bei Erwachsenen als auch bei Kindern ist sehr gut.

8.1.5 Akute Otitis media

Die im Kindesalter häufig auftretende akute Otitis media ist neben dem Leitsymptom akuter Ohrschmerz durch die drei Kriterien plötzlicher Beginn, Rötung des Trommelfelles und Erguss gekennzeichnet. Meist ist sie Folge einer Rhinitis mit konsekutiver Tubenbelüftungsstörung. Die in der Vergangenheit regelhafte antibiotische Therapie wird bei einer nachgewiesenen Spontanheilungsrate von 80 % zunehmend verlassen.

Aus Metaanalysen klinischer Studien ergibt sich die größte zu erwartende Effizienz der antibiotischen Therapie bei Kleinkindern unter 2 Jahren, die entweder eine akute Otitis media mit einer Otorrhoe haben oder eine bilaterale akute Otitis media aufweisen. Bei Kindern, die älter als zwei Jahre sind, kann abhängig vom Ohrbefund zunächst eine Beobachtung während 36–48 Std. erfolgen.

PRAXISTIPP

In der symptomatischen Behandlung stehen unterschiedliche Therapien zur Verfügung:
- Die Wichtigste ist das Erreichen von Schmerzfreiheit. Hierzu eignen sich antipyretische Analgetika wie Paracetamol und Ibuprofen, die bei ausgeprägter Schmerzsymptomatik auch im dreistündigen Wechsel gegeben werden können.
- Abschwellende Nasentropfen (Xylomethazolin oder Oxymethazolin) in einer dem Alter entsprechenden Dosierung sowie Nasentropfen aus Koch- oder Meersalz haben sich zur Behandlung der meist gleichzeitig bestehenden Rhinitis bewährt. Sie werden allerdings in den Leitlinien nicht mehr empfohlen.
- Bei Persistenz der Beschwerden über 48 Std. erfolgt eine Erweiterung der Therapie um ein Antibiotikum (z. B. Amoxicillin). Bei Kleinkindern während insgesamt 10 Tagen, bei älteren Kindern während 5–7 Tagen. Wichtig ist, dass auch bei einer antibiotischen Behandlung Analgetika weiter verabreicht werden, da eine antibiotische Therapie in den ersten 24 Std. keine Auswirkung auf die Schmerzsymptomatik hat.
- Bei rezidivierenden Otitiden ist eine HNO-ärztliche Beurteilung der Adenoide und der Hörfähigkeit sinnvoll. Weiter sollte darauf geachtet werden, dass in der häuslichen Umgebung nicht geraucht wird.

Hydro- und Thermotherapie

Ansteigende Fuß- und **Armbäder** haben bei einer akuten Otitis media das Ziel, die Durchblutung im Bereich der Ohren und des Nasen-Rachen-Raumes zu steigern und eine Verbesserung der mukoziliären Clearance zu erreichen. Durch allmähliches Ansteigen der Wassertemperatur werden eine optimale Gefäßweite und somit eine höchstmögliche passive Wärmezufuhr gewährleistet. Ansteigende Fuß- und Armbäder sind bei Kindern sehr beliebt und leicht durchführbar.

Phytotherapie

Eine lokale Behandlung der Otitis media kann durch eine **Zwiebelkompresse** erfolgen. Durch das ätherische Öl einer gequetschten Küchenzwiebel (Allium cepa) wird eine antiphlogistische, viruzide und bakterizide Wirkung erreicht. Die Herstellung ist einfach: Die Zwiebel wird gequetscht oder klein geschnitten und nach kurzer Erwärmung zur Freisetzung der schwefelhaltigen ätherischen Öle in ein Säckchen oder einen Teefilter gefüllt. Anschließend wird das Zwiebelsäckchen für ca. 2–3 Std. auf das erkrankte Ohr gelegt und mit einem Stirnband fixiert.

Ähnlich wie bei einer Sinusitis mit Inflammation und Schwellung der Ausführungsgänge, ist eine frühzeitige Therapie mit dem **Kombinationspräparat** Sinupret®, das aus Eisenkraut (Verbena officinalis), Schlüsselblume (Primula veris), Enzian (Gentiana lutea), Holunder (Sambucus nigra) und Gartenampferkraut (Rumex acetosa) (Sinupret®) besteht, wirksam.

Zur Wiederherstellung der Belüftung helfen darüber hinaus physikalische Maßnahmen wie Pulitzern, Valsalva-Manöver und auch Kaugummi-Kauen.

8.1.6 Harnwegsinfekte im Kindesalter

Harnwegsinfekte (HWI) gehören zu den häufigsten bakteriellen Erkrankungen im Kindesalter. Im Gegensatz zu Erwachsenen finden sich v. a. bei Säuglingen und Kleinkindern oftmals nur sehr unspezifische Symptome wie Fieber und Trinkunlust. Daher sollte bei Fieber unklarer Ursache bei Kindern in diesem Alter stets ein Harnwegsinfekt ausgeschlossen werden. Erst mit zunehmendem Alter zeigen sich die für eine Harnwegsinfektion klassischen Symptome.

Im Gegensatz zu Infektionen der unteren Harnwege finden sich bei Infektionen der oberen Harnwege in den überwiegenden Fällen Fieber und erhöhte Entzündungszeichen.

MERKE

Als unkomplizierter Harnwegsinfekt wird eine Infektion bezeichnet, bei der keine funktionellen oder anatomischen Anomalien im Harntrakt vorliegen oder Begleiterkrankungen diese begünstigen. Bei rezidivierenden Harnwegsinfektionen ist immer eine weiterführende Diagnostik erforderlich.

Hydro- und Thermotherapie

Sowohl für die Prophylaxe von Erkrankungen der unteren Harnwege als auch für die Akutbehandlung eignen sich **Wechselfußbäder, ansteigende Fußbäder** oder **warme Sitzbäder.** Hierdurch kommt es zu einer örtlichen Überwärmung und gesteigerten

Durchblutung der Organe des kleinen Beckens, was zu einer Spasmolyse, Analgesie und Verbesserung der Abwehr beiträgt.

Phytotherapie

Im Vordergrund der Behandlung eines akuten Harnwegsinfekts steht die chemische antibakterielle Therapie. Die Phytotherapie hat ihren Stellenwert v. a. bei der Behandlung, der akuten Zystitis, in der Prophylaxe von Rezidiven und der asymptomatischen Bakteriurie. Letztere liegt vor, wenn sich im Mittelstrahlurin zwischen 1.000 und 10^5 Keime/ml befinden, keine Leukozyturie vorliegt und keine klinischen Beschwerden bestehen.

Für verschiedene Erreger (Escherichia coli, Pseudomonas aeruginosa, Staphylococcus aureus [MSSA und MRSA] und Staphylococcus pyogenes) konnte die antimikrobielle Wirkung von Isothiocyanaten, der Meerrettichwurzel (Allylsenföl, 2-Phenylethylsenföl) und der Kapuzinerkresse (Benzylsenföl) nachgewiesen werden [47].

- Die klinische Wirksamkeit eines **Kombinationspräparats** aus Meerrettichwurzel und Kapuzinerkresse (Angocin®-Tabletten) ist auch bei Kindern mit akuter Zystitis belegt und in der Wirkung mit der eines Antibiotikums vergleichbar. Darüber hinaus zeigt das Phytotherapeutikum im Vergleich zu Antibiotika ein besseres Verträglichkeits- und Nebenwirkungsprofil [48].
- Zur **aquaretischen** und **antiphlogistischen Therapie** eignen sich Kombinationen aus Trockenextrakten wie Hauhechelwurzel (Ononidis radix), Orthosiphonblätter (Orthosiphonis folium) und echtem Goldrutenkraut (Solidaginis herba) (z. B. Aqualibra®-Tabletten). Dabei sollte auf eine reichliche Flüssigkeitszufuhr von ca. 2 Litern pro Tag geachtet werden. Birkenblätter (Betulae folium) finden in der Kinderheilkunde aufgrund des herben Geschmackes und des Nebenwirkungsprofils keine Anwendung.
- Tausendgüldenkraut (Centaurii herba), Liebstöckelwurzel (Levistici radix) und Rosmarinextrakt wirken als Kombinationspräparat (z. B. Canephron®-Tropfen) diuretisch, spasmolytisch und antimikrobiell und haben sich auch bei Kindern mit Zystitis bewährt.

8

STUDIEN

Bezüglich der kanadischen Cranberry (Vaccinium macrocarpon), deren Wirkstoff Proanthocyanidin die Adhärenz von Bakterien verhindert, lassen neuere Studienergebnisse auf eine prophylaktische Wirkung bei der Vorbeugung von Harnwegsinfektionen schließen [49]. Die Wirksamkeit wird seit 2003 auch von der Cochrane Collaboration anerkannt. Allerdings liegen derzeit noch keine Untersuchungen bei Kindern vor.

Neben anatomischen und funktionellen Besonderheiten könnten auch immunologische Faktoren wie das sekretorische IgA im Urin in der Pathogenese von Harnwegsinfekten eine Rolle spielen. Dies zeigen Untersuchungen über das Lysat des Bakteriums Escherichia coli OM-89 (Uro-Vaxom®) [50]. Dieses bewirkt über eine Aktivierung der B-Lymphozyten eine erhöhte Synthese von sekretorischem IgA und Interferon im Urin.

Lettgen konnte in einer randomisierten, kontrollierten Pilot-Studie an 40 Mädchen zeigen, dass OM 89 (Uro-Vaxom®) in der Vorbeugung rezidivierender Harnwegsinfekte mit Nitrofurantoin vergleichbar ist. Aufgrund zunehmender Resistenzen und Nebenwirkungen stellt OM-89 (Uro-Vaxom®) eine effektive, nebenwirkungsarme und gut verträgliche Alternative zur Antibiotikatherapie dar [51].

Ernährungstherapie

Eine spezielle Ernährungstherapie bei Kindern mit Harnwegsinfektion besteht nicht. Wie bei anderen fieberhaften Erkrankungen sollte jedoch die Kinder **leicht verdauliche Kost,** aufgeteilt in mehreren kleinen Portionen, erhalten. Allerdings ist auf eine gesteigerte Trinkmenge zu achten. Am besten eignen sich neben Wasser sog. **Nieren-** und **Blasentees,** die als Fertigprodukte im Handel sind. Hierbei ist auf eine gute Qualität des Produktes zu achten, um eine entsprechende Wirkstoffkonzentration im Tee zu gewährleisten.

Für einen kinderfreundlichen Geschmack der Tees können neben Süßen mit Kandis oder Honig, wohlschmeckende Teedrogen wie Himbeerblüten oder Holunderblüten beigemischt werden.

8.1.7 Übergewicht/Adipositas

Übergewicht (> 90. BMI-Perzentile) und Adipositas (> 97. BMI-Perzentile) gehören zu den häufigsten ernährungsbedingten Störungen im Kindes- und Jugendalter. In Deutschland sind 30 % der Kinder übergewichtig und 13 % leiden an Adipositas – mit steigender Tendenz. Die Ursache ist meist vielfältig und bedarf daher auch eines multimodalen Therapieansatzes. Wie in Studien nachgewiesen, führen isolierte Therapien zu keinem langfristigen Erfolg. Die AWMF-Leitlinien (www.awmf.org. 2009) geben daher ein zweistufiges Programm für ein Gewichtsmanagement vor: Zunächst die Reduktion des Übergewichts, anschließend die strategische Umstellung des Lebensstiles, um das Gewicht langfristig zu halten.

Mit Ernährungstherapie, Bewegungstherapie, Ordnungstherapie und Hydrotherapie als Teil der klassischen Naturheilverfahren stehen sowohl für die Prophylaxe als auch für die Therapie wirkungsvolle Maßnahmen zur Verfügung.

Ordnungstherapie

Die Behandlung sollte soweit möglich die gesamte Familie einschließen, da Eltern das Ernährungs- und Bewegungsverhalten und damit auch die Gewichtsentwicklung in vielfältiger Weise beeinflussen.

Rhythmizität

Kinder und Jugendliche brauchen einen geregelten Tagesablauf – auch beim Essen (s. o.).

Wie wichtig regelmäßige Mahlzeiten mit der Familie sind, konnte in einer groß angelegten Studie gezeigt werden. Demnach führen regelmäßige Mahlzeiten im Kreise der Familie zu einer Verminderung des Risikos für Übergewicht und fördern ein gesundes Ernährungsverhalten [52]. Aus ordnungstherapeutischer Sicht ist daher die (Wieder-)Einführung mindestens einer gemeinsamen Mahlzeit mit der Familie ein wichtiger Aspekt. Darüber hinaus unterstützt ein gemeinsames Essen in Ruhe und entspannter Atmosphäre die Wahrnehmung des Sättigungsgefühls und verhindert somit eine übermäßige Nahrungszufuhr.

Insbesondere in der zu Beginn teilweise schwierigen Phase der Nahrungsumstellung können Eltern ihre Kinder durch gemeinsame Zubereitung gesunder und kalorienarmer Kost unterstützen. Die Auswahl der Nahrungsmittel sollte allerdings nicht nur von den Eltern erfolgen, sondern mit zunehmendem Wissen von den Kindern und Jugendlichen selbst übernommen werden.

Kognitiv-verhaltenstherapeutische Ansätze

Moderne verhaltenstherapeutische Ansätze dienen dazu, Kinder und Jugendliche anzuregen, weniger und anders zu essen und sich mehr zu bewegen. Anstelle von Verboten und dem Zählen von Kalorien wird heutzutage versucht, den Betroffenen mit Hilfe von Ernährungsprotokollen das eigene Essverhalten bewusster zu machen. Regelmäßige Gewichtskontrollen beim Kinderarzt und eine Unterstützung bei Fragen und Problemen ergänzen dieses Konzept.

Ein weiterer wichtiger Punkt ist die Verknüpfung des Essens mit Emotionen. Gerade bei Kindern mit Gewichtsproblemen ist das Essen oft mit Langeweile, Überforderung oder Trauer verknüpft und kann sowohl Zeitvertreib oder auch Trost sein. Eine wirksame Therapie sollte deswegen auch die psychischen Ursachen von Übergewicht/Adipositas berücksichtigen. Die Heranführung an ein eigenverantwortliches Handeln und die Wahrnehmung der hinter der Adipositas versteckten Persönlichkeit sind entscheidende Faktoren für eine langfristige Stabilisierung des Ess- und Bewegungsverhaltens der Kinder und Jugendlichen.

Hydro- und Thermotherapie

Durch hydrotherapeutische Maßnahmen können eine Anregung des Stoffwechsels und eine Tonisierung der Muskulatur mit vegetativer Umstellung erreicht werden. Hierzu zählen Kneipp-Wassertreten, Güsse, Wechselbäder, Tau- und Schneelaufen, Sauna, Leibwickel und anregende Voll- und Teilbäder z. B. mit Rosmarin.

Die Wiedererlangung von Freude an der Bewegung und Spaß an gesundem Essen führt neben einer Gewichtsreduktion zu einer verbesserten Akzeptanz des eigenen Körpers als auch zu einer positiven Wahrnehmung durch die Umwelt, die v. a. auf Jugendliche großen Einfluss hat. Mit „Moby Dick" oder „Obeldicks" stehen evaluierte ambulante Therapieprogramme für Kinder und Jugendliche zur Verfügung. Des Weiteren besteht auch die Möglichkeit einer stationären Rehabilitation mit ambulanter Nachsorge.

Bewegungstherapie

Die primären Ziele der Bewegungstherapie sind zum einen die Verbesserung der zumeist durch Medienkonsum, TV oder Computer ausgelösten Inaktivität sowie die Steigerung der körperlichen Aktivität durch professionelle Anleitung. Insbesondere das Wiedererlangen der Freude an körperlicher Bewegung steht im Vordergrund, daher sollte kein übersteigerter Leistungsanspruch bestehen, sondern die körperliche Aktivität an den Grad der Adipositas angepasst werden.

Erfolgt das regelmäßige Sporttraining im Gruppensetting, z.B. im Sportverein, erzielt man neben einer Verbesserung der Beweglichkeit gemeinsame Erfolgserlebnisse und eine Stärkung der Motivation. Besonders geeignet sind Tischtennis, Radfahren, Ballspiele und Schwimmen. Bei Sportarten wie Eishockey, Handball, Boxen oder American Football können übergewichtige Jugendliche ihre körperliche Statur besonders vorteilhaft einsetzen.

Ernährungstherapie

MERKE

Die langfristige Gewichtsreduktion im Kindes- und Jugendalter ist umso erfolgreicher, je mehr die gesamte Familie in die Therapie eingebunden ist.

8

Zur initialen Gewichtsreduktion bedarf es einer **fettbilanzierten** und **zuckerreduzierten Ernährung** mit ca. 1.200 kcal pro Tag. Im Stadium der Erhaltung wird diese dann in Abhängigkeit von Alter und vom Umfang körperlicher Bewegung auf ca. 1.800 kcal/Tag gesteigert. Spezielle Fastenkuren wie Heilfasten, Mayr-Kur oder Schrothkur sollten wegen medizinischer Risiken im Kindes- und Jugendalter nicht angewendet werden.

Die **kalorienreduzierte Ernährung** bei Adipositas orientiert sich ebenfalls an den Leitlinien der deutschen Gesellschaft für Ernährung (DGE).

Nahrungsmittel

- Die insgesamt fünf Mahlzeiten pro Tag (drei Hauptmahlzeiten und zwei Zwischenmahlzeiten, um mögliche Heißhungerattacken zu verhindern) sollten abwechslungsreich, ausgewogen und schmackhaft sein. Als Nahrungsmittel sollten Kohlenhydrate in Form von Vollkornprodukten, fettarme tierische Lebensmittel wie Fleisch, Wurst, Milch und Milchprodukte sowie reichlich Obst und Gemüse bevorzugt werden.
- Fast Food und Süßigkeiten in Maßen sind ebenfalls Teil der Ernährungspyramide und sollten Kindern und Jugendlichen nicht vorenthalten werden. Vielmehr spielt der sinnvolle Umgang mit diesen Nahrungs- und Genussmitteln die entscheidende Rolle.

Flüssigkeitszufuhr

- Viel Trinken ist wichtig. Allerdings werden häufig Fruchtsäfte, Fruchtschorlen, Cola und Eistee konsumiert, durch welche bei hoher Trinkmenge viele Kalorien zugeführt werden. Daher sollte die Haupttrinkmenge aus Wasser bestehen.
- Zur Reduzierung des Heißhungers und zur Füllung des Magens vor Einnahme der Mahlzeit hat sich bei übergewichtigen Patienten das Trinken von Wasser oder das Essen einer Suppe bewährt.

Bei ambulanten Ernährungsberatungen oder auch bei stationärer Betreuung erlernen Kinder, Jugendliche und deren Eltern eine kalorienreduzierte Mischkost zusammenzustellen sowie Ess- und Lebensgewohnheiten, welche das Übergewicht begünstigen, zu vermeiden.

LITERATUR

[1] Goedsche K, Förster M, Kroegel C et al. Serielle Kaltwasserreize (Kneippscher Oberguss) bei Patienten mit chronisch obstruktiver Bronchitis (COPD). Fokumed 2007; 14: 158–166.

[2] Schilcher H, Dorsch W. Wie gefährlich ist Alkohol (Ethanol) in Arzneimitteln für Kinder? In: Phytotherapie in der Kinderheilkunde. 4.A. Stuttgart: Wissenschaftliche Verlagsgesellschaft, 2006. S. 8.

[3] Mensink GB, Heseker H, Richter AM et al. Forschungsbericht: Ernährungsstudie als KiGGS-Modul (EsKiMo). Forschungsbericht des Robert Koch-Instituts 2007.

[4] Monto AS, Napier JA, Metzner HL. The Tecumseh study of respiratory illness. I.Plan of study and observations on syndroms of acute respiratoty disease. Am J Epidemiol 1971; 94(3): 269–79.

[5] Zepp FP. Das infektanfällige Kind. In: Dorsch W, Sitzmann FC. Naturheilverfahren in der Kinderheilkunde. Stuttgart: Hippokrates, 2003. S. 48.

[6] Wahn V, Seger R. Diagnostisches Vorgehen bei Verdacht auf Abwehrschwäche. In: Wahn V, Seger R, Wahn U (Hrsg.). Pädiatrische Allergologie und Immunologie. München: Elsevier, 1999. S. 367–376.

[7] Brenke R. Hydro- und Thermotherapie. In Melchart D. Brenke R, Dobos G et al. (Hrsg). Naturheilverfahren. Stuttgart: Schattauer, Stuttgart, 2002. S.297.

[8] Haug C. Literaturübersicht und Beurteilung von Studien zum Wirksamkeitsnachweis der kneippschen Hydrotherapie. Dissertation. Universität Ulm, Abteilung Biometrie und Medizinische Dokumentation der Universität Ulm, 2003.

[9] Schaad UB. OM-85 BV, an immunstimulant in pediatric recurrent respiratory tract infections: a systemic review. World J Pediatr. 2010 Feb; 6 (1): 5–12.

[10] Hemilä H. Vitamin C for preventing and treating the common cold. Med Hypotheses 1999 Feb; 52 (2): 171–8.

[11] Hoc S. Psychoneuroimmunologie: Stress erhöht Infektanfälligkeit. Deutsches Ärzteblatt PP2 02/2003, S. 83.

[12] de Graaf I, Speetjens P, Smit F et al. Effectiveness of the Triple P Positive Parenting Program on behavioral problems in children: a meta-analysis. Behav.Modif. 2008 Sep; 32(5): 714–35.

[13] Blaurock J. Durchblutungsänderungen von Haut und Nasenschleimhaut durch Konditionierung mittels verschiedener gewohnheitsmäßiger hydrotherapeutischer Maßnahmen. Dissertation. Klinik und Poliklinik für Physikalische Medizin und Rehabilitation der Medizinischen Fakultät der Charité – Universitätsmedizin Berlin, 2006.

[14] Assanasen P, Baroody FM, Naureckas E et al. Warming of feet elevates nasal mucosal surface temperature and reduces the early response to nasal challenge with allergen. J Allergy Clin Immunol. 1999 Aug; 104(2): 285–93.

[15] Smucny J, Fahey T, Becker L et al. Antibiotics for acute bronchitis (Cochrane Review). In: The Cochrane Library, Issue 3, 2003.

[16] Paul IM, Beiler JS, King TS et al. Vapor Rub, Petrolatumn and no treatment for Children with Nocturnal Cough and Cold Symptoms. Pediatrics 11/2010: DOI10.15452/peds.2010.260.

[17] Federspil P, Wulkow R, Zimmermann T. Wirkung von Myrtol standardisiert bei der Therapie der akuten Sinusitis – Ergebnisse einer doppelblinden randomisierten Multicenterstudie gegen Placebo. Laryngorhinootologie 1997; 76: 23–27.

[18] Kehrl.W., Sonnemann U, Dethlefsen U. Therapy of acute nonpurulent rhinosinusitis with cineole. Results of a double-blind, randomized, placebo – controlled trial. Laryngoscope 2004; 114: 738–742.

[19] Melzer J, Saller R, Schapowal A et al. Systematic review of clinical data with BNO-11 (Sinupret) in the treatment of sinusitis. Forsch Komplemntärmed. 2006; 13: 78–87.

[20] Neubauer N, März R. (1994). Placebo-controlled, randomized, double-blind clinical trial with sinupret sugar coated tablets on the basis of a therapy with abtibiotics and decongestant nasal drops in acute sinusitis. Phytomedicine, 1994; 1(3): 177–181.

[21] Afssaps: Pressemitteilung vom 29. April 2010; http://www.afssaps.fr/Infos-de-securite/Communiques-Pointes-presse/Medicaments-micolytiques-et-Helicidine-R-contre-indication-chez-l-enfants-de-moins-deux-ans-Communique

[22] Kamin W, Maydannik V, Malek FA et al. Efficacy and tolerability of EPs 7,630 in children and adolescents with acute bronchitis – a randomized, double-blind, placebo-controlled multicenter trial with a herbal drug preparation from Pelargonium sidoides roots. Int J Clin Pharmacol Ther. 2010 Mar; 48(3): 184–91.

[23] Teschke R, Frenzel C, Schulze J et al. Spontaneous reports of primarily suspected herbal hepatotoxicity by Pelargonium sidoides: Was causality adequately ascertained? Regulatory Toxicology and Pharmacology 2012; 63: 1–9.

[24] Kemmerich B, Eberhardt R, Stammer H. Efficacy and tolerability of a fluid extract combination of thyme herb and ivy leaves and matched placebo in adults suffering from acute bronchitis with productive cough. A prospective, double-blind, placebo-controlled clinical trial. Arzneimittelforschung. 2006; 56(9): 652–60.

[25] Kemmerich B. Evaluation of efficacy and tolerability of a fixed combination of dry extracts of thyme herb and primrose root in adults suffering from acute bronchitis with productive cough. A prospective, double-blind, placebo-controlled multicentre clinical trial. Arzneimittelforschung. 2007; 57(9): 607–15.

[26] Van Damme P, Glaquinto C, Huet F et al. Multicenter prospective study of the burden of rotavirus acute gastroenteritis in Europe, 2004–2005: the REVEAL study. J Infekt Dis 2007; 195 (Suppl): 1: 4–16.

[27] Koletzko S, Osterrieder S. Akute infektiöse Durchfallerkrankung im Kindesalter. Dtsch Ärzteblatt Int 2009; 106(33): 539–48.

[28] Conway SP, Ireson A. Acute gastroenteritis in well nourished infants; comparison of four feeding regimes. Arch dis Child 1989 Jan; 64: 87–91.

[29] Guandalini S, Pensabene L, Zikri MA et al. Lactobacillus GG administered in oral rehydration solution to children with acute diarrhia: a multicenter European trial. J Pediatr Gastroeterol Nutr 2000; 30: 54–60.

[30] Haschke F, Tsarmaklis G, Steffan I et al. Carrot soup analysis. Wien Klin. Wochenschr. 1980 Jan 18; 92(2): 57–9.

[31] Buffler P, Groß M, Uhlig T et al. Recurrent Abdominal Pain in Childhood. Dtsch Arztebl Int 2011; 108(17): 295–304.

[32] Dhroove G, Chogle A, Saps A. A million-dollar workup for abdominal pain: is it worth it? J Pediatr Gastroenterol Nutr 2010; 51: 579–83.

8

[33] Rasquin A, Di Lorenzo C, Forbes D et al. Childhood functional gastrointestinal disorders: child/adolescent. Gastroenterology 2006; 130: 1527–37.

[34] Eccleston C, Palermo TM, Williams AC et al. Psychological therapies for the management of chronic and recurrent pain in children and adolescents. Cochrane Database Syst Rev. 2003;(1): CD003968.

[35] Huertas-Ceballos A, Logan S, Bennett C et al. Psychosocial interventions for recurrent abdominal pain (RAP) and irritable bowel syndrome (IBS) in childhood. Cochrane Database Syst Rev. 2008 Jan 23;(1):CD003014.

[36] Palermo TM, Eccleston C, Lewandowski AS et al. Randomized controlled trials of psychological therapies for management of chronic pain in children and adolescents: an updated meta-analytic review. Pain 2010; 148: 387–97.

[37] Berger MY, Gieteling MJ, Benninga MA: Chronic abdominal pain in children. BMJ 2007; 334: 997–1.002.

[38] Flor H, Hermann C: Kognitiv-behaviorale Therapie. In: Kröner-Herwig B, Frettlöh J, Klinger R et al. (Hrsg.) Schmerzpsychotherapie. Heidelberg: Springer 2007; 603–16.

[39] Zernikow B. Schmerztherapie bei Kindern, Jugendlichen und jungen Erwachsenen. Heidelberg: Springer, 2009.

[40] Warschburger P, Groß M. Stopp den Schmerz – ein kognitiv-behaviorales Behandlungsprogramm für Kinder mit Bauchschmerzen. Erste Ergebnisse einer Pilotstudie. Verhaltenstherapie 2008; 18: 162–7.

[41] Francavilla R, Miniello V, Magista AM, et al.: A randomized controlled trial of Lactobacillus GG in children with functional abdominal pain. Pediatrics 2010; 126: 1445–52.

[42] Guandalini S, Magazzu A, Chiaro A et al.: VSL#3 improves symptoms in children with irritable bowel syndrome: a multicenter, randomized, placebo-controlled, double-blind, crossover study. J Pediatr Gastroenterol Nutr 2010; 51: 24–30.

[43] Kline RM, Kline JJ, Di Palma J et al. Enteric-coated, pH-dependent peppermint oil capsules for the treatment of irritable bowel syndrome in children. J Pediatr 2001; 138: 125–8.

[44] Weizman Z, Alkrinawi S, Goldfarb D et al. Efficacy of herbal tea preparation in infantile colic. J Pediatr. 1993 Apr. 122(4): 650–2.

[45] Melzer J, Iten F, Reichling J et al. Iberis amara L. and Iberogast-Results of a systematic review concerning functional dyspepsia. J Herbal Pharmacother 2004; 4: 4.

[46] Gundermann KJ, Vinson B, Hänike S. Die funktionelle Dyspepsie bei Kindern – eine retrospektive Studie mit einem Phytopharmakon. Päd.2005; 10: 408–411.

[47] Conrad A, Engels I, Frank U et al. 2006. In vitro-Untersuchungen zur antibakteriellen Wirksamkeit einer Kombination aus Kapuzinerkressekraut und Meerrettichwurzel. Arzneim-Forsch./Drug Res. 2006; 56(12): 842–849.

[48] Goos KH, Albrecht W, Schneider B. Aktuelle Untersuchungen zur Wirksamkeit und Verträglichkeit eines pflanzlichen Arzneimittels mit Kapuzinerkressenkraut und Meerrettich bei akuter Sinusitis, akuter Bronchitis und akuter Blasenentzündung bei Kindern im Vergleich zu anderen Antibiotika. Arzneim.-Forsch./Drug Res. 2007; 57(4): 238–246.

[49] Nowack R, Schmitt W. Cranberry juice for prophylaxis of urinary tract infections – conclusions from clinical experience and research. Phytomedicine. 2008 Sep; 15(9): 653–67.

[50] Mieczyslawa CS, Malgorzata P. Influence of Uro-Vaxom on sIgA Level in Urine in children with recurrent urinary tract infections. Archivum Immunologiae et Therapiae Experimentalis 1996; 44: 195–197.

[51] Lettgen B. Prevention of Recurrent Urinary Tract Infections in Female Children. OM-89 Immunotherapy Compared with Nitofurantoin Prophylaxis in a Randomized Pilot Study. Current Therapeutic Research 1996, 57(6): 464–475.

[52] Anderson SE, Whitaker RC. (2010). Household routines and obesity in US preschoolaged children. Pediatrics 2010; 125(3): 420–428.

8.2 Geriatrische Erkrankungen und Beschwerden

Eberhard Volger, Joachim Zeeh

Die geriatrische Medizin befasst sich mit Alterskrankheiten und den besonderen körperlichen, mentalen, funktionellen und sozialen Gegebenheiten des alten Menschen. Als Spezialdisziplin trägt sie auch den Herausforderungen der Multimorbidität und der veränderten Pharmakodynamik und -kinetik Rechnung. Ihr Ziel ist es, den funktionellen Status und damit die Lebensqualität und Autonomie alter und gebrechlicher Menschen zu verbessern und möglichst lange zu erhalten. In Verfolgung dieser Ziele bedient sich die geriatrische Medizin ähnlich wie die Naturheilkunde eines ganzheitlichen Behandlungsansatzes, der neben dem Patienten auch Angehörige mit einbezieht und so den Schritt vollzieht: weg von der rein organfokussierten Medizin zu einer umfassenderen Herangehensweise, bei der die Wünsche der Patienten und der Erhalt bestmöglicher Autonomie in dem jeweils gegebenen Lebensumfeld wegweisend sind.

8.2.1 Physiologischer Alterungsprozess

Die demografische Entwicklung zeigt weltweit eine Zunahme der Zahl älterer Menschen. Im Jahr 2002 waren weltweit 629 Mio. Menschen 60 Jahre oder älter, nach Berechnungen für das Jahr 2050 wird diese Zahl auf 2 Mrd. steigen. Zum ersten Mal in der Menschheitsgeschichte werden die über 60-Jährigen die Zahl der Kinder (0–14 Jahre) übersteigen.

Altern ist ein langsamer Prozess der Veränderung und Wandlung innerhalb des lebensgeschichtlichen Ablaufs. Altern bedeutet, dass Anpassungsmechanismen funktionsgemindert sind. Gleichzeitig werden neue Adaptionsmechanismen ausgebildet oder sie erhalten eine neue Qualität. Geriatrische Patienten begegnen uns in unterschiedlichen Stadien des körperlichen und geistigen Abbaus. Mit fortschreitendem Alter vermindert sich die Adaptionsfähigkeit und führt somit zu einem Anstieg der Morbidität bzw. Multimorbidität. Wegen dieser, d.h. dem Vorliegen mehrerer Krankheiten oder Organinsuffizienzen, erzielen gebrechliche Hochbetagte nach

Tab. 8.3 Übersicht über die Abnahme von Organfunktionen zwischen dem 30. und dem 75. Lebensjahr (Prozentwerte nach Sloane [11])

Organsystem	Sinkt um bis zu …	Daraus resultierende mögliche Probleme sind unter anderem …
Gehirngewicht	44 %	sinkende Gedächtnisleistung
Gehirndurchblutung	20 %	geringere Reserve, z. B. bei medizinischen Eingriffen (OP)
Nervenleitungsgeschwindigkeit	10 %	Herabsetzung der Reaktionsgeschwindigkeit
Anzahl der Geschmacksknospen	65 %	Unlust am Essen („alles schmeckt fade")
maximaler Pulsschlag	25 %	geringere körperliche Leistung
Herzschlagvolumen in Ruhe	30 %	–
Nierenfiltrationsleistung Nierendurchblutung	31 % 50 %	langsamere Ausscheidung von Medikamenten
maximale Sauerstoff-Aufnahme des Blutes maximale Ventilationsrate	60 % 47 %	geringere Leistungsreserven z. B. in Höhenlagen
Vitalkapazität	44 %	Einschränkung z. B. der OP-Fähigkeit
Mineralgehalt der Knochen Frauen Männer	 30 % 15 %	Osteoporose mit Gefahr pathologischer Frakturen
Muskelmasse	30 %	erhöhtes Sturzrisiko; geringere körperliche Leistungskraft, z. B. reduzierte Handmuskelkraft; höhere Verletzungsanfälligkeit der Muskulatur
maximale körperliche Dauerleistung	30 %	–
Grundstoffwechsel	16 %	Übergewicht bei nicht angepasster Ernährung
Gesamtkörperwasser	18 %	gehäufte Probleme im Wasserhaushalt; höhere Medikamentenspiegel, häufigere unerwünschte Arzneimittelwirkungen

8

Unfällen und Krankheiten meist keine *Restitutio ad Integrum,* sondern oft Defektheilungen mit Restbeschwerden oder dem Verlust alltagspraktischer Fähigkeiten. Die Aufgabe einer organübergreifend denkenden, geriatrischen Herangehensweise liegt in der *Restitutio ad Optimum,* – im Erhalt oder dem Wiedererlangen größtmöglicher Alltagsautonomie.

Kennzeichnend für die Alterungsvorgänge der Organsysteme (➤ Tab. 8.3) ist nicht nur der zahlenmäßige Funktionsverlust vieler Organe, sondern v. a. die Abnahme der Anpassungsfähigkeit der einzelnen Organsysteme mit steigendem Alter.

Alterungsvorgänge: Herz-Kreislauf-Systems

Herz-Kreislauf-Erkrankungen verursachen häufig körperliche Behinderungen im Alter, bei den Todesursachen stehen sie an erster Stelle. Zunehmende arteriosklerotische Veränderungen führen dazu, dass der Blutdruck im Alter v. a. zu einer systolischen Erhöhung tendiert. Etwa ⅔ der über 75-Jährigen leiden an Hypertonie, über die Hälfte an Hypertonie und Hypercholesterinämie. Die Kraft des Herzmuskels, Schlagvolumen und Herz-Minuten-Volumen sinken nicht nur in Folge einer linksventrikulären Hypertrophie, sondern auch allein schon durch eine altersbedingte Fibrosierung des Myokards (Altersherz). Bei körperlicher Belastung können Herzschlagvolumen und Herzfrequenz nicht so wie in jüngeren Jahren gesteigert werden, da zudem noch die Rezeptoren des vegetativen Nervensystems vermindert ansprechen. Die KHK und das akute Koronarsyndrom nehmen mit dem Alter überproportional zu.

Alterungsvorgänge: Atmungsorgane

Die Elastizität der Lunge nimmt mit zunehmendem Alter allmählich ab. Alle wichtigen Parameter der Lungenfunktion verschlechtern sich deutlich (die Vitalkapazität z. B. um 44 %). Auch das der Selbstreinigung dienende Flimmerepithel der Atemwege schwindet nach und nach. Zusammen mit der Verminderung der Abwehr im Alter bahnt dies den Weg für Pneumonien, etwa im Rahmen einer Virusgrippe (Empfehlung: Grippeimpfung). Die Brustkorbbeweglichkeit und damit die Atembewegungen sind eingeschränkt. Bedingt durch die enorme Leistungsreserve des Lungenorgans fühlen sich aber nur ältere Menschen mit Lungenschädigungen, z. B. infolge langjährigen Rauchens, im Alltag eingeschränkt.

Alterungsvorgänge: Verdauungssystems

Neben dem häufig parodontosebedingten Zahnverlust und der damit verbundenen Einschränkung der Kaufunktion betreffen die Veränderungen des Verdauungssystems insbesondere den Bedarf an Nährstoffen und an Flüssigkeit.

Beim über 70-Jährigen ist der Kalorienbedarf auf rund 70 % des Kalorienbedarfes beim 20-Jährigen vermindert. Da jedoch der Eiweißbedarf unverändert bleibt, muss die Zufuhr an **Kohlenhydraten** und **Fetten** im Alter um 40–50 % absinken. Viele ältere Menschen berücksichtigen dies oft intuitiv. Einige, und hier insbesondere alleinstehende Männer, ernähren sich aber einseitig, sodass der Bedarf an Nährstoffen nicht gedeckt und gleichzeitig Übergewicht begünstigt wird. Umgekehrt sind nicht wenige alte Menschen unterernährt. Proteinmangel fördert den Verlust der Muskelmasse und begünstigt Muskelschwäche und Stürze – ein Problemkreis, der häufig mit der Bezeichnung „frailty" (Gebrechlichkeit) beschrieben wird.

Ältere, v. a. übergewichtige Menschen leiden häufig an einer Refluxkrankheit. Eine verlangsamte Darmperistaltik begünstigt Blähungen und Obstipation.

Der ältere Mensch empfindet **Durst** meist nicht mehr so stark wie der jüngere. Zu wenig Flüssigkeit kann nicht nur eine Obstipation, sondern eine Exsikkose mit akuter Verwirrtheit, Fieber, orthostatischer Kreislauffehlregulation, Stürzen und eine zu geringe Urinproduktion (Oligurie) mit dem Risiko von Medikamentenkumulation im Körper hervorrufen. Auf eine ausreichende tägliche Trinkmenge von 1,5–2 l (25–30 ml/kgKG) muss daher geachtet werden (Ausnahme z. B. bei dekompensierter Herzinsuffizienz).

Alterungsvorgänge: Nieren und Harnwege

Auch die Leistung der Nieren nimmt mit steigendem Alter ab. Als Faustregel kann gelten, dass die glomeruläre Filtrationsrate bei einem 80-Jährigen nur noch die Hälfte von der eines 20-Jährigen beträgt. Bei der Harnblase nimmt mit zunehmendem Alter der Tonus zu und ihr Fassungsvermögen ab. Dies macht sich zuerst nachts bemerkbar. Mit bedingt durch die nachlassende Herzfunktion und eine Vergrößerung der Prostata bei Männern besteht bei ⅔ der über 65-Jährigen eine Nykturie.

CAVE

Aufgrund der verminderten Leistungsfähigkeit der Nieren sollten Medikamente, die über die Nieren ausgeschieden werden, mit besonderer Vorsicht dosiert werden. Trotz eines scheinbar normalen Serumkreatininwerts kann die Clearance bei alten Menschen kritisch erniedrigt sein. Deshalb an Stelle des Serumkreatininspiegels einen errechneten Näherungswert für die glomeruläre Filtration verwenden, z. B. nach Cockcroft und Gault.

Alterungsvorgänge: Immunsystems

Sowohl die humorale als auch die zelluläre Immunität lassen beim älteren Menschen nach. B- und T-Lymphozyten und die bei Infektionen ausgeschütteten Botenstoffe wie Interferone und Interleukine nehmen deutlich ab. Folgen sind eine erhöhte Infektgefährdung und ein schwererer Verlauf der Infektionen und eine Veränderung des klinischen Bildes. Die Krankheiten verlaufen untypisch oder oligosymptomatisch, z. B. kann sich eine Pneumonie lediglich als Verwirrtheitszustand äußern, die typischen Symptome wie z. B. Fieber, Hämoptoe und Husten fehlen.

Alterungsvorgänge: Skelett- und Muskelsystems

Mit zunehmendem Alter werden die Knochen (besonders der Wirbelsäule und Hüfte) poröser und instabiler **(Osteoporose).** Frauen sind aufgrund der starken Abnahme der Geschlechtshormone nach den Wechseljahren und einer geringeren maximalen Knochenmasse stärker von Osteoporose betroffen als Männer. Bewegungsmangel und unzureichende Kalziumzufuhr zwischen dem 30. und 60. Lebensjahr (also Jahrzehnte zuvor) verstärken die Osteoporose im Alter.

Die Knorpelschicht der Gelenke wird dünner und unelastischer. Sie verliert ihre Glattheit an stark belasteten Stellen und entzündet sich bei kleinsten Überbeanspruchungen. Dadurch kommt es zur **Arthrose,** bevorzugt zur Cox- und Gonarthrose, die viele ältere Menschen belastet.

Die Muskelmasse eines Erwachsenen vermindert sich jährlich um ca. 0,5 %. Als **Sarkopenie** (Muskelschwund) wird das Syndrom beschrieben, das durch progressiven Verlust an Muskelmasse zu Komplikationen, Behinderung und schwindender Lebensqualität führt. Die geschwundenen Muskeln werden i. d. R. durch Fett ersetzt. Der damit verbundene Kraftverlust ist nicht bei allen Muskeln gleich; so lässt z. B. die Kraft der Fußhebermuskeln besonders stark nach. Dies begünstigt das **Stolpern** über die Fußspitze.

Mit dem Begriff „Sarkopenie" ist der der „frailty" (Gebrechlichkeit) assoziiert. Er geht über das rein Somatische hinaus und umfasst psychische/soziale Gegebenheiten, die von prognostischer Relevanz sind.

Alterungsvorgänge: Sinnesorgane

Neben der Altersweitsichtigkeit, dem (Teil-)Verlust der Hörfähigkeit und der Abnahme des Geschmacks- und Geruchssinns erfolgen diese **Abnahmen von weiteren Sinnesleistungen:**

- Abnahme der **Durstperzeption** mit der Gefahr der inneren Austrocknung (Exsikkose)
- Abnahme der **Temperaturperzeption** mit der Gefahr der Unterkühlung – über 65-Jährige können ohne Kältegefühl auf unter 35,5 °C Körpertemperatur abkühlen – und andererseits mit der Gefahr der Verbrennung (z. B. Wärmflasche)
- Abnahme der **Schmerzwahrnehmung** (verstärkt bei Diabetes mellitus)
- Abnahme der **Propriozeption,** die Balancefähigkeit etwa beim Überwinden kleiner Hindernisse am Boden leidet (erhöhte Sturzgefahr)
- Abnahme der **Druckwahrnehmung** (Dekubitusgefährdung)

Besonderheiten der Therapien

Bei der Pharmakotherapie alter Menschen ist von ärztlicher Seite Fingerspitzengefühl gefordert. Nicht nur die verminderte Nierenfunktion, sondern auch ein reduzierter Wasser- und Proteingehalt des Körpers und eine eingeschränkte hepatische Enzymaktivität (z. B. Cytochrom P 450) spielen dabei eine Rolle. Im „geriatrischen Assessment" werden alle medizinischen, funktionellen, psychischen, kognitiven und sozialen Aspekte gewichtet, um einen adäquaten Behandlungsplan erstellen zu können.

Nicht alle Krankheiten sind behandlungsbedürftig. Dennoch gilt, dass es neben einer Übertherapie (Polypharmazie) auch eine ungewollte Untertherapie gibt: Hier wird aus mangelnder Kenntnis eine auch beim Hochbetagten wirksame Therapie nicht durchgeführt (z. B. bei Herzinsuffizienz ACE-Hemmer und Betablocker).

8.2.2 Besonderheiten der Pharmakotherapie

Obwohl multimorbide chronisch kranke und mehrheitlich alte Menschen mehr als 80 % der Ressourcen des Gesundheitswesens in Anspruch nehmen, handelt es sich bei diesen um eine kaum untersuchte: Multimorbidität, Niereninsuffizienz, multiple Krankheiten und kognitive Funktionseinschränkungen sind für die Teilnahme an klinischen Studien zusammen mit hohem Alter häufig Ausschlusskriterien. Im Alter nimmt die Heterogenität zu, und Heterogenität macht klinischen Studien komplizierter, langwieriger und teurer. Darüber hinaus schauen übliche Studiendesigns häufig nicht auf das, was multimorbide alte Menschen als vorrangige Behandlungsziele erachten: Beschwerdefreiheit und unabhängige Lebensführung. So kommt es, dass die Pharmakotherapie bei Multimorbidität in puncto Evidenz auf schwachen Beinen steht.

Wir therapieren bei multimorbiden Alten daher stets in einer Grauzone. Obwohl immer häufiger lebensbedrohliche Nebenwirkungen als iatrogene Schädigungen thematisiert werden, dämpft dies die Verschreibungsfreude kaum. An der Schnittstelle Klinik-Hausarzt kann dies zu Konflikten führen. So schreibt P. Landendörfer im Bayer. Ärzteblatt 12/2007: *„Entlassungsmedikation bei Alten – Zeugnis von Ignoranten oder Hilflosen? So manche Medikationsempfehlungen bei Krankenhausentlassung älterer Menschen muten geradezu abenteuerlich an. Sie sind nicht nachvollziehbar, weil man merkt, wie wenig bei unseren klinischen Kollegen pharmakologisches Können oder gesundes Einfühlungsvermögen in die Lebensrealität älterer Menschen vorhanden sind. Man wird den Eindruck nicht los, dass einfach zu sehr die Diagnose, nicht aber der alte Patient selbst im Mittelpunkt therapeutischer Überlegungen stand."* Wer ist für Polypharmazie verantwortlich? Gibt es Auswege aus dem Dilemma?

Negativ-Listen

In mehreren nationalen und internationalen wissenschaftlichen Projekten wurden sog. ‚PIM' (Potenziell Inadäquate Medikamente) für ältere Menschen identifiziert und gelistet (z. B. www.priscus.net). Für den deutschen Sprachraum wurde die PRISCUS-Liste erstellt, eine Zusammenstellung von bisher 83 Medikamenten, die nach Expertenmeinung für die Behandlung Hochbetagter problematisch oder ungeeignet sein können. Solche Negativ-Listen haben aber auch ihre Schwächen:

- bisher noch geringer Bekanntheitsgrad
- eingeschränkter praktischer Nutzwert, da diese Listen
  - viele ungebräuchliche Medikamente enthalten (z. B. Pethidin, Phenobarbital),
  - Medikamente enthalten, die trotz „Listung" häufig an Alte verordnet werden (z. B. Zopiclon, Digoxin) oder zu denen es keine Alternativen gibt (z. B. Haloperidol bei Delir),
  - Medikamente nicht enthalten, die häufig an der unsinnigen Polypharmazie alter Menschen beteiligt sind (z. B. Prazole).

Diese Probleme sind ein Grund, dass solche „do-not-use"-Listen alleine nicht in der Lage sein werden, das Problem „Polypharmazie im Alter" zu lösen.

Anwendung geriatriespezifischer Prinzipien

Adäquate Wege aus der Polypharmakotherapie könnten sein:

- **Anwendung palliativmedizinischer Therapieprinzipien** auf gebrechliche Hochbetagte durch Umschwenken auf eine strikt symptomlindernde Therapie, wenn folgende 3 Kriterien erfüllt sind:
  - „Nein" als Antwort auf die Frage: „Wären Sie überrascht, wenn dieser Patient innerhalb der nächsten 6–12 Monate sterben würde?"

- deutlich eingeschränkte Alltagsfunktionalität (Barthel-Index ≤ 50; der Barthel-Index von 0–100 dient der Quantifizierung von Pflegebedürftigkeit, wobei 0 eine absolute Pflegebedürftigkeit und 100 Autarkie in zehn Basisaktivitäten des täglichen Lebens bedeutet)
- mindestens eine chronische fortgeschrittene Organkrankheit (Herzinsuffizienz ≥ NYHA III, fortgeschrittene Demenz, Niereninsuffizienz < GFR
- Einsatz des **geriatrischen Assessments** zur Therapiesteuerung wenn Barthel < 70 und MMSE < 18) z. B. zurückhaltende Verordnung von oraler Antikoagulation

Nach dem Beispiel der STOPP- und START-Kriterien [5] können Leitlinien zur Pharmakotherapie umgesetzt werden: So wurden z. B. am Georgenhaus in Meiningen hausinterne Leitlinie zur Pharmakotherapie bei Gebrechlichkeit entwickelt, in der Medikamentengruppen aufgeführt sind, für die unter bestimmten Voraussetzungen ein Auslassversuch empfehlenswert ist (www.sozialwerk-meiningen.de, Geriatrische Fachklinik). Da aber auch eine positive Bewertung von Medikamenten hilfreich sein kann, werden z. B. in der FORTA (fit for the aged) Klassifikation Medikamente in vier Gruppen von eindeutig positiver Nutzen-Risiko-Bewertung (Kategorie A) bis zur negativen Einschätzung (Kategorie D) eingeteilt [12].

Multimorbidität

Charakteristisch für den älteren Menschen ist die eingeschränkte Leistungsfähigkeit nicht nur eines Organs, sondern vieler Organe infolge natürlicher oder krankhaft beschleunigter Alterungsvorgänge. Die Multimorbidität kann die Behandlung des Patienten erheblich erschweren: So können therapierelevante Symptome verschleiert werden, da sich Symptome der Erkrankungen gegenseitig beeinflussen können. Ebenso kann ein Medikament zwar die eine Erkrankung bessern (z. B. Hypertonie), verschlechtert aber eine andere (z. B. eine gleichzeitige pAVK). Dies gilt auch für alle anderen therapeutischen Maßnahmen: Wärmeapplikation ist z. B. bei Kniegelenksarthrose indiziert, bei gleichzeitig bestehenden Krampfadern aber kontraindiziert.

8.2.3 Naturheilkundliche Verfahren in der Geriatrie

Die konventionellen Therapieempfehlungen im Sinne der EbM können aus den dargestellten Gründen der altersbedingten allgemein eingeschränkten Organfunktionen mit veränderter Pharmakokinetik einerseits und der häufig bestehenden Multimorbidität andererseits, entweder nur eingeschränkt oder gar nicht umgesetzt werden. Deshalb sind gerade in der Geriatrie die naturheilkundlichen Verfahren nicht nur in der Prävention, sondern auch zur Linderung der vielfältigen Beschwerden und zur Beschränkung der Medikamentenmenge auf das absolut notwendige Maß, so wertvoll. Der naturheilkundlich geschulte Arzt wird besonders achtsam und fürsorglich die adäquate Auswahl und Dosierung der Behandlungsmöglichkeiten bedenken.

Als Präventivmaßnahmen sind nicht nur in der Kurortmedizin die klassischen Naturheilverfahren bei älteren Menschen [8] erfolgreich, sie haben auch den Vorteil, dass sie zu Hause weitergeführt werden können.

Ordnungstherapie

Der ordnungstherapeutische Ansatz in der Geriatrie versteht sich heute auch als Teil der Gerontosozialtherapie. Zu Recht vollzieht sich seit einigen Jahren ein gesellschaftlicher Paradigmenwechsel – weg von der Inaktivierung und sozialen Isolierung älterer Menschen hin zu einer längeren und differenzierteren Tätigkeitsbiografie mit einem positiven Leitbild des aktiven Alterns [11]. Dabei gilt es, die individuellen Ressourcen zu berücksichtigen und zu fördern. Senioren, die noch in einer beratenden Funktion, in einem Ehrenamt, Verein oder in der Kinderbetreuung tätig sind, bleiben länger aktiv, sind seltener krank und haben eine höhere Lebenszufriedenheit [12].

Unabhängig von sinnstiftenden Tätigkeiten hat es sich gezeigt, dass das Beibehalten der Tagesstruktur, von Gewohnheiten und Riten stabilisierend wirkt. Dies schließt z. B. geregelte Zeiten für das Essen, Spaziergänge, Zeitungslesen, Hobbys ein. Viele älterer Menschen leiden unter einer Verarmung sozialer Kontakte. Hier sind nicht nur Altenklubs kirchlicher Vereinigungen, sondern auch Nachbarschaftshilfen und Mehrgenerationenhäuser hilfreich, die oft Gelegenheit zu künstlerischer Betätigung und Musiktherapie oder auch Gedächtnistraining anbieten.

Hydro- und Thermotherapie, Bewegungstherapie

Die Kneipp-Anwendungen mit ihren mehr als 100 verschieden zu dosierenden Möglichkeiten eignen sich hervorragend zu einer individuellen, milden Reiztherapie bei älteren Menschen. Da deren Haut empfindlich auf Austrocknung reagiert, sollte auf Rückfettung geachtet werden. Folgende Maßnahmen haben sich bewährt:

- Kneipp-Waschung (Oberkörper- oder Ganzkörperwaschung) ggf. mit Rosmarintee oder Essigwasser als milde kreislaufanregende und immunstimulierende Maßnahme
- kurzes kaltes Fußbad bei unruhigen Beinen und zur Schlafförderung
- ansteigende Armbäder zur Überwindung von Kältegefühl und allgemeiner Durchblutungssteigerung
- wechselwarme Knie- und Wadengüsse zur Blutdrucksenkung und zum Kreislauftraining
- kalter Schenkelguss bei Varikosis, soweit Kälte vertragen wird
- Bürstung, 1 × morgens, selbst oder durch das Pflegepersonal und Einbeziehung der Angehörigen (nicht bei trockener und empfindlicher Haut)
- Gesichtsguss, auch Frottierungen und Abreibungen zur allgemeinen Belebung
- Heublumensack bei muskulären Verspannungen und arthrotischen Beschwerden
- Schafgarben-Bauchwickel bei Verdauungsbeschwerden
- Leberwickel nach dem Mittagsmahl zur Förderung des Stoffwechsels
- Quarkauflagen auf entzündete schmerzende Gelenke
- zur Nacht ein schlafförderndes nicht zu warmes Melissenbad

Phytotherapie

Am häufigsten werden meist als Selbstmedikation Präparate aus folgenden Heilpflanzen zur Linderung diverser Altersbeschwerden eingesetzt: Ginkgo biloba, Ginseng, Eleutherokokkus, Weißdorn und Knoblauch ([1] und ➤ 5.5.5). Eingesetzt werden bei älteren Patienten je nach Beschwerden und Erkrankung Zubereitungen aus folgenden Arzneipflanzen:

- Verdauungsförderung: Zubereitungen aus Bitterstoffen und/oder ätherischen Ölen, wie z. B. u. a. gelber Enzian, Tausendgüldenkraut, Kalmus, Engelwurz
- leichte Herzinsuffizienz: Weißdornpräparate
- Atemwegserkrankungen: z. B. Isländisch Moos, Schlüsselblume, Thymian, Eibische
- Diureseförderung: Birke, Ackerschachtelhalm, Brennnessel, Goldrute
- Blasenschwäche und benigner Prostatahypertrophie: Kürbissamen, Sägepalme
- depressive Verstimmung: Johanniskrautpräparate
- Schlafstörungen: Baldrian, Hopfen; Lavendel, Melisse und Passionsblume
- Beschwerden des Bewegungsapparates: Teufelskralle, Weidenrinde und Brennnessel

Bewegungstherapie/Massagen

MERKE

Die beste Prophylaxe vor altersbedingten Beschwerden und Krankheiten ist die regelmäßige Bewegung – soweit möglich 4 ×/Wo. je 30 Min. Spazierengehen oder Radfahren. Dabei darf es auch kurzfristig zu einer stärkeren Belastung kommen. Tägliche körperliche Betätigung beugt zudem einer demenziellen Erkrankung vor.

Zur Gesunderhaltung des Bewegungsapparates dienen auch gezielte krankengymnastische und bewegungstherapeutische Maßnahmen, die auch einen stabilisierenden Einfluss auf Herz, Kreislauf, Atmung und das zentrale Nervensystem haben, z. B. Koordinationstraining auch als Sturzprophylaxe.

- **Krankengymnastische Einzeltherapie** oder auch Gruppentherapie dienen der Mobilisierung und Erhaltung umschriebener Gelenk- und Muskelfunktionen, entweder zur Prävention, aber auch zur Nachbehandlung bei operativen Eingriffen am Gelenkapparat. Gerade im Alter ist ein wesentliches Ziel der Bewegungstherapie der Erhalt der Gehfähigkeit. Darüber hinaus spielen gruppendynamische Effekte, Selbstbestätigung und Lebensfreude eine nicht unerhebliche Rolle.

- **Z. n. längerer Bettlägerigkeit:** Ziel ist die Remobilisation. Dazu gehören die Thromboseprophylaxe durch Krankengymnastik, Atmungsübungen, isometrisch-isokinetische Übungen, passive, assistierte und aktive Übungen gegen Widerstand. Die Mobilisation aus dem Bett erfolgt in drei Schritten: Sitzen, Stehen und Gehübungen.

Ernährungstherapie

Das, was üblicherweise in einem Senioren-Single-Haushalt auf den Tisch kommt, entspricht nicht den anerkannten Ernährungsempfehlungen für ältere Menschen. Kein Wunder also, dass es nicht selten zu einer latenten oder manifesten Malnutrition kommt.

Ursache ist in erster Linie die zu geringe Nahrungsaufnahme bei zusätzlich oft falscher und einseitiger Auswahl von Lebensmitteln. Gründe für die unzureichende Nahrungsmittelaufnahme sind eine gesteigerte Aktivität von Sättigungsfaktoren (z. B. Cholezystokinin, Serotonin), Schmeck- und Riechstörungen (betrifft ca. 60 % der 65–80-Jährigen), Schluck- und Kauprobleme, hoher Medikamentenkonsum mit Wirkung auf Appetit und Speichelproduktion und Immobilität.

Bei der **ernährungsbedingten „frailty"** (➤ 8.2.1) können spezielle Diäten oder eine künstliche Ernährung notwendig werden. Diese sind jedoch bei alten Menschen oft aus alltagspraktikablen Gründen (Akzeptanz) oder ethischen Erwägungen (Sondenernährung bei fortgeschrittener Demenz) nicht problemlos umzusetzen. Die Nahrung bei älteren Menschen muss also individualisiert und sorgfältiger als beim Jüngeren zusammengestellt und in ihrer Akzeptanz und Aufnahme supervidiert werden, am besten als eiweißreiche, fettarme Mischkost. Reichlich Ballaststoffe beugen der Obstipation vor und Milch und Milchprodukte sind entscheidend für die Aufnahme der erforderlichen 1.200 mg Kalzium. Viele Senioren, die Milchprodukte eher meiden, kommen um eine Supplementierung nicht herum, um Kalzium und Vit D (800 I. E.) bedarfsdeckend zuzuführen.

PRAXISTIPP

- Für ältere Menschen am günstigsten ist eine eiweißreiche, fettarme Mischkost. Ballaststoffe beugen der im Alter häufigen Obstipation vor, Milch und Milchprodukte sorgen für ausreichend Kalzium. Bei Neigung zu Hypertonie und Ödemen muss mit Salz gespart werden.
- Können keine ausreichenden Nahrungsmengen aufgenommen werden, ist eine flüssige, voll bilanzierte Supplementnahrung angezeigt.
- Die Ernährung über Nasogastralsonde ist heute weitgehend obsolet. Bei Schluck- und Kauproblemen mit Aspirationsgefahr kann in einzelnen Fällen die Anlage einer sog. PEG erforderlich werden.
- Verlaufskontrolle der Ernährungstherapie: wöchentliches Wiegen mit schriftlicher Dokumentation, ggf. Bestimmung von Serumparametern (z. B. Albumin, Transferrin, Präalbumin, Cholinesterase, Elektrolyte, Eisen).
- Mehrere kleine Mahlzeiten zubereiten, evtl. schon mundgerecht portioniert.
- Aufgrund des oft deutlich reduzierten Durstempfindens ist auf eine ausreichende Trinkmenge von etwa 1,5 l–2 l/Tag zu achten.
- Die Fähigkeit Glukose zu verstoffwechseln, sinkt altersbedingt durch eine reduzierte Insulinsekretion und/oder Insulinsensitivität. Regulierend wirken reichlich Gemüse, Obst und Ballaststoffe.

Erweiterte Naturheilverfahren und komplementärmedizinische Therapieverfahren

- **Mikrobiologische Therapie:** Die mikrobiologische Therapie kann in der Geriatrie dazu dienen, die Immunität der Schleimhäute unterschiedlicher Organsysteme in gezielter Weise zu kräftigen. Bronchovaxom® z. B. enthält Bakterienlysat der im Bereich des Atemwegstrakts am häufigsten vorkommenden Bakterien und Pilze. Durch Verabreichung solcher pharmazeutischen Präparate lässt sich die Abwehr der Bronchien soweit stimulieren, dass Infektionen weitgehend verhindert werden können. Dies gilt nicht nur bei den im Alter so häufig auftretenden Atemwegsinfektionen, sondern selbstverständlich auch bei Erwachsenen und vor allen Dingen auch bei Kindern.
- **Mikronährstoffmedizin:** Die geriatrische Malnutrition vermindert die Lebensqualität, verlängert die stationäre Verweildauer, erhöht das Ri-

8

siko operativer Eingriffe und begünstigt eine Vielzahl von Erkrankungen und Befindlichkeitsstörungen. So wird z. B. die Entstehung eines Dekubitus bei bettlägerigen Personen begünstigt durch unzureichende Energiezufuhr, Proteindefizit, Mangel an Vitaminen A, C, bestimmten B-Vitaminen, Eisen und Zink.

- Die Empfehlung der DGE für **Vitamin D** für über 65-Jährige (geringe Resorptionsquoten) kann über die Nahrung kaum gedeckt werden. Eine Zufuhr über Präparate sollte überlegt werden.
- Bei älteren Menschen finden sich bei gleicher **Vitamin-C-Aufnahme** wesentlich niedrigere Vitamin-C-Spiegel im Blut als bei jüngeren Erwachsenen. Daher sollten täglich frisches Gemüse und Obst verzehrt werden.
- 1/3 der älteren Generation leidet unter einer chronischen atrophischen Gastritis. Die Einnahme von VitaminB_{12}-Präparaten wird dann für sinnvoll gehalten.
- Die **Kalziumzufuhr** wird durch täglichen Verzehr von Milcherzeugnissen, reichlich dunkelgrünem Gemüse, Obst und kalziumreiche Mineralwässer verbessert.
- **Kanne-Brottrunk** wird durch milchsaure Vergärung gebackenen Brotes aus Getreide ökologischer Herkunft gewonnen. Infolge des 6–9 Monate dauernden Vergärungsprozesses enthält der Brottrunk alle wesentlichen Spurenelemente, alle wesentlichen essenziellen Aminosäuren sowie viele Biokatalysatoren und Vitamine. Als Diätetikum enthält er pro 100 ml über 5 Millionen koloniebildender Brotmilchsäurebakterien. Milchsäurebakterien sind der zentrale Schutzfaktor der Schleimhautimmunität.

8.2.4 Arteriosklerotische Folgekrankheiten

Herzinsuffizienz

Trotz einer im Alter allmählich nachlassenden kardialen Leistungsfähigkeit kommt es bei diesem natürlichen Vorgang kaum zu einer manifesten Herzinsuffizienz. Bis ins hohe Alter kann sogar mit angepasstem Ausdauertraining die Leistungsfähigkeit wieder gesteigert werden.

Viele ältere Menschen leiden jedoch an einer chronischen Herzinsuffizienz, die meist auf eine chronische Drucküberlastung durch jahrelang bestehende und nicht ausreichend behandelte Hypertonie zurückzuführen ist. In anderen Fällen ist die Herzinsuffizienz Folge einer chronischen KHK, eines Vitiums, einer pulmonalen Erkrankung oder einer Kardiomyopathie. Diese Form der kardialen Schädigung kann trotz leitliniengerechter Therapie zwar gebessert, aber allenfalls nur bei einem Klappenfehler operativ geheilt werden. Im Gegensatz zu früher gibt es jedoch für die modernen interventionellen und kardiochirurgischen Verfahren kaum noch ein Alterslimit, sodass die Lebensqualität selbst Hochbetagter mit einer Revaskularisation oder einem Klappenersatz wieder deutlich verbessert werden kann.

Im Vordergrund der Behandlung der chronischen Herzinsuffizienz steht auch im Alter die leitliniengerechte Pharmakotherapie, die allerdings an eine häufig bestehende Niereninsuffizienz anzupassen ist. Gute Ergebnisse können auch mit einer angepassten (Überlastung vermeidenden) **Bewegungstherapie** erreicht werden. Adjuvant ist die Einnahme von **Weißdornblätterextrakten** (z. B. Crataegutt® novo tgl. 160–900 mg) bei einer Herzinsuffizienz im Stadium NYHA I–II indiziert. Weißdorn wirkt nicht nur positiv inotrop, sondern verbessert dank einer positiv dromotropen und negativ bathmotropen Wirkung die Koronardurchblutung und reduziert den peripheren Widerstand.

Weißdorn kann mit allen Medikamenten kombiniert werden.

Periphere arterielle Verschlusskrankheit (pAVK)

Neben einem strukturierten Gehtraining, auch als Intervalltraining, das klinisch den deutlichsten Effekt zeigt, können phytotherapeutisch Präparate aus **Ginkgo biloba** (Tebonin intens® 120, tgl. 2 × 1 Tbl.; bzw. Tebonin® Konzent® 240 mg, tgl. 1 × 1 Tbl.; Rökan®; Gingium® intens 120) gegeben werden, die die rheologischen Eigenschaften verbessern und Sauerstoffradikale binden helfen. Auch **Knoblauchpräpa-**

rate (z. B. Beni-cur® N, tgl. Tbl., 3 × 1), die ebenfalls die Fließeigenschaften des Blutes verbessern können, können hilfreich sein.

Soweit möglich sollte jedoch immer einer Revaskularisation der Vorzug gegeben werden.

Direkte hydrotherapeutische Anwendungen an der betroffenen Extremität sind ab dem Stadium IIb–III zwar kontraindiziert, dennoch lässt sich z. B. mit ansteigenden Armbädern über eine konsensuelle Reaktion die Durchblutung an der unteren Extremität verbessern. Auch Bindegewebsmassagen können reflektorisch zu einer Durchblutungssteigerung beitragen. Nachweislich führen auch Kohlensäurebäder und Vierzellenbäder bei kurmäßiger Behandlung zu einer Verbesserung der Durchblutungssituation und der klinischen Symptomatik.

Auf eine leichte mediterrane Kost und eine Trinkmenge von 1,5–2 l und regelmäßige Fuß- und Hautpflege ist zu achten.

Zerebrovaskuläre Insuffizienz

Mit zunehmendem Alter häufen sich Störungen der zerebralen Zirkulation meist infolge arteriosklerotischer Veränderungen der hirnversorgenden Gefäße (zu 25 % der A. carotis interna), aber auch durch Mikroembolien bei Vorhofflimmern. Auch im Rahmen einer hypertensiven Krise kann es zu einer neurologischen Symptomatik kommen. Erste klinische Zeichen erfordern immer eine rasche Abklärung, um einen zerebralen Insult zu verhindern. Ähnlich wie bei einem Myokardinfarkt ist auch hier eine sofortige intensivmedizinische Behandlung geboten.

Ist eine kausale Therapie nicht möglich, und liegen chronische Beschwerden vor, ist eine naturheilkundliche Behandlung zur Minderung der neuropsychologischen Defizite indiziert, die sich oft in zunehmenden Merk- und Konzentrationsstörungen, als Benommenheit, unklarer Schwindel, rasche Ermüdbarkeit und Gemütsschwankungen äußern können.

Diese kann aus verschiedenen Modulen bestehen.

- **Ordnungstherapie:** Zu achten ist auf einen geregelten Tagesablauf, in dem Hektik vermeiden wird sowie auf das Pflegen sozialer Kontakte, z. B. in Gruppen mit Spielen, Denksportaufgaben und Gedächtnisübungen.
- **Bewegungstherapie:** Regelmäßige Bewegung, z. B. Spazierengehen, verbessert die Hirnleistung. Krankengymnastische Koordinationsübungen und leichtes Krafttraining sind geeignet zur Sturzprophylaxe.
- **Hydrotherapie:** In einer randomisierten Crossover-Studie konnte nachgewiesen werden, dass durch einen kalten Gesichtsguss mit einem anschließenden kalten Nackenwickel, der über eine Min. belassen wurde, eine signifikante Verbesserung der kognitiven Fähigkeiten bei älteren Menschen zu erzielen war [2]. Auch andere kleinere Kneippanwendungen wie Tautreten, Knie- und Schenkelgüsse sowie Bürstungen tragen sicherlich bei regelmäßigem Einsatz ebenfalls zu einer allgemeinen Stabilisierung und gesteigertem Wohlbefinden bei.
- **Ernährungstherapie:** Entsprechend der Prävention von Herz-Kreislauf-Erkrankungen ist auch bei zerebralen Durchblutungsstörungen eine mediterrane Kost zu empfehlen.
- **Phytotherapie:** Trotz nicht einheitlicher Studienlage sind Präparate aus Ginkgoblättern in ausreichender Dosierung (Tebonin intens® 120 2 × 1 Tbl., Gingium intens® 120, Rökan) wegen ihrer durchblutungsfördernden und neuroprotektiven Wirkweise zu empfehlen. Bei beginnendem demenziellen Syndrom hat sich seit Langem zudem die Gabe von Präparaten aus Ginseng- und Taigawurzeln (Ardey-aktiv®, Kneipp Ginseng®, Ginsana® G115) zur Steigerung der geistigen und körperlichen Aktivität bewährt.
- **Ab- und ausleitende Verfahren – Aderlass:** Bei einer Polyglobulie, die z. B. mit einer COPD und/oder einem Schlafapnoe-Syndrom einhergehen kann, lassen sich mit einer isovolämischen Hämodilution die rheologischen Eigenschaften und somit die mikrozirkulatorischen Verhältnisse verbessern.

8.2.5 Immobilität

Die Einschränkung oder der Verlust der Fähigkeit, sich in seiner Umgebung frei zu bewegen und die Aktivitäten des täglichen Lebens unabhängig auszuführen, ist multifaktoriell bedingt. Ursachen können sein, z. B. fehlende Anreize das Haus zu verlassen, hohes Alter, Schwäche infolge Abnahme der Muskelmasse,

Trainingsdefizit, Adipositas, psychische Ursachen (Depression, Demenz, Angst), Schmerzen bei Arthrose, diverse Fußerkrankungen, aber auch Schwindel, Gangunsicherheit, Sturzgefahr und sog. Sturzangst. Zudem kann die Immobilität Folge von neurologischen und internistischen Erkrankungen sein, z. B. Z. n. Schlaganfall, M. Parkinson, Herzinsuffizienz.

Die Bewegungseinschränkung hat nach Dauer, Ausmaß und Art Auswirkungen in physischer und psychischer Hinsicht einschließlich der sozialen Folgen. Zur Remobilisierung ist vordringlich zu klären, inwieweit ein kausaler Ansatz möglich ist, z. B. durch Beseitigung von Barrieren, Beschaffung geeigneter Gehhilfen, Behandlung einer Depression, einer Herzinsuffizienz. Ebenso wichtig ist es, die verbliebenen Fähigkeiten der Patienten zur Selbsthilfe zu fördern und ihre gesunden körperlichen, emotionalen und kognitiven Anteile zu reaktivieren.

Ordnungstherapie

Es hat sich bewährt, im wahrsten Sinne des Wortes in „kleinen Schritten" Mobilität wieder zurückzugewinnen, wobei jeder kleine Erfolg **motivationsfördernd** wirkt. Statt einer fordernden Haltung, die oft nur das Problemverhalten des Patienten verstärkt, soll mit **Empathie, Verständnis und Wertschätzung** gearbeitet werden. Es soll die **Wichtigkeit** und **Erreichbarkeit** einer positiven Veränderung mit **Zuversicht** vermittelt werden. Um allerdings die **Bereitschaft** zur Verhaltensänderung zu erreichen, bedarf es oft eines therapeutischen Gesprächs, in dem mögliche Ambivalenzen und unbewusste Blockaden erforscht und aufgelöst werden können. Erst wenn der Patient selbst zur Erkenntnis kommt, dass all die Anstrengungen zur Überwindung der Immobilität in seiner Lebenssituation noch Sinn machen, kann mit den nachfolgenden naturheilkundlichen Maßnahmen erfolgreich gearbeitet werden.

Hydro- und Thermotherapie

Insbesondere bei älteren Patienten gilt: „Jede Anwendung ist auch Zuwendung." Morgendliche Oberkörper- und Unterkörperwaschungen, kleinere Güsse und Teilbäder, die nach Anleitung vom Patienten dann soweit möglich auch selbst ausgeführt werden sollten. Paretische Extremitäten sollten in der Regel nur Warmanwendungen erfahren.

Balneo- und Klimatherapie

Wegen des Auftriebs sind die Bewegungsgrade im Bad verbessert, sodass aktive und passive krankengymnastische Mobilisierungsmaßnahmen zur Überwindung von somatischen Bewegungseinschränkungen besonders wertvoll sind.

Phytotherapie

Je nach den individuellen Gegebenheiten kann durch Einreibungen mit ätherischen Ölen eine milde Tonisierung (z. B. Rosmarin) oder leichte Beruhigung (z. B. Lavendel) erreicht werden. Dies lässt sich auch durch das Trinken von Rosmarin- oder Lavendeltee erreichen.

Bewegungstherapie

Zur Überwindung der Immobilität in ihren unterschiedlichen Ausprägungen sind physiotherapeutische Maßnahmen einschließlich der verschiedenen Massageformen einzusetzen. Die Physiotherapie ggf. in Kombination mit der Ergotherapie ist zusätzlich zur Motivationsförderung der wirksamste Therapieansatz.

8.2.6 Hinfälligkeit

Bis zu 30 % der über 65-Jährigen und 40 % der über 80-Jährigen stürzen 1 ×/Jahr. Wiederholte Stürze verunsichern oft Patienten und Angehörige, verstärken eine Immobilität und begründen häufig den Umzug ins Altenheim. Stürze treten gehäuft auf am frühen Morgen, am Abend und nachts sowie an bestimmten Orten wie Bad/Toilette und bei Transfersituationen (Aufstehen/ins Bett gehen).

Unterschieden werden folgende, mit einem Sturz assoziierten Merkmale:

- äußere: Stolperschwellen, mangelnde Beleuchtung, Bodenbelag, Treppen und -geländer, Schränke, Schubladen, ungeeignetes Schuhwerk, ungeeignete Sitzgelegenheiten
- innere: z. B. zunehmendes Alter, weibliches Geschlecht, positive Sturzanamnese, Kachexie, Blutzuckerschwankungen, Blutdruckschwankungen, chronischer Schwindel, funktionelle Einschränkungen im täglichen Leben, Gang- und Balancestörungen, Arthrosen, Osteoporose, akuter Schwindel, visuelle Einschränkungen, neurologische Defizite/Paresen
- iatrogene: psychotrope Medikamente (Benzodiazepine, Neuroleptika, Antidepressiva), Antihypertensiva, Diuretika, Multimedikation (mehr als 4 Medikamente)

Hydro- und Thermotherapie

Bei Varikosis und chronisch venöser Insuffizienz, die zu orthostatischen Problemen beitragen können, eignen sich vorbeugend regelmäßige kalte Beingüsse und Wassertreten (Kompressionsstrümpfe nicht vergessen).

Zur allgemeinen Kreislaufstabilisierung eignen sich regelmäßig durchgeführte kleinere Kneippanwendungen am Morgen und vor dem Zubettgehen.

Phytotherapie

Soweit psychotrope Pharmaka als potenzielle Sturzursache in Betracht kommen, sollte der Versuch der Umsetzung auf entsprechende Phytopharmaka (➤ 5.5.5) unternommen werden.

Bewegungstherapie

Spazierengehen, Wandern, Tanzen, Joggen, Radfahren, jede Form der mehrfach wöchentlich durchgeführten aktiven Bewegungsformen bewirkt ein Training der körperlichen und mentalen Funktionen und ist daher entscheidend für die Sturzprophylaxe. Spezielle Koordinationsübungen und Übungen zur Verbesserung der Reaktionsfähigkeit, wie sie oft in Altenklubs angeboten werden, bis hin zu einem gezielten Falltraining, haben ihre Wirksamkeit bewiesen.

MERKE

Ältere Menschen, die länger als 30 Sek. auf einem Bein stehen können, haben ein signifikant geringeres Risiko zu stürzen und sich dabei zu verletzten [10].

PRAXISTIPP

- Langsam vom Liegen oder Sitzen aufstehen.
- Mehrmals täglich 10–20 sog. Sitzkniebeugen.
- Beim Betreten eines dunklen Zimmers abwarten, bis sich Augen an die Lichtverhältnisse gewöhnt haben.
- In der Wohnung möglichst immer an Möbeln oder Griffen festhalten, evtl. Hilfsmittel verwenden (Gehstütze, Stock).
- Fragen der Wohnraumanpassung diskutieren, Stolperschwellen beseitigen.
- Zweckmäßige Kleidung empfehlen: Ggf. Röcke, Nachthemden kürzen, feste Schuhe mit rutschfester Sohle, ggf. Hüftprotektoren.
- Brille regelmäßig säubern und aufsetzen, gebrochene Brillengestelle reparieren lassen.
- Bei Alleinlebenden Möglichkeiten für Notruf- oder Kontrollanrufsystem prüfen.

8.2.7 Verwirrtheit

Unterschieden wird eine akute Verwirrtheit (Delir ➤ Tab. 8.4) und chronische Verwirrtheit (Demenz ➤ Tab. 8.4).

- Die **akute Verwirrtheit** ist gekennzeichnet als Stunden bis Tage anhaltender reversibler akuter Symptomenkomplex mit Bewusstseins-, Orientierungs-, Denk- und Wahrnehmungsstörungen sowie psychomotorischer Unruhe.
- Die **chronische Verwirrtheit** hingegen ist selten reversibel, sie ist organisch bedingt und verläuft meist über längere Zeit progredient. Zusätzlich zum chronischen Verwirrtheitszustand treten meist auch Störungen der Stimmung (Depression) und Befindlichkeit sowie körperliche Symptome (Inkontinenz, Immobilität) auf.

Bei 15 % handelt es sich um sekundäre Demenzen, die durch internistische oder neurologische Erkrankungen bedingt sind. Mehrheitlich führen direkte Hirnschädigungen zur primären Demenz und hier in 50–60 % aller Demenzen zu einer prä-

Tab. 8.4 Differenzialdiagnose des Verwirrtheitszustands nach Lipowski [9]

Diagnose	Delir	Demenz
Beginn	plötzlich	allmählich
Verlauf über 24 h	fluktuierend, oft nächtliche Zunahme	gleichmäßig, gelegentlich nächtliche Zunahme
Halluzinationen	visuell	selten
Illusionäre Verkennungen	häufig, Suggestibilität	selten
Bewusstsein	Eingeschränkt, dämmert im Gespräch weg	normal
Aufmerksamkeit	deutlich eingeschränkt	meist normal
kognitive Leistungen	sämtlich gestört	sämtlich gestört
Psychomotorik	wechselnd gesteigert und reduziert, hyper- bzw. hypoaktive Delirform	meist normal
Sprache	inkohärent, wechselndes Sprachtempo	Wortfindungsstörung, Perseverationen, kein „roter" Faden
unwillkürliche Bewegungen	Haltetremor, Asterixis	keine
epileptische Anfälle	oft vor Beginn der Symptomatik	keine
neurologische Herdzeichen	Koordinationsstörung	selten

8

senilen (Beginn vor dem 65. Lj.) oder senilen Demenz (Beginn nach dem 65. Lj.) vom Alzheimer-Typ.

Da sich die Behandlung der Demenz zurzeit auf eine symptomatische Therapie mit dem Ziel einer Verzögerung des Krankheitsverlaufs beschränkt, kommt der Prävention im Sinne einer Lebensstil-Intervention und Kontrolle vaskulärer Risikofaktoren eine hohe Bedeutung zu [15].

Ordnungstherapeutische Aspekte in der Führung dieser Patienten betreffen die Soziotherapie – die Wichtigkeit v. a. der emotionalen Zuwendung von Angehörigen, Therapeuten und Pflegepersonal. Die Autonomie der Patienten sollte so lange wie möglich erhalten bleiben. Maßnahmen zur Förderung der Orientierung vermeiden unnötige Angst- und Erregungszustände. Insbesondere bei Alzheimer-Patienten hat sich das **Singen** in Gruppen und die Musiktherapie als psychisch stabilisierend bei Affektlabilität erwiesen. Ein strukturierter Tagesablauf hilft, Verschiebungen im Schlaf-wach-Rhythmus zu vermeiden.

Auch bei diesen Patienten sind motorische und sensorische Reizsetzungen durch eine adäquate **Bewegungstherapie** und **hydrotherapeutische Anwendungen** niedriger Reizintensität sinnvoll, obwohl es hierzu keine validen klinischen Belege gibt. Bewegung dämpft psychomotorische Erregungszustände.

Adjuvant können zudem folgende Maßnahmen eingesetzt werden:

- Versuchsweise können Gesichtsgüsse durchgeführt werden, die physiologischerweise zu einer Verbesserung der Durchblutung im präfrontalen Kortex beitragen können.
- Bei Hypertonikern ist auf einen gut eingestellten Blutdruck (Zielwerte systolisch 130–140 mmHg bzw. diastolisch 80–90 mmHg) zu achten.
- Wegen des fast immer deutlich verminderten Durstgefühls muss auf eine tägliche Flüssigkeitszufuhr von 2 l geachtet werden, da eine Dehydratation delirante Zustände auslösen oder verstärken kann.
- Ginkgo-biloba-Extrakte können – so das Ergebnis tierexperimenteller Studien – zur Regeneration von geschädigten neuronalen Mitochondrien beitragen. Klinische Studien scheinen positive Effekte auf die Merkfähigkeit bei beginnender Demenz nach mehrwöchiger Einnahme nachweisen zu können [3].

8.2.8 Inkontinenz

Die Inkontinenz ist ein häufiges Problem v. a. bei multimorbiden, bewegungseingeschränkten und hirnleistungsgeminderten Patienten. Die Ursachen sind vielfältig vom Deszensus bei Frauen, Prostataerkrankungen, Entzündungen bis zu einer gesteigerten Sensibilität und Erregbarkeit des M. detrusor vesicae, die zu einer Dranginkontinenz selbst bei geringem Füllungszustand der Harnblase führen. Statt eine Inkontinenz zu verbergen und sich fatalistisch zu verhalten, lohnt eine urologische Abklärung.

80–90 % der schwer- und schwerstpflegebedürftigen Alten-/Pflegeheimbewohner sind inkontinent. Davon ausgehend, dass etwa 1/3 aller Altenheimaufnahmen direkt oder indirekt durch Inkontinenz begründet sind, kommt der Inkontinenzprophylaxe, -früherkennung und -therapie ein hoher Stellenwert zu.

In fortschrittlichen Altenheimen hat sich das sog. „toileting by clock" bewährt, d. h. der Bewohner wird aufgefordert (und häufig begleitet) zur Toilette zu gehen, bevor er Harn- oder Stuhldrang spürt.

Ordnungstherapie

Bei psychovegetativ bedingter Pollakisurie und imperativem Harndrang sind Entspannungsverfahren zu empfehlen. Durch Miktionstraining und Beckenbodengymnastik können ebenfalls in gewissem Umfang Episoden von Inkontinenz vermieden werden.

Hydro- und Thermotherapie

Regelmäßige warme Sitzbäder bewirken eine reflektorische Entspannung der Blasenmuskulatur.

Phytotherapie

Bei Inkontinenzbeschwerden, die im Intervall mit rezidivierenden Harnwegsinfekten auftreten, sind Präparate aus der „echten" Goldrute (z. B. Cysto Fink®, tgl. 3–4 Kps.), Hauhechelwurzel, Kapuzinerkressenkraut und Meerrettichwurzel (z. B. Angocin® N, tgl. 3–4 Tbl.) nach dem derzeitigen phytopharmakologischen Stand sinnvoll. Die Behandlung einer benignen Prostatahyperplasie (BPH) incl. einer begleitenden Inkontinenz stellt eine Domäne der Phytotherapie dar. Phytosterole aus Kürbissamen, Hypoxis-rooperi- und Brennnesselwurzeln wirken antiphlogistisch, antiödematös, dekongestionieren und bessern so die Drangsymptomatik (z. B. Bazoton® N tgl. 2 × 2 Kps., Prostagutt® forte, tgl. 2 × 1 Kps., Azuprostat, Harzol).

8.2.9 Verdauungsbeschwerden, Inappetenz und Malnutrition

Die im Kindesalter bekannte „Gedeihstörung (failure-to-thrive-Syndrom)" wird bei geriatrischen Patienten häufig als Altersabbau, Fehlernährung, Inanition, Kachexie oder frailty bezeichnet. Kennzeichnend ist ein schleichender Gewichts- und Kraftverlust mit Mobilisationseinbußen und psychosozialen Folgeschäden.

Neben dem biologischen Altern kann die Malnutrition – die *Deutsche Seniorenliga e. V. (DSL)* hat hierzu eine informative Broschüre *Mangelernährung im Alter* herausgegeben – durch folgende Ursachen hervorgerufen werden: Kaubeschwerden (nicht passender Zahnersatz), Schluckbeschwerden, nachlassender Appetit, Heimaufenthalt, inadäquates Essen auf Rädern, Armut, Demenzen sowie durch Arzneimittelnebenwirkungen (z. B. Analgetika, Serotoninantagonisten, Digitalis, Chemotherapeutika, Anticholinergika, Opiate). Symptome der Malnutrition sind Gewichtsabnahme, Sarkopenie und Immobilität ungeklärter Ursache (steht nicht mehr vom Stuhl auf), Tremor, Zittrigkeit, Schwäche sowie psychosoziale Begleiterscheinungen (Hirnleistungsstörungen, Depression, Isolation).

Phytotherapie

Malnutrition in Folge einer altersbedingten funktionellen Störung des Magen-Darm-Traktes lässt sich phytotherapeutisch besser behandeln als mit synthetischen Präparaten. Im Vordergrund stehen hier **Amara** (Bitterstoffdrogen), z. B. Andornkraut, Artischockenblätter, Benediktenkraut, Bittere Schleifenblume, Condurangorinde, Orangenschalen, Schafgarbe sowie **Aromatika,** z. B. Angelikawurzel, Galgantwurzel oder Ingwer.

PRAXISTIPP

- Wichtig sind regelmäßige Mahlzeiten in einer angenehmen, stilvollen Atmosphäre, auch wenn nur wenig gegessen wird, um die zirkadianen Rhythmen der Darmperistaltik und die Freude am Essen anzuregen.
- Leber-Wickel nach dem Essen wirken stoffwechselaktivierend.

- Auch körperliche Betätigung (Gehen ist hier besser als z. B. Radfahren) wirkt einer Trägheit des Magen-Darm-Traktes entgegen.
- Kolonmassagen regen die Darmperistaltik an.

STUDIEN

In mehreren neueren klinischen Studien konnte die positive Wirkung der Iberogast Tinktur bei gastrointestinalen Beschwerden, wie z. B. Sodbrennen und Reizdarm nachgewiesen werden (20 Tr. 15 Min vor dem Essen).

Ernährungstherapie

Appetitanregend wirken Fleischsuppen. Sie reichen aber nicht für den Kostaufbau hin zu kalorien- und eiweißreichen Mahlzeiten. Besonders bei Demenzkranken hat sich fantasievoll zubereitetes „Fingerfood" statt der üblichen großen Mahlzeiten bewährt.

- **Fleisch** und hier vorzugsweise weißes Fleisch (Geflügel, Fisch) wird gedünstet und geschmort besser verdaut als Gebratenes. Wegen der ohnehin im Alter vermehrten Neigung zu Blähungen sollte ggf. auf Weiß- und Rosenkohlgerichte verzichtet werden.
- **Appetitanregende Gewürze** sind wegen der reduzierten Geschmackswahrnehmung besonders wichtig und besitzen darüber hinaus eine verdauungsfördernde Funktion (Thymian, Rosmarin, Kümmel, Wacholderbeeren).

Zwischen den Mahlzeiten können bei Malnutrition hochkalorische Drinks angeboten werden. Zum Frühstück eignen sich Müslis aus Hafer- und Gerstenflocken mit Obst, da wegen des hohen Ballaststoffanteils die Darmperistaltik angeregt wird. Bei Neigung zu Obstipation können Leinsamen zugegeben werden. Bei Neigung zu Dysphagie empfiehlt sich, die Getränke anzudicken.

8

8.2.10 Schlafstörungen

Über Schlafstörungen klagt 1/3 der über 60-Jährigen. Einerseits zählen Schlafstörungen zu den häufigen Problemen im Alter, andererseits sind die oft dafür verwendeten Medikamente Quelle von Problemen (z. B. Stürze, failure-to-thrive-Syndrom, Inappetenz). Hier liegt eine große Indikation für Naturheilkunde.

Bei der Beurteilung von Schlafstörungen muss das stark veränderte physiologische Schlafverhalten im Alter beachtet werden:

- Die notwendige **Schlafdauer** nimmt leicht ab. Durchschnittlich beträgt sie 6–7 Std., im Einzelfall schwankt sie von 4–10 Std.
- Häufig unterbricht **Nykturie** den Schlaf.
- Die **Schlafqualität** ändert sich deutlich. Die Tiefschlafphasen sind verkürzt oder verschwinden, kurze Aufwachperioden *(micro arousals)* nehmen zu, sodass der Schlaf leichter störbar wird (z. B. durch Lärm, Spannungen oder Erkrankungen).
- Parallel zum kürzeren und unterbrochenen Nachtschlaf kommt es **tagsüber** zu kurzen **Einschlafphasen.**

Es gilt, auch häufige Ursachen für Schlafstörungen zu erkennen und ggf. auszuschalten, wie Genussmittel (z. B. Kaffee, Tee, Nikotin, aber auch Kakao oder Alkohol), Medikamente (z. B. Antidepressiva, Theophyllin). Zudem sollten psychische Belastungssituationen soweit wie möglich minimiert und auf ein schlafförderndes Raumklima geachtet werden. Bei Schlafapnoe oder Restless-legs-Syndrom ist eine Behandlung angezeigt.

Ordnungstherapie

Aus chronobiologischen Gründen ist es ratsam, trotz eventuell nicht ausreichender Schlafdauer immer etwa zur gewohnten Zeit aufzustehen und sich während des Tages nicht hinzulegen. Auch die Phasen geistiger und ermüdender körperlicher Aktivität sollten weitestgehend zur gleichen Zeit in den Tagesablauf integriert werden. Infolge der zirkadianen Absenkung der Körpertemperatur am Abend sollte die Temperatur im Schlafzimmer nicht über 20 °C liegen. Verschiedene Entspannungstechniken, z. B. Muskelentspannung, kognitive Verhaltenstherapie, im Sinne der Mind-Body-Medizin sind in Metaanalysen für die Indikation Schlafstörungen positiv bewertet worden.

Hydro- und Thermotherapie

Wegen ihrer regulierenden Wirkung auf die vegetativen Zentren ist die Kneipp-Hydrotherapie v. a. bei

Schlafstörungen indiziert. Wassertreten, ein kurzes kaltes Fußbad oder ein absteigender Wadenguss vor dem Zubettgehen erhöht reaktiv den parasympathischen Tonus. Bei kalten Füßen sollte dagegen ein warmes oder aufsteigendes Fußbad angewandt werden. Auch Vollbäder (37–39 °C, nicht wärmer und nicht länger als 15 Min.) mit Zusätzen von Melisse oder Lavendel wirken nachweislich schlaffördernd.

Phytotherapie

Bei leichten bis mittelschweren Schlafstörungen sind insbesondere bei älteren Menschen phytotherapeutische Zubereitungen aus **Baldrianwurzel** oft in Kombination mit **Hopfenzapfen** (z. B. Hovaletten® N, Ivel®), Melisse (z. B. Euvegal®), Passionsblumenkraut (z. B. Visinal®), Lavendelblüten und Johanniskraut den synthetischen Arzneimitteln eindeutig vorzuziehen. Allerdings wirken sie weniger bei Durchschlaf- als bei Einschlafstörungen.

PRAXISTIPP

Aufgrund des verzögerten Wirkungseintritts sollte von den pflanzlichen Fertigpräparaten bereits vor dem Abendessen die erste Dosis (z. B. 2 Drgs.) und ½ Std. vor dem Schlafengehen die zweite Dosis eingenommen werden.
Bei Baldriantees oder Tropfen besteht allerdings oft die Gefahr der Unterdosierung, die sogar zu paradoxen Reaktionen führen kann. Die richtige Dosierung beträgt 2 TL Droge pro Tasse bzw. 2–3 ml Tinktur.

Ernährungstherapie

Zwischen einem leichten Abendessen und dem Schlafengehen sollten mindestens 3 Std. liegen. Rohkost und andere blähende Nahrungsmittel sollten am Abend vermieden werden. Warme Milch mit Honig oder Haferbrei wirkt wegen des hohen Tryptophangehalts dagegen schlaffördernd.

8.2.11 Schmerzen des Bewegungsapparats

Die Mehrzahl der älteren Menschen klagt häufig über Schmerzen. Verursacht werden sie meistens durch degenerative und reaktiv entzündliche Prozesse an der Wirbelsäule und den Gelenken sowie durch eine daraus resultierende Fehlstatik, aber auch durch myofasziale Syndrome. Chronisch wiederkehrende Schmerzen prägen sich im Schmerzgedächtnis ein und führen so zu einer akzentuierten Schmerzwahrnehmung.

Chronische Schmerzen begünstigen nicht nur eine zunehmende Immobilität, sondern auch Schlafstörungen und die Entwicklung einer Altersdepression. In eine Art Circulus vitiosus verstärkt eine solche Entwicklung wiederum die Schmerzwahrnehmung mit der Gefahr eines Schmerzmittelabusus.

In der Behandlung von chronischen Schmerzzuständen eignen sich daher die seriellen, reizsetzenden Naturheilverfahren im Sinne einer adaptogenen Normalisierung besonders gut.

Ordnungstherapie

Ziel ist es, trotz Schmerzen den Patienten zu **moderater Bewegung** zu motivieren, um die sich sonst entwickelnde zunehmende Immobilität zu umgehen und die Autonomie zu erhalten. Bei chronischem Schmerzsyndrom ist oft eine begleitende Gesprächstherapie sinnvoll. Entspannungsverfahren zu Schmerzbewältigung haben sich zudem bewährt.

Hydro-, Balneo- und Thermotherapie

MERKE

Bei chronischen Schmerzen ist in der Regel Wärme das Mittel der Wahl, bei akut entzündlichen Prozessen ist Kälte angezeigt.

STUDIEN

Der Auftrieb in einem Bad verbessert die Bewegungsfreiheit und die therapeutischen Möglichkeiten. Daher sind bei vielen älteren Menschen die Thermalbäder so beliebt, was sich auch in Studien bestätigt [7].

Nach Warmbädern sollte jedoch auf kurze kalte Güsse (z. B. Knie- oder Schenkelguss) nicht verzichtet werden, da sie vor orthostatischer Dysregulation schützen können.

- Bei lokalen Schmerzen insbesondere mit muskulären Verspannungen empfiehlt sich als Wärme-

8

träger ein Heusack, da die Cumarine in den Heublumen zusätzlich muskelrelaxierend und sedierend wirken.

- Eine aktivierte Arthrose wird am besten durch eine Kältepackung, einen kalten Wickel (z. B. mit Quark) behandelt.
- Die Beweglichkeit der Finger bei schmerzhaften Fingergelenksarthrosen kann durch Spielen in einem warmen Kiesbett oder Vogelsandkneten verbessert werden, auch warme Paraffin- oder Ölbäder eignen sich dazu.

Phytotherapie

- Zu **lokalen Einreibungen** stehen verschiedene ätherische Öle, z. B. Campher, Eukalyptusöl, Fichten- oder Kiefernnadelöl oder Minzöl, zur Verfügung, die bei Muskelschmerzen und weichteilrheumatischen Beschwerden mit ihrem breiten Wirkungsspektrum Linderung bringen können. Auch hyperämisierend capsaicinhaltige Pflaster wirken schmerzstillend v. a. bei Lumbalgien.
- Auf konventionelle Analgetika sollte besonders bei Behandlungsbeginn nicht verzichtet werden, da Phytopharmaka nicht so schnell wirken. Es sollte das Ziel sein, durch rasche Schmerzlinderung schnell die Funktionalität wiederherzustellen. Wegen der Nebenwirkungen bei längerfristiger Einnahme von NSAR eignen sich für die Fortsetzung der Behandlung Präparate aus verschiedenen Heilpflanzen, wie Brennnesselkraut (z. B. Rheuma Hek® tgl. 2 × 2 Hartkps.), Teufelskrallenwurzel (z. B. Cefatec® tgl. 2 × 1 Brausetbl.), Weidenrinde (Assalix® tgl. 2 × Drg.). Einzusetzen ist auch ein bewährtes Kombinationspräparat aus der Pappel- und Eschenrinde sowie aus dem Goldrutenkraut (Phytodolor® Tinktur tgl. 3 × 40–60 Tr.).
- Zur Anwendung kommen auch Tees aus Süßholz und Bittersüß (Dulcamara), die eine cortisonähnliche Wirkung haben.

STUDIEN

An weitere Möglichkeiten zur Schmerztherapie erwies sich die klassische Massage etwa gleich effektiv wie Entspannungsübungen oder die Akupunktur. Die Elektrotherapie in Form von TENS scheint allerdings noch etwas besser zu wirken [4]. Bei Myogelosen kann auch Schröpfen rasche Erleichterung schaffen.

Bewegungstherapie

Die verschiedenen Verfahren der Bewegungs- und Physiotherapie ermöglichen eine individuelle Therapie bei dem breiten Spektrum von Ursachen an Schmerzen des Bewegungsapparates.

STUDIEN

In zahlreichen Studien konnten die positiven Effekte der Bewegungstherapie insbesondere bei chronischen Rückenschmerzen bestätigt werden [6].

Bei aktivierten Arthrosen muss allerdings das Gelenk vorübergehend ruhiggestellt werden, ehe nach Abklingen der Entzündung mit bewegungstherapeutischen Maßnahmen begonnen werden kann.

LITERATUR

[1] Bocksch M. Phytotherapie für die tägliche Praxis. Bad Wörishofen: Holzmann, 2008.
[2] Doering TJ, Thiel J, Steurenagel B el al. Veränderung kognitiver Hirnleistungen im Alter durch Kneipp-Anwendungen. Forsch Komplementärmed Naturheilkd 2001; 8: 80–84.
[3] Ernst E, Pittler MH. Ginkgo biloba for dementia. A systematic review of double-blind, placebo-controlled trials. Clin Drug Invest 1999; 17: 301–308.
[4] Furlan AD, Brosseau L, Imamura M et al. Massage for low back pain. Cochrane Database Syst Rev. 2002;2:CD001351.
[5] Gallagher P, Ryan C, Byrne S et al. STOPP (Screening Tool of Older Person's Prescriptions) and START (Screening Tool to Alert doctors to Right Treatment). Consensus validation. Int J Clin Pharamacol Ther 2008; 46: 72–83.
[6] Hayden JA, van Tulder MW, Malmivaara AV et al. Metaanalysis: exercise therapy for nonspecific low back pain. Ann Intern Med 2005; 142(9): 765–775.
[7] Karagülle MZ, Karagülle M. Balneotherapy and spa therapy of rheumatic diseases in Turkey: a systematic review. Forsch Komplementarmed Klass Naturheilkd. 2004 Feb; 11(1): 33–41.
[8] Leuchtgens H, Albus T, Uhlemann C et al. Auswirkungen der Kneipp-Kur, einer standardisierten Komplextherapie, auf Schmerz, Lebensqualität und Medikamentenverbrauch: Kohortenstudie mit 1-Jahres-Follow-up. Forsch Komplementarmed 1999; 6: 206–211.
[9] Lipowski ZJ. Delirium in the elderly patient. N Engl J Med 1989; 320: 578–582.
[10] Pierobon A, Funk M. Sturzprävention bei alten Menschen. Stuttgart: Thieme, 2007.
[11] Prager JU, Schoff U. Aktives Altern in wertschaffender Beschäftigung. In: Bertelsmann Stiftung (Hrsg). Älter

werden – aktiv bleiben. Gütersloh: Bertelsmann Verlag, 2006: S. 141–151.
[12] Siegrist J, Knesebeck O, Pollack CE. Social productivity and well-being of older people. Social Theory and Health 2004; 2: 1–17.
[13] Sloane PD. (1992). Normal aging, In: Ham RJ, Sloane PD (Hrsg.) Primary Care Geriatrics. 2. A. St. Louis: Mosby 1992.
[14] Wehling M, Burghardt H. Arzneitherapie für Ältere. Heidelberg: Springer, 2012.
[15] Wüst W. Neues aus der Geriatrie. Bayerisches Ärzteblatt 2012; 6: 280–287.

8.3 Naturheilverfahren bei Patienten mit onkologischen Erkrankungen

Axel Eustachi

8.3.1 Onkologische naturheilkundlich-komplementäre Therapie

In diesem Kapitel sollen diejenigen Verfahren vorgestellt werden, die die konventionelle Tumortherapie sinnvoll begleiten und ergänzen können, um typische Symptome einer Tumorerkrankung oder Nebenwirkungen der konventionellen Therapie zu behandeln. Da es sich nicht ausschließlich um Methoden handelt, die zu den klassischen Naturheilverfahren zählen, werden sie als „naturheilkundlich-komplementäre (ergänzende) Therapien" bezeichnet.

Kommunikation mit dem Patienten

Es ist derzeit davon auszugehen, dass jeder zweite Krebspatient während des Krankheitsverlaufs eine naturheilkundlich ergänzende Beratung oder Behandlung sucht, um letztendlich alles zu tun, was die Heilungs- oder Stabilisierungschancen verbessern könnte [13]. Mit diesem Anliegen wenden sich allerdings nur 18 % der Betroffenen an ihren Hausarzt [30].

Hier besteht erheblicher Handlungs- und Optimierungsbedarf seitens der Ärzteschaft, um zumindest eine möglichst pragmatische Beratung der Betroffenen zu gewährleisten und sie nicht der Gefahr der werbenden, pseudowissenschaftlichen Information durch das Internet auszusetzen oder gar pekuniär orientierten – aber möglicherweise kontraproduktiven – Behandlungsangeboten zu überlassen.

Wahl der Therapieverfahren

Um zu einer pragmatischen Vorgehensweise für die Beratung und Behandlung eines Tumorpatienten bezüglich naturheilkundlich-komplementärer Therapien zu kommen, sind folgende Überlegungen von zentraler Bedeutung:

- Welche Therapie oder Intervention ist für den Patienten sinnvoll, weil entweder eine entsprechende Evidenz vorliegt oder nach derzeitigem Stand der Erfahrung anzunehmen ist, dass die Empfehlung die Lebensqualität stabilisieren oder verbessern kann – ohne zu schaden?
- Welche Verfahren können – trotz fehlender wissenschaftlicher Absicherung – als akzeptabel oder tolerabel angesehen werden zur Behandlung bestimmter Nebenwirkungen der konventionellen Standardtherapie, zur Verbesserung der Lebensqualität oder zur Unterstützung des Therapieerfolgs?
- Bei einem kurativen Therapieansatz können möglichst gesicherte, sinnvolle naturheilkundlich ergänzende Verfahren zur Behandlung von Nebenwirkungen der Standardtherapie und zur Verbesserung der Lebensqualität zum Einsatz kommen – sofern keine Beeinträchtigung der Standardtherapie zu befürchten ist und der Patient die Anwendung dieser Verfahren wünscht.
- In der palliativen Situation steht die Lebensqualität des Patienten im Zentrum der therapeutischen Bemühungen. Daher ist in diesem Fall die Auswahl der Verfahren etwas weniger streng an den o. g. Kriterien zu orientieren. Die Sicherheit und Sinnhaftigkeit bleiben gleichwohl als zentrale Anforderungen auch in dieser Situation bestehen.

Gefahren und Nebenwirkungen

Die größte Gefahr bei unkritischer Anwendung naturheilkundlich-komplementärer Verfahren besteht darin, dass geeignete diagnostische und therapeutische Verfahren der konventionellen Medizin nicht rechtzeitig angewandt oder verschleppt werden.

Bei naturheilkundlich ergänzenden Präparaten ist darauf zu achten, dass sie eine Kennzeichnung von Inhaltsstoffen oder Hinweise zu Toxizität oder Unbedenklichkeit aufweisen. Sie sollten zudem ausschließlich von Apotheken oder Anbietern bezogen werden, die entsprechende Nachweise garantieren. Schließlich sind auch bei Tumorpatienten allergische Reaktionen auf naturheilkundliche Präparate zu beachten.

Aufklärung des Patienten

Bevor ein naturheilkundlich komplementäres Verfahren zum Einsatz kommt, muss der Patient über die sinnvollen Behandlungsangebote der konventionellen Medizin, die praktische Durchführung der ergänzenden Verfahren, die möglichen Risiken und nicht zuletzt die Kosten aufgeklärt werden. Dies geschieht sinnvollerweise in Kombination mit einem schriftlichen Einverständnis des Patienten. Wünschenswert wäre, dass der Arzt einen Therapieplan mit klar definiertem Therapieziel und – falls möglich – den voraussichtlichen Kosten für Selbstzahlerleistungen angibt.

8

Symptomorientierte Vorgehensweise

MERKE

Entscheidend für die Auswahl der ergänzenden Therapie sind die Beschwerden des Patienten und nicht die kategorische Empfehlung oder der Einsatz einer bestimmten Therapiemethode oder einzelner Präparate. Bewertet werden also die Symptome des Patienten und die zu erwartenden Nebenwirkungen der geplanten konventionellen Therapie. Auf dieser Grundlage können häufig gezielte Empfehlungen zur naturheilkundlich-komplementären Therapiestrategie gegeben und entsprechende Behandlungen eingeleitet werden.

Diese Vorgehen garantiert eine gezielte – auf die individuelle Symptomatik des Patienten ausgerichtete – Begleitbehandlung und vermeidet die in der komplementären (Selbst-)Behandlung von Tumorpatienten häufig anzutreffende Polypragmasie. Dadurch wird die Gefahr von möglicherweise problematischen Interaktionen der begleitenden Verfahren mit der Standardtherapie verringert und oftmals auch eine Kosteneinsparung ermöglicht.

Folgende Symptome einer Krebserkrankung und Nebenwirkungen einer konventionellen Tumortherapie lassen sich durch naturheilkundlich ergänzende Maßnahmen behandeln:

- eingeschränkte Lebensqualität
- tumorbedingte Erschöpfung (Fatigue)
- Entzündungen der Schleimhaut (Mukositis, Stomatitis)
- Appetitmangel, Übelkeit
- Verlust des Geschmackssinns
- Störungen der Verdauung (Obstipation, Diarrhö)
- Schmerzen
- Hautschäden während/nach Strahlentherapie
- Nebenwirkungen einer antihormonellen Therapie
- Störungen des Immunsystems (Infektanfälligkeit)
- depressive Stimmungslage, Angst

8.3.2 Allgemeinmaßnahmen

Die folgenden Empfehlungen sollten jedem Tumorpatienten im Rahmen einer Erstberatung vermittelt werden. Sie können die Lebensqualität während und nach einer konventionellen Tumortherapie und teilweise selbst in der Palliativsituation noch verbessern oder stabilisieren. Die individuelle Kombination dieser Verfahren mit dem häufig als belastend empfundenen konventionellen Therapieschema kann darüber hinaus hilfreich sein zur Stärkung der Selbstkompetenz der Patienten.

Bewegung und körperliches Training

Nach derzeitigem Forschungsstand sind die Steigerung der Alltagsbewegung und ein mäßiges körperliches Training während und nach Abschluss der konventionellen Tumortherapie sinnvoll zur Prophylaxe und Minderung von tumorassoziierter chronischer Erschöpfung (Fatigue). Angesichts der Häufigkeit und Chronifizierungsgefahr der tumorassoziierten Fatigue ist die Empfehlung zu körperlicher Bewegung für alle gehfähigen Tumorpatienten obligat: Sei es für den kurativ therapierbaren Patienten, dessen Leistungsfähigkeit nach Abschluss der Standardtherapie wiederhergestellt werden soll oder sei es in der Palliativsituation, um die Lebensqualität zu erhalten. Die Intensität der Bewegung ist an die individuelle Situation des Patienten anzupassen [9].

MERKE

Ausdauer- oder Kraft-Training? Ausdauertraining ist derzeit besser evidenzbasiert, in neueren Arbeiten zeigten sich hinsichtlich der Besserung von Fatigue vergleichbare Wirkungen im Ausdauer- und Krafttraining [19]. Möglicherweise ist die Kombination aus beiden Trainingsarten ideal. Beispiele hierfür sind das gerätegestützte Krafttraining unter therapeutischer Aufsicht, die Anwendung von Gymnastikbändern, oder – bei besserer Leistungsfähigkeit – die Nutzung von Türreckstangen für Klimmzüge.

Art und Intensität des Ausdauertrainings

In der Regel ist den Patienten ein beschleunigtes Gehen („Walking") zu empfehlen. Die Nordic-Walking-Technik mit Walking-Stöcken, die den Kalorienverbrauch aufgrund des Einsatzes der Arm und Brustmuskulatur erhöht, bedarf einer besonderen Schulung.

CAVE

Eine relative Kontraindikation für Nordic Walking sind Lymphödeme am Arm bei Zustand nach axillärer Lymphonodektomie: Eine Verschlechterung des Lymphödems durch die muskuläre Aktivität infolge des Stockeinsatzes muss verhindert werden.

Stark vereinfacht kann den Patienten eine tägliche Ausdauerbewegung an 5 Tagen pro Woche empfohlen werden – mit Herzfrequenzbeschleunigender Intensität von 30 Min. Dauer und einer Herzfrequenz von 180 minus Lebensalter. Das A-B-Säulenmodell (➤ Tab. 8.5) erlaubt eine Differenzierung der Trainingsintensität während und nach der Akutbehandlung [3].

PRAXISTIPP

Während des Ausdauertrainings sollte der Patient noch in der Lage sein, eine Unterhaltung mit einem Trainingspartner zu führen, ohne außer Atem zu geraten.

Tab. 8.5 A-B-Säulenmodell

A-Säule (während der Akutbehandlung)	B-Säule (nach der Akutbehandlung)
kurze Trainingszeit + kurze Pausen	lange Trainingszeit/lange Pausen
5 ×/Woche	2–3 ×/Woche
Regeneration 2 Tage	4–5 Tage

Art und Intensität des Krafttrainings

Es ist sinnvoll, ein Krafttraining an zwei Tagen pro Woche für 45–60 Min. in niedriger bis moderater Intensität – bei 40–70 % der Maximalkraft – durchzuführen. Bewährt hat sich folgendes Übungsschema: 2–6 Serien mit jeweils 8–15 Wiederholungen [8]. Sinnvoll ist zudem eine Anleitung der Kraftübungen in einem Fitness- oder Trainingsstudio durch geschultes Fachpersonal.

Die Kraft-Übungen sollten durchaus als „etwas anstrengend" empfunden werden – ohne jedoch zu einer starken Erschöpfung zu führen. Vor Aufnahme eines Ausdauer- oder Krafttrainings ist eine sportmedizinische Konsultation sinnvoll.

Entspannung und Achtsamkeit

Die Bedeutung regelmäßiger Entspannungs- und Achtsamkeitsübungen, z. B. als Meditation, Imagination oder im Rahmen einer Musik-, Kunst- oder Furliotherapie, für die Lebensqualität von Tumorpatienten sollte nicht unterschätzt werden. Neuere Arbeiten zeigen signifikante Effekte im Hinblick auf die Besserung der Stimmung, Schlafqualität, Verminderung negativer Gefühle wie Angst, Wut, depressive Stimmungen und Verwirrtheit. Zudem konnten positive Wirkungen auf die allgemeine Kraft, auf kardiopulmonale und gastrointestinale Symptome gezeigt werden [4, 32].

Welcher spezifischen Technik der Vorzug zu geben ist, lässt sich durch die derzeit vorliegenden Studien nicht sagen. Die Wahl des Verfahrens sollte sich an den Vorlieben des Patienten orientieren, denn es ist davon auszugehen, dass eine als angenehm empfundene Entspannungstechnik auch regelmäßig und langfristig angewandt wird.

- **Intensität:** Die Empfehlungen aus wissenschaftlichen Studien reichen von 30 Min. täglich bis zu

2 × 90 Min./Woche. Erfahrungsgemäß können bereits kurze Entspannungsphasen von mehrmals tgl. 5–10 Min. zu spürbaren Wirkungen führen.

- **Beispiele:** Geübt werden können z. B. Yoga, Tai-Chi, Qigong, Atemübungen, Autogenes Training, Progressive Muskelrelaxation, Feldenkrais, Meditative Techniken [4].
- **Kontraindikationen:** In aller Regel bestehen keine Kontraindikationen. Bei psychiatrischen Begleit-Erkrankungen oder bei bestehender Gefahr von Krampfanfällen sollte jedoch zur Sicherheit der behandelnde Neurologe oder Psychiater konsultiert werden.

Massagetherapie

Aus wissenschaftlichen Studien gibt es Hinweise auf positive Wirkungen von Massagen bei Erschöpfung, Übelkeit, Schmerz, Angst, depressiver Verstimmung und Schlafstörungen. Möglicherweise kann die Wirksamkeit durch ätherische Öle verbessert werden [11]. Zur Anwendung kommen diverse Techniken, von der klassischen Massage bis hin zu manuellen Techniken aus asiatischen Medizinsystemen, z. B. Shiatsu, Tuina.

CAVE

Vorsicht ist geboten bei ossären Metastasen oder Osteoporose (Frakturgefahr). Bei entsprechender Zurückhaltung bei der Durchführung ist dies jedoch keine Kontraindikation.

8

Musiktherapie und andere kreative Therapien

Die Musiktherapie sei hier stellvertretend genannt für Interventionen, welche die kreativen Fähigkeiten der Patienten erschließen und fördern können. Diese Maßnahmen können dazu beitragen, die individuellen Ressourcen und Coping-Mechanismen zu nutzen und die Lebensqualität zu verbessern. Für die Musiktherapie liegen entsprechende Wirksamkeitsnachweise vor [12]. Weitere sinnvolle Therapien sind die Tanz- oder die Kunsttherapie.

Auch wenn viele niedergelassene Ärztinnen und Ärzte die genannten Verfahren nicht selbst anbieten können, ist eine konkrete Empfehlung dieser Verfahren dem Patienten gegenüber nicht nur vertretbar, sondern sinnvoll. Das Nebenwirkungsspektrum ist einschätzbar und die Verfügbarkeit entsprechender Angebote ist mittlerweile vielerorts gegeben.

MERKE

Vorsicht ist geboten, wenn es im Rahmen einer kreativen Therapie zur Aufdeckung verborgener Konflikte kommen kann. Dann ist eine therapeutische Begleitung obligat, um eine zusätzliche Belastung des Patienten auszuschließen.

Ernährungstherapie

Hinweise zu einer sinnvollen Ernährungsweise sind für Tumorpatienten wichtig und sollten in keinem ärztlichen Beratungsgespräch fehlen. Sie können möglicherweise das Coping mit der Erkrankung und die Lebensqualität der Patienten entscheidend bessern und damit zu einem besseren Therapieverlauf beitragen.

Bei Tumorpatienten stehen Fragen zur „richtigen" Ernährung erfahrungsgemäß im Zentrum des Interesses. Viele Betroffene möchten durch die Ernährungsweise die Tumortherapie unterstützen – manchmal sind Patienten sogar davon überzeugt, durch bestimmte Diäten den Tumor wirksamer behandeln zu können, als durch eine Standardtherapie. Bislang liegt jedoch für keine sog. Tumor-Diät ein eindeutiger wissenschaftlicher Nachweis vor. Falls solche Ernährungsweisen das Prinzip einer ausgewogenen Ernährung negieren, bergen sie das Risiko der Mangelernährung, der Gewichtsabnahme und letztlich der Verschlechterung der Prognose.

Primärprävention durch Ernährung

Nach derzeitigem Stand der Ernährungswissenschaft lassen sich die Ernährungsempfehlungen zur Krebsprävention wie folgt zusammenfassen:

PRAXISTIPP

Empfehlungen des *World Cancer Research Fund* zur Krebsprävention durch Ernährung:
- Body-Mass-Index: zwischen 19 und 25 kg/m²
- weniger energiedichte Kost: 125 kcal/100 g statt 225 kcal/100 g
- tgl. 400 g pflanzliche Kost, bevorzugt nicht stärkehaltig: grüne Gemüse, Blattgemüse, Brokkoli, Auberginen, Chinakohl, Karotten, Sellerie, Tomaten, Knoblauch, Hülsenfrüchte, Getreide
- maximal 500 g Fleisch pro Woche
- maximal tgl. 5 g Salz
- keine gepökelten Nahrungsmittel
- Nährstoffbedarf durch Lebensmittel decken, keine Nahrungsergänzungen
- Vermeidung von Schimmelpilzen (Aflatoxin)

Ernährungsempfehlungen während der konventionellen Therapie

Hauptziel der Ernährungsempfehlungen für Tumorpatienten in dieser Phase ist es, die Verträglichkeit der konventionellen Therapie zu gewährleisten und eine Gewichtsabnahme bei Normalgewichtigen zu verhindern. Diätetische Maßnahmen eigen sich auch dazu, die möglichen Nebenwirkungen der Standardtherapie auf das Verdauungssystem wie Übelkeit, Erbrechen, Appetitlosigkeit, Veränderungen des Geruchs- und Geschmacksempfindens abzumildern [31].

Folgende Hinweise haben sich in der klinischen Praxis als hilfreich erwiesen:
- Individuell verträgliche und bekömmliche Kost bevorzugen, um etwaige Symptome/Nebenwirkungen der Standardtherapie auf das Verdauungssystem möglichst günstig zu beeinflussen.
- Keine Mahlzeiten unmittelbar vor der Chemotherapie zuführen, um negative Konditionierungen zu vermeiden.
- Regelmäßig Suppen essen, um die Zufuhr von Wärme, Flüssigkeit, Elektrolyten und leicht verdaulichen Kalorien sicherzustellen.
- Gut verträgliche Speisen möglichst vorbereiten, um sie verfügbar zu haben, wenn z. B. Übelkeit vorübergehend nachlässt.
- Gewürze oder Gewürzkräuter verwenden, welche die Bekömmlichkeit der Speisen und die Verdauung unterstützen können, bzw. möglicherweise eine antiemetische Wirkung entfalten (z. B. Ingwer, Zimt).
- Vermeidung von potenziell mit Mikroben belasteter Lebensmittel (Nüsse, Schimmelkäse), insbesondere bei Chemotherapie-bedingter Neutropenie.

Ernährungsempfehlungen nach Abschluss der konventionellen Therapie

In dieser Phase stellen viele Patienten die Frage nach einer Ernährungsweise, mit der sie dem Wiederauftreten der Erkrankung vorbeugen können. Auch hier gelten die bereits erwähnten allgemeinen Empfehlungen zur Prävention von Tumorerkrankungen. Die Patienten sollten zudem ermutigt werden einen normalen BMI anzustreben (s. o.).

Ernährungsempfehlungen bei Tumorkachexie

Die Therapie kachektischer Zustände gehört in die Hand des erfahrenen Onkologen bzw. onkologisch erfahrenen Ernährungstherapeuten: Um einer Kachexie sinnvoll zu begegnen, sollte eine fett- und eiweißreiche, jedoch kohlenhydratarme Ernährung angestrebt werden. Zudem ist der Einsatz einer parenteralen (Zusatz-)Ernährung möglichst frühzeitig mit dem Patienten zu besprechen, da ein nutritives Defizit während einer konsumierenden Erkrankung schwierig wieder auszugleichen ist und die Prognose sowie die Lebensqualität verschlechtert [31].

8.3.3 Verfahren zur Stabilisierung der Lebensqualität

Misteltherapie

Fast jeder Tumorpatient wird früher oder später mit der Empfehlung zu einer Misteltherapie konfrontiert. Kaum ein anderes naturheilkundlich komplementäres Therapieverfahren ruft bei Patienten so große Hoffnungen und bei vielen konventionellen Therapeuten eine so deutliche Ablehnung hervor. Eine möglichst objektive ärztliche Beratung über die Möglichkeiten und potenziellen Nachteile einer Misteltherapie sollte Teil jeder Beratung eines Tumorpatienten sein.

Zu unterscheiden sind zwei unterschiedliche Arten der Herstellung und damit der therapeutischen Rationale von Mistelpräparaten: die **anthroposophische Misteltherapie** und die **phytotherapeutische Misteltherapie.**

Die folgenden Wirkungen der Misteltherapie werden im Wesentlichen durch die Mistellektine und Viscotoxine hervorgerufen [5, 36, 38].

- Zytotoxizität: vermittelt durch Mistellektine und Viscotoxine
- Aktivierung des Immunsystems: vermittelt v. a. durch Mistellektine, jedoch auch durch Viscotoxine, Oligo- und Polysaccharide
- Steigerung der Phagozytose-Aktivität: vermittelt durch Viscotoxine
- Steigerung der Lebensqualität durch β-Endorphin-Ausschüttung
- Erhöhung der Körpertemperatur

STUDIEN

Mehrere Metaanalysen legen nahe, dass die Misteltherapie zur Verbesserung der Lebensqualität von Tumorpatienten beitragen kann [18]. Ob sie zu einer Verlängerung der Überlebenszeit beitragen kann, ist unklar. In einer In-vitro-Untersuchung konnte allerdings die Stimulation von Tumorzellwachstum nachgewiesen werden – eine Beobachtung, die trotz mehrfacher Versuche bislang jedoch nicht zu reproduzieren war [16, 21].

Anthroposophisch orientierte Misteltherapie

Die Mistelextrakte werden aus Sommer- und Wintermisteln eines definierten Wirtsbaums (z. B. Apfel, Kiefer, Eiche) aufbereitet, d. h. vermischt und ausgepresst oder einem Extraktionsverfahren unterzogen. Bei einigen Herstellern erfolgt zusätzlich ein Fermentierungsprozess. Die Präparate unterscheiden sich je nach Wirtsbaum und Herstellungsverfahren hinsichtlich des Wirkstoffgehaltes an Viscotoxinen und Mistellektinen.

Auswahl der Präparate

Auf der Grundlage erfahrungsheilkundlicher Erkenntnisse wählt der Arzt in der anthroposophisch orientierten Misteltherapie die Mistelsorte (d. h. ein Mistelpräparat eines bestimmten Wirtsbaumes) in Abhängigkeit von Tumorentität, Alter, Geschlecht und dem aktuellen Zustand des Patienten. So kann z. B. bei einem eher stabilen Patienten eine Mistelsorte gewählt werden, die stärker zytotoxisch wirkt oder zu intensiveren Reaktionen des Immunsystems führt (z. B. eine Laubbaum-Mistel). Bei geschwächten Patienten kann ein sanfter wirkendes Präparat (z. B. eine Nadelbaum-Mistel) zur Anwendung kommen. Dabei handelt es sich ausschließlich um erfahrungsheilkundliche Überlegungen und Erkenntnisse, deren Berücksichtigung dem Therapeuten frei steht [6].

Anwendung

Die Mistelpräparate anthroposophischer Prägung stehen in steigenden Dosierungsreihen zur Verfügung und erlauben so eine schrittweise Intensivierung der Behandlung. Die Anwendung erfolgt in der Regel durch subkutane Injektion (Bauch oder Oberschenkel). Eingesetzt werden z. B. folgende Präparate: Iscador® (Weleda), Iscucin® (WALA), Helixor® (Helixor-Heilmittel), Abnobaviscum® (Abnoba-Heilmittel).

Folgende Empfehlungen zur anthroposophisch orientierten Misteltherapie können aufgrund langjähriger Anwendererfahrungen hilfreich sein:

- Während einer laufenden Chemo- oder Radiotherapie sollte aufgrund der besseren Verträglichkeit immer eine **Nadelbaum-Mistel** verordnet werden. Das Mistelpräparat sollte in der niedrigsten Dosis-Stufe angewendet und in der Dosierung in dieser Zeit nicht gesteigert werden.
- Die **Injektionsfrequenz** sollte 2–3 Ampullen/Woche betragen. Nach 4 Wochen Behandlung sollte 1 Woche mit den Injektionen pausiert werden.
- Sobald Chemo- und Strahlentherapie abgeschlossen sind, kann eine Steigerung der Misteldosis erfolgen.
- Die **Steigerung** wird so lange vorgenommen, bis an der Injektionsstelle eine lokale Reaktion (Rötung von 3–5 cm Durchmesser, Juckreiz) entsteht. Dies zeigt nach anthroposophischem Verständnis die für den Patienten optimale Stimulation des Immunsystems an. Eine weitere Steigerung der Dosis sollte dann nicht mehr erfolgen, da eine Überreaktion (Rötung, Brennen, Juckreiz) nicht auszuschließen ist.

Phytopharmakologisch orientierte Misteltherapie

In der phytotherapeutischen Misteltherapie kommen ausschließlich Wintermisteln – in der Regel von Pappeln – zur Anwendung. Die Präparate, z. B. Eurixor® (Biosyn), Lektinol® (Madaus – dieses Präparat ist auch für eine intravenöse Applikation zugelassen) werden auf Mistellektine normiert und liegen immer in gleich bleibender Dosierung vor – in der Therapie erfolgt also keine Steigerung der Dosis. In der Regel werden diese Präparate über 3 Mon. appliziert, dann erfolgt eine einmonatige Pause. Die Anwendung erfolgt auch hier subkutan.

Tipps für ein pragmatisches Vorgehen

Ob eine Misteltherapie eingesetzt werden soll, lässt sich prinzipiell auf zwei Arten entscheiden:

- **Wunsch des Patienten:** Wird die Misteltherapie vom Patienten als integraler Bestandteil der ganzheitlichen Tumortherapie angesehen, sollte der beratende Arzt zumindest sicherstellen, dass keine absoluten Kontraindikationen vorliegen und die relativen Kontraindikationen eingehend mit dem Patienten besprochen sind.
- **Pragmatisches Vorgehen:** Da sich unter einer Misteltherapie erfahrungsgemäß ganz bestimmte Symptome bzw. Aspekte der Lebensqualität bessern können, würde das Vorliegen dieser Symptome für den Einsatz sprechen. Die Besserung der Symptome kann als Maßstab für den Therapieerfolg gelten.

PRAXISTIPP

Folgende Symptome können sich unter einer Misteltherapie bessern:

- Appetitlosigkeit
- Kältegefühl
- depressive Stimmungslage
- klinisch relevante Immunkompromittierung

Falls eines oder mehrere dieser Symptome vorliegen und einfachere, weniger kontrovers diskutierte Verfahren erfolglos geblieben sind, kann die Misteltherapie erwogen werden. Die Dauer der Behandlung sollte sich nach der Symptomatik richten. In der kurativen Situation sollte ein Auslassversuch erfolgen, sobald sich die Lebensqualität des Patienten stabilisiert hat. Bei palliativem Therapieansatz kann eine längerfristige Behandlung über Monate (oder Jahre) erfolgen.

Mistelpräparate dürfen einem Tumorpatienten in der palliativen Tumortherapie unter Beachtung des Wirtschaftlichkeitsgebotes auf Kassenkosten verordnet werden. Eine Verordnung in der adjuvanten Situation auf Kosten der gesetzlichen Krankenversicherung ist nicht mehr zulässig.

Nicht-naturheilkundlich tätige Ärzte oder Onkologen äußern immer wieder Vorbehalte gegen die Kombination der konventionellen Tumortherapie mit einer Misteltherapie. Allerdings zeigen einige Studien gerade für die Kombination von Misteltherapie mit einer individuell belastenden Chemotherapie signifikante Verbesserungen der Lebensqualität [23].

Chinesische Medizin

Die Chinesische Medizin (CM) ist ein eigenständiges Diagnose- und Therapiesystem, das sich dazu eignet, komplexe Befindlichkeitsstörungen des Patienten exakt zu beschreiben und entsprechende Behandlungskonzepte zu erarbeiten.

Streng genommen gehört die CM nicht zu den klassischen Naturheilverfahren, weist jedoch große Parallelitäten mit diesen auf und kann eine komplementäre Tumorbegleittherapie sinnvoll ergänzen. Die Akupunktur wird als die hierzulande am weitesten verbreitete Methode der CM, im Folgenden bei mehreren Symptomen als sinnvolle Behandlungsmethode genannt. Hier soll jedoch auf die Möglichkeiten der chinesischen Kräutertherapie zur Verbesserung der Lebensqualität des Patienten hingewiesen werden, für die es auch eine gewisse Evidenzbasis zur Wirksamkeit gibt [29].

Es liegt auf der Hand, dass eine Methode, die auf einem hoch individuellen Diagnose- und Therapiesystem basiert, gerade bei einer Tumorerkrankung nur von geschulten und in der Behandlung von Tumorpatienten erfahrenen Behandlern angewandt werden sollte [17]. Nebenwirkungen, kontraproduktive oder gar toxische Effekte einer falsch konzipierten Kräuterrezeptur sind nicht auszuschließen. Vor Bestellung von Fertigpräparaten oder Kräutermischungen im Internet oder Versandhandel ist eindringlich zu warnen.

Bei Begleitung eines Tumorpatienten durch einen erfahrenen Therapeuten der Chinesischen Medizin sind erhebliche Verbesserungen in der Lebensqualität des Patienten – beispielsweise bei Fatigue oder Appetitmangel – möglich.

Klassische Homöopathie

Die klassische Homöopathie ist definitionsgemäß nicht zu den Naturheilverfahren im engeren Sinne zu rechnen, sondern stellt ein völlig eigenständiges Diagnose- und Therapieverfahren dar. Es besteht nach wie vor eine große Diskrepanz zwischen der weiten Verbreitung der Homöopathie und ihrer schlechten wissenschaftlichen Evidenzlage.

Homöopathische Präparate sind weitgehend frei verkäuflich, und viele Tumorpatienten nutzen die klassische Homöopathie in Kombination zur konventionellen Krebstherapie.

Man kann aufgrund von Erfahrungswerten davon ausgehen, dass es Menschen gibt, die auf eine homöopathische Behandlung ansprechen und mit einer spürbaren Symptomlinderung oder Besserung der Lebensqualität reagieren. Es ist weder aufgrund mechanistischer Überlegungen, noch aufgrund wissenschaftlicher Studien anzunehmen, dass eine homöopathische Behandlung eine konventionelle Tumortherapie beeinträchtigen könnte.

Falls ein Patient eine klassisch homöopathische Behandlung zusätzlich zur konventionellen Therapie in Anspruch nehmen möchte, ist dies vertretbar und möglicherweise sinnvoll, um die Lebensqualität zu verbessern.

Aus prinzipiellen Überlegungen sollte die Verordnung eines homöopathischen Mittels für einen Tumorpatienten durch einen entsprechend ausgebildeten und erfahrenen Homöopathen erfolgen.

8.3.4 Tumorassoziierte Erschöpfung (Fatigue)

Die im Folgenden genannten Verfahren können hilfreich sein, falls die körperliche Bewegung nicht in der sinnvollen Intensität ausgeführt werden kann.

Phytotherapie

Ginseng (Radix Ginseng, Panax quinquefolius)

Zubereitungen aus dem **Roten Ginseng** (Radix Ginseng, Panax quinquefolius) haben unter anderem folgende Wirkung: Leistungssteigerung, Appetitanregung [2].

- Mögliche unerwünschte Wirkungen: hormonartige Effekte (Östrogen), Blutdrucksteigerung, Unruhezustände, Schlaflosigkeit, Libidosteigerung.
- Dosierung: tgl. 400–1.200 mg (Tee-Droge) bzw. 200–600 mg (Extrakt-Präparat). Die Einnahme sollte möglichst am Vormittag erfolgen, um eine zu starke Aktivierung in den Abendstunden und Schlafstörungen zu vermeiden.
- Präparate (z. B.):
  - Ardey aktiv Pastillen (enthalten 100 mg Ginseng-Extrakt); Dosierung: tgl. 3–5 × Tbl.
  - Orgaplasma-Dragees (enthalten 125 mg Ginseng-Trockenextrakt); Dosierung: tgl. 2 × 2 Drgs., Roter Ginseng von Gintec, Dosierung: 3 Kps. morgens einnehmen.

Taigawurzel (Eleutherococci Radix, sibirischer Ginseng)

Zubereitungen aus der **Eleutherokokkus-Wurzel** (Sibirischer Ginseng) sind hinsichtlich der Wirkung Anwendung, Nebenwirkungen und Einnahmedauer dem Ginseng ähnlich.

- Dosierung: tgl. 2–3 g (als Tee-Droge), 1 TL mit 1 Tasse kochendem Wasser übergießen, 15 Min. ziehen lassen, tgl. 3 Tassen warm trinken
- Therapiedauer: maximal 3 Monate
- Fertigpräparate (Beispiele): Eleu-Kokk Dragees (Dosierung: tgl. 3 × 1–2 Drg.), Eleutherococcus Curarina Tropfen (morgens und mittags je 30 Tr. nach der Mahlzeit)

Bewegungstherapie

Die wichtigste Maßnahme zur Prophylaxe und Behandlung der Erschöpfung ist die körperliche Bewegung (➤ 30.2.1).

Erweiterte Naturheilverfahren und komplementärmedizinische Therapieverfahren

- **Akupunktur und Wärmetherapie (Moxibustion):** Die Punktauswahl sollte möglichst auf Grundlage einer CM-Diagnose getroffen werden. Die folgende Aufstellung zeigt, welche Aspekte der Erschöpfung in der Logik der CM diagnostiziert und behandelt werden könnten. Der in der Diagnostik weniger erfahrene Akupunkteur geht nicht fehl, wenn er sich auf eine Auswahl der unter „Qi-Stärkung" genannten Punkte beschränkt. Eine belastbare wissenschaftliche Basis für diese Differenzierung gibt es derzeit ohnehin nicht.
  Aspekte der Chronischen Erschöpfung in der Theorie der chinesischen Medizin (CM) und beispielhafte Akupunkturpunkte sind:
  - **Qi-Stärkung:** Mi 6, Ma 36, Ren Mai 4, Ren Mai 6, Ren Mai 12, Du Mai 12, Bl 23, Bl 24, Bl 25, Bl 38, Ni 3, Ni 7, Di 4
  - **Blut-Stärkung:** Mi 10, Bl 17, Mi 9, Ni 3, Ma 36
  - **Yin-Stärkung:** Ni 3, Le 8, Lu 10, Ma 45, Di 2, Du Mai 14, He 7, Pe 6, Pe 7
  - **Yang-Stärkung:** Ren Mai 4, Ren Mai 6, Ren Mai 12, Du Mai 4, Du Mai 20
- **Mikronährstoffmedizin:** L-Karnitin ist eine körpereigene Substanz, die am Energieumsatz in Muskelzellen beteiligt ist. Studien zeigen Hinweise auf einen erhöhten Verlust während einer Chemotherapie [10].
  - Wirkung: Leistungssteigerung
  - Dosierung: tgl. 1.000–4.000 mg für mindestens 4–6 Wochen

8.3.5 Entzündungen der Mundschleimhaut (Mukositis, Stomatitis)

Naturheilkundliche Präparate sollten spätestens dann zum Einsatz kommen, wenn konventionelle Mittel keine befriedigenden Ergebnisse zeigen. Idealerweise sollten sie bereits vorbeugend eingesetzt werden. Dies kann als einfache Ölspülung (1 EL Oliven- oder Rapsöl) oder mittels Fertigpräparaten erfolgen. In naturheilkundlich klinischen Erfahrungen erwiesen sich Präparate auf der Basis von Myrrhe als sinnvoll.

- **Ölspülung zur Vorbeugung:** 1 EL eines individuell gut verträglichen und angenehmen Öls (z. B. Oliven- oder Rapsöl) für 1–3 Min. im Mund umherspülen – dann ausspucken und die Zähne reinigen.
- **Myrrhe (Commiphora myrrha):** wirkt antimikrobiell, entzündungshemmend, analgetisch
  - unverdünnt: Betupfen der entzündeten Stellen mit Hilfe eines Wattestäbchens oder mit der Fingerkuppe; Anwendung 2–3 × tgl.
  - Mundspülung: 5–10 Tr. Myrrhentinktur auf 0,1–0,2 l Wasser (lauwarm!) verdünnen und damit den Mund ausspülen oder gurgeln. Bei guter Verträglichkeit kann die Dosierung auf 20–30 Tr. erhöht werden.

PRAXISTIPP

Bei Entzündung können pflanzliche Präparate oder Präparate auf Alkoholbasis Brennen hervorrufen. In diesen Fall sollten alkoholfreie, auf der Basis von Enzymen zubereitete Mundspülungen eingesetzt werden, z. B. Aldiamed®-Mundspülung, Wirkstoffe: Aloe Vera, Lactoferrin, Lysozyme. Dosierung: 2 × tgl. für mindestens 20 Sek. die Mundhöhle ausspülen.

8.3.6 Übelkeit, Erbrechen

Hier sind zunächst die allgemeinen ernährungstherapeutischen Empfehlungen (➤ 8.3.2) zu beachten. Zusätzlich kann Akupunktur und Akupressur, die Aromatherapie, die Verwendung von Ingwer in vielen Fällen Besserung bringen.

Phytotherapie

Ingwerwurzelstock (Zingiberis rhizoma) hat sich erfahrungsheilkundlich gegen Übelkeit bewährt, die Anwendung bei chemotherapiebedingter Übelkeit ist bislang jedoch nicht wissenschaftlich gesichert. Es kann als „Ingwerwasser" oder als Fertigpräparat (Zintona® Kapseln [250 mg Ingwerwurzelstock-Extrakt]) eingesetzt werden. Dosierung: 1 Std. vor der zu erwartenden Übelkeit 2 Kps., dann alle 4 Std. 2 Kps. einnehmen.

PRAXISTIPP

Dünne Scheibe (1–2 mm dick) von Ingwerknolle abschneiden, mit ca. 150–200 ml kochenden Wassers überbrühen, 5–10 Min. ziehen lassen. Mehrmals tgl. eine Tasse trinken.

Erweiterte Naturheilverfahren

- **Akupunktur und Akupressur:**
  - Die Wirksamkeit der **Akupunktur** ist bei postoperativer, jedoch nicht bei chemotherapie-induzierter Übelkeit nachgewiesen. Ein Behandlungsversuch ist dennoch sinnvoll. Ideal wäre eine Punktauswahl, welche auf der Gesamtsymptomatik des Patienten beruht. Sinnvolle Basispunkte sind: Pe 6, Ma 36 und Ren Mai 12.
  - Für die **Akupressur** liegen Wirksamkeitsnachweise vor [24], sie sollte daher unbedingt empfohlen werden. Sie kann entweder als rein manuelle Technik auf dem Punkt Pe 6 oder mithilfe eines Akupressur-Armbandes erfolgen (über Apotheken, Sanitätshäuser oder Internet erhältlich).
- **Aromatherapie:** Ätherisches Öl von Ingwer (Zingiber officinalis), Koriander (Coriandrum sativum) und Pfefferminze (Mentha piperita) können in einer Verdünnung von 1 : 10 zusätzlich zur Akupressur auf den Punkten Pe 6, Ma 36 und Ren Mai 12 zur Anwendung kommen [34].

PRAXISTIPP

Die Akupressur sollte mit dem Daumen wiederholt für 30–60 Sek. spürbar, aber nicht schmerzhaft ausgeführt werden.

8.3.7 Verlust des Geschmackssinns

Eine Alteration des Geschmacksempfindens (z. B. metallischer Geschmack) kann begleitend zu diversen Chemotherapeutika auftreten und bildet sich in aller Regel nach Abschluss der Behandlung zurück. Bei einer Radiotherapie, die den Kopf-Hals-Bereich mit einbezieht, kann es jedoch – neben anderen Symptomen wie Mundtrockenheit – zum Verlust des Geschmackssinns kommen.

Phytotherapie

Wenn eine Radiotherapie des Kopf-Hals-Bereichs geplant ist, sollten prophylaktisch die Empfehlungen unter „Entzündungen der Mundschleimhaut" umgesetzt werden (individuell verträgliche Mundspülungen).

Komplementärmedizinische Therapieverfahren

Obwohl Zink vielen Tumorpatienten begleitend zu Chemo- und Strahlentherapie empfohlen wird, ist die Anwendung nur im Falle einer Radiotherapie im Kopf-Hals-Bereich sinnvoll. Möglicherweise lässt sich durch eine Zinkgabe das beeinträchtigte Geschmacksempfinden mildern oder dessen Regeneration unterstützen. Dosierung: tgl. 20–30 mg Zink. Einnahme begleitend zur Strahlentherapie bzw. danach bis zur Besserung des Geschmackssinns.

8.3.8 Diarrhö

Grundlage einer naturheilkundlichen Empfehlung zur Regulierung der Verdauung ist eine allgemeine Ernährungsanamnese. Generell sinnvoll – bei Obstipation und Diarrhö – kann die Anwendung von Flohsamenschalen sein.

Phytotherapie

Schwarzer Tee (Theae nigrae folium), Grüner Tee (Theae viridis folium)

- Wirkung: Verlängerung der Transitzeit der Nahrung im Darm
- Dosierung: tgl. 5 × 1 TL Schwarztee oder ½ TL Grüntee auf 150 ml kochendes Wasser, maximale Menge 2 l bzw. 8 g Teezubereitung
- Wichtig: Tee muss 15–20 Min. ziehen, um die optimale Wirksamkeit bei Durchfall zu erreichen. Lässt man ihn kürzer ziehen, regt er die Verdauung an.

Heidelbeerfrüchte (Myrtilli fructus)

- Wirkung: Getrocknete (!) Heidelbeeren sind ein bewährtes Hausmittel bei Durchfallerkrankungen und auch für Kinder gut geeignet.
- Dosierung: Mehrmals tgl. 5–10 g getrocknete Beeren so lange kauen, bis ein Brei entsteht, dann schlucken. Alternativ die Beeren in 20–60 g in Wasser quellen lassen, gut kauen und dann schlucken.

Flohsamenschalen (Psylli semen)

- Wirkung bei Obstipation: Reizlinderung, Anregung der Peristaltik. Wirkung bei Diarrhö: Bindung überschüssiger Flüssigkeit im Darm
- Kontraindikationen: Stenosen, Therapie mit Cumarinen, schwer einstellbarer Diabetes mellitus
- Wechselwirkungen: Beeinträchtigung der Resorption von Phenprocoumon, Antidiabetika und herzwirksamen Glykosiden
- Tagesdosis: 10–20 g; Flohsamenschalen mit Wasser/Flüssigkeit immer im Verhältnis 1 : 10 ansetzen.

PRAXISTIPP

1–2 TL Flohsamenschalen auf 1 Teller Suppe geben, nicht mit Milch ansetzen, gut nachspülen. Fertigarzneimittel: Agiocur®, Mucofalk ®, Pascomucil ®.

Ernährungstherapie

Individuell unverträgliche, schwer verdauliche und die Darmschleimhaut reizende Nahrungsmittel sollten gemieden werden (z. B. Kaffee, Rohkost, scharfe Gewürze). Hilfreich bei Durchfällen sind Reis, Haferflocken und Pektin-haltige Nahrungsmittel wie, Äpfel, Karotten und Bananen.

Bevor die Gabe von Mikroorganismen zur Verbesserung des Darmmilieus erwogen wird, kann aus erfahrungsheilkundlicher Sicht versucht werden, durch die Aufnahme von sog. Präbiotika die Symptomatik zu verbessern. Präbiotika sind unverdauliche Kohlenhydrate, sog. Oligosaccharide wie Inulin und Oligofructose, die im Dickdarm das Wachstum der physiologischen probiotischen Bakterien (Milchsäure- und Bifidusbakterien) fördern sollen.

CAVE

Eine zu hohe Einnahme der unverdaulichen Kohlenhydrate könnte zu Durchfällen führen. Bei empfindlichen Personen können täglich bereits weniger als 10 g zu Blähungen oder Durchfällen führen. Im Allgemeinen sind jedoch 10–20 g täglich nebenwirkungsfrei.

Folgende Nahrungsmittel enthalten nennenswerte Mengen von Präbiotika, insbesondere **Inulin:**
- Obst und Gemüse (allgemein), v. a. Chicorée, Lauch, Knoblauch, Spargel, Zwiebeln, Artischocken, Schwarzwurzeln, Bananen, Topinambur (enthält hohe Mengen)
- Getreide (Roggen)
- Milch, Joghurt

PRAXISTIPP

- Äpfel: Bis zu 1,5 kg rohe, geriebene Äpfel über den Tag verteilt essen.
- Bananen: Fein zerdrückt als Brei einnehmen (keine Mengenbegrenzung).
- Karotten: 500 g geschälte Karotten in 1 l Wasser für 1,5 Std. kochen, erneut Wasser zugeben (1 l Gesamtmenge), durchsieben, pürieren und etwas Kochsalz (3 g) zugeben.
- Präparat: z. B. Diarrhoesan® loges (enthält Apfelpektin und Kamillenextrakt); Dosierung: 1 TL (Kinder) bis 1 EL (Erwachsene) stündlich.

Erweiterte Naturheilverfahren

- **Mikrobiologische Therapie:** Die klinische Erfahrung in der Behandlung von Tumorpatienten zeigt, dass Darmbakterien- oder Hefe-Präparate – ähnlich wie bei chronisch entzündlichen Darmerkrankungen – sinnvoll zur Therapie von Darmreizungen und Durchfällen eingesetzt werden können.

CAVE

Immunsupprimierte Patienten dürfen keine Probiotika einnehmen.

- **Saccharomyces cerevisiae und S. boulardii (Bier-, Trockenhefe):**
  - Dosierung: tgl. 250–500 mg, z. B. als Fertigpräparat (Perenterol®, Perocur®, Yomogi®)
  - Kontraindikation: Unverträglichkeit/Allergie gegen Hefe

- **E. coli** Fertigpräparate (Beispiele): Bei chronischen Durchfällen bedingt durch Chemotherapie kann eine längerfristige Einnahme oder die Einnahme zwischen den Zyklen sinnvoll sein, um regenerative und entzündungshemmende Prozesse in der Darmschleimhaut zu unterstützen.
  - Colibogen® Tropfen (Laves), Dosierung: tgl. 3 × 1 TL, jeweils 30 Min. vor den Mahlzeiten
  - Mutaflor® (Ardeypharm), Dosierung: 1 Kps. vom 1.–4. Tag, danach 2 Kps. tgl.
- **Laktobazillen** z. B. Paidoflor® Tabletten; Dosierung: tgl. 1–3 × 3 Tbl., zerkaut zu den Mahlzeiten einnehmen
- **Bifidusbakterien und Laktobazillen** (Beispiele):
  - Omniflora N® Kapseln, Dosierung: tgl. 3 × 1–2 Kps., längerfristige Einnahme begleitend zu einer konventionellen Tumortherapie ist möglich
  - Eugalan® Töpfer forte, Dosierung: 3 EL in 125 ml lauwarmem Wasser anrühren, bis zu 4 × tgl.

• **Akupunktur:** Die Akupunktur bewirkt eine Besserung des Allgemeinbefindens und möglicherweise eine Verminderung der Durchfall-Symptomatik. Die Akupunkturpunkte sollten sich idealerweise nach der chinesischen Syndromdiagnose richten. Falls keine Syndromdiagnose erstellt werden kann, können folgende Punkte versucht werden: Ren Mai 6, Ren Mai 12, Ma 25, Mi 1, Mi 4, Mi 9, Bl 20, Bl 21.

PRAXISTIPP

Häufig profitieren Tumorpatienten mit Durchfall von der Kombination der Akupunktur mit einer Wärmetherapie (Moxibustion).

8

8.3.9 Obstipation

Zunächst sollte durch einfache Basismaßnahmen (Ernährungsempfehlungen, Bewegung, Steigerung der Trinkmenge, ggf. Ballaststoffe) versucht werden, die Symptomatik zu bessern. In therapieresistenten Fällen kann die Akupunktur oder die Neuraltherapie eingesetzt werden.

PRAXISTIPP

Als Allgemeinmaßnahmen werden empfohlen:

- Ausdauerbewegung
- Stressreduktion: unregelmäßiges oder hastiges Essen unter Zeitdruck können eine chronische Verstopfung auslösen oder verschlechtern
- Selbstmassage der Bauchdecke: beginnend im rechten Unterbauch, im Uhrzeigersinn den Dickdarm sanft massieren
- Bauchatmung: mehrmals tgl. für 2–3 Min. Konzentration auf eine entspannte Atmung mit Heben der Bauchdecke beim Einatmen

Hydro- und Thermotherapie

Bei Kneipp-Anwendungen ist grundsätzlich zu entscheiden, ob mit Wärme oder Kälte gearbeitet wird. Hier hilft oft die spontan geäußerte Vorliebe des Patienten weiter. Oftmals bessert eine Wärmeanwendung (Wärmflasche auf Colon descendens, 2 × tgl. für 20 Min.) die Symptomatik.

Phytotherapie

Pflanzliche Füll- und Quellmittel sind als einzige Phytotherapeutika zur langfristigen Anwendung geeignet. Sie belasten den Tumorpatienten in aller Regel nicht und können als Basistherapie der Obstipation eingesetzt werden.

- **Weizenkleie:** tgl. 20–40 g oder 1–3 × 2 EL
- **Flohsamen-Schalen** (s. o.)
- **Leinsamen** (Lini semen): tgl. 30–50 g oder 1–3 × 1 EL in 1 Tasse mit kalter Flüssigkeit (Wasser oder Tee) einnehmen. Die Körner sollten „angebrochen", jedoch nicht geschrotet sein.

CAVE

Pflanzliche Abführmittel, insbesondere Anthranoid-Drogen, sollten aufgrund ihrer potenziellen Nebenwirkungen bei Tumorpatienten möglichst nicht zum Einsatz kommen.

Ernährungstherapie

- Ballaststoffreiche Nahrungsmittel
- Ausreichende Trinkmenge: mindestens 2 l Flüssigkeit tgl. (Mineralwasser oder Tee), am besten

bereits im Laufe des Vormittags vier bis sechs Gläser (à 200 ml) Flüssigkeit aufnehmen.
- Nahrungsmittel mit abführender Wirkung wie getrocknete Pflaumen, Datteln, Feigen, Rhabarber, Kiwi.
- Verzicht auf Zucker und Süßigkeiten.

Massagetherapie

Eine Kolonmassage (➤ 5.7.5) kann Stuhlfrequenz und -konsistenz bessern.

Erweiterte Naturheilverfahren

- **Mikrobiologische Therapie:** Physiologische Darmkeime können die Normalisierung der Verdauungsvorgänge unterstützen und bei chronischer Verstopfung unterstützend zur Anwendung kommen.
  Für Präparate zu Bifidus-, E.-coli-Bakterien oder Laktobazillen ➤ 8.3.8.
- **Neuraltherapie:** Aufgrund der Invasivität des Verfahrens sollte die Neuraltherapie den therapieresistenten Fällen vorbehalten bleiben. Bauchkranz nach Hopfer: Quaddeln im Abstand von vier Zentimetern kaudal entlang des Rippenbogens und kranial entlang der Beckenknochen [28].
- **Akupunktur:** Eine individuelle chinesische Syndromdiagnostik und -therapie erhöht nach empirischen Erkenntnissen die Erfolgsaussichten – sowohl für die Akupunktur, wie auch für die Arzneimittelbehandlung. Falls diese individuelle Therapie nicht möglich ist, können folgende Punkte zur Besserung einer funktionellen Obstipation versucht werden: Ma 25, Ma 36, Mi 6, Mi 10, Mi 15, Di 4, Ren Mai 6.

8.3.10 Schmerzen

Die Behandlung von turmorassoziierten Schmerzen muss zunächst mittels eines konventionellen schmerztherapeutischen Konzepts erfolgen. Ergänzend dazu können naturheilkundlich ergänzende Techniken zum Einsatz kommen. Häufig werden diese von Patienten nachgefragt, wenn durch konventionelle Analgetika keine befriedigende Besserung erreicht wird oder Nebenwirkungen auftreten.

Die Kombination konventioneller und ergänzender Techniken kann die individuelle Verträglichkeit und Wirksamkeit einer analgetischen Therapie unterstützen.

Ordnungstherapie

Als Entspannungstherapie sollten individuell bevorzugte Techniken zum Einsatz kommen, um die regelmäßige Anwendung durch den Patienten zu erleichtern. Geeignete Verfahren sind z. B. Qi Gong, Yoga, progressive Muskelrelaxation nach Jacobsen, Tai Chi, Autogenes Training, Meditation.

Physikalische Therapie

Wärme-, Kälteanwendungen, Massagen, manuelle Therapien (Tuina, Fußreflexzonen-Massage) oder TENS-Geräte können begleitend zur konventionellen Schmerztherapie eingesetzt werden [34].

PRAXISTIPP

- Wärmeanwendungen (Wärmflasche, feuchtheiße Wickel, ansteigende Fußbäder) sind oftmals hilfreich bei viszeralen Schmerzen, Blähungen und Koliken sowie bei Unterleibsbeschwerden.
- Kälteanwendungen sind häufig bei postoperativen Schmerzen, Entzündung oder Ödemen sinnvoll.

Erweiterte Naturheilverfahren

- **Manuelle Therapie:** Maßnahmen der Manuellen Therapie sollten zum Einsatz kommen und haben sich bei Kopf- und Nackenschmerzen sowie bei diffusen Schmerzzuständen (Fußreflexzonenmassage) bewährt.
- **Akupunktur:** Die Punktauswahl zur Schmerztherapie muss individuell nach der Scherzsymptomatik und Lokalisation erfolgen. Die Akupunktur kann v. a. bei schmerzhaften muskulären Verspannungszuständen hilfreich sein.

PRAXISTIPP

Häufig bringt die zusätzliche Anwendung von Wärme (z. B. in Form von Moxibustion) eine Verstärkung des analgetischen Effektes.

8.3.11 Neurotoxische Nebenwirkungen

Insbesondere platinhaltige Chemotherapeutika (Cisplatin, Oxaliplatin, Carboplatin), Taxane (Paclitaxel, Docetaxel), Vincaalkaloide (Vincristin), aber auch neuere Substanzen wie Bortezomib können zu Störungen der Sensorik führen, die sich als Hypästhesie, nervale Übererregbarkeit oder als Par- bzw. Dysästhesie äußern. Patienten beschreiben die Symptome als „Kribbeln", „Ameisenlaufen", Taubheit, Pelzigkeit, Wärme- oder Kältegefühl. Betroffen sind in aller Regel die distalen Finger- und Fußzehenbereiche. Die Symptome schränken die Lebensqualität teilweise erheblich ein: Manuelle Tätigkeiten werden schwierig, Taubheit im Bereich der Füße kann zu Gangunsicherheiten führen.

Prophylaxe und Therapie

Die naturheilkundlichen Möglichkeiten zu Prophylaxe und Therapie neurotoxischer Beschwerden sind begrenzt, dennoch gibt es geeignete Behandlungsansätze.

- **Hydro- und Thermotherapie:**
  - Kneipp-Anwendungen, wie z. B. ein wechselwarmes Fußbad, wechselwarmes Hand- oder Armbad, wirken durchblutungsfördernd. Möglicherweise verbessert ein Zusatz von Ringelblume, Kamille und Salbei die Wirkung [22].
  - Zusätzlich können Hände und Füße mit einem Olivenöl-Zucker-Peeling behandelt werden.
- **Mikronährstofftherapie:** Die Gabe von tgl. 300 mg Vitamin E kann die neurotoxischen Nebenwirkungen einer Cisplatin haltigen Chemotherapie signifikant vermindern [33].

PRAXISTIPP

Olivenöl-Zucker-Peeling

2 Teile (z. B. 2 EL) Olivenöl mit einem Teil (z. B. 1 EL) Zucker vermischen, damit Hände und Füße 2 × tgl. für mindestens 5 Min. einreiben. Es ist sinnvoll, immer Handfläche und -rücken, sowie Fußsohle und -rücken zu behandeln. Nach der Anwendung sollte man die Mischung abspülen, da Zuckerkristalle zu Verletzungen der Haut führen können (Quelle: Klinik für Tumorbiologie Freiburg).

Hand-Fußbad mit Zusatz von Ringelblume, Salbei und Kamille

Jeweils 10 g Ringelblume (Calendula officinalis), Kamille (Matricaria recutita) und Salbei (Salvia officinalis) morgens und abends mit 1,5 l kochendem Wasser übergießen, und zugedeckt 10 Min. ziehen lassen. Den Pflanzenrückstand absieben und leicht ausdrücken. Anschließend 1,5 Liter kaltes Wasser hinzufügen und abwarten, bis sich eine angenehme Temperatur eingestellt hat. Füße oder Hände für 15–20 Min. in dem Bad belassen [22].

Therapieresistente Beschwerden

- **B-Vitamine:** Vitamin B_1 (Thiamin), B_6 (Pyridoxin) und B_{12} (Cynocobalamin) Wirkungen sind beteiligt an Nervenzellregeneration, Produktion von Neurotransmittern und der Funktion von Nervenzellen. Präparat: z. B. B-Komplex forte Hevert; Dosierung: tgl. 1–2 Tbl.
- **Enzyme:** regen die Mikrozirkulation an und verkürzen die Rekonvaleszenz. Präparate s. unter „Mukositis".
- **Akupunktur:** Die Nadelakupunktur – gegebenenfalls in Kombination mit Wärmetherapie (Moxibustion) – oder die Neuraltherapie (Injektion von Procain, Lidocain o. a. Lokalanästhetika) können ergänzend ebenfalls zum Einsatz kommen.

8.3.12 Strahlentherapiebedingte Hautschäden

Prinzipiell sollte jegliche Behandlung der bestrahlten Haut während einer Radiotherapie mit den Radiologen abgestimmt werden. Vorbeugende Maßnahmen können sinnvoll sein bei besonders empfindlicher Haut. Zur Nachbehandlung von Strahlenerythemen eignen sich Verfahren, die z. B. bei Verbrennungen wirksam sind.

Prophylaxe

- **Grüner Tee** (äußerlich): kann aufgrund seiner antientzündlichen Effekte die Nebenwirkungen (Strahlenerythem) einer Radiotherapie abmildern. Dosierung und Art der Anwendung: 2 Teebeutel Grünen Tee mit 50 ml 70° heißem Wasser übergießen und 5 Min. ziehen lassen; die bestrahlte Haut tgl. 10 Min. betupfen (Quelle: Klinik für Tumorbiologie Freiburg).
- **Aloe Vera:** Als Pflegemilch, Gel oder Flüssigextrakt – je nach Verträglichkeit und Hauttyp – kann Aloe vera (z. B. Aloe Vera Pflegemilch Weleda) aufgrund der kühlenden Eigenschaften die Nebenwirkungen eine Radiotherapie abmildern.

PRAXISTIPP

Vor Auftragen auf die bestrahlte Haut sollte die Grüntee- oder Aloe Vera-Anwendung zunächst an der nicht bestrahlten Haut auf individuelle Verträglichkeit getestet werden (Ausschluss einer Kontaktallergie). In jedem Fall muss verhindert werden, dass die für die Bestrahlungssitzungen notwendigen Kennzeichnungen auf der Haut verwischt oder entfernt werden.

Behandlung von Strahlenerythemen

- **Ringelblumen-Salbe** (Calendula officinalis): Bei Rötung, Überwärmung, Schmerz oder Verbrennungssymptomen ist die Wirksamkeit der Ringelblumensalbe wissenschaftlich gesichert [7, 35]. Präparate: z. B. Calendula Wundsalbe, Calendumed Creme.
- **Arnika-Brennnessel-Salbe/Gel:** Eine Kombination aus Arnika und Brennnessel (z. B. Combudoron-Gel, -Salbe), die aus anthroposophischen Gesichtspunkten bei Verbrennungen Anwendung finden kann, hat sich in der erfahrungsheilkundlichen Anwendung auch bei Strahlenschäden bewährt.

PRAXISTIPP

Aus der klinischen Erfahrung ist auch die innere Anwendung eines Arnika-Brennnessel-Präparats sinnvoll (z. B. Combudoron Weleda).

Behandlungen von Ödemen oder Schwellungen

- **Enzymtherapie:** Phlogenzym® tgl. 3 × 2 Tabletten oder Wobenzym® 3 × 3 Tbl. – jeweils bis zu Besserung der Beschwerden.
- **Selen:** Derzeit ist unklar, ob eine prophylaktische Einnahme von Selen (z. B. Cefasel, Selenase, Selen-loges) begleitend zur Strahlentherapie sinnvoll ist. Allerdings gibt es Hinweise, dass bei Ödemen eine Selensubstitution hilfreich sein kann, um das Abschwellen der Ödeme zu unterstützen. Dosierung: tgl. 300 µg bis zur Besserung der Beschwerden.

8.3.13 Nebenwirkungen einer antihormonellen Therapie

Da Brustkrebspatientinnen erfahrungsgemäß zu einem großen Prozentsatz komplementäre Behandlungen nachfragen, ist es wahrscheinlich, dass der naturheilkundlich tätige Arzt mit der Frage einer Behandlung von Nebenwirkungen der antihormonellen Therapie (GnRH-Analoga, Östrogen-Rezeptor-Antagonisten, Aromatasehemmer) konfrontiert wird.

Eine zweite Patientengruppe, die mit dieser Symptomatik konfrontiert sein kann, sind Männer, die aufgrund eines Prostatakarzinoms ebenfalls antihormonell behandelt werden.

- **Basisempfehlungen:** Einfache Maßnahmen wie Ausdauerbewegung, Atementspannung und Visualisierungstechniken, sind hilfreich zur Symptomlinderung.
- **Akupunktur:** Die Akupunktur kann Hitzewallungen bessern – bei Frauen mit Brustkrebs (Lee et al. 2009) und Männern mit Prostatakrebs [26]. Bei Letzteren zeigte sich sogar die Selbstakupunktur nach einer entsprechenden Unterweisung des Patienten als hilfreich.
  Die Punktauswahl sollte möglichst nach CM-Diagnostik und individueller Symptomkonstellation erfolgen. Sinnvolle Basispunkte zur Behandlung von Hitzewallungen sind: Di 4, Di 11, Le 3, 3E 5, Mi 6.

Phytotherapie bei Östrogen-Rezeptor-positivem Brustkrebs

Präparate zur Behandlung klimakterischer Beschwerden enthalten bisweilen wirksame Phytoöstrogene und sind bei einem Östrogen-Rezeptor-positiven Mammakarzinom kontraindiziert. Die meisten dieser Präparate sind rezeptfrei erhältlich und z. T. als Nahrungsergänzung zugelassen – eine Aufklärung der Patientin ist zwingend.

Aus der chinesischen Medizin oder der japanischen Kampo-Medizin sind Arzneimittelrezepturen bekannt, die zur Behandlung von klimakterischen Beschwerden eingesetzt werden und die – nach derzeitigem Kenntnisstand – keine Wirkung auf Östrogen-Rezeptoren entfalten. Die Verordnung dieser Rezepturen sollte jedoch ausschließlich dem in der chinesischen oder japanischen Phytotherapie Erfahrenen vorbehalten bleiben [17].

Phytotherapie bei Prostata-Krebs

- **Phytoöstrogene:** Im Gegensatz zu den Mammakarzinom-Patientinnen profitieren Männer mit Prostata-Krebs möglicherweise von einer phytoöstrogenreichen Ernährung oder entsprechenden Nahrungsergänzungen. So führte eine phytoöstrogenreiche Ernährung zu einer Senkung des PSA-Wertes [1, 25]. Eine Rationale zur Behandlung von Nebenwirkungen einer antiandrogenen Therapie mit Phytoöstrogenen lässt sich aus der wissenschaftlichen Literatur nicht ableiten. Eine Verordnung entsprechender Präparate kann lediglich als individueller Therapieversuch erfolgen [37]. Präparate: z. B. Menoflavon extra Kapseln; Dosierung: tgl. 1 Kps.
- **Asiatische Arzneimitteltherapie:** Bei Prostatakarzinom-Patienten können Arzneimittelrezepturen zum Einsatz kommen, die ihre Wirkung über eine phytoöstrogene Aktivität entfalten. Die Erstellung der individuellen Rezeptur sollte dem in der Behandlung von Tumorpatienten erfahrenen Anwender von CM oder Kampomedizin vorbehalten bleiben.
  In therapieresistenten Einzelfällen mit stark eingeschränkter Lebensqualität kann ersatzweise auf die Anwendung eines Fertigpräparats (Prostasol®) ausgewichen werden – wobei hier jedoch die Vor- und Nachteile sorgfältig abzuwägen sind. Das Präparat kombiniert vier Naturstoffe aus der traditionellen asiatischen Medizin (R. Ginseng, R. Scutellariae, Reishi und Sabal serrulatum) und zeigt in der klinischen Anwendung symptomatische Besserungen. Allerdings sind in Einzelfällen thromboembolische Ereignisse bei Anwendung dieses Präparats beschrieben worden.

8

LITERATUR

[1] Andres S, Abraham K, Appel KE, Lampen A. Risks and benefits of dietary isoflavones for cancer. Crit Rev Toxicol. 2011 Jul; 41(6): 463–506.
[2] Barton DL, Soori GS, Bauer BA et al. Pilot study of Panax quinquefolius to improve cancer-related fatigue. Support Care Cancer 2010 Feb; 18(2): 179–87.
[3] Baumann FT, Slawek W, Bloch W. Einflüsse von körperlichen Aktivitäten auf das Fatigue-Syndrom von Brustkrebspatientinnen. ZKM 2009; 6: 14–18.
[4] Bausewein C, Booth S, Gysels M et al. Non-pharmacological interventions for breathlessness in advanced stages of malignant and non-malignant diseases. Cochrane Database Syst Rev. 2008 Apr 16;(2): CD005623.
[5] Beuth J. Natural versus recombinant mistletoe lectin_1. In: Büssing A (Hrsg.). Mistletoe. The Genus Viscum. Medicinal and Aromatic Plants – Industrial Profiles. Amsterdam: Harwood Academic Publishers, 2000: S. 237–245.
[6] Büssing A. Mistel (Viscum album) – anthroposphischer und phytotherapeutischer Ansatz. In: Münstedt K. Ratgeber unkonventionelle Krebstherapien. Landsberg: Ecomed, 2003.
[7] Chandran PK, Kuttan R. Effect of Calendula officinalis Flower Extract on Acute Phase Proteins, Antioxidant Defense Mechanism and Granuloma Formation During Thermal Burns. J Clin Biochem Nutr. Sep 2008; 43(2): 58–64.
[8] Courneya KS, Segal RJ, Gelmon K et al. Six-month follow-up of patient-rated outcomes in a randomized controlled trial of exercise training during breast cancer chemotherapy. Cancer Epidemiol Biomarkers Prev. 2007 Dec; 16(12): 2572–8.
[9] Cramp F, Daniel J. Exercise for the management of cancer-related fatigue in adults. Cochrane Database Syst Rev. 2008 Apr 16;(2):CD006145.
[10] Cruciani RA, Dvorkin E, Homel P et al. Culliney B, Malamud S, Lapin J, Portenoy RK, Esteban-Cruciani N.: L-carnitine supplementation in patients with advanced cancer and carnitine deficiency: a double-blind, placebo-controlled study. J Pain Symptom Manage. 2009 Apr;37(4): 622–31.
[11] Deng G, Cassileth BR, Yeung KS. Complementary therapies for cancer-related symptoms. J Support Oncol. 2004 Sep-Oct; 2(5): 419–26; discussion 427–9.

[12] Dileo C, Bradt J. Music therapy for end-of-life care. (Protocol). Cochrane Database of Syst Rev; 2010 Jan 20;(1): CD007169.

[13] Eisenberg DM, Kessler RC, Van Rompay MI et al. Perceptions about complementary therapies relative to conventional therapies among adults who use both: results from a national survey. Ann Intern Med. 2001 Sep 4; 135(5): 344–51.

[14] Fink M Vitamin D deficiency is a cofactor of chemotherapy-induced mucocutaneous toxicity and dysgeusia. J Clin Oncol 2011 Feb 1; 29(4): 81–82.

[15] Baumann FT, Wajda S, Bloch W. Einflüsse von körperlichen Aktivitäten auf das Fatiguesyndrom von Brustkrebspatientinnen. zkm 2009; 1(6): 14–18.

[16] Gabius HJ. Evidence for stimulation of tumor proliferation in cell lines and histiotypic cultures by clinically relevant low doses of the galactoside-binding mistletoe lectin, a component of proprietary extracts. Cancer Invest 2001; 19: 114–126.

[17] Greten J. Kursbuch TCM. 2. A. Stuttgart: Thieme, 2006.

[18] Horneber M, Bueschel G, Huber R et al. Mistletoe therapy in oncology. Cochrane Database Syst Rev. 2008 Apr 16;(2):CD003297.

[19] Jones LW, Peppercom J, Scott JM, Battaglini C. Exercise therapy in the management of solid tumors. Curr Treat Options Oncol. 2010 Jun; 11(1–2): 45–58.

[20] Kalder M. Factor AF2. In: Münstedt K. Ratgeber unkonventionelle Krebstherapien. Landsberg: Ecomed, 2003.

[21] Kelter G, Fiebig HH. Absence of tumor growth stimulation in a panel of 26 human tumor cell lines by mistletoe (Viscum album L.) extracts Iscador in vitro. Arzneimittelforschung 2006 Jun; 56(6A): 435–40.

[22] Kern E, Schmidinger M, Locker GJ et al. Management des Capecitabin induzierten Hand-Fuß-Syndroms durch lokale Phytotherapie. WMW Wiener Medizinische Wochenschrift 2007; 157: 13–14.

[23] Kienle GS, Kiene H. Review article: Influence of Viscum album L (European mistletoe) extracts on quality of life in cancer patients: a systematic review of controlled clinical studies. Integr Cancer Ther. 2010 Jun; 9(2): 142–57.

[24] Klein J, Griffiths P. Acupressure für nausea and vomiting in cancer patients receiving chemotherapy. Br J Community Nurs 2004; 9(9): 383–388.

[25] Lazarevic B, Boezelijn G, Diep LM et al.: Efficacy and safety of short-term genistein intervention in patients with localized prostate cancer prior to radical prostatectomy: a randomized, placebo-controlled, double-blind Phase 2 clinical trial. Nutr Cancer. 2011; 63(6): 889–98.

[26] Lee MS, Kim KH, Shin BC et al. Acupuncture for treating hot flushes in men with prostate cancer: a systematic review. Support care Cancer 17(7): 763–770.

[27] Lee MS, Kim KH, Shin BC et al. Acupuncture for treating hot flashes in breast cancer patients: a systematic review. Breast Cancer Res Treat 115(3): 497–503.

[28] Melchart D, Brenke R, Dobos G et al. Naturheilverfahren. Stuttgart: Schattauer, 2002

[29] Molassiotis A, Potrata, Cheng KK. A systematic review of the effectiveness of Chinese herbal medication in symptom management and improvement of quality of life in adult cancer patients. Complement Ther Med 2009 Apr; 17(2): 92–120.

[30] Molassiotis A, Scott JA, Kearney N, et al. Complementary and alternative medicine use in breast cancer patients in Europe. Support Care Cancer. 2006 Mar; 14(3): 260–7.

[31] Münstedt K. Ratgeber unkonventionelle Krebstherapien. Landsberg: Ecomed, 2003.

[32] Musial F, Büssing A, Heusser P et al. Mindfulness-based stress reduction for integrative cancer care: a summary of evidence. Forsch Komplementmed. 2011; 18(4): 192–202.

[33] Pace A, Savarese A, Picardo M et al. Neuroprotective effect of vitamin E supplementation in patients treated with cisplatin chemotherapy. J Clin Oncol 2003; 21: 927–931.

[34] Pfeifer B, Preiß J, Unger C. Onkologie integrativ. München: Elsevier, 2006.

[35] Pommier P, Gomez F, Sunyach MP et al. Phase III Randomized Trial of Calendula Offic inalis Compared With Trolamine for the Prevention of Acute Dermatitis During Irradiation for Breast Cancer. J Clin Oncol 2004; 22: 1447–53.

[36] Schulz V, Hänsel R, Blumenthal M et al. Rational Phytotherapy: A Physician's Guide to Herbal Medicine. 4th ed. New York: Springer, 2001.

[37] Sharma P, Wisniewski A, Braga-Basaria M et al.: Lack of an effect of high dose isoflavones in men with prostate cancer undergoing androgen deprivation therapy. J Urol. 2009 Nov; 182(5): 2265–72.

[38] Stein GM, Schaller G, Pfüller U et al. Thionins frim Viscum album L.: influence of viscotoxins on the activation of granulocytes. Anticancer research 1999; 19: 1037–1042.

8.4 Naturheilverfahren bei Patienten mit somatoformen Störungen

Axel Eustachi

Wird trotz umfassender Diagnostik keine eindeutig körperliche oder psychische Ursache für die von Patienten geäußerten Beschwerden gefunden, handelt es sich häufig um somatoforme Störungen. Diese Patienten sind oft in ihrer Lebensqualität erheblich beeinträchtigt und haben mehrfache Arztwechsel mit diversen erfolglosen Therapieversuchen hinter sich. Einer der Gründe hierfür mag sein, dass die Patienten die ärztliche Aussage, dass es keine körperliche Ursache für die Symptomatik gibt, meist nicht akzeptieren können. Komplizierend kommt hinzu, dass somatoforme Störungen häufig mit Depressionen und Angststörungen kombiniert sind.

8.4.1 Therapeutische Strategie

Erfolg versprechend ist eine Kombination aus psychosomatischen Therapiemaßnahmen, Psychotherapie sowie ärztlicher Begleitung unter aktiver Einbindung des Patienten.

Eine Beschwerdebesserung – ohne nebenwirkungsbelastete oder teure allopathische Medikamente – kann erzielt werden durch Empfehlungen zu einer gesunden Lebensweise ergänzt durch naturheilkundliche Verfahren, die sich an funktionellen, vegetativen Abläufen orientieren. Nachteilig kann sein, dass Betroffene einen naturheilkundlichen Behandlungsversuch gleichsam als Bestätigung für ihr somatisches Erklärungsmodell werten und einem begleitenden psychosomatischen Behandlungsansatz eher skeptisch begegnen.

MERKE

Naturheilkundliche Verfahren sollten bei der Behandlung von somatoformen Störungen stets ergänzenden Charakter haben. Im Idealfall können sie die körperlichen Symptome erfolgreich lindern und die Autonomie des Patienten stärken. Ein naturheilkundlicher Behandlungsversuch bei somatoformen Störungen sollte generell (falls keine anderen Empfehlungen gegeben werden) zunächst nicht länger als sechs Wochen dauern. Nach Ablauf dieser Zeit ist der Therapiefortschritt zu überprüfen.

8.4.2 Auswahl des Therapieverfahrens

Noch bevor spezifische Therapieempfehlungen ausgesprochen werden, sollte Wert auf eine Optimierung des Lebensstils gelegt werden: tägliche Alltags- und Ausdauerbewegung, gesunde Ernährung, Entspannung und Stress-Management. Die Patienten sollten über geeignete Selbsthilfetechniken informiert werden (z. B. Hydrotherapie, Wickel, Auflagen, Selbstmassage, Akupressur).

Zusätzlich zu den **basistherapeutischen Maßnahmen** (➤ 8.3.2), die bei jeder Indikation kurz erwähnt werden, können die als jeweilige Therapieverfahren aufgelisteten Maßnahmen ausgewählt werden, die im **individuellen Fall** – entweder aufgrund der ärztlichen Expertise oder der Reagibilität des Patienten – am ehesten Erfolg versprechen. Eine Hierarchisierung der Verfahren nach wissenschaftlicher Evidenz ist derzeit nur eingeschränkt möglich. Aufgrund der weiten Verbreitung in naturheilkundlichen Praxen in Deutschland wurden beispielhafte Empfehlungen zur Akupunktur aufgenommen. Wenn immer möglich sollte die Punktauswahl auf der Grundlage einer Diagnose nach den Regeln der chinesischen Medizin erfolgen.

8.4.3 Funktioneller Schwindel

Bis zu 39 % der Gesamtbevölkerung sind episodisch von funktionellem Schwindel betroffen. 30–50 % aller Schwindelsymptome gelten als somatoform.

Sinnvoll sind als **Basismaßnahme** (➤ 8.3.2) regelmäßige sportliche Aktivität, gesunde Ernährung, strikte Nikotin-/Alkoholkarenz und Maßnahmen der physikalischen Therapie (z. B. warme/heiße Kompressen bei verspannter Halsmuskulatur oder kalte Kompressen bei warmer/feuchter Muskulatur/ Druckgefühl im Kopf/Hitzegefühl).

Phytotherapie

- **Ginkgoblätter-Trockenextrakt** (Ginkgo biloba) ist evidenzbasiert bei durchblutungsbedingtem Schwindel [26]. Ein Behandlungsversuch bei so-

8

matoformem Schwindel ist vertretbar. 120–180 mg tgl. über 2 Monate.

- **Ingwerwurzelstock** (Zingiberis rhizoma): 1 Scheibe (2 mm, 2 g) auf 150 ml kochendes Wasser, 10 Min. ziehen lassen, 2 Tassen tgl. [24].
- **Fertigarzneimittel** aus **Campher** und **Weißdorn** (Korodin®): Zu empfehlen bei Schwindel mit/aufgrund von Hypotonie/orthostatischer Dysregulation [25]. Bis zu 3 × tgl. 5–10 Tr. auf einem Stück Zucker einnehmen.

Erweiterte Naturheilverfahren

- **Neuraltherapie:** In therapieresistenten Fällen von Schwindelsymptomatik kann der „Dornenkranz nach Hopfer" sinnvoll sein: Injektionen (Procain 1 % oder Lidocain 1 %) entlang der größten Schädelzirkumferenz im Abstand von ca. vier Zentimetern [19].
- **Akupunktur:** Basispunkte bei Schwindel sind Gb 9, Gb 20, Gb 38, Gb 41, Ks 6, LG 20, Le 4, Bl 18, Di 4, Le 3. Bei Schwindel mit Bluthochdruck: Di 4, Le 3.

8.4.4 Gastroenterologische Symptomatik: Basismaßnahmen

Somatoforme Störungen mit gastroenterologischer Symptomatik umfassen die Beschwerdebilder „Reizmagensyndrom", „Reizdarmsyndrom" (➤ 7.3.1, ➤ 7.3.2) „funktionelle Obstipation" und „funktionelle Diarrhö".

Hydro- und Thermotherapie

- Wärme führt häufig zur Besserung, wenn Kältereize (kalte Nahrungsmittel, Rohkost) die Symptomatik auslösen/verschlechtern: Warme Auflagen (Wärmflasche 2 × tgl. für 20 Min.) auf Bauch oder Rücken, warme/ansteigende Fußbäder (Entspannung des Magen-Darm-Trakts)
- Selbstmassage der Bauchdecke beginnend im rechten Unterbauch im Uhrzeigersinn den Dickdarm sanft massieren.

Ernährungstherapie

Bei gastroenterologischen Beschwerden ist eine schonende, möglichst **vollwertige Ernährung** zu empfehlen (Vermeidung von Reizstoffen, Kaffee, Alkohol, von zu scharfer, zu salziger Nahrung; Bevorzugung warmer Mahlzeiten, regelmäßige, möglichst stressfreie Nahrungsaufnahme).

Zudem ist für viele Patienten eine **ballaststoffreiche Ernährung** hilfreich – kombiniert mit ausreichender Trinkmenge (Ausnahme: individuelle Unverträglichkeiten, Gefahr von Obstruktionen im Darmbereich): Hülsenfrüchte, Gemüse, Obst, Vollkorngetreide, sowie Füll- und Quellstoffe wie:

- Weizenkleie: 3 × 2 EL (20–40 g) tgl.
- Leinsamen (Lini semen): tgl. bis zu 3 × 1 EL (30–50 g) in 1 Tasse mit kalter Flüssigkeit (Wasser oder Tee)
- Indische Flohsamen (Psylli semen): 10–30 g tgl. mit 150–300 ml Wasser einnehmen [14]

Erweiterte Naturheilverfahren

Eine Unterstützung der physiologischen Darmflora im Rahmen der **mikrobiologischen Therapie** kann helfen, die normale Verdauungsfunktion wiederherzustellen: Präbiotika (z. B. Kanne-Brottrunk®, Rechtsregulat®). In therapieresistenten Fällen können Probiotika (Bifidusbakterien, E. coli, Laktobazillen) zum Einsatz kommen.

8.4.5 Reizmagensyndrom

Bis zu 30 % der Allgemeinbevölkerung leiden am Reizmagensyndrom (➤ 7.3.2). Den **Basismaßnahmen** – insbesondere der schonenden Ernährung (➤ 8.3.2) und der Atementspannung [12] – kommt die entscheidende Bedeutung zu.

Die folgenden **Phytotherapeutika** können eine Reizmagensymptomatik u. a. aufgrund ihrer krampflösenden Wirkung verringern, sie sind gut verträglich und können langfristig verordnet werden.

- **Pfefferminzblätter** (Menthae piperitae folium): 1 EL (1–2 g) Pfefferminzblätter mit 150 ml kochendem Wasser übergießen, 10 Min. ziehen lassen, mehrmals tgl. 1 Tasse trinken.

- **Kümmelfrüchte** (Carvi fructus): 1–2 TL zerstoßene (!) Kümmelfrüchte mit 200–250 ml kochendem Wasser übergießen, 10 Min. ziehen lassen, tgl. 3 × 1 Tasse nach dem Essen trinken.
- **Artischocke** (Cynara scolymnus): 320–640 mg Artischockenextrakt (Fertigpräparat) tgl. über 8 Wochen; evidenzbasiert bei Reizmagen [13].
- **Isländisch Moos** (Cetraria islandica): Gut verträglich, für Kinder geeignet; 1–2 TL in 150 ml kaltem Wasser für 2 Stunden ansetzen, einmal kurz aufkochen, 3 × tgl. vor dem Essen trinken. Bei Kindern unter 10 (6) Jahren: die Hälfte (⅓) der Erwachsenen-Dosis.

8.4.6 Reizdarmsyndrom

Von der häufigsten somatoformen Störung des Magen-Darm-Trakts sind 25 % der Bevölkerung betroffen. Bei mehr als 50 % liegt eine komorbide Angst- oder depressive Störung vor.

Wichtigste **Basismaßnahme** ➤ (8.3.2) ist die individuelle Ernährungstherapie:

- Rohkost und individuell unverträgliche Nahrungsmittel sind zu meiden.
- Hilfreich sind warme Speisen und Getränke (Entspannungseffekt auf den Magen-Darm-Trakt), gedünstetes Gemüse, aufgekochte, Getreidekost (Porridge).
- Eine Darmsanierung ist sinnvoll, sollte aber einschleichend durchgeführt werden, da sonst anfangs eine Verschlechterung auftreten kann.

Phytotherapie

Die folgenden Phytotherapeutika können aufgrund ihrer guten Verträglichkeit auch langfristig verordnet werden.

- **Kamillenblüten** (Matricariae flos): 1 EL mit 150 ml Wasser übergießen, 5–10 Min. ziehen lassen bis zu 4 Tassen tgl.
- **Pfefferminzöl** (Menthae piperitae aetheroleum): 6–12 Tr. tgl. oral bzw. 0,6 ml in 3 Einzeldosen zu maximal 0,2 ml einnehmen
  Kontraindikationen: Cholezystitis, Gallenwegsobstruktion, Hepatopathie

Erweiterte Naturheilverfahren

Akupunktur: Die Auswahl der Punkte erfolgt nach vorherrschender Symptomatik:

- krampfartige Schmerzen: Gb 39, Gb 41, Le 3, Du Mai 5, Di 2
- Völlegefühl im Oberbauch oder breiiger Stuhl: Ma 25, Ma 36, Mi 16
- wässriger Durchfall: Ni 7, Mi 6, Mi 10, Le 5

8.4.7 Funktionelle Obstipation

27 % der Gesamtbevölkerung leiden an funktioneller Obstipation. Wichtigste Maßnahme der **Basistherapie** (➤ 8.3.2) sind folgende Ernährungsempfehlungen:

- Nahrungsmittel mit abführender Wirkung (getrocknete Pflaumen, Datteln, Feigen, Rhabarber, Kiwi) bevorzugen
- probiotische Nahrungsmittel (Joghurt, milchsauer vergorene Nahrungsmittel) zuführen
- ausreichend trinken (2 l tgl.)
- Verzicht auf Zucker und Süßigkeiten

Akupunktur und Neuraltherapie können bei Bedarf auch längerfristig eingesetzt werden.

Phytotherapie

Die genannten Phytotherapeutika sollten nur in therapieresistenten Situationen und zeitlich begrenzt (!) eingesetzt werden, da bei zu langer und unkritischer Selbstmedikation die Gefahr besteht, dass Nebenwirkungen oder eine Verschlechterung der Symptome in Form von Elektrolytverlusten und einer Verstärkung der Darmträgheit auftreten könnten.

- Aloe-Extrakt: 80–100 mg tgl. als Tinktur, z. B. Aloes tinct. DAB (20–30 Tr. vor dem Schlafengehen) über 2 Wo. [36]
- Abführtee nach R. F. Weiss ([32])

PRAXISTIPP

R. F. Weiss [33] hat folgende Rezeptur eines Abführtees entwickelt: Sennesblätter 25 g, Faulbaumrinde 25 g, Kamillenblüten 25 g, Fenchelfrüchte 25 g. M. f. species. Dosierung: 1–2 TL auf 1 Tasse (150 ml), 10 Min. ziehen lassen, abends 1 Tasse trinken.

Erweiterte Naturheilverfahren

- **Neuraltherapie:** Die Neuraltherapie kann bei Bedarf auch längerfristig eingesetzt werden. In therapieresistenten Fällen kommt der „Bauchkranz nach Hopfer" zur Anwendung: Quaddeln (mit Procain 1 % oder Lidocain 1 %) im Abstand von vier Zentimetern kaudal entlang des Rippenbogens und kranial entlang der Beckenknochen [19].
- **Akupunktur:** Sinnvoll sind die Punkte Ma 25, Ma 36, Mi 6, Mi 10, Mi 15, Di 4, Ren Mai 6 [9, 11]. Bei Bedarf kann die Akupunktur auch längerfristig zur Anwendung kommen.

8.4.8 Funktionelle Diarrhö

Die folgenden Basismaßnahmen (➤ 8.4.2) sind langfristig am wirksamsten:

- Keine schwer verdaulichen (z. B. Rohkost), individuell unverträglichen und kalten Nahrungsmittel zuführen.
- Günstig sind Suppen (Reis-, Haferschleim-, Karotten-Suppe), Karottengemüse, Äpfel, Bananen und fettarme Mahlzeiten.

Eine mikrobiologische Therapie sowie die Phytotherapie und Akupunktur helfen erfahrungsgemäß in akuten, möglicherweise auch in chronischen Fällen.

Phytotherapie

- **Schwarzer Tee** (Theae nigrae folium)/Grüner Tee (Theae viridis folium): 1 TL Schwarztee oder ½ TL Grüntee auf 150 ml kochendes Wasser; 15–20 Min. ziehen lassen [25].
- **Getrocknete Heidelbeerfrüchte** (Myrtilli fructus): Mehrmals tgl. 5–10 g getrocknete (!) Beeren (1 EL) im Mund zerkauen, dann schlucken.
- **Eichenrinde** (Quercus cortex): 2–4 gehäufte TL auf 250 ml Wasser, kurz aufkochen, 10–20 Min. ziehen lassen, mehrmals tgl. vor den Mahlzeiten trinken, über maximal 4 Tage [25].

PRAXISTIPP

Rezeptur: „Stopftee"

Rp.: Schwarzteeblätter 40 g, Melissenblätter 20 g, Fenchelfrüchte 20 g, Tausendgüldenkraut 20 g, Dosierung: 2 TL pro Tasse, 10–20 Min. ziehen lassen, bis zu 3 Tassen tgl. [25].

Rezeptur: Heilerde

1 TL Heilerde-Pulver in lauwarmem Wasser auflösen, mehrmals tgl. 1 Glas trinken. Alternativ: Heilerde-Kapseln: tgl. 2 × 3 Kapseln einnehmen.

Erweiterte Naturheilverfahren

- **Mikrobiologische Therapie:** Zur Anwendung kommen z. B. Saccharomyces cerevisiae, S. boulardii, Escherichia coli.
- **Akupunktur:** Sinnvolle Punkte bei Diarrhö sind KG 6, KG 12, Ma 25, Mi 1, Mi 4, Mi 9, Bl 20, Bl 21 [9].

8.4.9 Reizblase

Die Reizblase ist die häufigste somatoforme Störung des Urogenitalsystems bei Frauen. Die **basistherapeutische** Behandlungsgrundlage (➤ 8.4.2) sind folgende Maßnahmen der Ernährungs- sowie der Hydro- und Thermotherapie.

- Meiden schleimhautreizender Nahrungsmittel (Kaffee, Alkohol, scharfe Gewürze) und Urin ansäuernder Nahrungsmittel (Fleisch-, Wurstwaren, Milch, Spargel, Spinat, Erdbeeren).
- Die Flüssigkeitsmenge an dünnflüssigen Getränken (Mineralwasser, Tee) sollte über 2 l tgl. liegen.
- Ansteigende oder wechselwarme Fußbäder und feuchtwarme Auflagen bringen häufig Erleichterung.

Die **Phytotherapie** sollte individuell nach Beschwerdebild und den vorherrschenden Leitsymptomen eingesetzt werden.

- Bei **Entzündung, Hitzegefühl, „Brennen"** ist als Durchspülungstherapie der aquaretisch wirksame Indische Nierentee zu empfehlen sowie zur Minderung der Entzündung ein entzündungshemmender Tee.

PRAXISTIPP

Rezeptur: Indischer Nierentee

Rp.: Orthosiphonblätter 50 g, Brennnesselkraut 25 g, Goldrutenkraut 25 g; 1 EL auf 150 ml kochendes Wasser, 5 Min. ziehen lassen, mehrmals tgl. 1 Tasse.

Rezeptur: Teezubereitung aus entzündungshemmenden Kräutern

Rp.: Tausendgüldenkraut 10 g, Johanniskraut 10 g, Melissenblätter 20 g, Baldrianwurzel 10 g, Goldrutenkraut 30 g, Löwenzahnwurzel und -kraut 20 g; 1 TL auf 150 ml kochendes Wasser, 5 Min, ziehen lassen, 3 × tgl. 1 Tasse [24].

- Bei **krampfartigen Beschwerden** hat sich neben Kürbiskernsamen ein Tee aus Goldrutenkraut bewährt.
  - Kürbiskernsamen (Cucurbitae peponis semen): 1–2 EL tgl. – morgens und abends – zerkaut mit Flüssigkeit einnehmen (Kinder unter 12 Jahren 1–2 TL).
  - Goldrutenkraut (Solidaginis herba): 2 TL auf 150 ml kochendes Wasser, 10 Min. ziehen lassen; mehrmals tgl. 1 Tasse [25].

8.4.10 Chronische Rückenschmerzen

Die Prävalenz bei Rückenschmerzen liegt bei bis zu 40 %. Die **Basistherapie** (➤ 8.4.2) besteht aus Körpertraining zur Besserung der Funktion und Linderung der Schmerzsymptomatik – idealerweise durch eine Kombination aus Kraft-, Dehn-, Koordinations- und Beweglichkeitsübungen [10]. Erfolg versprechend sind zudem Entspannungsverfahren (Qigong, Tai-Chi, Yoga, progressive Muskelrelaxation) und die Physiotherapie (Osteopathie/Manuelle Therapie).

Zusätzlich können Phytotherapie und Akupunktur eingesetzt werden. Eine Kombination mehrerer Verfahren ist in therapieresistenten Fällen sinnvoll.

Phytotherapie

Die phytotherapeutische Behandlung mit Teufelskralle (Harpagophytum procumbens) ist evidenzbasiert [8]. Zudem existieren für Weidenrinde (Salix alba [30]), Ingwer (Zingiberis rhizoma [5]), Cayenne-Pfeffer-Extrakte (Capsicum annuum [8]) Hinweise auf eine Wirksamkeit bei chronischen Rückenschmerzen.

- **Teufelskrallenwurzel** (Harpagophytum procumbens) sollte möglichst als standardisiertes Fertigpräparat (800–1.600 mg Extrakt) tgl. eingesetzt werden (z. B. Arthrosetten®, Cefatec®, Doloteffin®, Flexi-loges®, Teufelskralle-ratiopharm®).
- **Weidenrinde** (Salix alba) sollte bevorzugt als Extraktpräparat eingesetzt werden, da so gewährleistet ist, dass die notwendige Wirkstoffmenge tatsächlich erreicht wird.
  Präparate: z. B. Assalix® (1–2 Drgs. tgl. nach den Mahlzeiten), Optovit actiFLEX® (1–2 Drgs. tgl.), Salix Bürger® Lösung (Dosierung: 45–90 Tr. tgl.).
- **Ingwerwurzelstock** (Zingiberis rhizoma) – Anwendung als Tee: 1 TL grob zerkleinerte Droge mit 150 ml heißem Wasser übergießen, 10 Min. ziehen lassen, bis zu 3 Tassen tgl. trinken.
- **Cayenne-Pfeffer** (Capsicum annuum): Anwendung äußerlich als Salbe, Pflaster oder Emulsion. Bei Okklusivverbänden und Pflastern mit hoher Dosierung (über 0,075 % Capsaicingehalt) besteht die Gefahr irreversibler Neurotoxizität.
- Präparate: z. B.: Capsamol Salbe®, Jucurba Capsicum® Schmerz Emulsion

Erweiterte Naturheilverfahren

Die **Akupunktur** ist bei Rückenschmerzen ein evidenzbasiertes Verfahren [3, 31]. Die Punktauswahl sollte abhängig von der Schmerzlokalisation und dem Meridianverlauf erfolgen. Bewährte Punkte sind Bl 20 bis Bl 34, Bl 40, Bl 60, Bl 62, Gb 30, Gb 31, Gb 34, Gb 41, Le 3, Dü 3, Ni 3, Ni 7, Ren Mai 3, Ren Mai 4, Ren Mai 5, Ren Mai 6.

8.4.11 Kopfschmerz

Unter Kopfschmerzen, der häufigsten Befindlichkeitsstörung überhaupt, leiden zeitweilig über 70 % der Bevölkerung. Als **basistherapeutische Maßnahmen** (➤ 8.4.2) sind zu empfehlen:

- Entspannungsverfahren: z. B. autogenes Training, progressive Muskelrelaxation nach Jacobson, können die Schmerzintensität und -dauer und damit die Schmerzmitteleinnahmen vermindern [35].
- Hydro- und Thermotherapie: Zu empfehlen [20] sind kalte Armbäder (schmerzlindernd bei akuten Kopfschmerzen) oder temperaturansteigende Armbäder (bei chronischer oder durch Kälte ausgelöster Symptomatik).

8

- Auf eine ausreichende Flüssigkeitszufuhr (1,5 l) ist zu achten, denn bereits geringfügig zu niedrige tägliche Trinkmengen können Kopfschmerzen auslösen (Maughan).
- Ein Vitamin-B_{12}-Mangel (z. B. bei streng vegetarischer oder einseitiger Ernährung) kann Kopfschmerzen auslösen/verschlimmern [27]. Ausreichende Mengen finden sich in Eiern, Milchprodukten, Fisch und Fleisch. Tagesbedarf: 2 µg. Dosierung bei Vitamin-B_{12}-Mangel: 10–100 µg täglich.

Phytotherapie

- **Pfefferminzöl** (Menthae piperitae aetheroleum): evidenzbasiert bei Kopfschmerzen [24]; mehrmals tgl. Stirn und Schläfe mit einigen Tr. Öl einreiben. Präparate: z. B. Euminz äußerlich Lösung (mittels Applikator), Inspirol Heilpflanzenöl
- **Teufelskrallenwurzel** (Harpagophyti radix): sinnvoll bei Kombination von Kopf- und HWS-Schmerzen [24] als Fertigpräparat 800–1.600 mg Extrakt tgl.
  Präparate: z. B. Arthrosetten®, Cefatec®, Doloteffin®, Flexi-loges®, Teufelskralle-ratiopharm®

Erweiterte Naturheilverfahren

- **Akupunktur:** Auswahl der Punkte nach Schmerzlokalisation [11, 18].
  - Scheitel: LG 20, Ni 1, Dü 3, Bl 7, Bl 67
  - Gesicht: Di 4, Ma 44, Ma 8, Ren Mai 23, Bl 2, Gb 20
  - Hinterkopf: Gb 20, Bl 62, Dü 3, Ren Mai 19
  - Schläfe: Ma 8, 3E 5, Gb 7, Gb 8, Gb 20, Gb 41
- **Akupressur:** Der Fingerdruck auf Schmerzpunkte kann zu spontaner Erleichterung führen. Viele Akupunkturpunkte (s. o.) sind einer Selbstbehandlung mit Akupressur zugänglich.

8.4.12 Funktionelle kardiovaskuläre Beschwerden

Bis zu 30 % aller Patienten leiden unter kardiovaskulären Beschwerden ohne organische Ursache. Therapieziel ist die psychische und körperliche Stabilisierung (Leistungsfähigkeit, Schlaf) und die Verringerung der Angst vor der Erkrankung. Grundlage der Behandlung sind folgende basistherapeutischen Maßnahmen:

- Ausdauertraining (wichtigste ergänzende Behandlung von Angststörungen überhaupt)
- Entspannungsverfahren (z. B. autogenes Training, Meditation)
- hydrotherapeutische Anwendungen – warme Bäder wirken muskelentspannend, vegetativ stabilisierend und Angst mindernd.

Phytotherapie

Sinnvoll sind Zubereitungen aus Heilkräutern mit durchblutungsfördernder oder angstlösender Wirkung [24].

- **Weißdornblätter und -blüten** (Crataegi folium cum flore): herzstärkend, 900 mg tgl. (als Extraktpräparat), über mindestens 6 Wochen; z. B. Crataegutt® (3 × 20–40 Tr. tgl.), Florabio Weißdorn-Press-Saft® (3 × 10 ml tgl.), Craegium® 450 mg (2 × 1 Tbl. tgl.).
- **Passionsblumenkraut** (Passiflorae herba): angst- und krampflösend, 1 TL mit 150 ml kochendem Wasser übergießen, 5 Min. ziehen lassen, 3 Tassen tgl.

PRAXISTIPP

Als „Solutio cardiaca" kann folgende Tinktur zur Behandlung funktioneller Herzbeschwerden eingesetzt werden: Maiglöckchenkraut-Tinktur (10 g), Adoniskrautextrakt (10 g), Baldrianwurzelextrakt (10 g), Tinktur aus Weißdornblätter mit -blüten (20 g), tgl. 3 × 20–30 Tr. in Flüssigkeit einnehmen [24].

Erweiterte Naturheilverfahren

Akupunktur: Sinnvoll sind u. a. folgende Basispunkte: He 7, He 4, He 6, He 9.

8.4.13 Funktionelles Globusgefühl

Bis zu 46 % der Gesamtbevölkerung leiden unter episodischen Globusgefühlen. Typische Symptome sind ein Fremdkörper- oder Schleimgefühl im Hals, Kratzen oder Brennen in der Kehle – ohne Beeinträchtigung des Schluckens. Sinnvoll als Basistherapie (➤ 8.4.2) sind Entspannungsverfahren und die physikalische Therapie (warme Wickel/Auflagen, ansteigendes Fußbad).

Phytotherapie

Phytotherapie mit verdauungsfördernden und entzündungshemmenden Kräutern kann hilfreich sein [28].

- **Isländisches Moos** (Lichen islandicus): 1–2 TL mit 1 Tasse kochendem Wasser (150 ml) übergießen, 10 Min. ziehen lassen, 3–5 Tassen tgl.
- **Tausendgüldenkraut** (Centauri herba): 1 TL mit 250 ml kochendem Wasser übergießen, 10 Min. ziehen lassen, 3–5 Tassen tgl.

PRAXISTIPP

Rezeptur bei Globusgefühl

Wolfstrapp 20 g, Eisenkraut 20 g, Zitronenverbene 10 g, Pfefferminze 20 g, Melisse 20 g, Löwenzahnwurzel und -kraut 30 g [28]. 1 EL auf 250 ml kochendes Wasser, 10 Min. ziehen lassen, 3 × tgl. 1 Tasse.

Erweiterte Naturheilverfahren

Akupunktur: Je nach Symptomen können u. a. folgende Punkte genadelt werden.

- Globusgefühl: Pe 5, Pe 6, Pe 3, Pe 7, Pe 9
- Dysphagie: Du Mai 22, Pe 6
- Gefühl „Kehle wie zugeschnürt": Du Mai 22, Di 18, Di 4 [11]

8.4.14 Somatoformer Juckreiz

Bei somatoformem Juckreiz, der häufigsten somatoformen Störung in der Hautarztpraxis, können Entspannungstechniken (Autogenes Training, Stressmanagement und Entspannungstherapie) ähnlich wirksam sein wie eine konventionelle Therapie.

Hilfreich sind als **Basistherapie** (➤ 8.4.2) kühlende Auflagen, Trockenbürsten, Voll- oder Teilbäder mit hautberuhigenden Badezusätzen wie Kamille, Lavendel oder Eichenrinde [19].

PRAXISTIPP

Waschungen an den betroffenen Hautpartien können mit folgenden Substanzen durchgeführt werden [29]:
- lauwarmes Essigwasser (1 EL Essig auf 2 l Wasser)
- Klettenwurzel (2 Handvoll Klettenwurzeln und -blätter [Bardanae radix et folia]) in 1 l warmem Wasser ansetzen, 15 Min. ziehen lassen

Phytotherapie

Zur äußeren Anwendung, sei es als Badezusatz, ätherisches Öl oder Salbe eignen sich Zubereitungen aus folgenden Heilpflanzen.

- **Kamillenblüten** (Matricariae flos): Sinnvoll bei austherapierten Patienten mit psychogenem Juckreiz, z. B. Kamillenblüten (50 g auf 10 l Badewasser).
- **Lavendelblüten** (Lavandulae flos): 5 Tr. Lavendelöl (10-prozentig) 3 × tgl. in die juckenden Hautstellen einreiben. Als Badezusatz: 20–100 g Lavendelblüten auf 20 l Wasser.
- **Eichenrinde** (Quercus cortex): 5 g mit 1 l kaltem Wasser ansetzen, 15 Min. auf kleiner Flamme kochen, abseihen und zum Badewasser geben.
- **Pfefferminzöl** (Menthae piperitae aetheroleum), Minzöl (Menthae arvensis aetheroleum), einige Tr. direkt in die juckende Hautpartie einreiben, mehrmals täglich. Cave: Nicht bei Säuglingen/Kleinkindern im Gesicht (Gefahr von Aspiration, Glottiskrampf, Atemdepression, Erstickung).

PRAXISTIPP

Bei Waschung 5–10 Tr. auf 1 l Wasser. Bei Bädern 10 Tr. pro Bad.

- **Ballonrebenkraut** (Cardiospermi herba): Salbe 3 × tgl. auf betroffenen Hautpartien einreiben Rp.: 10 % Cardiospermum homöopathische Urtinktur, Ungt. emulsif. Aquosum 100,0
- **Cayennepfefferfrüchte** (Capsici fructus): Bei austherapierten Patienten mit starkem/chronischem Juckreiz Salbe (z. B. Capsamol Salbe®, Jucurba Capsicum® Schmerz Emulsion) möglichst dünn auf die juckenden Hautstellen auftragen.

8

Anwendung zunächst 2–3 Tage, bei guter Verträglichkeit maximal 4 Wochen anwenden.

Ernährungstherapie

Ungesättigte Fettsäuren können möglicherweise juckreizlindernd wirken. Leinöl: 1–3 EL tgl. einnehmen (nicht erhitzen), Nachtkerzenöl (Oenothera biennis) bis zu 6 g tgl., Borretschöl (Borago officinalis) bis zu 4 g tgl.

Erweiterte Naturheilverfahren

Akupunktur und Akupressur: Sinnvoll sind u. a. die Punkte: Di 11, Mi 6, Mi 10. Sie sind auch zur Selbstbehandlung (Akupressur) geeignet.

8.4.15 Fibromyalgie

Über 90 % der Fibromyalgie-Patienten suchen Hilfe bei naturheilkundlich komplementären Therapien. Zusätzlich zur fibromyalgietypischen Schmerzsymptomatik leiden die Betroffenen häufig an Schlaf- und Konzentrationsstörungen, an Müdigkeit, Depressionen, Kopfschmerzen, Reizmagen, Dysmenorrhö, Allergien, Temperaturregulationsstörungen (kalte Hände und Füße) und Taubheitsgefühlen.

Wichtigstes Therapieziel ist die Durchbrechung des Teufelskreises „Muskelverspannung – Schmerz – Schonhaltung – Funktionsminderung – Muskelverspannung“ mithilfe eines möglichst individuellen Therapiekonzepts. Neben der Basistherapie (➤ 8.4.2) können Maßnahmen der Akupunktur, Phytotherapie und Nahrungsergänzungen mit L-Karnitin oder Magnesium sinnvoll sein.

Hydro- und Thermotherapie

Die Hydro-und Thermotherapie sollte nach der Regulationssituation des Patienten differenziert (Kälte- oder Wärmetherapie) eingesetzt werden (z. B. Wärme bei Verspannungen und Bewegungseinschränkungen – Kälte bei Schwellungen, brennenden Schmerzen). Massage oder Osteopathie können Schmerz, depressive Stimmungslage und Lebensqualität bessern.

Phytotherapie

- **Äußere Anwendung:**
  - **Cayennepfefferfrüchte** (Capsici fructus acer): Anwendung als Salbe (z. B. Capsamol Salbe®, Jucurba Capsicum® Schmerz Emulsion) zur Verbesserung von Durchblutung, Wärmegefühl, Muskelkraft.
  - **Weißer Senfsamen** (Sinapis albae semen): Breiumschlag: 3 EL Senfmehl mit warmem Wasser zu einem Brei anrühren, 3 × tgl. Umschläge für 15 Minuten auf den schmerzenden Stellen auflegen Wichtig: Hautschutz durch vorheriges Eincremen, sowie nach jeder Anwendung Breireste vollständig entfernen (Gefahr von Hautverbrennungen).
- **Innere Anwendung:**
  Ginkgo (Ginkgo biloba) + Coenzym Q10: Kann die Beschwerden von Fibromyalgie-Patienten bessern [16]. 200 mg Ginkgo und 200 mg Coenzym Q_{10} tgl. für 3 Monate einnehmen. Präparatebeispiele für Ginkgo: Gingium Filmtabletten à 40 mg (tgl. 3 × 2 Tbl.), Tebonin forte Filmtabletten à 40 mg, tgl. 3 × 2 Tbl.

Bewegungstherapie

Ausdauertraining kann durch Verbesserung von Kondition und körperlicher Leistungsfähigkeit zu Symptomlinderung führen. Wichtig: Training im aeroben Bereich, da eine Überbelastung der Muskulatur die Symptomatik verschlechtert [4]. Entspannungstherapien bessern Schmerzsymptomatik, Selbstwirksamkeit und damit die Lebensqualität.

Erweiterte Naturheilverfahren und komplementärmedizinische Therapieverfahren

- **Akupunktur:** Die Akupunktur bessert u. a. die Mikrozirkulation über den fibromyalgietypischen Tender-Points und reduziert Schmerzen. Sinnvoll

sind die „Brunnenpunkte“ der betroffenen Leitbahnen (die jeweils ersten Punkte der Leitbahnen) und die „Kreuzungspunkte“ der Extremitäten: Mi 6, Gb 39, Pe 5, 3E 5 [9].
- **Mikronährstoffmedizin:**
  - L-Karnitin (Vitaminoid) kann zur Schmerzlinderung und Besserung des Allgemeinbefindens beitragen [23]; Dosierung 1000–2.000 mg tgl.
  - Magnesium wirkt allgemein muskelentspannend, Dosierung 300–600 mg tgl.

8.4.16 Chronisches Müdigkeitssyndrom (CFS)

Bis zu 3 % aller Patienten in allgemeinmedizinischen Praxen sind von CFS betroffen. Kennzeichnend für das Krankheitsbild ist eine schwere, lang andauernde Erschöpfung, die nicht durch Schonung zu bessern ist und für die es keine körperliche Ursache (z. B. Anämie) gibt. Typisch ist das kombinierte Auftreten von körperlichen Symptomen mit Schlafstörungen, muskuloskelettalen Schmerzen, Beeinträchtigung von Konzentrationsfähigkeit und Kurzzeitgedächtnis.

Grundlage der Behandlung sind folgende **basistherapeutischen Maßnahmen** (➤ 8.4.2): Die Veränderung des Krankheitsverhaltens, insbesondere der Abbau von Schonverhalten durch vorsichtigen Aktivitätsaufbau (stufenweise aufgebautes Ausdauertraining). Zu vermeiden ist insbesondere eine Verschlechterung durch Überforderung [30]: Der Aktivitätsaufbau sollte durch eine langsame Steigerung der Alltags- und Ausdauerbewegung erfolgen. Mittels Schrittzähler kann die tägliche Schrittzahl ermittelt werden. Das Tagespensum wird dann wochenweise um jeweils 500 Schritte gesteigert. (Beispiel: 1. Woche 2.000 Schritte täglich, 2. Woche 2.500 Schritte tgl. usw.). Ziel: 10.000 Schritte pro Tag, davon 3.000 innerhalb von 30 Min. zurücklegen.

Zusätzlich sollte ein möglicher Vitamin- und Spurenelementmangel diagnostisch erfasst und korrigiert werden: Die Nahrungsergänzung mit Karnitin ist unproblematisch und häufig hilfreich. Ergänzend können Phytotherapie und Akupunktur eingesetzt werden.

Phytotherapie

- **Ginseng** (Radix ginseng): 400–1.200 mg tgl. (als Teezubereitung), 200–600 mg tgl. (als Extrakt). Mögliche Nebenwirkungen: hormonartige Effekte, Blutdrucksteigerung, Unruhezustände, Schlaflosigkeit. Einnahme maximal 3 Monate [25]. Präparate: z. B. Ardey aktiv Pastillen (3 × 1 Pastillen tgl.), Orgaplasma Drgs. (2 × 2 Drgs. tgl.), Roter Ginseng von Gintec (3 Kps. morgens).
- **Rosenwurzel** (Rhodiola rosea): Sinnvoll bei Konzentrationsstörungen/zur Besserung der geistigen Leistungsfähigkeit [24]. Die Tagesdosis sollte bei 200 mg eines Extraktpräparates liegen und am Vormittag eingenommen werden. Präparate: z. B. Cefavora memo®, Rhodiolan NE®

Erweiterte Naturheilverfahren komplementärmedizinische Therapieverfahren

- **Akupunktur:** Bewährt ist die Kombination aus Ma 36, Ren Mai 6, Ren Mai 12, Ni 3.
- **Mikronährstoffmedizin:**
  - Vitamin-B-Komplex: Bereits ein leichter Mangel an B-Vitaminen kann zu Leistungsminderung führen. Bei starker körperlicher Beanspruchung und/oder fleisch- und milchproduktfreier Diät sind Diagnostik und gegebenenfalls eine Nahrungsergänzung sinnvoll [33].
  - L-Karnitin (Vitaminoid): zur Verbesserung der Leistungsfähigkeit, 1.000–2.000 mg tgl. Diverse Nahrungsergänzungspräparate sind unter der Bezeichnung „L-Karnitin“ im Handel erhältlich.

8.4.17 Burn-out-Syndrom

Beschwerden, die in Beziehung stehen zu einer belastenden Arbeitssituation mit hohem Arbeitsdruck bei geringen Gestaltungsmöglichkeiten („high demand – low influence“), sind Voraussetzung für das klinische Syndrom „Burn-out“, welches der Diagnose einer manifesten Depression entspricht. Typisch ist eine Kombination aus körperlichen, mentalen, emotionalen und Verhaltensauffälligkeiten:

- körperliche Symptome: kardiale Beschwerden, Verdauungsstörungen, Kopfschmerz, Müdigkeit, Muskelverspannungen
- mentale Symptome: Konzentrationsstörungen, eingeschränkte Belastbarkeit
- emotionale Symptome: Unruhe, Depressive Stimmung, Kontaktverluste, vermindertes Selbstwertgefühl, Lustlosigkeit

In der Frühphase des Krankheitsbildes sind häufig eine Hyperaktivität und Suchttendenzen zu beobachten. Persönlichkeitsmerkmale wie Idealismus, Übereifer, Perfektionismus und Zwanghaftigkeit scheinen die Entwicklung eines Burn-out zu begünstigen.

Für viele Betroffene ist die wichtigste Maßnahme die Einleitung einer Psychotherapie (Verhaltenstherapie), die dem Patienten einen adäquaten Umgang mit eigenen und fremden Emotionen (emotionale Kompetenz), eine korrekte Selbst-Wahrnehmung, eine Selbst-Motivation und den Mut zur Authentizität vermittelt.

PRAXISTIPP

Folgende Kernsätze können dem Patienten helfen und sollten frühzeitig vermittelt werden.
- Keine übermäßige Selbstkritik üben!
- Sich und anderen Fehler verzeihen können!
- Die eigenen Schwächen kennen und mit Humor nehmen!
- Die eigenen Träume, Ziele und Visionen kennen und anerkennen!

Begleitend zur Psychotherapie sind die allgemeinen Maßnahmen bei somatoformen Störungen (➤ 8.4.2), der vorsichtige Aufbau körperlicher Aktivität (Alltags- und Ausdauerbewegung) sinnvoll (chronisches Müdigkeitssyndrom ➤ 8.4.16).

PRAXISTIPP

Hier ist insbesondere auf allgemein roborierende Techniken aus der Erfahrungsheilkunde hinzuweisen. Die Intensität und Reizstärke muss an die Reaktionsfähigkeit des Betroffenen angepasst werden:
- Luftbäder, Trockenbürsten: in der Regel sehr gut verträglich unter Beachtung der Kontraindikationen (Hautwunden, -reizungen);
- Bei schwacher Reaktionsfähigkeit und Kältegefühl: ansteigende Fuss- oder Armbäder;
- Bei guter Reaktionsfähigkeit: Übergehen zu wechselwarmen Fuss- oder Armbädern, Wechselduschen, Wechselbädern.

Als Zusatztherapie können die gleichen Maßnahmen wie beim „Chronischen Müdigkeitssyndrom" (➤ 8.4.16) sinnvoll sein. Vorsicht: Die (Selbst-)Anwendung von leistungssteigernden Präparaten – ohne eine begleitende Psychotherapie – sollte jedoch vermieden werden, da sie das Grundproblem möglicherweise verschlimmern.

Rosenwurz (Rhodiola rosea) ist eine bewährte und z. T. in Studien positiv bewertete Droge bei Einschränkungen der kognitiven Leistungsfähigkeit. Die Tagesdosis (z. B. Cefavora memo®, Rhodiolan NE®) sollte bei 200 mg eines Extraktpräparats liegen und am Vormittag eingenommen werden.

LITERATUR

[1] Akhondzadeh S, Naghavi HR, Vazirian M et al. Passionflower in the treatment of generalised anxiety: a pilot double-blind randomised controlled trial with oxazepam. J Clin Pharm Ther 2001; 26: 363–367.

[2] Barocka A. Patient education, medication and physical therapy. Balm for „cardiac neurosis". MMW Fortschr Med 2002; 144(17): 34–6.

[3] Brinkhaus B, Witt CM, Jena S et al. Acupuncture in patients with chronic low back pain: a randomized controlled trial. Arch Intern Med 2006; 166: 450–457.

[4] Busch A, Schachter CL, Peloso PM et al. Exercise for treating fibromylgia syndrome. The Cochrane Database of Systematic Reviews 2002; Issue2 Art. No: CD003786.

[5] Chrubasik JE, Roufogalis BD, Chrubasik S. Evidence of effectiveness of herbal antiinflammatory drugs in the treatment of painful osteoarthritis and chronic low back pain. Phytother Res. 2007 Jul; 21(7): 675–83.

[6] Ernst E, Pittler MH, Wider B. The Desktop Guide to complementary and alternative medicine. Elsevier/ Mosby. London 2006.

[7] Gagnier JJ, Chrubasik S, Mannheimer E: harpagophytum procumbens for osteoarthritis and low back pain: a systematic review. BMC Complement Altern Med 2004; 4–13.

[8] Gagnier JJ, van Tulder MS, Berman B et al. Herbal medicine for low back pain: a Cochrane review. Spine 2007; 32(1): 82–92.

[9] Greten J. Kursbuch Traditionelle Chinesische Medizin. 2. A. Stuttgart: Thieme, 2006.

[10] Hayden JA, van Tulder MW, Tomlinson G. Systematic review: strategies for using exercise therapy to improve outcomes in chronic low back pain. Ann intern Med 2005; 142: 776–785

[11] Hempen C. Taschenatlas Akupunktur. 6. A. Stuttgart: Thieme, 2004.

[12] Hjelland IE, Svebak S, Berstad A et al. Breathing exercises with vagal biofeedback may benefit patients with functional dyspepsia. Scand J Gastroenterol 2007 Sep; 42(9): 1054–62.

[13] Holtmann G, Adam B, Haag S et al. Efficacy of artichoke leaf extract in the treatment of patients with functional dyspepsia: a six week placebo-controlled, double-blind, multicentre trial. Aliment Pharmacol Ther 2003; 18: 1099–1105.

[14] Johanson JF. Review of the treatment options for chronic constipation. Med Gen Med 2007; 9(2): 25.

[15] Licciardone JC, Brimhall AK, King LN. Osteopathic manipulative treatment for low back pain: a systematic review and meta analysis of randomized controlled trials. BMC Muskuloskelet Disord; 2005; 6: 43.

[16] Lister RE. An open pilot study to evaluate the potenzial benefits of coenzyme Q10 combined with Ginkgo biloba extract in fibromyalgia syndrome. J Int Med Res 2002; 30: 195–199.

[17] Manias P, Tagaris G, Karageorgiu K. Acupuncture in headache: a critical review. Clin J Pain 2000; 16: 334–339.

[18] Maughan RJ. Impact of mild dehydration on wellness and on exercise performance. Eur J Clin Nutr 2003; 57(Suppl 2): 19–23.

[19] Melchart D, Brenke R, Dobos G et al. Naturheilverfahren. Stuttgart: Schattauer, 2002.

[20] Merom D, Phongsavan P, Wagner R et al. Promoting walking as an adjunct intervention to group cognitive behavioral therapy for anxiety disorders. A pilot group randomized trial. J Anxiety Disord 2007; 22(6): 959–68.

[21] Morone NE, Greco CM. Mind-body interventions für chronic pain in older adults: a structured review. Pain Med 2007; 8(4): 359–375.

[22] Panossian A, Wikman G. Evidence-based efficacy of adaptogens in fatigue, and molecular mechanisms related to their stress-protective activity. Curr Clin Pharmacol 2009 Sep; 4(3): 198–219.

[23] Rossini M, Di Munno O, Valentini G et al. Double-blind, multicenter trial comparing acetyl l-carnitine with placebo in the treatment of fibromyalgia patients. Clin Exp Rheumatol 2007 Mar-Apr; 25(2): 182–8.

[24] Schilcher H, Kammerer S, Wegener T. Leitfaden Phytotherapie 4. A. München: Elsevier, München 2007.

[25] Schulz V, Hänsel R. Rationale Phytotherapie. 5. A. Heidelberg: Springer, 2004.

[26] Shaw R, Eustachi A. Somatoforme und funktionelle Störungen. München: Elsevier, 2009.

[27] Termine C, Ginevra OF, D'Arrigo S et al. Alternative therapies in the treatment of headache in childhood, adolescence and adulthood. Funct Neurol 2005; 20(1): 9–14.

[28] Traversier R, Staudinger K, Friedrich S. TCM mit westlichen Pflanzen. Stuttgart: Sonntag, 2005.

[29] Twisk FN, Maes M. A review on cognitive behavorial therapy (CBT) and graded exercise therapy (GET) in myalgic encephalomyelitis (ME)/chronic fatigue syndrome (CFS): CBT/GET is not only ineffective and not evidence-based, but also potentially harmful for many patients with ME/CFS. Neuro Endocrinol Lett 2009; 30(3): 284–99.

[30] Vlachojannis JE, Cameron M, Chrubasik S. A systematic review on the effectiveness of willow bark for musculoskeletal pain. Phytother Res. 2009 Jul; 23(7): 897–900.

[31] Weidenhammer W, Linde K, Streng A et al. Acupuncture for chronic low back pain in routine care: a multicenter observational study. Clin J Pain 2007; 23: 128–135.

[32] Weiß R, Fntelmann V (Hrsg). Lehrbuch der Phytotherapie. 12 A. Stuttgart: Hippokrates, 2009.

[33] Woolf K, Manore MM. B-Vitamins and Exercise: Does Exercise Alter Requirements? In: Intern J Sport Nutrition & Exercise Metabolism 16(5); October 2006.

[34] Zsombok T, Juhasz G, Budavari A et al. Effect of autogenic training on drug consumption in patients with primary headache: an 8-month follow-up study. Headache 2003; 43(3): 251–7.

[35] Odes H, Madar Z. A double-blind trial of a celandine, aloe vera und psyllium laxative preparation in adult patients with constipation. Digestion 1991; 49: 65–71.

V Naturheilverfahren in Fortbildung und Praxis

KAPITEL

9 Fortbildung und Qualitätsmanagement

9.1 Fortbildung

Karl-Ludwig Resch

Über Jahrhunderte war das Buch der Hort des medizinischen Wissens, im 20. Jahrhundert zunehmend ergänzt durch Periodika, die v. a. eine schnellere Kommunikation neuer Erkenntnisse für Fachkreise ermöglichten. Das kontinuierliche quantitative Wachstum medizinischer Fachjournale führte dabei paradoxerweise dazu, dass der Zugang zu konkretem medizinischen Wissen und die qualitative Bewertung des Gefundenen sich immer schwieriger gestaltete. In den letzten 25 Jahren haben elektronische Datenbanken, der weltweite Zugang über das Internet und neuerdings der zunehmend aktive Input von Akteuren jenseits der klassischen „wissenschaftlichen Community" eine weitere technische und inhaltliche Revolution begründet.

Die Halbwertszeit des in der Ausbildung zum Arzt wie zu nichtärztlichen medizinischen Fachberufen Gelernten wird immer kürzer, die Notwendigkeit, sich kontinuierlich auf dem Laufenden zu halten („lebenslanges Lernen") hat zu neuen, verpflichtenden Aktivitäten geführt (z. B. Regeln der Continuous Medical Education, CME). Hinzu kommt immer mehr die Herausforderung, mit Patienten, die das Internet immer kompetenter nutzen, Schritt halten zu können. Es gilt, mindestens zwei zusätzliche, technische Kompetenzen zu entwickeln, nämlich die Fähigkeit, möglichst schnell an Informationen zu kommen und die Fähigkeit, die Spreu vom Weizen zu trennen. Je weniger ein Bereich in der Medizin auf klare, weltweit gültige, evidenzbasierte Standards aufbauen kann, umso mehr sind gerade diese Fähigkeiten notwendig und hilfreich.

9.1.1 Informationsqualitäten

Grundsätzlich lässt sich die Suche nach Informationen in folgende Informationskategorien einteilen:

- Kategorie 1: Informationen zum aktuellen Wissensstand
- Kategorie 2: Informationen zur klinischen Entscheidungsfindung

Informationen zum aktuellen Wissensstand

Die Informationen der Kategorie 1 repräsentieren die wissenschaftliche Dimension. Dies erfordert eine systematische Vorgehensweise, insbesondere eine sensitive Strategie (➤ 9.1.3). Erklärtes Ziel ist es, möglichst nichts zu übersehen, auch um den Preis, das Relevante aus einer großen Menge an Dokumenten herausfinden zu müssen. Das Vorgehen ist mittlerweile vielfach beschrieben, das klassische Ergebnis ist die sog. systematische Übersichtsarbeit (systematic review) und, falls die Daten es zulassen, eine Metaanalyse. Seit den frühen 90er-Jahren hat sich ein internationales Netzwerk etabliert, in dem sich unentgeltlich Wissenschaftler engagieren, um alle Studien zu einer Therapie bei einem bestimmten Krankheitsbild zu identifizieren und zu bewerten, die *Cochrane Collaboration.* Besonderheit ist neben den strengen Vorgaben für Suche, Bearbeitung und Bewertung die obligatorische Verpflichtung der jeweiligen Autorengruppe auf unabhängige und möglichst neutrale Darstellung und das Bestreben, das eigene Werk immer wieder zu aktualisieren.

Die Bearbeitung eines einzelnen Themas kann hier durchaus mehr als ein Mannjahr an Arbeit bedeuten.

Informationen zur praktischen Anwendung

Bei diesen Informationen der Kategorie 2 gilt es, möglichst schnell hinreichend Informationen zur Absicherung einer klinischen Entscheidung in die Hand zu bekommen. In der Regel reichen wenige, qualitativ hochwertige, glaubwürdige und aktuelle Hinweise aus, um zu einer klinischen Entscheidung zu kommen (im Wesentlichen die Entscheidung für oder gegen eine fragliche Option).

Da für Kategorie 1 zunehmend eigene Kurse angeboten werden bzw. die Anleitung im Team mit einer kompetenten und erfahrenen Leitung gewährleistet ist, soll an dieser Stelle der Fokus auf technische Aspekte des Informationszugangs für klinische Fragestellungen gelegt werden.

9.1.2 Quellen

Zuverlässige Quellen

Viele medizinische Fachzeitschriften veröffentlichen ein Manuskript nur dann, wenn dies durch neutrale externe Gutachter nach eingehender Prüfung empfohlen wird. Dieses „Peer-Review-System" soll z. B. verhindern, dass durch Fehler in der Studienplanung oder -durchführung wie in der Datenanalyse, der Darstellung oder der Interpretation verfälschte Ergebnisse den Leser auf eine falsche Fährte führen. Seit einigen Jahren fordern viele Journale zudem, dass die berichtete Studie vor Beginn in einem anerkannten Studienregister registriert wurde. Wichtige Fachdatenbanken machen die Aufnahme von Beiträgen davon abhängig.

Elektronische Quellen können ihren Internetauftritt z. B. bei der inzwischen weltweit anerkannten *Health on the Net Foundation* akkreditieren (www.hon.ch) und damit Qualität und Glaubwürdigkeit, konkret die Übereinstimmung ihres Web-Contents mit der *HONcode Charta* dokumentieren. Nicht zuletzt von offiziellen Stellen angebotene Plattformen für Endnutzer (z. B. Laien, Patienten, Verbraucher) heben sich dadurch von der schier endlosen Fülle „grauer Informationen" ab.

Fachdatenbanken

In den letzten 25 Jahren hat sich die Datenbank *Medline* weltweit zur unumstrittenen Nummer 1 der medizinischen Fachdatenbanken etabliert. Es finden sich dort elektronische Karteikarten zu allen Beiträgen in allen ca. 5.500 medizinischen Fachzeitschriften in ca. 40 Sprachen, die von der amerikanischen *National Library of Medicine (NLM)* abboniert sind. Seit dem Beginn 1966 sind so über 21 Millionen Artikel registriert worden. Da die NLM von öffentlichen Mitteln getragen wird, steht sie der Öffentlichkeit unentgeltlich zur Verfügung.

Der Zugriff auf diese Datenbank erfolgte in der Vergangenheit über Softwareprogramme unterschiedlicher Anbieter (z. B. Silverplatter, Ovid, Knowledge Finder) mit unterschiedlichem Funktionsumfang bzw. Bedienungscomfort. Von besonderer Bedeutung ist inzwischen *PubMed,* der Internetzugang zu *Medline,* den die NLM selbst anbietet. PubMed wird mit beträchtlichem Aufwand laufend weiter entwickelt und hat längst auch viele Funktionen integriert, die gerade dem Kliniker die schnelle, Ziel orientierte Suche möglich machen. Kurze Online-Tutorials und herunterladbare Manuale machen den Einstieg leicht.

Wer einen deutschsprachigen Zugang bevorzugt, ist mit dem Suchportal des *Deutschen Instituts für Medizinische Dokumentation und Information (DIMDI),* einer nachgeordneten Behörde des Bundesministeriums für Gesundheit und gut beraten. DIMDI betreibt zusammen mit der Deutschen Zentralbibliothek für Medizin (ZB MED) die ebenfalls mit öffentlichen Mitteln getragene Online-Plattform Medpilot mit Zugang zu einer ganzen Reihe von Fachdatenbanken.

Im Umfang von ähnlicher Dimension wie *Medline* (und einem Überlappungsgrad von ca. 70 % mit Medline) ist die vom Elsevier-Verlag betriebene Datenbank *Embase,* die allerdings deutlich mehr europäische Journale im Index hat. Die Nutzung erfordert eine kostenpflichtige Lizenz, ein kostenfreier Zugang ist v. a. in Bibliotheken der medizinischen Fakultäten möglich. Hingewiesen sei noch auf einige weitere wichtige Datenbanken:

Die *Cochrane Library of Systematic Reviews (CLIB)* ist zwar eine vergleichsweise kleine Datenbank, in der sich inzwischen einige Tausend

„Cochrane Reviews" befinden, systematische Übersichtsarbeiten zur Therapie definierter Erkrankungen mit definierten Interventionen. Die Erstellung durch ein weltweites Netz von Wissenschaftlern unter höchsten Qualitätskriterien und mit periodischen Updates macht die CLIB aber zu einer Informationsquelle erster Güte.

Die privatwirtschaftliche Datenbank *Current Contents,* die sich schon lange v. a. durch eine besonders zeitnahe Indizierung ausgezeichnet hat, bietet auch fachdisziplinenspezifische Teilzugänge an. Die Datenbank *PsychInfo* erschließt die Welt der psychologischen Fachliteratur, CINAHL (*Cumulative Index to Nursing and Allied Health Literature*) die der nichtärztlichen medizinischen Fachberufe. Die Nutzung der letztgenannten drei Datenbanken ist mit Kosten verbunden.

Nutzerportale

Neben den klassischen medizinischen Fachdatenbanken, die v. a. einen systematischen und umfassenden, qualitätsgesicherten Zugriff auf wissenschaftliche „Primärliteratur" ermöglichen, werden, nicht zuletzt wegen kontinuierlich zunehmender Qualität, v. a. für klinische Fragestellungen zunehmend auch Portale interessant, die entsprechend aufbereitetes Material für den Endnutzer anbieten. Pionier ist hier sicherlich *MedlinePlus,* das von der NLM und den ebenfalls öffentlich finanzierten amerikanischen National Institutes of Health verantwortete Gesundheitsportal für die Bevölkerung (http://www.nlm.nih.gov/medlineplus/). Auch das britische *NHS* (National Health System) bietet der Öffentlichkeit eine hilfreiche virtuelle Informationsplattform an (www.patient.co.uk). Ein vergleichbares, „offizielles" Portal gibt es zwar bisher in Deutschland nicht, allerdings ein mittelbar von Bundesärztekammer und Kassenärztlicher Bundesvereinigung verantwortetes *Patienteninformationsportal* (http://www.patienten-information.de).

Graue Quellen

Das Fehlen eines formalen Qualitätssicherungssystems bedeutet nicht automatisch, dass gedruckte oder elektronische Inhalte falsch sein müssen. Allerdings kann die Vertrauenswürdigkeit des Inhalts in jedem einzelnen Fall erst durch eine eingehende diesbezügliche Prüfung beurteilt werden – und selbst dann nicht immer mit hinreichender Zuverlässigkeit.

Gleichwohl können auch sog. „graue Quellen" wertvolle Hinweise enthalten. So haben z. B. Randbereiche der Medizin, insbesondere, wenn sie nicht akademisch verankert, sondern primär in der klinischen Anwendung etabliert sind, Zugangsprobleme zum internationalen „Wissenschaftsbusiness" – von der Forschungsförderung bis zu internationalen Publikationsspielregeln.

Eine sorgfältige Abwägung all dieser Gesichtspunkte kann im konkreten Fall durchaus ggf. in einer v. a. in klinischen Fragestellungen befriedigenden Augenscheinvalidität (face validity) resultieren.

Graue Literatur

Als „graue Literatur" bezeichnet man in der Bibliothekswissenschaft Bücher und andere Publikationen, die nicht offiziell im Buchhandel vertrieben werden (z. B. keine ISBN/ISSN-Nummer besitzen). In der Medizin versteht man darunter häufig ganz allgemein gedruckte Informationen, deren Inhalt keine formal anerkannte Prozedur der Qualitätssicherung durchlaufen hat bzw. Quellen, die durch die gängigen Möglichkeiten systematischer Recherchen nicht erfasst werden.

Gerade ältere Publikationen wurden nicht notwendigerweise in wissenschaftlichen Zeitschriften mit Peer Review-System publiziert. Interessante und wichtige Beiträge finden sich durchaus auch in Festschriften, Verhandlungsbänden, Jahresberichten, Verbandsmitteilungen, Diplomarbeiten etc. Solche Quellen können z. B. beim Studium des Literaturverzeichnisses einer neueren Publikation oder bei der Handsuche in einer Bibliothek entdeckt werden. Nicht selten bekommt man aber nur über einen direkten Kontakt mit einer Organisation oder einem Protagonisten und deren jeweiliger nicht-öffentlicher Archive Kenntnis von der Existenz bzw. kommt an die entsprechenden Informationen selbst.

Graues Internet

Teilweise qualitativ exzellente Informationen über thematisch begrenzte Teilgebiete finden sich auch auf manchen Portalen von Selbsthilfeorganisationen und anderen Non-Profit-Organisationen, v.a. aus dem englischsprachigen Raum. (Es ist manchmal erstaunlich, welch hohe fachliche Kompetenz auch [betroffene] Laien in einem umgrenzten medizinischen Themenbereich entwickeln, wenn sie sich über viele Jahre intensiv mit einer bestimmten Problematik beschäftigen.)

Deutschsprachige Äquivalente sind (noch) rar, sieht man von der freien Enzyklopädie **Wikipedia** ab, deren deutschsprachige Datenbank weltweit immerhin (nach der englischsprachigen) die meisten Beiträge enthält. Im medizinischen Bereich lässt sich eine zunehmende Verbesserung der Qualität der Beiträge beobachten, nicht zuletzt auch dadurch, dass sich immer mehr fachlich kompetente Protagonisten engagieren.

Gesundheit gewinnt zunehmend auch außerhalb des Systems der Gesetzlichen Sozialversicherung Bedeutung als Wirtschaftsfaktor. Zeitungen, Zeitschriften, Funk und Fernsehen thematisieren nicht zuletzt Themen des sog. **zweiten Gesundheitsmarkts.** Vieles davon ist nicht nur über das Internet zugänglich, sondern wird von den Suchmaschinen zuverlässig gefunden. Auch privat(wirtschaftlich)e Internetseiten bieten eine qualitativ heterogene Vielfalt an Informationen von Krankenhäusern, Ärzten, Therapeuten etc. über Sozialversicherungsträger, Verbände, Organisationen etc. bis hin zu privatwirtschaftlichen Unternehmen (z.B. Produkte, Handel, Dienstleistung, Medien) und „Serviceportalen". Manchmal sind Kompetenz und Intention gut einschätzbar, nicht selten bleibt allerdings verborgen, wessen (privatwirtschaftliche) Interessen die Finanzierung sichern und ob die Informationen „gefiltert" oder gar manipuliert sind.

Mit den gängigen Suchmaschinen lassen sich auch (immer gezielter) „wissenschaftliche Dokumente" identifizieren, z.B. Dissertationen und Diplomarbeiten sowie Skripte und Präsentationen. Auch hier kann es allerdings schwierig sein, Qualität, Richtigkeit und Aktualität verlässlich einzuschätzen.

9.1.3 Suchstrategien

Die meisten Suchmaschinen bieten für komplexere Suchanfragen die sog. Boolsche Algebra an, wobei das Vorkommen mehrerer Begriffe gleichzeitig (Verknüpfung mit UND) oder mindestens eines der Suchbegriffe (Verknüpfung mit ODER) in einem Dokument Bedingung sind. Häufig können auch Begriffe ausgeschlossen werden (Verknüpfung mit NICHT). Einfache Systeme suchen dabei exakt die vorgegebene Zeichenfolge (auch wenn es sich z.B. um eine Sequenz mehrerer Wörter handelt), neuere Systeme verfügen über ein semantisch operierendes Hintergrundsystem, das mehr oder weniger gut in der Lage ist, die Intention des Fragers zu erkennen und in eine systemoptimierte Anfrage umzuwandeln. Wer schnell und einfach nach praktisch Verwertbarem sucht, ist damit oft gut bedient, allerdings auf Kosten der Tatsache, dass er oft keine Kontrolle über die tatsächlichen Details des Suchprozesses hat.

Sensitive Suchstrategie

Wissenschaftliche Suchen, z.B. für systematische Übersichtsarbeiten, erheben den Anspruch, möglichst nichts übersehen zu haben. Dies erfordert eine „sensitive" Strategie, d.h., möglichst alles Relevante sollte sich im Netz befinden, auch um den Preis eines oft beträchtlichen „Beifangs". In weiteren Schritten wird dann alles überprüft und alles Irrelevante per Hand aussortiert. Bei diesem Ansatz kann schon die Entwicklung einer umfassenden Suchstrategie mehrere Wochen Zeit kosten. Typischerweise ist die Strategie komplex, enthält alle denkbaren Synonyme etc. zum eigentlichen Anliegen, und alle potenziell relevanten Suchbegriffe sind mit *oder* verknüpft.

Spezifische Suchstrategie

Die Suche nach unmittelbar klinisch verwertbaren Informationen bedient sich demgegenüber einer „spezifischen Suchstrategie", d.h., nur ein Ausschnitt der existierenden, potenziell relevanten Literatur wird identifiziert. Letztlich kann eine einzige rezente, qualitativ hochstehende Publikation die Frage bereits bestmöglich beantworten. Ein Ansatz besteht dabei darin, z.B. eine Medline-Suche auf wenige, hochrangige Journale und/oder wenige Jahrgänge zu beschränken. *PubMed* bietet dazu die Option „Limits" an, die auch die Möglichkeit bietet, auf bestimmte Typen von Publikationen, Altergruppen von Patienten etc. einzuschränken. Eine weitere Option besteht darin, eine Suche auf bestimmte Journale zu beschränken, die aus einer Liste ausgewählt werden können.

Schlagwortkatalog

Eine für klinische Fragestellungen hilfreiche Strategie bietet auch die Nutzung des Schlagwortkatalogs. Während in der Suche nach „freien Textwörtern" immer nach Begriffen gesucht wird, welche die jeweiligen Autoren verwendet haben, ist der Schlagwortkatalog ein autorenunabhängiges System von Begriffen, die nach eindeutigen, einheitlichen Regeln von den Betreibern einer Datenbank mit den Originalinformationen aus der ursprünglichen Quelle verquickt werden. Bei *Medline* heißt der Schlagwortkatalog *Medical Subjects Headings (MeSH),* unterteilt in Major Headings („darum geht es in diesem Artikel") und Minor Headings („das kommt vor in diesem Artikel"). Eine Einschränkung der Suche auf Artikel mit einem bestimmten Major Heading (und ggf. weiteren Einschränkungen) ist eine effiziente, spezifische und oft schnell Ziel führende Strategie. Gerade *PubMed* entwickelt die Werkzeuge für praktische klinische Fragestellungen und ihre Bedienerfreundlichkeit kontinuierlich weiter. So werden zu einem ausgewählten Dokument automatisch fünf weitere, ähnliche angeboten. Hat man also erst einmal die „Stecknadel im Heuhaufen" gefunden, bekommt man gleich passendes Material zur schnellen Plausibilitätsprüfung.

Nicht selten findet sich auch ein direkter Link zum Herunterladen der elektronischen Version, da viele Publikationen kostenfrei zugänglich sind, z. B. alle Studien, die in den USA mit öffentlichen Mitteln finanziert wurden. Nicht wenige, auch renommierte Zeitschriften geben nach einer gewissen Zeitspanne den Zugriff kostenlos frei.

9.1.4 Beurteilung von Studien

Selten findet sich beim ersten Augenschein bereits ein Aspekt, der eine Quelle definitiv als „ultimativ relevant" oder „gänzlich unbrauchbar" klassifizieren lässt. Für die Bewertung von Publikationen im Rahmen wissenschaftlicher Projekte, z. B. systematischer Reviews, stehen eine ganze Reihe von Instrumenten zur Verfügung, von Klassikern wie dem JADAD-Score bis hin zum „Risk of bias tool" der Cochrane Collaboration. Eine gute und zuverlässige Hilfe zur Abschätzung, ob wichtige Informationen fehlen (was die Interpretation zumindest einschränkt), sind die international gebräuchlichen Checklisten für Autoren von Interventionsstudien, das *CONSORT statement* und von systematischen Reviews, das *PRISMA statement.* Ältere Instrumente messen der Verblindung in Interventionsstudien grundsätzlich elementare Bedeutung zu, was zu einer falsch negativen Beurteilung der Qualität z. B. von Studien führen kann, die nicht auf die Quantifizierung des interventionsspezifischen Effekts abzielen, sondern z. B. auf die Unterschiede zwischen zwei therapeutischen Optionen.

Grundsätzlich ist auch zu berücksichtigen, zu welchem Zweck eine Analyse und Bewertung von externen Quellen dienen soll. Systematische Reviews und in diesem Kontext durchgeführte Metaanalysen zielen auf eine exakte quantitative Differenzierung ab („um wie viel besser ist ..."), während bei klinischen Fragestellungen in der Regel eine klinische Entscheidung („soll ich ... oder besser nicht") durch externe Evidenz untersetzt werden soll. Gerade für letztere Situation dürften die folgenden Aspekte hilfreich sein.

Art der Studie

Die Methodik einer Studie ist grundsätzlich die Entscheidung der Autoren für ein bestimmtes Werkzeug zur Untersuchung einer Fragestellung. Deshalb kann auch anhand der Fragestellung beurteilt werden, ob die jeweils eingesetzte Methodik adäquat zur Untersuchung dieser Fragestellung ist. Hier einige Beispiele (Näheres findet sich in entsprechenden Lehrbüchern z. B. der klinischen Epidemiologie).

- **Querschnittsstudien** sind „Momentaufnahmen", die hilfreich sind, um absolute Zahlen z. B. zur Inzidenz, Prävalenz und anderen Charakteristika zu bekommen. Hier ist z. B. eine exakte Eichung von Messinstrumenten unerlässlich wie die Rekrutierung der Stichprobe nach geeigneten Kriterien, wenn man präzise und unverzerrte Ergebnisse bekommen möchte.
- **Längsschnittstudien** verwenden zwei oder mehrere Messungen in zeitlichem Abstand (z. B. auch

als wiederholte Querschnittsstudien). Dadurch lassen sich Veränderungen und Entwicklungen identifizieren. Die eingesetzten Messinstrumente müssen primär in der Lage sein, Veränderungen präzise zu messen (Veränderungssensitivität), was theoretisch auch bei ungenügender Eichung zu unverfälschten Ergebnissen führen würde.

- **Beobachtungsstudien** reichen vom Fallbericht über Fallserien bis hin zu großen Kohortenstudien. Sie nehmen keinen unmittelbaren Einfluss auf den „natürlichen" Verlauf, z. B. Entscheidungen in der Versorgung in der Praxis, Lebensgewohnheiten der Teilnehmer etc. Es lassen sich u. U. wichtige Erkenntnisse zur Häufigkeit von Ereignissen, Verläufen erzielen, nicht zuletzt aber auch z. B. durch Korrelationsanalysen mögliche Zusammenhänge zwischen unterschiedlichen Variablen. Kausale Zusammenhänge lassen sich grundsätzlich nicht ableiten, wohl aber vermuten – und daraus Hypothesen formulieren für nachfolgende Hypothesen testende Studien.
- **Kontrollierte Studien** setzen einer Interventionsgruppe eine Kontrollgruppe gegenüber. Die Kausalbeziehung zwischen einer Intervention und einem Effekt ist dabei umso zuverlässiger ableitbar, je besser die Methodik in der Lage ist, die Einwirkung von Störfaktoren zu kontrollieren bzw. auszuschließen. Deshalb kommt Ergebnissen aus sog. randomisiert kontrollierten Studien eine besondere Bedeutung zu, insbesondere wenn es keine Hinweise auf systematische Fehler bei der Rekrutierung, der Zufallszuordnung und der Studiendurchführung gibt.
- **Systematische Reviews/Metaanalysen** bündeln die Ergebnisse einzelner Studien, meist randomisiert kontrollierter Therapiestudien, und verallgemeinern daher deren Einzelergebnisse, die streng genommen immer nur für Patienten gelten, die mit den jeweiligen Studienteilnehmern vergleichbar sind (z. B. in Bezug auf Geschlecht, Alter, Rasse, sozioökonomische und kulturelle Rahmenbedingungen etc.).

Neben der für die jeweilige Fragestellung richtigen Wahl der adäquaten Methodik ist nicht zuletzt entscheidend, ob die Autoren in ihrer Interpretation die Grenzen der Aussagemöglichkeiten eingehalten haben, welche die jeweilige Methodik impliziert.

Alter und Art der Quelle

Klinische Forschung ist in ständiger Entwicklung. Nicht nur, weil sich die diagnostischen und therapeutischen Optionen ständig weiter entwickeln, sondern auch, weil die Erkenntnisse zu Ätiologie, Pathologie und Prognose ständig zunehmen. Der jeweils aktuelle Stand des Wissens kann deshalb nur als „aktuell bestmögliche Annäherung" verstanden werden bzw. als „Optimierung von Wahrscheinlichkeit bzw. Ausmaß des Erfolgs unter den aktuellen Rahmenbedingungen" (insofern liefern Studien, genau genommen, äußerst selten „Beweise", jedoch mehr oder weniger überzeugende Belege).

Es kann durchaus nicht automatisch davon ausgegangen werden, dass neuere Studien besser sein müssen als ältere. Allerdings ist klar, dass zum Zeitpunkt der Durchführung älterer Studien vieles, was zum Zeitpunkt der Durchführung neuerer Studien bekannt war, noch nicht zur Verfügung stand und deshalb auch nicht berücksichtigt werden konnte. Deshalb ist es für klinische Fragestellungen meist sinnvoll, sich zuerst auf neuere Publikationen zu konzentrieren (relevante ältere Studien finden sich dann oft im Literaturverzeichnis).

Die oben erwähnte Einschränkung der Suche auf bestimmte Journale kann nicht nur in Bezug auf ein Fachgebiet hilfreich sein, auch die Einschränkung auf wenige, besonders renommierte Journale resultiert nicht selten in einem hochaktuellen, qualitativ hervorragendem Fund. Besondere Bedeutung haben dabei die fünf international wichtigsten, fachübergreifenden Journale *New England Journal of Medicine, Journal of the American Medical Association, Annals of Internal Medicine, Lancet* und *British Medical Journal,* gemeinhin als „big five" bekannt.

9.2 Qualitätsmanagement im Gesundheitssystem

Hans-Jörg Ohlert

Mitte der 1990er-Jahre wurde in Deutschland begonnen, dem Qualitätsmanagement im Gesundheitswesen größere Bedeutung zu schenken – in einer Zeit, als zunehmend Finanzierungsschwierigkeiten auftraten. So forderten Kostenträger, zunächst Rentenversicherungsträger, später auch gesetzliche Krankenkassen, von den von ihnen belegten Rehakliniken Angaben zur Struktur- und Prozessqualität (➤ 9.2.3). Außerdem mussten Klinik-Konzepte erstellt werden, in denen u. a. Indikationen, Therapiepläne dargestellt wurden. Neben der dadurch erreichten vermehrten Transparenz (Was passiert mit dem Geld der Kostenträger?) erhielt man auch erstmals Daten zum Klinikvergleich (Welche Einrichtung ist möglicherweise effizienter?). Durch diese Maßnahmen haben mittlerweile auch Patienten als potenzieller „Kunden" den Vorteil Qualitätsberichte von Kliniken oder Daten anderer Einrichtungen zu vergleichen. Sie können so besser auswählen, wo sie z. B. operiert werden möchten.

Mittlerweile müssen per Gesetz Krankenhäuser, Rehakliniken, Arztpraxen (SGB V, §§ 135–137, SGB IX, § 20) und Pflegeeinrichtungen (SGB XI, §§112–115) die Einführung eines QM-Systems (Qualitätsmanagementsystem) nachweisen. Weiterhin gibt es Auflagen bezüglich einer externen Qualitätssicherung (z. B. QS-Reha, SGB V, 147d).

9.2.1 Was ist Qualität?

Für den Begriff Qualität gibt es verschiedene Definitionen. Weit verbreitet ist es, Qualität als Grad der Übereinstimmung zwischen Erwartungen oder Anforderungen des Kunden an ein Produkt und dessen Eigenschaften anzusehen. Dabei kann das Produkt auch eine Dienstleistung sein.

Im gleichen Sinne wird Qualität nach **DIN EN ISO 8402** wie folgt definiert: *„Die Gesamtheit von Merkmalen einer Einheit bezüglich ihrer Eignung, festgelegte und vorausgesetzte Erfordernisse zu erfüllen"*. Werden Erwartungen des Kunden nicht erfüllt, so handelt es sich aus dessen Sicht um ein fehlerhaftes Produkt und er wird sich eher nicht dafür entscheiden. Die aktuelle Qualitätsnorm **DIN EN ISO 9000** beschreibt beispielsweise Qualität als: *„Vermögen einer Gesamtheit inhärenter (lat. innewohnend) Merkmale eines Produkts, eines Systems oder eines Prozesses zur Erfüllung von Forderungen von Kunden und anderen interessierten Parteien"*. Es wird Wert darauf gelegt, dass jedes einzelne Merkmal eines Produkts den Qualitätsanforderungen entsprechen muss. Die Erweiterung der Qualitätsanforderung auf Kunden und „andere interessierte Parteien" unterstreicht deren Bedeutung und zeigt damit auch eine Weiterentwicklung des QM.

9.2.2 Qualitätsmanagement (QM) in der Naturheilkunde

Qualitätsmanagement ist ein wichtiger Aspekt des strategischen und insbesondere des operativen Managements und setzt sich aus Qualitätspolitik, -planung, -sicherung, -lenkung und -verbesserung zusammen. Ziel ist es letztlich Bedingungen zu schaffen, um eine ständige Verbesserung von Produkten oder Dienstleistungen zur Erfüllung von Kundenerwartungen zu ermöglichen.

Nach **DIN EN ISO 9000** bedeutet Management: *„Aufeinander abgestimmte Tätigkeiten zum Leiten und Lenken einer Organisation", wobei es sich bei den Tätigkeiten um Prozesse handelt, bei denen Ressourcen verwendet werden. Qualitätssicherung bedeutet: „Teil des Qualitätsmanagements, der auf die Schaffung von Vertrauen gerichtet ist, dass Qualitätsanforderungen erfüllt sind"*.

QM-Systeme dienen der Standardisierung des Qualitätsmanagements und unterstützen dessen Realisierung im Sinne eines Leitfadens. Sie werden auch als Normen bezeichnet und sind in der Regel von unabhängiger Stelle zertifizierbar. Ein Zertifikat gibt interessierten Kunden Sicherheit und Vertrauen, wenn sie sich für ein Produkt oder eine Dienstleistung entscheiden möchten.

MERKE

Die Einteilung der Qualität in Struktur-, Prozess- und Ergebnisqualität (nach Donabedian) hat sich bei der strukturierten Umsetzung des Qualitätsmanagements bewährt und wird auch weiterhin angewandt (es handelt sich nicht um eine zertifizierbare Norm):

9

- **Strukturqualität** beschreibt räumliche, materielle und personelle Voraussetzungen einer Einrichtung zur Leistungserbringung bzw. Durchführung von Prozessen.
- **Prozessqualität** beschreibt die Effizienz der einzelnen Arbeitsschritte innerhalb der Prozesslandschaft (Managementprozesse – Kernprozess – Stützprozesse).
- **Ergebnisqualität** beschreibt die Effektivität der Prozesse im Hinblick auf die Zielsetzung, insbesondere auf die Erfüllung der Kundenerwartungen. Sie ergibt sich aus der Struktur- und Prozessqualität.

Branchenunabhängige Normen und Systeme

Norm nach DIN EN ISO 9000

Hierbei handelt es sich um eine internationale Norm. Dabei bedeuten **DIN** *Deutsche Industrienorm,* **EN** *Europäische Norm* und **ISO** *International Organisation for Standardization.* Die Zahlen 9000 ff stehen hier für einen Satz von QM-Systemen, bei denen formale Forderungen an Strukturen und insbesondere an Prozesse gestellt werden. Derzeit aktuelle Version ist die Norm DIN EN ISO 9001: 2008.

Einrichtungen können sich nach dieser Norm von akkreditierten Unternehmen zertifizieren lassen. Das Zertifikat wird nach dem Zertifizierungsaudit erteilt, wenn die Organisation die Bedingungen der Norm erfüllt hat, es ist dann für drei Jahre gültig. Weitere Bedingung sind jährliche Überwachungsaudits durch den externen Zertifizierer.

Die internationalen Normen nach DIN EN ISO beziehen sich auf das eingeführte Qualitätsmanagement und nicht auf ein Produkt oder eine Dienstleistung. Sie sind dadurch branchenunabhängig. Darum sind ganz unterschiedliche Organisationen nach DIN EN ISO zertifiziert. Am Anfang bestand oft Unverständnis, eine „Industrienorm" im „menschlichen" Gesundheitssystem anzuwenden.

Der Kneipp Ärztebund hat sein QM-System (bezieht sich auf Verbandstätigkeit und ärztliche Fort-/Weiterbildung) nach DIN EN ISO 9001: 2008 zertifizieren lassen (Zertifizierungsaudit 19.1.2011).

Norm nach EFQM

EFQM ist die Abkürzung für die *European Foundation for Quality Management.* Im Vergleich zur DIN EN ISO handelt es sich um ein Bewertungssystem oder auch Excellence System. Bei der DIN EN ISO müssen für die Zertifizierung die Bedingungen der Norm erfüllt sein, wobei nicht gefragt wird, in welchem Ausmaß oder „wie gut" diese erfüllt werden. Bei dem EFQM-System führen die Mitarbeiter eine **Selbstbewertung** ihrer Prozesse und Ergebnisse nach Punkten durch. Um das Zertifikat zu erhalten, muss eine bestimmte Punktzahl erreicht werden, die von einem externen Zertifizierer ermittelt wird. Dabei wird die Selbstbewertung mit einbezogen.

Normen für die Einrichtungen der Rehabilitation

Norm nach IQMP

Das *Institut für Qualitätsmanagement im Gesundheitswesen* (IQMG) hat sich zur Aufgabe gemacht, Qualitätsmanagementinstrumente für den Gesundheitssektor zu entwickeln. Das entwickelte *Integrierte Qualitätsmanagement-Programm-Reha (IQMP)* übernimmt die Struktur des EFQM-Modells. Auch hier müssen eine Selbstbewertung durch die Mitarbeiter und eine Fremdbewertung durch einen Zertifizierer erfolgen.

Gegenwärtig gibt es das Verfahren nur im Rehabereich und es werden nur die Punkte der Befähigerkriterien für die Zertifizierung herangezogen. Dabei müssen mindestens 55 % erreicht werden. Das Zertifikat gilt für drei Jahre.

Norm nach DEGEMED

Die *Deutsche Gesellschaft für Medizinische Rehabilitation* hat ein eigenes Zertifizierungssystem auf Basis der DIN EN ISO 9001 entwickelt, in dem es die Erfüllung rehaspezifischer Kriterien in folgenden Kapiteln fordert:

- Verantwortung der Leitung
- Rehaspezifische Anforderungen (Ressourcen)
- Realisierung der Rehaprozesse
- Ergebnisse (Messung, Analyse, Verbesserung)
- Qualitätsmanagementsystem

Die Zertifizierung erfolgt, wenn die Bedingungen der DEGEMED **und** der DIN EN ISO 9001 erfüllt sind.

Normen für die Arztpraxen

Norm nach QEP – Qualität und Entwicklung in Praxen

Das von der kassenärztlichen Bundesvereinigung in Zusammenarbeit mit Ärzten, Psychologen, Berufsverbänden und QM-Experten entwickelte System ist modular in Form eines Qualitätszielkataloges aufgebaut mit folgenden Kapiteln:

- Patientenversorgung
- Patientenrechte und Patientensicherheit
- Mitarbeiter und Fortbildung
- Praxisführung und -organisation
- Qualitätsentwicklung

Auf Länderebene gibt es weitere Systeme, die sich an QEP anlehnen (z. B. qu.no in Nordrhein-Westfalen). Derzeit besteht keine Zertifizierungspflicht für Arztpraxen.

Norm nach KTQ

KTQ bedeutet *Kooperation für Transparenz und Qualität im Gesundheitswesen.* Die Entwicklung dieses QM-Systems begann 1997 mit einem Rahmenvertrag zwischen dem Verband der Angestellten-Krankenkassen, dem Verband der Arbeiter-Ersatzkassen und der Bundesärztekammer. Später kamen die Deutsche Krankenhausgesellschaft und als Kooperationspartner der Deutsche Pflegerat (DPR) und die proCum Cert GmbH hinzu.

2001 wurde mit Gründung der KTQ-GmbH ein Zertifizierungsverfahren im deutschen Gesundheitswesen etabliert, das zunächst auf die Anforderungen von Krankenhäusern ausgelegt war. Das System wurde in den laufenden Jahren auch für Reha-Kliniken, Arztpraxen und Pflegeeinrichtungen entwickelt. Es handelt sich wie bei EFQM und IQMP um ein Bewertungssystem. Das QM-System ist in folgende Kategorien eingeteilt:

- Patientenorientierung
- Mitarbeiterorientierung
- Sicherheit der Einrichtung
- Informationswesen
- Führung der Einrichtung
- Qualitätsmanagement

Um das Zertifikat zu erhalten, muss eine bestimmte Punktzahl erreicht werden, die von einem externen Zertifizierer ermittelt wird. Das Zertifikat ist 3 Jahre gültig.

9.2.3 Was bedeutet Qualitätsmanagement für Naturheilkunde in Praxis und Klinik?

Wie können Struktur-, Prozess- und Ergebnisqualität in einer naturheilkundlichen Praxis umgesetzt werden? Wie kann sich ein Patient darauf verlassen können, dass er kompetent nach naturheilkundlichen Methoden diagnostiziert und behandelt wird?

Strukturqualität und personelle Voraussetzungen

In Deutschland sind für die ärztliche Aus- und Weiterbildung folgende qualitätssichernden Maßnahmen eingerichtet:

- In der **Approbationsordnung** für Ärzte vom 27. Juni 2002 (BGBl. I S. 2.405) sind seit 2003 die Fächer „Rehabilitation, Physikalische Medizin, Naturheilverfahren“ in dem „Querschnittsbereich 12“ als Pflichtveranstaltung enthalten. Darüber hinaus können Naturheilverfahren als Wahlfach gewählt werden, wenn sie von der Universität angeboten werden. Die Fächer sind Pflichtveranstaltungen mit Leistungsnachweisen.
- In der **Weiterbildungsordnung** für Ärzte sind die Bedingungen zur Führung der Zusatzbezeichnung „Naturheilverfahren“ definiert. Dem Lehrinhalt des dabei geforderten 160 Stunden Weiterbildungskurses liegt ein Curriculum der Bundesärztekammer zugrunde, das 2005 in Zusammenarbeit mit der Hufelandgesellschaft formuliert wurde. Weitere Voraussetzung zum Erwerb der Bezeichnung sind 24 Monate Weiterbildung in einem Gebiet der unmittelbaren Patientenversorgung bei einem Weiterbilder und eine Weiterbildung von drei Monaten bei einem Weiterbilder für Naturheilverfahren oder wahlweise die Teilnahme an einem supervidierten 80-Stunden-Fallseminar. Ob die Zusatzbezeichnung auch ohne Facharztanerkennung geführt werden darf, muss bei der zuständigen Landesärztekammer nachgefragt werden.

Nach der Aus- und Weiterbildung liegt es in der Selbstverantwortung des naturheilkundlich tätigen Arztes, inwieweit er seine Kenntnisse und Fähigkeiten aufrechterhält oder vertieft. Es gibt diesbezüglich keine nachzuweisenden Fortbildungen der Ärztekammer oder Kassenärztlichen Vereinigung. Aber welche Quellen sind verlässlich (➤ 9.1.2)? Wo bekommt man Antwort, insbesondere bei individuellen Fragestellungen?

Zunächst wird man auf Lehrbücher und Fachzeitschriften zurückgreifen. Um aktuelle und spezielle Informationen zu erhalten steht das Internet zur Verfügung. Hier gibt es Foren, in denen sich Ärzte austauschen können (➤ 9.1.2). Unter dem Motto „Teach one Medicine" setzt sich, ausgehend von den Universitäten, zunehmend der Begriff „**integrative Medizin**" durch. Das bedeutet, dass Anwendungen mit der konventionellen Medizin unter Berücksichtigung der Evidenzen **kombiniert** werden (➤ 3.4).

Neben dem Kenntnisstand des Arztes gehören zur Strukturqualität auch die räumliche und materielle Ausstattung bezogen auf die Anwendungen. Die Bedingungen müssen so sein, dass Prozesse ungestört ablaufen können, damit das gewünschte Ergebnis erreicht werden kann ohne Gefährdung des Patienten oder Mitarbeiters.

Prozessqualität

Indikationsbezogene naturheilkundliche Therapieempfehlungen im Sinne von Leitlinien der AWMF (Arbeitsgemeinschaft der Wissenschaftlichen Medizinischen Fachgesellschaften) findet man bisher für die Naturheilverfahren nicht. Es gibt Bestrebungen der *Deutschen Gesellschaft für Naturheilkunde* und der *Deutschen Gesellschaft für Allgemeinmedizin,* Naturheilverfahren im Sinne der integrativen Medizin bei bestehenden Leitlinien zu ergänzen. Dies konnte bereits bei den Leitlinien zum Fibromyalgiesyndrom, Morbus Crohn, Colitis ulcerosa sowie beim Reizdarmsyndrom umgesetzt werden.

Nach wie vor basieren Naturheilverfahren größtenteils auf Empirie. Auch jeder naturheilkundlich tätige Arzt macht seine Erfahrungen. Dieser Erfahrungsschatz sollte nicht unkritisch infrage gestellt werden. Es ist aber auch sehr wichtig, neue wissenschaftliche Publikationen zur Kenntnis zu nehmen, um das eigene Vorgehen anpassen zu können.

Zur Prozessqualität gehört auch die Sicherheit des Patienten und des Personals. Vorgaben des Arbeitsschutzes und Hygienerichtlinien müssen eingehalten werden. Aus diesem Grund ist es sehr wichtig, Therapieverläufe zu dokumentieren und die Ursache von Komplikationen mit dem Team in der Praxis oder Klinik zu eruieren. Zusätzlich gibt es die Möglichkeit der anonymen Diskussion in Internetforen (CIRS – *Critical Incident Reporting System*).

Ergebnisqualität

Die Ergebnisqualität in Kliniken und Praxen lässt sich nur in Form kontrollierter Studien nachweisen. Bei Studien hängt die Aussagekraft von der Qualität des Designs ab. Wenn diese ausreicht, um eine Aussage bezüglich der Signifikanz zu machen, liegt eine gute Ergebnisqualität vor – egal ob die Ergebnisse der Studie „gut" oder „schlecht" sind. Es ist daher wichtig, bei Veröffentlichungen einen Blick auf das Studiendesign zu werfen. Auch der Nachweis, dass (etablierte) Therapien in einer Studie nicht die angenommen Wirkung zeigen ist letztlich wertvoll.

Eigene Erfahrungen und Ergebnisse bei Patienten sollten auch kritisch beurteilt werden. So neigt man eventuell dazu, eher über Erfolge als Misserfolge zu berichten, ohne genau zu wissen, ob nicht auch ein Placeboeffekt eine Rolle spielen könnte. Mit Werkzeugen des Qualitätsmanagements kann man dies verhindern, indem man **alle Ergebnisse** dokumentiert und auswertet.

KAPITEL

10 Naturheilverfahren in der Arztpraxis: Integration und Abrechnungsziffern

10.1 Klassische Naturheilverfahren in der niedergelassenen Praxis

Hartmut Dorstewitz

Die hausärztlich tätigen Ärzte (Allgemeinärzte, hausärztliche Internisten, Kinder- und Jugendärzte) sind v. a. für die Grundversorgung der Patienten zuständig und deshalb in der Regel auch die ersten ärztlichen Ansprechpartner. Ihre Tätigkeitsbereiche erstrecken sich auf die folgenden Bereiche:

- Erkennen und Behandeln akuter Erkrankungen
- Behandeln und die Betreuung chronischer und funktioneller Krankheitsprozesse einschließlich der Rehabilitation
- Präventivmedizin

Doch die moderne Allgemeinpraxis muss sich zunehmend neuen Herausforderungen stellen. Zum einen werden die wirtschaftlichen Ressourcen knapper, zum anderen steigen die Anforderungen und Erwartungen der Patienten immer weiter. Dazu kommt, dass sich die hausärztlich tätigen Ärzte einer immer stärker werdenden Konkurrenz durch andere akademische und nichtakademische Heilberufe (z. B. Fachärzte, Apotheker, Heilpraktiker, Physiotherapeuten, Osteopathen, Psychotherapeuten) ausgesetzt sehen. So ist es nicht verwunderlich, dass sich die Arztpraxen zunehmend auch den unkonventionellen Heilmethoden öffnen, denn die Nachfrage ist groß. 70–80 % der Patienten erwarten heute von ihren Ärzten Kompetenz auf diesem Gebiet. Dementsprechend unübersehbar ist aber auch das Angebot dieser Heilmethoden. Der „Markt" dafür ist also da, sodass es sich auch wirtschaftlich durchaus lohnen kann, wenn man die richtige Auswahl trifft und die Praxisorganisation auf die Erfordernisse der speziellen Heilmethoden ausrichtet. Wie aber kommt man zu der richtigen Auswahl und wie erhält das interessierte Klientel Kenntnis vom Angebot professionell ausgeübter Naturheilverfahren?

10.1.1 Integration der Naturheilverfahren

Am Anfang des Entscheidungsprozesses steht die wichtige Frage: Will ich alle oder einzelne Bausteine der Naturheilverfahren als Ergänzung in mein allgemein- oder fachärztliches Praxiskonzept integrieren oder will ich eine Schwerpunktpunktpraxis für Naturheilverfahren schaffen? Wie auch immer die Entscheidung ausfällt, sollte man zwei Grundvoraussetzungen beachten:

- Zum einen ist es empfehlenswert, sich v. a. denjenigen Therapiemethoden zuzuwenden, die auch in der Weiterbildungsordnung der Bundesärztekammer und der Approbationsordnung (Querschnittsfach Q12) zugelassen sind. Dies sind im Wesentlichen die sog. klassischen Naturheilverfahren einschließlich der Verfahren zur Ausleitung und Umstimmung, der Neuraltherapie und mikrobiologischen Therapie.
- Zum anderen sollte man sich nur dann und nur den Heilmethoden zuwenden, zu denen man auch einen inneren Bezug hat. Heilmethoden anzubieten, nur um sein Praxisimage werbewirksam aufzuwerten, weil sie nun mal gerade im Trend liegen, ohne selbst von ihnen überzeugt zu sein, führen nicht zum erwünschten Erfolg und können den Therapeuten auch nicht befriedigen. Sehr schnell wird man merken, dass die Patienten ein feines Gespür dafür haben, ob es das primäre Anliegen des Arztes ist, „zu helfen, ohne zu schaden" oder ob das Anliegen darin besteht, möglichst rasch und viel Umsatz zu machen. Oft hört man dann Sätze wie: „Wenn Sie daran glauben, können Sie Ihrem Wunsch entsprechend diese oder jene Medizin einnehmen, aber sie wird

Ihnen sicher nicht viel helfen." Oder: „Wir können ja mal versuchen, diese oder jene Behandlung durchzuführen aber erwarten Sie keine wesentliche Wirkung davon." Man muss selbst von seinem Therapiekonzept überzeugt sein, um überzeugen zu können.

10.1.2 Etablierung der Verfahren in der Praxis

Viele Ärzte, die sich zunächst zögerlich den Naturheilverfahren nähern erfahren mit der Zeit, dass sie immer mehr Zugang zu ihnen finden und sie mehr und mehr in den Praxisalltag integrieren. Auch stellen sie in der Regel fest, dass häufig ein einzelnes Therapieverfahren allein nicht ausreichend ist, sondern die richtige Kombination erst zielführend wird. Wie von selbst entwickelt sich ein individuelles Praxiskonzept und aus diesem heraus schließlich eine Schwerpunktpraxis, denn man erlebt dann, dass der Bekanntheitsgrad der Praxis zunimmt und damit auch der Einzugsbereich. In der Regel dauert dies etwa zwei Jahre. Sehr sinnvoll ist es dann, für die Ausübung der komplementären Heilmethoden eine Spezialsprechstunde mit eigenen Behandlungszeiten einzuführen.

MERKE

Grundlage einer naturheilkundlich ausgerichteten Schwerpunktpraxis sind die Beratungsmaßnahmen und die intensive Gesprächstherapie. Der ganzheitlich denkende Therapeut sieht den kranken Menschen nicht nur organisch in seiner Gesamtheit, sondern auch in seiner seelischen Konzeption, in der Veranlagung seiner Verhaltensweisen, seiner momentanen und generellen seelischen Verfassung und seinem sozialen Umfeld. Ihn interessieren der Lebensstil des Patienten, seine Ernährungsgewohnheiten, sein chronobiologischer Tagesablauf. Er versucht die Stressoren aufzuspüren, die mitverantwortlich für seine Erkrankung sein können.

10

Um den Bekanntheitsgrad zu steigern, bewährt es sich, gezielte verbale und nonverbale Informationsmaterialien zur Verfügung zu stellen. Diese können u. a. als Informationsveranstaltungen z. B. in der eigenen Praxis oder im Rahmen der Volkshochschule oder lokalen Verbänden durchgeführt werden oder als nonverbale Informationsbeiträge z. B. in örtlichen Zeitungen oder im Internet verfasst werden.

Die Freude an der Ausübung der Naturheilverfahren und die persönliche berufliche Zufriedenheit wachsen mit dem Zuspruch der Patienten und natürlich mit den Erfolgen.

Naturheilkundliche Methodik

„Schulmedizinisches" Wissen und Handeln sind unverzichtbare Grundlagen einer naturheilkundlich ausgerichteten Praxis. Naturheilkunde und Schulmedizin widersprechen sich keinesfalls, sondern ergänzen sich im Sinne einer integrativen Medizin. Ein wesentlicher Unterschied beider Denkrichtungen besteht allerdings in der grundsätzlichen Betrachtungsweise, die eine unterschiedliche Herangehensweise an die Erkrankung eines Patienten impliziert. Der naturheilkundliche Arzt denkt ganzheitlich. Er sieht nicht nur die Symptome, die es zu beseitigen oder zu unterdrücken gilt. Er sieht auch nicht allein das kranke Organ, sondern stets den erkrankten Menschen in seiner Ganzheit. Sehr wichtig ist ihm, den Patienten zur Eigenverantwortung und Mitarbeit anzuregen. Seine Strategie ist, wo immer es das Krankheitsbild zulässt, nicht supprimierend oder substituierend vorzugehen, sondern die körpereigenen Heilkräfte zu stimulieren und zu modulieren.

EXKURS

Kasuistik: Ein junges Mädchen, 9 Jahre alt, leidet immer wieder an rezidivierenden Infekten. Der Kinderarzt behandelt jeden Infekt von Anfang mit Antibiotika. Die Infekte werden allerdings immer häufiger und heftiger. Die junge Patientin leidet an häufigen Ohrschmerzen, Halsschmerzen, eitrigen Anginen, schließlich stellt sich eine Neigung zu bronchialer Obstruktionen ein. In der Schule kommt es immer mehr zu Fehlzeiten, ansonsten fallen eine permanente Müdigkeit, Leistungsabfall, Unlust und ein Heißhunger auf Süßigkeiten auf. Den Eltern wird schließlich eine Umschulung in eine Sonderschule angeraten, die sich daraufhin zu einer naturheilkundlichen Behandlung entschließen.

Zur Stärkung des Immunsystems werden pflanzliche Immunmodulatoren, zur Bekämpfung eines Infektrezidivs antimikrobiell wirkende pflanzliche Extrakte (sog. Phytobiotika) verabreicht. Bei Fieber führen die Eltern Kneippwickel und Waschungen durch und geben der jungen Patientin diaphoretisch und immunmodulierend wirkende Kräutertees wie z. B. Lindenblütentee zu trinken. Ferner werden bei Otitis media Cantharidenpflaster, angewärmtes Olivenöl und bei Halsschmerzen Quark-/Kamillenwickel und Kamille-/Salbeispülungen eingesetzt. Eine quantitative bakteriologische Stuhluntersuchung erbringt eine schwere Dysbakterie und eine deutlich erhöhte Candidabesiedelung, die zum großen Teil auf die häufigen Antibiotikagaben zurückzuführen sind. Das erklärt auch die Müdigkeit und den Heißhunger auf Süßigkeiten. Eine zusätzliche mikrobiologische Therapie mit schleimhautprotektiven und immunmodulierenden Mikrobiotika behebt nach und nach die Rezidivrate. Antibiotika werden nur noch bei sehr schweren Infektverläufen und immer seltener eingesetzt. Die junge Patientin beginnt wieder „aufzuwachen" und nimmt aktiv und interessiert am Unterricht teil. Eine Umschulung erübrigt sich. Ein altes Sprichwort hat sich auch hier bewahrheitet: *„Man wird nicht krank, weil man sich ansteckt, sondern man steckt sich an, weil man krank ist."*

Chronische Erkrankungen als Schädigung der Grundregulation

Die Naturheilkunde setzt auch bei scheinbar banalen Krankheiten voraus, dass immer der ganze Mensch erkrankt ist und sich die Krankheit durch ihre Symptome nur an einem oder mehreren Organen zu erkennen gibt. So bezieht der naturheilkundlich orientierte Arzt in seinen therapeutischen Maßnahmen auch immer den ganzen Menschen und sein gesamtes Umfeld mit ein. Dabei spielt nicht nur sein körperlicher Zustand, sondern auch seine seelische Verfassung eine wichtige Rolle.

MERKE

Eine der wesentlichen Voraussetzung für die Entstehung einer chronischen Erkrankung ist aus Sicht der Naturheilkunde Störungen im „System der Grundregulation" nach Pischinger (➤ 1.3.3, ➤ 6.1.1). Das geschieht besonders dann, wenn dieses System z. B. durch ungünstige Lebens- und Ernährungsweise, durch supprimierende Behandlungsmethoden und durch Infektions- oder Stoffwechselkrankheiten belastet wird.

Durch gezielte Ausleitung und Umstimmung können die Naturheilverfahren zu einer Regeneration des Grundsystems beitragen. Zu den Ausleitungsverfahren gehören u. a. die Ernährungsumstellung und das Fasten, Phytotherapie, mikrobiologische Therapie (Ausleitung über den Darm), Trinkkuren, pflanzliche Aquaretika (Ausleitung über Niere und Harnwege), Hydrotherapie, Balneotherapie, Kneippgüsse, Schröpfen, Cantharidenpflaster (Ausleitung über Haut), Bewegungstherapie, Atemtherapie (Ausleitung über Lungen), pflanzliche Leber- und Gallenmittel, Leberwickel (Ausleitung über die Leber), Lymphdrainage (Ausleitung über Lymphe). Dazu kommen als Umstimmungsbehandlungen milde Abhärtungsmaßnahmen wie Kneipp-Wasseranwendungen, Sauna, Massagen, Bewegungstherapie, Ernährungsumstellung und Teetrinkkuren.

Naturheilkundliche Anamnese und Diagnostik

Durch eine gründliche und ins Detail gehende naturheilkundliche Anamneseerhebung und Diagnostik bekommt der Arzt entscheidende Hinweise auf die Ursache der Matrixschädigung und kann nun, durch gezieltes Monitoring einer modernen Diagnostik untermauert, sein naturheilkundliches Therapiekonzept erstellen. Dabei interessiert es den Therapeuten, ob z. B. die Beschwerden des Patienten mit einem Störfeld in Verbindung stehen. Das kann eine Narbe, ein chronischer nicht ausgeheilter Entzündungsprozess oder ein kranker Zahn sein. Durch eine therapeutische Lokalanästhesie kann er u. U. das Störfeld löschen und damit die Beschwerden dauerhaft beseitigen.

Eine differenzierte quantitative und qualitative bakteriologische, mykologische Stuhldiagnostik einschließlich diverser entzündlicher, allergischer und Intoleranzparameter kann die Weichen für das Erkennen von Barriereschädigungen und Matrixstörungen stellen. Daraus ergeben sich die gezielten Behandlungsstrategien.

Therapieziele der Naturheilverfahren

Aus naturheilkundlicher Sicht stehen also im Fokus der angestrebten Therapieziele, natürlich in partizipativer Entscheidungsfindung mit dem Patienten (➤ 3.2), die behutsame aber beharrliche und geordnete Anregung der Selbstheilungskräfte des Kranken. Überschießende Reaktionen auf Behandlungsmethoden oder sog. Erstverschlimmerungen werden, wenn irgend möglich, vermieden. Naturheilkunde heißt also einerseits gezielte Reize setzen, um den Körper zu einer Heilreaktion zu bringen, andererseits soll sie aber letztlich auch als wohltuend und angenehm empfunden werden. Die Reizwirkungen können, je nach Erfordernis, systemischer oder lokaler Natur sein. Dabei werden sie immer aus naturgegebenen Quellen bezogen.

10.1.3 Klassische Naturheilverfahren oder komplementäre und alternative Therapieverfahren

Die besonderen Therapierichtungen bieten in ihrer verwirrenden Vielfalt eine Fülle von Möglichkeiten, um entsprechend den eigenen Neigungen und Fähigkeiten ein Praxiskonzept effizient zu gestalten oder zu erweitern. Man kann die zur Frage stehenden Therapiemethoden in zwei große Bereiche gliedern.

- klassische Naturheilverfahren
- komplementäre und alternative Therapieverfahren

Klassische Naturheilverfahren

Die modernen klassischen Naturheilverfahren haben sich vielfach aus tradierten Heilmethoden entwickelt. Sie beruhen z. T. auf einem jahrhunderte- bis jahrtausendealten Erfahrungsgut (➤ 1.4.1). Heute sind sie wissenschaftsorientiert, es gibt in zahlreichen Studien Hinweise auf die Wirksamkeit und Sicherheit dieser Verfahren. Sie haben in die Lehrmedizin Eingang gefunden, gehören vielfach zum Therapiestandard in der modernen niedergelassen Praxis und genießen in der Bevölkerung eine hohe Akzeptanz. Allerdings sind verschiedene dieser Heilverfahren in einer stark frequentierten ärztlichen Praxis nur bedingt wirtschaftlich attraktiv.

Da sie besonders bei chronischen und funktionellen Erkrankungen sowie in der Alters- und Präventivmedizin gute Behandlungsergebnisse zeigen, ist die Allgemeinpraxis aufgrund ihres Tätigkeitsprofils geradezu prädestiniert für die Ausübung dieser Behandlungsmethoden. Sie stellen in der Allgemeinpraxis eine große Bereicherung dar, sind aber leider nur zum Teil wirtschaftlich interessant, sei es weil die GOÄ-Vergütung sehr schlecht ist, sei es aber auch, weil der investive und/oder organisatorische oder räumliche Aufwand zu groß ist, um sie in der eigenen Praxis durchzuführen.

Die Auswahl der klassischen Naturheilverfahren sollte sorgfältig vorgenommen werden und dem Anforderungs- und Darstellungsprofil der jeweiligen Arztpraxis angepasst werden. Dabei ist die Vorstellung, dass eine naturheilkundlich ausgerichtete Praxis nur als Privatpraxis ausgeübt werden könnte, falsch. Viele gesetzlich versicherte Patienten investieren heute ganz selbstverständlich in ihre Gesundheit bzw. in die Gesundwerdung oder in die Krankheitsprophylaxe.

Komplementäre und alternative Therapieverfahren

Die komplementären Heilverfahren erfreuen sich einer großen Beliebtheit in der Bevölkerung, sie liegen jeweils „im Trend", haben aber zuweilen keine allzu lange „Überlebenszeit". Sie müssen von den klassischen Naturheilverfahren abgegrenzt werden. Einige von ihnen zählen zu den spekulativen Heilmethoden. Das Fehlen von aussagekräftigen Studien spricht allerdings nicht prinzipiell gegen ihre Wirksamkeit. Sie werden traditionell gerne von Heilpraktikern und von Volksheilkundigen ausgeübt. Viele dieser Heilmethoden sind heute auch fester Bestandteil des Repertoires in den Arztpraxen. Zu den komplementären Heilverfahren zählt man u. a. Astromedizin, Bachblütentherapie, Bioresonanz (syn. Mora-Therapie, biophysikalische Informationstherapie oder Multiresonanztherapie), Elektroakupunktur nach Voll, Eigenbluttherapien, Eigenharntherapien, Einzelmittelhomöopathie, esoterische und paramedizinische Heilverfahren, die traditionelle Ethnomedizinen (Chinesische Medizin, Ayurveda), Haarmineralstoffanalyse, Hildegardmedizin, Chelattherapie, Kinesiologie, Kolon-Hydrotherapie, Iridologie, Pendelverfahren, Wünschelrute. Alle diese Heilmethoden sind explizit nicht in der Weiterbildungsordnung der Bundesärztekammer enthalten.

Die meisten Therapiemethoden der komplementären Medizin werden heute von den gesetzlichen Krankenkassen nicht mehr erstattet. Sie sind also fast ausnahmslos privatärztliche Leistungen. (Der Begriff „IGeL-Leistungen" sollte nicht mehr verwendet werden, da er inzwischen sehr negativ besetzt ist und häufig einer „Abzockermentalität" zugeordnet wird.)

Möglichkeiten der Weiterbildung

Die meisten Ärztinnen und Ärzte, die willens sind, sich den Naturheilverfahren zuzuwenden, tun dies aus dem hippokratischen Anliegen „Primum nihil nocere" heraus und suchen sich dementsprechend seriöse Ausbildungsstätten, wie die Kneipp-Ärzteakademie in Bad Wörishofen, in denen sie sehr praxisnah und wissenschaftsorientiert Schulungen im Bereich der klassischen Naturheilverfahren erhalten. Die Schulungen sind konform der Weiterbildungsordnung der Bundesärztekammer und führen zu der Zusatzbezeichnung „Naturheilverfahren". Diese Zertifizierung ist für den Patienten wichtig, denn sie dokumentiert seinen erwarteten Qualitätsanspruch.

10.1.4 Zur Praktikabilität der Naturheilverfahren

Die folgende Auflistung über die „Praxistauglichkeit" der Therapieverfahren ist als Orientierungshilfe gedacht. Im Rahmen dieses Kursbuchs kann nur auf die klassischen Naturheilverfahren und die in der Weiterbildungsordnung der Bundesärztekammer enthaltenen Therapiemethoden eingegangen werden.

Der eine oder andere Therapeut kann durchaus zu unterschiedlicher Beurteilung der Praxistauglichkeit kommen. Viele Anwendungen der klassischen Naturheilverfahren können, auch wenn sie nicht selbst in der Praxis ausgeübt werden, als Empfehlung zur Selbstanwendung für den Patienten sehr nützlich sein, da sie oft hilfreich sind und zur Kostenersparnis beitragen können.

Vorwiegend beratungsorientierte Therapieverfahren

Traditionelle Pflanzenheilkunde

Die traditionelle Phytotherapie (➤ Tab. 10.1) verordnet bevorzugt zur inneren Anwendung z. B. Tees, Tinkturen sowie zur äußeren Anwendung Wickel, Umschläge, Inhalationen.

Rationale Phytotherapie

Im Rahmen der rationalen Phytotherapie (➤ Tab. 10.2) werden zur inneren und äußeren Anwendung vorwiegend phytotherapeutische Fertigarzneimittel verordnet.

Tab. 10.1 Zur Praktikabilität der traditionellen Pflanzenheilkunde

Parameter	Bewertung
Wissenschaftlichkeit	sehr unterschiedlich, von gering bis sehr gute Evidenz
Therapieeffizienz	im Allgemeinen gut
Kombinierbarkeit	hervorragend mit allen anderen klassischen Naturheilverfahren, gut zur Unterstützung anderer Therapiemaßnahmen
Nebenwirkungspotenzial	unterschiedlich abhängig von Arzneimittel und Dosierung, im Allgemeinen deutlich niedriger als bei konventionellen Arzneimitteln, v. a. auf Allergien achten
Beratungsaufwand	eher hoch
Behandlungsaufwand	gering, sofern sie nicht in der Praxis durchgeführt wird
Delegierbarkeit	entfällt, da Selbstmedikation unter Anleitung gut möglich
Wirtschaftlichkeit	sehr gut, da kostengünstig und keine Budgetbelastung
Liquidierbarkeit	sehr gering
Ausbildungsaufwand	hoch
Investitionsaufwand	entfällt
Praxistauglichkeit insgesamt	hoch, da vertrauensbildend; fördert Patientenbindung

Tab. 10.2 Zur Praktikabilität der rationalen Phytotherapie

Parameter	Bewertung
Wissenschaftlichkeit	hoch
Therapieeffizienz	bei richtiger Indikationsstellung hohe Therapieeffizienz zu erwarten
Kombinierbarkeit	gut kombinierbar z. B. mit mikrobiologischer Therapie, Neuraltherapie, Akupunktur, allen klassischen Naturheilverfahren
Nebenwirkungspotenzial	unterschiedlich, abhängig von Arzneimittel und Dosierung, im Allgemeinen deutlich niedriger als bei konventionellen Arzneimitteln, v. a. auf Allergien achten
Beratungsaufwand	eher gering v. a. bei Verwendung von Fertigpräparaten
Behandlungsaufwand	eher gering
Delegierbarkeit	entfällt
Wirtschaftlichkeit	unterschiedlich; standardisierte phytotherapeutische Fertigpräparate sind z. T. verhältnismäßig teuer gegenüber chemisch definierten Generika, langfristig aber eher günstig, da auf Dauer teure Arzneimittel vermieden werden können; keine Budgetbelastung, da in der Regel nur private Verordnung möglich; bei den PKK meist erstattungsfähig
Liquidierbarkeit	eher gering
Ausbildungsaufwand	relativ hoch; gründliche Grundlagenkenntnisse dringend zu empfehlen, aber nicht zwingend
Investitionsaufwand	entfällt
Praxistauglichkeit insgesamt	hoch, da vertrauensbildend; fördert Patientenbindung

Ernährungstherapie

Die Ernährungstherapie (➤ Tab. 10.3) und das Heilfasten gehören zu den klassischen Naturheilverfahren.

Mikrobiologische Therapie

Die mikrobiologische Therapie (➤ Tab. 10.4) zählt zu den erweiterten Naturheilverfahren.

Tab. 10.3 Zur Praktikabilität der Ernährungstherapie

Parameter	Bewertung
Wissenschaftlichkeit	hoch
Therapieeffizienz	sehr gut
Kombinierbarkeit	hervorragend mit allen anderen klassischen Naturheilverfahren, gut zur Unterstützung anderer Therapiemaßnahmen insbesondere mit Phytotherapie und mikrobiologischer Therapie
Nebenwirkungspotenzial	sehr gering bei Beachtung eventueller Nahrungsmittelallergien und Nahrungsmittelintoleranzen; bei Fastenkuren kann es sehr selten zum Auslösen von Depressionen kommen
Beratungsaufwand	sehr hoch
Behandlungsaufwand	gering
Delegierbarkeit	möglich an fachkundiges, ausgebildetes Personal
Wirtschaftlichkeit	sehr gut, da kostengünstig und keine Budgetbelastung
Liquidierbarkeit	je nach Aufwand gering bis gut
Ausbildungsaufwand	hoch
Investitionsaufwand	entfällt
Praxistauglichkeit insgesamt	hoch, da vertrauensbildend; fördert Patientenbindung v. a. in der Schwerpunktpraxis

Tab. 10.4 Zur Praktikabilität der mikrobiologischen Therapie

Parameter	Bewertung
Wissenschaftlichkeit	hoch
Therapieeffizienz	sehr gut
Kombinierbarkeit	gut kombinierbar besonders mit Phytotherapie sowie allen klassischen Naturheilverfahren
Nebenwirkungspotenzial	gering
Beratungsaufwand	bei Erstkontakt relativ hoch, danach eher gering
Behandlungsaufwand	eher gering
Delegierbarkeit	entfällt

Tab. 10.4 Zur Praktikabilität der mikrobiologischen Therapie (Forts.)

Parameter	Bewertung
Wirtschaftlichkeit	gut, da auf Dauer teure Arzneimittel vermieden werden können; keine Budgetbelastung, da nur private Verordnung möglich; bei den PKK zumeist erstattungsfähig
Liquidierbarkeit	eher gering
Ausbildungsaufwand	gering, Grundlagenkenntnisse können in wenigen Seminaren erworben werden, was sehr zu empfehlen ist
Investitionsaufwand	entfällt
Praxistauglichkeit insgesamt	hoch, da vertrauensbildend; fördert Patientenbindung

Ordnungstherapie

Die Ordnungstherapie (➤ Tab. 10.5) ist eine Domäne der klassischen Naturheilverfahren.

Klimatherapie

Bei der Klimatherapie (➤ Tab. 10.6) handelt es sich um ortsgebundene Therapiemaßnahmen. Somit ist sie in der „normalen" Allgemeinpraxis nicht durchführbar.

Vorwiegend behandlungsorientierte Therapieverfahren

Ab- und ausleitende Verfahren

Zu den ab- und ausleitenden Verfahren (➤ Tab. 10.7) gehören, z. B. Schröpfen (➤ 6.1.3), Blutegel (➤ 6.1.2), CanthNaridenpflaster (➤ 6.1.3), Einläufe (➤ 6.1.5), diuretische Verfahren (➤ 6.1.5), diaphoretische Verfahren, Baunscheidt-Verfahren (➤ 6.1.3), Aderlasstherapie (➤ 6.1.2).

Aderlasstherapie (isovolämische Hämodilution)

Der Aderlass (➤ Tab. 10.8) gehört zu den ausleitenden Therapieverfahren und wird zunehmend im Rahmen der rheologischen Therapie als isovolämische Hämodilution angewandt. Er ist auch ein wichtiges gesundheitspräventives Therapieinstrument.

Tab. 10.5 Zur Praktikabilität der Ordnungstherapie

Parameter	Bewertung
Wissenschaftlichkeit	z. T. hoch bei den „westlichen" Methoden
Therapieeffizienz	sehr gut
Kombinierbarkeit	gut kombinierbar mit allen anderen klassischen Naturheilverfahren insbesondere z. B. mit Ernährungstherapie/Fasten und Entspannungstherapie
Nebenwirkungspotenzial	kein
Beratungsaufwand	sehr hoch
Behandlungsaufwand	niedrig
Delegierbarkeit	nicht delegierbar
Wirtschaftlichkeit	sehr hoch
Liquidierbarkeit	eher gut
Ausbildungsaufwand	hoch
Investitionsaufwand	kein
Praxistauglichkeit	in der Allgemeinpraxis sehr hoch Grundlage für viele andere; Therapien

Tab. 10.6 Zur Praktikabilität der Klimatherapie

Parameter	Bewertung
Wissenschaftlichkeit	hoch
Therapieeffizienz	sehr gut
Kombinierbarkeit	gut kombinierbar mit allen anderen klassischen Naturheilverfahren insbesondere mit Bewegungstherapie
Nebenwirkungspotenzial	bei sachgemäßer Anwendung gering
Beratungsaufwand	eher hoch
Behandlungsaufwand	sehr hoch
Delegierbarkeit	gut
Wirtschaftlichkeit	hoch
Liquidierbarkeit	nicht sicher beurteilbar
Ausbildungsaufwand	hoch;
Investitionsaufwand	eher gering
Praxistauglichkeit	in der Schwerpunktpraxis hoher Stellenwert

Tab. 10.7 Zur Praktikabilität der ab- und ausleitenden Verfahren

Parameter	Bewertung
Wissenschaftlichkeit	sehr gering, kaum Studien
Therapieeffizienz	sehr gut
Kombinierbarkeit	sehr gut mit allen anderen klassischen Naturheilverfahren, gut zur Unterstützung anderer Therapiemaßnahmen
Nebenwirkungspotenzial	eher gering • Schröpfen: Gefahr der Hämatombildung, • Blutegel, Baunscheidttherapie: geringe Infektionsgefahr, Narbenbildung, auf Kontraindikationen achten!
Beratungsaufwand	mäßig hoch
Behandlungsaufwand	gering (Schröpfen, Cantharidenpflaster, Einläufe, Trinkkuren, Schwitzkuren) bis sehr hoch (Blutegel, Baunscheidttherapie)
Delegierbarkeit	möglich bei ausgebildetem Personal
Wirtschaftlichkeit	sehr gut, da kostengünstig und keine Budgetbelastung
Liquidierbarkeit	eher gering, da z.T. hoher Aufwand Zusatzleistungen und Steigerungssatz in der GOÄ verwenden!
Ausbildungsaufwand	eher gering
Investitionsaufwand	gering
Praxistauglichkeit insgesamt	bei Praxisspezialisierung hoch

Hydrotherapie

Die Hydrotherapie (➢ Tab. 10.9) umfasst folgende Anwendungen: Waschungen, Güsse, Wickel, Packungen Bäder: medizinische Voll-/Teilbäder, Luftbäder, Bewegungsbäder, Dampfbäder und Sauna. Ferner sind die Aerosoltherapie sowie als ortsgebundene Heilmittel die Peloide und Heilwässer Bestandteil der hydrotherapeutischen Anwendungen.

Massagetherapie und Manuelle Therapie

Die Massagetherapie (➢ Tab. 10.10) beinhaltet auch die Reflexzonentherapie (➢ 5.7.3). Die Bewertung bezieht sich auch auf die manuelle Therapie (➢ 6.4).

Tab. 10.8 Zur Praktikabilität der Aderlasstherapie

Parameter	Bewertung
Wissenschaftlichkeit	hoch
Therapieeffizienz	gut
Kombinierbarkeit	gut kombinierbar mit, Infusionstherapie und Phytotherapie
Nebenwirkungspotenzial	eher gering, bei sachgemäßer Durchführung
Beratungsaufwand	eher gering
Behandlungsaufwand	eher hoch
Delegierbarkeit	ja
Wirtschaftlichkeit	gut
Liquidierbarkeit	gut
Ausbildungsaufwand	gering
Investitionsaufwand	gering
Praxistauglichkeit insgesamt	bei richtiger Indikationsstellung hoch, da effiziente Therapiemethode geringe Akzeptanz in der Bevölkerung, da wenig bekannt

Tab. 10.9 Zur Praktikabilität der Hydrotherapie

Parameter	Bewertung
Wissenschaftlichkeit	hoch
Therapieeffizienz	sehr gut
Kombinierbarkeit	gut kombinierbar mit allen anderen klassischen Naturheilverfahren
Nebenwirkungspotenzial	bei sachgemäßer Anwendung eher gering bis auf mögliche Kreislaufstörungen
Beratungsaufwand	eher hoch
Behandlungsaufwand	zum Teil sehr hoch
Delegierbarkeit	gut
Wirtschaftlichkeit	hoch
Liquidierbarkeit	eher gering
Ausbildungsaufwand	relativ hoch; gründliche Grundlagenkenntnisse dringend zu empfehlen
Investitionsaufwand	in der Allgemeinpraxis kaum durchführbar
Praxistauglichkeit	sehr niedrig, reine Beratungs-/Empfehlungsleistung, eventuell Wickel, Packungen, Peloide, Dampfbäder und Aerosoltherapie in speziell dazu eingerichteten Praxen durchführbar

Tab. 10.10 Zur Praktikabilität der Massagetherapie und manuellen Therapie

Parameter	Bewertung
Wissenschaftlichkeit	hoch
Therapieeffizienz	sehr gut
Kombinierbarkeit	gut kombinierbar mit allen anderen klassischen Naturheilverfahren insbesondere mit Neuraltherapie
Nebenwirkungspotenzial	bei sachgemäßer Anwendung gering
Beratungsaufwand	eher gering
Behandlungsaufwand	hoch
Delegierbarkeit	gut
Wirtschaftlichkeit	hoch
Liquidierbarkeit	eher mäßig
Ausbildungsaufwand	relativ hoch
Investitionsaufwand	eher gering
Praxistauglichkeit	in der Allgemeinpraxis eher niedrig, kommt eher in speziell dazu eingerichteten Schwerpunktpraxen infrage z. B. im Zusammenhang mit Schmerztherapie oder Erkrankungen des Bewegungsapparates.

Bewegungstherapie und Entspannungsverfahren

Die Bewertung (➤ Tab. 10.11) bezieht sich auf folgende Maßnahmen: medizinische Trainingslehre (➤ 5.6.3), Physiotherapie (➤ 5.6.4), Terraintraining (➤ 5.6.3), Sport-Therapie (➤ 5.6.2), Atemtherapie, autogenes Training, Progressive Muskelrelaxation, Feldenkrais.

Neuraltherapie

Die Neuraltherapie (➤ Tab. 10.12) wird zu den erweiterten Naturheilverfahren gezählt.

Elektrotherapie

Die Elektrotherapie (➤ Tab. 10.13) und andere apparative Verfahren, wie z. B. die TENS (➤ 6.2.3), Reizstromtherapie, Magnetfeldtherapie (➤ 6.2.4) und Ultraschalltherapie (➤ 6.2.2) zählen zu den erweiterten Naturheilverfahren.

Tab. 10.11 Zur Praktikabilität der Bewegungstherapie und entspannenden Verfahren

Parameter	Bewertung
Wissenschaftlichkeit	z. T. hoch bei den „westlichen" Methoden
Therapieeffizienz	sehr gut
Kombinierbarkeit	gut kombinierbar mit allen anderen klassischen Naturheilverfahren insbesondere z. B. mit Ernährungstherapie/Fasten und Ordnungstherapie
Nebenwirkungspotenzial	unter fachkundiger Anleitung gering
Beratungsaufwand	eher hoch
Behandlungsaufwand	hoch
Delegierbarkeit	gut an fachkundiges Personal
Wirtschaftlichkeit	sehr hoch
Liquidierbarkeit	eher mäßig
Ausbildungsaufwand	hoch
Investitionsaufwand	eher gering
Praxistauglichkeit	in der Allgemeinpraxis hoch, in speziell dazu eingerichteten Schwerpunktpraxen

Tab. 10.12 Zur Praktikabilität der Neuraltherapie

Bewertung	Parameter
Wissenschaftlichkeit	hoch
Therapieeffizienz	sehr gut
Kombinierbarkeit	gut kombinierbar mit Phytotherapie, Akupunktur
Nebenwirkungspotenzial	gering, Allergie möglich, zuweilen leichte Kreislaufstörungen, ernste Risiken möglich bei unsachgemäßer Durchführung
Beratungsaufwand	eher gering
Behandlungsaufwand	eher gering
Delegierbarkeit	nein
Wirtschaftlichkeit	gut
Liquidierbarkeit	gut
Ausbildungsaufwand	relativ hoch
Investitionsaufwand	entfällt
Praxistauglichkeit insgesamt:	sehr hoch, da effiziente Therapiemethode mit reproduzierbaren Behandlungsergebnissen, Akzeptanz in der Bevölkerung unterschiedlich, aber bei guten Behandlungserfolgen hoch

Tab. 10.13 Zur Praktikabilität der Elektrotherapie

Parameter	Bewertung
Wissenschaftlichkeit	hoch
Therapieeffizienz	sehr gut
Kombinierbarkeit	gut kombinierbar mit allen anderen klassischen Naturheilverfahren v. a. denen zur Schmerztherapie
Nebenwirkungspotenzial	bei sachgemäßer Anwendung gering, Kontraindikation z. B. bei Herzschrittmacher-Patienten
Beratungsaufwand	eher gering
Behandlungsaufwand	mäßig hoch
Delegierbarkeit	sehr gut
Wirtschaftlichkeit	hoch
Liquidierbarkeit	eher mäßig
Ausbildungsaufwand	eher gering
Investitionsaufwand	relativ hoch
Praxistauglichkeit	gut; hohe Akzeptanz bei den Patienten.

Tab. 10.14 Zur Praktikabilität der Fototherapie

Parameter	Bewertung
Wissenschaftlichkeit	hoch
Therapieeffizienz	sehr gut
Kombinierbarkeit	gut kombinierbar mit allen anderen klassischen Naturheilverfahren
Nebenwirkungspotenzial	bei sachgemäßer Anwendung gering
Beratungsaufwand	eher gering
Behandlungsaufwand	mäßig hoch
Delegierbarkeit	sehr gut
Wirtschaftlichkeit	hoch
Liquidierbarkeit	eher mäßig
Ausbildungsaufwand	eher gering
Investitionsaufwand	unterschiedlich je nach Gerät und Verfahren
Praxistauglichkeit	in der Allgemeinpraxis gut, gute Akzeptanz bei den Patienten.

Fototherapie

Die Fototherapie (➤ Tab. 10.14) setzt infrarotes (IR), sichtbares und ultraviolettes (UV) Licht mit künstlichen Strahlern oder Sonnenlicht zur Therapie, Pro- und Metaphylaxe sowie zur Rehabilitation ein.

10.2 Zur Abrechenbarkeit naturheilkundlicher Leistungen

Manfred Bocksch

Das Spektrum der naturheilkundlichen Diagnose- und Therapieverfahren ist umfangreich. Es reicht in der erweiterten Betrachtung von z. B. der Akupunktur, über die Homöopathie bis zur Osteopathie. Im Kursbuch Naturheilverfahren werden die nach der derzeit gültigen Weiterbildungsordnung anerkannten klassischen Naturheilverfahren dargestellt. Für alle diese Verfahren, sowohl in der erweiterten als auch in der klassischen Betrachtung, existieren keine entsprechenden Abrechnungsziffern. Lediglich die Abrechnungsziffern für die Akupunktur und die Homöopathie sind hiervon eine Ausnahme. Da aber jede ärztliche Leistung nach der Gebührenordnung für Ärzte – GOÄ – abgerechnet werden muss, bedarf es für den Bereich der Naturheilverfahren einer besonderen Regelung.

10.2.1 GOÄ-Abrechnung – Naturheilverfahren

Da für die Naturheilverfahren keine eigenen Abrechnungsziffern bestehen, greift in diesem Fall der § 6 der GOÄ: > § 6 Gebühren für andere Leistungen – und hier besonders der Absatz 2: *„Selbstständige ärztliche Leistungen, die nicht in das Gebührenverzeichnis aufgenommen sind, können entsprechend einer nach Art, Kosten und Zeitaufwand gleichwertigen Leistung des Gebührenverzeichnisses berechnet werden."*

In diesem Absatz verbirgt sich eine der wichtigsten Regelungen der GOÄ, nämlich die Möglichkeit einer analogen Bewertung einer ärztlichen Leistung und somit auch der naturheilkundlichen Leistungen. Dabei ist allerdings zu beachten, dass bei der Berechnung einer Leistung nach § 6 Absatz 2 die Leistung für den Patienten verständlich beschrieben und mit dem Hinweis – analog durch Angabe der Ziffer A – gekennzeichnet wird. Um Probleme bei der Erstattung zu vermeiden, sollte auch die originäre GOÄ-Ziffer mit entsprechendem Kurztext aufgeführt werden. Diese Ausführungen beziehen sich auf den § 12 Absatz 4 der GOÄ.

Beispiel 30 A: ausführliche ordnungstherapeutische Anamnese und Therapieplanung analog § 6 (2) homöopathische Anamnese, Zeitdauer 60 Min.

Aus diesem Beispiel wird ersichtlich, dass somit jede naturheilkundliche Praxis ihre eigenen analogen Abrechnungsziffern mit entsprechender Leistungsbeschreibung erstellen kann.

10.2.2 IGeL-Leistungen

Individuelle **Ge**sundheits**l**eistungen (IGeL) können die verschiedensten medizinischen Leistungen beinhalten: In den Bereich der IGeL-Leistungen gehören alle Leistungen, die nicht in das Leistungsspektrum der gesetzlichen Krankenversicherungen fallen. IGeL-Leistungen umfassen sowohl diagnostische als auch therapeutische Verfahren der konventionellen Medizin wie auch der Komplementärmedizin, wie z. B. Glaukomfrüherkennung, Lungenfunktionsprüfung im Rahmen der Vorsorge, reisemedizinische Beratung, Allergiebehandlung durch Akupunktur, Aufbaukur mit Vitaminspritzen. Durch die IGeL-Leistungen soll eine Optimierung des gesundheitlichen Wohlbefindens sowohl im Bereich der Prävention als auch der Therapie erzielt werden. Die sehr einengenden Kriterien der medizinischen Notwendigkeit und Wirtschaftlichkeit spielen von daher bei der Erbringung dieser Leistungen keine Rolle. Die IGeL-Leistungen sollten auf freiwillige Nachfrage des Patienten erbracht werden. Die Abrechnung erfolgt nach den Kriterien der GOÄ.

Vor jeder Behandlung sollte mit dem Patienten eine Erklärung und Honorarvereinbarung durchgesprochen werden. Die Erklärung ist vom Patient bei Einwilligung zu unterschreiben.

10.2.3 Abrechnungsbeispiele

Bei den folgenden Abrechnungsbeispielen (➤ Tab. 10.15–10.27) werden die zu dem jeweiligen Verfahren (Kapitel 6 und 7 der GOÄ) die möglichen Ziffern aufgelistet. Auf die Nennung der Analogziffer (linke Spalte) folgt die kurze Beschreibung des originären GOÄ-Textes. Den Steigerungsfaktor kann jede Praxis unter der Beachtung der GOÄ-Vorgaben selbst bestimmen. Bei der Kombination der einzelnen Ziffern sind die vorgegebenen Ausschlusskriterien zu beachten.

Für die Abrechnung der aufgeführten Analogziffern ist in der Regel keine spezielle Zusatzbezeichnung erforderlich. Sollte eine private Krankenversicherung bei der Abrechnung der Analogziffern Probleme machen, ist meist eine kurze Begründung und ein Hinweis auf die Zusatzbezeichnung Naturheilverfahren ausreichend. Eine Ausnahme ist die Analogziffer 3306A: Hierfür sollte die Zusatzbezeichnung vorhanden sein.

Tab. 10.15 Abrechnungsbeispiele Ordnungstherapie

GOÄ-Ziffer	Leistungsbeschreibung
1	Beratung
3 A	ordnungstherapeutische Beratung Zeitdauer mind. 10 Min. analog 3 GOÄ § 6 (2) – eingehende Beratung –
5	symptombezogene Untersuchung
6	eingehende organbezogene Untersuchung, z. B. Bauch-, Brust- und Bewegungsorgane
7	Erhebung des Ganzkörperstatus
29 A	umfassende ordnungstherapeutische Untersuchung analog 29 GOÄ § 6 (2) Gesundheitsuntersuchung zur Früherkennung von Krankheiten
30 A	ausführliche ordnungstherapeutische Anamnese und Therapieplanung Zeitdauer 60 Min. analog 30 GOÄ § 6 (2) – homöopathische Anamnese **Achtung:** nur 1 ×/Jahr abrechenbar
31 A	ordnungstherapeutische Anamnese und Therapieplanung Zeitdauer 30 Min. analog 31 GOÄ § 6 (2) – homöopathische Folgeanamnese **Achtung:** nur 3 × innerhalb von 6 Monaten abrechenbar
33 A	Strukturierte Schulung nach ordnungstherapeutischen Gesichtspunkten analog 33 GOÄ § 6 (2) – strukturierte Schulung einer Einzelperson **Achtung:** nur 3 ×/Jahr abrechenbar

Ordnungstherapie

Die Ordnungstherapie (➤ Tab. 10.15) beinhaltet den klassischen körperlichen Untersuchungsstatus sowie eine ganzheitliche anamnestische Datenerhebung und die daraus resultierende Therapieplanung.

10

Hydro- und Thermotherapie, Balneo- und Klimatherapie

Im Bereich der Hydro- und Thermotherapie (➤ Tab. 10.16), der Balneo- und Klimatherapie spielt die apparative Ausstattung für die Abrechenbarkeit der Leistungen eine entscheidende Rolle.

Verfügt die Praxis über entsprechende hydro- und balneologische Einrichtungen, können natürlich auch die dafür geeigneten Ziffern abgerechnet werden, z. B. Ziffer 530, 531, 532, 533.

Bewegungstherapie

Für die Bewegungstherapie können sowohl nicht apparative (➤ Tab. 10.17) als auch apparative Verfahren (➤ Tab. 10.18) abgerechnet werden.

Bei entsprechender apparativer und personeller Ausstattung können auch die entsprechenden Trainingsziffern abgerechnet werden.

Ernährungstherapie

Die Ernährungstherapie (➤ Tab. 10.19) hat im Rahmen einer komplementären Behandlung einen hohen Stellenwert und sollte deshalb bei einer Rechnungsstellung immer berücksichtigt werden.

Tab. 10.16 Abrechnungsbeispiele für Hydro- und Thermotherapie, Balneo- und Klimatherapie

GOÄ-Ziffer	Leistungsbeschreibung
1	Beratung
3 A	Beratung unter Gesichtspunkten der Hydro- und Thermotherapie, Balneo- und Klimatherapie Analogziffer 3 GOÄ § 6 (2) – eingehende Beratung
5	symptombezogene Untersuchung
7	eingehende organbezogene Untersuchung z. B. Bauch-, Brust-, Bewegungsorgane
77	schriftliche Planung und individuelle Leitung einer Kur mit diätetischen balneologischen und/oder klimatherapeutischen Maßnahmen **Achtung:** Ziffer ist nur 1 × im Zusammenhang mit der durchgeführten Kur abrechenbar

Tab. 10.17 Abrechnungsbeispiele Bewegungstherapie

GOÄ-Ziffer	Leistungsbeschreibung
1	Beratung
3 A	Beratung unter bewegungstherapeutischen Gesichtspunkten Analogziffer 3 GOÄ § 6(2) – eingehende Beratung
7	eingehende organbezogene Untersuchung z. B. Bauch-, Brust-, Bewegungsorgane
842 A	Eingangsuntersuchung zur medizinischen Trainingstherapie Analogziffer 842 GOÄ § 6(2) – apparative Muskelfunktionsdiagnostik

Tab. 10.18 Apparative Bewegungstherapie

GOÄ-Ziffer	Leistungsbeschreibung
558 A	Gerätesequenztraining Analogziffer 558 GOÄ § 6(2) – isokinetische Muskelfunktionstherapie
846 A	progressiv-dynamisches Muskeltraining mit speziellen Therapiemaschinen (z. B. MedX oder LE-Geräten) Analogziffer 846 GOÄ § 6(2) – übende Verfahren
506 A	begleitende Krankengymnastik bei Muskelfunktionstraining Analogziffer 506 GOÄ § 6(2) – krankengymnastische Ganzbehandlung

Tab. 10.19 Abrechnungsbeispiele Ernährungstherapie

GOÄ-Ziffer	Leistungsbeschreibung
30 A	ernährungstherapeutische Anamnese und Diagnostik Zeitdauer 60 Min. Analogziffer 30 GOÄ § 6(2) – homöopathische Anamnese **Achtung:** nur 1 ×/Jahr abrechenbar
31 A	ernährungstherapeutische Anamnese und Diagnostik Zeitdauer 30 Min. Analogziffer 31 GOÄ §6(2) – homöopathische Folgeanamnese **Achtung:** nur 3 × innerhalb von 6 Monaten abrechenbar

Tab. 10.19 Abrechnungsbeispiele Ernährungstherapie (Forts.)

GOÄ-Ziffer	Leistungsbeschreibung
3 A	ernährungstherapeutische Beratung Zeitdauer 10 Min. Analogziffer 3 GOÄ § 6(2) – eingehende Beratung
33 A	strukturierte Schulung nach ernährungstherapeutischen Gesichtspunkten Zeitdauer 20 Min. Analogziffer 33 GOÄ § 6(2) – strukturierte Schulung einer Einzelperson **Achtung:** nur 3 ×/Jahr abrechenbar
76	schriftlicher Diätplan – individuell für Patienten erstellt
20	Beratungsgespräch in der Gruppe (4–12 Teilnehmer) im Rahmen der Behandlung von chronischen Krankheiten je Teilnehmer und Sitzung – Zeitdauer 50 Min.

Fasten

Tab. 10.20 Abrechnungsbeispiele Fasten

GOÄ-Ziffer	Leistungsbeschreibung
30 A	umfassende Anamnese und Therapieplanung bei Durchführung einer Fastenkur Zeitdauer 60 Min. Analogziffer 30 GOÄ § 6(2) – homöopathische Anamnese **Achtung:** nur 1 ×/Jahr abrechenbar
31 A	Anamnese und Therapieplanung bei Durchführung einer Fastenkur Zeitdauer 30 Min. Analogziffer 31 GOÄ § 6(2) – homöopathische Folgeanamnese **Achtung:** nur 3 × innerhalb von 6 Monaten abrechenbar
20 A	Beratungsgespräch einer Fastengruppe (4–12 Teilnehmer) je Teilnehmer und Sitzung – Zeitdauer 50 Min. Analogziffer 20 GOÄ § 6(2) – Beratungsgespräch in der Gruppe
77 A	schriftliche, individuelle Planung und Leitung einer Fastenkur Analogziffer 77 GOÄ §6(2) – Planung und Leitung einer Kur

Mikrobiologische Therapie

Tab. 10.21 Abrechnungsbeispiele mikrobiologische Therapie

GOÄ-Ziffer	Leistungsbeschreibung
31 A	Anamnese und Planung einer Symbiosebehandlung Zeitdauer 30 Min. Analogziffer 31 GOÄ § 6(2) – homöopathische Folgeanamnese **Achtung:** nur 3 × innerhalb von 6 Monaten abrechenbar
3 A	Beratung bei Symbioselenkung Zeitdauer 10 Min. Analogziffer 3 GOÄ § 6(2) – eingehende Beratung
76 A	schriftlicher, individueller Symbioselenkungsplan Analogziffer 76 GOÄ § 6(2) – schriftlicher Diätplan

Phytotherapie

Tab. 10.22 Abrechnungsbeispiele Phytotherapie

GOÄ-Ziffer	Leistungsbeschreibung
3 A	Beratung bei Durchführung einer phytotherapeutischen Behandlung Zeitdauer 10 Min. Analogziffer 3 GOÄ § 6(2) – eingehende Beratung
76 A	schriftlicher, individueller phytotherapeutischer Therapieplan Analogziffer 76 GOÄ § 6(2) – schriftlicher Diätplan

Ab- und ausleitende Verfahren

Tab. 10.23 Abrechnungsbeispiele ausleitende Verfahren

GOÄ-Ziffer	Leistungsbeschreibung
285	Aderlass von mindestens 200 ml Blut
523 A	Schröpfkopfmassage Analogziffer 523 GOÄ § 6(2) – Massage im extramuskulären Bereich **Hinweis:** Beim blutigen Schröpfen kann noch die Ziffer 250A blutiges Schröpfen – zusätzlich abgerechnet werden
747	Setzen von Schröpfköpfen oder Blutegeln
533 A	Colon-Hydro-Therapie Analogziffer 533 GOÄ § 6(2) – subaquales Darmbad

Manuelle Therapie

Im Bereich der Manuellen Therapie können (➤ Tab. 10.24) verschiedenste Techniken aus der Chirotherapie und der Osteopathie kombiniert werden.

Tab. 10.24 Abrechnungsbeispiele Manuelle Therapie

GOÄ-Ziffer	Leistungsbeschreibung
5 A	osteopathische symptombezogene Untersuchung einer Körperregion Analogziffer 5 GOÄ § 6(2) – symptombezogene Untersuchung
7 A	osteopathische Untersuchung von Brust-, Bauch- oder Bewegungsorganen Analogziffer 7 GOÄ § 6(2) – eingehende Untersuchung
8 A	osteopathischer Ganzkörperstatus Analogziffer 8 GOÄ § 6(2) – Erhebung Ganzkörperstatus
507 A	osteopathische Behandlung mit Muskelenergietechniken (eine Körperregion) Analogziffer 507 GOÄ § 6(2) – krankengymnastische Teilbehandlung
506 A	osteopathische Behandlung mit Muskelenergietechniken (mehrere Körperregionen) Analogziffer 506 GOÄ § 6(2) – krankengymnastische Ganzbehandlung
523 A	osteopathische Behandlung unter Anwendung spezieller Weichteiltechniken Analogziffer 523 GOÄ § 6(2) – Massage im extramuskulärem Bereich
526 A	Tenderpoint-Behandlung an der Wirbelsäule und/oder Rumpf Analogziffer 526 GOÄ § 6(2) – apparative Kompressionstherapie
714 A	osteopathische Behandlung Craniosacral im Neurocranium Analogziffer 714 GOÄ § 6(2) – neurokinesiologische Diagnostik
3306 A	osteopathische Wirbelsäulenbehandlung Analogziffer 3306 GOÄ § 6(2) – chirotherapeutische WS-Behandlung

Neuraltherapie

Die folgenden Ziffern (➤ Tab. 10.25) eignen sich für den „neuraltherapeutischen Anfänger."

Infiltrationen in „tiefe Körperregionen", an Ganglien oder an den Grenzstrang sollte nur von einem erfahrenen Neuraltherapeuten durchgeführt werden. Folgende Ziffern (➤ Tab. 10.26) können dafür abgerechnet werden.

Tab. 10.25 Abrechnungsbeispiele Neuraltherapie

GOÄ-Ziffer	Leistungsbeschreibung
266	intrakutane Reiztherapie (Quaddelbehandlung)
267	medikamentöse Infiltrationsbehandlung einer Körperregion **Hinweis:** eignet sich z. B. zur Narbenunterspritzung
268	medikamentöse Infiltrationsbehandlung – mehrere Körperregionen
490 A	Infiltrationsbehandlung eines Triggerpunktes oder Analogziffer 490/491 GOÄ § 6(2) – Infiltrationsanästhesie
491 A	**Hinweis:** Beim Anspritzen mehrerer Triggerpunkte mehrfach abrechenbar

Tab. 10.26 Abrechnungsbeispiele Neuraltherapie (in tiefe Körperregionen)

GOÄ-Ziffer	Leistungsbeschreibung
31 A	ausführliche Anamnese und Therapieplan nach neural-therapeutischen Gesichtspunkten Analogziffer 31 GOÄ § 6(2) – homöopathische Anamnese Zeitdauer mindestens 30 Min. **Achtung:** nur 3 × innerhalb von 6 Monaten abrechenbar
495 A	neuraltherapeutische Infiltration eines Ganglions Analogziffer 495 GOÄ § 6(2) – Leitungsanästhesie
497 A	neuraltherapeutische Infiltration – lumbaler Grenzstrang Analogziffer 497 GOÄ § 6(2) – Blockade des Truncus sympathicus
498 A	neuraltherapeutische Infiltration – thorakaler Grenzstrang Analogziffer 498 GOÄ § 6(2) – Blockade des Truncus sympathicus

Akupunktur

In der GOÄ gibt es zwei Ziffern zur Abrechnung einer Akupunkturbehandlung (➤ Tab. 10.27). Die Durchführung einer „konstitutionellen Behandlung nach den Gesichtspunkten der TCM (Traditionelle chinesische Medizin)" erfordert allerdings auch eine ausführliche Anamnese.

Wird eine nicht schmerztherapeutisch orientierte Akupunkturbehandlung durchgeführt, wie z. B. bei Allergie, Schlafstörungen und anderen Beschwerden, muss analog abgerechnet werden (269 A: Akupunkturbehandlung nach TCM Analogziffer 269a GOÄ § 6(2) – Akupunktur zur Schmerzbehandlung).

Tab. 10.27 Akupunktur

GOÄ-Ziffer	Leistungsbeschreibung
30 A	umfassende Anamnese und Therapieplanung nach TCM Analogziffer 30 GOÄ §6(2) Zeitdauer 60 Min. **Achtung:** nur 1 ×/Jahr abrechenbar
31 A	ausführliche Anamnese und Therapieplanung nach TCM Analogziffer GOÄ § 6(2) Zeitdauer mindestens 30 Min. **Achtung:** nur 3 × innerhalb von 6 Monaten abrechenbar
269	Akupunktur zur Behandlung von Schmerzen je Sitzung
269 A	Akupunktur zur Behandlung von Schmerzen Zeitdauer mindestens 20 Min.

LITERATURHINWEIS

[1] Fuchs H. Rund um die GOÄ. Leitfaden zur Abrechnung von Naturheilverfahren und komplementären Therapieverfahren für Vertragsärzte und Privatärzte, Stuttgart: Hippokrates, 1999.

[2] Hermanns P. M. Filler G. Roscher B. Alternative Medizin. Abrechnung nach GOÄ und Hinweise zur Abrechnung bei der GKV. 3 A. Landsberg: ecomed, 2008.

[3] Hufelandgesellschaft für Gesamtmedizin e. V. (Hrsg.): Hufeland-Leistungsverzeichnis für Therapierichtung der Biologischen Medizin. 3. A. Heidelberg: Haug, 2001.

Abbildungsnachweis

Der Verweis auf die jeweilige Abbildungsquelle befindet sich bei allen Abbildungen im Werk am Ende des Legendentextes in eckigen Klammern.

A300	Reihe Klinik- und Praxisleitfaden, Elsevier GmbH, Urban & Fischer Verlag, München
E854	Schuh, A.: Klima- und Thalassotherapie. Hippokrates in MVS Medizinverlage Stuttgart, 2004
E855	Kraft/Stange: Lehrbuch Naturheilverfahren, Hippokrates in MVS Medizinverlage Stuttgart, 2009
F201-002	Deutsches Ärzteblatt, Jg. 106, Heft 10, 6. März 2009, A451
L106	H. Rintelen, Velbert
L157	S. Adler, Lübeck
L190	G. Raichle, Ulm
L217	E. Schenk-Panic, München
M568	E. Volger, Dießen
M569	H. G. Schaible, Jena
M570	A. Paul, Essen
M571	G. M. Schleinkofer, Bad Wörishofen
M572	Dr. med. I. Taufmann, Berlin
M573	P. Bouchette, Münster
M574	S. Poschwatta-Rupp, Gießen

Register